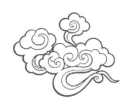

古典中医基础理论研究

主 编　方肇勤

编 著　颜　彦　杨　雯
　　　　陈　晓　周国琪

上海科学技术出版社

内 容 提 要

本书是一部反映我国古典主流中医基础理论的学术专著,主要呈现了作者团队对《内经》基本概念和理论,如气、营卫、胃气、真气、宗气、精、神、血、津液、阴阳、五行等开展系统研究的成果;以及对《内经》和历代代表性方书/医籍中有关五脏及其证治的系统研究成果,书目包括《素问》(战国)、《灵枢》(战国)、《难经》(汉代)、《诸病源候论》(隋代)、《外台秘要》(唐代)、《太平圣惠方》《和剂局方》《圣济总录》(宋代)、《普济方》(明代)、《医宗金鉴》(清代)等,涉及心、肺、脾、肝、肾等五脏理论及相关病因、发病、病机、治则治法、用药,内容全面而丰富。

本书刻画了古典主流中医基础理论的学术内容、特点、发展和演变,既可用于中医基础理论的教学参考材料,又可用于中医基础理论的高级研读和进阶,还可作为中医临床脏腑辨证论治的参考。

图书在版编目(CIP)数据

古典中医基础理论研究 / 方肇勤主编. -- 上海:
上海科学技术出版社, 2020.6
ISBN 978-7-5478-4872-2

Ⅰ. ①古… Ⅱ. ①方… Ⅲ. ①中医医学基础－研究
Ⅳ. ①R22

中国版本图书馆CIP数据核字(2020)第051852号

——

古典中医基础理论研究
主编 方肇勤

上海世纪出版(集团)有限公司
上海 科 学 技 术 出 版 社 出版、发行
(上海钦州南路71号 邮政编码 200235 www.sstp.cn)
安徽新华印刷股份有限公司 印刷
开本 889×1194 1/16 印张 37
字数 800 千字
2020 年 6 月第 1 版 2020 年 6 月第 1 次印刷
ISBN 978 - 7 - 5478 - 4872 - 2/R·2057
定价:298.00 元

前言 | Foreword

"古典中医基础理论"是指截至清末的古代中医基础理论。

本书所收载的是古代主流的中医基础理论,其特点是历代出现频率高、引用率高,包括气(含营卫、胃气、真气、宗气、精、神)、血、津液、阴阳、五行,以及心、肺、脾、肝、肾等五脏;未收载所有的古典中医基础理论,如历代有大量重要的医学发现,包括疠气、人痘接种等,未被主流学术所采纳、融入、引用,也未产生广泛的学术影响,因此不在收载之列。

鉴于古典主流中医基础理论对历代中医药各个学科产生了广泛和持久的学术影响,成为中医药各学科通用的基础理论、中医学的入门知识,因而开展系统、严谨的研究,准确呈现,是十分必要的。这也是对中医基础理论继承与发展的基本要求。

一、古典中医基础理论的现状

1. 古医籍出版及存量　中华人民共和国成立以后,自 20 世纪 50 年代起,陆续整理出版了《内经》(含《黄帝内经素问》《灵枢经》)《难经》《中藏经》《神农本草经》《伤寒论》《金匮要略》《脉经》《诸病源候论》《针灸甲乙经》《黄帝内经太素》等中医经典医籍;仅在 1991—1996 年,就出版了中医古籍 300 余种,大量古医籍得以影印、重印、校勘、注释、标点、今译、语释、辑复,其间还颁布了《中医古籍整理规范》。在开展全国中医古籍资源调查的基础上,薛清录编纂了《中国中医古籍总目》,反映了全国 150 个图书馆(博物馆)馆藏的 1949 年以前出版的中医图书 13 000 余种。这些历代流传下来和后续再版的古医籍给古典中医基础理论的研究创造了条件。

历史上,一些古籍富含中医基础理论,为学术界所公认。代表作有《内经》(战国)、《难经》(汉代)、《中藏经》(三国至南北朝,229—589 年)、《诸病源候论》(隋代,610 年),以及《医学启源》(金代,1186 年)、《类经》(明代,1624 年)、《内经知要》(明代,1642 年)等。其中,《诸病源候论》《医学启源》《内经知要》等还被成书年代用作中医基础理论的教材,内容涉及气(法于天地、摄生、道生)、阴阳、藏象、经络、诊法、病因/发病/病机/病能、治则治法(标本、气味、论治、刺类、针法、俞穴)等,个别还介绍了五运六气。这些书籍的主要学术思想和理论与《内经》一脉相承,或有所发展。

此外,历代的一些大型医书、方书也往往在卷首、篇首专辟类中医基础理论章节,如《外台秘要》(唐代,752 年)、《太平圣惠方》(宋代,992 年)、《圣济总录》(宋代,1118 年)、《普济方》(明代,1406 年)、《医宗金鉴》(清代,1742 年)等,引导读者查阅或研读后续大量涉及中医不同学科的论述。

2. 当代古典中医基础理论书籍

（1）20世纪50年代，我国一些省市陆续创建中医药高等院校，开展规范的且与国际医学教育接轨的中医药高等教育。在古典中医基础理论教学方面，沿袭清末以来的经验，摘要介绍《内经》《难经》等古典基础医学理论，称之为"医经"，如《内经讲义》。

（2）至20世纪70年代早中期，全国中医药高等院校独立或合作创新编写和出版了《中医学基础》及类似教材，其与《内经知要》、医经等《内经》缩写版的最大区别在于，其主要知识点是从清末以中药复方辨证论治为代表的主流理论提炼而成，与那个年代中医学各学科专著及教材配套，弥补了清末以来流行的中医各学科相关的基础理论教材或专著的空缺，丰富和完善了中医知识体系，是具有开创性的。这些文献既凝练了古典中医基础理论，又是中医学的入门知识，取得了十分重要的学术成就。

（3）至20世纪80年代初，开始了知识内容比较丰富的《中医基础理论》全国统编教材编写与出版；中医药教材和学科发生分化，把《中医学基础》中诊断等内容剥离出去，增加了部分古典中医基础理论原文，内容主要包括阴阳五行、气血津液、脏象、经络、病因、发病、病机、预防、治则等。在以后的几十年中，全国多家出版社陆续出版了不同版本的《中医基础理论》教材，所有这些教材仍以介绍清末以来流行的一些代表性、实用性中医基础理论为主，主要理论框架和概念仍沿袭70年代早中期的《中医学基础》及类似教材。

（4）此外，中医药行业还发布了《中医基础理论术语》国标，以及出版了一些中医基础理论研究专辑、专著、教学参考材料等。

总之，以上当代与古典中医基础理论文献的主要区别在于，古代文献多是《内经》及其注释版、摘要版或教材；而当代文献偏重于反映清末以中药复方辨证论治为代表的主流基础理论，并保留了《内经》的部分理论。

二、古典中医基础理论研究与传承存在的问题

如上所述，中华人民共和国成立以来，古典中医基础理论研究与继承取得了巨大成就，但同时也还存在一些不足。

1. 研究方法的问题　主要表现在：① 对古典涉中医基础理论代表性文献缺少系统、严谨、规范的整理和研究；② 先入为主，断章取义，扭曲了主流古典理论；③ 言必《内经》，漠视后世的发展与演变；④ 缺少量化研究，导致结论未能反映出某著或某一历史阶段主流学术和观点；⑤ 不能完整、周全收集某一专著有关概念/理论，导致结论欠缺和偏倚；⑥ 缺乏现代科学的视角，研究方法不科学，或有违某一文献内部的理论逻辑；⑦ 缺少恰当的参照或对照，难以判断其学术继承与发展源流，等等。凡此导致一些专著和教材不能准确揭示与刻画几千年来主流中医基础理论的发展与沿革。

2. 研究结果的问题　突出表现在未能准确刻画主流古典中医基础理论和概念的演变，或反映在一些《中医基础理论》教材中。以气为例：

不少《中医基础理论》教材把气的功能归纳为推动、防御、固摄、气化、温煦等5项。这样的归纳，大致可以概括清末以来主流的以中药复方为代表的理论，一旦发生气虚、功能减退，可采用人参、黄芪等益气治疗，来改善其推动、防御、固摄、气化等作用。

但在这5项作用中，"温煦"是"阳气""阳"的功能，其作用减退，宜采用补阳或助阳治法，择用鹿茸、淫羊藿、干姜、肉桂等，与普通"气"的概念是有区别的。

值得注意的是，以上气的5项功能归纳，是不能概括《内经》丰富气的内涵的，也难以概括历代中医

药方书中所引用《内经》气的理论。可能是注意到了这样的问题和现象,在一些后续出版的《中医基础理论》教材中,尝试在气的功能中添加"营养""凉润"等作用。这样看似部分弥补了一些教材对《内经》气理论介绍的欠缺,但却又与清末以来主流理论发生了冲突与背离。因为,"营养""凉润"等作用在清末已归属血、津液、阴、精。一旦出现"营养""凉润"功能的减退,自然会辨证为血虚、阴虚、伤津、脱液、精亏,采用滋阴、养血、生津、填精等治法,血虚应养血/补血,予阿胶、熟地、当归之类,阴虚或伤津脱液应滋阴/养阴生津,予沙参、麦冬、生地之类,填精还会采用血肉有情之品;而不会辨证为气虚,也不会采用人参、黄芪等益气治疗。所以,简单地拓展气的功能,反倒显得前后矛盾、逻辑混乱了。

出现以上问题的关键,在于混淆了《内经》基于经脉气血及诊治气的理论,与明清以降基于中药复方辨证论治分化后的气的理论。而千百年来,这两条学术主线是并存的。

因此,开展系统深入的研究,准确刻画几千年来历代代表性中医典籍中有关中医基础理论核心概念和理论的发展和演变,是十分必要的。

三、本书编写目的

针对以上问题,我们开展了为期2年的专项古典中医基础理论研究,其主要目的有:

(1) 研究和整理历代古典主流中医基础理论的学术内容,刻画其发展脉络。内容主要包括:

1) 对《内经》一些基本概念,如气、营卫、胃气、真气、宗气、精、神、血、津液、阴阳、五行等开展系统的整理研究,予以准确刻画。这些概念和理论被历代广泛引用,延续至清末。

2) 以五脏及其证治为切入点,系统收集、整理《内经》以降历代代表性方书和医籍中有关论述,即《素问》(战国)、《灵枢》(战国)、《难经》(汉代)、《诸病源候论》(隋代)、《外台秘要》(唐代)、《太平圣惠方》(宋代)、《和剂局方》(宋代)、《圣济总录》(宋代)、《普济方》(明代)、《医宗金鉴》(清代)等,准确刻画其理论的发展、特点和演变。

(2) 为《中医基础理论》教学提供教师参考材料。

(3) 用于中医基础理论的高级研读和进阶的参考书。

四、本书研究与编撰方法

(一) 入选书籍及依据

历代古典医籍汗牛充栋,如何选择具有代表性的医籍,举一反三是十分必要的。本书入选的原则如下:

(1) 收载历史上各个朝代最具代表性的著作,特点是这些著作所引用文献资料范围广、版本质量较可靠,能比较准确地反映成书年代及之前的行业主流学术水平,反映学术的传承、发展与演变。

(2) 入选著作的学术价值为后世所肯定,特点是这些著作被后世正面引用,或广泛流传的,亦即确实对后世产生正面的、广泛和深远学术影响。

(3) 入选著作的作者希望是代表行业一流水平的专家学术团队,尽可能避免个人,以免一家之言。

最终入选的书籍如下:

1.《内经》及学术风格相似的典籍

(1)《内经》:《内经》由《素问》和《灵枢》组成。其成书年代不详,一些学者据其学术内容、引文、文字等与历史上一些成书年代比较确切的古籍、史料比较,推测该书收载的主要学术内容形成于战国时期,即约公元前475—公元前221年。这一时期,我国经济社会发展,财富高度集中,出现了一批大奴隶主和皇亲国戚广招门客的现象,一些权贵的门客多则可达数千人。在这些门客中不乏学富五车的饱学之士,他们在一起切磋交流、活跃学术、升华知识、著书立说,造就了思想文化的空前繁荣。推测这也给《内经》的编撰创造了条件。《内经》总结了春秋战国以来的医学成就和经验,系统阐述了人与自然,人体解剖、生理、病理、诊断、疾病、治疗和预防等理论,是那个年代罕见的鸿篇巨制,奠定了古典中医基础理论。

此后齐梁间的全元起对《素问》进行系统注释、唐代王冰据此再注、宋代林亿等予以校正,成为后世的通行本。隋唐间杨上善编辑有《黄帝内经太素》;此后比较著名的注释有明代马莳的《素问注证发微》《灵枢注证发微》、吴崑的《素问吴注》、张介宾的《类经》,清代张志聪的《黄帝内经素问集注》《黄帝内经灵枢集注》等;自元代滑寿类编节注《读素问钞》后,明代汪机续注《续素问钞》,而明代李中梓《内经知要》更是流传甚广,至清代一些著名医家如汪昂、薛雪等均有近似《内经》的类编节注本,一直延续至清末。可见《内经》学术影响之广泛和深远了。

(2)《难经》:《难经》作者托名扁鹊,成书年代与《内经》近似而偏晚,约在汉代。学术界长期将该书视作中医的经典著作之一。与《内经》相比,《难经》内容精炼、文字简约,影响亦十分广泛。

(3)《诸病源候论》:隋代巢元方《诸病源候论》(公元 610 年)延续了《内经》的学术理念、思路和方法,并有所丰富和发展。该书出版后被用作教材,且被后世一再引用,表明该书有关脏腑病机理论确对后世产生了广泛和深远的影响。

因此,我们选择《内经》《难经》《诸病源候论》开展研究。

2. 以中药复方辨证论治理论为特征的古典方书和医籍　可能是古代针刺、放血易于造成大失血、感染、血管和神经损伤等严重副作用,《内经》以后,在治疗学方面,中药及中药复方辨证论治及理论迅速兴起,并占据了中医治疗学的主流。

《内经》之后,有两本书籍十分重要:《神农本草经》和《伤寒杂病论》。

《神农本草经》,是我国现存最早的药学专著,作者托名神农。后世推测该著作成书于战国至秦汉时期。该著作系统总结了我国秦汉及以前的药学知识和用药经验,有关中药四气(寒热温凉)、五味(酸苦甘辛咸)药性理论,以及复方配伍的君臣佐使原则等,具有重要的基础理论价值,并为中药学和方剂学的发展奠定了基础。

《伤寒杂病论》,作者张仲景,成书约在东汉晚期(公元 200—210 年),以后被拆分为《伤寒论》(治疗外感热病为主)和《金匮要略》(治疗内伤杂病为主),其中又以《伤寒论》影响更为广泛和深远。

继《神农本草经》和《伤寒杂病论》之后,伴随着大量的医疗实践,古代中医学者在探索和发展中药学、中药复方理论,以及逐渐加深对疾病的认识的同时,不断对《内经》所建立的脏腑气血阴阳等理论予以修正、择用、发展、完善,遂使中医基础理论内涵与外延逐渐发生了一系列的变化,演变成清末以来的学术主流。

其间历代一些方书、医书具有里程碑似的学术价值,详实、准确、客观地记录了不同历史阶段的发展与演变,诸如:

(1)《外台秘要》:该书是唐代王焘编纂的类编式医著,成书于公元 752 年。该书汇集了初唐及唐以前的医学著作,收录了秦至唐中期 56 位著名医家方论,大量引用了《千金要方》《千金翼方》《肘后备急方》《古今录验》等方书的复方方证,尤为重视收集和录用脏腑相关病证的复方治疗,收载 6 000 余首医方及方证,将以往基础理论阐述与治疗方药应用系统地结合起来,集中代表了成书年代及之前的医学成就,为研究古典中医理论与中医基础理论演变和发展提供了可靠且丰富的素材。

(2)《太平圣惠方》:该书是北宋王怀隐、王佑、陈昭遇、郑奇等奉宋太宗赵光义之命,经过14年编撰而成的类编式著作,以医方书类为主,成书于公元992年,刻印出版后,颁发全国,是宋代官修方书。全书共100卷、1 670门,方证16 834条。包括脉法、处方用药、五脏病证、内、外、骨伤、金创、胎产、妇、儿、丹药、食治、补益、针灸等。比较全面系统地反映了北宋初期及以前医学发展的水平和面貌。

(3)《和剂局方》:该书是宋代官修方书,早先为宋代大医局所属药局的一种成药处方配本;以后由北宋的陈承、裴宗元、陈师文等奉命校正,收297方,成书于公元1110年;南宋增补后改称《太平惠民和剂局方》。该著作成书后一再修订、再版,陆续增录了一些有效验方,达788方证;此后有人将南宋太医助教许洪"指南总论"等再附入,使之更为实用,成为通行本。据悉,自北宋末至元代的200年中,该书广为流传,"官府守之以为法,医门传之以为业,病者恃之以立命,世人习之以成俗",集中反映了那个时代中药复方辨证论治主流理论学术状况,且影响广泛而深远。

(4)《圣济总录》:该书是北宋末官修医书,由宋徽宗赵佶诏令征集当时民间及医家所献大量医方,又将内府所藏的秘方合在一起,由圣济殿御医整理汇编而成,成书于公元1118年。该书作者均系成书年代医学界权威学者、占有充分的历代及北宋的医学资料,例如收录了成书于北宋早期的《太平圣惠方》,而这些资料来源于国家收藏,其质量和版本均较为可靠、准确、优良和全面,从而保证了该书具有里程碑似的价值,且代表着成书年代的主流医学水准,为研究北宋晚期中医基础理论提供了可靠且丰富的素材。

(5)《普济方》:该书是明代明太祖第五子周定王朱橚主持,滕硕、刘醇等人执笔汇编而成。该书广泛辑集明初及明以前各家医籍,并兼收史传、杂说、道藏、佛典中的有关内容,分类整理而成,成为中国历史上规模最大的医学方书,载方61 739首,刊于公元1406年。该作者均系成书年代医学界权威学者、占有充分的历代及成书年代的医学资料,保存了明朝以前的大量医学文献。据悉,明代李时珍《本草纲目》所附方,多摘录自该书。

(6)《医宗金鉴》:该书是清代官修医学丛书,由乾隆皇帝诏令太医院吴谦主持编纂。吴谦奉旨后,下令征集全国的各种新旧医书,并挑选精通医学兼通文理的70多位官员共同编修,历时3年的时间,于1742年编辑完成,刻本印行,在全国推广,影响广泛。1749年该书被定为太医院医学教育的教科书,"为师者必由是而教,为弟子者必由是而学"。

以上这些方书医籍多奉诏编纂,编纂团队学术造诣高,资料占有充分,收集了全国民间及国家图书馆藏书,充分反映了成书年代及之前的中医学术成就。在这些专著典籍中,蕴含了大量的成书之际流行的中医基础理论。这些方书、医籍几乎囊括了内、外、妇、儿、骨伤、五官等医学各科、方药,以及部分针灸、放血、导引、食疗等内容,是不同时代的我国医学的大全,这有助于探索古典中医基础理论,及其在各个学科中的影响和渗透。

因此,我们选择《外台秘要》《太平圣惠方》《和剂局方》《圣济总录》《普济方》《医宗金鉴》开展研究。

此外,本研究未收入《神农本草经》和《伤寒杂病论》的考虑在于,这些医籍有关中医基础理论的内容已被以上历代医籍大量引用。此外,这两部典籍及有关历代代表性中药学专著,在本研究中曾予以了关注、检索、比对,对我们所获得的研究结论是有帮助和启发的,部分研究成果收录于"第七章其他"中。

（二）采用电子版本的利弊

本研究采用了以上医籍不同来源的电子版本（详见后续各专题研究的"方法"）。

采用电子版本的优点在于，可以便捷、完整查找、标注、收录某书的某一概念，比如气、营、卫、脾等，便于汇总不同章节、段落中所有含这些概念文字及其相关的方证，不被遗漏；经判读、分类、比较、统计，可以准确刻画这些概念的出现频率、主流观点，以及非主流观点等学术内容。而面对像《外台秘要》《太平圣惠方》《圣济总录》《普济方》《医宗金鉴》等这样大型医著，尤其是《普济方》，采用传统的图书研读，逐一检索和摘录，其艰巨的工作量是难以想象的，而且遗漏、错抄在所难免。当然，采用电子版本也有缺点，主要是这些电子版的作者在原著扫描电脑转换成文字后校对粗糙，导致一些文字及处方药物的缺失和错误。

我们的处理方法是，《内经》电子版本予以通篇校对；一些著作关键文字部分查找印刷版核实或更正；而一些文字、处方类方数量庞大者，则不再一一核对原文。此考虑的依据是，这些医著文字内容多、处方用药近似或重复率高，即便存在个别文字的缺失、药味遗漏，在反映总体趋势方面，不会造成太大的影响；而一些文字电脑转换所造成的错误，依据我们的经验，大部分是可以识别并予校正的。

（三）研究的困难与解决的思路和方法

该研究的主要困难集中在如何从大部方书中提取有关古典中医基础理论的学术内容。对此我们开展了大量的探索。

最初的做法是，尝试挑选出各书类似于《内经》气血、阴阳、五脏等中医基础理论相关内容，略去具体的方药。但在研究中发现，这样的操作会不同程度掩盖在遣方用药中所蕴含的中医基础理论学术内容，及其这些医著对古典中医基础理论选择性的继承与发展，这有违我们的出发点；而且历代大部方书类似于《内经》气血阴阳五脏等有关中医基础理论阐述文字并不多，主要是选择性摘要《内经》《诸病源候论》的内容，甚至阙如。因此，如何从病证理法方药中提取与归纳就显得十分必要。因此，经长期反复的探索后，形成了以下思路和方法：

1. 气血阴阳等基本理论整理的思路和方法

（1）重点开展《内经》气、血、津液、阴阳、五行等基本理论的研究。依据是，《内经》富含这些知识和理论，且后世一再广泛引用。

（2）在方法上，检索并标注所有出现的这些概念，如"气"，全部复制后逐一研读，再予分类，归纳成文。

（3）《内经》的这些基本概念，在一定的语境中，往往有一些非医学的语言用法，本书予以举例，以便读者辨识。

2. 五脏理论整理的思路和方法

（1）开展《内经》《难经》《诸病源候论》《外台秘要》《太平圣惠方》《和剂局方》《圣济总录》《普济方》《医宗金鉴》等五脏基本理论的研究。

（2）在方法上，检索并标注各书所有出现的这些概念，如"脾"，全部复制后逐一研读，再予分类，归纳成文。

3. 有关临床各科疾病、证候、症状、诊断、治法、用药知识的收载与处理

（1）收载的范围。古典中医基础理论与临床各科疾病、证候、症状、诊断、治法、用药关系密切、有机

融合。如果剥离掉这些诊疗知识，就难以准确刻画和阐述古典中医基础理论。以病因病机中"热"与"火"为例，不简要介绍其发病的表现（诊断内容）便难以刻画、鉴别；而清热与泻火的理法方药的差别，尤其是历代主流择药（治疗学、内外妇儿等专科）的差别，对于刻画其概念和内涵的发展与演变，也是不可或缺的。再如，有关"气"的理论，不简要介绍《内经》年代有关证候、脉学、针刺、放血等诊疗理论，或不简要介绍后世中药复方治则治法和用药的演变与发展，不加以仔细比较、对照，就难以准确刻画其学术内涵的演变与发展。

（2）收载详略的处理。主要原则和方法如下：

1）引用的目的在于帮助阐明相关中医基础理论。

2）大量精简内外妇儿等各学科的专门知识、诊疗理论与知识，能不引用的便不引用。

3）病因、病机、治则、治法予以统计，以出现频率的高低先后排列（但为了避免出现频次标记对阅读的影响，删去频次），亦即一旦若干病因、病机、治则、治法罗列者，凡出现在前面的，往往出现频次高，反映和代表了学术的主流与共识。

4）处方名原则上不予收录。历代大部头方书处方数量大、方名多、处方命名原则和方法不统一，还存在方名或处方组成的重复、交错等现象。不收入处方名，总体上不影响对中医基础理论的诠释。

5）收录中药。在多处方情况下，统计药物的出现频率，以出现频率高低先后排列（但为了避免出现频次标记对阅读的影响，删去频次），以反映学术主流及其演变。摘录历代代表性医著对某一疾病、证候、症状用药的演变，在一定程度上有助于刻画相关基础理论、概念的发展与演变。

鉴于对古典文献的判读、基础理论的提取，客观上还存在见仁见智。本书编写采用最大程度保留团队各成员对文献整理的结果、评判的观点和标准，以及研究结果的呈现。每一论文后署名，文责自负。而有关《内经》的研究结果，请行业专家周国琪、陈晓教授予以审核、修改、订正。

（四）研究结果的呈现

1. 内容编排　古典中医基础理论有两个方面的学术内容十分突出。

其一，是以《内经》为代表的具有浓厚自然哲学色彩的气的理论及其派生的精、神、胃气、营卫、津液、血，以及阴阳、五行等；而且这些概念往往相互交融。其中，神主要指神气，血和津液是血气和津液之气，阴阳、五行是阴阳之气、五行之气。这些概念在《内经》中占据主流，主要关注和阐述的是医学和基础医学，较少涉及自然、地理、气象、哲学等。

其二，是脏腑理论，而心、肺、脾、肝、肾五脏是其核心，涉及五脏、六腑、经络、组织、器官，以及气血阴阳等。特点是重脏、轻腑。

以及以上两个层面的相互交融，用以阐释病因、发病、病机、防治原则等，并影响到中医临床各个学科。以辨证论治为例，通常需辨识三个基本层面：病邪、病性、病位。病邪包括六淫、内生五邪等邪气，辨析明确将为祛邪治法提供依据；病性包括气血阴阳等正气虚实等，辨析明确将为补泻、平衡治法提供依据；而病位包括脏腑经络组织器官，辨析明确将为选择针对性治法提供依据。以上，病邪、病性主要与气层面的气及其气血阴阳有关；而病位则主要与脏腑层面有关。

因此，本书结构如下：

第一章　气血津液阴阳理论。第1～11节为《内经》气、营卫、胃气、真气、宗气、精、神、血、津液、阴阳、五行等的含义与用法。

从第二章至第六章依次介绍五脏：

第二章　心脏理论。第 1～10 节分别为《内经》《难经》《诸病源候论》《外台秘要》《太平圣惠方》《和剂局方》《圣济总录》《普济方》《医宗金鉴》等关于心的理论，以及对历代心脏理论的摘要与汇总(下同)。

第三章　肺脏理论。同前。

第四章　脾脏理论。同前。

第五章　肝脏理论。同前。

第六章　肾脏理论。同前。

第七章　其他。在以上研究中形成的一些阶段研究结果。

希望这样的编排更有利于读者查阅。

2. 原文的保留及其数量

(1) 为了准确反映《内经》主流学术理论与观点、弥补我们学术抽象提取的不逮，以及便于读者见仁见智、深入挖掘，本书在较大程度上保留了《内经》的原文，分门别类，这也是本研究的基本策略，忠实原著，保留原著理论的丰富多样性。

(2) 对于入选的历代医著，本书在大量研究的基础上，分门别类，亦尽可能多地保留入选医著的原文，以便读者得以进一步研读和分析。

总之，希望能提供给读者经分类整理、反映原著主流和代表性学术观点、内容丰富翔实的原文或论述。

五、展望

(1) 历代中医内科、外科、骨伤科、妇科、儿科、针灸推拿等各专科专著，以及本草、方剂等专著中，也富含中医基础理论，有待进一步挖掘。

(2) 在历代医著中，涉六腑、经络等脏器组织等有关中医基础理论，也有待进一步挖掘。

(3) 历史上，名医辈出，学术活跃，一些代表性医著普及程度高，影响广泛，如清代以来的温病、诊法、医案医话、专病专著、方书等，对当代中医基础理论体系的影响较大，也有待进一步整理与挖掘。

以上这些给古典中医基础理论进一步探索和研究留下了余地。我们殷切地期待得到有关专家和读者的批评、指正、参与，使古典中医基础理论得以更好地继承和发扬。

六、致谢

本书在研究过程中得到上海中医药大学基础医学院、学科办，基础医学院实验中医学教研室等部门和科室领导悉心关怀与大力支持，项目研究得到中央支持地方财政资助项目"中医学一流学科科研创新基金项目(A2－C130501)"的资助。本书出版得到上海中医药大学有关项目(项目编号：A1－Z193020110、A1－Z193020111、A1－N1920501020702)的资助。

谨在此深表感谢！

方肇勤

2020 年 1 月

目录 | Contents

第一章
气血津液阴阳理论

气是中医学最基本、最重要的概念,频繁出现在两千多年来几乎所有的中医药文献中。

早在《黄帝内经》(以下简称《内经》,含《素问》和《灵枢经》)中,气的基本概念、分类、作用等理论业已成型,贯穿于人体生理、病因、发病、病机、病理、诊断、治则、治法、治疗等所有医学内容中,对历代产生了广泛和深远的影响。

在《内经》中,气、营卫、胃气、真气、宗气是气的常见概念,而精、神、血、津液、阴阳、五行等,也是气,即精气、神气、血气、津液之气、阴阳之气、五行之气,是这些概念的最主要用法。因此,本章一并予以介绍,也建议读者相互参照对比阅读。

《内经》以后,汉唐以降,中药学、中药复方及理论逐渐兴盛,伴随着大量的医疗实践,在不断加深对疾病的认识与防治,以及探索和发展中药学、中药复方辨证论治及理论的过程中,逐步对《内经》气的理论和概念予以择用、修正、限定,遂使其内涵与外延逐渐发生了一系列变化;但同时,历代又仍有不少学者原汁原味地引用《内经》气的理论和概念,这就形成了长期以来新旧理论并存、含义游移和交融的复杂现象。

因此,了解《内经》气的基本概念和理论,对于准确理解和掌握中医基础理论、读懂历代中医药著作十分是必要的。

本章所采用的主要材料和方法是:

(1)《内经》的《素问》《灵枢经》(以下简称《灵枢》)电子版由上海中医药大学内经教研室惠赠,依据原著[1,2]予以校正。

(2)查找并摘录该书中所有出现的"气",如"气""胃气"等论述,依据各自所处语境,予以逐一判读、分类。

(3)重点对《内经》的气、营卫、胃气、真气、宗气,以及精、神、血、津液、阴阳、五行等开展研究,并予以呈现。

(4)原文出处标记。为避免行文冗余,及便于读者检索原文,凡《内经》引文之后采用上标方括号内标注:《素问》缩写为 S、《灵枢》缩写为 L,后是两书篇数的编号,如"天地合气,别为九野,分为四时。"[S25](《素问·宝命全形论篇第二十五》),"血之与气,异名同类焉。"[L18](《灵枢·营卫生会第十八》)

(5)一些概念研究中所采用的特殊方法,则在"方法"中另行介绍。

(6)所引用其他参考文献,采用行业通行方法,数字上标于引用文献书名或文字后,具体信息一并汇总于本章之末。

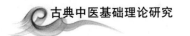

第一节 《内经》气的含义与用法

摘要：《内经》中出现的"气"字,计《素问》1 879 处,《灵枢》1 146 处,共 3 043 处(其中《素问》篇名出现 11 次,《灵枢》篇名出现 7 次,共计 18 次)。《内经》中绝大部分的"气"字是指运动着的细微物质,具体又可分为云气或水汽,以及构成世界万物及造就各类现象的细微物质;同理,气也构成了人体和引发生命现象。在《内经》中,用"气"来概括人体所有不同细微物质,如"气、血、津、液、阴、阳"之气,并往往寓有物质与功能的双重含义。也由此,《内经》中还把"气"用来指代原因、病情、节气、季节、气候、气魄、喘息和气势等;而指代呼吸、太息,以及构成描写呼吸异常的复合词,如上气、少气、短气、气少和气喘等用法也十分常见。

"气"是《内经》的常见概念,也是几千年来中医学理论中使用十分频繁的基本概念。如仔细观察,几千年来在中医文献中出现的"气"及其含义多可追溯到《内经》。然而《内经》文意古奥,许多概念,包括"气"在内,在后世的引用和应用中往往有所取舍、修正,这就给准确理解《内经》和历代中医文献带来困难。因此,对《内经》气的含义和用法开展系统研究,正本清源,是古典中医基础理论继承的一项重要的基本工作。为此,我们曾开展过相关研究[3]。

一、方法

详见本章的引言。

二、结果

研究发现,《内经》中出现的"气"字,计《素问》1 879 处,《灵枢》1 146 处,共 3 043 处(其中《素问》篇名出现 11 次,《灵枢》篇名出现 7 次,共计 18 次)。兹从以下三个方面论述。

(一)气指运动的细微物质

在《内经》中,绝大部分的"气"字是指运动着的细微物质,约占所出现"气"字的 96.5%。

1. "气"原为氤氲上升的云气、水汽 据东汉文字学家许慎的考证:"气,云气也。"即"气"指漂浮于空中构成云雾、水汽,由水蒸气凝聚而成的小水滴所汇聚而成。这一概念在《内经》中多处采用。如《灵枢·五癃津液别》,"水谷入于口,输于肠胃,其液别为五,天寒衣薄则为溺与气","天寒则腠理闭,气湿不行,水下留于膀胱,则为溺与气。"[L36]这两处"溺(尿)与气"的气,即是水蒸气凝聚而成的小水滴、水气;而"气湿不行",即"汽涩不行"。

《内经》在论述人体之气时援用了这种概念。如《灵枢·脉度》:"其流溢之气,内溉藏府,外濡腠理。"[L17]这种溉、濡脏腑、腠理之人体之气与润泽万物的雾气相似。在《内经》中,营气、卫气、胃气、精气等概念多包含有这样的含义,这与后世常指具有推动、固摄、防御等功能之气,并主要采用人参、黄芪等补益的有所不同。

2. "气"指运动着的细微物质 我国古典的自然哲学家认为,自然界一切事物现象皆产生于气的运动变化。早战国时,一些哲学家便把在自然现象中形气转化的"气"提升到哲学的高度,援用为解释世界本质的概念。如《庄子·知北游》:"通天下一气耳。"推而广之,"人之生,气之聚也。聚则为生,散则为死。"世界上只有气,一切事物均由气构成和引发的。这与同一时期古希腊"原子"的概念和理论十分近似。

《内经》引用并发展了这种观点。如《素问·宝命全形论》指出:"天地合气,别为九野,分为四时。月有大小,日有短长,万物并至,不可胜量。"[S25]《素问·六微旨大论》:"气之升降,天地之更用也……升已而降,降者为天;降已而升,升者为地。天气下降,气流于地;地气上升,气腾于天。故高下相召,升降相因,而变作矣。"[S68]引入到生命科学领域,《素问·宝命全形论》:"人以天地之气生,四时之法成。"[S25]再引申至人的生命和生理功能,"天食人以五气,地食人以五味,五气入鼻,藏于心肺,上使五色修明,音声能彰。五味入口,藏于肠胃,味有所藏,以养五气,气和而生,津液相成,神乃自生。"[S25]"十二经脉,三百六十五络,其血气皆上于面而走空窍,其精阳气上走于目而为睛,其别气走于耳而为听,其宗气上出于鼻而为臭,其浊气出于胃,走唇舌而为味。"[L4]从人体组织器官构成乃至生命和精神活动、视听言行无不赖于气的运动变化。

总之,《内经》所论的气反映了明显的物质性:气为客观存在的细小微粒,其形态小至肉眼不能视及,至多察觉其混沌的云雾状态(如水气)。经它们的运动,产生了千姿百态、变化万端的事物现象。

因此,还引申出,观察事物现象可以感知和判断气及其状态,"善言气者,必彰于物"[S69],即是此意。

3.《内经》中"气"泛指所有不同的细微物质 须注意的是,在《内经》中,"气"用来泛指所有不同细微物质,而不是固定专指某类。如:

《素问·针解》:"气实乃热也。"[S54]《素问·调经论》:"卫气不得泄越,故外热。"[S62]这两处所描述的是具有温煦作用的人体之气,后世习惯称之为"阳气"或"阳"。过盛则采用大黄、黄连、黄柏、石膏、知母等寒泻;不足则采用附子、肉桂、淫羊藿、干姜等温补。

《灵枢·小针解》:"其死也,无气以动,故静。"[L3]此乃推动之气,没有寒热、润燥的属性。患者濒危时采用独参汤救急;若在人体局部阻塞,则施以行气、理气、破气。

《灵枢·营卫生会》岐伯解释食入汗出的机制:"此外伤于风,内开腠理,毛蒸理泄,卫气走之,固不得循其道。此气慓悍滑疾,见开而出,故不得从其道,故命曰漏泄。"[L18]在这所言卫气内可濡润脏腑、腠理,外可形成汗液,系津液之气。不足则治以养阴生津,给予沙参、麦冬、生地之类;异常积聚则采用化湿、利湿、化痰、逐饮等,给予苍术、茯苓、车前子、半夏、甘遂之类。

《灵枢·营卫生会》:"营卫者精气也,血者神气也,故血之与气,异名同类焉。"[L18]血也是气。再如,《素问·八正神明论》:"天温日明,则人血淖液而卫气浮,故血易泻,气易行;天寒日阴,则人血凝泣而卫气沉。月始生,则血气始精,卫气始行。"[S26]《灵枢·本藏》:"经脉者,所以行血气而营阴阳,濡筋骨,利关节者也。卫气者,所以温分肉,充皮肤,肥腠理,司关阖者也。志意者,所以御精神,收魂魄,适寒温,和喜怒者也。是故血和则经脉流行,营覆阴阳,筋骨劲强,关节清利矣。"[S47]这里血气与血互用,血气即血。不足应补血,阿胶、熟地、当归、四物之类;瘀阻则应活血破血,采用当归、川芎、桃红之类。

总之,《内经》中论述的人体之气既包括具有推动、固摄、防御、温煦等作用的阳气、气,又包括具滋润、濡养作用的阴气——津液之气与血气。

可见,《内经》将气的形态限定于细小微粒,而其质则未加限定。分布于152篇中"气"的含义多有异同,其义游移于不同概念之间,泛指或特指。因此,在阅读《内经》时应根据上下文辨析每一"气"字的具体含义。也因为如此,以及鉴于人体气的复杂性、特殊性,《内经》还普遍采用了对气的不同限定性描述,或专有名词,如营气、卫气、上气、下气、神气、胃气、阴气、阳气等。

但值得注意的是,即便相同定语的气,有时还会有不同的含义。如:"水者阴气也。阴气在中,故胸痛少气也。"[S49]在这,"阴气"指邪气,阴寒之气;"年四十,而阴气自半也,起居衰矣。"[S5]在这,"阴气"指人体的正气。再如"神者,正气也。客者,邪气也。"[L3]此处"正气"即真气、正常人体之气;而"正气者,正风也"[L75]的"正气"却指的是气候术语的风气。

4. 物质性的"气"常寓有脉象、性质等义 如《灵枢·五色》:"人迎气大紧以浮者,其病益甚,在外。"[L49]"人迎与寸口气小大等者,病难已"。[L49]《素问·玉机真藏论》:"(春脉)其气来,软弱轻虚而滑,端直以长,故曰弦;反此者病。"[S19]这些经文中的气,既指物质的脉气,又寓脉的形态。《素问·五藏别论》:"夫胃、大肠、小肠、三焦、膀胱,此五者,天气之所生也,其气象天,故泻而不藏。"[S11]在这,"其气象天"之气既指五腑之气,又寓"泻而不藏"的活动规律;《素问·腹中论》:"芳草之气美,石药之气悍,二者其气急疾坚劲。"[S40]《灵枢·营卫生会》:"酒者,熟谷之液也,其气悍以清。"[L18]《灵枢·五味论》:"酸入于胃,其气涩以收。"[L63]这里,气既为组成食品、药物等的细小微粒,又寓它们的性质、特点。

总之,在《内经》中论述的"气"未脱离细小微粒的具体形态,与哲学中物质(客观存在)的概念有所异同。

（二）其他含义

由于"通天下一气耳",所以《内经》中的"气"字还往往用以指代原因、病情、节气、季节、气候、气魄、喘息和气势等。这些特殊用法可以视为气义的延伸。它们约占字总数的1.5%。

(1)原因(有20处):这种词义以"何气使然"的形式出现。如《灵枢·口问》:"黄帝曰:人之太息者,何气使然? 岐伯曰:忧思则心系急,心系急则气道约,约则不利,故太息以伸出之。"[L28]在这,气作原因解,已经不是单一气的所为,而是涉及多脏腑组织的生理活动。

(2)病变(有2处):如《灵枢·刺节真邪》在论述邪气所致的骨痹、筋挛、痛等16种病变后说:"凡此数气者,其发无常处,而有常名也。"[L75]"数气"之气指代前文的16种病变。

(3)节气(有9处):如《素问·六节藏象论》:"五日谓之候,三候谓之气,六气谓之时,四时谓之岁。"[S9]这里的气即节气。一年共24个节气,共与候、岁一样,属历法概念。

(4)季(仅1处):《素问·脉解》:"所谓恐如人将捕之者,秋气万物未有毕去,阴气少,阳气入,阴阳相薄,故恐也。"[S49]"秋气"之气作季解更贴切,也便于与"阴气少,阳气入"的气区别,前后概念不在一个层面。

(5)气候(仅1处):《素问·六元正纪大论》:"初之气,地气迁,气乃大温。"[S71]在这,"气乃大温"之气作气候解。同篇另一段经文言"候"而不言气:"初之气,地气迁,风胜乃摇,寒乃去,候乃大温,草木早荣。"[S71]表明这里的"气"、"候"同义。

(6)气魄、气概(仅1处):《灵枢·阴阳二十五人》:"(火形之人)有气、轻财、少信、多虑。"[L64]此气作气魄、气概解,用以描写人的气质。

(7)状态、气势(仅1处):《灵枢·逆顺》:"兵法曰:无迎逢逢之气,无击堂堂之阵。"[L55]在这,气作状态、气势。

(8)喘息(仅1处):《素问·玉机真藏论》:"胸中气满,喘息不便,其气动形。"[S19]此"其气动形"之气应作喘息解。

（三）活用作动词、作衬素

1. 动词

(1)呼吸(仅2处):如《素问·脉要精微论》:"中盛藏满,气胜伤恐者。"[S17]气活用作呼吸。"气胜"指呼吸喘促。

(2)太息(仅1处):《素问·阴阳别论》:"二阴一阳发病,善胀,心满善气。"[S7]气活用作太息。

此外,气还与其他词构成词组,用以描写呼吸异常。它们是上气(约18处)、少气(约38处)、短气(约6处)、气少(仅1处)和气喘(仅1处)等。活用作动词和这些构成双音词的气约占所出现气字的2%。

2. 衬素 《内经》中约有10处的气字无义,仅与其他词合成双音节词,使语气流畅、便于上口,作衬素用。如《素问·方盛衰论》:"是以形弱气虚死;形气有余,脉不足死;脉气有余,形气不足生。"[S80]在这,"形气"即句首之"形","脉气"即句首之"脉",气无义,为衬素。

三、讨论

水是在自然条件下可见气态、液态、固态及其相互转换的唯一物质，推测这给古代哲学家以启发，把"气"援用为自然哲学的基本概念："通天下一气耳。"在《内经》中，不乏水这种由气态转化为液态、液态转化为固态，以及液态转化为气态的记载。如前引："天寒则腠理闭，气湿不行，水下留于膀胱，则为溺与气。"[L36]而水生万物，也是古代哲学的常见命题。

《内经》以降，中医学术界出现了这样的现象：一边是历代普遍引用《内经》"气"的概念，原汁原味；一边是以中药复方治法为代表的理论发展，对气、血、阴、阳的含义予以限定，如益气或破气、养阴或利湿、温阳或泻火、补血或活血，有对应的处方、中药，一些方书、药典也以此分类。习惯了这样的理论、概念，往往就难以读懂《内经》以及历代医论直接引用《内经》的气的概念。

例如，在《内经》中，如前文所引"气实乃热也"[S54]的气所指为"阳气""阳"；"其死也，无气以动，故静"[L3]的气所指为"气"，不必具寒温、润燥的特性；"卫气走之……漏泄"[L18]汗出的气所指为"津液之气""津液"，具有"阴"的属性；而"营卫者精气也，血者神气也，故血之与气，异名同类焉"[L18]的气所指为"血"。如果见到血虚患者，不再会诊断为气虚，自然也不会采用益气治法，而是采用补血方药。

再如后世舌苔理论言"胃气蒸腾形成舌苔"的"胃气"就包含了津液的概念，直接引用了《内经》宽泛气的概念，犹如湿气令岩石上形成青苔。因此，伤津脱液会出现舌苔剥落，甚至镜面舌等现象。一旦确认为阴虚、伤津导致舌苔剥落，该养阴生津呢，还是益气呢？

因此，一旦全面了解和掌握《内经》气的含义和用法，这些就不难理解了。

（方肇勤）

第二节　《内经》营卫的含义与用法

摘要：《内经》中营（荣）出现180次、卫141次，是一组比较重要的概念及理论。营卫之气由水谷精微所化生，相对而言，其中清者、精者为营，浊者、悍者为卫；营行脉中，卫行脉外，周行于全身脏腑内外；营气化而为血，以荣脏腑内外；卫气温分肉、充皮肤、肥腠理、司开合。营卫运行与分布受肺朝百脉、自然界等多因素的影响。观察人的外貌、肥瘦、骨肉，以及参考气候和月的盈亏，可以对营卫盛衰做出判断。在发病方面，营卫运行异常是常见疾病发生的基本病机，其异常涉及多种外感热病、内伤杂病和外科疾病。营卫异常的治疗原则是采用刺法疏通和平复异常分布的营卫之气。此外《内经》营（荣）、卫还有一些特殊用法。

营卫是《内经》中一组比较重要的概念，涉及生理、病理、发病、常见病的病机、诊断、防治等各方面，对后世产生了深远的影响。因其文义古奥，自20世纪90年代以来，仍有一些学者在对《内经》营卫理论开展探索与整理，或从古代汉语词义予以解释[4]，或联系临床实际予以阐述[5,6]，或对《内经》有关论述予以整理分类，并尝试与一些相关概念予以对比鉴别[7]等等，取得了一定的学术成果。但如何完整收集《内经》所有营卫论述，予以系统整理与分析，仍是一项有待开展的基础研究工作。

一、方法

（1）查找并摘录该书中所有涉及"营""卫"的论述，依据各自所处的语境，予以逐一判读、分类。

（2）在《素问》中，多以"荣"替代"营"，因此一并检索《素问》《灵枢》"荣"的出现频率和含义。

(3) 其余方法详见本章的引言。

二、结果

《素问》"营"出现 14 次,"荣"出现 75 次,合计 89 次;"卫"出现 55 次;其中"营卫"出现 0 次,"荣卫"出现 20 次,篇名中未见。《灵枢》"营"出现 71 次,"荣"出现 20 次,合计 91 次;"卫"出现 86 次;其中"营卫"出现 25 次,"荣卫"出现 0 次,有 6 个篇名含有营卫:《五十营》《营气》《营卫生会》《卫气》《卫气失常》《卫气行》。表明《灵枢》中更善于使用营和卫的概念。

(一)营卫的定义与功能、运行

1. 营卫的定义和生成　营卫,即营卫之气,由水谷精微所化生。其中,清者、精气为营,浊者、悍气为卫;营行脉中,卫行脉外,周行于全身脏腑内外。代表性的论述主要有:

"五谷入于胃……营气者,泌其津液,注之于脉,化以为血,以荣四末,内注五藏六府,以应刻数焉。卫气者,出其悍气之慓疾,而先行于四末分肉皮肤之间,而不休者也。昼日行于阳,夜行于阴,常从足少阴之分间,行于五藏六府。"[L71]"荣者,水谷之精气也,和调于五藏,洒陈于六府,乃能入于脉也,故循脉上下,贯五藏,络六府也。卫者,水谷之悍气也,其气慓疾滑利,不能入于脉也,故循皮肤之中,分肉之间,熏于肓膜,散于胸腹。"[S43]"脾、胃、大肠、小肠、三焦、膀胱者,仓廪之本,营之居也,名曰器,能化糟粕,转味而入出者也……此至阴之类,通于土气。"[S9]

"谷始入于胃,其精微者,先出于胃之两焦,以溉五藏,别出两行,营卫之道。"[L56]"上焦出于胃上口,并咽以上贯膈而布胸中,走腋,循太阴之分而行,还至阳明,上至舌,下足阳明,常与营俱行于阳二十五度,行于阴亦二十五度一周也,故五十度而复大会于手太阴矣。"[L18]这指的是卫气出于上焦。

"何气为营?何气为卫?营安从生?卫于焉会……人受气于谷,谷入于胃,以传与肺,五藏六府,皆以受气,其清者为营,浊者为卫,营在脉中,卫在脉外,营周不休,五十而复大会,阴阳相贯,如环无端。卫气行于阴二十五度,行于阳二十五度,分为昼夜,故气至阳而起,至阴而止。"[L18]

2. 营卫的功能　营气化而为血,以荣脏腑内外四末;卫气温分肉、充皮肤、肥腠理、司开合。代表性的论述主要有:

"营气者,泌其津液,注之于脉,化以为血,以荣四末。"[L71]"(中焦)泌糟粕,蒸津液,化其精微,上注于肺脉,乃化而为血……命曰营气……营卫者精气也,血者神气也,故血之与气,异名同类焉。"[L18]"营气之道,内谷为宝。谷入于胃,乃传之肺,流溢于中,布散于外,精专者行于经隧,常营无已,终而复始。"[L16]

"卫气者,所以温分肉,充皮肤,肥腠理,司开合者也……卫气和则分肉解利,皮肤调柔,腠理致密矣。"[L47]

"血气已和,荣卫已通,五藏已成,神气舍心,魂魄毕具,乃成为人……五藏坚固,血脉和调,肌肉解利,皮肤致密,营卫之行,不失其常。"[L54]

3. 营卫的运行与分布　营卫的运行、分布主要靠肺的推动,以及自主的运动;其分布还受到星辰日月、季节气候、昼夜寒暖、饮食和经脉等影响。代表性的论述主要有:

(1) 肺朝百脉,推动营卫之气运行:"平人之常气禀于胃……藏真高于肺,以行荣卫阴阳也。"[S18]

(2) 营卫在经脉内外相随而行:"其浮气之不循经者,为卫气;其精气之行于经者,为营气。阴阳相随,外内相贯,如环之无端。"[L52]"营卫之行也,上下相贯,如环之无端。"[L62]

(3) 总体上,"卫气昼日行于阳,夜半则行于阴。"[L28]"卫气之行,一日一夜,五十周于身,昼日行于阳二十五周,夜行于阴二十五周,周于五藏。"[L76]营气亦然。

(4) 营卫之气运行与分布受自然界影响:"天温日明,则人血淖液而卫气浮,故血易泻,气易行;天寒日阴,则人血凝泣而卫气沉。月始生,则血气始精,卫气始行;月郭满,则血气实,肌肉坚;月郭空,则肌肉减,经络虚,卫气去,形独居。"[S26]"卫气之在身也,常然并脉循分肉,行有逆顺,阴阳相随,乃得天和,五藏

更始,四时循序,五谷乃化。"[L35]"春秋冬夏,其气各异,营卫相随,阴阳已和。"[L34]

（5）营卫富集的一些区域："人有大谷十二分,小溪三百五十四名,少十二俞,此皆卫气之所留止。"[S10]"饮酒者,卫气先行皮肤,先充络脉,络脉先盛,故卫气已平,营气乃满,而经脉大盛。"[L10]"血、脉、营、气、精神,此五藏之所藏也……脾藏营,营舍意。"[L8]

（二）营卫的诊断

观察人的外貌、肥瘦、骨肉,以及参考气候和月的盈亏,可以对生理状态下营卫盛衰做出大致的判断。代表性的论述主要有：

"使道隧以长,基墙高以方,通调营卫,三部三里起,骨高肉满,百岁乃得终。"[L54]

"形气荣卫之不形于外,而工独知之,以日之寒温,月之虚盛,四时气之浮沉,参伍相合而调之。"[S26]

"故养神者,必知形之肥瘦,荣卫血气之盛衰。"[S26]

（三）营卫异常的相关病症

1. 营卫运行异常是常见疾病发生的基本病机　"夫百病之始生也,皆生于风雨寒暑,阴阳喜怒,饮食居处,大惊卒恐。则血气分离,阴阳破败,经络厥绝,脉道不通,阴阳相逆,卫气稽留,经脉虚空,血气不次,乃失其常。"[L28]

"百病生于气也……喜则气和志达,荣卫通利,故气缓矣。悲则心系急,肺布叶举,而上焦不通,荣卫不散,热气在中,故气消矣……炅则腠理开,荣卫通,汗大泄,故气泄。"[S39]

2. 营卫在外感热病中的病机　代表性的论述主要有：

（1）伤寒重症："(伤寒六日)三阴三阳,五藏六府皆受病,荣卫不行,五藏不通,则死矣。"[S31]"两感于寒者……五藏已伤,六府不通,荣卫不行。"[S31]

（2）寒热："(虚邪中人)搏于肉,与卫气相搏,阳胜者则为热,阴胜者则为寒,寒则真气去,去则虚,虚则寒。"[L75]

（3）发热："上焦不通利,则皮肤致密,腠理闭塞,玄府不通,卫气不得泄越,故外热。"[S62]

（4）发热少气："孙络三百六十五穴会,亦以应一岁,以溢奇邪,以通荣卫,荣卫稽留,卫散荣溢,气竭血著,外为发热,内为少气,疾泻无怠,以通荣卫,见而泻之,无问所会。"[S58]

（5）疟疾："得之夏伤于暑,热气盛,藏于皮肤之内,肠胃之外,此荣气之所舍也。此令人汗空疏,腠理开,因得秋气,汗出遇风,及得之以浴,水气舍于皮肤之内,与卫气并居。卫气者,昼日行于阳,夜行于阴,此气得阳而外出,得阴而内薄,内外相薄,是以日作。"[S35]"疟气者,必更盛更虚,当气之所在也,病在阳,则热而脉躁;在阴,则寒而脉静;极则阴阳俱衰,卫气相离,故病得休;卫气集,则复病也。"[S35]"间日者,邪气与卫气客于六府,而有时相失,不能相得,故休数日乃作也。"[S35]风和疟："风气留其处,故常在;疟气随经络沉以内薄,故卫气应乃作。"[S35]

3. 营卫在内伤杂病中的病机　代表性的论述主要有：

（1）内伤重证："今精坏神去,荣卫不可复收。何者? 嗜欲无穷,而忧患不止,精气弛坏,荣泣卫除,故神去之而病不愈也。"[S14]"凡未诊病者,必问尝贵后贱,虽不中邪,病从内生,名曰脱营。尝富后贫,名曰失精,五气留连,病有所并。"[S77]

（2）虚劳患者致死："人与天地相参也……至其月郭空,则海水东盛,人气血虚,其卫气去,形独居,肌肉减,皮肤纵,腠理开,毛发残,膲理薄,烟垢落。当是之时,遇贼风则其入深,其病人也卒暴。"[L79]

（3）虚证："寒湿之中人也,皮肤不收,肌肉坚紧,荣血泣,卫气去,故曰虚。"[S62]"病深者,以其外耗于卫,内夺于荣。"[S77]

（4）喘逆："卫气之留于腹中,搐积不行,苑蕴不得常所,使人支胁胃中满,喘呼逆息者。"[L59]

（5）痹、偏枯、肠溜等："虚邪之中人也……留而不去则痹;卫气不行,则为不仁。虚邪偏客于身半,其入深,内居荣卫,荣卫稍衰,则真气去,邪气独留,发为偏枯……有所结,气归之,卫气留之,不得反,津液

久留,合而为肠溜,久者数岁乃成,以手按之柔。"[L75]

(6) 积聚、肠痈:"喜怒不适,食饮不节,寒温不时,则寒汁流于肠中,流于肠中则虫寒,虫寒则积聚,守于下管,则肠胃充郭,卫气不营,邪气居之,人食则虫上食,虫上食则下管虚,下管虚则邪气胜之,积聚已留,留则痈成,痈成则下管约。"[L68]

(7) 疠风:"风气与太阳俱入,行诸脉俞,散于分肉之间,与卫气相干,其道不利,故使肌肉愤䐜而有疡,卫气有所凝而不行,故其肉有不仁也。疠者,有荣气热胕,其气不清,故使其鼻柱坏而色败,皮肤疡溃,风寒客于脉而不去,名曰疠风。"[S42]

(8) 肉苛:"荣气虚,卫气实也,荣气虚则不仁,卫气虚则不用,荣卫俱虚,则不仁且不用,肉如故也,人身与志不相有,曰死。"[S34]

(9) 痹:"不痛不仁者,病久入深,荣卫之行涩,经络时疏,故不通,皮肤不营,故为不仁。"[S43]"荣卫之气亦令人痹乎……逆其气则病,从其气则愈,不与风寒湿气合,故不为痹。"[S43]

(10) 大㤭:"清气在阴,浊气在阳,营气顺脉,卫气逆行,清浊相干,乱于胸中,是谓大㤭。"[L34]

(11) 漏泄:"此外伤于风,内开腠理,毛蒸理泄,卫气走之,固不得循其道,此气慓悍滑疾,见开而出,故不得从其道,故命曰漏泄。"[L18]

(12) 肤胀:"营气循脉,卫气逆行为脉胀。卫气并脉循分为肤胀。"[L35]

(13) 胀:"厥气在下,营卫留止,寒气逆上,真邪相攻,两气相搏,乃合为胀也。"[L35]

(14) 惊狂、炅中、心烦惋善怒、喜忘:"(虚实)气血以并,阴阳相倾,气乱于卫,血逆于经,血气离居,一实一虚。血并于阴,气并于阳,故为惊狂。血并于阳,气并于阴,乃为炅中。血并于上,气并于下,心烦惋善怒。血并于下,气并于上,乱而喜忘。"[S62]

(15) 多卧或不得卧:"黄帝曰:人之多卧者,何气使然? 岐伯曰:此人肠胃大,而皮肤湿,而分肉不解焉。肠胃大则卫气留久,皮肤湿则分肉不解,其行迟。夫卫气者,昼日常行于阳,夜行于阴,故阳气尽则卧,阴气尽则寤。故肠胃大,则卫气行留久;皮肤湿,分肉不解,则行迟。留于阴也久,其气不清则欲瞑,故多卧矣。其肠胃小,皮肤滑以缓,分肉解利,卫气之留于阳也久,故少瞑焉。黄帝曰:其非常经也,卒然多卧者,何气使然? 岐伯曰:邪气留于上焦,上焦闭而不通,已食若饮汤,卫气留久于阴而不行,故卒然多卧焉。"[L80]

(16) 昼不精,夜不瞑:"壮者之气血盛,其肌肉滑,气道通,荣卫之行,不失其常,故昼精而夜瞑。老者之气血衰,其肌肉枯,气道涩,五藏之气相搏,其营气衰少,而卫气内伐,故昼不精,夜不瞑。"[L18]

(17) 卧不安而梦扰:"正邪从外袭内,而未有定舍,反淫于藏,不得定处,与营卫俱行,而与魂魄飞扬,使人卧不得安而喜梦。"[L43]

(18) 不得卧:"卫气不得入于阴,常留于阳,留于阳则阳气满,阳气满,则阳跷盛,不得入于阴,则阴气虚,故目不瞑矣。"[L80]

(19) 目不得视:"卫气留于阴,不得行于阳,留于阴则阴气盛,阴气盛,则阴跷满,不得入于阳,则阳气虚,故目闭也。"[L80]

(20) 健忘:"上气不足,下气有余,肠胃实而心肺虚,虚则营卫留于下,久之不以时上,故善忘也。"[L80]

4. 营卫在外科疾病中的病机 代表性的论述主要有:

(1) 痈肿及危证:"夫血脉营卫,周流不休……寒邪客于经络之中,则血泣,血泣则不通,不通则卫气归之,不得复反,故痈肿;寒气化为热,热胜则腐肉,肉腐则为脓,脓不泻则烂筋,筋烂则伤骨,骨伤则髓消,不当骨空,不得泄泻,血枯空虚则筋骨肌肉不相荣,经脉败漏,熏于五藏,藏伤故死矣。"[L81]

(2) 痈疽:"营卫稽留于经脉之中,则血泣而不行,不行则卫气从之而不通,壅遏而不得行,故热,大热不止,热胜则肉腐,肉腐则为脓,然不能陷,骨髓不为焦枯,五藏不为伤,故命曰痈。"[L81]"病之生时,有喜

怒不测，饮食不节，阴气不足，阳气有余，营气不行，乃发为痈疽。"[L60]

（3）骨痹疮疡："肉分之间，溪谷之会，以行荣卫，以会大气。邪溢气壅，脉热肉败，荣卫不行，必将为脓，内销骨髓，外破大䐃，留于节溱，必将为败。积寒留舍，荣卫不居，卷肉缩筋，肋肘不得伸，内为骨痹，外为不仁，命曰不足，大寒留于溪谷也。"[S58]"营气不从，逆于肉理，乃生痈肿。"[S3]

（4）瘜肉："寒气客于肠外，与卫气相搏，气不得荣，因有所系，癖而内著，恶气乃起，瘜肉乃生。"[L57]

（四）营卫的治疗

总则："（刺法）不离于营卫血气。"[L33]"卫气之在于身也，上下往来不以期，候气而刺之。"[L76]

1. 治疗原则是疏通和平复营卫之气　代表性的论述主要有：

"凡刺之理，经脉为始，营其所行，知其度量，内刺五藏，外刺六府，审察卫气，为百病母，调诸虚实，虚实乃止，泻其血络，血尽不殆矣。"[L48]"（刺微）取分肉间，无中其经，无伤其络，卫气得复，邪气乃索。"[S62]

"用针之类，在于调气，气积于胃，以通营卫，各行其道。"[L75]"经言气之盛衰，左右倾移，以上调下，以左调右，有余不足，补泻于荥输，余知之矣。此皆荣卫之倾移，虚实之所生，非邪气从外入于经也。"[S27]

2. 治疗注意点及禁忌　代表性的论述主要有：

"（针刺）上越中肉，则卫气相乱，阴阳相逐。"[L35]

"凡此十二禁者，其脉乱气散，逆其营卫，经气不次，因而刺之，则阳病入于阴，阴病出为阳，则邪气复生。"[L9]

"用实为虚，以邪为真，用针无义，反为气贼，夺人正气，以从为逆，荣卫散乱，真气已失，邪独内著，绝人长命。"[S27]

（五）营（荣）卫的其他用法

1. "荣"指茂盛　《素问》的"荣"还常用作"茂盛"，主要见于《素问》的《气交变大论》《五常政大论》《六元正纪大论》《至真要大论》，有32次之多。例如：

"春三月，此谓发陈，天地俱生，万物以荣。"[S2]"（岁木不及）草木晚荣"[S69]"坚成之纪，是谓收引……名木不荣。"[S70]"（太阳司天）初之气，地气迁，气乃大温，草乃早荣。"[S71]"岁太阴在泉，草乃早荣，湿淫所胜。"[S74]

2. "荣"指荣华　《素问》的"荣"还常用作"荣华"，指五脏等生理和病理的显现在外部，有10次之多。例如：

"肺之合皮也，其荣毛也……肝之合筋也，其荣爪也。"[S10]"此五藏所生之外荣也。"[S10]"夫心者，五藏之专精也，目者其窍也，华色者其荣也。"[S81]"太阳之脉，色荣颧骨。"[S32]"所谓腰脊痛不可以俯仰者，三月一振荣华，万物一俯而不仰也。"[S49]

3. "营"指营养　代表性的论述主要有：

"上焦者，受气而营诸阳者也。"[L63]

"（寒厥）秋冬夺于所用，下气上争，不能复，精气溢下，邪气因从之而上也，气因于中，阳气衰，不能渗营其经络，阳气日损，阴气独在，故手足为之寒也。"[S45]"（热厥）酒入于胃，则络脉满而经脉虚，脾主为胃行其津液者也，阴气虚则阳气入，阳气入则胃不和，胃不和则精气竭，精气竭则不营其四支也。"[S45]

"目者，五藏六府之精也，营卫魂魄之所常营也，神气之所生也。"[L80]

"人之血气精神者，所以奉生而周于性命者也。经脉者，所以行血气，而营阴阳，濡筋骨，利关节者也……是故血和则经脉流行，营复阴阳，筋骨劲强，关节清利矣。"[L47]

4. "卫"指护卫　代表性的论述主要有：

"阳气者若天与日，失其所则折寿而不彰，故天运当以日光明。是故阳因而上，卫外者也。"[S3]"阴者，藏精而起呕也；阳者，卫外而为固也。"[S3]

"五藏六府者……脾者主为卫，使之迎粮，视唇舌好恶，以知吉凶。"[L29]又如"五藏六府，心为之主，耳

为之听,目为之候,肺为之相,肝为之将,脾为之卫,肾为之主外。"[L36]

5. 营、卫分别指代经脉及非经脉组织 这是营卫的特殊用法。代表性的论述主要有:

经脉腧穴:"刺此者取之经隧,取血于营,取气于卫,用形哉,因四时多少高下。"[S62]"(刺有三变)有刺营者,有刺卫者,有刺寒痹之留经者。黄帝曰:刺三变者奈何?伯高答曰:刺营者出血,刺卫者出气,刺寒痹者内热。黄帝曰:营卫寒痹之为病奈何?伯高答曰:营之生病也,寒热少气,血上下行。卫之生病也,气痛,时来时去,怫忾贲响,风寒客于肠胃之中。"[L6]

经脉内外:"(虚实)气血以并,阴阳相倾,气乱于卫,血逆于经,血气离居,一实一虚。"[S62]

分肉腧穴:"病在脉,调之血;病在血,调之络;病在气,调之卫;病在肉,调之分肉;病在筋,调之筋;病在骨,调之骨。"[S62]

6. "营"的其他用法 在《内经》中,营卫还有一些其他用法。例如:

(1) 绕行:"一日一夜五十营,以营五藏之精,不应数者,名曰狂生。所谓五十营者,五藏皆受气。"[L5]"(五十营)人一呼,脉再动,气行三寸,一吸,脉亦再动,气行三寸,呼吸定息,气行六寸。十息气行六尺,日行二分。二百七十息,气行十六丈二尺,气行交通于中,一周于身,下水二刻,日行二十五分……一万三千五百息,气行五十营于身,水下百刻,日行二十八宿,漏水皆尽,脉终矣。所谓交通者,并行一数也,故五十营备,得尽天地之寿矣,凡行八百一十丈也。"[L15]

(2) 营运、运行:"经脉者,受血而营之。"[L12]"欲以微针,通其经脉,调其血气,营其逆顺出入之会。"[L1]"凡刺之理,经脉为始,营其所行,制其度量,内次五藏,外别六府,愿尽闻其道。黄帝曰:人始生,先成精,精成而脑髓生,骨为干,脉为营,筋为刚,肉为墙,皮肤坚而毛发长,谷入于胃,脉道以通,血气乃行。"[L10]

(3) 关注:"(针刺)深浅在志,远近若一,如临深渊,手如握虎,神无营于众物。"[S25]"(针刺)神无营于众物者,静志观病人,无左右视也。"[S54]

(4) 沉搏之脉:"冬脉如营,何如而营?岐伯曰:冬脉者肾也,北方水也,万物之所以合藏也。故其气来沉以搏,故曰营,反此者病。"[S19]

(5) 腧穴:"鼠瘘寒热,还刺寒府,寒府在附膝外解营。"[S60]"(寸口、人迎脉诊)必审察其本末之寒温,以验其藏府之病,通其营输,乃可传于大数。"[L48]"督脉生病治督脉,治在骨上,甚者在脐下营。"[S60]"泻必用方……补必用员,员者行也,行者移也,刺必中其荣,复以吸排针也。"[S26]

三、讨论

(1) 总体上,《内经》所述的营卫之气,是对人体运行于周身气的一分为二,营行脉中,卫行脉外。如上所述,作为《内经》比较重要的概念,营卫广泛应用于生理、病理、诊断、治疗等各个方面;营卫甚至还覆盖至体质、养生等方面。如:

在体质方面,"(太阴之人)多阴而无阳,其阴血浊,其卫气涩,阴阳不和,缓筋而厚皮,不之疾泻,不能移之。"[L72]

在养生方面,"故圣人传精神,服天气,而通神明。失之则内闭九窍,外壅肌肉,卫气散解,此谓自伤,气之削也。"[S3]

这些均表明,营卫是《内经》的重要概念。如果把营卫与其他气的生理病理、预防治法予以比较,可以得出这样一个大致的印象:营卫学说在气不同学说的流派中占有主导地位,理论体系相对较为完整,构成了《内经》人体气理论的重要部分。

(2) 在《内经》的两部著作中,《灵枢》似乎更重视营卫,表现为6个篇名用营卫(《素问》没有)、营卫出现的频率高(如果不计《素问》荣的一些非营气的用法,《素问》营或荣的出现频率更低),鉴于《灵枢》文字数量少于《素问》,营卫的相对出现频率更高。这也提示两书学术内容形成背景、年代或地域有所不同。

而《素问》多用"荣"和"荣卫"、《灵枢》多用"营"和"营卫",亦显示出两书撰写风格的差异,是其另一佐证。

（3）《灵枢》重视营卫还表现在该书把经脉及其营卫之气运行异常指为"百病母",如"凡刺之理,经脉为始,营其所行,知其度量,内刺五藏,外刺六府,审察卫气,为百病母。"[L48]代表了气这一最宽泛和基本的概念;而《素问》则归结为经脉及血气,而且有著名的"百病生于气也"之说,《素问》经脉的治疗重在调节经脉之气。再鉴于营卫所涉生理、病理、诊断、治疗往往还与气、藏象等概念重合,提示营卫是战国时期气理论的一个学术理论体系、一个学派;而其代表作应是《灵枢》。

（4）鉴于营卫之气运行于经脉内外,一日一夜五十营与经脉之气运行及经脉功能密切相关,提示营卫理论的发生与经脉学说的发展关系密切,显得更为古老。

（方肇勤,陈晓,杨雯,颜彦）

第三节　《内经》胃气的含义与用法

摘要： "胃气"是《内经》的一个独特概念,还专门涉及脉象的形成和指感,与一般脏腑之气有所不同。为完整和准确地对《内经》胃气及其相关论述的刻画,本文摘录出该书所有含"胃气"的经文,予以判读、分类。研究发现,胃气在《内经》中出现的频率并不高,主要有两个用法:形成脉象的胃气,及脏腑之气的胃气。前者系指来源于胃的水谷精气,蕴含着强劲的推动力,又富含营养、温润,上输于肺,并将不同脏腑之气裹挟至肺脉,显现在脉象的三部九侯;胃气多寡的表现之一是"脉弱以滑"及脉象的有无。《内经》这一胃气理论推测还对后世李东垣内伤发热理论、舌诊中舌苔形成理论等的形成产生了影响。

"胃气"是中医理论中一个比较特殊的概念,与一般脏腑之气不同的是,《内经》阐发了胃气与脉象形成、脉象独具的特点,而不仅仅是一般脏腑之气及其生理与病理。胃气的这一特殊理论和理念,贯穿在《内经》的生理和病理中,而且还对后世产生了深远的影响。鉴此,完整和准确地对《内经》胃气及其相关理论的阐述与刻画十分必要。

一、方法

（1）查找并摘录该书中所有涉及"胃气",及胃气的缩写"胃"的论述,依据各自所处的语境,予以逐一判读、分类。

（2）其余方法详见本章的引言。

二、结果

《素问》中"胃气"仅出现17次,另有17处的胃气缩写成"胃";《灵枢》"胃气"仅出现6次。《素问》中仅《平人气象论》等6篇出现胃气,《灵枢》中仅《动腧》等4篇。因此,胃气在《内经》中不是一个频繁使用的概念。

《内经》中胃气主要有两个用法。

（一）脉象呈现的胃气

1. 脉象呈现的胃气及其机制　脾胃消化吸收的水谷精微之气称之为"胃气",来源于胃,具有强劲动能,上传于肺,及肺朝百脉,环行十二经脉、五脏六腑;该胃气裹挟五脏六腑之气运行于十二经脉,是脉象呈现胃气的机制。代表性的论述有:

"黄帝曰：经脉十二，而手太阴、足少阴、阳明独动不休，何也？岐伯曰：是明胃脉也。胃为五藏六府之海，其清气上注于肺，肺气从太阴而行之，其行也，以息往来，故人一呼脉再动，一吸脉亦再动，呼吸不已，故动而不止。"[L62]在这生动地解释了肺朝百脉，而其源头在胃所提供的清气；而"阳明独动不休"，提示脾胃吸收水谷精气本身就具推动作用。该书还有类似的论述，例如：

"黄帝曰：足之阳明，何因而动？岐伯曰：胃气上注于肺，其悍气上冲头者，循咽，上走空窍，循眼系，入络脑，出顑，下客主人，循牙车，合阳明，并下人迎，此胃气别走于阳明者也。"[L62]在这段经文中，胃气被描述为"悍气"，提示其具有强劲的自主运行能力。

"谷入于胃，胃气上注于肺。"[L28]"谷入于胃，脉道以通，血气乃行。"[L10]"胃者，五藏六府之海也，水谷皆入于胃，五藏六府，皆禀气于胃。"[L56]这些经文明确了胃气即来源于胃的水谷精气，也因为如此，所以称之为"胃气"。

"平人之常气禀于胃，胃者平人之常气也，人无胃气曰逆，逆者死。"[S18]"人以水谷为本，故人绝水谷则死，脉无胃气亦死。"[S18]在这，再次把"胃气"等同于"水谷精气"。

"五藏者皆禀气于胃，胃者五藏之本也。藏气者，不能自致于手太阴，必因于胃气，乃至于手太阴也，故五藏各以其时，自为而至于手太阴也。故邪气胜者，精气衰也。故病甚者，胃气不能与之俱至于手太阴，故真藏之气独见。独见者病胜藏也，故曰死。"[S19]这一经文提示，胃气裹挟着五脏六腑之气，经十二经脉循行，将脏气盛衰反映至三部九侯的脉口。

2. 脉象胃气的特征　《内经》多处提及脉象胃气的特征，如："脉弱以滑，是有胃气，命曰易治。"[S19]
《素问·平人气象论篇》是脉象胃气表现的主要篇章：

"人以水谷为本，故人绝水谷则死，脉无胃气亦死。所谓无胃气者，但得真藏脉，不得胃气也。所谓脉不得胃气者，肝不弦肾不石也。太阳脉至，洪大以长；少阳脉至，乍数乍疏，乍短乍长；阳明脉至，浮大而短。"[S18]这段经文表明，胃气即水谷精气，及其在脉象上的特征。

"夫平心脉来，累累如连珠，如循琅玕，曰心平，夏以胃气为本。病心脉来，喘喘连属，其中微曲，曰心病。死心脉来，前曲后居，如操带钩，曰心死。平肺脉来，厌厌聂聂，如落榆荚，曰肺平，秋以胃气为本。病肺脉来，不上不下，如循鸡羽，曰肺病。死肺脉来，如物之浮，如风吹毛，曰肺死。平肝脉来，耎弱招招，如揭长竿末梢，曰肝平，春以胃气为本。病肝脉来，盈实而滑，如循长竿，曰肝病。死肝脉来，急益劲，如新张弓弦，曰肝死。平脾脉来，和柔相离，如鸡践地，曰脾平，长夏以胃气为本。病脾脉来，实而盈数，如鸡举足，曰脾病。死脾脉来，锐坚如乌之喙，如鸟之距，如屋之漏，如水之流，曰脾死。平肾脉来，喘喘累累如钩，按之而坚，曰肾平，冬以胃气为本。病肾脉来，如引葛，按之益坚，曰肾病。死肾脉来，发如夺索，辟辟如弹石，曰肾死。"[S18]这段经文明确表述"（四时五脏脉以）胃气为本"。

"春胃微弦曰平，弦多胃少曰肝病，但弦无胃曰死，胃而有毛曰秋病，毛甚曰今病。藏真散于肝，肝藏筋膜之气也。夏胃微钩曰平，钩多胃少曰心病，但钩无胃曰死，胃而有石曰冬病，石甚曰今病。藏真通于心，心藏血脉之气也。长夏胃微耎弱曰平，弱多胃少曰脾病，但代无胃曰死，耎弱有石曰冬病，弱甚曰今病。藏真濡于脾，脾藏肌肉之气也。秋胃微毛曰平，毛多胃少曰肺病，但毛无胃曰死，毛而有弦曰春病，弦甚曰今病。藏真高于肺，以行荣卫阴阳也。冬胃微石曰平，石多胃少曰肾病，但石无胃曰死，石而有钩曰夏病，钩甚曰今病。藏真下于肾，肾藏骨髓之气也。"[S18]这段经文明确脉象的"胃气"有无与预后的关系。

（二）脏腑之气的胃气

与其他脏腑一样，作为六腑之一的胃，也有其独特的气——胃气，即所谓脏腑之气。胃气平和、运行正常，则保证了胃的功能正常。其常见病理特点是胃气失却平和、分布不匀导致局部密度加大而产生胃热或内热、胃气上逆等改变：

"太阴藏搏者，用心省真，五脉气少，胃气不平，三阴也，宜治其下俞，补阳泻阴。"[S21]

"味过于苦,脾气不濡,胃气乃厚。"[S3]

"帝曰:阴虚生内热奈何?岐伯曰:有所劳倦,形气衰少,谷气不盛,上焦不行,下脘不通。胃气热,热气熏胸中,故内热。"[S62]

"夫伤肺者,脾气不守,胃气不清,经气不为使,真藏坏决,经脉傍绝,五藏漏泄,不衄则呕,此二者不相类也。"[S76]

"善呕,呕有苦,长太息,心中憺憺,恐人将捕之,邪在胆,逆在胃,胆液泄则口苦,胃气逆则呕苦,故曰呕胆。取三里以下胃气逆,则刺少阳血络以闭胆逆,却调其虚实以去其邪。"[L19]

"精气并于脾,热气留于胃,胃热则消谷,谷消故善饥,胃气逆上,则胃脘寒,故不嗜食也。"[L80]

此外,还有两处经文说的也是胃气:

"(脉的三部)下部天,足厥阴也;下部地,足少阴也;下部人,足太阴也。故下部之天以候肝,地以候肾,人以候脾胃之气。"[S20]即脾气、胃气。

"(胃脉)脉至如丸泥,是胃精予不足也,榆荚落而死。"[S48]这里的胃精,其实也属胃气。

三、讨论

作为脏腑之气的胃气,比较容易理解,与《内经》描述其他脏腑之气的方式近似;但胃气的特殊用法却是其他脏腑之气所不具备的。

(1)脉象所蕴含的胃气及特征,这是《内经》的特殊用法,本质是来源于胃的水谷精气。这样的水谷精气,富含营养,性滋润,而且还应该是温暖、具有强劲动能的。从这个概念引申出去,就不难理解脉象的胃气特征了。甚至望面色的温润隐含不露,也可以理解是胃气在面色上的体现。

(2)胃气的概念对后世产生了深远的影响。突出表现在两个方面:

1)金代李东垣阐发的内伤发热、阴火,其本质即脾胃水谷精微之气亏损、不足(包括脾胃的脏腑之气),而且其运行还发生了障碍,局部集聚,从而形成阴火发热。这样的学术观点,与《素问·调经论篇》的论述一脉相承:"帝曰:阴虚生内热奈何?岐伯曰:有所劳倦,形气衰少,谷气不盛,上焦不行,下脘不通。胃气热,热气熏胸中,故内热。"[S62]

2)明清之际发展起来的舌诊,其理论之一是胃气蒸腾向上形成舌苔,犹如雨露孕育岩石上的青苔一般,提示,这里所谓的胃气,是来源于胃中的水谷精微,即后世所指的阴精、津液,以及脏腑之气的脾胃之气,如伤津脱液出现的舌苔剥落、镜面舌,以及脾胃之气绝的松腐苔等。

显然,后世这些理论是继承了《内经》的学术观点的;而了解《内经》有关胃气的学术内容,对这些理论就不难理解了。

(方肇勤,陈晓,杨雯,颜彦)

第四节 《内经》真气的含义与用法

摘要:本文分析了《内经》有关真气的理论。

"真气"是中医理论的基本概念,早在《内经》中已有论述。其具体含义和用法如何?我们完整摘录了《内经》中所有涉及"真气"的论述,予以逐一解读、分类、归纳,探究其概念及理论,尝试予以准确刻画,希望有所裨益。

一、方法

（1）查找并摘录该书中所有涉及"真气"的论述，依据各自所处的语境，予以逐一判读、分类。

（2）其余方法详见本章的引言。

二、结果

《内经》真气出现共计23处，其中《素问》11处，《灵枢》12处，不是一个常见的概念。

（一）真气定义

"真气者，所受于天，与谷气并，而充身也。"[L75]据此定义可知，真气即人体正气，先天禀受于父母，及后天培育于水谷精气，分布周身。鉴于人体真气系精气，所以可互用，例如："按摩勿释，出针视之，曰我将深之，适人必革，精气自伏，邪气散乱，无所休息，气泄腠理，真气乃相得。"[S62]真气在经脉者，还可称为经气："真气者，经气也。"[S27]

（二）人体正气，与邪气相对而言

这是《内经》真气最常用的方法，或指经气，或指遍布于周身、关节等处的正气。如：

"虚邪贼风，避之有时，恬惔虚无，真气从之，精神内守，病安从来。"[S1]

"候邪不审，大气已过，泻之则真气脱，脱则不复，邪气复至，而病益蓄，故曰其往不可追，此之谓也。"[S27]

"此攻邪也，疾出以去盛血，而复其真气。"[S27]

"以邪为真，用针无义，反为气贼，夺人正气，以从为逆，荣卫散乱，真气已失，邪独内著，绝人长命。"[S27]

"夫疟之未发也，阴未并阳，阳未并阴，因而调之，真气得安，邪气乃亡。"[S35]

"食岁谷以全真气，食间谷以辟虚邪。"[S71]

"故痿疾者，取之阳明，视有余不足，无所止息者，真气稽留，邪气居之也。"[L5]

"（周痹）此内不在藏，而外未发于皮，独居分肉之间，真气不能周，故命曰周痹。"[L27]

"因冲而泻，因衰而补，如是者，邪气得去，真气坚固。"[L71]

"肺心有邪，其气留于两肘；肝有邪，其气留于两腋；脾有邪，其气留于两髀；肾有邪，其气留于两腘。凡此八虚者，皆机关之室，真气之所过，血络之所游，邪气恶血，固不得住留，住留则伤筋络骨节，机关不得屈伸，故痀挛也。"[L71]

"泻欲端以正，补必闭肤，辅针导气，邪得淫泆，真气得居。"[L71]

"补必用方，外引其皮，令当其门，左引其枢，右推其肤，微旋而徐推之，必端以正，安以静，坚心无解，欲微以留，气下而疾出之，推其皮，盖其外门，真气乃存。"[L73]

"气者，有真气，有正气，有邪气，何谓真气？"[L75]"正风者，其中人也浅，合而自去，其气来柔弱，不能胜真气，故自去。虚邪之中人也，洒淅动形，起毫毛而发腠理。其入深，内搏于骨，则为骨痹。搏于筋，则为筋挛。搏于脉中，则为血闭不通，则为痈。搏于肉，与卫气相搏，阳胜者则为热，阴胜者则为寒，寒则真气去，去则虚，虚则寒。搏于皮肤之间，其气外发，腠理开，毫毛摇，气往来行，则为痒；留而不去则为痹；卫气不行，则为不仁。虚邪遍容于身半，其入深，内居营卫，营卫稍衰，则真气去，邪气独留，发为偏枯。"[L75]

（三）可能的笔误

"（肾风/风水）水者阴也，目下亦阴也，腹者至阴之所居，故水在腹者，必使目下肿也。真气上逆，故口苦舌干，卧不得正偃，正偃则咳出清水也。"[S33]在这，真气疑指已转化为邪气的水气。

三、讨论

《内经》的真气,亦即人体的正气。在一些场合不用"正气"的理由,推测:①《内经》成书之际,部分学者的偏好。②"正气"往往与"邪气"相对而言,有著名的"正气存内,邪不可干"。如果不比对邪气,重在描述人体纯真之气,用真气可能更贴切些。③ 该书还曾用"正气"描述自然界的气,又作"正风":"正气者,正风也,从一方来,非实风,又非虚风也……正风者,其中人也浅,合而自去,其气来柔弱,不能胜真气,故自去。"[S75]④《内经》在一些经文中,还把正气指为神气。

此外,正气在《内经》中的出现频率也不高:《素问》仅 7 次、《灵枢》仅 6 次。主要指人体正气,还指人体的神气、自然界的正风等。

《内经》中未出现"原气"或"元气"。

(方肇勤,陈晓,杨雯,颜彦)

第五节　《内经》宗气的含义与用法

摘要: 本文分析和介绍了《内经》有关宗气的理论。

"宗气"是中医理论的基本概念,早在《内经》中已有论述。其具体含义与用法如何? 我们完整摘录了《内经》中所有涉及"宗气"的论述,予以逐一解读、分类、归纳,探究其概念及理论,尝试予以准确刻画,希望有所裨益。

一、方法

(1) 查找并摘录该书中所有涉及"宗气"的论述,依据各自所处的语境,予以逐一判读、分类。
(2) 其余方法详见本章的引言。

二、结果

在《内经》中,"宗气"仅出现 8 处,其中《素问》2 处,《灵枢》6 处。是一个罕见的概念。

(一) 宗气定义
(1) 宗气属人体正气,是对人体正气的相对分类,聚集在胸中,以贯心脉,行呼吸、维持嗅觉等。
(2) 在《内经》中,宗气甚至与其他人体正气可以互用,如真气、卫气。

(二) 宗气分布
聚集于胸中气海,上走吸道、下注气街,可分布至周身:

"用针之类,在于调气,气积于胃,以通营卫,各行其道。宗气留于海,其下者注于气街,其上者走于息道。故厥在于足,宗气不下,脉中之血,凝而留止,弗之火调,弗能取之。"[L75] 在这一经文中,宗气隐含有直接推动血液运行的作用,所以"宗气不下,脉中之血,凝而留止",未涉及心肺及其功能。

"黄帝曰:有一脉生数十病者,或痛,或痈,或热,或寒,或痒,或痹,或不仁,变化无穷,其故何也? 岐伯曰……(邪气)搏于脉中,则为血闭不通,则为痈。搏于肉,与卫气相搏,阳胜者则为热,阴胜者则为寒……虚邪之入于身也深,寒与热相搏,久留而内著,寒胜其热,则骨疼肉枯;热胜其寒,则烂肉腐肌为脓……有所结,中于肉,宗气归之,邪留而不去,有热则化而为脓,无热则为肉疽。"[L75] 这里的宗气属于人体"正气""真气"(所受于天,与谷气并,而充身也),与卫气、营气、气、津液等并列,趋近卫气。

（三）宗气的功能

1. 贯心脉，行呼吸 "黄帝问于伯高曰：夫邪气之客人也，或令人目不瞑不卧出者，何气使然？伯高曰：五谷入于胃也，其糟粕、津液、宗气分为三隧。故宗气积于胸中，出于喉咙，以贯心脉，而行呼吸焉。营气者，泌其津液，注之于脉，化以为血，以荣四末，内注五藏六府，以应刻数焉。"[L71]该处，从气的角度解释生理病理。"贯心脉而行呼吸"的提法表明肺朝百脉是宗气所为（行呼吸），且还直接作用于心，心主血脉，暗示心是推动脉行的另一动力。此外，在这里宗气的功能与前文提及的胃气近似。

2. 维持嗅觉 "黄帝问于岐伯曰：首面与身形也，属骨连筋同血合于气耳。天寒则裂地凌冰，其卒寒，或手足懈惰，然而其面不衣，何也？岐伯答曰：十二经脉，三百六十五络，其血气皆上于面而走空窍，其精阳气上走于目而为睛，其别气走于耳而为听，其宗气上出于鼻而为臭，其浊气出于胃，走唇舌而为味。其气之津液，皆上熏于面，而皮又厚，其肉坚，故大热甚寒，不能胜之也。"[14]在这，宗气与肺气功能重叠。

（四）宗气的诊断与异常表现

在介绍胃气、肝、心、脾、肺、肾等脉证后，《内经》指出，"胃之大络，名曰虚里，贯鬲络肺，出于左乳下，其动应衣，脉宗气也。盛喘数绝者，则病在中；结而横，有积矣。绝不至曰死。乳之下其动应衣，宗气泄也。"[S18]在这，指胃之大络/虚里在左乳下（心尖）处搏动，诊断宗气盛衰及其病态。

三、讨论

《内经》在人体生理、病理、防治等方面的说理分几个层面：气、经络、藏象等。因此，在经文中，这几个层面的论述、功能会产生交汇、重叠、互换。宗气是在气层面说理的概念，因而其功能与病态部分与脏腑层面的心肺重叠。

即便在气的层面，宗气也还部分与卫气、胃气功能与病态重叠。

这些在研读《内经》时应予以注意的。

（方肇勤，陈晓，杨雯，颜彦）

第六节 《内经》精的含义与用法

摘要：《内经》所言"精"主要是对气的分类，指气中精专、精良的那部分，大致可以分为人体精气、水谷精气、天地精气3类，但重在阐述人体精气及其在生理、病理、诊断、预防和治疗中的作用。人体精气主要贮藏于五脏，而有关其生理、病理、诊断、预防和治疗内容大多与阴阳、营卫、气血等重叠，学术内容也显得相对薄弱。肾精、生殖之精等概念在《内经》中出现的频率并不高，可以视为特殊的现象和用法。此外，该书"精"还较少地用来指代神气、眼睛，及胆汁、尿液、酒气；或用以描述细微、清醒、高明、精妙等。

"精"及"精气"是中医理论的基本概念，这一概念肇始于《内经》，而后世有了较大的发展和演变。在两千年来的医学文献中，不乏见到引用《内经》精的理论及概念的，或直接引用，或有所阐发，或予以修正。因此，追本溯源，探究《内经》有关精的定义及其学术内容，对于准确理解历代涉精论述便显得十分重要，鉴此我们开展了该研究。

一、方法

（1）查找并摘录该书中所有涉及"精"的论述，依据各自所处的语境，予以逐一判读、分类。

（2）其余方法详见本章的引言。

二、结果

在《素问》中"精"出现 138 处，其中"精气"27 处。在《灵枢》中"精"出现 82 处，其中"精气"13 处。《素问》中有 40 篇出现"精"字，其中 3 个篇名含有"精"字：《移精变气论》《脉要精微论》《解精微论》。《灵枢》中有 26 篇出现"精"字，没有篇名出现"精"字。这些表明，"精"是《内经》中一个较常用的概念。

（一）精的定义

精即精气，是气中间精专、精良的那部分。在《内经》中，主要分人体精气、水谷精气、天地精气等 3 类；但鉴于三者间存在密切的关系，在一些经文中出现混用。

1. 人体精气　"人有精气津液。"[S62]"荣者，水谷之精气也。"[S43]这两处经文，把精与气、卫气、津、液等并列。

"夫精者，身之本也。故藏于精者，春不病温。"[S4]"营卫者精气也，血者神气也。"[L18]"阴者，藏精而起亟也；阳者，卫外而为固也……阴平阳秘，精神乃治，阴阳离决，精气乃绝。"[S3]而这 3 处经文的精，则泛指人体精气，包含了精、气、营气、卫气、津、液等。

2. 水谷精气　"（中焦）化其精微，上注于肺脉，乃化而为血。"[L18]

3. 天地精气　以下经文中出现的精是用于阐述天地、自然、气象等的概念。

"故天有精，地有形，天有八纪，地有五里，故能为万物之父母。"[S5]

"上古有真人者，提挈天地，把握阴阳，呼吸精气，独立守神。"[S1]

"天垂象，地成形……地者，所以载生成之形类也；虚者，所以列应天之精气也。形精之动，犹根本之与枝叶也。"[S67]

"地理之应六节气位……君火之下，阴精承之。"[S68]

"厥阴在泉……天地之专精也。"[S74]

4. 水谷精气与人体精气混用　这样的用法，推测与《内经》年代流行的天人相应学术观点有关。

"惊而夺精，汗出于心……食气入胃，散精于肝，淫气于筋。食气入胃，浊气归心，淫精于脉。脉气流经，经气归于肺，肺朝百脉，输精于皮毛。毛脉合精，行气于府……饮入于胃，游溢精气，上输于脾。脾气散精，上归于肺，通调水道，下输膀胱。水精四布，五经并行。"[S21]在这里"散精""淫精""游溢精气"显然系水谷精气，而"夺精"则是人体精气。

"其浮气之不循经者，为卫气；其精气之行于经者，为营气。"[L52]

"（平人）五藏安定，血脉和利，精神乃居，故神者，水谷之精气也。"[L32]

以上是《内经》精的主要用法，并贯穿于人体生理、病理、发病、诊断、治法等各个方面（详见后文）。

此外，精还专指肾精、生殖之精、神气。

5. 肾精　在人体精气的分类中，或专指贮藏在肾中的肾精，与肾主生殖、记忆关系密切。

"肾者，主蛰封藏之本，精之处也。"[S9]

"心藏神，肺藏魄，肝藏魂，脾藏意，肾藏精志也。"[L78]

"肾藏精，精舍志，肾气虚则厥，实则胀，五藏不安。"[L8]

"精脱者，耳聋。"[L30]

"茎垂者身中之机，阴精之候，津液之道也。"[L75]

"恐惧而不解则伤精，精伤则骨酸痿厥，精时自下。"[L8]

精的这一用法，后世引用较多。

6. 生殖之精　主要来源于肾的生殖之精。

"人有精、气、津、液、血、脉……两神相搏，合而成形，常先身生，是谓精。"[L30]

"人始生，先成精，精成而脑髓生，骨为干，脉为营，筋为刚，肉为墙。"[L10]

"丈夫……二八，肾气盛，天癸至，精气溢泻，阴阳和，故能有子……七八，肝气衰，筋不能动，天癸竭，精少，肾藏衰，形体皆极……肾者主水，受五藏六府之精而藏之，故五藏盛，乃能泻。今五藏皆衰……而天地之精气皆竭矣。"[S1]

"故生之来谓之精，两精相搏谓之神，随神往来者谓之魂，并精而出入者谓之魄，所以任物者谓之心，心有所忆谓之意，意之所存谓之志，因志而存变谓之思，因思而远慕谓之虑，因虑而处物谓之智。"[L8]

精的这一用法，后世引用也较多。

7. 神气　"精神"作为一专用名词，《内经》主要用来指代神气。

"血、脉、营、气、精神，此五藏之所藏也，至其淫泆，离藏则精失，魂魄飞扬，志意恍乱，智虑去身……何谓德、气、生、精、神、魂、魄、心、意、志、思、智、虑？"[L8]

"人之血气精神者……志意者，所以御精神，收魂魄，适寒温，和喜怒者也……志意和则精神专直，魂魄不散，悔怒不起，五藏不受邪矣。"[L47]

"五藏者，所以藏精神血气魂魄者也。六府者，所以化水谷而行津液者也。"[L47]

"五藏者，所以藏精神魂魄者也。六府者，所以受水谷而行化物者也。"[L52]

"心者，五藏六府之大主也，精神之所舍也，其藏坚固，邪弗能容也。容之则心伤，心伤则神去，神去则死矣。"[L71]

"有过失者……所以不十全者，精神不专，志意不理，外内相失，故时疑殆。"[S78]

(二) 人体精气的来源，及其与气味的转化与影响

人体精气主要来源于摄入的水谷。

"谷始入于胃，其精微者，先出于胃之两焦，以溉五藏，别出两行，营卫之道。"[L56]"水谷皆入于胃，其精气上注于肺。"[L3]"食岁谷以全其真，食间谷以保其精。"[S71]"五谷为养，五果为助，五畜为益，五菜为充，气味合而服之，以补精益气。"[S22]

"上焦泄气，出其精微，慓悍滑疾，下焦下溉诸肠。"[L32]

"味归形，形归气，气归精，精归化，精食气，形食味，化生精，气生形。味伤形，气伤精，精化为气，气伤于味。"[S5]

"脾藏者常著胃土之精也。"[S29]

(三) 五脏是人体精气贮藏的主要脏器

"五藏者，藏精气而不泻也，故满而不能实。"[S11]

"东方青色，入通于肝，开窍于目，藏精于肝……南方赤色，入通于心，开窍于耳，藏精于心……中央黄色，入通于脾，开窍于口，藏精于脾……西方白色，入通于肺，开窍于鼻，藏精于肺……北方黑色，入通于肾，开窍于二阴，藏精于肾。"[S4]

(四) 精气作用

《内经》关于精的描述，大多与气重叠。差别较大的是那些与生殖相关(详后)、与视力相关之精。

(1) 维持机体活力："五藏阳以竭也，津液充郭，其魄独居，精孤于内，气耗于外……开鬼门，洁净府，精以时服，五阳已布，疏涤五藏，故精自生，形自盛，骨肉相保，巨气乃平。"[S14]

(2) 具温煦、寒凉作用："东南方，阳也，阳者其精降于下，故右热而左温。西北方，阴也，阴者其精奉于上，故左寒而右凉。"[S70]

(3) 令耳聪目明、手足灵便："东方阳也，阳者其精并于上，并于上则上明而下虚，故使耳目聪明而手足不便也。西方阴也，阴者其精并于下，并于下则下盛而上虚。"[S5]

(4) 维持视觉："十二经脉，三百六十五络，其血气皆上于面而走空窍，其精阳气上走于目而为睛，其别气走于耳而为听，其宗气上出于鼻而为臭，其浊气出于胃，走唇舌而为味。"[L4]

（5）与睡眠相关："（卧）精有所之寄，则安。"[S46]

（五）精气病机

1. 没有明显的阴阳寒热特征的精气及其虚实病机　对此，《内经》有大量的描述。

"邪气盛则实，精气夺则虚。"[S28]

"故贵脱势，虽不中邪，精神内伤，身必败亡。"[S77]

"百病生于气也……恐则精却，却则上焦闭，闭则气还，还则下焦胀，故气不行矣。"[S39]

"人有重身，九月而瘖……腹中有形而泄之，泄之则精出而病独擅中。"[S47]

"四支解㑊，此脾精之不行也。"[S76]

"五精所并：精气并于心则喜，并于肺则悲。"[S23]

"人生而有病颠疾者……病名为胎病，此得之在母腹中时，其母有所大惊，气上而不下，精气并居，故令子发为颠疾也。"[S47]

"暴乐暴苦，始乐后苦，皆伤精气，精气竭绝，形体毁沮。暴怒伤阴，暴喜伤阳，厥气上行，满脉去形。愚医治之，不知补泻，不知病情，精华日脱，邪气乃并，此治之二过也。"[S77]

"精气并肝则忧，并心则喜。"[L78]

"天地之精气，其大数常出三入一，故谷不入，半日则气衰，一日则气少矣。"[L56]

"风客淫气，精乃亡，邪伤肝也……味过于辛，筋脉沮弛，精神乃央。"[S3]

"精神不进，志意不治，故病不可愈。今精坏神去……精气弛坏，荣泣卫除，故神去之而病不愈也。"[S14]

"今时之人不然也，以酒为浆，以妄为常，醉以入房，以欲竭其精，以耗散其真。"[S1]

"夫五味入口，藏于胃，脾为之行其精气，津液在脾，故令人口甘也……"[S47]

"平人不食饮七日而死者，水谷精气津液皆尽故也。"[L32]

"阴精所奉其人寿，阳精所降其人夭。"[S70]

"善饥而不嗜食……精气并于脾，热气留于胃。"[L80]

"精脱者，耳聋。"[L30]

2. 阳及其盛衰　具有躁动、干燥、温热等阳气特征精气，后世称之为阳气。

"（寒厥）此人者质壮，以秋冬夺于所用，下气上争，不能复，精气溢下，邪气因从之而上也，气因于中，阳气衰，不能渗营其经络，阳气日损，阴气独在，故手足为之寒也。"[S45]

3. 阴及其盛衰　具有宁静、滋润、寒凉等阴气特征精气，后世称之为阴液、津液。

"（热厥）酒入于胃，则络满而经脉虚，脾主为胃行其津液者也，阴气虚则阳气入，阳气入则胃不和，胃不和则精气竭，精气竭则不营其四支也……故热遍于身内热而溺赤也。夫酒气盛而慓悍，肾气有衰，阳气独胜，故手足为之热也。"[S45]

"阳气者，烦劳则张，精绝辟积，于夏使人煎厥。"[S3]

"（火郁之发）民病少气，疮疡痈肿……血溢流注，精液乃少，目赤心热，甚则瞀闷懊侬，善暴死。"[S71]

"人所以汗出者，皆生于谷，谷生于精，今邪气交争于骨肉而得汗者，是邪却而精胜也，精胜则当能食而不复热。复热者邪气也，汗者精气也，今汗出而辄复热者，是邪胜也，不能食者，精无俾也，病而留者，其寿可立而倾也。"[S33]

"夫心者，五藏之专精也，目者其窍也……至阴者肾之精也。宗精之水所以不出者，是精持之也，辅之裹之，故水不行也。夫水之精为志，火之精为神，水火相感，神志俱悲，是以目之水生也。故谚言曰：心悲名曰志悲。志与心精，共凑于目也。是以俱悲则神气传于心，精上不传于志，而志独悲，故泣出也……夫志悲者惋，惋则冲阴，冲阴则志去目，志去则神不守精，精神去目，涕泣出也……夫风之中目也，阳气内守于精，是火气燔目，故见风则泣下也。"[S81]

（六）精气病变的诊断

除了以上所涉及者，体现在问诊、望诊、切诊等方面还有：

"头者精明之府，头倾视深，精神将夺矣。"[S17]

"尝富后贫，名曰失精……身体日减，气虚无精，病深无气，洒洒然时惊。"[S77]

"是故五藏主藏精者也，不可伤，伤则失守而阴虚，阴虚则无气，无气则死矣。是故用针者察观病人之态，以知精神魂魄之存亡。"[L8]

"（脉）见真藏……邪气胜者，精气衰也。"[S19]

"脉至如火薪然，是心精之予夺也……脉至如丸泥，是胃精予不足也……脉至如弦缕，是胞精予不足也。"[S48]

"关格之脉赢，不能极于天地之精气，则死矣。"[S9]

（七）精气在防病治病中的作用

1. 预防 "圣人传精神，服天气，而通神明。"[S3]

"有至人者……积精全神……形体不敝，精神不散，亦可以百数。"[S1]

"虚邪贼风，避之有时，恬惔虚无，真气从之，精神内守，病安从来。"[S1]

"古之治病，惟其移精变气，可祝由而已……古人……可移精祝由而已。"[S13]

2. 治则治法 《内经》与"精"相关的治疗，集中在针刺。

"凡刺之法……深居静处，占神往来，闭户塞牖，魂魄不散，专意一神，精气之分，毋闻人声，以收其精，必一其神，令志在针，浅而留之，微而浮之，以移其神，气至乃休。"[L9]

"故曰用针之要，在于知调阴与阳，调阴与阳，精气乃光，合形与气，使神内藏。"[L5]

"九针……六针调阴阳，七针益精，八针除风。"[S54]

"刺微……精气自伏，邪气散乱……真气乃相得。"[S62]

"此所谓十二经者，盛络皆当取之。一日一夜五十营，以营五藏之精，不应数者，名曰狂生。"[L5]

"泻实者气盛乃内针，针与气俱内，以开其门如利其户，针与气俱出，精气不伤，邪气乃下……补虚奈何？岐伯曰：持针勿置，以定其意，候呼内针，气出针入，针空四塞，精无从去，方实而疾出针，气入针出，热不得还，闭塞其门，邪气布散，精气乃得存。"[S62]

"刺不知四时之经，病之所生，以从为逆，正气内乱，与精相薄，必审九候，正气不乱，精气不转。"[S64]

"脉虚者，浅刺之，使精气无得出，以养其脉，独出其邪气。"[L9]

"脉浅者勿刺，按绝其脉，乃刺之，无令精出，独出其邪气耳。"[L7]

"形不足者，温之以气；精不足者，补之以味。"[S5]

3. 禁忌 "凡刺之害，中而不去则精泄……精泄则病甚。"[L21]

"刺之害，中而不去则精泄……精泄则病益甚。"[L1]

（八）精的一些特殊用法

1. 眼睛 常用作"精明"或"精"。

"夫精明五色者，气之华也……五色精微象见矣，其寿不久也。夫精明者，所以视万物，别白黑，审短长。以长为短，以白为黑，如是则精衰矣。"[S17]

"切脉动静而视精明，察五色。"[S17]

"五藏六府之精气，皆上注于目，而为之精。精之窠为眼，骨之精为瞳子，筋之精为黑眼，血之精为络，其窠气之精为白眼，肌肉之精为约束，裹撷筋骨血气之精，而与脉并为系，上属于脑后，出于项中。"[L80]

"邪其精，其精所中不相比也，则精散，精散则视歧，视歧见两物。目者，五藏六府之精也，营卫魂魄之所常营也，神气之所生也……故阴阳合传而精明也。目者，心使也，心者，神之舍也，故神精乱而不转，卒然见非常处,精神魂魄散不相得,故曰惑也。黄帝曰:余疑其然。余每之东苑,未曾不惑,去之则复,余唯独为东苑劳神乎? 何其异也? 岐伯曰:不然也。心有所喜,神有所恶,卒然相感,则精气乱,视误故惑,神移乃复。是故间者为迷,甚者为惑。"[L80]

"人之哀而泣涕出者……液者,所以灌精濡空窍者也,故上液之道开则泣,泣不止则液竭,液竭则精不灌,精不灌则目无所见矣,故命曰夺精。"[L28]

2. 用以描述精气充盈　"月始生,则血气始精,卫气始行。"[S26]

"(脉)反四时者,有余为精,不足为消。应太过,不足为精;应不足,有余为消。"[S17]

"府精神明,留于四脏,气归于权衡。"[S21]

"劳风……以救俯仰。巨阳引,精者三日,中年者五日,不精者七日,咳出青黄涕,其状如脓,大如弹丸,从口中若鼻中出,不出则伤肺,伤肺则死也。"[S33]

3. 用以描述优良者　"谷入于胃,乃传之肺,流溢于中,布散于外,精专者行于经隧。"[L16]

"阳气者,精则养神,柔则养筋。"[S3]

"谨和五味,骨正筋柔……骨气以精,谨道如法,长有天命。"[S3]

4. 精的一些其他较少见的用法　情志正常:"肝悲哀动中则伤魂,魂伤则狂忘不精,不精则不正当人,阴缩而挛筋,两胁骨不举。"[L8]

清醒:"昼精而夜暝……昼不精,夜不暝。"[L18]

细微:"夫病之始生也,极微极精,必先入结于皮肤。"[S14]

组织部位:"夫冲脉者,五藏六府之海也,五藏六府皆禀焉。其上者,出于颃颡,渗诸阳,灌诸精……其前者……入大指间,渗诸络而温肌肉。"[L38]

高明:"闻精光之道,大圣之业。"[S8]"精光之论。"[S69]

精妙的理论:"其非夫子,孰能明万物之精。"[L65]

放晴:"阳气者闭塞,地气者冒明,云雾不精,则上应白露不下。"[S2]

胆汁:"胆者,中精之府。"[L2]

酒气:"酒者水谷之精,熟谷之液也。"[L50]

三、讨论

(1) 总体上,《内经》论述的"精"是"气"中精专、精良的那部分,具有对气的进一步分类、细化的倾向;而且重点阐述了人体精气的生理、病理、诊断、治疗等。

(2) 可能是因为人体之气、阴阳之气、营卫之气均属于精气,所以《内经》所言精气的生理、病理、诊断、治疗等在不同程度上与这些概念重叠,而且学术内容相对显得薄弱。提示在《内经》年代,基础医学理论处于探索和发展阶段,学术观点活跃、纷呈,一些学者重视采用"精"来阐述人体之气,而另一些学者可能更习惯于采用阴阳之气、营卫之气,以及气等概念,从而造成了这些概念内涵与外延的重叠。

(3) 肾精、生殖之精等概念在《内经》中出现的频率并不高,可以视为特殊的现象和用法,不似明清以降,把"精"主要归结为肾精和生殖之精,甚至形成了血肉有情之品的中药、方剂来填精、滋补的理论。这样的差别,应予注意。

(4) 如前所述,即便是《内经》中常用的精,在病机阐述及临床表现方面,阴阳特性的差异已跃然纸上,对此,后世细化出了益气、大补元气、滋阴、生津、温阳、回阳等等治法和对应的方药;而且,在基础理论层面,对精等概念予以了细化、再定义。这样的差别,也应予以注意。

(方肇勤,陈晓,杨雯,颜彦)

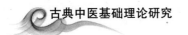

第七节 《内经》神的含义与用法

摘要:《素问》有36篇涉及神,出现150次,《灵枢》有28篇涉及神,出现82次;其中《素问》有2个篇名含有"神"、《灵枢》1个,提示,在该著作成书年代十分重视"神"。《内经》中神主要指"神气",是一类精气,大致可以分为3个层次:①"心神",专指心所藏、所主的"神气",发挥心主神明的功能,是人类意识、思维、智慧、情志、情感、注意力等的物质基础;②"五神",泛指神、魂、意、魄、志等,分别为心、肝、脾、肺、肾五脏所藏;③"精气",泛指五脏所藏的精气、正气、经气、生殖之精。神气具有运行出入的特征。此外,神还衍生为描述诊疗时高超的凝神静气、观察患者施治前后神气与经气的微妙变化,以及高超难以言传的诊疗理念、水准和技巧等。

"神",或者作"神气",是中医理论的重要概念,成书于2000年前的中医经典著作《内经》对"神"有着丰富的论述,且对后世产生了广泛而深远的影响,两千年来的历代医著方书一再频繁引用。鉴此,近年来,不断有学者对此开展研究,有了许多精辟、独到的阐发[8-13]。然而,从读者角度出发,如何能准确理解和把握《内经》不同经文中"神"的具体含义,及之间可能存在的联系,仍需要予以进一步地整理和阐发。鉴此,我们完整摘录了《内经》中所有涉及"神"的论述,予以逐一解读、分类、归纳,探究该书"神"的概念及理论,尝试予以准确刻画,希望有所裨益。

一、方法

(1)查找并摘录该书中所有涉及"神"的论述,依据各自所处的语境,予以逐一判读、分类。

(2)其余方法详见本章的引言。

二、结果

(一)神的出现频率

(1)《素问》有36篇涉及"神"字;《灵枢》有28篇涉及"神"字。表明在《内经》年代,神是一个重要的医学概念。

(2)《素问》出现150个"神"字(含2个篇名,1个人名"神农");《灵枢》出现82个(含1个篇名)。

(3)《素问》2个含有"神"的篇名是:《四气调神大论》《八正神明论》;《灵枢》的1个含有"神"的篇名是:《本神》。

(二)神气

《内经》中,"神"或作"神气",系精气的一种,更为细微而精专,大致可以分为3个层次。《灵枢·本神》的论述是其代表。

"凡刺之法,先必本于神。血脉营气精神,此五藏之所藏也"[L8],该篇后文对"血脉营气精神"做了解释:"肝藏血,血舍魂……脾藏营,营舍意……心藏脉,脉舍神……肺藏气,气舍魄……肾藏精,精舍志"[L8]。在这,血、脉、营、气、精,指的是不同性质的精气,为五脏所藏,是神的第一个层次;而神、魂、意、魄、志等神气,即"五神",则更为精专,亦主要储藏于肝、脾、心、肺、肾等五脏之中,是神的第二个层次;其中,狭义的神与魂、意、魄、志等四个神气并列,是第三个层次,专指为心所藏,即"心神"。因此,"本于神"的含义十分丰富,泛指本于五脏所藏精气和神气。

1. 心所藏的神气

（1）心神

1）专指心所藏、心所主的"神气"，属于精气的一种细微物质，发挥心主神明的功能，是人类意识、思维、情志、情感等的物质基础。《内经》中这样的用法十分普遍，或作"精神"，或作"神气"，这也是历代引用最为普遍的。例如：

"心藏神，肺藏魄，肝藏魂，脾藏意，肾藏精志也。"[L78]"心藏神"[S23]。

"神有余有不足……志有余有不足……夫心藏神，肺藏气。"[S62]

"上古之人……能形与神俱，而尽终其天年，度百岁乃去。今时之人不然也，以酒为浆，以妄为常，醉以入房，以欲竭其精，以耗散其真，不知持满，不时御神，务快其心，逆于生乐，起居无节，故半百而衰也。"[S1]

2）神气、精神、神精互用："目者，五藏六府之精也，营卫魂魄之所常营也，神气之所生也。故神劳则魂魄散，志意乱。是故瞳子黑眼法于阴，白眼赤脉法于阳也，故阴阳合传而精明也。目者，心使也，心者，神之舍也，故神精乱而不转，卒然见非常处，精神魂魄，散不相得，故曰惑也……心有所喜，神有所恶，卒然相惑，则精气乱，视误故惑，神移乃复。"[L80]"夫水之精为志，火之精为神，水火相感，神志俱悲，是以目之水生也……是以俱悲则神气传于心，精上不传于志，而志独悲，故泣出也……夫泣不出者，哭不悲也。不泣者，神不慈也。神不慈则志不悲，阴阳相持，泣安能独来？夫志悲者惋，惋则冲阴，冲阴则志去目，志去则神不守精，精神去目，涕泣出也。"[S81]

（2）心神的表现

1）意识、生命体征和智慧、聪明："心者，五藏六府之大主也，精神之所舍也，其藏坚固，邪弗能容也。容之则心伤，心伤则神去，神去则死矣。"[L71]"百岁，五藏皆虚，神气皆去，形骸独居而终矣。"[L54]"失神者死，得神者生也。黄帝曰：何者为神？岐伯曰：血气已和，营卫已通，五藏已成，神气舍心，魂魄毕具，乃成为人。"[L54]

"心者，君主之官也，神明出焉。"[S8]

"心者，生之本，神之变也。"[S9]

2）神志、情志："衣被不敛，言语善恶，不避亲疏者，此神明之乱也。"[S17]

"神有余不足何如？岐伯曰：神有余则笑不休，神不足则悲。血气未并，五藏安定，邪客于形，洒淅起于毫毛，未入于经络也，故命曰神之微。帝曰：补泻奈何？岐伯曰：神有余，则泻其小络之血，出血，勿之深斥，无中其大经，神气乃平。神不足者，视其虚络，按而致之，刺而利之，无出其血，无泄其气，以通其经，神气乃平。帝曰：刺微奈何？岐伯曰：按摩勿释，著针勿斥，移气于不足，神气乃得复。"[S62]

"诸禁鼓慄，如丧神守，皆属于火。"[S74]

3）关注、注意力："夫经脉十二，络脉三百六十五，此皆人之所明知，工之所循用也。所以不十全者，精神不专，志意不理，外内相失，故时疑殆。"[S78]

"诊有大方，坐起有常，出入有行，以转神明，必清必净，上观下观，司八正邪，别五中部，按脉动静。"[S80]

"一曰治神……凡刺之真，必先治神，五藏已定，九候已备，后乃存针……如临深渊……手如握虎，神无营于众物。"[S25]

"如临深渊者，不敢堕也；手如握虎者，欲其壮也；神无营于众物者，静志观病人，无左右视也；义无邪下者，欲端以正也；必正其神者，欲瞻病人目制其神，令气易行也。"[S54]

2. 五脏所藏的五神　用以概括或泛指神、魂、意、魄、志等"五神"，即肝藏魂、脾藏意、心藏神、肺藏魄、肾藏志，属于精气的一种细微物质。在《内经》的论述中，往往涵盖以上的"心神"。

"五藏者，所以藏精神魂魄者也。六府者，所以受水谷而化行物者也。"[L52]

"形藏四,神藏五……"[S9]"神藏五,形藏四。"[S20]

"五味入口,藏于肠胃,味有所藏,以养五气,气和而生,津液相成,神乃自生。"[S9]"食气入胃,浊气归心,淫精于脉。脉气流经,经气归于肺,肺朝百脉,输精于皮毛。毛脉合精,行气于府。府精神明,留于四脏,气归于权衡。"[S21]

"夫上古圣人之教下也,皆谓之虚邪贼风,避之有时,恬惔虚无,真气从之,精神内守,病安从来。"[S1]"上古有真人者,提挈天地,把握阴阳,呼吸精气,独立守神……中古之时,有至人者,淳德全道,和于阴阳,调于四时,去世离俗,积精全神……其次有圣人者,处天地之和,从八风之理,适嗜欲于世俗之间,无恚嗔之心,行不欲离于世……形体不敝,精神不散,亦可以百数。"[S1]"秋三月,此谓容平,天气以急,地气以明,早卧早起,与鸡俱兴,使志安宁,以缓秋刑,收敛神气,使秋气平,无外其志,使肺气清,此秋气之应,养收之道也。"[S2]

"闭户塞牖,系之病者,数问其情,以从其意,得神者昌,失神者亡。"[S13]

"帝曰:形弊血尽而功不立者何? 岐伯曰:神不使也。帝曰:何谓神不使? 岐伯曰:针石,道也。精神不进,志意不治,故病不可愈。今精坏神去,荣卫不可复收。何者? 嗜欲无穷,而忧患不止,精气弛坏,荣泣卫除,故神去之而病不愈也。"[S14]

"余知百病生于气也……惊则心无所倚,神无所归,虑无所定,故气乱矣。劳则喘息汗出,外内皆越,故气耗矣。思则心有所存,神有所归,正气留而不行,故气结矣。"[S39]

《灵枢·本神》对神、魂、意、魄、志等五神做了进一步的解释:"生之来谓之精,两精相搏谓之神,随神往来者谓之魂,并精而出入者谓之魄……心有所忆谓之意,意之所存谓之志。"[L8]在这,神与精近似,魂、魄明确描述的也是精气,更为精专而已。为什么要"本神"? 因为"怵惕思虑者则伤神,神伤则恐惧流淫而不止……喜乐者,神惮散而不藏……恐惧者,神荡惮而不收。"[L8]"心怵惕思虑则伤神,神伤则恐惧自失,破䐃脱肉,毛悴色夭,死于冬……是故五藏主藏精者也,不可伤,伤则失守而阴虚,阴虚则无气,无气则死矣。是故用针者察观病人之态,以知精神魂魄之存亡,得失之意,五者以伤,针不可以治之也。"[L8]在这些文字中,一再表明神即神气,一种精微物质,"无气则死矣"。

"夫经水者,受水而行之;五藏者,合神气魂魄而藏之;六府者,受谷而行之,受气而扬之;经脉者,受血而营之。"[L12]

"黄帝问于岐伯曰:人之血气精神者,所以奉生而周于性命者也。经脉者,所以行血气而营阴阳,濡筋骨,利关节者也。卫气者,所以温分肉,充皮肤,肥腠理,司关合者也。志意者,所以御精神,收魂魄,适寒温,和喜怒者也。是故血和则经脉流行,营复阴阳,筋骨劲强,关节清利矣。卫气和则分肉解利,皮肤调柔,腠理致密矣。志意和则精神专直,魂魄不散,悔怒不起,五藏不受邪矣。寒温和则六府化谷,风痹不作,经脉通利,肢节得安矣。此人之常平也。五藏者,所以藏精神血气魂魄者也。六府者,所以化水谷而行津液者也。此人之所以具受于天也,无愚智贤不肖,无以相倚也。"[L47]

"故贵脱势,虽不中邪,精神内伤,身必败亡。"[S77]

3. 五脏所藏的精气 泛指五脏所藏的精气。在《内经》的论述中,这一概念还往往涵盖以上的"五神"、心神。这一用法后世已很少引用。

(1) 精气:即人体之气中精专的那部分。

"平人……五藏安定,血脉和利,精神乃居。故神者,水谷之精气也。"[L32]

"营卫者,精气也;血者,神气也。故血之与气,异名同类焉。"[L18]

"阴气者,静则神藏,躁则消亡。"[S43]

"故圣人传精神,服天气,而通神明……因于寒,欲如运枢,起居如惊,神气乃浮……阳气者,精则养神,柔则养筋。"[S3]

"阴平阳秘,精神乃治,阴阳离决,精气乃绝……味过于辛,筋脉沮弛,精神乃央。"[S3]

"头倾视深,精神将夺矣。"[S17]

(2) 正气/经气:其中,在《灵枢》中,多侧重在经气,及与"邪气"相对而言的"正气",例如:

《灵枢·小针解》"上守神者,守人之血气有余不足,可补泻也。神客者,正邪共会也。神者,正气也,客者,邪气也。"[L3] 在这,神所指为"正气"与客"邪气"对应。

"故曰用针之要,在于知调阴与阳,调阴与阳,精气乃光,合形与气,使神内藏。"[L5]

普通的正气:"风寒湿气,客于外分肉之间,迫切而为沫,沫得寒则聚,聚则排分肉而分裂也,分裂则痛,痛则神归之,神归之则热,热则痛解,痛解则厥,厥则他痹发,发则如是。"[L27]

"泻虚补实,神去其室,致邪失正,真不可定,粗之所败,谓之天命。补虚泻实,神归其室,久塞其空,谓之良工。"[L35]

"持针之道,欲端以正,安以静,先知虚实,而行疾徐……微内而徐端之,适神不散,邪气得去。"[L71]

"言无音者……横骨者,神气所使,主发舌者也。"[L69]

"黄帝问于岐伯曰:余闻九针于夫子,而行之于百姓,百姓之血气,各不同形,或神动而气先针行,或气与针相逢,或针已出气独行,或数刺乃知,或发针而气逆,或数刺病益剧,凡此六者,各不同形,愿闻其方。岐伯曰:重阳之人,其神易动,其气易往也……心肺之藏气有余,阳气滑盛而扬,故神动而气先行。黄帝曰:重阳之人而神不先行者,何也? 岐伯曰:此人颇有阴者也……其阴阳之离合难,故其神不能先行也。"[L67]

针法治疗:"故养神者,必知形之肥瘦,荣卫血气之盛衰。血气者,人之神,不可不谨养。"[S26]

"必先扪而循之,切而散之,推而按之,弹而怒之,抓而下之,通而取之,外引其门,以闭其神。呼尽内针,静以久留,以气至为故,如待所贵,不知日暮,其气以至,适而自护,候吸引针,气不得出,各在其处,推阖其门,令神气存,大气留止,故命曰补。"[S27]

"揆度者,度病之浅深也;奇恒者,言奇病也。请言道之至数,五色脉变,揆度奇恒,道在于一。神转不回,回则不转,乃失其机。"[S15]

"天下至数,五色脉变,揆度奇恒,道在于一,神转不回,回则不转,乃失其机。"[S19]

"春刺散俞,及与分理,血出而止,甚者传气,间者环也。夏刺络俞,见血而止,尽气闭环,痛病必下。秋刺皮肤,循理,上下同法,神变而止。"[S16]

(3) 生殖之精气:专指来自父母的精气:"黄帝曰:余闻人有精、气、津、液、血、脉,余意以为一气耳,今乃辨为六名,余不知其所以然。岐伯曰:两神相搏,合而成形,常先身生,是谓精。"[L30]

(三) 神气的运行出入

与气的升降出入运行相似,神气也有类似的运动。诸如"游行出入""去"等。

"五藏六府所出之处……节之交,三百六十五会……所言节者,神气之所游行出入也,非皮肉筋骨也。"[L1] 提示腧穴是人体神气出入的通道。

"心伤则神去,神去则死矣。"[L71]"百岁,五藏皆虚,神气皆去,形骸独居而终矣。"[L54]

神气可以脱离躯体而去,是两千年前自然哲学的特征,气、魂、魄等均有类似描述,这也为"鬼神"之说提供了依据。

(四) 鬼神

"拘于鬼神者,不可与言至德。"[S11]

"狂者,多食,善见鬼神,善笑。"[L22]

病人"毋所遇邪气,又毋怵惕之所志,卒然而病者,其故何也? 唯有因鬼神之事乎? 岐伯曰:此亦有故邪,留而未发,因而志有所恶,及有所慕,血气内乱,两气相搏。其所从来者微,视之不见,听而不闻,故似鬼神。"[L58]

"若夫法天则地,随应而动,和之者若响,随之者若影,道无鬼神,独来独往。"[S25]

（五）神含义的衍生

1. 诊疗时高超的凝神静气，观察患者施治前后神气与经气的微妙变化　"夫子数言形与神，何谓形？何谓神……何谓神？岐伯曰：请言神，神乎神，耳不闻，目明心开而志先，慧然独悟，口弗能言，俱视独见，适若昏，昭然独明，若风吹云，故曰神。"[S26]

"小针之要，易陈而难入。粗守形，上守神，神乎，神客在门，未睹其疾，恶知其原。"[L1]

针法诊断"视之无形，尝之无味，故谓冥冥，若神仿佛。"[S26]

"医不能严，不能动神，外为柔弱，乱至失常，病不能移，则医事不行，此治之四过也。"[S77]

"凡刺之法，必察其形气，形肉未脱，少气而脉又躁，躁厥者，必为缪刺之，散气可收，聚气可布。深居静处，占神往来，闭户塞牖，魂魄不散，专意一神，精气之分，毋闻人声，以收其精，必一其神，令志在针，浅而留之，微而浮之，以移其神，气至乃休。男内女外，坚拒勿出，谨守勿内，是谓得气。"[L9]

"持针之道，坚者为宝，正指直刺，无针左右，神在秋毫，属意病者，审视血脉者，刺之无殆。方刺之时，必在悬阳，及与两卫，神属勿去，知病存亡。血脉者，在腧横居，视之独澄，切之独坚。"[L1]

"五色各见其部，察其浮沉，以知浅深，察其泽夭，以观成败，察其散抟，以知远近，视色上下，以知病处，积神于心，以知往今。"[L49]

"凡刺寒邪，日以温，徐往徐来，致其神，门户已闭，气不分，虚实得调，其气存也。"[L75]

2. 高超难以言传的诊疗理念、水准和技巧

（1）衍生为高超的诊断水准："余欲令要道必行，桴鼓相应，犹拔刺雪污，工巧神圣，可得闻乎？"[S74]

"见其色，知其病，命曰明；按其脉，知其病，命曰神；问其病，知其处，命曰工……色脉形肉，不得相失也，故知一则为工，知二则为神，知三则神且明矣。"[L4]在这，工、神、明递进，神代表了较高的诊断水准。

（2）衍生为高超的诊治技巧："凡刺之理，经脉为始，营其所行，知其度量，内刺五藏，外刺六府，审察卫气，为百病母，调其虚实，虚实乃止，泻其血络，血尽不殆矣。雷公曰：此皆细子之所以通，未知其所约也。黄帝曰：夫约方者，犹约囊也，囊满而弗约，则输泄，方成弗约，则神与弗俱。"[L48]

"病之变化，淫传绝败而不可治者……道，昭乎其如日醒，窘乎其如夜瞑，能被而服之，神与俱成，毕将服之，神自得之，生神之理，可著于竹帛，不可传于子孙。"[L42]

"黄帝曰：刺节言发蒙，余不得其意。夫发蒙者，耳无所闻，目无所见。夫子乃言刺府输，去府病，何输使然？愿闻其故。岐伯曰：妙乎哉问也！此刺之大约，针之极也，神明之类也，口说书卷，犹不能及也，请言发蒙耳，尚疾于发蒙也。黄帝曰：善。愿卒闻之。岐伯曰：刺此者，必于日中，刺其听宫，中其眸子，声闻于耳，此其输也。黄帝曰：善。何谓声闻于耳？岐伯曰：刺邪，以手坚按其两鼻窍而疾偃，其声必应于针也。黄帝曰：善。此所谓弗见为之，而无目视，见而取之，神明相得者也。"[L75]

（六）神的一些其他用法

1. 自然界神秘莫测现象及内在规律　多以"神明""神机"的形式出现。

"故圣人传精神，服天气，而通神明。"[S3]

"是故天地之动静，神明为之纲纪，故能以生长收藏，终而复始。"[S5]

"黄帝曰：阴阳者，天地之道也，万物之纲纪，变化之父母，生杀之本始，神明之府也，治病必求于本。"[S5]

"天至广不可度，地至大不可量，大神灵问，请陈其方。"[S9]

"上古使僦贷季，理色脉而通神明，合之金木水火土，四时八风六合，不离其常，变化相移，以观其妙，以知其要……夫色之变化，以应四时之脉，此上帝之所贵，以合于神明也，所以远死而近生。"[S13]

"逆从倒行，标本不得，亡神失国。"[S13]

"五运阴阳者，天地之道也，万物之纲纪，变化之父母，生杀之本始，神明之府也……物生谓之化，物极谓之变，阴阳不测谓之神，神用无方谓之圣。夫变化之为用也，在天为玄，在人为道，在地为化。化生

五味,道生智。玄生神,神在天为风,在地为木;在天为热,在地为火;在天为湿,在地为土;在天为燥,在地为金;在天为寒,在地为水。"[S66]

"言天地之动静,神明为之纪;阴阳之升降,寒暑彰其兆。"[S67]

"出入废则神机化灭,升降息则气立孤危。故非出入,则无以生长壮老已;非升降,则无以生长化收藏。是以升降出入,无器不有。"[S68]

"天地之动静,神明为之纪,阴阳之往复,寒暑彰其兆,此之谓也。"[S69]

"善言化言变者,通神明之理……"[S69]

"根于中者,命曰神机,神去则机息。根于外者,命曰气立,气止则化绝。故各有制,各有胜,各有生,各有成。故曰:不知年之所加,气之同异,不足以言生化,此之谓也。"[S70]

"天地之大纪,人神之通应也。"[S74]

2. 诊断概念　神门,术语,诊脉的位置。

"病反腹满,肠鸣溏泄,食不化,渴而妄冒,神门绝者死,不治,上应荧惑、辰星。"[S69]"胸腹满……心澹澹大动……神门绝,死不治……心胃生寒,胸膈不利,心痛否满……甚则入心,善忘善悲。神门绝,死不治。"[S74]

3. 聪明、神奇、神异　"昔在黄帝,生而神灵,弱而能言,幼而徇齐,长而敦敏,成而登天。"[S1]

4. 人名　"以彰经术,后世益明,上通神农,著至教,疑于二皇。"[S75]

5. 错简　《素问·阴阳应象大论篇第五》"东方生风……其在天为玄,在人为道,在地为化。化生五味,道生智,玄生神。神在天为风……"[S5]该文随后有"南方生热……中央生湿……西方生燥……北方生寒……"等相似论述,但其中均未见"玄,在人为道,在地为化。化生五味,道生智,玄生神。神在天为风"[S5]类似的文字,且此处描述方式玄妙,不似《内经》整体朴实的文风,疑为错简,在古代传抄中移入了其他非《内经》的内容。《素问·五运行大论篇第六十七》重复有类似文字:"东方生风……其在天为玄,在人为道,在地为化。化生五味,道生智,玄生神,化生气。神在天为风……"[S67]

三、讨论

"神"是中医理论的重要概念,《内经》对此有着丰富的论述,对后世产生了广泛而深远的影响。近年来,不断有学者对此开展研究,有了许多精辟的阐发。例如潘桂娟等把《内经》中"神"概括为天地之道、生命主宰、生命状态、水谷之精气、血气,并从生命之"神"的正常状态、生命之"神"的异常状态、影响生命之"神"的因素、生命之"神"状态的诊察、凡刺必本于"神"、养生重在"养神"等角度予以归纳和总结[8]。赵心华、王庆其等从生命哲学的角度分析了《内经》中有关生命的起源、生命的物质基础等内容,认为"气—精—神"是《内经》生命观的核心理论[9]。烟建华认为《内经》把中国古代哲学神移植到医学,指出神主于五脏,精化气、气生神,而神又反过来影响精气活动[10],并从《内经》神机、神志、心神入手,对神志中的五神概念以及五神的关系进行了阐释,阐述了神志理论的应用价值[11]。任秀玲认为,《内经》"形神"是标志人的形体与精神关系的一对范畴,"形与神俱",阐发了形体与精神的关系;又从先秦哲学中引进了"神明"认知方法,通过研究人体的生命现象达到把握生命本质的目的[12]。张登本指出,神是中华民族传统文化中十分重要的范畴和命题,《内经》揭示了神与阴阳、五行、气、道等重要概念的关系;广义的神代表人类生命规律,狭义的神代表人类自身调控和特有的心理活动规律等[13]。

而本文所关心的是,从读者角度出发,如何帮助读者在研读《内经》之际,能准确理解和把握该书不同经文中"神"的具体含义,及之间可能存在的逻辑联系。鉴此,我们从《内经》入手,完整摘录了《内经》中所有涉及"神"的论述,予以逐一解读、分类、归纳,探究该书"神"的概念及理论,尝试予以准确刻画。通过研究可以大致归纳出《内经》中神的概念及其逻辑关系:

(1)《内经》中出现的"神"主要是指"神气",属于气,是气这种细微物质中最为精专、功能奥妙的一

类。其概念大致可以划分为 3 个层次,后者包容前者:

1) 心神。专指心所藏、心所主的"神气",属于精气的一种细微物质,发挥心主神明的功能,是人类意识、思维、智慧、注意力、神志、情志、情感等的物质基础。

2) 五神。概括或泛指神、魂、意、魄、志等"五神",分别由心、肝、脾、肺、肾所藏,属于精气的一种细微物质。在《内经》的论述中,往往涵盖心神,及突出心神的作用。

3) 精气。泛指五脏所藏的精气,主要包括精气、正气(与邪气相对而言)、经气、生殖精气。精气的概念往往与形相对而言,细微而功能多样。正因为如此,精气的概念还往往涵盖以上的五神、心神。

(2) 神气具有运行出入的特点。

(3) 因为神气、心神的功能奥妙,因而还常被用来描述诊疗时高超的凝神静气、观察患者施治前后神气与经气的微妙变化,以及高超难以言传的诊疗理念、水准和技巧。

以上是《内经》神的主要用法及内在的逻辑关系。

此外,较多出现的还有描述自然界神秘莫测现象及内在规律,且多以"神明""神机"的形式出现,属于《内经》成书年代的文化现象;偶有描述黄帝聪明、神奇的。此外,个别地方神用作"鬼神",或指邪气,或指迷信;或作"神门"(诊脉术语)、神农;个别推测系错简,引自古典非医学文献。

(方肇勤,陈晓,杨雯,颜彦)

第八节 《内经》血的含义与用法

摘要:"血"在《素问》中出现 321 处,《灵枢》383 处,其中各有 1 处在篇名中。《内经》中血主要指血液,该书介绍了血液的生成、运行、功能。该书"血气"的出现频率亦较高,主要是从气的层面上论述"血"(血液是由血气所组成的),便于生理和病理的阐述。该书记载了大量血的病证,诸如不同部位及程度的血证、血虚、痈疽、癥瘕及唾或便脓血、瘀血/恶血,以及寒痹、血痹、血瘕等。值得注意的是,《内经》记载了非常丰富且实用的放血技术与理论,涉及适宜放血部位/位点、放血器具与标准化方法、放血的适应证、常见病证的放血方法、放血的注意事项,以及放血常见的副作用等。可能因其治疗之际易引发大失血及创伤、并引发感染,后世罕见引用,这从侧面反映了我国古代医学家对《内经》理论继承是有选择性的。

"血"是中医理论的重要概念,成书于 2 000 年前的中医经典著作《内经》对"血"有着丰富的论述。可能是因于当代学界认为血的历代论述近似,所以探究者少。为了准确把握《内经》"血"的具体含义、用法及其相关理论,我们完整摘录了《内经》中所有涉及"血"的论述,予以逐一解读、分类、归纳,尝试予以准确刻画,希望有所裨益。

一、方法

(1) 查找并摘录该书中所有涉及"血"的论述,依据各自所处的语境,予以逐一判读、分类。

(2) 其余方法详见本章的引言。

二、结果

(一)血的出现频率

"血"在《素问》中出现 321 处,其中篇名有 1 处(《血气形志篇》);《灵枢》383 处,其中篇名有 1 处(《血络论》）。可见"血"在《内经》中出现的频率高，是一个重要的概念。

（二）血液

1. **血液**　《内经》所言的血，主要指血液。如"夫脉者，血之府也。"[S17]"经脉者，受血而营之。"[L12]"足阳明，五藏六府之海也，其脉大血多，气盛热壮。"[L12]"（足太阳之疟）刺郄中出血。"[S36]

2. **血液生成**　《灵枢》有多处论及血液的生成过程："中焦受气取汁，变化而赤，是谓血。"[L30]"中焦取汁如露，上注溪谷，而渗孙脉，津液和调，变化而赤，是为血。血和则孙脉先满，孙脉满溢，乃注于络脉，络脉皆盈，乃注于经脉。"[L81]"中焦亦并胃中，出上焦之后，此所受气者，泌糟粕，蒸津液，化其精微，上注于肺脉，乃化而为血，以奉生身，莫贵于此，故独得行于经隧，命曰营气。"[L18]"营气者，泌其津液，注之于脉，化以为血。"[L71]

联系相关论述，可以将《内经》血液生成的过程大致归纳为：所处于中焦的胃，受纳并腐熟水谷，游离精气，在脾气散精（含营气、津液之气等）的作用下，"上注溪谷，而渗孙脉"，上输于肺，在营气参与下形成血液。

3. **血液运行**　《内经》没有明确记载血液是如何在脉中运行的，综合其相关论述，肺的作用比较重要：

（1）肺朝百脉：《内经》有 3 处比较明确地提示了肺推动脉气（含血液）运行：

1)"胃为五藏六府之海，其清气上注于肺，肺气从太阴而行之。其行也，以息往来，故人一呼脉再动，一吸脉亦再动，呼吸不已，故动而不止。"[L62]

2)"食气入胃，浊气归心，淫精于脉。脉气流经，经气归于肺，肺朝百脉，输精于皮毛。毛脉合精，行气于府。府精神明，留于四脏，气归于权衡。权衡以平，气口成寸，以决死生。"[S21]

3)"藏真高于肺，以行荣卫阴阳也。"[S18]

（2）心主血脉：《内经》有多处提及心与血和脉的关系，但并未明确"心行之"："诸血者皆属于心。"[S10]"藏真通于心，心藏血脉之气也。"[S18]"心主身之血脉。"[S44]"心主脉。"[S23,L78]

（3）宗气推动：参见"第五节《内经》宗气的含义与用法"。

4. **血液的功能**

（1）舍神养神：《内经》多处提及心主血藏神。联系以下一些论述，可以得出该书有关血液的功能之一：血与神的关系密切，血具有"舍神"和"养神"的功能。"肝藏血，血舍魂。"（魂即是神气的一种）[L8]"故养神者，必知形之肥瘦，荣卫血气之盛衰。血气者，人之神，不可不谨养。"[S26]"营卫者精气也，血者神气也。"[L18]后两段经文是神气的宽泛概念（参见"第七节《内经》神的含义与用法"）。

（2）维持四肢感官的功能："肝受血而能视，足受血而能步，掌受血而能握，指受血而能摄。"[S10]

这类功能，亦归属于气，在脏腑层面归属于脾、肝。

（3）充实形体和须发："足阳明之上，血气盛，则髯美长；血少气多，则髯短；故气少血多，则髯少；血气皆少，则无髯，两吻多画。足阳明之下，血气盛，则下毛美长，至胸；血多气少，则下毛美短，至脐，行则善高举足，足指少肉，足善寒；血少气多，则肉而善瘃；血气皆少，则无毛，有则稀，枯悴，善痿厥足痹。足少阳之上，血气盛，则通髯美长；血多气少，则通髯美短；血少气多，则少髯；血气皆少，则无髯，感于寒湿，则善痹，骨痛爪枯也。足少阳之下，血气盛，则胫毛美长，外踝肥；血多气少，则胫毛美短，外踝皮坚而厚；血少气多，则胻毛少，外踝皮薄而软；血气皆少，则无毛，外踝瘦无肉。足太阳之上，血气盛，则美眉，眉有毫毛；血多气少，则恶眉，面多少理；血少气多，则面多肉；血气和则美色。足太阳之下，血气盛，则跟肉满，踵坚；气少血多，则瘦，跟空；血气皆少，则喜转筋，踵下痛。手阳明之上，血气盛，则髭美；血少气多，则髭恶；血气皆少，则无髭。手阳明之下，血气盛，则腋下毛美，手鱼肉以温；血气皆少，则手瘦以寒。手少阳之上，血气盛，则眉美以长，耳色美；血气皆少，则耳焦恶色。手少阳之下，血气盛，则手卷多肉以温；血气皆少，则寒以瘦；气少血多，则瘦以多脉。手太阳之上，血气盛，则口多须，面多肉以平；血气皆少，则面瘦

恶色。手太阳之下,血气盛,则掌肉充满;血气皆少,则掌瘦以寒。"[L64]

"美眉者,足太阳之脉血气多;恶眉者,血气少;其肥而泽者,血气有余;肥而不泽者,气有余,血不足;瘦而无泽者,气血俱不足。"[L64]

"冲脉任脉,皆起于胞中,上循背里,为经络之海。其浮而外者,循腹右上行,会于咽喉,别而络唇口。血气盛,则充肤热肉,血独盛,则澹渗皮肤,生毫毛。今妇人之生,有余于气,不足于血,以其数脱血也,冲任之脉,不荣口唇,故须不生焉。黄帝曰:士人有伤于阴,阴气绝而不起,阴不用,然其须不去,其故何也?宦者独去,何也?愿闻其故,岐伯曰:宦者去其宗筋,伤其冲脉,血泻不复,皮肤内结,唇口不荣,故须不生。黄帝曰:其有天宦者,未尝被伤,不脱于血,然其须不生,其故何也?岐伯曰:此天之所不足也,其任冲不盛,宗筋不成,有气无血,唇口不荣,故须不生。"[L65]

这类功能,亦多归属于精血、肾精。

（三）血气

《内经》中"血气"的出现频率较高,主要有两种含义。

1. 血与气 《内经》中大多"血气"是指"血"与"气"。

例如,从一些经文的论及"血多气少",可知其前后文所谓的"血气"是"血"与"气"。例如:"足太阳之上,血气盛,则美眉,眉有毫毛;血多气少,则恶眉,面多少理;血少气多,则面多肉;血气和则美色。足太阳之下,血气盛,则跟肉满,踵坚;气少血多,则瘦,跟空;血气皆少,则喜转筋,踵下痛。手阳明之上,血气盛,则髭美;血少气多,则髭恶;血气皆少,则无髭。"[L64]

2. 在气的层面上论述血 例如:"人有精、气、津、液、血、脉,余意以为一气耳。"[L30]"藏真通于心,心藏血脉之气也。"[S18]"血脉营气精神,此五藏之所藏也。"[L8]

又如:"月始生,则血气始精,卫气始行;月郭满,则血气实,肌肉坚;月郭空,则肌肉减,经络虚,卫气去,形独居。"[S26]在这,血气亦指"血"。

这些经文均是从气的层面上论述"血"。如此,就不难理解下述经文:

"咸入于胃,其气上走中焦,注于脉,则血气走之,血与咸相得则凝,凝则胃中汁注之,注之则胃中竭,竭则咽路焦,故舌本干而善渴。血脉者,中焦之道也,故咸入而走血矣。"[L63]这里的"血气"即"血"。

"人之血气精神者,所以奉生而周于性命者也。经脉者,所以行血气,而营阴阳,濡筋骨,利关节者也……是故血和则经脉流行,营覆阴阳,筋骨劲强,关节清利矣……五藏者,所以藏精神血气魂魄者也。"[L47]联系上下文看,这里的"血气"亦指的是"血"。

《内经》在阐述生理、病理、诊断、针灸等理论时,一再提及"血气",例如:"亦有故邪,留而未发,因而志有所恶,及有所慕,血气内乱,两气相搏。"[L58]"脉之盛衰者,所以候血气之虚实有余不足。"[L55]"谨守病机,各司其属,有者求之,无者求之,盛者责之,虚者责之,必先五胜,疏其血气,令其调达,而致和平。此之谓也。"[S74]"徐而安静,手巧而心审谛者,可使行针艾,理血气而调诸逆顺,察阴阳而兼诸方。"[L73]在这些论述中,多是从气的层面上论述"血"。

（四）诊断和治疗术语

主要以血脉、血络、血等形式出现。

1. 血脉 在《内经》中,血脉主要指经脉。如:"心者,生之本,神之变也,其华在面,其充在血脉。"[S9]"血脉闭塞,气无所行,流淫于中,五藏内伤。"[L9]"周痹者,在于血脉之中,随脉以上,随脉以下,不能左右,各当其所。"[L27]

但值得注意的是,在一些场合,血脉专指皮肤浅表小血管。例如:

（1）诊断:"血脉者,在腧横居,视之独澄,切之独坚。"[L1]"鱼上白肉有青血脉者,胃中有寒。"[L74]"诊血脉者,多赤多热,多青多痛,多黑为久痹。"[L74]

（2）治疗:"络刺者,刺小络之血脉也。"[L7]"宛陈则除之者,去血脉也。"[L3]"必先去其血脉而后调之,无问其病,以平为期。"[S20]"久病者,邪气入深,刺此病者,深内而久留之,间日而复刺之,必先调其左右,去其血脉,刺道毕矣。"[L9]

2. 血络　指皮肤浅表暴露的微小血管。例如:"凡刺之理,经脉为始,营其所行,知其度量,内刺五藏,外刺六府,审察卫气,为百病母,调诸虚实,虚实乃止,泻其血络,血尽不殆矣。"[L48]"(呕胆)取三里以下胃气逆,则刺少阳血络以闭胆逆。"[L19]"(肤胀鼓胀)先泻其胀之血络,后调其经,刺去其血络也。"[L57]

3. 充血、淤血　指皮肤局部充血,是"血"的特殊用法。例如:

(1) 诊断:"鱼络血者,手阳明病。"[L4]"视其主病之脉,坚而血及陷下者,皆可扪而得也。"[S39]

(2) 治疗:"(邪在肾)取之涌泉、昆仑,视有血者尽取之。"[L20]"取之太阳大络,视其络脉与厥阴小络结而血者。"[L19]"经脉为里,支而横者为络,络之别者为孙,盛而血者疾诛之,盛者泻之,虚者饮药以补之。"[L17]"(疟)审候见之在孙络盛坚而血者皆取之。"[S35]

(五) 涉及血的病变

1. 血证　主要有以下一些用法。

(1) 血见(不同部位出血或血性分泌物):"(岁太阴在泉)嗌肿喉痹,阴病血见,少腹痛肿,不得小便。"[S74]"(岁太阳在泉)民病少腹控睾,引腰脊,上冲心痛,血见,嗌痛颌肿。"[S74]

(2) 血溢:"(少阴司天)其则胕肿血溢,疮疡咳喘。"[S74]"暴瘅内逆,肝肺相搏,血溢鼻口。"[L21]

(3) 衄衊(鼻出血):"少阳司天……甚则衄衊。"[S74]"少阴司天……衄衊嚏呕。"[S74]

(4) 衄血:"阳络伤则血外溢,血外溢则衄血。"[L66]"脉至而搏,血衄身热者死。"[S48]

(5) 咯血:"少阳司天……主胜则胸满咳仰息,甚而有血,手热。"[S74]"(秋脉)不及则令人喘,呼吸少气而咳,上气见血,下闻病音。"[S19]

(6) 唾血:"肺脉搏坚而长,当病唾血。"[S17]"肺咳之状,咳而喘息有音,甚则唾血。"[S38]

(7) 呕血/吐血:"怒则气逆,甚则呕血及飧泄,故气上矣。"[S39]"形肉脱,脉搏……呕血。"[L60]"(手太阴之筋)其病当所过者支转筋痛,甚成息贲,胁急吐血。"[L13]

(8) 溺血/溲血:"胞移热于膀胱,则癃溺血。"[S37]"咳且溲血。"[L60]"少阴……涩则病积溲血。"[S64]

(9) 便血/血便/后血/血泄/下血:"结阴者,便血一升。"[S7]"(阳明司天)四之气,寒雨降,病暴仆,振栗谵妄,少气嗌干引饮,及为心痛痈肿疮疡疟寒之疾,骨痿血便。"[S71]"阴络伤则血内溢,血内溢则后血。"[L66]"太阳之胜……筋肉拘苛,血脉凝泣,络满色变,或为血泄。"[S74]"太阳司天……民病厥心痛,呕血血泄。"[S74]"(热病)五日,汗不出,呕下血者死。"[L23]"病注下血,取曲泉。"[L24]"淫而夺形,身热,色夭然白,及后下血衃,血衃笃重,是谓四逆也。"[L61]

(10) 血崩:"(少阳司天之政)初之气……寒来不杀,温病乃起,其病气怫于上,血溢目赤,咳逆头痛,血崩胁满,肤腠中疮。"[S71]

2. 血虚

(1) 少血:"肾脉搏坚而长,其色黄而赤者,当病折腰;其软而散者,当病少血,至令不复也。"[S17]

(2) 脱血:"臂多青脉,曰脱血……安卧脉盛,谓之脱血。"[S18]"脱血而脉实……难治。"[S19]

此外,在生理病理方面还有:"血海有余,则常想其身大,怫然不知其所病;血海不足,亦常想其身小,狭然不知其所病。"[L33]

3. 痈疡癥瘕及唾/便脓血

(1) 痈疡:"(太阳司天)水且冰,血变于中,发为痈疡。"[S74]

(2) 癥瘕脓血:"(伏梁)裹大脓血,居肠胃之外,不可治,治之每切按之致死。"[S40]

(3) 痈疽脓血:"夫痈疽之生,脓血之成也……故其已成脓血者,其唯砭石铍锋之所取也。"[L60]

(4) 鼠瘘脓血:"鼠瘘之本,皆在于藏,其末上出于颈腋之间,其浮于脉中,而未内著于肌肉,而外为脓血者,易去也。"[L70]

（5）水血："（太阴司天之政）不发不泄，则湿气外溢，肉溃皮拆而水血交流。"[S71]

（6）唾血脓："（手少阴之筋）其成伏梁唾血脓者，死不治。"[L13]

（7）便脓血/下脓血："泄及便脓血。"[S17]"肠澼下脓血。"[S28]"内瘅，多下脓血。"[L4]

4. 瘀血/恶血

（1）瘀血/恶血："肝脉搏坚而长，色不青，当病坠若搏，因血在胁下。"[S17]"邪在肝，则两胁中痛，寒中，恶血在内，行善掣，节时脚肿。"[L20]"（肘、腋、髀、腘）皆机关之室，真气之所过，血络之所游，邪气恶血，固不得住留，住留则伤筋络骨节，机关不得屈伸，故痀挛也。"[L71]"有所堕坠，恶血留内。"[L4]

（2）邪血相搏："亦有故邪，留而未发，因而志有所恶，及有所慕，血气内乱，两气相搏。"[L58]

5. 涉血病证

（1）寒痹："卒然喜怒不节，饮食不适，寒温不时，腠理闭而不通，其开而遇风寒，则血气凝结，与故邪相袭，则为寒痹。"[L58]

（2）血痹："（五邪）邪入于阳则为狂；邪入于阴则为血痹。"[L78]

（3）血瘕："二阳三阴，至阴皆在，阴不过阳，阳气不能止阴，阴阳并绝，浮为血瘕，沉为脓胕。"[S79]

（4）石瘕："石瘕生于胞中，寒气客于子门，子门闭塞，气不得通，恶血当泻不泻，衃以留止，日以益大，状如怀子，月事不以时下。"[L57]

（5）血枯："帝曰：有病胸胁支满者，妨于食，病至则先闻腥臊臭，出清液，先唾血，四支清，目眩，时时前后血，病名为何？何以得之？岐伯曰：病名血枯，此得之年少时，有所大脱血，若醉入房中，气竭肝伤，故月事衰少不来也。"[S40]

（六）放血疗法

1. 放血器具与标准化方法

（1）九针："（九针）菀陈则除之者，出恶血也。"[S54]这也是放血疗法的主要理论依据。

（2）锋针："锋针，取法于絮针，筒其身锋其末，长一寸六分，主痈热出血。"[L78]

（3）针具处理："故为之治针，必筒其身而锋其末，令可以泻热出血，而痼病竭。"[L78]

（4）赞刺法："赞刺者，直入直出，数发针而浅之，出血，是谓治痈肿也。"[L7]

2. 放血的适应证

（1）药、灸、针、放血等不同治法的适应证："疟脉小实急，灸胫少阴，刺指井。疟脉满大，急刺背俞，用五胠俞背俞各一，适行至于血也。疟脉缓大虚，便宜用药，不宜用针。"[S36]"紧则痛痹，代则乍痛乍止……紧则先刺而后灸之，代则取血络而后调之，陷下则徒灸之，陷下者，脉血结于中，中有著血，血寒，故宜灸之。"[L48]

（2）不同脏腑适应证的差异："二曰豹文刺，豹文刺者，前后左右针之，中脉为故，以取经络之血者，此心之应也。三曰关刺，关刺者，直刺，左右尽筋上，以取筋痹，慎无出血，此肝之应也，或曰渊刺，一曰岂刺。"[L7]

（3）不同经脉适应证的差异：阳明多血多气，太阳多血少气，少阳多气少血，太阴多血少气，厥阴多血少气，少阴多气少血。故曰刺阳明出血气，刺太阳出血恶气，刺少阳出气恶血，刺太阴出血恶气，刺厥阴出血恶气，刺少阴出气恶血也。[L78]"刺阳明，出血气；刺太阳，出血恶气；刺少阳，出气恶血；刺太阴，出气恶血；刺少阴，出气恶血；刺厥阴，出血恶气也。"[S24]

（4）不同组织适应证的差异：病在脉，调之血；病在血，调之络；病在气，调之卫；病在肉，调之分肉；病在筋，调之筋；病在骨，调之骨。[S62]

（5）有余与不足："神有余，则泻其小络之血，出血勿之深斥，无中其大经，神气乃平。神不足者，视其虚络，按而致之，刺而利之，无出其血，无泄其气，以通其经，神气乃平。"[S62]"血有余，则泻其盛经出其血。不足，则视其虚经内针其脉中，久留而视，脉大，疾出其针，无令血泄……（刺留血）视其血络，刺出其血，

无令恶血得入于经，以成其疾。"[S62]

（6）邪客新久："此攻邪也，疾出以去盛血，而复其真气。此邪新客，溶溶未有定处也，推之则前，引之则止，逆而刺之，温血也。刺出其血，其病立已。"[S27]

（7）脉满与否："脉癫疾者，暴仆，四肢之脉皆胀而纵。脉满，尽刺之出血。"[L22]"（狂而新发）先取曲泉左右动脉，及盛者见血。"[L22]

（8）寻找适宜放血部位/点："上实下虚，切而从之，索其结络脉，刺出其血，以见通之。"[S20]"（刺）久痹不去身者，视其血脉，尽出其血。"[L6]"血脉者，盛坚横以赤，上下无常处，小者如针，大者如筋，则而泻之，万全也，故无失数矣。"[L39]

（9）宜泻孙络："（孙络）以溢奇邪，以通荣卫。荣卫稽留，卫散荣溢，气竭血著，外为发热，内为少气，疾泻无怠，以通荣卫，见而泻之，无问所会……孙络之脉别经者，其血盛而当泻者，亦三百六十五脉，并注于络。"[S58]

3. 常见病证的放血方法

（1）五脏病多部位放血："肝病者……气逆则头痛，耳聋不聪，颊肿，取血者。心病者……虚则胸腹大，胁下与腰相引而痛。取其经，少阴太阳，舌下血者。其变病，刺郄中血者。脾病者……虚则腹满肠鸣，飧泄食不化。取其经，太阴、阳明、少阴血者。肺病者……虚则少气不能报息，耳聋，嗌干。取其经，太阴、足太阳之外厥阴内血者。肾病者……虚则胸中痛，大腹小腹痛，清厥，意不乐。取其经，少阴、太阳血者。"[S22]

（2）经脉病放血："今知手足阴阳所苦，凡治病必先去其血，乃去其所苦，伺之所欲，然后泻有余，补不足。"[S24]

（3）疟疾刺足背动脉、背俞等放血："疟发身方热，刺跗上动脉，开其空，出其血，立寒……疟脉满大，急刺背俞，用中针傍伍胠俞各一，适肥瘦出其血也。"[S36]

（4）疟疾刺指间、舌下廉泉、郄中、侠脊等放血："诸疟而脉不见，刺十指间出血，血去必已，先视身之赤如小豆者尽取之……先其发时如食顷而刺之，一刺则衰，二刺则知，三刺则已，不已刺舌下两脉出血，不已刺郄中盛经出血，又刺项已下侠脊者必已。舌下两脉者，廉泉也。"[S36]

（5）疟疾刺头上、眉间、郄中、十指间、背俞、绝骨、至阴、井穴等放血："刺疟者，必先问其病之所先发者，先刺之。先头痛及重者，先刺头上及两额两眉间出血。先项背痛者，先刺之。先腰脊痛者，先刺郄中出血。先手臂痛者，先刺手少阴阳明十指间。先足胫酸痛者，先刺足阳明十指间出血。风疟，疟发则汗出恶风，刺三阳经背俞之血者。胻酸痛甚，按之不可，名曰胕髓病，以镵针针绝骨出血，立已。"[S36]

（6）不同经脉脏腑疟疾放血："（足太阳之疟）刺郄中出血。"[S36]"（肝疟）刺足厥阴见血……（胃疟）刺足阳明、太阴横脉出血。"[S36]

（7）腰痛多部位放血及注意事项："足太阳脉令人腰痛，引项脊尻背如重状，刺其郄，太阳正经出血，春无见血。少阳令人腰痛，如以针刺其皮中，循循然不可以俯仰，不可以顾，刺少阳成骨之端出血，成骨在膝外廉之骨独起者，夏无见血。阳明令人腰痛，不可以顾，顾如有见者，善悲，刺阳明于胻前三痏，上下和之出血，秋无见血。足少阴令人腰痛，痛引脊内廉，刺少阴于内踝上二痏，春无见血，出血太多，不可复也……解脉令人腰痛，痛而引肩，目䀮䀮然，时遗溲，刺解脉，在膝筋肉分间郄外廉之横脉出血，血变而止。解脉令人腰痛如引带，常如折腰状，善恐，刺解脉，在郄中结络如黍米，刺之血射以黑，见赤血而已。同阴之脉，令人腰痛，痛如小锤居其中，怫然肿，刺同阴之脉，在外踝上绝骨之端，为三痏。阳维之脉令人腰痛，痛上怫然肿，刺阳维之脉，脉与太阳合腨下间，去地一尺所。衡络之脉令人腰痛，不可以俯仰，仰则恐仆，得之举重伤腰，衡络绝，恶血归之，刺之在郄阳、筋之间，上郄数寸，衡居为二痏出血。会阴之脉令人腰痛，痛上漯漯然汗出，汗干令人欲饮，饮已欲走，刺直阳之脉上三痏，在蹻上郄下五寸横居，视其盛者出血。"[S41]

（8）腰痛多部位放血："腰痛侠脊而痛至头几几然，目䀮䀮欲僵仆，刺足太阳郄中出血。腰痛上寒，刺足太阳阳明；上热，刺足厥阴；不可以俯仰，刺足少阳；中热而喘，刺足少阴，刺郄中出血。"[S41]

（9）杂病多部位放血："（缪刺）邪客于足少阴之络，令人卒心痛暴胀，胸胁支满。无积者，刺然骨之前出血，如食顷而已……人有所堕坠，恶血留内，腹中满胀，不得前后，先饮利药，此上伤厥阴之脉，下伤少阴之络，刺足内踝之下，然骨之前血脉出血，刺足跗上动脉，不已，刺三毛上各一痏，见血立已……嗌中肿，不能内唾，时不能出唾者，缪刺然骨之前，出血立已……邪客于五藏之间，其病也，脉引而痛，时来时止，视其病，缪刺之于手足爪甲上，视其脉，出其血，间日一刺，一刺不已，五刺已……凡刺之数，先视其经脉，切而从之，审其虚实而调之，不调者经刺之，有痛而经不病者缪刺之，因视其皮部有血络者尽取之。此缪刺之数也。"[S63]"厥挟脊而痛者至顶，头沉沉然，目䀮䀮然，腰脊强，取足太阳腘中血络……衄而不止，衄血，取足太阳；衄血，取手太阳，不已，刺宛骨下，不已，刺腘中出血……中热而喘，取足少阴、腘中血络。"[L26]"暴瘖气鞕，取扶突与舌本出血。"[L21]"心疝暴痛，取足太阴、厥阴，尽刺去其血络。"[L23]"风痉身反折，先取足太阳及腘中及血络出血……痉，取之阴蹻及三毛上及血络出血。男子如蛊，女子如怚，身体腰脊如解，不欲饮食，先取涌泉见血，视跗上盛者，尽见血也。"[L23]"颠痛，刺手阳明与颠之盛脉出血……颠痛，刺足阳明曲周动脉见血，立已。"[L26]"厥头痛，头脉痛，心悲善泣，视头动脉反盛者，刺尽去血……厥头痛，头痛甚，耳前后脉涌有热，泻出其血。"[L24]

4. 放血的注意事项

（1）禁忌证："（脉）刺大者，微泻其气，无出其血……刺涩者，必中其脉，随其逆顺而久留之，必先按而循之，已发针，疾按其痏，无令其血出，以和其脉。"[L4]

（2）放血量的质控："（肺热病）刺手太阴阳明，出血如大豆，立已。"[S32]"与刺之要，发针而浅出血。"[S55]"春刺散俞，及与分理，血出而止……夏刺络俞，见血而止。"[S16]

（3）注意放血终止节点："（癫疾）取手太阳、阳明、太阴，血变而止。癫疾始作而引口啼呼喘悸者，候之手阳明、太阳，左强者攻其右，右强者攻其左，血变而止。癫疾始作先反僵，因而脊痛，候之足太阳、阳明、太阴、手太阴，血变而止。"[L22]"（狂始生）治之取手太阴、阳明，血变而止。"[L22]

5. 放血可能的副作用

（1）刺伤不同部位动、静脉的副作用："刺跗上中大脉，血出不止死。刺面中溜脉，不幸为盲……刺舌下中脉太过，血出不止为瘖。刺足下布络中脉，血不出为肿。刺郄中大脉，令人仆脱色。刺气街中脉，血不出，为肿鼠仆……刺阴股中大脉，血出不止死……刺臂太阴脉，出血多立死。刺足少阴脉，重虚出血，为舌难以言。"[S52]

（2）晕针，以及针刺及动脉、静脉，造成内出血等："黄帝曰：刺血络而仆者，何也？血出而射者，何也？血少黑而浊者，何也……发针而肿者，何也？血出若多若少而面色苍苍者，何也？发针而面色不变而烦悗者，何也……岐伯曰：脉气盛而血虚者，刺之则脱气，脱气则仆。血气俱盛，而阴气多者，其血滑，刺之则射。阳气畜积，久留而不泻者，其血黑以浊，故不能射……阴气积于阳，其气因于络，故刺之血未出而气先行，故肿。阴阳之气，其新相得而未和合，因而泻之，则阴阳俱脱，表里相离，故脱色而苍苍然。刺之血出多，色不变而烦悗者，刺络而虚经。虚经之属于阴者阴脱，故烦悗。"[L39]

（七）其他

1. 阴阳五行的推演

（1）阴阳推演："天地者，万物之上下也；阴阳者，血气之男女也；左右者，阴阳之道路也；水火者，阴阳之征兆也；阴阳者，万物之能始也。"[S5]

（2）五行推演："南方生热，热生火，火生苦，苦生心，心生血，血生脾，心主舌。"[S5]"北方……恐伤肾，思胜恐；寒伤血，燥胜寒；咸伤血，甘胜咸。"[S5]

（3）五运推演："升明之纪……其应夏，其虫羽，其畜马，其色赤，其养血，其病瞤瘛，其味苦，其音徵，

其物脉,其数七。"[S70]

2. 血的其他用法

(1) 血食(食荤者):"王公大人血食之君。"[L5,L29]

(2) 歃血:"传之后世,以血为盟。"[L9]"藏之肝肺,歃血而受。"[S20]

三、讨论

(一)《内经》有关血液的理论

1. 血液的生成与运行　如前所述,《内经》所言的血,主要指血液。其生成来源于胃中的精气,在脾气散精(含营气、津液之气等)的作用下,"上注溪谷,而渗孙脉",上输于肺,并在营气参与下形成血液。血液的运行,主要依赖"肺朝百脉",而心脏的作用并未明确表述。这些特征与经络理论及脉学理论密切相关,并开始关注到脏腑在血液运行中所发挥的作用,而非血液或血气自主循经运行。

2. 血液的功能　《内经》有关血的舍神、养神,被后世一再引用。而其维持四肢、感官的功能,机体不同部位的肥瘦、荣枯、寒暖、强弱等,在没有明显因血供障碍的情况下,该书及后世往往更关注脾、肝、肾等脏腑功能异常与否,以及气、精、阴、阳等异常与否。

(二)血气

值得注意的是,《内经》中经常从"气"的层面或角度阐述血的功能及病变,即视"血"为"气"。典型的表述是:"人有精、气、津、液、血、脉,余意以为一气耳。"[L30]

这样思考与论述首先是基于气的主流理论与学术观点,其次的好处在于易于衔接天人相应、人体与自然界阴阳五行之气、经气营运与布散、藏象之气及所藏、神气,以及气的运行异常、病机虚实、针刺治疗等等。

(三)关于放血疗法

1.《内经》有着非常丰富实用的放血理论与方法　其内容涉及:

(1) 大量涉及血的病证,如不同部位及程度的血证、血虚、痈疡瘕癖及唾便脓血、瘀血恶血,以及寒痹、血痹、血瘕等涉血病证。

(2) 适宜放血部位/点的详细描述,如血脉、血络、血(充血、淤血)。

(3) 放血器具与标准化方法,如九针、锋针、针具处理,以及赞刺法等。

(4) 放血的适应证,如药、灸、针、放血等不同治法的适应证,不同脏腑、经脉、组织适应证的差异,以及有余与不足、邪客新久、脉满与否、适宜放血部位/位点/孙络等。

(5) 常见病证的放血方法,如五脏病多部位放血,经脉病放血,疟疾、腰痛不同部位经穴放血,其他杂病多部位放血等。

(6) 放血的注意事项,包括放血的禁忌证、放血量质控、注意放血节点等。

(7) 放血常见的副作用,其中一些会危及生命。

从而形成了一整套具体而实用的放血治疗学理论。

2. 放血方法未能被后世广泛引用的思考　《内经》之后,其藏象理论、病原病机理论、脉学理论、经络与针灸理论等代有引用和传承,惟放血这一治疗学方法和理论未能得到普遍引用,究其原因,可能与治疗之际易于引发大失血及创伤、并引发感染、传染等因素有关。

因此可以看到这样的现象:东汉末年的《伤寒杂病论》开创了中药复方辨证论治为主的治疗模式,隋代的《诸病源候论》尝试运用气的理论导引防治疾病,而随后的历代多有官修的本草和方书,治疗覆盖至内、外、妇、儿、骨伤、五官、眼科等不同学科。这一现象也反映了我国古代医学家,对《内经》理论继承是有选择性的。

（方肇勤,陈晓,杨雯,颜彦）

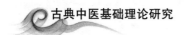

第九节 《内经》津液的含义与用法

摘要： 在《内经》中"津"出现50处，"液"88处；其中《灵枢》的使用频率较高。在《内经》中，津液、津、液有多种指代，如泪、涕、唾液（涎、唾）、汗液、胆汁、关节腔液、尿液，或泛指水性样分泌物/排泄物等；此外还比较频繁地把津液指为血液化生的原料，及水谷精气（后世已罕见引用）。在津液病理改变方面，涉及水肿/腹水、水饮上犯、呕吐/腹泻或异常分泌物、伤津脱液等，而积聚肿块、水谷精微失养等的描述也是其特点之一。

"津液""津""液"是中医理论的基本概念，明清以后，在外感热病的防治中，对伤津脱液有了丰富的论述，涉及病理改变、诊断、治疗等方面。追溯上去，"津液""津""液"在成书于2 000年前的《内经》中已有丰富的论述。但其具体含义如何，对后世有哪些影响？鉴此，我们完整摘录了《内经》中所有涉及"津液""津""液"的论述，予以逐一解读、分类、归纳，探究其概念及理论，尝试予以准确刻画，希望有所裨益。

一、方法

（1）查找并摘录该书中所有涉及"津液""津""液"的论述，依据各自所处的语境，予以逐一判读、分类。

（2）其余方法详见本章的引言。

二、结果

《素问》出现"津"18处，"液"35处，其中"津液"并用13处，1个在篇名中（《汤液醪醴论》）；《灵枢》"津"32处，"液"53处，其中"津液"并用27处，1个在篇名中（《五癃津液别》）。表明《灵枢》津液的使用频率较高。

（一）津液定义

《内经》有不少经文涉及对津液的定义：

1. 津液的定义和一些具体指代 原则上，《内经》常把津液与气并列，如："人有精气津液"[S62]，表明这些物质是存在一定区别的；而且津液是指津液之气。诸如：

（1）水谷精微——血液化生的原料，类似于"营气"："五谷入于胃也，其糟粕、津液、宗气分为三隧……营气者，泌其津液，注之于脉，化以为血。"[L71]"中焦出气如露，上注谿谷，而渗孙脉，津液和调，变化而赤为血。"[L81]"中焦……泌糟粕，蒸津液，化其精微，上注于肺脉，乃化而为血，以奉生身，莫贵于此，故独得行于经隧，命曰营气。"[L18]在这，津液"化以为血"似乎不需要其他成分参与，直接转化即可，与营气的定义几乎完全一致。

"刺血络……血出清而半为汁者，何也……新饮而液渗于络，而未合和于血也，故血出而汁别焉。"[L39]在这，隐含着描述了津液转化成血的部分具体步骤：先"渗于络"，再逐渐化为血。

（2）水谷精微——水谷精气，或类似于具有"温分肉，充皮肤，肥腠理"[L47]功能的卫气。这样的使用，与"水谷精气"定义近似，应予注意："今脾病，不能为胃行其津液，四支不得禀水谷气，气日以衰，脉道不利，筋骨肌肉，皆无气以生，故不用焉。"[S29]在这，"津液"与"水谷气"（水谷精气）等同、互用，津液即水谷精气。这样的用法，该篇重复出现了一次，"脾与胃以膜相连耳……故为胃行其津液。四支不得禀水谷气，日以益衰，阴道不利，筋骨肌肉无气以生，故不用焉。"[S29]

"十二经脉,三百六十五络……其气之津液,皆上熏于面,而皮又厚,其肉坚,故天气甚寒,不能胜之也。"[L4]在这,面部的"皮厚""肉坚"与津液的"上熏于面"有关,表明津液是具有温煦作用的水谷精气,与卫气的一些描述十分近似。

此外还有:"五味入口,藏于肠胃,味有所藏,以养五气,气和而生,津液相成,神乃自生。"[S9]"夫五味入口,藏于胃,脾为之行其精气,津液在脾,故令人口甘也。"[S47]

津液还有一些具体所指:

(3)唾液:"胃者,太仓也。咽喉小肠者,传送也。胃之五窍者,闾里门户也。廉泉玉英者,津液之道也。"[L35]"太阴之复,湿变乃举,体重中满,食饮不化……唾吐清液。"[S74]

(4)汗液:"腠理发泄,汗出溱溱,是谓津"[L30];"肾苦燥,急食辛以润之。开腠理,致津液,通气也。"[S22]

(5)胆汁:"邪在胆,逆在胃,胆液泄则口苦,胃气逆则呕苦,故曰呕胆。"[L19]

(6)关节腔液:"刺膝髌出液,为跛……刺关节中液出,不得屈伸。"[S52]

(7)尿液:"膀胱者,州都之官,津液藏焉,气化则能出矣。"[S8]"肾合膀胱,膀胱者,津液之府也。"[L2]"(酒)其气悍以清,故后谷而入,先谷而液出焉。"[L18]

(8)泛指水性分泌物或排泄物:"诸转反戾,水液浑浊,皆属于热。诸病水液,澄彻清冷,皆属于寒。"[S74]

(9)五液(皮肤孔窍分泌液):心为/主汗,肺涕,肝泪/泣,脾涎,肾唾。[S23,L78]另一五液分类:"水谷入于口,输于肠胃,其液别为五(溺与气、汗、泣、唾、水胀)。"[L36]

2. 津液区别　《内经》对津、液的使用和区别似乎不是很严格的,往往"津液"作为一固定词汇使用。如:"五谷之津液和合而为膏者,内渗入于骨空,补益脑髓,而下流于阴股。阴阳不和,则使液溢而下流于阴,髓液皆减而下,下过度则虚,虚故腰背痛而胫酸。"[L36]

在一些场合,《内经》会将津、液予以区分,例如:

(1)津指汗液、液指体液(或含稠厚的分泌物):例如,"腠理发泄,汗出溱溱,是谓津"[L30];"津脱者,腠理开,汗大泄"[L30];"谷入气满,淖泽注于骨,骨属屈伸;泄泽,补益脑髓,皮肤润泽,是谓液"[L30];"液脱者,骨属屈伸不利,色夭,脑髓消,胫酸,耳数鸣。"[L30]在这些论述中,津、液差异的刻画比较清晰。

(2)津稀薄易行、液稠厚难行:例如,"津液各走其道。故三焦出气,以温肌肉,充皮肤,为其津;其流而不行者,为液。"[L36]

有趣的是,一些经文将明明清稀的眼泪指为液:"悲哀愁忧则心动,心动则五藏六府皆摇,摇则宗脉感,宗脉感则液道开,液道开故泣涕出焉。"[L28]"液者,所以灌精濡空窍者也……泣不止则液竭,液竭则精不灌,精不灌则目无所见矣,故命曰夺精。"[L28]

(二)津液的来源

(1)"胃者,五藏六府之海也……谷气津液已行,营卫大通。"[L56]

(2)"六府者,所以化水谷而行津液者也。"[L47]"六府化谷,津液布扬。"[L54]

(3)"肾者牝藏也,地气上者属于肾,而生水液也,故曰至阴。"[S61]这段文字描述,似乎是从脏腑阴阳五行角度推演的,与大多该书的描述不同。

(三)津液的常见病理

1. 水肿/腹水　"阴阳气道不通,四海闭塞,三焦不泻,津液不化,水谷并行肠胃之中,别于回肠,留于下焦,不得渗膀胱,则下焦胀,水溢则为水胀,此津液五别之逆顺也。"[L36]

"帝曰:其有不从毫毛而生,五藏阳以竭也,津液充郭,其魄独居,精孤于内,气耗于外,形不可与衣相保。"[S14]

2. 水饮上犯　"夫不得卧,卧则喘者,是水气之客也,夫水者循津液而流也,肾者水藏,主津液,主卧与喘也。"[S34]在这,"水"该由津液的异常积聚所致,与肾的功能异常有关。

3. 呕吐、腹泻或异常分泌物 "有病胸胁支满者,妨于食,病至则先闻腥臊臭,出清液,先唾血,四支清,目眩,时时前后血。"[S40]以及前文曾引用的"诸转反戾,水液浑浊,皆属于热。诸病水液,澄彻清冷,皆属于寒。"[S74]

4. 伤津脱液 "民病少气,疮疡痈肿……注下温疟,腹中暴痛,血溢流注,精液乃少,目赤心热,甚则瞀闷懊侬,善暴死。"[S71]

"卒然逢疾风暴雨……其著于输之脉者,闭塞不通,津液不下,孔窍干壅。"[L66]

但是其临床表现的描述远不及明清以降的明确和清晰。

5. 失却水谷精微营养 "平人不食饮七日而死者,水谷精气津液皆尽故也。"[L32]

"手太阴气绝,则皮毛焦,太阴者,行气温于皮毛者也,故气不荣,则皮毛焦,皮毛焦则津液去皮节,津液去皮节者,则爪枯毛折。"[L10]

体液/病理:"凡此十二禁者……是谓伐身,形体淫泆,乃消脑髓,津液不化,脱其五味,是谓失气也。"[L9]

6. 积聚肿块 "有所结,气归之,卫气留之,不得反,津液久留,合而为肠溜,久者数岁乃成,以手按之柔。已有所结,气归之,津液留之,邪气中之,凝结日以易甚,连以聚居,为昔瘤,以手按之坚。"[L75]

"卒然外中于寒,若内伤于忧怒,则气上逆,气上逆则六输不通,温气不行,凝血蕴里而不散,津液涩渗,著而不去,而积皆成矣。"[L66]

"茎垂者身中之机,阴精之候,津液之道也。故饮食不节,喜怒不时,津液内溢,乃下留于睪,血道不通,日大不休,俯仰不便。"[L75]

这类病理改变,与该书营卫病理改变的描述近似(参见"第二节 《内经》营卫的含义与用法");而后世往往称之为痰、瘀血。

(四)津液的其他用法

1. 穴位名 "三焦者,上合手少阳,出于关冲……溜于液门,液门,小指次指之间也。"[L2]

2. 汤液 《素问》中出现了大量的"汤液",即酒:

"中古之治病,至而治之,汤液十日,以去八风五痹之病。"[S13]

"暮世之治病……欲微针治其外,汤液治其内。"[S13]

"为五谷汤液及醪醴奈何……必以稻米,炊之稻薪,稻米者完,稻薪者坚。"[S14]

"上古圣人作汤液醪醴,为而不用何也……古圣人之作汤液醪醴者,以为备耳。夫上古作汤液,故为而弗服也。"[S14]

"容色见上下左右,各在其要。其色见浅者,汤液主治,十日已。"[S15]

"汤液滋味……投毒药刺灸砭石汤液。"[S76]

"酒者水谷之精,熟谷之液也。"[L50]

3. 树木流出的汁液、树脂 "炎火行,大暑至,山泽燔燎,材木流津,广厦腾烟。"[S71]"炎暑至,木乃津,广厦腾烟。"[S71]"炎暑至,木乃津,草乃萎。"[S74]

4. 淖液(濡润) "天温日明,则人血淖液而卫气浮,故血易泻,气易行;天寒日阴,则人血凝泣而卫气沉。"[S26]

5. 淫溢 "是故味过于酸,肝气以津,脾气乃绝。"[S3]

6. 凝聚的水滴 "夫盐之味咸者,其气令器津泄。"[S25]

三、讨论

(一)《内经》津液的使用灵活多样

如前所述,《内经》所述津液、津、液有多种指代,灵活多样,比较频繁地把津液指为血液化生的原料及水谷精气,这样的用法后世几乎不再使用。因此,在研读《内经》时应予以注意。同时,《内经》也常把津液指代为泪、涕、唾液(涎、唾)、汗液、胆汁、关节腔液、尿液,甚至泛指水性样分泌物/排泄物。与明清以降对津液的细分和不同对应的治疗方法相比,《内经》的津液用法显得十分古朴。而《内经》对津与液区别指代、性状;以及津液的来源,多为后世所接受和沿用。

（二）《内经》有关津液病理的描述

《内经》有关津液病理改变,如:水肿/腹水、水饮上犯、呕吐/腹泻或异常分泌物、伤津脱液等后世多有沿用,且发扬光大;而"积聚肿块"则多归结于血瘀痰凝;"水谷精微失却营养"分化成伤精、脱液、脾肾虚劳等亚类,有了丰富的对应治法,不再简单归结于津液的病变了。

（方肇勤,陈晓,杨雯,颜彦）

第十节　《内经》阴阳的含义与用法

摘要: "阴阳"是《内经》的重要学术概念,对后世产生了广泛的学术影响。但因其指代复杂多样,给研读带来困难。研究发现,该书阴阳的用法及含义主要包括以下几个方面: ① 阴阳之气,含阴气、阳气及其交错运行发生万物,阴阳之气的相互关系,引申至哲学层面的阴阳学说;② 自然界阴阳之气对人体的影响及应对措施,含寒热温凉四气变化及其对人体气的影响、地势阴阳对人体气的影响、养生与医疗应法于阴阳/和于阴阳;③ 阴阳学说的一些理论与方法,含世界万物的分类指代、阴阳对立、万物负阴抱阳/无限可分、阴阳分类原则及代表、观测阴阳的方法、人体阴阳分类参天地阴阳;④ 生理及解剖部位,含总括、阴阳之气化生、阴阳之气及生理、阴阳之气的关系、阴阳不同禀赋人群、阴阳经脉、组织/器官/部位;⑤ 病理,含发病分类、病位、以阴阳之气异常阐释病机;⑥ 诊断,含总括、望诊、脉诊、脉象分类、运气对脉的影响;⑦ 治则,含总则、治疗策略、平复阴阳之气;⑧ 普通词语现象等。

"阴阳"是《内经》十分重要的概念。但对于初学者来说,往往觉得其深奥隐晦,甚至对于大多医务人员而言,也是如此;其突出的困难在于阴阳指代多变,难以准确辨识其具体含义和所指。实际上,早在《内经》成书年代,这个问题就已经很突出。《内经》中就不乏这样的记载:"(雷公曰)不知阴阳,不知雌雄。"又如"雷公曰:阳言不别,阴言不理"。可见连当时的雷公也常弄不明白。这样的事情甚至还发生在黄帝身上:"黄帝曰:五行以东方为甲乙木王春,春者苍色,主肝,肝者足厥阴也。今乃以甲为左手之少阳,不合于数,何也? 岐伯曰:此天地之阴阳也,非四时五行之以次行也"。因此对《内经》阴阳含义、用法予以系统地整理、研究、阐述是十分必要的。

可能部分是出于这样的考虑,多年来,不少学者对《内经》阴阳理论及用法开展过整理,或对《内经》中"阴阳"的语义做出解释[14-17],或关心后世阴阳语义与《内经》的差别[18],或阐述《内经》中"阴阳"的哲学思想、辩证思维[15,16,19-21]等等,但可能是受到篇幅限制,这些文献对《内经》的原文引用较少或未予引用、分类标准亦尚不统一。鉴此,我们完整摘录了《内经》中所有涉及阴阳(包括阴、阳)的论述,依据其出处语境逐一解读、分类、归纳,探究该书阴阳的概念及理论。

一、方法

（1）查找并摘录该书中所有涉及"阴""阳"的论述,依据各自所处的语境,予以逐一判读、分类。

（2）其余方法详见本章的引言。

（3）在《内经》中，阴阳多用以命名经脉，如足太阳膀胱经、足太阳、太阳、手太阴肺经、手太阴、太阴等，作为特定的经脉名词，后文不予收录与分析。

（4）在《内经》中，阴阳还多用以命名五运六气，如少阴、太阴、厥阴、少阳、阳明、太阳，作为特定的名词，后文也不予收录与分析。

二、结果

在《素问》中，"阴阳"并用有181处，"阴"单独出现919处，"阳"单独出现945处；《灵枢》"阴阳"并用有122处，"阴"单独出现584处，"阳"单独出现714处。两书合计出现阴和阳3768次。其中，《素问》中有5个篇名含有"阴阳"，如《阴阳应象大论》《阴阳离合论》《太阴阳明论》《阳明脉解》《阴阳类论》；《灵枢》有3个，如《阴阳清浊》《阴阳系日月》《阴阳二十五人》；两书大多篇中均出现"阴阳"或"阴""阳"。可见阴阳是《内经》中非常重要和常见的概念。

（一）阴阳之气

《内经》中"阴阳""阴""阳"往往是"阴阳之气""阴气""阳气"的缩写。

1. 阴阳之气及其交错运行发生万物　在《内经》作者看来，构成宇宙的细微物质"气"可以一分为二，如："清阳上天，浊阴归地。"[S5]"积阳为天，积阴为地。"[S5]

因阴阳之气交错运行发生千万事物，所以说："阴阳者，万物之能始也。"[S5]"动静相召，上下相临，阴阳相错，而变由生也。"[S66]"天地之运，阴阳之化。"[S9]

也因事物变化的多样和莫测，所以说："故物生谓之化，物极谓之变，阴阳不测谓之神，神用无方谓之圣。"[S66]

阴阳之气依据其特性、程度还可以再分："阴阳之气各有多少，故曰三阴三阳也……寒暑燥湿风火，天之阴阳也，三阴三阳上奉之；木火土金水，地之阴阳也，生长化收藏下应之。天以阳生阴长，地以阳杀阴藏。"[S66]

有了这样的唯物认识基础，便给《内经》解释自然现象，以及人类的生理、病理、诊断、治疗等提供了理论基础。

2. 阴阳之气的相互关系　阴阳之气除了以上一再提及的"运化不息"外，还存在密切的关系，例如：

（1）阴阳互助及相互依存："阴在内，阳之守也；阳在外，阴之使也。"[S5]"君火之下，阴精承之。"[S68]

（2）阴阳互根及相互转化："四时之变，寒暑之胜，重阴必阳，重阳必阴，故阴主寒，阳主热，故寒甚则热，热甚则寒。故曰：寒生热，热生寒，此阴阳之变也。"[L74]

3. 引申至哲学层面的阴阳学说　《内经》时代在对以上自然现象归纳和演绎的基础上，把阴阳上升到哲学层面，并构筑起唯物辩证的自然哲学理论。

"阴阳者，天地之道也，万物之纲纪，变化之父母，生杀之本始，神明之府也，治病必求于本。"[S5]

"天地相感，寒暖相移，阴阳之道，孰少孰多？阴道偶，阳道奇。"[L5]

此外，在探索自然界和人体奥秘时，《内经》还引入了另一概念"五运"（金木水火土），甚至把阴阳与五运联系起来："太虚寥廓，肇基化元，万物资始，五运终天，布气真灵，总统坤元，九星悬朗，七曜周旋，曰阴曰阳，曰柔曰刚，幽显既位，寒暑弛张，生生化化，品物咸章。"[S66]"夫五运阴阳者，天地之道也，万物之纲纪，变化之父母，生杀之本始，神明之府也，可不通乎！"[S66]这可能就是后世所谓的"阴阳五行学说"主要依据。

（二）阴阳学说及其一些理论与方法

除了以上涉及的阴阳理论外，《内经》阴阳学说还有一些鲜明的理论与方法：

1. 世界万物的分类指代　"天地阴阳四时五行。"[L55]

2. 阴阳属性及对立　"阴静阳躁。阳生阴长，阳杀阴藏。阳化气，阴成形……故清阳为天，浊阴为

地;地气上为云,天气下为雨;雨出地气,云出天气。"[S5]

3. **万物负阴抱阳、阴阳无限可分** "阴中有阴,阳中有阳。"[S4]"天有阴阳,地亦有阴阳……故阳中有阴,阴中有阳。"[S66]"阴阳者,数之可十,推之可百,数之可千,推之可万,万之大不可胜数,然其要一也。"[S6]

4. **阴阳分类原则及代表** 如何感性地领悟阴阳、合理运用阴阳的概念呢?《内经》对此多有阐述:"天为阳,地为阴,日为阳,月为阴。"[S6,S9]"天地者,万物之上下也;阴阳者,血气之男女也;左右者,阴阳之道路也;水火者,阴阳之征兆也。"[S5]"水为阴,火为阳,阳为气,阴为味……味厚者为阴,薄为阴之阳。气厚者为阳,薄为阳之阴……辛甘发散为阳,酸苦涌泄为阴。"[S5]"阴阳者,寒暑也。"[L75]"平旦至日中,天之阳,阳中之阳也;日中至黄昏,天之阳,阳中之阴也;合夜至鸡鸣,天之阴,阴中之阴也;鸡鸣至平旦,天之阴,阴中之阳也。"[S4]"愿闻阴阳之三也何谓? 岐伯曰:气有多少异用也。"[S74]

5. **阴阳之气的相互关系** 如前所述:① 阴阳存在互助及相互依存。② 阴阳存在互根及相互转化。

6. **观测阴阳的方法** 言阴阳者,必彰于物:"论言天地之动静,神明为之纪;阴阳之升降,寒暑彰其兆。"[S67]"所以欲知天地之阴阳者,应天之气,动而不息,故五岁而右迁;应地之气,静而守位,故六期而环会。动静相召,上下相临,阴阳相错,而变由生也。"[S66]"天有阴阳……能经天地阴阳之化者,不失四时。"[S25]

值得注意的是,除自然哲学的内容外,《内经》的阴阳更多的是用于指代人类生理、病理、诊断、治疗等医学概念。

(三)人体阴阳分类参天地阴阳

"此人之所以参天地而应阴阳也,不可不察……故天为阳,地为阴,腰以上为天,腰以下为地……人与天地相参也。"[L12]

"天为阳,地为阴。故足之十二经脉,以应十二月,月生于水,故在下者为阴;手之十指,以应十日,日主火,故在上者为阳……故足之阳者,阴中之少阳也;足之阴者,阴中之太阴也。手之阳者,阳中之太阳也;手之阴者,阳中之少阴也……其于五藏也,心为阳中之太阳,肺为阳中之少阴,肝为阴中之少阳,脾为阴中之至阴,肾为阴中之太阴。"[L41]"木之阴阳,尚有坚脆"[L46],人体亦然。

联系到医学诊疗:"昭昭之明不可蔽,其不可蔽,不失阴阳也。合而察之,切而验之,见而得之,若清水明镜之不失其形。五音不彰,五色不明,五藏波荡,若是,则内外相袭,若鼓之应桴,响之应声,影之似形。故远者司外揣内,近者司内揣外。是谓阴阳之极,天地之盖。"[L45]

(四)自然界阴阳之气对人体的影响及应对原则

《内经》中花了大量的篇幅来探讨四季气候变化对人体发病的影响,五运六气是其代表,洋洋洒洒的七篇大论十分著名。此时的"阴阳"往往用来指代寒暑之气、寒热温凉之气。

1. **寒热温凉阴阳四气变化及其对人体气的影响**

(1)寒热温凉四气及其变化:"春秋冬夏,四时阴阳。"[S21]"五运更治,上应天期,阴阳往复,寒暑迎随。"[S69]"敷和之纪,木德周行,阳舒阴布,五化宣平。"[S70]"七月八月,阴气始杀……九月十月,阴气始冰,地气始闭。"[S16]"日月不明,邪害空窍,阳气者闭塞,地气者冒明。"[S2]

(2)对人体阴阳之气的影响:"万物之外,六合之内,天地之变,阴阳之应……冬至四十五日,阳气微上,阴气微下;夏至四十五日,阴气微上,阳气微下。"[S17]"逆春气,则少阳不生,肝气内变。逆夏气,则太阳不长,心气内洞。逆秋气,则太阴不收,肺气焦满。逆冬气,则少阴不藏,肾气独沉。"[S2]

因此要顺应自然,"合人形于阴阳四时。"[S26]

"阳明司天,燥气下临……阳气郁发,小便变,寒热如疟。"[S70]"岁水太过,寒气流行,邪害心火……阴厥,上下中寒,谵妄,心痛……上临太阳,则雨冰雪霜不时降。"[S69]"岁水不及,湿乃大行……上临太阴,则大寒数举,蛰虫早藏,地积坚冰,阳光不治,民病寒疾于下,甚则腹满浮肿。"[S69]

因此要注意防护。

2. 地势阴阳之气对人体气的影响 "高下之理,地势使然也。崇高则阴气治之,污下则阳气治之,阳胜者先天,阴胜者后天……高者其气寿,下者其气夭……故治病者,必明天道地理,阴阳更胜,气之先后,人之寿夭,生化之期,乃可以知人之形气矣。"[S70]

3. 养生与医疗应法于阴阳、和于阴阳

(1) 总则:"夫自古通天者,生之本,本于阴阳,其气九州九窍,皆通乎天气。"[S9]"圣人之治病也,必知天地阴阳,四时经纪。"[S75]

因此养生、防病、治病均要"法于阴阳""把握阴阳""和于阴阳""逆从阴阳"[S1]。

(2) 养生原则:"夫四时阴阳者,万物之根本也,所以圣人春夏养阳,秋冬养阴……故阴阳四时者,万物之终始也,死生之本也……从阴阳则生,逆之则死。"[S2]"故智者之养生也,必顺四时而适寒暑,和喜怒而安居处,节阴阳而调刚柔,如是则僻邪不至,长生久视。"[L8]"冬三月,此谓闭藏,水冰地坼,无扰乎阳。"[S2]

(3) 治疗原则:"发于春夏,阴气少,阳气多,阴阳不调,何补何泻? 发于秋冬,阳气少,阴气多,阴气盛而阳气衰,故茎叶枯槁,湿雨下归,阴阳相移,何泻何补?"[L5]"九针,上应天地四时阴阳……人阴阳合气应律。"[S54]

(五) 人体生理及解剖部位

在《内经》中,阴阳往往指构成人体的正气(细微物质),具有温煦、躁动、向外、发散等特性者为阳,寒凉、宁静、向内、收敛为阴;涉及经脉者,阳经内行阳气、阴经内行阴气,经脉外为阳气、经脉内为阴气。两者一旦局部有余,便可转变为邪气。

1. 总括 "人生有形,不离阴阳。"[S25]"阴阳之类,经脉之道"[S79]。"人之生也……有阴有阳……阴中有阴,阳中有阳,审知阴阳,刺之有方……是故内有阴阳,外亦有阴阳。在内者,五藏为阴,六府为阳;在外者,筋骨为阴,皮肤为阳。故曰病在阴之阴者,刺阴之荥输;病在阳之阳者,刺阳之合;病在阳之阴者,刺阴之经;病在阴之阳者,刺络脉。"[L6]

2. 阴阳之气的化生 《内经》认为来自脾胃消化、输布的水谷精气,是人体之气化生的主要来源(较少提及吸入的清气和来源于父母的精气),化生之后,可以分为阴阳:

"(水谷精气)夫阴清而阳浊……清者上注于肺,浊者下走于胃。胃之清气,上出于口;肺之浊气,下注于经,内积于海。黄帝曰:诸阳皆浊,何阳浊甚乎? 岐伯曰:手太阳独受阳之浊,手太阴独受阴之清,其清者上走空窍,其浊者下行诸经。诸阴皆清,足太阴独受其浊。"[L40]"故清阳出上窍,浊阴出下窍;清阳发腠理,浊阴走五藏;清阳实四支,浊阴归六府。"[S5]

3. 阴阳之气及生理 在《内经》中,阴阳常用来指代营卫之气、津液之气、精。其特点是相对的分类指代、涉及范围广,与后世养阴生津中药对应的"阴"、温阳益气中药对应的"阳"等有很大区别:"其浮气之不循经者,为卫气;其精气之行于经者,为营气。阴阳相随,外内相贯,如环之无端。"[L52]"卫气之在身也,常然并脉循分肉,行有逆顺,阴阳相随……中肉,则卫气相乱,阴阳相逐。"[L35]"阳气者,精则养神,柔则养筋。"[S3]"阳受气于上焦,以温皮肤分肉之间。"[S62]"六八,阳气衰竭于上,面焦,发鬓颁白。"[S1]"十二经脉,三百六十五络,其血气皆上于面而走空窍,其精阳气上走于目而为睛。"[L4]"年四十,而阴气自半也,起居衰矣。"[S5]"藏真高于肺,以行荣卫阴阳也。"[S18]"夫冲脉者……渗诸阳,灌诸精。"[L38]"诊法常以平旦,阴气未动,阳气未散。"[S17]

4. 阴阳之气的关系 "阴者,藏精而起亟也;阳者,卫外而为固也。阴不胜其阳,则脉流薄疾,并乃狂。阳不胜其阴,则五藏气争,九窍不通。是以圣人陈阴阳,筋脉和同,骨髓坚固,气血皆从。"[S3]"凡阴阳之要,阳密乃固……故阳强不能密,阴气乃绝,阴平阳秘,精神乃治,阴阳离决,精气乃绝。"[S3]

5. 阴阳之气不同禀赋人群 "重阳之人,熇熇高高,言语善疾,举足善高,心肺之藏气有余,阳气滑盛而扬。"[L67]"怯士者,目大而不减,阴阳相失。"[L50]

6. 阴阳经脉　在《内经》中,阴阳往往用来指代阴阳经脉,例如:"必先明知阴阳表里,荣输所在,四海定矣。"[L33]"手之六阳,从手至头……手之六阴,从手至胸中。"[L17]"血和则孙脉先满溢,乃注于络脉,皆盈,乃注于经脉。阴阳已张,因息乃行。"[L81]"离而入阴,别而入阳。"[L71]"三阴三阳……是故三阳之离合也,太阳为开,阳明为阖,少阳为枢……是故三阴之离合也,太阴为开,厥阴为阖,少阴为枢。"[S6]

7. 组织、器官、部位　在《内经》中,阴阳常常用来指代组织器官部位,如表里、内外、阴阳经脉、脏腑等,需仔细分辨:"夫言人之阴阳,则外为阳,内为阴。言人身之阴阳,则背为阳,腹为阴。言人身之藏府中阴阳,则藏者为阴,府者为阳。肝心脾肺肾五藏皆为阴,胆胃大肠小肠膀胱三焦六府皆为阳……故背为阳,阳中之阳,心也;背为阳,阳中之阴,肺也;腹为阴,阴中之阴,肾也;腹为阴,阴中之阳,肝也;腹为阴,阴中之至阴,脾也。"[S4]"心者……为阳中之太阳,通于夏气。肺者……为阳中之太阴,通于秋气。肾者……为阴中之少阴,通于冬气。肝者……为阳中之少阳,通于春气。脾胃大肠小肠三焦膀胱者……此至阴之类,通于土气。"[S9]"五藏为阴,六府为阳。"[L9]"夫食入于阴,长气于阳,故夺其食即已。"[S46]"(卫)常与营俱行于阳二十五度,行于阴亦二十五度,一周也,故五十度而复大会于手太阴矣。"[L18]"经脉者,所以行血气,而营阴阳,濡筋骨,利关节者也……是故血和则经脉流行,营覆阴阳,筋骨劲强,关节清利矣……五藏者,所以参天地,副阴阳,而连四时,化五节者也。"[L47]

（六）病理

1. 总则　"脉从阴阳,病易已;脉逆阴阳,病难已。"[S18]在这,阴阳指代总的病理改变。

2. 发病分类　"邪之生也,或生于阴,或生于阳。其生于阳者,得之风雨寒暑。其生于阴者,得之饮食居处,阴阳喜怒。"[S62]"夫百病之所始生者,必起燥湿寒暑风雨、阴阳喜怒、饮食居处,气合而有形,得藏而有名。"[L44]"阴之生实奈何? 岐伯曰:喜怒不节,则阴气上逆,上逆则下虚,下虚则阳气走之,故曰实矣。"[S62]"阴病发于骨,阳病发于血,阴病发于肉,阳病发于冬,阴病发于夏,是谓五发。"[S23]

3. 病位　"病在上者阳也,病在下者阴也……病先起阴者,先治其阴,而后治其阳;病先起阳者,先治其阳,而后治其阴。"[L9]"夫邪之客于形也……入舍于孙脉……入舍于络脉……入舍于经脉,内连五藏,散于肠胃,阴阳俱感,五藏乃伤。"[S63]"中恶风者……诸浮不躁者皆在阳,则为热……诸细而沉者皆在阴,则为骨痛;其有静者在足。数动一代者,病在阳之脉也,泄及便脓血。"[S17]"邪入于阳则狂,邪入于阴则痹,搏阳则为巅疾,搏阴则为瘖,阳入之阴则静,阴出之阳则怒,是谓五乱。"[S23]"疟之始发也,阳气并于阴,当是之时,阳虚而阴盛,外无气,故先寒栗也。阴气逆极,则复出之阳,阳与阴复并于外,则阴虚而阳实,故先热而渴。"[S35]

4. 以阴阳之气异常阐释病机　《内经》在病机的阐述中,经常用到阴阳,多指阴阳之气运行和分布异常转化为邪气、发病:"今余已闻阴阳之要,虚实之理,倾移之过,可治之属……明于阴阳,如惑之解,如醉之醒。"[L42]"清气在下,则生飧泄;浊气在上,则生䐜胀。此阴阳反作,病之逆从也。"[S5]"阴胜则阳病,阳胜则阴病。阳胜则热,阴胜则寒……暴怒伤阴,暴喜伤阳。"[S5]"阳虚则外寒,阴虚则内热,阳盛则外热,阴盛则内寒。"[S62]"暴怒伤阴,暴喜伤阳,厥气上行,满脉去形。"[S75]"重阳死,重阴死。阴阳反他,治在权衡相夺,奇恒事也,揆度事也"。[S15]"夺阴者死,夺阳者狂。"[L1,L3]"阴气太盛,则阳气不能荣也,故曰关。阳气太盛,则阴气弗能荣也,故曰格。阴阳俱盛,不得相荣,故曰关格"。[L17]"阴阳异位,更虚更实……故阴气从足上行至头,而下行循臂至指端;阳气从手上行至头,而下行至足。故曰阳病者上行极而下,阴病者下行极而上。"[S29]"阴气少而阳气胜,故热而烦满也……阳气少,阴气多,故身寒如从水中出。"[S34]"(厥)阴气盛于上则下虚,下虚则腹胀满,阳气盛于上则下气重上而邪气逆,逆则阳气乱,阳气乱则不知人也。"[S45]"气血以并,阴阳相倾,气乱于卫,血逆于经,血气离居,一实一虚。血并于阴,气并于阳,故为惊狂。血并于阳,气并于阴,乃为炅中。血并于上,气并于下,心烦惋善怒。血并于下,气并于上,乱而喜忘。"[S62]"有所远行劳倦,逢大热而渴,渴则阳气内伐,内伐则热舍于肾。"[S44]"阴阳不通,两热相搏,乃化

为脓。"[L60]

（七）诊断

1. 总则　"善诊者，察色按脉，先别阴阳。"[S5]"诊不知阴阳逆从之理，此治之一失矣。"[S78]在这，阴阳概括了诊断理论及患者四诊信息。

2. 望诊　面部望诊："五藏六府肢节之部也，各有部分。有部分，用阴和阳。用阳和阴，当明部分，万举万当。能别左右，是谓大道。男女异位，故曰阴阳。"[L49]

3. 脉诊　"脉有阴阳，知阳者知阴，知阴者知阳。"[S7]"微妙在脉，不可不察，察之有纪，从阴阳始……脉合阴阳。"[S17]"别于阳者，知病从来；别于阴者，知死生之期。"[S19]"气口候阴，人迎候阳也。"[L19]"持其脉口人迎，以知阴阳，有余不足……少气者，脉口人迎俱少而不称尺寸也。如是者，则阴阳俱不足。"[L9]"胃气上注于肺……阴阳上下，其动也若一。故阳病而阳脉小者为逆，阴病而阴脉大者为逆。故阴阳俱静俱动，若引绳相倾者病。"[L62]"春得秋脉，夏得冬脉，长夏得春脉，秋得夏脉，冬得长夏脉，名曰阴出之阳，病善怒不治，是谓五邪。"[S23]"凡阳有五，五五二十五阳。所谓阴者，真藏也，见则为败，败必死也。所谓阳者，胃脘之阳也。别于阳者，知病处也；别于阴者，知死生之期……谨熟阴阳，无与众谋。所谓阴阳者，去者为阴，至者为阳；静者为阴，动者为阳；迟者为阴，数者为阳。"[S7]"人迎一盛病在少阳，二盛病在太阳，三盛病在阳明，四盛已上为格阳。寸口一盛病在厥阴，二盛病在少阴，三盛病在太阴，四盛已上为关阴。"[S9]"阴阳不相应，病名曰关格。"[S17]"（脉）合于四时五脏阴阳，揆度以为常也。"[S21]

4. 脉象分类　"九候之脉，皆沉细悬绝者为阴，主冬，故以夜半死。盛躁喘数者为阳，主夏，故以日中死。"[S20]"（寸口脉诊）在阴与阳，不可为度，从而察之，三部九候……不知三部者，阴阳不别，天地不分。"[S27]气口（阴）、人迎（阳）脉"身热甚，阴阳皆静者，勿刺也。"[L23]

5. 运气对脉的影响　"阴之所在寸口，何如……少阴在泉，则寸口不应；厥阴在泉，则右不应；太阴在泉，则左不应。"[S74]"厥阴（运气）之至其脉弦……至而和则平，至而甚则病，至而反者病，至而不至者病，未至而至者病。阴阳易者危……脉至而从，按之不鼓，诸阳皆然。帝曰：诸阴之反，其脉何如？岐伯曰：脉至而从，按之鼓甚而盛也。"[S74]

（八）治则

1. 总则　"调气之方，必别阴阳，定其中外，各守其乡。"[S74]"凡刺之方，必别阴阳，前后相应，逆从得施，标本相移。"[S65]"治病之道……揆度阴阳，奇恒五中，决以明堂。"[S75]

在这，阴阳的指代十分丰富，既指体内阴阳之气运行异常及集聚，又指病变部位，还指对患者产生影响的自然界阴阳之气等等。

2. 治疗策略　"诸寒之而热者取之阴；热之而寒者取之阳；所谓求其属也。"[S74]"故善用针者，从阴引阳，从阳引阴；以右治左，以左治右……善诊者，察色按脉，先别阴阳……审其阴阳，以别柔刚，阳病治阴，阴病治阳。"[S5]"络满经虚，灸阴刺阳；经满络虚，刺阴灸阳。"[S28]"刺阴者深而留之，刺阳者浅而疾之。"[L40]

3. 平复阴阳之气　"调阴阳……泻其有余，补其不足，阴阳平复。"[L75]"形气不足，病气不足，此阴阳气俱不足也，不可刺之，刺之则重不足，重不足则阴阳俱竭……形气有余，病气有余，此谓阴阳俱有余也，急泻其邪，调其虚实……满而补之，则阴阳四溢，肠胃充郭，肝肺内膜，阴阳相错……故曰用针之要，在于知调阴与阳，调阴与阳，精气乃光，合形与气，使神内藏。"[L5]"（脉）滑者阳气盛……刺滑者，疾发针而浅内之，以泻其阳气，而去其热……诸小者，阴阳形气俱不足，勿取以针，而调以甘药也。"[L4]

（九）普通词语现象

1. 一些特殊的名词术语

（1）男女之事、之精："（邪）生于阴者，得之饮食居处，阴阳喜怒。"[S62]"二八，肾气盛，天癸至，精气溢泻，阴阳和，故能有子。"[S1]

(2) 穴位：阳辅[L1]、阳陵泉、委阳[L4]、至阴、窍阴[L5]等。

(3) 病名/证候名：阴痹[S64]、阴阳交、[S33]、癫阴[L49]、阴痹[L20]、溢阳[L48]。

(4) 外阴/二阴：阴卵、阴器[S60,S39]、阴缩[S45,L4,L13]、阴痿[S5,L4,L13]、"阴者，积筋之所终也。"[L63] "士人有伤于阴，阴气绝而不起，阴不用。"[L65] "（肾）开窍于二阴。"[S4]

(5) 纪年、日历和天气：正阳[L48]、反阳[S70]、朝阳[S71]。

(6) 地名：阴洛[L77]。

(7) 书名：《阴阳》[S46]、《阴阳十二宫相使》[S47]。

2. 语言/形容词　隐隐："脾咳之状，咳则右胁下痛，阴阴引肩背。"[S38]

"往古人居禽兽之间，动作以避寒，阴居以避暑。"[S13]

三、讨论

（一）学术界对《内经》中阴阳含义研究的现状和存在的问题

作为《内经》重要的学术概念，多年来国内一些学者对《内经》中的阴阳纷纷开展过研究，比较一致的观点是，阴阳指阴阳之气，是物质性的细微物质[14-17]；其次更多学者总结出《内经》阴阳的另一用法，即自然哲学思想、辩证思维[15,16,19-21]等。所有这些，学术分歧并不大，也是符合《内经》本意的。

所不足的是，可能是受到文字的限制，这些文献对《内经》的原文引用较少，甚至部分观点未予引用，这就给读者研读《内经》之际判读阴、阳的具体指代带来困难；而从《内经》的文献学研究角度而言，提供丰富的相关原文也是十分必要的，这既便于读者研读与判断，又有利于指导初涉《内经》的读者学习。

（二）《内经》阴阳的含义与用法

研读和整理《内经》阴阳的含义及用法是一桩十分艰巨的工作。通过反复研读、比对、分类，我们大致勾勒出《内经》阴阳的不同含义及用法，及其存在的逻辑关系：

1.《内经》阴阳的两类含义与用法

(1) 自然哲学层面：这样的用法首先是建立在"阴阳之气"之上的。

《内经》认为，依据气的属性，大致可以将其分类为阴阳二气，是阴阳之气及其交错运行发生了万物，因而阴阳往往是阴阳之气的缩写；进而引申至阴阳之气的相互关系，再引申至哲学层面的阴阳学说。这些代表了先秦时期的自然哲学学术观点，而《内经》更偏向于唯物层面。

在这样的基础上，《内经》有两个方面的延伸：其一是，自然界阴阳之气对人体的影响及应对，包括寒热温凉四气变化及其对人体气的影响、地势阴阳对人体气的影响、养生与医疗应法于阴阳/和于阴阳，重点关注的是人，这可能与当时传染性疾病盛行和普遍的营养不良有关；其二是，阴阳学说的一些理论与方法，包括世界万物的分类指代、阴阳对立、万物负阴抱阳/无限可分、阴阳分类原则及代表、观测阴阳的方法，以及人体阴阳分类参天地阴阳等，重点在辨证哲学层面的延伸。

(2) 医学理论的重要组成部分：作为医学著作，《内经》中的阴阳，主要是用来阐释生命科学和医学理论的。《内经》的主要观点是，阴阳之气及其运行变化是人类生理和病理的基础。具体使用，大致可以分为 4 个层面：① 生理及解剖部位，涉及阴阳之气的化生、阴阳之气及生理、阴阳之气的关系、阴阳不同禀赋人群，以及指代阴阳经脉、组织/器官/部位等；② 病理，涉及发病分类、病位，以阴阳之气异常阐释病机；③ 诊断，涉及望诊、脉诊、脉象分类、运气对脉的影响等；④ 治则，涉及治疗策略、平复阴阳之气等。值得注意的是，在这 4 个层面，《内经》往往用阴阳来归纳复杂的学术内容，作为总则，提纲挈领。

2.《内经》阴阳理论在医学智慧方面的意义　举例如下。

(1)《内经》把阴阳理论有机地融入医学，将纷繁的自然界气候和地域变化及其对人类健康的影响，以及复杂的人类生命现象和发病、病机、诊断、治疗等理论,予以归纳、抽象至阴阳,令医师得以化繁为简、提纲挈领,抓住主要矛盾;另一方面,在看似司空见惯的人类生命现象及发病、病机、诊断、治疗中,又可以令医师得以阳中求阴、阴中求阳、条分缕析、层层深入。这对于拓展医师的思维空间、驾驭复杂的生命和疾病现象等是十分睿智的,且业已成为中医学重要的生命观和方法论。

(2)《内经》阴阳理论的另一重要特点是强调阴阳之气的运动变化、发展演变,是动态的而非静止的,诸如对立制约、互根互存、相互转化、动态平衡等等,一再强调自然界及人类生理和病理无一不具备这样的特征,这对于难治病的治疗,强调平衡虚实、因势利导,提供了十分高明的思路。

(三)存在问题和展望

(1)通过本研究与逐一判读,可以明确《内经》中大多数阴阳的具体含义。但即便如此,还有个别地方的阴阳,仍难以解释,例如:"筋脉懈惰,则行阴,用力,气不能复,故为弹。"[L28]"凡刺五邪之方,不过五章,痈热消灭,肿聚散亡,寒痹益温,小者益阳,大者必去,请道其方。"[L75]"木郁之发……长川草偃,柔叶呈阴,松吟高山……"[S71]这些内容可能涉及不同古典学科、古代汉语文化知识,或有错简或笔误。

(2)《内经》阴阳的运用,依据上下文及其所处的语境,大多可以对其含义做出判断;但客观存在见仁见智,在判读上必然会存在一些分歧,这是十分自然的事情。

(方肇勤,陈晓,杨雯,颜彦)

第十一节 《内经》五行的含义与用法

摘要:《内经》"五行"指具有金、木、水、火、土特性的五气及其运行、顺逆、生克、化生万物等运化,补充了对气的分类。与阴阳类似的是,《内经》把五行抽象至哲学高度,并作为诊疗原则。然而,在《内经》中,五行主要用来阐释和演绎五运六气,常把四时五行联用、五行与五气、五运混用。《内经》中五行的出现频率非常低,仅几十处,与数量庞大、无处不在的阴阳形成鲜明的反差。然而,五行对风、热、湿、燥、寒、生、长、化、收、藏、肝、心、脾、肺、肾等的指代具有一定的优势;而其所描述的时序、顺逆,及其所指代的风、燥、湿,并以此探讨其运化异常所诱发的疾病,显得更为细腻、贴切、实用。

五行及五行学说作为中医理论的基础学术内容,多年来一再引发学术界对其关注,研究集中在《内经》,或对其定义争鸣,或考察其学术内容与同期非医学古典文献的异同,或整理与归纳五行学说的理论[22-26]等等。此外,在《中医基础理论》教材中,往往把阴阳与五行学说并列。两者学术内容总量与学术地位是否相似呢?五行及五行学说主要包括哪些学术内容呢?鉴于五行首见《内经》,而后世多行择用,完整和准确地对《内经》有关五行及其相关论述的研究就显得十分必要。

一、方法

(1)查找并摘录该书中所有涉及"五行""五运""五气""五常""金""木""水""火""土"等论述,依据各自所处的语境,予以逐一判读、分类。

(2)其余方法详见本章的引言。

二、结果

(一)五行在《内经》中使用频率低

《素问》"五行"仅出现20处,"五运"21处、"五气"22处;《灵枢》"五行"仅出现7处,"五气"2处、"五运"未见。《内经》中没有篇名含"五行",仅《素问》中有2个篇名含有"五运"或"五气",即《宣明五气》《五运行大论》。木、火、土、金、水出现的频次也不高(表1-1),远不及《内经》中"阴"和"阳"累计出现3 768次那么多,提示与阴阳相比,五行等概念在《内经》中使用较少,未占主流。

表1-1 《内经》木、火、土、金、水各自出现频次

书　名	木	火	土	金	水
《素问》	130	216	108	103	266
《灵枢》	28	29	7	15	144
合　计	158	245	115	118	410

(二)五行定义

1. 五行指具有金、木、水、火、土特性的五气,及其运行、顺逆、生克、化生万物　《内经》所言五行,"五"是指具有金、木、水、火、土特性的五气,"行"是指运动不息、周而复始,故又称"运";而最多论述的是五行所"生"寒、暑、燥、湿、风。在《内经》中,这几层含义往往糅合在一起。《内经》论述五行的另一特点,是把五行与人密切联系起来,如五脏、五气,使之指导医疗实践。其代表性论述如:

"五行者,金木水火土也,更贵更贱,以知死生,以决成败,而定五藏之气,间甚之时,死生之期也。"[S22]

"天有五行,御五位,以生寒暑燥湿风,人有五藏,化五气,以生喜怒思忧恐,论言五运相袭而皆治之,终期之日,周而复始。"[S66]

《内经》所言五行之气,在某种意义上讲,补充了对气的分类方法(而不仅仅以阴阳分类):

"寒暑燥湿风火,天之阴阳也,三阴三阳上奉之。木火土金水,地之阴阳也,生长化收藏下应之。天以阳生阴长,地以阳杀阴藏……故阳中有阴,阴中有阳。所以欲知天地之阴阳者,应天之气,动而不息,故五岁而右迁,应地之气,静而守位,故六期而环会,动静相召,上下相临,阴阳相错,而变由生也。"[S66]

"阴阳之气各有多少,故曰三阴三阳也。形有盛衰,谓五行之治,各有太过不及也。"[S66]

"论言天地者,万物之上下,左右者,阴阳之道路……天地动静,五行迁复……夫变化之用,天垂象,地成形,七曜纬虚,五行丽地。地者,所以载生成之形类也;虚者,所以列应天之精气也。"[S67]

(1)五行与五气、五运的关系:由于金木水火土五行之气具有运动不息、周而复始及化生寒暑燥湿风的特征,《内经》常把五行与五气、五运三者混用,这也旁证了五行系五气。

五行与五气如:"寒暑燥湿风火,在人合之奈何?其于万物,何以生化?岐伯曰……南方生热,热生火,火生苦,苦生心,心生血,血生脾。其在天为热,在地为火,在体为脉,在气为息,在藏为心。其性为暑,其德为显,其用为躁,其色为赤,其化为茂,其虫羽,其政为明,其令郁蒸,其变炎烁,其眚燔炳,其味为苦,其志为喜。喜伤心,恐胜喜;热伤气,寒胜热;苦伤气,咸胜苦……五气更立,各有所先,非其位则邪,当其位则正。帝曰:病生之变何如?岐伯曰:气相得则微,不相得则甚。帝曰:主岁何如?岐伯曰:气有余,则制己所胜而侮所不胜;其不及,则己所不胜侮而乘之,己所胜轻而侮之。侮反受邪,侮而受邪,寡于畏也。"[S67]该文所述"寒暑燥湿风火"系金木水火土五行所化,而"南方生热,热生火"等四方所生金木水火土,及所涉及的不同事物的五行划分与生克,所说的均是五行;结论出现的"五气更立",即概括了前面叙述的五行之气。

五运与五气如:"五运之主时……五气运行……太虚寥廓,肇基化元,万物资始,五运终天,布气真灵,总统坤元,九星悬朗,七曜周旋,曰阴曰阳,曰柔曰刚,幽显既位,寒暑弛张,生生化化,品物咸章。"[S66]在这,"五运""五气"所指的也均是金木水火土五行。

(2)五行与阴阳的关系:如前所述,《内经》所言五行之气,在某种意义上讲,补充了阴阳之气的分

类,是气的一分为五。其与一分为二的阴阳相比,有其独到优势,比如五行:木、火、土、金、水,五气:风、热、湿、燥、寒,五味:酸、苦、甘、辛、咸,五脏:肝、心、脾、肺、肾;还有四时的生、长、化、收、藏等。

前文"五行定义"中所引 3 条《素问》经文,亦代表性地说明了阴阳之气与五行之气的关系。

2. 抽象至哲学高度 在《素问》中,五行也抽象至哲学高度,类似阴阳,甚至并列:"五运阴阳者,天地之道也,万物之纲纪,变化之父母,生杀之本始,神明之府也……在天为风,在地为木,在天为热,在地为火,在天为湿,在地为土,在天为燥,在地为金,在天为寒,在地为水。故在天为气,在地成形,形气相感而化生万物矣。然天地者,万物之上下也;左右者,阴阳之道路也;水火者,阴阳之征兆也;金木者,生成之终始也。气有多少,形有盛衰,上下相召而损益彰矣。"[S66]在这,也进一步阐述了五行是物质性的五气。

3. 援用为诊疗原则 《素问》还把五行援用为临床的诊疗原则:"黄帝曰:用针之理,必知形气之所在,左右上下,阴阳表里,血气多少,行之逆顺,出入之合……明于五输,徐疾所在,屈伸出入,皆有条理,言阴与阳,合于五行,五藏六府,亦有所藏,四时八风,尽有阴阳。"[L73]

"微妙在脉,不可不察,察之有纪,从阴阳始,始之有经,从五行生,生之有度,四时为宜,补泻勿失,与天地如一,得一之情,以知死生。是故声合五音,色合五行,脉合阴阳。"[S17]

（三）五行分类

如前所述,与阴阳相比,在对一些事物的指代、分类和说理方面,五行具有一定优势:"五行以东方为甲乙木王春,春者苍色,主肝,肝者足厥阴也。"[L41]

《阴阳应象大论》是《素问》中涉及五行的重要篇章,其中有一段五行关系的详细论述,归类制表如下。该论述的另一特点是阐述了五行之间的生克(伤、胜),不是孤立的,而是存在相互生克关系的(表1-2,表1-3)。

表1-2 《素问·阴阳应象大论》有关五行的分类和生克关系[S5]

	生	生	生	生	生	生	伤	胜	伤	胜	伤	胜
东方	风	木	酸	肝	筋	心	怒伤肝	悲胜怒	风伤筋	燥胜风	酸伤筋	辛胜酸
南方	热	火	苦	心	血	脾	喜伤心	恐胜喜	热伤气	寒胜热	苦伤气	咸胜苦
中央	湿	土	甘	脾	肉	肺	思伤脾	怒胜思	湿伤肉	风胜湿	甘伤肉	酸胜甘
西方	燥	金	辛	肺	皮毛	肾	忧伤肺	喜胜忧	热伤皮毛	寒胜热	辛伤皮毛	苦胜辛
北方	寒	水	咸	肾	骨髓	肝	恐伤肾	思胜恐	寒伤血	燥胜寒	咸伤血	甘胜咸

表1-3 《素问·阴阳应象大论》有关五行的分类(续)[S5]

	主	天	地	体	藏	色	音	声	变动	窍	味	志
东方	目	风	木	筋	肝	苍	角	呼	握	目	酸	怒
南方	舌	热	火	脉	心	赤	徵	笑	忧	舌	苦	喜
中央	口	湿	土	肉	脾	黄	宫	歌	哕	口	甘	思
西方	鼻	燥	金	皮毛	肺	白	商	哭	咳	鼻	辛	忧
北方	耳	寒	水	骨	肾	黑	羽	呻	栗	耳	咸	恐

《素问·五运行大论》部分重复了"阴阳应象大论"对五行的分类,并新增了一些内容,这些内容,后世很少引用(表1-4)[S67]。

表 1-4　《素问·五运行大论》新增五行的分类[S67]

	藏	味	志	色	气	性	德	用	化	虫	政	令	变	眚
东方	肝	酸	怒	苍	柔	暄	和	动	荣	毛	散	宣发	摧拉	陨
南方	心	苦	喜	赤	息	暑	显	躁	茂	羽	明	郁蒸	炎烁	燔焫
中央	脾	甘	思	黄	充	静兼	濡	化	盈	倮	谧	云雨	动注	淫溃
西方	肺	辛	忧	白	成	凉	清	固	敛	介	劲	雾露	肃杀	苍落
北方	肾	咸	恐	黑	坚	凛	寒	口	肃	鳞	静	口口	凝冽	冰雹

《素问·气交变大论》有所重复:"东方生风,风生木……是以察其动也,有德有化,有政有令,有变有灾,而物由之,而人应之也。"[S69]

(四)五行的一些用法

1. 五行常与四时联用　在《内经》中,"五行"常以"四时五行"的组合出现,有 6 次之多,在有限的五行出现频次中,显得十分突出;这与《内经》中所出现"四时阴阳"的用法,十分类似;这也印证了五行与阴阳有类似之处,气的一分为二,或一分为五。这样用法,推测与五行化生寒暑燥湿风(四时的代表性气候)有关,其特点是:有时序、有顺逆、有盛衰、有制约、有转化,甚至有潜伏,与脏腑及经脉相应。例如:

"天有四时五行,以生长收藏,以生寒暑燥湿风……寒暑伤形……冬伤于寒,春必温病;春伤于风,夏生飧泄;夏伤于暑,秋必痎疟;秋伤于湿,冬生咳嗽。"[S5]

"合人形以法四时五行而治,何如而从? 何如而逆?"[S22]

"三部九候之盛虚……因不知合之四时五行,因加相胜,释邪攻正,绝人长命。"[S27]

"气之逆顺者,所以应天地阴阳四时五行也。"[L55]

以下两条经文,虽然未"四时五行"联用,但还是互有呼应的。

"且以知天下,何以别阴阳,应四时,合之五行。"[S75]

"黄帝曰:经脉十二者,别为五行,分为四时,何失而乱? 何得而治? 岐伯曰:五行有序,四时有分,相顺则治,相逆则乱。"[L34]

2. 五运六气　鉴于五行化生寒暑燥湿风,且"行"与"运"的含义非常近似。在《内经》中,五行常用来阐释五运六气。

"六气应五行之变……天气始于甲,地气始于子,子甲相合,命曰岁立,谨候其时,气可与期。"[S68]

"五运之始,如环无端,其太过不及何如? 岐伯曰:五气更立,各有所胜,盛虚之变,此其常也……春胜长夏,长夏胜冬,冬胜夏,夏胜秋,秋胜春,所谓得五行时之胜,各以气命其藏。"[S9]在这段经文中,把五行、五运、五气串在一起。

但在《内经》中,谈及五运六气,最常见的还是用"五运"这个词;而且呈专指,局限在运气方面,不似五行指代的广泛。

"五运六气之应见,六化之正,六变之纪……六气正纪,有化有变,有胜有复,有用有病,不同其候……夫气之所至也,厥阴所至为和平。"[S71]

"五运相袭,而皆治之,终期之日,周而复始,时立气布,如环无端。"[S9]

"五运之数……正五气之各主岁……土主甲己,金主乙庚,水主丙辛,木主丁壬,火主戊癸。子午之上,少阴主之;丑未之上,太阴主之;寅申之上,少阳主之;卯酉之上,阳明主之;辰戌之上,太阳主之;巳亥之上,厥阴主之。"[S67]

《气交变大论》是《素问》中另一篇重要的五行文献。

"五运更治,上应天期,阴阳往复,寒暑迎随,真邪相薄,内外分离,六经波荡,五气倾移,太过不及,专

胜兼并。"[S69]

"五运之化,太过……岁木太过,风气流行,脾土受邪,民病飧泄,食减体重烦冤,肠鸣腹支满,上应岁星。甚则忽忽善怒,眩冒巅疾,化气不政,生气独治,云物飞动,草木不宁,甚而摇落,反胁痛而吐甚,冲阳绝者死不治,上应太白星。"[S69]

"夫五运之政,犹权衡也,高者抑之,下者举之,化者应之,变者复之,此生长化成收藏之理,气之常也,失常则天地四塞矣。故曰:天地之动静,神明为之纪,阴阳之往复,寒暑彰其兆,此之谓也。"[S69]

"六气五类,有相胜制也,同者盛之,异者衰之,此天地之道,生化之常也。故厥阴司天……故有胎孕不育,治之不全,此气之常也,所谓中根也。根于外者亦五,故生化之别,有五气五味五色五类五宜也。"[S70]

《六元正纪大论》是《素问》中另一篇重要的五行文献。

"五运之化,或从五气,或逆天气,或从天气而逆地气,或从地气而逆天气,或相得,或不相得……欲通天之纪,从地之理,和其运,调其化,使上下合德,无相夺伦,天地升降,不失其宜,五运宣行,勿乖其政。"[S71]

"五运气行主岁之纪,其有常数……不可不察,故知其要者,一言而终,不知其要,流散无穷。"[S71]

"五运之气……五常之气,太过不及,其发异也……太过者其数成,不及者其数生,土常以生也。"[S71]

"谨候其时,病可与期,失时反岁,五气不行,生化收藏,政无恒也。"[S71]

3. "五行"的另一用法 用作经络针刺的专用名词,出现6次,指"行列"的"行"(hang),而非"运行"的"行"(xing),如:

"气穴三百六十五以应一岁……热俞五十九穴,水俞五十七穴,头上五行行五,五五二十五穴。"[S58]

"足太阳脉气所发者七十八穴:两眉头各一,入发至项三寸半,傍五,相去三寸,其浮气在皮中者凡五行,行五,五五二十五。"[S59]

"厥头痛……泻头上五行,行五。"[L24]

4. 五气的其他用法 在《内经》中,五气有时用作五行,但更多情况下有其他指代(仍受到五行及其分类的影响)。

(1)泛指吸入的四时清气:"天食人以五气,地食人以五味。五气入鼻,藏于心肺,上使五色修明,音声能彰。"[S9]"五气入鼻,藏于心肺"。[S11]

(2)五脏之气:"五味入口,藏于肠胃,味有所藏,以养五气,气和而生,津液相成,神乃自生。"[S9]"刺有五官五阅,以观五气。五气者,五藏之使也,五时之副也……五色之见于明堂,以观五藏之气。"[L37]"人有五藏,化五气,以生喜怒悲忧恐。"[S5]

(3)泛指脏腑气机:"五气所病:心为噫,肺为咳,肝为语,脾为吞,肾为欠、为嚏,胃为气逆、为哕、为恐,大肠小肠为泄,下焦溢为水,膀胱不利为癃,不约为遗溺,胆为怒,是谓五病。"[S23]

(4)泛指气机异常所致的邪气:"凡未诊病者,必问尝贵后贱,虽不中邪,病从内生,名曰脱营。尝富后贫,名曰失精,五气留连,病有所并。"[S77]

三、讨论

五行及五行学说作为中医理论的基础学术内容,与阴阳类似,多年来一再引发学术界对其关注;因其在现存的医著中首见于《内经》,而且对后世产生出广泛的影响,所以准确刻画《内经》中五行的含义与用法就十分必要。

(一)五行在《内经》中学术地位

如前所述,"五行""五运""五气"在《内经》中的出现频率非常低,而且主要见于《天元纪大论》《五运行大论》《气交变大论》《六元正纪大论》,以及《阴阳应象大论》,其中前4篇大论后世怀疑是王冰擅自加入的。若删去这些大论,《素问》"五行"仅出现 15 处,"五运"4 处、"五气"11 处,数量就更少了。这提示在《内经》年代,五行确未受到重视,阴阳学说与五行学说两者学术内容总量与学术影响是严重不相等的;《内经》是重阴阳、轻五行的。

(二) 关于五行的定义

在《内经》年代,五行属自然哲学层面的概念,"五"指具有金木水火土特性的五类细微物质气、"行"指运动不息、周而复始、生克顺逆的行为和关系。五行之气及其交错运行发生了宇宙万物,是客观存在的、物质性的。与阴阳类似的是,五行亦属于对气的分类,是一分为五,其优点是可以直接与寒暑燥湿风、生长化收藏、酸苦甘辛咸、肝心脾肺肾等对应,缺点是这样分类的机会不多,分类后的事物大多并不存在运动不息、生克顺逆的特征,因此其使用受到限制,甚至被后人诟病,而阴阳的二分法来得更方便、更普遍。

郝氏提及五行还叫五常[22],确是。唯《素问》中"五常"仅出现 3 次,其中 1 次还用作篇名;而《灵枢》未见,所以更罕见。孙氏、王氏、黎氏等,比较了《内经》中五行的概念,与同时期一些代表性典籍如《周易》《春秋繁露》等比较,均注意到了《内经》对同时代不同五行言论的取舍,在一定程度上克服了古典五行学说的局限性,择其优者用来阐释人与自然、人类疾病发生与治疗等方面,将五行学说医学化了[23-25]。任氏指出,《内经》将五行移植于中医药学,提供了一种思维方式,及天人相应的理论结构框架[26]。这些论述在不同层面上有助于读者对《内经》五行概念的理解。

(三) 关于五行的顺逆

《内经》所论述的五行,重在与气候联系,讲春夏秋冬及寒热温凉之气的交替进行,有时序、有顺逆、有盛衰、有转化、有生克,并以此探讨五运六气顺逆及异常所诱发的疾病。这样的顺逆描述,较之阴阳显得更细腻、更贴切,因而用以解释天气运行、交替顺逆等对人体的影响,以及人体经脉气机的运行顺逆,有其独到的优势。这可能是五行能被《内经》援用的主要原因之一。

(四) 关于四时五行与四时阴阳

如前所述,《内经》中 6 次出现"四时五行"的提法,多于该书仅 5 次提及"四时阴阳",参照该书五行与阴阳出现频率的巨大差距,表明《内经》更乐于采纳五行在这方面的优势,推测这主要与五行中有"土"及其对应的"湿"有关,还有"风"和"燥"。春夏秋冬的寒热温凉最为突出,对此,阴阳一旦分级,如少阳、太阳、少阴、太阴足可概括,且《内经》也确是这样使用的,重点关注的四时寒热对人体阳气的影响;但四时阴阳难以概括风寒暑湿燥火中的"风""燥",更难代表"湿",而四时气候变化,及其对人体的影响,湿十分重要,《内经》在五运六气异常所引发病证,以及常见病证的阐述中多有涉及。因此,这也可能是五行能被《内经》援用的另一原因之一。

(方肇勤,陈晓,杨雯,颜彦)

参考文献

[1] 黄帝内经素问[M].第 1 版.北京:人民卫生出版社,1963.

[2] 灵枢经[M].第 1 版.北京:人民卫生出版社,1963.

[3] 方肇勤.纷纭不息探气义——浅析《内经》中气的含义[J].上海中医药杂志,1983,(11):40-41.

[4] 周东浩,周明爱.营卫字义源流考析[J].中华中医药杂志,2013,28(10):3049-3051.

[5] 李今庸.论《黄帝内经》的营卫理论[J].中医药研究,1991,(5):14-17.

[6] 吴相春,贾振华,吴以岭,等.《内经》营卫关系探析[J].中国中医基础医学杂志,2011,17(2):127-129.

[7] 丁元庆.《内经》营卫理论回顾[J].山东中医药大学学报,2017,41(1):3-7.

[8] 潘桂娟,陈曦.《黄帝内经》之"神"的考察[J].中国中医基础医学杂志,2011,17(1):3-5.

[9] 赵心华,王庆其,鲍计章.《黄帝内经》气精神生命核心理论研究[J].南京中医药大学学报(社会科学版),2014,15(4):211-215.

[10] 烟建华.《内经》"神"概念研究[J].河南中医,2006,26(1)：4-8.

[11] 禄颖,烟建华.《内经》神之辨[J].中国中医基础医学杂志,2006,12(2)：86-88.

[12] 任秀玲.《黄帝内经》建构中医药理论的基本范畴——形神[J].中华中医药杂志,2008,23(6)：521-524.

[13] 张登本.论《黄帝内经》"神"的内涵及其意义[J].中华中医药学刊,2008,26(8)：1636-1638.

[14] 方亚利,孙广仁.《内经》中"阴阳"语义解析[J].山东中医药大学学报,2007,31(3)：225-227.

[15] 任秀玲.《黄帝内经》建构中医药理论的基本范畴——阴阳[J].中华中医药杂志,2008,23(2)：143-146.

[16] 黎敬波,区永欣,吴弥漫.《内经》阴阳理论钩玄(Ⅰ)——阴阳的概念及含义[J].广州中医药大学学报,2007,
24(4)：332-335.

[17] 黎敬波,区永欣,吴弥漫.《内经》阴阳理论钩玄(Ⅱ)——阴阳在中医实践中的应用[J].广州中医药大学学报,
2007,24(5)：416-418.

[18] 马作峰,王平,姜瑞雪,等.《黄帝内经》阴阳内涵的变异现象[J].中医杂志,2013,54(20)：1719-1721.

[19] 李建国,王洪琦.《内经》与《周易》阴阳五行观之比较[J].贵阳中医学院学报,2009,31(5)：1-3.

[20] 唐哲,鞠宝兆.从方法论角度看《黄帝内经》中的阴阳理论[J].辽宁中医药大学学报,2015,17(6)：98-100.

[21] 孙爱云,刘兰军.从《周易》辩证思维论中医发展[J].中医学报,2010,25(5)：886-887.

[22] 郝万山.返朴求真回归经典——我对《黄帝内经》五行学说的解读[J].浙江中医杂志,2016,51(11)：786-787.

[23] 刘瀚阳,孙广仁.《内经》中两种五行模式源流浅探[J].中医药学报,2010,38(5)：69-70.

[24] 李建国,王洪琦.《内经》与《周易》阴阳五行观之比较[J].贵阳中医学院学报,2009,31(5)：1-3.

[25] 陈吉全,黎敬波.论《内经》应用五行学说的变化[J].山东中医杂志,2011,30(5)：291-292.

[26] 任秀玲.《黄帝内经》建构中医药理论的基本范畴——五行[J].中华中医药杂志,2008,23(3)：241-242.

第二章

心 脏 理 论

第一节 《内经》心的理论

摘要： 本文对《内经》有关论述按心脏的生理功能、心经及其与其他经脉的关系、心与小肠官窍组织和其他脏腑的关系、心的诊法与辨证、心病因、心病机、心病证、心病的预后与传变、心病治疗，以及心的其他用法等分类介绍，并对心主、手心主、心包络、心包、膻中、心系等概念予以了梳理与探讨。

在藏象学说中，心被认为是五脏六腑之大主，位于君主之位。藏象学说源于《内经》，在那个时代，古人通过解剖、观察等方式来了解脏腑的解剖结构，通过临床实践和阴阳五行等哲学思维来认识和推断心脏的生理、病理现象，并摘录于《内经》之中，成为藏象理论的渊源。本文通过对《内经》含"心"文献的整理与分析，探寻《内经》中心藏象理论的学术内容。

一、方法

(1)《内经》的《素问》《灵枢》电子版由上海中医药大学内经教研室惠赠，本团队依据以下原著校正：

1) 黄帝内经素问[M].第1版.北京：人民卫生出版社，1963.

2) 灵枢经[M].第1版.北京：人民卫生出版社，1963.

(2) 查找并摘录该书中所有涉及"心""手少阴"论述。

(3) 依据经文所处语境，及联系全书判读各段经文含义，分析、综合、分类。

(4) 对所收集文献原则上按解剖、经脉、生理、与其他脏腑的关系、病理、诊法与辨证、病因、病机、病证、预后与传变、治则等分类、陈述、注释。

(5) 为准确反映《内经》学术理论及主流观点，尽可能多的保留原文。

(6) 一些相关学术内容在讨论中予以探讨。

(7) 原文出处标记。为避免行文冗余，凡《内经》引文均于引文之后采用上标方括号内标注，《素问》缩写为S，《灵枢》缩写为L，随后是两书篇的编号。如《素问·六节藏象论篇第九》引文及标注为"心者，生之本，神之变也，其华在面，其充在血脉"[S9]，《灵枢·口问第二十八》引文及标注为"心者，五藏六府之主也"[L28]。

二、结果

"心"在《素问》中出现306次、《灵枢》256次，出现频率高。根据上下文推断，主要有以下含义及理论：

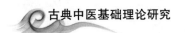

（一）心脏的生理功能

心作为人体五脏的重要器官，《内经》中有大量的经文涉及，包括心脏的功能、五行、疾病、诊断、治疗等。

1. 心脏的重要作用和在脏腑中的地位

（1）心为君主之官：心为君主之官，五藏六府之主："心者，五藏六府之主也"[S28]"五藏六府，心为之主"[S36]"心者，五藏六府之大主也，精神之所舍也。"[L71]

（2）心藏神与君主之官的关系：心为君主之官、生之本的关键在于——心藏神及其神所发挥出的作用："心者，君主之官也，神明出焉"[S8,S72,S73]。"心者，生之本，神之变也，其华在面，其充在血脉"[S9]。"所以任物者谓之心"[L8]。

（3）心主血脉与心藏神的关系：心藏血脉之气，并由此实现心藏神："心藏血脉之气也。"[S18]"心主脉，肺主皮，肝主筋，脾主肉，肾主骨"[S23]。"诸血者皆属于心，诸气者皆属于肺。"[S10]"心藏脉，脉舍神，心气虚则悲，实则笑不休。"[L8]"心藏神，肺藏魄，肝藏魂，脾藏意，肾藏志"[S23]。

（4）心藏神异常、心脏受损反证了心为君主之官的重要地位："主明则下安，以此养生则寿，殁世不殆……主不明则十二官危，使道闭塞而不通，形乃大伤，以此养生则殃"[S8]。

"心怵惕思虑则伤神，神伤则恐惧自失，破䐃脱肉，毛悴色夭，死于冬。"[L8]

"凡刺胸腹者，必避五藏。中心者环死。"[S16]"刺中心，一日死。"[S52]"刺五藏，中心一日死。"[S64]

2. 心藏神　《内经》指出，心藏神，而所藏之神是"成为人"的基本条件。

"心藏神。"[S62]"目者，心之使也；心者，神之舍也。"[L80]

"血气已和，营卫已通，五藏已成，神气舍心，魂魄毕具，乃成为人。"[L54]

3. 心主血脉　《内经》记载：心主血脉，藏血脉之气，颜色为赤，参与营卫循环。脉的变化与心脏相关："诸血者皆属于心。"[S10]"藏真通于心，心藏血脉之气也。"[S18]"心藏脉，脉舍神。"[L8]

4. 心气　心气即心脏之气，属脏腑之气的范畴。心的大多生理功能、病理改变是通过心气来实现的。例如：在生理方面，"六十岁，心气始衰，苦忧悲，血气懈惰，故好卧。"[L54]"心气通于舌。"[L17]

在病理方面，"逆夏气，则太阳不长，心气内洞。"[S2]"白露早降，收杀气行，寒雨害物，虫食甘黄，脾土受邪，赤气后化，心气晚治，上胜肺金，白气乃屈，其谷不成，咳而鼽，上应荧惑、太白星。"[S69]"味过于咸，大骨气劳，短肌，心气抑。味过于甘，心气喘满。"[S3]

在治疗方面，"帝曰：夏取盛经分腠何也？岐伯曰：夏者火始治，心气始长，脉瘦气弱，阳气留溢，热熏分腠，内至于经，故取盛经分腠。"[S61]

5. 心的阴阳五行属性

（1）心的阴阳属性：从脏属阴、腑属阳的划分依据，心属阴；从脏器所处部位并联系其功能，心属阳中之太阳。例如："肝心脾肺肾五藏皆为阴，胆胃大肠小肠膀胱三焦六府皆为阳。"[S4]

"故背为阳，阳中之阳，心也。"[S4]"阳中之太阳，心也，其原出于大陵，大陵二。"[L1]"其于五藏也，心为阳中之太阳。"[L41]"心为牡藏，其色赤，其时夏，其日丙丁，其音徵，其味苦。"[L44]牡是雄性的意思，在这做"阳"解释。

（2）心的五行属性：《内经》中有不少章节篇幅涉及心的五行属性和相对分类。如"南方赤色，入通于心，开窍于耳，藏精于心，故病在五藏，其味苦，其类火，其畜羊，谷黍，其应四时，上为荧惑星，是以知病之在脉也，其音徵，其数七，其臭焦。"[S4]与心相关的大致可以归类如下（表2-1）[S5,S67,L56,L65,L49,L78,S23,S4]。

表2-1　心的五行属性及相关分类

五行	藏	府	藏	主	荣	窍	化液	志	恶	伤	伤	病	声
火	心	小肠	神	脉	面	舌	汗	喜	热	喜伤心	热伤气	噫	笑

续表

五行	藏	脉	所生	其主	所病	变动	五劳所伤	五禁	经脉
火	心	钩	脾	肾	瞤瘛	忧	久视伤血	心病禁咸,苦伤骨	手少阴经

五行	藏	方位	天	地	时	日	味	色	音	若干关系
火	心	南方	热	火	夏	丙丁	苦	赤	徵	喜伤心/恐胜喜/热伤气/ 寒胜热/苦伤气/咸胜苦

（二）心经及其与其他经脉的关系

1. 手少阴心经

（1）手少阴心经循行部位：《内经》刻画了心手少阴经的循行路线："心手少阴之脉,起于心中,出属心系,下膈,络小肠;其支者,从心系上挟咽,系目系;其直者,复从心系,却上肺,下出腋下,下循臑内后廉,行太阴心主之后,下肘内,循臂内后廉,抵掌后锐骨之端,入掌内后廉,循小指之内,出其端。"[L13]

"手少阴之筋,起于小指之内侧,结于锐骨,上结肘内廉,上入腋,交太阴,挟乳里,结于胸中,循臂,下系于脐。"[L13]

"手少阴外合于济水,内属于心。"[L12]

（2）手少阴心经穴位及与心相关穴位：《内经》中所描述的心经上的穴位包括了六个重要穴位,分别是中冲、劳宫、大陵、间使、曲泽、心腧。原文如下："心出于中冲,中冲者……为井木;溜于劳宫,劳宫……为荥;注于大陵,大陵……为腧;行于间使……为经;入于曲泽……为合,手少阴也。"[L2]

原穴："阳中之太阳,心也,其原出于大陵,大陵二。"[L1]

与心相关穴位："肺俞复下一度,心之俞也。"[S24]"心腧在五焦之间。"[L51]

2. 心经与其他经脉的关系

（1）手心主厥阴心包经：手少阴心经与手心主厥阴心包经为表里,心包经起于心包络,内络于心脉。

"心主手厥阴心包络之脉,起于胸中,出属心包络,下膈,历络三焦。"[L10]

"心主之脉……上入于胸中,内络于心脉。"[L71]

（2）心与其他经络的关系：经文中可以看到,手少阴心经与手心主厥阴心包经、小肠手太阳之脉、手太阴肺经、足少阴肾经和三焦手少阳之脉、胆足少阳之脉相互关联,而足太阳之脉、足阳明之脉也与心相通。[L10,L11]另外,督脉也与心相连。[S60]

（三）心与小肠官窍组织与其他脏腑的关系

1. 心与小肠相表里 "心合小肠,小肠者,受盛之府。"[L2]"心合小肠。"[L47]"小腹控睾、引腰脊,上冲心,邪在小肠者,连睾系,属于脊,贯肝肺,络心系。"[L19]

2. 心开窍于舌 "心气通于舌,心和则舌能知五味矣。"[L17]"舌者心之官也,心病者,舌卷短,颧赤。"[L37]

3. 心与其他脏腑的关系 "五藏六府,心为之主……肺为之相,肝为之将,脾为之卫,肾为之主外。"[L36]心与其他脏腑的关系如下：

（1）心与肺："肺者,藏之长也,为心之盖也。"[S44]

"五气入鼻,藏于心肺,上使五色修明,音声能彰。"[S9]

"故宗气积于胸中,出于喉咙,以贯心肺,而行呼吸焉。"[L71]

（2）心与脾胃："食气入胃,浊气归心,淫精于脉。"[S21]

"脾足太阴之脉……其支者,复从胃别上膈,注心中。"[L10]

（四）心的诊法与辨证

1. 望诊　《内经》望诊包括目色、鼻、脉、皮毛、面色及患者的行为表现等。

（1）部位与颜色："心者……其华在面，其充在血脉。"[S9]"庭者，首面也。阙上者，咽喉也。阙中者，肺也。下极者，心也。"[L49]"五藏六府，心为之主，缺盆为之道，骺骨有余，以候髑骺。"[L29]"故五气入鼻，藏于心肺，心肺有病，而鼻为之不利也。"[S11]"心之合脉也，其荣色也，其主肾也。肺之合皮也，其荣毛也，其主心也。"[S10]

"心赤……皆亦应其经脉之色也。"[S57]"五藏之气，生于心，如以缟裹朱。"[S10]"心之合脉也，其荣色也，其主肾也。肺之合皮也，其荣毛也，其主心也。"[S10]"心热者色赤而络脉溢。"[S44]

（2）望诊诊断：病态："目赤色者，病在心。"[L74]

心的形状、大小、位置、质地、颜色均与人的生理特征有关："心小则安，邪弗能伤，易伤以忧；心大，则忧不能伤，易伤于邪。心高，则满于肺中，悗而善忘，难开以言；心下，则藏外，易伤于寒，易恐以言。心坚，则藏安守固；心脆，则善病消瘅热中。心端正，则和利难伤；心偏倾，则操持不一，无守司也。"[L47]"赤色，小理者心小，粗理者心大；无髑骺者心高，髑骺小短举者心下；髑骺长者心下坚，髑骺弱小以薄者心脆；髑骺直下不举者心端正，髑骺倚一方者心偏倾也。"[L47]

体质的差异与表现："黄帝曰：愿闻勇怯之所由然。少俞曰：勇士者……其心端直……此勇士之所由然者也。"[L49]"少俞答曰：此人薄皮肤而目坚固以深者，长冲直扬，其心刚。"[L46]"木形之人……劳心……火形之人……疾心……急心……土形之人……安心……金形之人……急心。"[L64]"太阴之人……心和而不发。"[L72]"少阴之人，小贪而贼心……心疾而无恩。"[L72]"五藏皆小者，少病，苦燋心，大愁忧；五藏皆端正者，和利得人心；五藏皆偏倾者，邪心而善盗，不可以为人平，反复言语也。"[L47]

2. 脉诊　《内经》对脉诊有非常详尽的描述，对心脏对应的脉位进行了定位，不同脉象可以初步推断心的病因病位等。

（1）三部九候中心脉的位置："（中部）天以候肺，地以候胸中之气，人以候心。"[S20]

（2）平心脉的表现："夫平心脉来，累累如连珠，如循琅玕，曰心平，夏以胃气为本。"[S18]

（3）心病脉的表现："夫脉者，血之府也，长则气治，短则气病，数则烦心……涩则心痛。"[S17]

"病心脉来，喘喘连属，其中微曲，曰心病。死心脉来，前曲后居，如操带钩，曰心死。"[S18]

"心脉搏坚而长，当病舌卷不能言；其软而散者，当消环自己。"[S17]

"（心脉）推而外之，内而不外，有心腹积也；推而内之，外而不内，身有热也。"[S17]

"心脉满大，痫瘈筋挛。心脉小急，不鼓皆为瘕。心脉搏滑急为心疝，肺脉沉搏为肺疝。"[S48]

"心肝澼亦下血，二藏同病者可治，其脉小沉涩为肠澼，其身热者死，热见七日死。"[S48]

"心脉急甚者，为瘈疭；微急为心痛引背，食不下。缓甚为狂笑；微缓为伏梁，在心下，上下行，时唾血。大甚为喉吤；微大为心痹，引背，善泪出。小甚为善哕；微小为消瘅。滑甚为善渴；微滑为心疝引脐，小腹鸣。涩甚为瘖；微涩为血溢，维厥，耳鸣颠疾。"[L4]

"胃脉沉鼓涩，胃外鼓大，心脉小坚急，皆鬲偏枯。"[S48]

"脉至如火薪然，是心精之予夺也，草干而死。"[S48]

"真心脉至，坚而搏，如循薏苡子累累然，色赤黑不泽，毛折，乃死。"[S19]

（4）心脉与四时变化的关系："夏脉者心也，南方火也，万物之所以盛长也。故其气来盛去衰，故曰钩，反此者病。"[S19]

"（夏脉）太过则令人身热而肤痛，为浸淫；其不及则令人烦心，上见咳唾，下为气泄。"[S19]

"（冬脉）其不及则令人心悬如病饥，眇中清，脊中痛，少腹满，小便变。"[S19]

"所谓逆四时者，春得肺脉，夏得肾脉，秋得心脉，冬得脾脉，其至皆悬绝沉涩者，命曰逆四时。"[S19]

"夏胃微钩曰平，钩多胃少曰心病，但钩无胃曰死，胃而有石曰冬病，石甚曰今病。"[S18]

3. 尺肤诊 "左外以候心，内以候膻中。"[S17]

（五）心病因

1. 自然界对心的病理影响 古人因居住环境恶劣，易受环境影响而患病。《内经》涉及心脏生病以寒、热二邪为主，如：

"故民病寒客心痛，腰脽痛，大关节不利，屈伸不便，善厥阴，痎坚腹满。"[S71]

"风行于地，尘沙飞扬，心痛胃脘痛，厥逆鬲不通，其主暴速。"[S70]

"水火寒热持于气交而为病始也……寒厥入胃，心痛腰痛，腹大嗌干肿上。"[S71]

2. 情志因素对心的病理影响 古人认为忧愁恐惧最为伤心。例如：

"愁忧恐惧则伤心。"[L4]"忧则心气乘矣，此其道也。"[S19]

"悲则心系急，肺布叶举，而上焦不通，荣卫不散，热气在中，故气消矣。惊则心无所倚，神无所归，虑无所定，故气乱矣。思则心有所存，神有所归，正气留而不行，故气结矣。"[S39]

"心怵惕思虑则伤神，神伤则恐惧自失，破䐃脱肉，毛悴色夭，死于冬。"[L8]"忧思则心系急，心系急则气道约，约则不利，故太息以伸出之。"[L28]"（凡人）有所惊恐，喘出于肺，淫气伤心……故惊而夺精，汗出于心。"[S21]

3. 气血经脉变化对心的病理影响 气血变化会引起情绪的变化："血并于上，气并于下，心烦惋善怒。"[S62]

经脉病变也影响心："阳明有余病脉痹身时热，不足病心痹，滑则病心风疝，涩则病积时善惊。"[S64]

4. 饮食石药对心的病理影响 《内经》认为，饮食对于心脏，尤其是心气有很大的影响。五味之中，苦先入心，久而增气。过食咸、甘、辛则心脏不适。具体如：

原理："夫五味入胃，各归所喜，攻酸先入肝，苦先入心……久而增气，物化之常也。"[S74]

病因："味过于咸，大骨气劳，短肌，心气抑。味过于甘，心气喘满。"[S3]"辛走气，多食之令人洞心。""辛入于胃，其气走于上焦，上焦者，受气而营诸阳者也。姜韭之气熏之，营卫之气，不时受之，久留心下，故洞心。"[L63]"甘走肉，多食之令人悗心。""甘入于胃，其气弱小，不能上至于上焦，而与谷留于胃中者，令人柔润者也。胃柔则缓，缓则虫动，虫动则令人悗心。"[L63]

防治："心喜苦，宜食酸，禁咸，过食咸、甘、辛则损伤心气。""心喜苦，食苦则久可增长心气，心色赤，宜食酸。心病则禁咸味过多。""谷味苦，先走心；心病者，宜食麦羊肉杏薤；心病禁咸；心色赤，宜食酸，犬肉麻李韭皆酸。"[L56]"心色赤，宜食酸，小豆、犬肉、李、韭皆酸。"[S22]"心主夏，手少阴太阳主治，其日丙丁，心苦缓，急食酸以收之。"[S22]

（六）心病机

1. 心病机 《内经》对心脏的病机，从心与阴阳变化、脏腑经络相互影响的角度做了阐述，如"诸痛痒疮，皆属于心。"[S74]心脏的主要病机主要有三，一是气不足；二是外邪客于心；三是情绪变化导致心动神摇，尤其是泣涕、太息、目惑的病机揭示了情绪牵动心神再引起人体官窍病理变化的过程，例如：

（1）心虚："人忧愁思虑即伤心，又或遇少阴司天，天数不及，太阴作接间至，即谓天虚也，此即人气天气同虚也。又遇惊而夺精，汗出于心，因而三虚，神明失守。"[S73]

（2）背与心相控而痛："心与背相引而痛者……寒气客于背俞之脉则血脉泣，脉泣则血虚，血虚则痛，其俞注于心，故相引而痛，按之则热气至，热气至则痛止矣。"[S39]"背与心相控而痛，所治天突与十椎及上纪。"[S58]

（3）嚏："阳气和利，满于心，出于鼻，故为嚏。"[L28]

（4）太息："忧思则心系急，心系急则气道约，约则不利，故太息以伸出之。"[L28]

（5）泣涕："心者，五藏六府之主也；目者，宗脉之所聚也，上液之道也；口鼻者，气之门户也。故悲哀愁忧则心动，心动则五藏六府皆摇，摇则宗脉感，宗脉感则液道开，液道开故泣涕出焉。"[S81]

（6）目惑："目者,心之使也,心者,神之舍也,故神精乱而不转,卒然见非常处,精神魂魄散不相得,故曰惑也……心有所喜,神有所恶,卒然相感,则精气乱,视误故惑,神移乃复。是故间者为迷,甚者为惑。"[L80]

2. 心与其他脏腑兼病病机 "悲则心系急,肺布叶举,而上焦不通,荣卫不散,热气在中,故气消矣。"[S39]

"故五藏六府之津液,尽上渗于目,心悲气并则心系急,心系急则肺举,肺举则液上溢。夫心系与肺,不能常举,乍上乍下,故咳而泣出矣。"[L36]

"故五气入鼻,藏于心肺,心肺有病,而鼻为之不利也。"[S11]

"肺心有邪,其气留于两肘。"[L71]

"黄帝曰:人之善忘者,何气使然? 岐伯曰:上气不足,下气有余,肠胃实而心肺虚,虚则营卫留于下,久之不以时上,故善忘也。"[L80]

"重阳之人,熇熇高高,言语善疾,举足善高,心肺之藏气有余,阳气滑盛而扬,故神动而气先行。"[L67]

（七）心病证

在《内经》时代,对心脏类的疾病已经具有了较为深刻认识,其中涉及心病十余种,具体如下。

1. 心的常见病证及特征

（1）心热病："心热病者,先不乐,数日乃热,热争则卒心痛,烦闷善呕,头痛面赤无汗,壬癸甚,丙丁大汗,气逆则壬癸死。"[S32]

（2）心风病："以夏丙丁伤于风者为心风。"[S42] "心风之状,多汗恶风,焦绝善怒吓,赤色,病甚则言不可快,诊在口,其色赤。"[S42]

（3）心胀："心胀者,烦心短气,卧不安。"[L35]

（4）心痹："赤脉之至也,喘而坚,诊曰有积气在中,时害于食,名曰心痹;得之外疾,思虑而心虚,故邪从之。"[S10] "脉痹不已,复感于邪,内舍于心……心痹者,脉不通,烦则心下鼓,暴上气而喘,嗌干善噫,厥气上则恐。"[S43] "淫气忧思,痹聚在心。"[S43]

（5）心疟："心疟者,令人烦心甚,欲得清水,反寒多,不甚热,刺手少阴。"[S36] 肺疟和足少阳之疟也会引起心脏的不适："肺疟者,令人心寒,寒甚热,热间善惊,如有所见者,刺手太阴阳明。"[S36] "足少阳之疟,令人身体解㑊,寒不甚,热不甚,恶见人,见人心惕惕然,热多汗出甚,刺足少阳。"[S36]

（6）心疝: 或为小肠疝气："少腹当有形也……心为牡藏,小肠为之使,故曰少腹当有形也。"[S17]

（7）心咳："人与天地相参,故五藏各以治时感于寒则受病,微则为咳,甚者为泄为痛。乘秋则肺先受邪,乘春则肝先受之,乘夏则心先受之,乘至阴则脾先受之,乘冬则肾先受之。"[S38] "心咳之状,咳则心痛,喉中介介如梗状,甚则咽肿喉痹。"[S38] "心咳不已,则小肠受之,小肠咳状,咳而失气,气与咳俱失。"[S38]

（8）心萎："心主身之血脉,心气热,则下脉厥而上,上则下脉虚,虚则生脉痿,枢折挈,胫纵而不任地也。"[S44]

（9）瘅疟："瘅疟者,肺素有热,气盛于身……其气不及于阴,故但热而不寒,气内藏于心,而外舍于分肉之间,令人消烁脱肉,故命曰瘅疟。"[S35]

2. 心的常见证候

（1）心气乱："故气乱于心,则烦心密嘿,俛首静伏。"[L34]

（2）心悗："下气不足,则乃为痿厥心悗。"[L28]

（3）心烦："邪客于手少阳之络,令人喉痹舌卷,口干心烦……此新病数日已。"[S63] "骨痹,举节不用而痛,汗注烦心。"[L21] "厥头痛,面若肿起而烦心,取之足阳明、太阴。"[L24] "脾热病者,先头重颊痛,烦心颜青,欲呕身热。"[S32] "(心包络之脉)是动则病……心中憺憺大动……烦心,心痛,掌中热。"[L10]

（4）心气虚："心气虚,则梦救火阳物,得其时则梦燔灼。"[S80]

（5）心气盛："心气盛则梦善笑恐畏……厥气客于心,则梦见邱山烟火。"

（6）心病预后："阳留大发,消脑留项,名曰脑烁。其色不乐,项痛而如刺以针,烦心者,死不可治。"[L81]"厥阴终者,中热,嗌干,喜溺,心烦甚,则舌卷卵上缩,而终矣。"[L9]"风痹淫泺,病不可已者,足如履冰,时如入汤中,股胫淫泺,烦心头痛,时呕时悗,眩已汗出,久则目眩,悲以喜恐,短气不乐,不出三年死也。"[L24]"阴阳俱动,乍有形,乍无形,加以烦心,命曰阴胜其阳,此谓不表不里,其形不久。"[L6]"手心主少阴厥逆,心痛引喉,身热,死不可治。"[S45]

3. **心痛与厥心痛、真心痛** 心痛是心的最常见病变："少阴之厥,则口干溺赤,腹满心痛。"[S45]"（心手少阴之脉）是动则病,嗌干,心痛,渴而欲饮,是为臂厥。"[L13]"太阴厥逆,胻急挛,心痛引腹。"[S45]"邪客于足少阴之络,令人卒心痛暴胀,胸胁支满。"[S63]"（肾足少阴之脉）是动则病……心如悬,若饥状,气不足则善恐,心惕惕如人将捕之,是为骨厥。是主肾所生病者……烦心,心痛"[L10];"（督脉）此生病,从少腹上冲心而痛,不得前后,为冲疝。"[S60]

运气变化也会引发心痛："岁金不及,炎火乃行……复则寒雨暴至……阴厥且格,阳反上行……民病口疮,甚则心痛。"[S69]"岁水不及……复则大风暴发……气并鬲中,痛于心腹。"[S69]"民病胸中痛……心痛暴瘖,胸腹大,胁下与腰背相引而痛,甚则屈不能伸,髋髀如别,上应荧惑辰星,其谷丹。"[S69]

心痛严重,与背相控为厥心痛："厥心痛,与背相控。"[L24]

另有真心痛,"真心痛,手足青至节,心痛甚,旦发夕死,夕发旦死。"[L24]

4. **心与其他脏腑的疾病联系**

（1）心与脾胃："夏有惨凄凝冽之胜,则不时有埃昏大雨之复。其眚南,其藏心,其病内舍膺胁,外在经络。土不及……其藏脾,其病内舍心腹,外在肌肉四支。"[S69]

"脾脉急甚为瘛疭;微急为膈中,食饮入而还出,后沃沫;缓甚为痿厥;微缓为风痿,四肢不用,心慧然若无病。"[L4]

"是主脾所生病者,舌本痛,体不能动摇,食不下,烦心,心下急痛,溏瘕泄,水闭黄疸,不能卧,强立,股膝内肿厥,足大指不用。"[L10]

"所谓上走心为噫者,阴盛而上走于阳明,阳明络属心,故曰上走心为噫者。"[S49]

"（胃足阳明之脉）是动则病,洒洒振寒……闻木声则惕然而惊,心欲动,独闭户塞牖而处,甚则欲上高而歌,弃衣而走,贲响腹胀,是谓骭厥。"[L10]

"胃中热,则消谷,令人悬心善饥,脐以上皮热。"[L29]

（2）心与肺："是主肺所生病者,咳逆上气,喘喝,烦心,胸满,臑臂内前廉痛厥,掌中热。"[L10]

"厥心痛,卧若徒居,心痛间,动作,痛益甚,色不变,肺心痛也,取之鱼际大渊。"[L24]

（3）心与肾："肾风而不能食善惊,惊已心气痿者死。"[S47]

"肾乘心,心先病,肾为应,色皆如是。"[L49]

"三阴者,六经之所主也,交于太阴,伏鼓不浮,上空志心。"[S79]

（4）心与肝胆：心与肝胆的疾病均与情志有关,产生的症状有善太息、胁痛、心烦等。如："胆病者,善太息,口苦呕宿汁,心下澹澹。"[L4]"少阳所谓心胁痛者,言少阳盛也,盛者心之所表也,九月阳气尽而阴气盛,故心胁痛也。"[S49]"厥阴终者,中热嗌干,善溺心烦,甚则舌卷卵上缩而终矣。"[S16]

（5）心与胞脉："月事不来者,胞脉闭也,胞脉者属心而络于胞中,今气上迫肺,心气不得下通,故月事不来也。"[S33]

（八）心病的预后与传变

1. **心病的预后** 《内经》多有心病预后的描述,如："夫病传者,心病先心痛,一日而咳,三日胁支痛,五日闭塞不通,身痛体重。三日不已死,冬夜半,夏日中。"[S65]

"病先发于心,一日而之肺,三日而之肝,五日而之脾。三日不已,死,冬夜半,夏日中。"[L42]

"病先发于胃,五日而之肾,三日而之膂膀胱,五日而上之心。二日不已,死,冬夜半,夏日昳。"[L42] "病先发于肾,三日而之膂膀胱,三日而上之心,三日而之小肠。三日不已,死,冬大晨,夏晏晡。"[L42] "病先发于膀胱,五日而之肾,一日而之小肠,一日而之心。二日不已,死,冬鸡鸣,夏下晡。"[L42] "肝见庚辛死,心见壬癸死,脾见甲乙死,肺见丙丁死,肾见戊己死,是谓真藏见皆死。"[S18] "二阳之病发心脾,有不得隐曲,女子不月;其传为风消,其传为息贲者,死不治。"[S7]

2. 依据五行生克关系传变的预后 "五藏受气于其所生,传之于其所胜,气舍于其所生,死于其所不胜。病之且死,必先传行至其所不胜,病乃死。此言气之逆行也,故死。"[S19] 具体为:肝受气于心,传脾—肾—肺而死;心受气于脾,传肺—肝—肾而死;脾受气于肺,传肾—心—肝而死;肺受气于肾,传肝—脾—心而死;肾受气于肝,传心—肺—脾而死。

其中,心传变的顺逆关系为"所谓生阳死阴者,肝之心谓之生阳,心之肺谓之死阴。"[S7] "心移寒于肺,肺消,肺消者饮一溲二,死不治。"[S37] "心移热于肺,传为鬲消。肺移热于肾,传为柔痓。"[S37] "肝移寒于心,狂隔中。[S37] 肝移热于心,则死。"[S37]

(九)心病治疗

《内经》对于心病的治疗主要包括针灸治疗和情志疗法。"心主夏,手少阴太阳主治,其日丙丁,心苦缓,急食酸以收之。"[S22]

1. 针灸治疗

(1)心病针灸治疗:《内经》中记载了大量的心病针灸治疗原则与方法。

1)治疗原则:"是主心所生病者……为此诸病,盛则泻之,虚则补之,热则疾之,寒则留之,陷下则灸之,不盛不虚,以经取之。盛者寸口大再倍于人迎,虚者寸口反小于人迎也。"[L10] "先病而后生中满者治其标,先中满而后烦心者治其本。"[S65] "二曰豹文刺,豹文刺者,前后左右针之,中脉为故,以取经络之血者,此心之应也。"[L7] "心病者……刺郄中血者。"[S22]

2)具体治法:心痛:"心痛引腰脊,欲呕,取足少阴。"[L26] "心痛,腹胀啬啬然,大便不利,取足太阴。"[L26] "心痛引背不得息,刺足少阴;不已,取手少阳。"[L26] "心痛引小腹满,上下无常处,便溲难,刺足厥阴。"[L26] "心痛,但短气不足以息,刺手太阴。"[L26] "心痛,当九节刺之,按已刺按之,立已;不已,上下求之,得之立已。"[L26] "(手心主之别)实则心痛,虚则为头强,取之两筋间也。"[L10] "心疝暴痛,取足太阴、厥阴,尽刺去其血络。喉痹舌卷"[L23] "胃病者,腹䐜胀,胃脘当心而痛,上支两胁,膈咽不通,食饮不下,取之三里也。"[L4]

不同的厥心痛:"厥心痛,与背相控,善瘈,如从后触其心,伛偻者,肾心痛也,先取京骨、昆仑,发狂不已,取然谷。厥心痛,腹胀胸满,心尤痛甚,胃心痛也,取之大都、大白。厥心痛,痛如以锥针刺其心,心痛甚者,脾心痛也,取之然谷、太溪。厥心痛,色苍苍如死状,终日不得太息,肝心痛也,取之行间、太冲。厥心痛,卧若徒居,心痛间,动作痛益甚,色不变,肺心痛也,取之鱼际、太渊。"[L24]

心热病:"热病……火者心也……索脉于心,不得索之水,水者肾也。"[L23] "热病……索血于心,不得索之水,水者肾也。"[L23]

心虚:"人病心虚……可刺手少阳之所过,复刺心俞。"[S72]

心烦:"心烦头痛,病在鬲中,过在手巨阳、少阴。"[S10] "癫疾始生……而烦心,候之于颜,取手太阳、阳明、太阴,血变而止。"[L22] "口中干,烦心心痛,臂内廉痛,不可及头,取手小指次指爪甲下,去端如韭叶。"[L23] "痿厥心悗,刺足大指间上二寸,留之,一曰足外踝下,留之。"[L28]

心气病:"气在于心者,取之手少阴、心主之输。"[L34]

心神调节:"心者,君主之官,神明出焉,可刺手少阴之源。"[S72] "邪在心,则病心痛喜悲,时眩仆,视有余不足而调之其输也。"[L20]

3)治未病及其他。治未病:"心热病者,先不乐,数日乃热,热争则卒心痛,烦闷善呕,头痛面赤无汗,

壬癸甚,丙丁大汗,气逆则壬癸死,刺手少阴太阳。心热病者颜先赤,病虽未发,见赤色者刺之,名曰治未病。"[S32]

刚柔失守:"(天运失序)当先补心俞,次五日,可刺肾之所入……令静七日,心欲实,令少思。"[S72]

(2)心病的针灸禁忌:"中心者环死。"[S16]

"刺五藏,中心一日死,其动为噫。"[S64]

"鬲肓之上,中有父母,七节之傍,中有小心,从之有福,逆之有咎。刺中心,一日死,其动为噫。"[S52]

"心痛不可刺者,中有盛聚,不可取于腧。肠中有虫瘕及蛟蛔,皆不可取以小针。心肠痛,惈作痛肿聚,往来上下行,痛有休止,腹热喜渴涎出者,是蛟蛔也,以手聚按而坚持之,无令得移,以大针刺之,久持之,虫不动,乃出针也。恚腹惈痛,形中上者。"[L24]

"夏刺秋分,病不愈,令人心中欲无言,惕惕如人将捕之。"[S16]

"刺肉无伤脉,脉伤则内动心,心动则夏病心痛。"[S50]

2. 冥想　《内经》中也记载了当时通过冥想等心理方式以增强五脏之气的方法,如:"五疫之至,皆相染易,无问大小,病状相似,不施救疗,如何可得不相移易者……气出于脑,即室先想心如日。欲将入于疫室,先想青气自肝而出,左行于东,化作林木;次想白气自肺而出,右行于西,化作戈甲;次想赤气自心而出,南行于上,化作焰明;次想黑气自肾而出,北行于下,化作水;次想黄气自脾而出,存于中央,化作土。"[S72]

(十)《内经》心的其他用法

1. 精神/意识/智慧　在《内经》中,心常在对话中出现,描述中主要指代人的精神、意识和智慧等。例如:

"是以志闲而少欲,心安而不惧。"[S1]

"是以嗜欲不能劳其目,淫邪不能惑其心。"[S1]

"有圣人者……无恚嗔之心,行不欲离于世。"[S1]

"是故治不能循理,弃术于市,妄治时愈,愚心自得。"[S78]

"余闻之,快于耳,不解于心。"[L12]

2. 内心/心意　黄帝问答过程中,自述自己的内心想法的一些句子,以及描述施治者心态或心境、心性的句子。

"人以天地之气生,四时之法成,君王众庶,尽欲全形,形之疾病,莫知其情,留淫日深,著于骨髓,心私虑之。"[S25]

"夫热中消中者,皆富贵人也,今禁高粱,是不合其心,禁芳草石药,是病不愈。"[S39]

"人心意应八风,人气应天,人发齿耳目五声应五音六律,人阴阳脉血气应地,人肝目应之九。"[S54]

"徐而安静,手巧而心审谛者,可使行针艾,理血气而调诸逆顺,察阴阳而兼诸方。缓节柔筋而心和调者,可使导引行气。"[L73]"调气在于终始一者,持心也。"[L3]"五色各见其部,察其浮沉,以知浅深,察其泽夭,以观成败;察其散抟,以知远近;视色上下,以知病处;积神于心,以知往今。"[L49]

3. 躯体中心的区域　心字有时做位置标志来确定病位,如心下、心腹、心胁、心胸等,主要表示躯体中心围剑突的区域。

"青脉之至也,长而左右弹,有积气在心下支胠,名曰肝痹,得之寒湿,与疝同法,腰痛足清头痛。"[S10]

"(四之气)民病腠理热,血暴溢疟,心腹满热肺胀,甚则胕肿。"[S71]

"(金郁之发)故民病咳逆,心胁满引少腹,善暴痛,不可反侧,嗌干面尘色恶。"[S71]

4. 中央、内部　《辞海》的解释中,心有中央、内部的意思,在《内经》中,常见的有足心,指位置。如"阴脉者集于足下而聚于足心,故阳气胜则足下热也。"[S45]

5. 星官名(星宿)　在《内经》中,涉及天文学内容,心又指天上的星官,二十八星宿之一。如:"臣览

《太始天元册》文,丹天之气经于牛女戊分;黅天之气经于心尾己分。"[S67]

6. 与心字连用的专有名词

(1) 小心:在《内经》描述心脏位置与刺法禁忌时,提到一个名词,小心:"鬲肓之上,中有父母,七节之傍,中有小心,从之有福,逆之有咎。"[S52]

(2) 手心主:在经络中涉及手心主一词,指代手心主厥阴心包经,如:

"掖痈大热,刺足少阳五,刺而热不止,刺手心主三,刺手太阴经络者,大骨之会各三。"[S28]

"补手少阴、心主、足少阳留之也。"[L28]

"寸口大于人迎一倍,病在足厥阴,一倍而躁,在手心主。"[L48]

(3) 心包络,心包:"故诸邪之在于心者,皆在于心之包络,包络者心主之脉也,故独无腧焉。"[L71]

"心主手厥阴心包络之脉,起于胸中,出属心包络。"[L10]

三、讨论

在《内经》心的理论中,一些密切相关概念值得注意:

(一)"心主"与"手心主"

1. "心主"与"手心主"指手厥阴心包经脉

(1)《内经》普遍以"手心主""心主"替代"手厥阴"心包经,是经脉名称,不是指心。"手心主"和"心主"在《内经》的出现频率高。

"手太阳与少阴为表里,少阳与心主为表里。"[S24]"手心主、少阴厥逆,心痛引喉,身热,死不可治。"[S45]"心主之阴,名曰害肩,上下同法。视其部中有浮络者,皆心主之络也。"[S56]"肺手太阴之脉……从肺系横出腋下,下循臑内,行少阴心主之前,下肘中。"[L10]"手心主之正,别下渊腋三寸,入胸中,别属三焦,出循喉咙,出耳后,合少阳完骨之下。"[L11]

甚至言"心主"不言"心包"。

(2)《灵枢》一段经文,道明了之间的关系:"心主手厥阴心包络之脉,起于胸中,出属心包络,下膈,历络三焦。"[L10]

在这,把"心主手厥阴心包络之脉"放在了一块,由此足以证明:心主心包络之脉,亦即手厥阴心包络之脉。

2.《内经》罕言"手厥阴" "手厥阴"在《素问》仅出现2次,《灵枢》1次(详上):

"赫曦之纪……其经手少阴、太阳,手厥阴、少阳,其藏心肺……"[S70]

"子午之岁,天数有余,故少阴不退位也,热行于上,火余化布天,当刺手厥阴之所入。"[S72]

(二)"心包络"即"心包"

1. 心包络是脏的概念 "心包络"属脏腑中的脏,第六脏,类似于五脏。依据是:"心主手厥阴心包络之脉,起于胸中,出属心包络,下膈,历络三焦。"[L10]该描述与手少阴心之脉类似,心包络即心包。

2. "心包络"即"心包" 在《灵枢》的同一篇中,或直接成为"心包":"手心主之别,名曰内关,去腕二寸,出于两筋之间,循经以上,系于心包,络心系。"[L10]

对比以上两条经文可见,在《内经》中,"心包络"即"心包"。

值得注意的是,在《内经》中,"心包"这一概念使用得较"心包络"为频繁,如:"三焦手少阳之脉,起于小指次指之端,上出两指之间,循手,表腕,出臂外两骨之间,上贯肘,循臑外,上肩,而交出足少阳之前,入缺盆,布膻中,散络心包,下膈,循属三焦。"[L10]"足少阴之别,名曰大钟,当踝后,绕跟,别走太阳;其别者,并经上走于心包下,外贯腰脊。"[L10]"手少阴外合于济水,内属于心。手心主外合于漳水,内属于心包。"[L12]

可见,一些学者尝试把心包络解释为心包上的络脉,是缺乏《内经》文献支持的。

3. "心包络"代心受过的特殊价值 《灵枢·邪客第七十一》一段话多为后世引用：该书在介绍手心主(厥阴心包)之脉循行路线和络属后，"黄帝曰：手少阴之脉独无腧，何也？岐伯曰：少阴，心脉也。心者，五藏六府之大主也，精神之所舍也，其藏坚固，邪弗能容也。容之则心伤，心伤则神去，神去则死矣。故诸邪之在于心者，皆在于心之包络，包络者心主之脉也，故独无腧焉。黄帝曰：少阴独无腧者，不病乎？岐伯曰：其外经病而藏不病，故独取其经于掌后锐骨之端。其余脉出入屈折，其行之徐疾，皆如手少阴心主之脉行也。故本腧者，皆因其气之虚实疾徐以取之，是谓因冲而泻，因衰而补，如是者，邪气得去，真气坚固，是谓因天之序"。[L71]

联系上下文，该文所谓"心之包络"即"心包络""心包"，是脏；而"包络者心主之脉也"该指手厥阴包络经脉是"心主"(心包)脉。支持的部分依据是这段文字下半部分：邪不能伤心，但可以侵犯手少阴心脉。排除脉的部分，"心之包络"最好的解释便是心包了。

(三)膻中

在《内经》中，膻中不是一个常用概念，出现频率不高。

1. 膻中是脏的概念 《素问》有两段文字阐述十二官(十二个脏腑，对应十二条经脉)：

(1)"心者，君主之官也，神明出焉……膻中者，臣使之官，喜乐出焉……凡此十二官者，不得相失也。"[S8]

(2)"心者，君主之官，神明出焉，可刺手少阴之源……膻中者，臣使之官，喜乐出焉，可刺心包络所流……凡此十二官者，不得相失也。"[S72]

可见，《内经》把膻中视为脏腑的，是十二官之一。

值得注意的是，在这十二官中，有膻中，没心包！膻中替代了心包的位置。

2. 膻中与心包的关系 从以上引文"膻中者……可刺心包络所流"[S72]可见，一旦膻中发生异常，可以刺"心包络所流"。据此可以推测，膻中作为一个脏器，其解剖位置部分与心包重叠，而且在十二经脉中，手厥阴心包经与其联系最为密切。

《灵枢·营气第十六》再次把膻中与心包联系起来："(营气从手)太阴出……循心主脉出腋下臂，出两筋之间，入掌中，出中指之端，还注小指次指之端，合手少阳，上行注膻中，散于三焦。"[L16]

《素问》在尺肤诊的论述中，再次采用膻中取代了心包："尺内两傍，则季胁也，尺外以候肾，尺里以候腹。中附上，左外以候肝，内以候膈；右外以候胃，内以候脾。上附上，右外以候肺，内以候胸中；左外以候心，内以候膻中。前以候前，后以候后。上竟上者，胸喉中事也；下竟下者，少腹腰股膝胫足中事也。"[S17]

综上所述，在《内经》中，膻中与心包两者间没有明确界定，膻中的解剖位置部分是与心包重叠的，功能也部分重叠。

3. 膻中或大于心包，包容心肺 《内经》有两段文字可以提供信息。

(1)"夫胀者，皆在于藏府之外，排藏府而郭胸胁，胀皮肤，故命曰胀……夫胸腹，藏府之郭也。膻中者，心主之宫城也。"[L35]

这段文字，表明膻中容纳了心包，大于心包。

即便把这里的"心主"理解为君主之官的心脏，也不能排除膻中为胸腔：胸腔也是"心主之宫城"。

(2)"膻中者为气之海，其输上在于柱骨之上下，前在于人迎……气海有余者，气满胸中，悗息面赤；气海不足，则气少不足以言。"[L33]

联系这段文字的前后文，膻中有余可见"气满胸中，悗息面赤"、膻中不足可见"气少不足以言"，把心肺的异常一并包括进去了。由此可以推测，在《内经》中，膻中或被视作为一个脏器，大到可以包容心肺。

综上，《内经》所述的膻中，大致可以包括内外层胸膜、纵膈，以及心包；但从文献出现的数量看，《内经》把膻中等同于心包者占主流。

（四）心系

指心脏连属纵膈的组织，包括连接心脏的动静脉。《内经》多次出现不同组织器官"系"的记载，可资证明。例如：

"心手少阴之脉……其支者，从心系上挟咽，系目系；其直者，复从心系，却上肺，下出腋下"。[L10]

"肺手太阴之脉……从肺系横出腋下，下循臑内"。[L10]

（颜彦，方肇勤，杨雯）

第二节　《难经》心的理论

摘要：与《内经》相比，《难经》中记载的内容大多与之相同，而病证的记录减少了许多；《难经》增补了心的解剖相关描述，并从五行角度解释心脏疾病病因和传变。

《难经》为《黄帝八十一难经》的简称，或称《八十一难》。旧题秦越人撰。大约成书于约在战国晚期至汉代之间。针对《内经》中深奥的中医学理论，归纳为 81 个问题，进行释疑解难，在阐发中医学基本理论方面占有一定的地位。该书以五行生克关系来阐明疾病的传变、预后，对古典脏腑学说推究产生了一定的影响。

一、方法

（1）自百度下载《难经》全文，依据原著（难经[M].第 1 版.北京：科学技术文献出版社，2010）校正。

（2）查找并摘录该书中所有涉及"心"的论述。

（3）依据经文所处语境及联系全书判读各段经文含义。

（4）对所收集文献按解剖与生理、诊法、病因、病证、治法等分类，陈述、注释。

（5）为准确反映《难经》学术理论及主流观点，尽可能多保留原文引用、相关论述。

（6）一些相关学术内容在讨论中予以探讨。

（7）原文出处标记。为避免行文冗余，引文后上标方括号内"数字＋n"代表第几难，如[15n]代表出自十五难。

二、结果

（一）心的解剖与生理

1. 解剖　"心重十二两，中有七孔三毛，盛精汁三合"。[42n]"心肺独在鬲上"。[32n]

2. 功能

（1）藏神。"主藏神"[42n]"心藏神"[34n]。

（2）运营气血、通行经络。"心者血，肺者气。血为荣，气为卫，相随上下，谓之荣卫。通行经络，营周于外。"[32n]

（3）开窍。"心气通于舌，舌和则知五味矣。"[37n]

3. 脏腑关系　"小肠者，心之腑"[35n]；"《经》言心营、肺卫，通行阳气，故居在上；大肠、小肠，传阴气而下，故居在下。"[35n]

4. 五行归属与生克　"心色赤，其臭焦，其味苦，其声言，其液汗。"[34n]"巳者南方火，火者心，心主臭，故令鼻知香臭。"[40n]

（二）心的诊法

1. 脉形特点 "夏脉钩者，心南方火也，万物之所茂，垂枝布叶，皆下曲如钩，故其脉之来疾去迟，故曰钩。"[15n]

2. 脉分阴阳 "曰：脉有阴阳之法，何谓也？然：呼出心与肺，吸入肾与肝，呼吸之间，脾也其脉在中。浮者阳也，沉者阴也，故曰阴阳也。心肺俱浮，何以别之？然：浮而大散者心也，而短涩者肺也。"[4n]

3. 脉分轻重 "如六菽之重，与血脉相得者，心部也。"[5n]

4. 脉诊病因 "曰：一脉为十变者，何谓也？然：五邪刚柔相逢之意也。假令心脉急甚者，肝邪干心也；心脉微急者，胆邪干小肠也；心脉大甚者，心邪自干心也；心脉微大者，小肠邪自干小肠也；心脉缓甚者，脾邪干心也；心脉微缓者，胃邪于小肠也；心脉涩甚者，肺邪干心也；心脉微涩者，大肠邪干小肠也；心脉沉甚者，肾邪干心也；心脉微沉者，膀胱邪干小肠也。五脏各有刚柔邪，故令一脉辄变为十也。"[10n]

5. 脉诊预后 "手少阴气绝，则脉不通；脉不通，则血不流；血不流，则色泽去，故面色黑如黧，此血先死，壬日笃，癸日死。"[24n]

6. 望诊 "其肝、心、脾、肺、肾，而系于春、夏、秋、冬者，何也？然：五脏一病，辄有五（色）也。"[74n]

（三）心的病因

1. 正经自病 "《经》言忧愁思虑则伤心，是正经之自病也。"[49n]

2. 五邪病因

（1）伤暑："伤暑当恶焦臭。心主臭，故知心病伤暑得之，当恶焦臭。其病身热而烦，心痛，其脉浮大而散。"[49n]

（2）伤寒："伤寒当谵言妄语。肺主声，入心为言。故知肺邪入心，为谵言妄语也。其病身热，洒洒恶寒，甚则喘咳，其脉浮大而涩。"[49n]

（3）中风："假令心病，中风则其色当赤。肝主色，入心为赤。肝为心邪，故知当赤色。其病身热，胁下满痛，其脉浮大而弦。"[49n]

（4）饮食劳倦："饮食劳倦当喜苦味也。脾主味，入心为苦，故知脾邪入心，为喜苦味也。其病身热而体重，嗜卧，四肢不收，其脉浮大而缓。"[49n]

（5）中湿："中湿当喜汗出不可止。肾主液，入心为汗。故知肾邪入心，为汗出不可止也。其病身热，而小腹痛，足胫寒而逆，其脉沉濡而大。此五邪之法也。"[49n]

3. 病因分类 "从后来者为虚邪，从前来者为实邪，从所不胜来者为贼邪，从所胜来者为微邪，自病者为正邪。何以言之？假令心病，中风得之为虚邪，伤暑得之为正邪，饮食劳倦得之为实邪，伤寒得之为微邪，中湿得之为贼邪。"[50n]

（四）心的病证与病机

1. 心病特征表现 "假令得心脉，其外证：面赤，口干，喜笑；其内证：脐上有动气，按之牢若痛。其病，烦心、心痛，掌中热而哕。有是者心也，无是者非也。"[16n]

2. 心积 "心之积，名曰伏梁，起脐上，大如臂，上至心下。久不愈，令人病烦心。以秋庚辛日得之。何以言之？肾病传心，心当传肺，肺以秋适王，王者不受邪，心复欲还肾，肾不肯受，故留结为积。故知伏梁以秋庚辛日得之。"[56n]

3. 厥心痛与真心痛 "手三阳之脉，受风寒，伏留而不去者，则名厥头痛；入连在脑者，名真头痛。其五脏气相干，名厥心痛；其痛甚，但在心，手足青者，即名真心痛。其真心痛者，旦发夕死，夕发旦死。"[60n]

4. 心病预后 "七传者死，如心病传肺，肾传心。间脏者生，如心病传脾，肝传心。"[53n]

（五）心病治法

1. 调和荣卫 "损其心者，调其荣卫。"[14n]

2. 针刺法则

(1)"初内针,浅而浮之至心肺之部,得气,推内之阳也。"[70n]

(2)"迎而夺之者,泻其子也;随而济之者,补其母也。假令心病,泻手心主俞,是谓迎而夺之者也;补手心主井,是谓随而济之者也。"[79n]

(3)刺穴:"夏刺荣者,邪在心。"[74n]

3. 误治与禁忌　"五脏脉已绝于内者,肾肝气已绝于内也,而医反补其心肺;五脏脉已绝于外者,心肺气已绝于外也,而医反补其肾肝。阳绝补阴,阴绝补阳,是谓实实虚虚,损不足而益有余。如此死者,医杀之耳。"[79n]

三、讨论

1. 关于心的解剖　《难经》增加了有关心解剖的内容:"心重十二两,中有七孔三毛,盛精汁三合,主藏神。"描述了心的重量、孔窍、存储的血液;该书还记述了心的位置在膈上,心与肺功能上密不可分,有心为荣、肺为卫的提法。《内经》没有描述心的具体解剖,仅指出了位置;《难经》做了有益的补充。

2.《难经》从五行角度阐释五脏疾病和传变　《难经》演绎道,外因致病有五邪,并将其与脏腑相关联,并为不同脏腑传变引起的疾病分别命名:"从后来者为虚邪,从前来者为实邪,从所不胜来者为贼邪,从所胜来者为微邪,自病者为正邪。"[50n](表2-2)

表2-2　五邪致心病

五　邪	中风	伤暑	饮食劳倦	伤寒	中湿
相关脏腑	肝	心	脾	肺	肾
五邪犯心病名	虚邪	正邪	实邪	微邪	贼邪
心病症状	身热,胁下满痛	身热而烦,心痛,	身热而体重,嗜卧,四肢不收	身热,洒洒恶寒,甚则喘咳	身热,而小腹痛,足胫寒而逆,
脉　象	脉浮大而弦	脉浮大而散	脉浮大而缓	脉浮大而涩	脉沉濡而大

据此可知,在战国晚期至汉代,以五行生克关系来演绎疾病的传变、预后是当时医学界脏腑理论的一个流派;而不同脏腑在心脉上的表现,进一步体现了脏腑之间的相互联系。

(颜彦,方肇勤,杨雯)

第三节　《诸病源候论》心的理论

摘要:《诸病源候论》在隋以前的医经经书基础上,对当时的疾病和证候进行归类,阐释病因病机,丰富了心脏病变相关疾病、证候与症状病机理论,发展了藏象理论,建立了以五脏理论解释疾病病因病机的模式。本文按心脏的生理病理、常见疾病和常见的同病异证、常见症状进行分类。

隋代巢元方《诸病源候论》是继《内经》之后首部论述各科病因和证候的专著,逐病逐候对当时的疾病和证候进行了归类,阐释病因病机,将《内经》的理论融入于临床实践中,是对《内经》理论的进一步实践与阐发。本文关注脏腑"心"的理论继《内经》之后在《诸病源候论》中的发展。

一、方法

(1) 自网上(网址：http：//www.taozhy.com/)下载《诸病源候论》电子版；

(2) 依据原著(巢元方.诸病源候论［M］.第 1 版.北京：人民卫生出版社,1955)校正电子版本中所存在的错误。

(3) 查找并摘录该书中所有涉及"心"的论述。

(4) 依据原文所处语境及联系全书判读各自含义。

(5) 对所收集文献按生理、疾病病机阐述、证候病机阐述、症状病机阐述、病证的治疗等分类,陈述、注释。

(6) 为准确反映《诸病源候论》学术理论及主流观点,尽可能多保留原文引用、相关论述。

(7) 一些相关学术内容在讨论中予以探讨。

(8) 原文出处标记。为避免行文冗余,凡《诸病源候论》引文均于引文之后采用上标括号内标注篇名缩写,如"卷之十一疟病诸候"标注为"（疟）",以便读者检索。

二、结果

(一) 心脏生理

(1) 心藏神主血脉："心藏神而主血脉。"（风）"心主血脉而藏于神。"（瘿瘤）"夫心者,主血。"（血）

(2) 心主于舌、候于舌："心主血脉而候于舌。"（血）"心候舌,养于血。"（虚劳）"心主于舌"（黄）

(3) 心主于汗、在液为汗："心之液为汗。"（血）"心主于汗,心脏偏虚,故其液妄出也。"（伤寒）

(4) 与小肠相表里："心主于血,与小肠合。"（血）"心为脏,主于里；小肠为腑,主于表。"（妇人杂病）

(5) 心与其他脏腑的生克关系。其中,肝与心为母子关系："心乘肝,子之扶母,肝乘心,母归子"；心与脾为母子关系："脾乘心,子之扶母"；心克肺,肺反侮心则病可愈："肺之乘心,金之陵火"；肾克心："肾之乘心,水之克火,为大逆"。与小肠的关系描述为："小肠为腑而主表,心为脏而主里"等。（五脏六腑）

(二) 疾病及同病异证

《诸病源候论》延续了《内经》同病异证的思路,并有所阐发。例如：

1. 风病的同病异证　五脏处于内,而气行于外。脏气实者,邪不能伤；虚则外气不足,风邪乘之。风病诸候中与心有关共 14 候,可分为 4 类：

(1) 心中风："心中风,但得偃卧,不得倾侧,汗出,若唇赤汗流者可治,急灸心俞百壮"。（风）

(2) 由于心气虚风气侵犯心脏的疾病,有风惊邪、风惊悸、风惊恐、风惊候、风惊五脏恍惚候五类,主要表现均为惊悸不安。

(3) 因体虚邪气侵犯皮肤、腠理,日久而引起心脉变化和心脏病理表现,共风偏枯候、风身体手足不随候、风痹候、五癫病候四类。此类均为久病后,病变同时涉及心脾肾,三者之间具有所生与所主的关系。如"风身体手足不随者,由体虚腠理开,风气伤于脾胃之经络也……诊脾脉缓者,为风痿,四肢不用。又心脉、肾脉俱至,则难以言,九窍不通,四肢不举。"（风）"痹者,风寒湿三气杂至,合而成痹……由人体虚,腠理开,故受风邪也。"（风）"夏遇痹者为脉痹,则血凝不流,令人萎黄。脉痹不已,又遇邪者,则移入心。"（风）

(4) 其他,如涉及恶风侵犯引起的心脏表现有恶风候、乌癞候和白癞候,以及鬼魅候。（风）

2. 虚劳的同病异证　虚劳病诸候与心相关有 10 候,病因皆为脏腑虚劳。

(1) 心气不足,忧思伤神,则心惊,善忘。主要有虚劳候、虚劳惊悸候。"心劳者,忽忽喜忘,大便苦难,或时鸭溏,口内生疮。脾劳者,舌本苦直,不得咽唾。(七伤)五曰忧愁思虑伤心,心伤,苦惊,喜忘善怒。"（虚劳）"心藏神而主血脉。虚劳损伤血脉,致令心气不足,因为邪气所乘,则使惊而悸动不定。"（虚劳）

(2) 心热烦闷不眠："若心烦不得眠者,心热也;"(虚劳)"此由阴阳俱虚,阴气偏少,阳气暴胜,则热乘于心,故烦闷也。"(虚劳)阴阳俱虚,阴气偏少,阳气暴胜也可以导致心烦,内热严重则演变为脉蒸,心烦加重。

(3) 阳虚多汗、盗汗："诸阳主表,在于肤腠之间。若阳气偏虚,则津液发泄,故为汗。"(虚劳)"盗汗者,因眠睡而身体流汗也。此由阳虚所致。"(虚劳)

(4) 心热舌肿："心候舌,养于血,劳伤血虚,为热气所乘。"(虚劳)

3. 伤寒/时气的同病异证

(1) "若热毒气乘心,心下痞满,面赤目黄,狂言恍惚者,此为有实,宜速吐下之。"(伤寒)

(2) 时气病中阴气少而阳气多则热,心烦。热在脾胃、肺严重都可以影响到心。"热气在于脾胃……热气上熏,故心烦而呕也。"(时气)

4. 疟的同病异证

(1) 心疟："心疟者,令人烦心甚,欲得清水及寒多,寒不甚,热甚,刺手少阴。"(疟)"若人本来心性和雅,而急卒反于常伦,或言未竟便住,以手剔脚爪,此久必死,祸虽未及,呼曰行尸。此心病声之候也,虚则补之,实则泻之,不可治者。"(疟)

(2) 瘅疟："夫瘅疟者,肺素有热,气盛于身……腠理开,风寒舍于皮肤之内,分肉之间而发。发则阳气盛……故但热而不寒,热气内藏于心,而外舍分肉之间,令人消铄脱肉,故命曰瘅疟。"(疟)

5. 咳嗽的同病异证

(1) 心咳："五脏之咳者……乘夏则心先受之,心咳之状,咳则心痛,喉中介介如哽,甚则咽肿喉痹。"(咳嗽)"五曰心咳,咳而唾血,引手少阴是也。"(咳嗽)

(2) 久咳逆上气候："肺气虚极,邪则停心,时动时作,故发则气奔逆乘心,烦闷欲绝,少时乃定,定后复发,连滞经久也。"(咳嗽)

6. 痰饮的同病异证 "支饮,谓饮水过多,停积于胸膈之间,支乘于心。"(痰饮)

7. 疮的同病异证 浸淫疮候："浸淫疮,是心家有风热,发于肌肤。初生甚小,先痒后痛而成疮,汁出,侵溃肌肉;浸淫渐阔,乃遍体。其疮若从口出,流散四肢者,则轻;若从四肢生,然后入口者,则重。以其渐渐增长,因名浸淫也。"(疮)

(三) 证候病机

《诸病源候论》有气病、血病分类,应属证候的分类。

1. 气病 气病引起心脏证候的均有情绪有关,主要有:

(1) 上气:悲则心系急,"肺布叶举,使上焦不通,荣卫不散,热气在内,故气消也。"(气)忧则心无所寄(气乱),"忧则心无所寄,神无所归,虑无所定,故气乱矣。"(气)思则心有所止(气结),"心有所存,神有所止,气留而不行,故结于内。"(气)

(2) 贲豚气:"起于惊恐、忧思所生。若惊恐,则伤神,心藏神也。忧思则伤志,肾藏志也。神志伤动,气积于肾,而气下上游走,如豚之奔。"(气)惊恐贲豚表现为"其气乘心,心中踊踊如事所惊"(气),忧思贲豚表现为"气满支心,心下闷乱"。(气)

(3) 多忘:"多忘者,心虚也。心主血脉而藏于神,若风邪乘于血气,使阴阳不和,时相并隔,乍虚乍实,血气相乱,致心神虚损而多忘。"(瘿瘤)

2. 血病候

(1) 吐血:"心肝又俱主于血。上焦有邪,则伤诸脏,脏伤血下入于胃,胃得血则闷满气逆,气逆故吐血。"(血)

(2) 呕血:"夫心者,主血;肝者,藏血。愁忧思虑则伤心,恚怒气逆,上而不下则伤肝。肝心二脏伤,故血流散不止,气逆则呕而出血。"(血)

(3) 舌上出血:"心主血脉而候于舌,若心脏有热,则舌上出血如涌泉。"(血)

（4）小便血"心主于血，与小肠合。若心家有热，结于小肠，故小便血也。"（血）

（5）汗血："肝藏血，心之液为汗。言肝心俱伤于邪，故血从肤腠而出也。"（血）

（6）衄血："伤寒病血衄者，此由五脏热结所为也。心主于血，肝藏于血，热邪伤于心肝，故衄血也。"（伤寒）"时气衄血者，五脏热结所为。心主于血，邪热中于手少阴之经，客于足阳明之络，故衄血也。衄者，血从鼻出也。"（时气）"心主血，肺主气，开窍于鼻，邪热与血气并，故衄也。衄者，血从鼻出也。"（热病，温病）

（7）血痔："此病由热伤于心，心主血，热盛则血随大便而下，名为血痔。"（黄）

（四）症状病机

1. 心烦　心烦的症状可主要由热、吐痢吐血等大量津液损耗和气满积聚引起。

（1）由时气和脏腑内热引起："夫时气病，阴气少，阳气多，故身热而烦。"（时气）"瘀热在脾脏，但肉微黄而身不甚热，其人头痛心烦。"（黄病）"客热者，由人腑脏不调，生于虚热。客于上焦，则胸膈生痰实，口苦舌干；客于中焦，则烦心闷满，不能下食。"（冷热）"脾热病者，先头重颊痛，烦心欲呕，身热。"（热病）"此由阴阳俱虚，阴气偏少，阳气暴胜，则热乘于心，故烦闷也。"（虚劳）"心病为疟者，令人心烦。"（疟）"二曰脉蒸，其根在心，日增烦闷。"（虚劳）

（2）由吐痢吐血等大量津液损耗引起："若大吐大痢，虚逆则甚，三焦不理，五脏未和，冷搏于气，逆上乘心，故心烦。亦有未经吐利心烦者，是冷气入于肠胃，水谷得冷则不消，蕴瘀不宣，气亦逆上，故亦心烦。"（霍乱）；"凡吐血之后，心里烦躁，闷乱纷纷，颠倒不安。"（血）

2. 心中悬/心中懊　"阳明病，无汗，小便不利，心中懊"（伤寒）"因大醉当风入水，则身目发黄，心中懊痛"（黄）；"邪迫于阳，气不得宣畅，壅瘀生热，故心如悬而急，烦懊痛也。"（心痛）"（喉痹）若毒入心，心即烦闷懊，不可堪忍。"（小儿杂病）"疳湿之病，多因久利，脾胃虚弱，肠胃之间虫动，侵蚀五脏，使人心烦懊闷。"（小儿杂病）

3. 惊悸

（1）心惊悸：《诸病源候论》在虚劳惊悸候、脚气风经五脏惊悸候等多处提到心惊悸的病因病机，"风邪之来，初客肤腠，后经腑脏，脏虚，乘虚而入，经游五脏，与神气相搏，神气为邪所乘，则心惊悸也。"（虚劳，脚气）

（2）风惊：心藏神、心气虚则邪入心扰神。为心脏的"心藏神"生理功能发生了改变。"风惊邪者，由体虚，风邪伤于心之经也。""风惊悸者，由体虚，心气不足，心之腑为风邪所乘；或恐惧忧迫，令心气虚，亦受于风邪。""风惊恐者，由体虚受风，入乘脏腑。其状，如人将捕之。心虚则惊，肝虚则恐。""心藏神而主血脉，心气不足则虚，虚则血乱，血乱则气并于血，气血相并，又被风邪所乘，故惊不安定，名为风惊。"（风）

（3）发痈内虚心惊："此由体虚受寒，寒客于经络，血脉痞涩，热气蕴积，结聚成痈。结热不散，热气内迫于心，故心虚热，则惊不定也。"（痈）

（4）伤寒悸："此由伤寒病发汗以后，因又下之，内有虚热则渴，渴则饮水，水气乘心，必振寒而心下悸也。"（伤寒）

4. 真心痛

（1）心正经不可伤，伤则为真心痛。支别络脉伤则为久心痛。"心为诸脏主而藏神，其正经不可伤，伤之而痛，为真心痛，朝发夕死，夕发朝死"（心痛）；"心有支别之络脉，其为风冷所乘，不伤于正经者，亦令心痛，则乍间乍甚，故成疹不死"（心痛）；"其久心痛者，是心之支别络脉，为风邪冷热所乘痛也，故成疹不死，发作有时，经久不瘥也"。（心痛）

（2）风冷邪气致心痛。"心痛者，风冷邪气乘于心也。"（心痛）

5. 不眠　"若心烦不得眠者，心热也；若但虚烦而不得眠者，胆冷也。"（虚劳）

6. 舌　该书有关舌的症状，多归咎心脾同病：

（1）口舌疮："腑脏热盛，热乘心脾，气冲于口与舌，故令口舌生疮也。"（唇口）

（2）口舌焦干："腑脏虚热,气乘心脾,津液竭燥,故令口舌干焦也。"^(唇口)

（3）舌上出血："心主血脉而候于舌,若心脏有热,则舌上出血如涌泉。"^(血)

（4）舌肿强："心脾虚,为风热所乘,邪随脉至舌,热气留心,血气壅涩,故舌肿。舌肿脉胀急,则舌肿强。""若心脾有热,故令舌肿。"^(虚劳)

（5）謇吃："邪乘其脏,而搏于气,发言气动,邪随气而干之,邪气与正气相交,搏于口舌之间,脉则痞涩,气则壅滞,亦令言謇吃。"^(唇口)

（6）重舌："心脾有热,热气随脉波于舌本,血脉胀起,变生如舌之状,在于舌本之下,谓之重舌。"^(唇口)

（7）噤黄："心脾二脏有瘀热所为。心主于舌,脾之络脉出于舌下。若身面发黄,舌下大脉起青黑色,舌噤强,不能语,名为噤黄也。"^(黄)

7. 汗 "夫诸阳在表,阳气虚则自汗。心主于汗,心脏偏虚,故其液妄出也。"^(伤寒)《诸病源候论》中汗的病因为心脏偏虚,与肺脏无关。

8. 带下/漏下赤 "心为脏,主于里,小肠为腑,主于表。此二经之血,在于妇人,上为乳汁,下为月水,冲任之所统也。""心脏之色赤,带下赤者,是心脏虚损";"漏下赤者,是心脏之虚损。"^(妇人杂病)

三、讨论

（一）心痛与真心痛

该书所论述的心痛,大多指上腹部疼痛,按目前的知识看,该属于消化系统病证。例如:

1. 一些心痛论述

（1）诸脏阳气虚致阳虚阴厥,诸脏虚可引起脾心痛、胃心痛、肾心痛。"心为火,与诸阳会合,而手少阴心之经也。若诸阳气虚,少阴之经气逆,谓之阳虚阴厥,亦令心痛,其痛引喉是也。""诸脏虚受病,气乘于心者,亦令心痛,则心下急痛,谓之脾心痛也。""足太阴为脾之经,与胃合。足阳明为胃之经,气虚逆乘心而痛。其状腹胀,归于心而痛甚,谓之胃心痛也。""肾之经,足少阴是也,与膀胱合;膀胱之经,足太阳是也。此二经俱虚而逆,逆气乘心而痛者,其状下重,不自收持,苦泄寒中,为肾心痛也。"^(心痛)

（2）心痛并其他兼证。如热邪迫于阳气,"邪迫于阳,气不得宣畅,壅瘀生热,故心如悬而急,烦懊痛也。"^(心痛)如水饮停积上迫于心,"冷热相乘,致腑脏不调,津液水饮停积,上迫于心,令心气不宣畅,故痛而多唾也。"^(心痛)如脾虚不能磨水谷,"心痛而不能饮食者,积冷在内,客于脾而乘心络故也。"^(心痛)"脏虚,邪气客于二经,与正气相搏,积聚在内,气并于脾,脾虚则胀,故令心腹烦满,气急而胀也。"^(心腹痛)

（3）心痛可以循经变位。心气不得宣畅,则胀、则烦、则痛。循经向上则心胸痛,向下则心腹痛,向旁则心胁痛。"心腹痛者,由腑脏虚弱,风寒客于其间故也。邪气发作,与正气相击,上冲于心则心痛,下攻于腹则腹痛,上下相攻,故心腹绞痛,气不得息。""风邪在其经,邪气迫于心络,心气不得宣畅,故烦满;乍上攻于胸,或下引于胁,故烦满而又胸胁痛也。"^(心腹痛)

2. 真心痛 有关真心痛,《诸病源候论》描述为:心正经不可伤,伤则为真心痛。支别络脉伤则为久心痛。其主要表现为"朝发夕死,夕发朝死"。

3. 痞 "思虑烦多则操损心,心虚故邪乘之。邪积而不去,则时害饮食,心里如满,蕴蕴而痛,是谓之心痞。"^(痞)

4. 疝病

（1）心疝:"夫寒疝心痛,阴气积结所生也。阴气不散,则寒气盛;寒气盛,则痛上下无常,言冷气上冲于心,故令心痛也。"^(疝)

（2）饥疝:"阴气在内,寒气客于足阳明、手少阴之络,令食竟必饥,心为之痛,故谓之饥疝。"^(疝)

5. 蛔虫 如"蛔虫,贯心则杀人。"^(虫)

6. 食物中毒 药毒、疫肉、鱼也可引起心痛、心悸等。^(蛊毒)

（二）《诸病源候论》丰富了心脏病变相关疾病、证候与症状病机理论

1. 同病异证　《诸病源候论》记载与心密切相关同病异证主要风病、虚劳、伤寒/时气、疟、咳嗽、痢、积聚、疝、痰饮等，主要是因体虚脏虚，邪气侵犯皮肤、腠理、经络，日久而入里侵犯心脏，引起心脉变化和心脏病理表现。

2. 证候病机　《诸病源候论》记载与心密切相关疾病主要有血病候、气病候等。血病候包括了吐血、呕血、衄血、汗血、小便血、血痔等，并认为病机为"心者，主血；肝者，藏血，""肝心俱伤于邪"。气病候的病因为情志因素，情志伤神，心藏神，神伤则心有所感而病。心虚则神宜受邪。心悸的病机为脏虚，神气为邪所乘，则心惊悸。从与心相关的疾病证候症状恰反映出心脏主血、藏神的生理特性。

此外，在血病候中，对心、肝二藏主血藏血的关系进行了探讨，如"夫心者，主血；肝者，藏血。愁忧思虑则伤心，恚怒气逆，上而不下则伤肝。肝心二脏伤，故血流散不止，气逆则呕而出血。"[血]"心主于血，肝藏于血，热邪伤于心肝，故衄血也。"[伤寒]在后世医著中，多强调肝的藏血功能，而心提及不多。

3. 症状病机　《诸病源候论》还对症状形成病机进行了阐述。所涉症状集中在心脏，例如心烦、心中悬、心中懊，由于心开窍于舌，也涉及了舌的相关证候，还有汗等。

（三）《诸病源候论》深入发展了脏腑理论

1. 五脏病的分类　在《诸病源候论》中，五脏病可分类为正经病和横病。

正经病："（五脏）气更休更旺，互虚互实。自相乘克，内生于病，此为正经自病，非外邪伤之也。"[五脏六腑]即在没有外邪的情况下，五脏之间的平衡被打破，五脏随着气更休更旺，互虚互实，一旦出现自相乘克，则出现正经病。

横病："若寒温失节，将适乖理，血气虚弱，为风湿阴阳毒气所乘，则非正经自生，是外邪所伤，故名横病也。其病之状，随邪所伤之脏而形证见焉。"[五脏六腑]横病为邪胜正虚，邪循经而侵犯脏腑为病。病久则出现乘克等状况。

2. 五行与五脏的联系及疾病的传变　《诸病源候论》已经观察到五脏之间有生克关系，这些关系影响到疾病的发展。在与心有关的诸病候中，脾胃病最易移至心脏，如黄病候、痢病候以及心腹病等，提示子病及母是最常见的疾病传变方式。但如前所述，考虑到在古代心痛常与胃痛混淆，需要仔细分辨。

3. 诸病发展了以五脏理论解释疾病病因病机的模式　《诸病源候论》援引了隋以前的医经经方古籍30多种，并在此基础上发展了分类认识疾病的病因证候体系。

（颜彦，方肇勤，杨雯）

第四节　《外台秘要》心的理论

摘要：《外台秘要》以病证为纲进行类编，大量引用了《广济》《删繁》《千金》《肘后》《古今录验》等中药复方方证，丰富了有关方药治法理论。本文将有关内容进行整理、分类，并对该书涉心及心腹痛方证的用药特点进行了简要分析。

唐代王焘《外台秘要》（成书于752年）是汇集唐代及之前的中医学发展而编纂的大型综合性方书，弥补了《诸病源候论》有论无方的缺憾。唐代医学极大繁荣，中医基础理论已经成型。本文以"心"为关键词对《外台秘要》进行检索、研读、分类，关注心理论在唐代的发展。

一、方法

（1）自网上（网址：http：//www.taozhy.com/）下载《外台秘要》电子版。

（2）电子版本缺失部分查阅原著(王焘.外台秘要校注[M].第1版.北京：学苑出版社,2011)补充。

（3）查找并摘录该书中所有涉及"心"的论述。

（4）依据原文所处语境及联系全书判读各自含义。

（5）对所收集文献按篇目的特点、涉及心及其辨证论治的内容(外感热病、内伤杂病)等分类,陈述。

（6）为准确反映该书学术理论及主流观点,尽可能多保留原文引用、相关论述。

（7）对所出现处方用药予以统计,按出现频率高低,以"多用""较少使用""或用"来描述。鉴于该书处方数量尚不多,或对针对某一脏的所有处方药物出现频率予以统一统计、分类,以总体上反映成书年代的用药特点。

（8）一些相关学术内容在讨论中予以探讨。

二、结果

《外台秘要》有关心的论述集中在卷7和卷16。主要涉及的病证有卷第7中的心痛、久心痛、卒心痛、心疝等;卷16中的心劳、心劳实热、心实热等,涉及了7个病,近80首方剂。特点为所选方均表明出处,搜集各类书方,也有同时代名医验方,有汤、丸、膏、散等剂型,也少量提到推拿手法与灸法治疗。其中,对于各类心痛有专门的病因病机病证描述,其余为简单的症状描述。各类疾病兼见心腹胀痛、心前区疼痛、心烦、血虚心闷心痛等症。

（一）篇目的特点

按以下4种方式编排:

（1）按疾病。如卷7"心痛方八首""心疝方三首"。

（2）按病因+症状。如卷7"诸虫心痛方一十八首""冷气心痛方五首""产后血气烦闷方四首"等。

（3）按症状。如卷7"心背彻痛方四首""心痛不能饮食方二首""多唾停饮心痛方二首"等。

（4）按疾病+证候。如卷16"心劳实热方五首""心实热方三首"等。

（二）心脏常见疾病及辨证论治

卷16主要介绍五脏劳,涉及:心劳论、心劳实热方五首:

1. 心劳论　治法引《删繁》"凡心劳病者,补脾气以益之,脾旺则感于心矣。人逆夏气,则手太阳不长,心气内消。顺之则生,逆之则死。顺之则治,逆之则乱,反顺为逆,是为关格。病则生矣,心主窍,窍主耳。耳枯燥而鸣,不能听远。毛悴色夭死于冬。"治法即为补脾气以益心。

2. 心劳实热方五首　症见:心劳实热、无度自喜、四肢烦热或口为生疮、大便难、闭塞不通、心满痛、小腹热,或心劳热伤心、有长虫名蛊虫、长一尺、周心为病,或耳枯焦而鸣、不能听远,心劳热不止肉毛焦色无润、口赤干燥心闷。

引《删繁》麻黄止烦下气汤、大黄泄热汤、雷丸、磁石汤、麦冬饮等5方。药用:麻黄、栀子、茯苓、黄芩、白术、石膏、肉桂、芒硝、生地黄、大枣、鸡子、甘草、赤小豆、大黄、泽泻、雷丸、陈皮、石蚕、桃皮、野狼牙、贯众、芫荑、青葙子、蜀漆、僵蚕、茱萸根皮、乱发、磁石、大青、人参、石菖蒲、白芍、竹叶、赤石脂、麦冬、粟米。

（三）心脏常见证候及辨证论治

卷16主要介绍心实热方三首。

症见:心实热,或欲吐,吐而不出闷喘急头痛;或惊梦喜恐畏悸惧不安;或口干烦渴、眠卧不安。

引《千金》泻心汤、竹沥汤、茯神煮散。药用:小麦、香豉、石膏、地骨皮、栀子、茯苓、淡竹叶、竹沥、人参、知母、赤石脂、白芍、白术、茯神、紫菀、地黄汁、茯神、麦冬、通草、升麻、肉桂、大枣。

（四）心脏常见症状及辨证论治

卷7含各类心痛、卒心痛、久心痛、心疝(大多系心腹痛)等病症的治疗,具体如下:

1. 心痛方八首　先引《病源》，指出病因为"风冷邪气乘于心"。按照心痛发作后有两种转归可分为两类：痛发而死者是因为正经受伤，为真心痛；痛发不死是由于心之络脉为风冷所乘。按照症状表现，诸阳气虚，少阴气逆则心痛引喉；而诸脏虚受病，可分为3种：心下急痛为脾心痛；心痛伴腹胀为胃心痛；心痛而苦泄寒中为肾心痛。可见心痛引背，食不下，寸口脉沉紧。

引《备急》《延年》茱萸丸等心痛方。药用肉桂、干姜、酒、吴茱萸、白术、人参、陈皮、附子、蜀椒、甘草、黄芩、当归。引《救急》《必效》《古今录验》单方：如驴粪、桃枝、当归、生油、黄连，均有疗愈的记录。

2. 九种心痛方三首　《千金》九种心痛：虫心痛、注心痛、气心痛、悸心痛、食心痛、饮心痛、冷心痛、热心痛、去来心痛。《广济》载：虫心痛的症候表现为先从两肋，胸背撮痛，欲变吐。此处并未将九种心痛展开描述，重点介绍了虫心痛的治疗。

引《广济》当归鹤虱散，《千金》附子丸。药用：当归、鹤虱、陈皮、人参、槟榔、枳实、生姜、大枣、附子、巴豆、野狼毒、食茱萸、干姜。

3. 诸虫心痛方一十八首　症见：心腹中痛、发作肿聚、往来上下、痛有休止、腹中热、喜涎出。其中：真心痛（手足青至节，心痛甚，旦发夕死，夕发旦死）、厥心痛（与背相引，如物从后触其心）；还有，身伛偻者，肾心痛也；腹胀满不欲食，食则不消，心痛尤甚者，胃心痛也；痛如锥针刺其心，心痛甚者，脾心痛也；色苍如死灰状，不得太息者，肝心痛也；卧若徒居，痛间动作，痛益甚，色不变，肺心痛也。

引《广济》槟榔鹤虱散、当归汤，《千金》增损汤，张文仲鹤虱散、干漆丸，《延年》鹤虱丸，《救急》胡粉丸，《必效》茱萸丸等。药用：当归、桔梗、白芍、陈皮、鹤虱、人参、肉桂、槟榔、生姜、大枣、细辛、甘草、大黄、干姜、茯苓、厚朴、青木香、黄芩、柴胡、升麻、吴茱萸、胡麻、胡粉、丁香。还有单方如干漆、木耳灰、盐、熊胆。

4. 冷气心痛方五首　冷气心痛症见：肋下鸣转、喉中妨食不消、常生食气、每食心头住不下。胸满短气、心痛吐涎虚冷。冷气久，刺心痛不能食。心痛冷痛，腹满如锥针刺，及虫啮心痛。

引《广济》桔梗散，《深师》防风茯苓汤，崔氏乌头丸，《延年》当归汤等。药用：桔梗、当归、白芍、茯苓、陈皮、厚朴、白术、荜茇、豆蔻子、防风、肉桂、甘草、半夏、干姜、人参、川乌、附子、赤石脂、蜀椒、吴茱萸、高良姜、大黄。

5. 恶疰心痛方三首　症见：撮肋连心痛，痛不可忍。

引《广济》当归汤、崔氏桃仁大黄汤等。药用：当归、青木香、槟榔、麝香、桃枝、鬼箭羽、桃仁、白芍、鬼臼、陈皮、朴硝、大黄。

6. 心痛癥块方二首　症见：心痛癥块硬筑，心气欲绝；或心下坚痛，大如碗，边如旋。

引《广济》当归汤，张文仲方。药用：当归、桔梗、白芍、厚朴、陈皮、人参、高良姜、桃仁、生姜、枳实、白术。

7. 心背彻痛方四首　症见：心痛彻背，背痛彻心。兼见胸中气满；胸下蓄气，胃中有宿食；心腹并懊痛，如鬼所刺，绞急欲死者。

引《伤寒论》乌头赤石脂丸，《范汪》茱萸煎、芫花汤。药用：川乌、附子、赤石脂、干姜、蜀椒、半夏、吴茱萸、甘草、生地黄、麦冬、干漆、石斛、阿胶、芫花、大黄。

8. 卒心痛方一十四首　引《肘后》7方，《集验》肉桂汤，张文仲4方，《救急》1方、《必效》人参汤。药用：盐、吴茱萸、生姜、豆豉、酒、艾叶、肉桂、当归、栀子、川乌、苦参、龙胆草、升麻、鸡子、井花水、蜂蜜、人参、黄芩、甘草。

9. 中恶心痛方五首　症见：卒中恶，心腹绞刺痛，气急胀，奄奄欲绝。卒暴心痛，或中恶气，毒痛不可忍。

引《广济》瓜蒂散，麝香散，《集验》2方，《千金》1方。药用：雄黄、赤小豆、麝香、犀角、青木香、大黄、白芍、升麻、黄芩、鬼箭、鬼臼、肉桂、桔梗、柴胡、朱砂、朴硝、杏仁、苦参、醋。

10. 多唾停饮心痛方二首　病机引《病源》：停饮乘心之络，冷热相乘，致腑脏不调，津液水饮停积，上迫于心,令心气不宣畅,故痛而多唾。症状:胸中寒热心痛,清唾满口,数数欲吐,食不化或心痛唾多。

引《范汪》干姜丸,药用:干姜、肉桂、矾石、半夏、蜀椒。《集验》取六畜心纳朱砂吞食以驱虫。

11. 心下悬急懊痛方四首　病机:邪迫于阳气,不得宣畅,拥瘀生热。症见:心如悬而急烦懊痛,或心下悬痛,诸逆大虚;筑筑引两乳,又或如刺,困极。

引《伤寒论》肉桂生姜枳实汤、《肘后》姜附丸、《古今录验》肉桂汤、《千金》肉桂三物汤。药用:肉桂、生姜、枳实、附子、干姜、吴茱萸、白芍、当归、胶饴。

12. 心痛不能饮食方二首　引《病源》,病因:积冷在内,客于脾而乘心络。病机:阴阳相乘,冷热相击,母子俱病,故痛而不能食。症见:久心刺肋冷气结痛不能食,或心痛、不能饮食,头中疼重。

引《广济》高良姜汤,《肘后》乌头丸。药用:高良姜、当归、陈皮、厚朴、桔梗、桃仁、吴茱萸、生姜、诃子、川乌、蜀椒、干姜、肉桂。

13. 久心痛方五首　症见:心痛三十年不瘥,或兼腹痛积年,定不过一时间还发,发甚则数日不能食,又便出干血;或心痛如虫啮痛,宛转欲死。

引《广济》雷丸鹤虱散、《范汪》乌头赤石脂丸、《必效》1方、《古今录验》犀角丸、《经心录》方。药用:雷丸、鹤虱、贯众、野狼牙、肉桂、当归、槟榔、赤石脂、干姜、蜀椒、川乌、桃仁、犀角、麝香、朱砂、桔梗、莽草、巴豆、蜈蚣、生地黄、黍米。

14. 杂疗心痛方三首　症见:心痛,或心撮肋、心闷则吐血,手足烦疼,食饮不入;或真心痛、心痛冷热等。

引《广济》桃仁丸、《救急》方。药用:桃仁、当归、白芍、诃子、甘草、延胡索、人参、槟榔、伏龙肝。

15. 寒疝心痛方三首　病机引《病源》:疝者,痛也。阴气积结所生也,阴气不散则寒气盛,寒气盛则痛,上下无常处,冷气上冲于心,故令心痛。症见:心痛如刺,绕脐腹中尽痛,白汗出,欲绝;或胸中有逆气,时上抢心痛,烦满不得卧,面目恶风,悸掉,惕惕时惊,不欲饮食而呕,变发寒热。

引《范汪》大茱萸丸、《短剧》解急蜀椒汤、《古今录验》牡丹丸。药用:吴茱萸、细辛、白芍、柴胡、旋覆花、黄芩、紫菀、人参、白术、茯苓、干姜、肉桂、附子、甘草、半夏、当归、蜀椒、粳米、大枣、牡丹皮、川乌。

16. 心疝方三首　症见:心痛或如锥刀所刺,或四肢逆冷,或唇口变青;复绕脐痛,上支胁,心下痛。引《范汪》2方。药用:白芍、桔梗、细辛、蜀椒、肉桂、干姜、附子、麝香、吴茱萸。

总之,该书心痛主要为心腹痛,以消化道疾病为主;而真心痛较少涉及。

(五)该书其他章节涉及心及其辨证论治的内容

该书在卷6~38均有与心痛有关的篇目,如卷6霍乱心腹痛方三首、卷7心腹痛及胀满痛方一十首、心腹胀满及鼓胀方一十四首、卷12心下大如杯结癥方二首、积聚心腹痛方三首、积聚心腹胀满方一首、胸痹心下坚痞缓急方四首、胸痹心痛方四首,卷13鬼疰心腹痛方一首,卷18脚气冲心烦闷方二十二首,卷19脚气心腹胀急方四首,卷34产后血晕心闷方一十首、产后血气烦闷方四首、产后心痛方三首,卷38石发热风头痛心烦寒热方三首、石发口疮连胸面及身上心痛方一十四首、石发腹胀痞满兼心痛诸形证方七首等篇目,涉及各类疾病兼见心腹胀痛、心前区疼痛、心烦、血虚心闷心痛等症。多引《病源》对涉心病证和病机的论述,还部分引用了《千金》。在这些疾病中主要为外因引起的与心有关的症状。

三、讨论

1. 《外台秘要》有关心及心腹痛的理论　《外台秘要》将与心有关的疾病主要按照症状、病因与疾病三种方式进行分类,对应将同时代和之前的医家论述和方剂分类纳入其中。其中,心脏生理、病理、病机、诊断等方面多引用《诸病源候论》原文,简单描述,篇幅较少。而大量引用《广济》《删繁》《千金》《千金翼》《肘后》《古今录验》等中药复方方证,丰富了有关方药治法理论。

《外台秘要》对心脏疾病的描述主要为心腹痛。病因包括风冷邪气乘于心、寄生虫、饮停心络、邪瘀生热、阴气积结等,引起各类心痛。其中,对于虫心痛描述篇幅较多,说明当时寄生虫是引起心痛的主要原因。据记载,唐代对一些消化道寄生虫已有认识,选鹤虱作为驱虫药。

2.《外台秘要》有关涉心及心腹痛方证的用药特点　在该书主要涉心方证中出现近80张处方。对这些处方药味出现频率统计(表2-3～表2-5)。

表2-3 《外台秘要》主要涉心方证80个处方中药物累计出现频率(一)

药 名	肉 桂	当 归	干 姜	白 芍	人 参	桔 梗	甘 草	陈 皮
出现频率	28	19	14	14	13	12	11	11

表2-4 《外台秘要》主要涉心方证80个处方中药物累计出现频率(二)

药 名	吴茱萸	附子	白术	蜀椒	茯苓	栀子	生姜	鹤虱	赤石脂	槟榔	川乌	黄芩	大黄
出现频率	9	9	8	8	7	7	7	7	6	6	6	6	6

表2-5 《外台秘要》主要涉心方证80个处方中药物累计出现频率(三)

药名	半夏	桃仁	升麻	麝香	大枣	石膏	淡竹叶	青木香	麦冬	紫菀	枳实	细辛	柴胡	茱萸	野狼	高良姜
出现频率	5	5	4	4	4	4	4	3	3	3	3	3	3	3	3	3

(1)出现频率最高的主要是四类:① 温中(肉桂、干姜);② 活血(当归、白芍);③ 缓中(人参、甘草);④ 宣通气机(桔梗、陈皮)。

(2)出现频率较高的主要是四类:① 温中止痛(吴茱萸、附子、蜀椒、川乌、生姜);② 健脾利湿(白术、茯苓);③ 清热泻火(栀子、黄芩、大黄);④ 驱虫(鹤虱、槟榔)。

(3)出现频率偏低的主要是:① 宣通气机(麝香、细辛、升麻、柴胡、枳实、青木香);② 消瘀散结(半夏、桃仁);③ 清热化痰(石膏、竹叶、紫菀);④ 滋阴清热(麦冬、生地黄);⑤ 散寒温中(高良姜);⑥ 除虫(野狼毒)。

(4)其他出现频率仅2次的:犀角、巴豆、苦参、朱砂、芒硝、朴硝、知母、贯众、赤小豆;以及出现频率仅1次的:丁香、延胡索、肉豆蔻、雄黄、蜈蚣、熊胆、僵蚕、石菖蒲、莽草、芫花、麻黄、杏仁、龙胆草、赤足、黄连、牡丹皮、竹茹、通草、泽泻、磁石、阿胶、食茱萸、胡麻、石斛、粟米、粳米、木耳、大豆、小麦、生油。更多可能因于处方者独到的用药经验和针对特殊的病证。

(颜彦,方肇勤,杨雯)

第五节　《太平圣惠方》心的理论

摘要:本文对《太平圣惠方》有关心脏及其证治进行初步的整理,刻画该书心脏生理、病理及其证候与辨证论治的学术内容和特点。研究完整摘录了该书所有涉心方证论述,予以逐一判读;对出现频率较高的类方,统计其药物出现频率。将有关学术内容按基础医学中涉及心的内容、心相关疾病及其辨证论治、心证候及其辨证论治、心常见症状及其辨证论治、一些其他章节提及与心相关的证治等分类介绍。研究发现,该书在心脏病证防治方面达到了较高的水平;虽然心脏疾病的病机多循《诸病源候论》,但极大丰富了相关的疾病和方剂。

《太平圣惠方》成书于 992 年，北宋王怀隐、王祐等奉敕编写。此书有 100 卷，汇录两汉以来迄于宋初各代名方 16 834 首，共分 1 670 门，为研究古典中医理论与中医基础理论演变和发展提供了可靠且丰富的素材。

《太平圣惠方》有关心的论述集中在卷 4 和卷 12、卷 16。内容主要包括了心虚、心中风（狂言、恍惚、惊悸等）、心热（烦躁、多汗等）、心痛、心劳，以及各类疾病的心痛兼证，如胸痹、虚劳、霍乱及五脏兼证。本文拟从心及其辨证论治论述入手，对该书进行整理研究。

一、方法

(1) 自网上（网址：http：//www.taozhy.com/）下载《太平圣惠方》电子版。

(2) 电子版本部分缺失内容查阅原著（王怀隐，等.太平圣惠方［M］.第 1 版.北京：人民卫生出版社，1958）补充。

(3) 查找并摘录该书中所有涉及"心"的论述。

(4) 依据原文所处语境及联系全书判读各自含义。

(5) 对所收集文献，按基础医学中涉及心脏的内容，心脏常见疾病、证候、症状及辨证论治，一些其他章节提及与心相关的证治等分类陈述。

(6) 留意该书有关病机阐述，按出现频次多少先后陈述。

(7) 症状和体征统计出现频次后，依次按"常见""或见"陈述。

(8) 中药统计出现频次后，依据频次高低按"常用""或用""偶用"陈述，希望总体上反映成书年代的用药特点和趋势；并折射出治则治法理论。

(9) 一些相关学术内容在讨论中予以探讨。

二、结果

(一) 基础医学中涉及心的内容

该书在五脏五行相关论述、心相关经穴等方面摘要《内经》有关论述（卷 4、卷 99、卷 100）。

(1) 一些论述，有所发挥，例如：

1) 在脉法辨证中有所扩充："阳维为病苦寒热，阴维为病苦心痛。阳为卫，卫为气，气主肺，故寒热；阴为营，营为血，血主心，故心痛。此奇经八脉之为病也。"（卷 1）

2) 心与神的关系："夫心为帝王，神之所舍，诸脏之主，不受外邪。""心主于神，候于舌。神是心主，舌是心官。语言机关，皆由心出。""心脏者，神之所止也，安静则神爽，烦乱则病生。""心者，精神之本，意智之根。常欲清虚，不欲昏昧，昏昧则气浊，气浊则神乱。"（卷 4）

(2) 心脏用药：麦冬、远志、丹参、紫石英、犀角、玉、铁粉、石菖蒲、生地黄等（卷 2）。后世发展的药物归经理论，与此一脉相承。

(3) 心烦通用药：石膏、滑石、杏仁、栀子、茯苓、贝母、知母等（卷 2）。反映了宋代对一些常见疾病的治疗用药积累起了一定的经验。

(二) 与心脏关系密切的疾病证治

主要有心风、风癫、风痫、惊风、心劳、脉极、心积、心疝、心疟、心黄、支饮等。

1. 心风　突出表现为神志和精神疾病。以风作为病名，估计大多属于新发。

(1) 心脏中风（卷 4 治心脏风邪诸方，11 方）

病机：体虚之人，腠理疏泄，风邪外伤，搏于血脉，入于手少阴之经。

证见：言语謇涩、心神颠倒、怵悸、心烦、恍惚不安；四肢不利、面赤、翕翕发热，汗出；或见：胸背拘急、不得睡卧、冒昧好笑、舌强口干，头痛，手心热盛、手足惊掣、虚寒寒颤、目旋眩、恐畏闷乱。

药用:犀角、麦冬、沙参、麻黄、人参;或用:羚羊角、羌活、薏苡仁、天麻、朱砂、茯神、肉桂、龙齿、黄芩、独活、牛黄、远志、甘草、石膏、玉竹;偶用:蔓荆子、秦艽、升麻、白术、茯苓、麝香、当归、杏仁、黄芪、川芎、菊花、葛根、白鲜皮、铁霜。

(2)心风狂言(卷4治心风狂言诸方,7方)

病机:心(神)壅热,风邪相攻。

证见:狂言、神思不安、恐惧、恍惚、烦躁,胸膈壅滞、口干烦闷,似如邪魔,发作有时。

药用:犀角、朱砂;或用:升麻、天竺黄、茯神、龙齿、麦冬、珍珠、牛黄、远志、麝香、铅霜、人参;偶用:水精、沙参、雄黄、铁粉、龙胆草、生地黄、甘草、杏仁、石膏、琥珀、白鲜皮、冰片、黄芪、玉、金、银、防风、槟榔。

(3)心虚中风(卷4治心脏风邪诸方,12方)

病机:脏腑内损,气血外伤,风邪乘虚入于心经。

证见:神思恍惚、喜怒失常;或见:言语错乱、意志不定、惊悸、饮食不下,心烦语涩,狂走如有神鬼之状,身体强直,或疼痛、口噤喉痹、发动无常,叫唤,不避水火,狂乱失志,不得安定,夜卧惊恐,不得眠卧。

药用:人参、石菖蒲、茯神、肉桂;或用:犀角、茯苓、防风、龙齿、柏子仁、秦艽、羚羊角、细辛、沙参、雄黄、附子、独活、牛黄、金箔、虎睛、远志、白芍、当归、甘草、石膏、天雄;偶用:蔓荆子、麦冬、贯众、银箔、甘松、升麻、赤小豆、玄参、蜂房、干姜、铁粉、铁精、禹余粮、玳瑁、珍珠、半夏、没药、生地黄、牡蛎、麝香、黄连、朱砂、鬼箭羽、杨寄生、石长生、枫寄生、防葵、冰片、乌蛇、蝉蜕、天竺黄。

(4)心风恍惚(卷4治心风恍惚诸方,8方)

病机:虚损之人,血气不足,风邪所乘,入于手少阴之经。

证见:恍惚、惊恐、虚悸、妄语、多忘、虚烦、悲伤不乐,心气不安,志意不定,或梦寐惊厌,不自觉知,发作有时。

药用:龙齿、犀角、远志、生地黄、茯苓、甘草、人参;或用:麦冬、柏子仁、龙骨、防风、茯神、天冬、沙参、石菖蒲、牡蛎、琥珀;偶用:赤石脂、紫石英、紫菀、赤小豆、细辛、铁粉、白术、白芍、金箔、朱砂、石英、小草、防己、黄芪、铁精、天竺黄、寒水石、天麻。

(5)心风惊悸(卷4治心脏虚风惊悸诸方,10方)

病机:虚损之人,血气不足,风邪所乘,入于手少阴之经。

证见:惊悸、恍惚、喜怒不乐;多忘、神思不安;四肢惊掣,或狂呼(叫)急(妄)走,如见鬼神,状似癫痫。妄语失志,神思昏乱,志意不定,或夜间狂言,恒常忧怕,或如见鬼神。

药用:人参、龙齿、远志、麦冬;羚羊角、生地黄、茯神;或用:白术、茯苓、防风、牛黄、龙骨、甘草、虎睛;偶用:紫石英、紫葳、柏子仁、升麻、泽泻、雄黄、金箔、银箔、麝香、朱砂、肉桂、白鲜皮、铁精、石脂。

(6)心脏风热(卷4治心脏风热诸方,10方)

病机:血实生热,风邪搏于阳经,伤于血脉,荣气不行,心脏壅滞,邪热之气,稽留不散。

证见:心烦、舌涩、口干,多惊,心神恍惚、神思不安;不得眠卧,脏腑壅滞,头痛,面赤,精神错乱,语错,语涩。

药用:牛黄、朱砂、冰片;或用:龙齿、犀角、升麻、天竺黄、麦冬、细辛、甘草、金箔;偶用:芒硝、僵蚕、银箔、羌活、玄参、铁粉、黄芩、龙胆草、白芍、麝香、大黄、人参、石膏、琥珀、铅霜、防风、茯神、玉竹、虎睛。

(7)风邪入心(卷20治风邪诸方,4方)

病机:居处失宜,饮食不节,风邪入心。

证见:神思恍惚、心痛连背,或上或下,腹满闷乱、神思不定、面色青黄、悲愁不乐、喜怒无常、心神烦乱、头目眩痛。

药用：人参、防风、细辛、甘草、肉桂、茯神、川芎；或用：龙齿、石菖蒲、羚羊角、羌活、铁粉、麻黄、黄芩、赤芍、金箔、银箔、石膏、芦头、杨上箭、虎睛。

2. 风癫（卷22治风癫诸方，4方）

病机：血气虚，风邪入于阴经。

证见：心气不全、心神惯乱、心神不定，忘前失后、大小便遗失、狂走无时、口眼开张、多吐白沫，或作恶声、恍惚虚悸、狂走不恒、言语倒错。

药用：防风、龙齿、商陆、硫黄、附子、铁粉、石菖蒲、黄芩、牛黄、金箔、朱砂、大黄、水银、石膏、茵芋、芒硝、铅霜、虎睛、茯神、白鲜皮、定粉、黄丹。

3. 风痫

（1）风痫（卷22治风痫诸方，7方）

病机：心脏积热；痰毒，风邪干于心。

证见：积痰不散、失心狂乱、口噤吐沫，不识好恶、不问长幼、叫呼不识人。

药用：朱砂、水银、黑铅；或用：阳起石、白矾、硫黄、犀角、芒硝、天竹黄、半夏、牛黄、磁石、铅、银、银箔、黄丹、夜明砂、蛇黄。

（2）小儿惊痫（卷85治小儿惊痫诸方，15方）

病机：小儿心脏久积风热。

治法：化涎、镇心、除热。

证见：遍身壮热、心神烦闷，四肢抽掣、心胸痰滞、惊悸；吐逆，多啼少睡、面赤、摇头吐舌、眼目直视、吐沫。

药用：牛黄、升麻、犀角、朱砂、甘草、龙齿、麝香、虎睛、金箔、银箔、钩藤；或用：铁粉、木香、水银、僵蚕、紫石英、麦冬、蚕蛾、羌活、玄参、天竹、雄黄、天灵盖、乳香、滑石、栀子、黄连、人参、石膏、黑铅、全蝎、茯神、白鲜皮、葛根、黄芩、蚱蝉、白石脂、芒硝、轻粉、白蔹、天竹黄、黄芪。

（3）小儿癫痫（卷85治小儿癫痫诸方，2方）

病机：心脏积热，由风邪热毒所乘。

证见：心闷吐沫。

药用：铁粉、龙齿、天南星、雄黄、熊胆、猪胆、天麻、朱砂、水银、铅霜。

4. 惊风

（1）小儿急惊风（卷85治小儿急惊风诸方，7方）

病机：由气血不和，夙有实热，为风邪所乘，干于心络。

治法：化涎镇心。

证见：四肢抽掣或搐搦、身体壮热；心胸惊悸、心胸痰涎；心神烦热；体瘦、腹内壅闷。

药用：牛黄、朱砂、麝香、天南星、天竹黄、珍珠、冰片、轻粉；或用：皂荚、犀角、雄黄、巴豆、砒霜、胡黄连、甘草、芦荟、人参、郁金、水银、铅霜、曾青、天浆子、全蝎、豆豉。

（2）小儿慢惊风（卷85治小儿慢惊风诸方，7方）

病机：由乳哺不调，脏腑壅滞，内有积热，为风邪所伤，入舍于心。

证见：四肢抽掣或搐搦、身体壮热，心胸惊悸、心胸痰涎、心神烦热，体瘦、腹内壅闷。

药用：麝香、朱砂、僵蚕、牛黄、天麻、雄黄、熊胆、白附子、芦荟、全蝎；或用：天南星、犀角、青黛、巴豆霜、冰片、胡黄连、黄连、蝉蜕、天浆子、天麻、轻粉。

（3）小儿惊啼（卷82治小儿惊啼诸方，8方）

病机：风热邪气乘于心。

证见：壮热心烦，不得稳睡，四肢拘急、失音不语、手足不遂、睡中或时搐搦、腰背强硬、口斜僻。

药用：羚羊角、犀角、麻黄、黄芩、牛黄、天麻、茯神、蚱蝉、防风、蚕蛾、生地黄、天南星、羌活、升麻、天竹、白附子、半夏、龙胆草、独活、麝香、朱砂、大黄、甘草、杏仁、牡丹皮、钩藤、龙角、轻粉、槐子、白鲜皮、全蝎、白附、荆沥、葛根、蜂蜜、竹沥、肉桂、黄芪。

(4) 风惊(卷20 治风惊诸方,5方)

病机：体虚,心气不足,为风邪所乘。

证见：心神不安、恐怖、恍惚、睡卧不安、四肢烦热。

药用：茯神;或用：龙齿、人参、升麻、铁粉;偶用：石菖蒲、犀角、天竹黄、沙参、牛黄、远志、生地黄、金箔、石膏、虎肢、蜂蜜、槟榔、朱砂、铅霜。

(5) 小儿惊痫(卷86 治小儿惊痫诸方,7方)

病机：心脏实热。

证见：壮热、心悸不安、烦躁、肌肤羸瘦、手足抽掣、瘦瘁、胸膈多涎、不食、眼热涩、多睡、眠卧不安、睡中多汗。

药用：牛黄、麝香、朱砂;或用：犀角、天竹黄、青黛、雄黄、蟾酥、冰片;偶用：熊胆、铁粉、栀子、金箔、黄连、大黄、芦荟、轻粉、瓜蒂、虎睛、黄芩、蛇黄、蝉蜕、全蝎。

5. 心劳(卷26 治心劳诸方,8方)

治法：补脾气以益之、除寒热、利腰脚、充肌肤、益气力。

证见：心神不安,心神昏闷、心烦腹满、羸瘦、四肢烦热、四肢无力、多惊、少得睡卧、梦中恐畏不安、好笑、口疮、小肠不利、耳枯燥而鸣、不能听远、皮毛干焦、色无润泽。

药用：犀角、远志、人参、茯神、栀子、羚羊角、石膏、木通;或用：赤石脂、麦冬、贯众、柏子仁、生地黄、鳖甲、升麻、泽泻、芒硝、沙参、白术、桃仁、黄芩、柴胡、酸枣仁、赤芍、茯苓、肉桂、磁石、大黄、野狼牙、桃花、玉竹、雷丸。

6. 脉极(卷26 治脉极诸方,5方)

病机：心有病从脉起,又曰夏遇病为心痹;痹不已为脉极。

证见：面色变赤、语涩不快、神心烦满、惊悸不安、无润泽;好生嗔怒、面色赤、唇口干焦、多汗、好忘、精神恍惚、恐畏、脉虚。

药用：人参、犀角、远志、栀子、茯神、麦冬;或用：赤石脂、茯苓、羚羊角、射干、升麻、赤小豆、铁粉、黄芩、牛黄、朱砂、杏仁、石膏、防风、肉桂、山药、金箔、银箔、黄芪。

7. 心积(卷48 治心积气诸方,10方)

证见：气在脐上心下,结固如梁之状;食饮减少或不能食、胸膈不利;胸背疼痛、肢体消瘦、胸下拘急、腹胁满闷、四肢无力。

药用：肉桂、大黄、三棱;或用：芫花、鳖甲、川乌、硼砂、木香、干漆;偶用：芒硝、吴茱萸、半夏、赤芍、牵牛子、防葵、郁李仁、槟榔、前胡、陈皮。

8. 心疝(卷48 治心疝诸方,8方)

病机：阴气积于内、寒气不散、上冲心。

证见：心腹痛如锥刀所刺、胁下满胀、四肢逆冷、面色青黑、宿食不消、或时吐逆、少思饮食。

药用：木香、吴茱萸、川乌、肉桂、附子、桃仁、麝香、朱砂;或用：射干、莪术、羌活、干姜、细辛、巴豆、乳香、没药、半夏、赤芍、桔梗、牡丹皮、槟榔、青皮、安息香、干漆。

9. 心疟(卷52 治心疟诸方,3方)

概述：心病为疟者,令人心烦。其病欲饮清水,多热少寒。若人本来心性和雅,而忽卒急,反于常伦,或言未终,便住。以手剔脚爪,其人必死,名曰行尸。此心病之证也,虚则补之。

证见：心烦渴、欲得饮水、寒热不歇、乍来乍去、不思饮食。

药用：常山、鳖甲、砒霜、柴胡、栀子、金箔、麝香、朱砂、大黄、甘草、杏仁、石膏、乌梅、蜀漆、香豉、黄丹。

10. 心黄（卷55 治心黄诸方，1方）

证见：目赤，舌上生疮，心闷喘急，多言无度，或笑或嗔，微微汗出，口干舌短，起卧不安，神思恍惚，小便赤难，心下胀满，状如风水，悲哭。

药用：甘草、龙齿、生地黄、淡竹叶、犀角、黄芩、朱砂、大麦、麻油、芒硝、鸡子清、盐。

11. 支饮（卷51 治支饮诸方，5方）

病机：水饮停于胸膈之间，支乘于心。

证见：心下痞坚，喘息短气，面如黧黑色，头痛目眩，皮肤如肿，喘满、咳逆短气，不能下食。

药用：前胡、枳壳、防己、肉桂、旋覆花、泽泻、半夏、茯苓、葶苈子、槟榔；或用：皂荚、枳实、白术、木香、石膏、诃子、苏子、郁李仁。

（三）与心脏关系密切的证候证治

该书卷4提及心虚、心实、心气不足、心脏壅热等4个心常见证候及辨证论治。

1. 心虚（卷4 治心虚补心诸方，6方）

概述：心虚则生寒，寒则阴气盛，阴盛则血脉虚少。

病机：心虚生寒。

证见：恐畏、心腹暴痛、情绪不乐；或见：心腹胀满、惊悸、好忘、恍惚；食少；时唾清涎、梦寐飞扬、志意不定、心中烦闷、面目或赤或黄、羸瘦。

药用：远志、熟地黄、茯苓、肉桂；或用：人参、麦冬、石菖蒲、黄芪、白术、防风、甘草；偶用：紫石英、柏子仁、川芎、半夏、白芍、桔梗、沉香、当归、铁精、陈皮、山药、茯神。

2. 心实（卷4 治心实泻心诸方，8方）

病机：心实生热，热则阳气盛，阳盛则卫气不行，荣气不通，遂令热毒稽留。

证见：心神烦乱不安、惊悸；口干烦渴，喜笑、上焦壅滞；或见：口舌生疮、头疼，面赤身热手心热，满汗出，衄血，喘急，身体烦疼。

药用：麦冬、甘草；或用：升麻、知母、芒硝、茯苓、栀子、黄连、石膏、羚羊角、紫菀、犀角、黄芩、柴胡、大黄、人参、木通、葛根、地骨皮；偶用：枳壳、沙参、玉竹、半夏、远志、生地黄、白薇、茯神、旋覆花。

3. 心气不足（卷4 治心气不足诸方，7方）

病机：血脉虚损，神性劳伤。

证见：惊悸；喜怒；心烦、咽痛；精神恍惚、恐畏；或见：独言语不自觉知，汗出，舌本强，多忘；短气，口唇黑，多梦，时吐血，耳目不明，鼻衄，眼目黄赤，胸满，不下食饮，呕吐。

药用：人参、熟地黄、远志、紫石英、麦冬、甘草；或用：白术、赤小豆、肉桂、茯神、赤石脂、茯苓；偶用：龙齿、射干、枳壳、紫菀、升麻、附子、石菖蒲、紫苏、龙骨、当归、黄芩、山药、黄芪。

4. 心脏壅热

（1）心热多汗（卷4 治心热多汗诸方，5方）

病机：血脉充塞，荣卫不行，心气壅实，上焦烦热，阳气发泄妄行。

证见：多汗、心烦、口干。

药用：麦冬、麻黄根、甘草、犀角、牡蛎、人参、生地黄、天竺黄、寒水石；或用：朱砂、龙骨、石膏、黄芪、地骨皮、茯神、黄芩、天花粉、乌梅肉、葛根、铅霜、故扇灰。

（2）心胸烦热（卷4 治心胸烦热诸方，8方）

病机：心气盛实，气血壅涩，阴阳不通，荣卫隔塞，上焦壅滞。

证见：口舌干燥，心神不利，烦渴不止，头痛；眠卧不安，或大小肠不利，口舌生疮，目涩，不思饮食。

药用:甘草、麦冬、茯苓;或用:黄芩、石膏、葛根、羚羊角、升麻、柴胡、寒水石、天花粉;偶用:枳壳、犀角、玄参、芒硝、沙参、铁粉、珍珠、白芍、栀子、黄连、朱砂、人参、琥珀、玉竹、大青叶、菊花、黄芪、地骨皮、乌梅肉、天竺黄、冰片、不灰木。

(3) 伤寒余热(卷10 治伤寒汗后热不除诸方,1 方)

证见:伤寒汗后,心肺热不除。

药用:犀角、麝香、牛黄、人参、茯神、麦冬、天竺黄、朱砂、黄芩、栀子、甘草、竹叶。

(4) 热病烦躁(卷17 治热病烦躁诸方,4 方)

病机:热毒在心脾,狂乱烦躁。

证见:心中烦躁;头痛目疼,发汗,热不解。

药用:麦冬、黄芩、白鲜皮、铅霜、大黄、甘草、犀角、天竹黄、铁粉、葱白、豆豉、白芍、栀子、麝香、郁金、大青叶、葛根、芒硝。

(5) 霍乱心烦(卷47 治霍乱心烦诸方,11 方)

证见:心烦、汗出、壮热、闷乱、坐卧不安、吐泻干呕。

药用:人参、甘草、生姜、麦冬、芦根、陈皮、茯神、大枣、槐叶、干姜、葱白、白术、桑叶、枇杷叶、竹叶、糯米、黑豆、肉桂、黄芪、蜂蜜。

(6) 暴汗(卷53 治暴汗诸方,11 方)

病机:由心热也,心主于便汗,便汗出多,则肾中虚躁。

证见:心神烦闷、体热食少、口舌干焦。

药用:甘草、麦冬、芦根、人参、乌梅肉、知母、芒硝、黄芩、柴胡、白砂糖、茯苓、黄连、枇杷叶、生姜、天花粉、地骨皮、蜂蜜、酥、诃子、冰片。

(7) 妇人热劳(卷70 治妇人热劳诸方,3 方)

病机:心肺壅热,伤于气血,气血不调,脏腑壅滞,热毒积蓄在内,不得宣通。

证见:心神烦躁,颊赤头疼,眼涩唇干,四肢壮热,烦渴不止,口舌生疮,神思昏。

药用:地骨皮、黄芩、柴胡、人参、麦冬、鳖甲、紫菀、天冬、知母、青蒿、贝母、生地黄、赤芍、茯苓、当归、大黄、甘草、杏仁、旋覆花、黄芪。

(8) 妊娠心烦热(卷74 治妊娠心烦热诸方,7 方)

病机:腑脏虚而热气乘于心。

证见:愦闷虚躁、吐逆、恶闻食气、头眩、四肢沉重、百节疼痛、多卧、头项疼痛、不思饮食、手足多热。

药用:麦冬;或用:桑寄生、柴胡、人参、犀角、葱白、黄芩、赤芍、茯苓、甘草;偶用:升麻、知母、苎麻根、阿胶、枇杷叶、当归、百合、陈皮、地骨皮、豉心、茯神、川芎、豆豉。

(9) 妊娠心烦热口干(卷74 治妊娠心烦热口干诸方,6 方)

病机:妊娠之人,脏腑气虚。

证见:心神烦躁,口干渴逆,头目不利。

药用:麦冬、甘草、人参、黄芪、升麻、犀角、黄芩、栀子;偶用:秦艽、紫苏、枳壳、柴胡、竹茹、生地黄、茯苓、黄连、茯神、天花粉、瓜蒌、地骨皮、玉竹、陈皮。

(10) 小儿壮热(卷82 治小儿壮热诸方,1 方)

证见:卒身体壮热,心肺烦壅。

药用:犀角、寒水石、牛黄、黄芩、栀子、龙齿、麝香、竹沥。

(11) 小儿风热(卷83 治小儿风热诸方,4 方)

病机:心肺风热壅滞,内有积热。

证见:恶风壮热,胸膈不利,痰嗽,多惊。

药用：犀角、牛黄、薄荷；或用：大黄、天竹黄、龙胆草、胡黄连、黄芩、知母、铅霜、朱砂、沙参、杏仁、百合、白鲜皮、防风、白附子、荆芥、人参、大麻仁、生姜、甘草、柏子仁、蜂蜜。

（12）小儿热渴（卷83治小儿热渴不止诸方，2方）

病机：心肺积热。

证见：闷烦，渴不止，咽喉干痛。

药用：麦冬、甘草、竹叶；或用：犀角、黄连、黄芩、栀子、知母、玄参、桑白皮、射干、升麻、茯苓、蜂蜜。

（13）小儿五疳（卷85治小儿五疳诸方，8方）

病机：心脾壅滞，体瘦壮热。

证见：面色黄瘦、身体壮热、虽吃乳食、不能消化、眼目涩痛、胸膈痰涎。

药用：胡黄连、芦荟、麝香；或用：熊胆、丁香、天竹黄、雄黄、牛黄、黑狗胆、天麻、黄连、蟾头、全蝎；偶用：母丁香、使君子、羚羊角、犀角、青黛、蚺蛇胆、铁粉、木香、沉香、朱砂、水银、鲤鱼、胭脂、蜗牛、蛇蜕灰、冰片、蝉蜕、鸡。

（四）与心脏关系密切的症状证治

主要有心痛、惊悸、热病发狂、杂病狂语、恍惚、烦躁、健忘、不得睡、舌异常、小便异常、血淋、口疮、吐血、鼻异常、喘急等。

1. 心痛

（1）心痛（卷43心痛论）

概述：心痛，由风冷邪气乘于心也，其痛发有死者；有不成病者，其乘不伤于正经亦令心痛。表现为乍间乍甚，故成病不死。若诸阳气虚，少阴之经气逆亦令心痛，其痛引喉。又诸脏虚受病，气乘于心，可引发脾心痛、胃心痛、肾心痛。心脉急者。心痛的症状为心痛引背、食不下、寸口脉沉紧。苦心下有寒时痛，关上脉紧，心下苦痛。左手寸口脉沉。

（2）九种心痛（卷43治九种心痛诸方，9方）

概述：九种心痛包括一虫心痛，二疰心痛，三风心痛，四悸心痛，五食心痛，六饮心痛，七冷心痛。

证见：腹胁气滞；心痛妨闷；面色青、四肢不和、冷气攻两胁或腹内冷气积聚、胸背疼痛、欲吐、不欲饮食。

药用：赤芍、肉桂、干姜、木香、桔梗、沉香、当归；偶用：食茱萸、枳壳、阿魏、附子、巴豆、麝香、槐树枝、大黄、石榴皮、人参、丁香、槟榔、厚朴、陈皮、诃子、干漆。

（3）卒心痛（卷43治卒心痛诸方，13方）

病机：由脏腑虚弱，风邪冷热之气，客于手少阴之络。

证见：腹胁气胀，不欲饮食，气闷欲绝，面色青，四肢逆冷。

药用：肉桂、干姜、当归、盐；或用：高良姜、吴茱萸、莪术、川乌、犀角、木香、熟地黄、麝香、生姜、大豆、厚朴、干漆、酽醋、鸡子、白艾、灶突中墨、铛底墨。

（4）诸虫心痛（卷43治诸虫心痛诸方，16方）

病机：人脏腑虚弱，风邪冷热之气，交结成于诸虫，在于腹胃之间，因食甘肥，其虫发作，腹中杀人。

证见：心痛、连脐腹刺痛、多吐不食、多吐酸水、多吐涎沫、四肢不和、冷气上攻、心腹满闷。

药用：鹤虱、槟榔、陈皮、石榴、野狼、吴茱萸、当归、肉桂、干漆；或用：高良姜、鳗鲡鱼、贯众、楝树、桃符、干姜、熊胆、附子、白术、赤芍、桔梗、甘草、丁香、胡粉、酒、桑白皮、芜荑、厚朴、桃白皮、雷丸、轻粉、乱发、薰陆香、楝树根。

（5）久心痛（卷43治久心痛诸方，9方）

病机：腹中积聚，邪毒气不散。

证见：冷气积聚；少思饮食、经年不止、痛不可忍；四肢不和、唇口青、时时恶寒、蛔虫、多吐清水。

药用：木香、肉桂；或用：莽草、雌黄、吴茱萸、川乌、犀角、干姜、雄黄、附子、桑白皮、巴豆、赤足蜈蚣、桔梗、麝香、朱砂、当归、贝齿、甘草、丁香、花椒、鬼臼、鹤虱、槟榔、诃子、芫荑、熟艾、陈皮、厚朴、桃白皮、小蒜。

（6）恶疰心痛（卷43 治恶疰心痛诸方，6方）

病机：人阴阳俱虚，气血不足，风寒暑湿不正之气，乘虚而入人肌体，流注经络。

证见：心痛，或刺腹胁或肩背，或胁肋连心刺痛，或心腹痛如锥刀所刺；胀满欲死痛无常处、发歇不定、烦乱不可忍、手足逆冷。

药用：槟榔、龙齿、黄芩、赤芍、栀子、芒硝、犀角、朱砂、龙骨、大黄、肉桂；或用：高良姜、附子、巴豆、白术、没药、柴胡、鬼箭羽、鬼臼、陈皮、安息香、青皮。

（7）中恶心痛（卷43 治中恶心痛诸方，6方）

病机：人脏腑气虚，精神衰弱，为毒邪鬼气之所中。

证见：心痛不可忍，腹胀闷乱，如蛊毒恶疾之状，气急胀满，厌厌欲死，闷乱不识人。

药用：赤芍、桔梗、乌药、羌活、升麻、犀角、赤小豆、芒硝、雄黄、桃仁、柴胡、白芥子、牛黄、麝香、沉香、大黄、甘草、杏仁、石榴、鬼箭羽、鬼臼、肉桂、槟榔、瓜叶、安息香。

（8）心痛多唾（卷43 治心痛多唾诸方，6方）

病机：停饮乘心之痛。

证见：心中烦躁；头痛目疼，发汗，热不解。

药用：槟榔、肉桂、半夏、白术；或用：木香、人参、前胡、陈皮；偶用：白矾、吴茱萸、枳壳、枳实、干姜、赤芍、茯苓、枇杷叶、当归、诃子、厚朴、旋覆花、花椒。

（9）心背彻痛（卷43 治心背彻痛诸方，6方）

病机：由人脏腑虚弱，肾气不足，积冷之气，上攻于心，心气既虚，为邪所乘。

证见：心背彻痛，连腹胁刺，发歇不定。

药用：附子、芫花、川乌、半夏、槟榔、吴茱萸、花椒；或用：赤石脂、羌活、干姜、细辛、巴豆、木香、大黄、人参、肉桂、川芎。

（10）心痛不能饮食（卷43 治心痛不能饮食诸方，8方）

病机：由积冷在内，容于脾而乘心络。

证见：不能饮食；心腹冷痛；妨闷；四肢无力、渐加羸瘦。

药用：白术、人参、肉桂、当归；或用：木香、陈皮、厚朴、生姜、茯苓；偶用：高良姜、枳壳、桔梗、胡椒、木瓜、丁香、荜澄茄、砂仁、青皮、诃子、黄芪。

（11）心悬急懊痛（卷43 治心悬急懊痛诸方，6方）

证见：心悬急懊痛、腹胀、气闷、四肢烦疼、气逆不顺、筑筑引两乳间或如锥刺。

药用：赤芍；或用：木香、肉桂、枳壳、槟榔；偶用：芒硝、吴茱萸、桃仁、黄芩、柴胡、生地黄、阿胶、沉香、当归、大黄、生姜、人参、郁金、陈皮、郁李仁。

（12）胸痹心背痛（卷43 治胸痹心背痛诸方，7方）

病机：由脏腑虚寒，风冷邪气，积聚在内，上攻胸中，而乘于心。

证见：心痛背痛腹胀，气满不下食饮，胸膈不利，音声闭塞。

药用：肉桂、细辛、花椒；或用：吴茱萸、茯苓、甘草、高良姜、枳实、羌活、川乌、干姜、附子、半夏、生地黄、桔梗、当归、瓜蒌、槟榔、豆豉、川芎。

（13）心痹（卷43 治心诸方，5方）

病机：思虑烦多则损心，心虚故邪乘之，邪积而不去，则时害饮食。

证见：心中塞而痛，不能下食，满急刺痛，不可俯仰，气促，咳唾不利。

药用:青皮;或用:半夏、木香、桔梗、当归、前胡、肉桂;偶用:吴茱萸、枳壳、枳实、细辛、柴胡、五味子、赤芍、茯苓、人参、莱菔子、槟榔、诃子。

(14)寒疝心痛(卷48治寒疝心痛诸方,6方)

病机:阴气积结。

证见:心痛闷绝,诸虚冷气满闷,绕腹中尽痛,白汗出,四肢逆冷,不欲食。

药用:干姜、附子、肉桂、高良姜、赤芍、当归、川芎;或用:莪术、半夏、白术、木香、茯苓、甘草、胡椒、花椒、黄芪。

(15)妇人血气心痛(卷71治妇人血气心痛方,10方)

病机:脏虚,气血不调,风冷邪气乘于心。

证见:心痛,疼痛不止,面无颜色,四肢不和,发歇不定,腹胁妨闷,不欲饮食。

药用:当归、肉桂;或用:吴茱萸、槟榔、莪术、桃仁、木香、赤芍、牡丹皮;偶用:乌药、川乌、阿魏、白术、没药、熟地黄、豆蔻、叶子、伏龙肝、鹤虱、干漆、青皮、川芎。

(16)妊娠心痛(卷75治妊娠心痛方,11方)

病机:风邪痰饮,乘于心之经络,邪气搏于正气,交结而痛。

证见:心痛,或两胁胀满,不下饮食,四肢烦疼。

药用:黄芩、竹茹、槟榔;或用:麦冬、生地黄、枳实、大麻仁、白术、柴胡、羊脂、赤芍、茯苓、栀子、牛粪、甘草、人参、石膏、肉桂、蜂蜜、榆皮、茯神、豆豉、盐。

(17)产后心痛(卷81治产后心痛方,11方)

病机:脏虚,遇风冷客之,与血气相搏而气逆。

证见:心痛,四肢厥冷,不纳饮食,上冲心腹,痛不可忍。

药用:当归、木香、莪术、肉桂;或用:白术、桃仁、熟地黄、芫花、吴茱萸、干姜、赤芍、甘草、胡椒、丁香、川芎、青皮、香墨、芸薹子。

(18)小儿心痛(卷83治小儿心痛方,11方)

病机:邪气客于心主之脉。

证见:心痛不止,发渴不定,手足不和。

药用:肉桂、白术、黄芩、木香、白芍、桔梗、当归、甘草、人参、高良姜、莪术、桃仁、生地黄、茯苓、栀子、大黄。

(19)胸背心痛(卷47治上焦虚热诸方,1方)

病机:上焦虚热。

证见:胸背连心痛,咳喘短气,动而吐沫。

治法:润肺止心痛。

药用:大枣、杏仁、紫菀、玉竹、麦、羊肾、麻黄、蜂蜜、生姜、淡竹沥。

2. 惊悸

(1)风惊悸(卷20治风惊悸诸方,7方)

病机:体虚,心气不足,为风邪所乘。

证见:治风惊悸、烦闷、咽喉痛、心神不安、乱语、汗出、心气不足、喜怒不自觉知;言语错误、恍恍惚惚、短气、口唇黑、呕吐、时时吐血、病苦满。

药用:麦冬、人参、紫石英、赤小豆、天竹黄、独活、远志、茯苓、金箔、银箔、朱砂、甘草;或用:龙齿、羚羊角、射干、枳壳、紫菀、犀角、附子、白霜、铁粉、珍珠、黄芩、木香、牛黄、白芍、麝香、龙骨、牛粪、当归、生姜、防风、茯神、薜皮、冰片、白鲜皮、菊花。

(2)虚劳惊悸(卷28治虚劳惊悸诸方,5方)

病机:虚劳之人,损伤于血脉,致令心气不足,为邪气所乘。

证见：心神不安；心膈烦满,不能嗜食,多忘不安。

药用：人参、黄芪、茯神；或用：龙齿、柏子仁、远志、熟地黄、肉桂；偶用：赤石脂、石菖蒲、朱砂、雄黄、酸枣仁、白芍、当归、甘草、防风、犀角。

(3) 虚劳烦热(卷28 治虚劳惊悸诸方,5 方)

病机：虚劳之人,损伤于血脉,致令心气不足,为邪气所乘。

证见：虚劳烦热,不欲饮食；体瘦无力；心神不安,心胸壅闷,心下痞满。

药用：黄芪、人参、麦冬、枳壳、前胡；或用：鳖甲、犀角、半夏、白术、柴胡、木香、五味子、赤芍、茯苓、诃子、茯神、地骨皮、肉桂、玉竹。

(4) 伤寒心虚惊悸(卷13 治伤寒后心虚惊悸诸方,14 方)

病机：伤寒后虚损,心气不足,邪热乘心。

证见：惊悸,烦热,心气乏弱；肌体羸瘦；恍惚不安；口干,多忘,卧起不安；精神昏乱,四肢沉重,妄语,咽喉不利,面目忽赤忽黄,头项时疼,或梦惊魇,吃食全少,不能饮食,翕翕短气,神气不定,眼涩,及诸不足。

药用：人参、茯神、远志、麦冬；或用：龙齿、防风、生地黄、黄芪、茯苓、肉桂；偶用：紫石英、升麻、天冬、铁粉、白术、黄连、甘草、石膏、赤石脂、金箔、银箔、羚羊角、紫菀、犀角、玄参、石菖蒲、半夏、酸枣仁、枸杞子、豆豉、白芍、栀子、麝香、龙骨、当归、杏仁、陈皮、黄芩、大青、芒硝、虎睛。

(5) 妇人血风心神惊悸(卷69 治妇人血风心神惊悸诸方,14 方)

病机：风乘于心。

证见：心神惊悸,心中烦闷,恍恍惚惚、不欲饮食；四肢烦疼,眠卧不安,气壅多发；头痛、言语谬误、喜忘、心气虚、神思不定、筋脉拘急、或恚悲愁、志意不乐。

药用：人参、茯神、防风、龙齿、远志、甘草、黄芪；或用：细辛、朱砂、当归、石膏、生地黄、紫石英、麦冬、枳壳、犀角、桑白皮、茯苓、赤芍、铁精；偶用：自然铜、蔓荆子、羚羊角、羌活、山茱萸、附子、生玳瑁、葱白、白术、独活、金箔、麝香、生姜、薄荷、白石英、酸枣仁、白芍、熟地黄、肉桂、生金、不灰木、铅霜、半金草、葛根、菊花、天雄、山药、栀子、川芎。

(6) 产后脏虚心神惊悸(卷77 治产后脏虚心神惊悸诸方,11 方)

病机：由产后体虚心气不足,心之经为风邪所乘也,或恐惧忧迫。

证见：心中惊悸、志意不安、言语错乱、不自觉知、精神昏乱、眠卧不安；腹中急痛、心中愦愦、或时烦闷、或时恐怖。

药用：人参、远志、熟地黄、茯神、甘草、龙齿、麦冬、茯苓；或用：当归、肉桂、琥珀、牛黄、羚羊角；偶用：柏子仁、朱砂、羌活、犀角、石菖蒲、黄芩、白芍、金箔、白羊心、防风、白薇、铁精、黄芪、牡蛎。

(7) 小儿惊悸(卷83 治小儿惊悸诸方,5 方)

病机：心脏壅热,为风邪所乘,邪搏于心。

证见：惊悸烦乱、身体壮热、昼瘥夜甚、像鬼神所着。

药用：茯神、犀角、石菖蒲、远志、酥；或用：龙齿、麦冬、羚羊角、升麻、铁粉、龙胆草、牛黄、金箔、龙骨、水银、甘草、杏仁、人参、石膏、百合、寒水石、钩藤、竹沥。

3. 热病发狂

(1) 伤寒心狂热(卷11 治伤寒心狂热诸方,11 方)

病机：热邪攻于心络。

证见：心生狂热、狂言、恍惚、起卧不安、心烦、多惊,时有痰逆,不欲饮食,精神错乱、志意不定。

药用：茯神、麦冬、甘草、人参；或用：龙齿、黄芩、赤芍、栀子、芒硝、犀角、朱砂、龙骨、大黄、肉桂；偶用：羚羊角、竹根、升麻、茵陈、玄参、知母、鼠尾草、铁粉、半夏、桃仁、牛黄、远志、生地黄、牡蛎、桔梗、麝香、黄连、蜀漆、葛根、玉竹、黄芪、甜竹根、铅霜、冰片、地龙、白薇、大青叶、瓜蒌、白鲜皮。

（2）时气谵言（卷15治时气谵言诸方,1方）

病机：时气热毒攻心。

证见：目赤心烦,不得睡卧,精神惊悸,言语失常。

药用：生地黄、玄参、茯苓、麦冬、犀角、甘草。

（3）时气发狂（卷15治时气发狂诸方,11方）

病机：时气热毒攻心。

证见：心生狂热、狂言、恍惚、起卧不安、心烦、多惊,时有痰逆,不欲饮食,精神错乱,志意不定。

药用：茯神、麦冬、甘草、人参;或用：龙齿、黄芩、赤芍、栀子、芒硝、犀角、朱砂、龙骨、大黄、肉桂;偶用：羚羊角、竹根、升麻、茵陈、玄参、知母、鼠尾草、铁粉、半夏、桃仁、牛黄、远志、生地黄、牡蛎、桔梗、麝香、黄连、蜀漆、葛根、玉竹、黄芪、甜竹根、铅霜、冰片、地龙、白薇、大青、瓜蒌、白鲜皮。

（4）热病狂言（卷17治热病狂言诸方,3方）

病机：毒气攻心。

证见：狂言,心神惊悸,烦热喘促,烦躁。

药用：人参、龙齿、麦冬、生地黄、秦艽、升麻、犀角、芒硝、龙胆草、牛黄、姜汁、黄连、大黄、薄荷、石膏、白鲜皮、玉竹、蜂蜜、地龙、茯神。

（5）热病发狂（卷17治热病发狂诸方,8方）

病机：热邪攻于心络。

证见：发狂、心神恍惚、不得睡卧,心热烦闷、壅热,心忪惊悸,悲喜不恒,妄有所见。

药用：牛黄、麦冬、犀角、茯神、龙齿、生地黄、秦艽、升麻、芒硝、龙胆草、姜汁、黄连、大黄、薄荷、石膏、白鲜皮、玉竹、蜂蜜、地龙。

4. 杂病狂语

（1）产后血邪攻心狂语（卷80治产后血邪攻心狂语诸方,13方）

病机：体虚,心气不足,血邪所攻。

证见：心神恍惚、言语失度、或见鬼神,睡卧不安,迷闷,令人如癫邪、恒惊怕,或啼或笑,或惊或恐,腹中刺痛胀满。

药用：麝香、琥珀、远志、人参、蒲黄、牛黄、茯神、朱砂、麒麟竭、黄芪、龙齿、僵蚕、桑寄生、柏子仁、白矾、延胡索、天竹黄、牛膝、雄黄、铁粉、珍珠、桃仁、金箔、当归、荷叶、马蹄、乌鸦、防风、赤芍、白芍、羊肾、熟地黄、生地黄、茯苓、冰片、阿香、虎粪、蛇黄、乌驴蹄、干漆、赤马蹄、狗胆、鬼箭羽、刘寄奴。

（2）小儿心热夜卧狂语（卷83治小儿心热夜卧多狂语诸方,9方）

病机：小儿蕴积邪热,脏腑壅滞,则令气血不和,心神烦乱。

证见：夜卧狂语、多惊、烦闷、手足多掣、神思恍惚、黄瘦毛焦。

药用：升麻、犀角、牛黄、朱砂、甘草、麦冬、黄芩、龙齿、黄连、大黄、人参、茯神、钩藤、冰片;或用：羚羊角、玄参、天竹黄、铁粉、柴胡、茯苓、金箔、麝香、石膏、琥珀末、寒水石、芒硝、铅霜、葛根。

5. 恍惚　产后中风恍惚（卷78治产后中风恍惚诸方,11方）。

病机：产则血气俱伤,腑脏皆虚。

证见：心神烦闷、恍惚、语涩、咳不止;四肢筋脉挛急疼痛壮热、头目疼痛、志意不定、言语错误、睡卧不安、言语謇涩、或时口噤、背项强直。

药用：防风、羚羊角;或用：远志、人参、丁香、茯神、肉桂、枳壳、羌活、犀角、麻黄、独活、豆蔻、川芎;偶用：蔓荆子、麦冬、附子、石菖蒲、白术、牛黄、生地黄、茯苓、当归、甘草、生姜、薄荷、石膏、琥珀、龙头、白薇、全蝎、酸枣仁、厚朴、伏龙肝、陈皮、诃子。

6.烦躁　时气烦躁(卷15治时气烦躁诸方,4方)。

病机:毒气在于心。

证见:心神烦躁、头痛,壮热不解、大小便不利。

药用:升麻、甘草、麦冬、秦艽、犀角、芒硝、苦参、黄芩、柴胡、栀子、黄连、大黄、防风、木通、白鲜皮、槟榔、竹沥、新汲水。

7.健忘(卷4补心益智及治健忘诸方,7方)

病机:血脉不荣,气血俱虚,精神离散。

治法:补心定志,益智安神。

证见:精神离散、多忧虑,耳目不聪。

药用:远志、石菖蒲、人参、熟地黄;或用:茯苓、山药、赤石脂、杜仲、龙骨、肉桂;偶用:麦冬、柏子仁、天冬、牛膝、龟板、决明子、桔梗、磁石、黄芪。

8.不得睡

(1)虚劳心热不得睡(卷27治虚劳心热不得睡诸方,5方)

证见:心热烦躁、不得睡卧,惊恐、忧虑少睡、胁下气上攻、心闷、四肢疼痛、吃食全少。

药用:人参、麦冬、酸枣仁、甘草;或用:五味子、熟地黄、黄芪;偶用:榆白皮、苦参、白术、黄芩、龙胆草、白芍、茯苓、黄连、当归、茯神、防风、地骨皮、前胡。

(2)卒魇(卷55治卒魇诸方,2方)

证见:虚羸,心气乏弱,多魇。

药用:干姜、远志、白芍、甘草、人参、茯神、肉桂、赤石脂、紫菀、白术、熟地黄、龙骨、当归、防风、黄芪。

9.舌异常

(1)伤寒舌肿(卷6治伤寒舌肿诸方,6方)

病机:热毒伤于心脾,血虚为热所乘。

证见:舌肿、口疮、咽喉疼痛,多吐痰涎,唇干。

药用:甘草;或用:大黄、麦冬、升麻、黄连、黄柏;偶用:芒硝、羚羊角、玄参、知母、黄芩、柴胡、龙胆草、牛黄、地黄、人参、黄药子、菊花、车前子。

(2)重舌(卷36治重舌诸方)

病机:心脾有热,即热气随脉波于舌本。

(3)舌肿强(卷36治舌肿强诸方)

概述:凡舌肿强,错治即杀人,其患甚急,但看舌下,自有噤虫形状,或似蝼蛄。

(4)小儿重舌(卷89治小儿重舌诸方,10方)

病机:脏腑壅滞,心脾积热,邪热之气,随脉上冲于舌本。

证见:重舌,及口中生疮涎出,心胸壅闷。

药用:昆布、肉桂、海藻;偶用:麦冬、蒲黄、白矾、射干、蛤蚧、露蜂房、白鱼、牡牛乳、半夏、龙胆草、鹿角、大黄、蛇蜕、白羊尿、木通、松萝、白蔹、黄芪、陈皮、土瓜根。

(5)木舌(卷36治木舌诸方,6方)

病机:脏腑壅滞,心脾积热,邪热之气,随脉上冲于舌本。

证见:木舌,肿痛,兼咽喉不利。

药用:升麻;或用:犀角、大黄、漏芦、射干、玄参;偶用:麦冬、羚羊角、黄芩、当归、甘草、鲤鱼、大青叶、肉桂、煤。

(6)口舌干燥(卷36治口舌干燥诸方,3方)

病机:腑脏虚热,热气乘心脾。

证见：唇口干燥,或生疮,兼烦渴,心神头目不利。

药用：麦冬、黄连;或用:大枣、牛黄、茯苓、栀子、朱砂、大黄、甘草、黄芩、杏仁、石膏、蔷薇、芒硝、寒水石、蜂蜜、川芎。

(7) 舌上出血(卷37治舌上出血诸方,1方)

病机：脏腑壅滞,气血充盛,则经络痞塞,荣卫不行。

证见：舌上黑,数孔出血如涌泉。

药用：戎盐、黄芩、黄柏、大黄、人参、甘草、肉桂。

10. 小便异常

(1) 时气小便不通(卷11治时气小便不通诸方,1方)

病机：心脏壅热,久而不除,汗后津液虚少,不能灌溉,热毒之气,流注小肠。

证见：心腹烦闷,寒热不解,头痛,小便不通。

药用：滑石、犀角、柴胡、赤芍、蘧麦、黄芩、知母、木通、大黄、葶苈子。

(2) 小便出血(卷37治小便出血诸方,1方)

病机：心脏积邪,毒流于小肠。

证见：小便出血。

药用：生地黄、川芎、黄芩、赤芍、茅根、车前、人参、甘草。

(3) 妇人小便出血(卷72治妇人小便出血诸方,2方)

证见：小便出血,心神烦闷。

药用：羚羊角、贝母、黄芩、牡蛎粉、当归、甘草、牡丹皮、茜根、瓜蒂、侧柏叶、车前子、肉桂。

(4) 小便色赤如血(卷58治小便色赤如血诸方,1方)

病机：忧愁惊恐,心气虚热,客邪之气,与客热搏于心。

证见：小便色赤如血,心神躁,水道中痛。

药用：生地黄、黄芩、甘草、车前子、当归、芒硝。

11. 血淋

(1) 血淋(卷58治血淋诸方,14方)

病机：心主血,血之行通身,遍行经络,环腑脏,劳热者则散失其常经络,渗入胞而成血淋。

证见：心神烦躁,水道中涩痛。

药用：滑石、蒲黄、轻粉、白茅根、木通;或用:自然铜、商陆、晚蚕蛾、薜荔藤、赤小豆、天灵盖、金灯花、鱼骨、海螵蛸、生地黄、赤芍、麝香、黄连、当归、岗谷树根皮、甘草、墨旱莲、芭蕉根、冬瓜仁、郁金、冰片、寒水石、芒硝、伏龙肝、地龙、绿豆粉、石燕、红蓝花、石韦、桑黄、地柏花、麻根、蘧麦、冬葵子、黄芩。

(2) 小儿血淋(卷92治小儿血淋诸方,9方)

病机：心主血,血之行通身,遍行经络,环腑脏,劳热者则散失其常经络,渗入胞而成血淋。

证见：血淋涩痛、心躁体热、水道涩痛、日夜淋沥、小腹及阴中疼痛。

药用：蒲黄、石韦;或用:茅根、犀角、露蜂房灰、榆白皮、黄芩、滑石、赤芍、当归、蚯蚓、冬瓜、车前子、冬葵子、乱发灰、海蛤、蘧麦、车前草、白胶、戎盐、牡羊阴聚毛、蜂蜜。

12. 口疮

(1) 热病口疮(卷17治热病口疮诸方,8方)

病机：热毒乘虚攻于心脾。

证见：口疮、心脏壅热、心神烦躁、大小便壅滞、头痛。

治法：洗心除热,去喉中鸣。

药用：升麻、黄芩、大黄;或用:芒硝、玄参、生地黄、甘草、大青;偶用:麦冬、枳壳、犀角、天冬、知母、沙参、柴胡、黄连、石膏、黄芪、地骨皮、蜂蜜、黄丹。

(2) 口舌生疮(卷 36 治口舌生疮诸方,1 方)

病机:腑有热,乘于心脾。

证见:口舌生疮破裂,唇塞赤色。

药用:升麻、射干、黄柏、大青、甘草、玄参。

13. 吐血

(1) 喉中脓血(卷 9 治伤寒九日以上候诸方,1 方)

证见:伤寒九日,心肺热,气急,喉中有脓血。

药用:犀角、竹茹、桔梗、大黄、麦冬、芒硝。

(2) 伤寒吐血(卷 11 治伤寒吐血诸方,1 方)

病机:心肺热。

证见:因嗽吐血或唾血。

药用:茅根、犀角、黄芩、桑根白皮、竹茹、刺蓟、紫菀、生地黄汁。

(3) 热病吐血(卷 18 治热病吐血诸方)

病机:热病,毒气未解,心肺积热。

证见:吐血不止,心中壅闷。

(4) 吐血(卷 37 吐血论)

概述:夫吐血者,皆由大虚损,及饮酒劳伤所致也。

(5) 吐血(卷 37 治吐血诸方,2 方)

病机:心肺热盛。

证见:吐血不止。

药用:甘草、竹茹;或用:地榆、伏龙肝、柏叶、红蓝花、刺蓟、黄芩。

(6) 卒吐血(卷 37 治卒吐血诸方,1 方)

病机:心肺暴热,毒入胃。

证见:卒吐血。

药用:生地黄、黄芩、阿胶、甘草、竹茹。

(7) 吐血不止(卷 37 治吐血不止诸方,2 方)

病机:心肺积热,饮酒劳伤之所致。

证见:吐血不止,心胸烦热。

药用:小蓟根、竹茹、麦冬、白芍、茜根、鸡苏叶、红蓝花、伏龙肝、乱发灰。

(8) 呕血(卷 37 治呕血诸方,1 方)

病机:愁忧思虑,恚怒气逆,上而不下。

证见:呕血久不瘥,心神烦闷,脏腑劳伤。

药用:竹茹、白芍、当归、茜根、羚羊角、甘草。

(9) 吐血衄血(卷 37 治吐血衄血诸方,6 方)

病机:心脏积热。

证见:吐血衄血,或发或止。

药用:黄芩、伏龙肝、贝母、新羊血、柿叶、人中白。

(10) 吐血口干(卷 37 治吐血口干诸方,3 方)

病机:心肺壅热。

证见:吐血,唇口干燥。

药用：杏仁、黄芩、麦冬；或用：生地黄、生地黄汁、黄连、栀子、大黄、犀角、茯苓、天花粉、甘草、人参、生姜汁、蜂蜜、酥、白砂糖。

14. 鼻异常

（1）时气衄血（卷15治时气鼻衄方，2方）

病机：五脏热结所为，心主于血，邪热中于手少阴之经。

证见：心膈躁闷，面赤目黄，起卧不定，鼻衄不止。

药用：胡粉、干姜、乱发灰、釜底墨、伏龙肝、海螵蛸、刺蓟、蒲黄。

（2）伤寒鼻衄（卷10治伤寒鼻衄诸方，1方）

病机：心肺热毒。

证见：伤寒鼻衄不止；或见：唾血。

药用：黄连、黄芩、栀子、甘草、伏龙肝、竹茹、生姜、生地黄。

（3）热病鼻衄（卷18治热病鼻衄诸方，2方）

病机：阳毒伤肺。

证见：热病鼻衄不止。

药用：黄芩、地骨皮；或用：犀角、阿胶、伏龙肝、栀子、大黄、生地黄、葱白、豉、生地黄汁。

15. 喘急（卷17治热病喘急诸方，4方）

病机：热病毒气攻于心肺，烦热壅于胸膈，水停心下。

证见：喘急，膈中不利，上气奔喘。

药用：麻黄、桑白皮、杏仁、柴胡；或用：人参、石膏、葶苈子、马兜铃、皂荚、郁李仁、大腹皮、枳实、陈皮、紫苏、茯苓、麦冬、五味子、甘草、蜂蜜。

（五）一些其他章节提及与心相关的证治

在该书中，还有一些病证涉及心的病机证候，但内容少，如：不得语、伤寒头痛、伤寒鼻衄、伤寒谵语、小肠实热、时气口疮、时气口干、风热、虚劳骨热、热劳、大便下血、消渴烦躁、消渴口舌干燥、消渴饮水过度、热渴、产后恶血冲心、小儿干痔、小儿内痔、小儿痔渴不止、小儿语迟、小儿口疮、小儿身有赤处、小儿尿血、小儿大便血。

三、讨论

1. 心脏的常用药归纳 该书反映了成书年代对心脏及相关疾病的治疗已经积累了丰富的经验，卷2的心脏用药（麦冬、远志、丹参、紫石英、犀角、玉、铁粉、石菖蒲、生地黄）、心烦通用药（石膏、滑石、杏仁、栀子、茯苓、贝母、知母）是其代表。从这两类药物归纳看，该书对心脏在神志和精神病证方面已十分重视。

2. 心脏的常见病及其辨证论治 该书主要包括：心风、风癫、风痫、惊风、心劳、脉极、心积、心疝、心疟、心黄、支饮等。其中心风、风癫、风痫、惊风多表现为神志和精神疾患；而心劳、脉极、心积、心疝、心疟、心黄、支饮等延续了古心病的认识。

3. 心脏的常见证候及其辨证论治 该书卷4提及心虚、心实、心气不足、心脏壅热等4个心常见证候及辨证论治，其他章节亦见相关记述。其中，比较集中的是心脏壅热，该证候主要表现为热证，以及心神受扰，以心烦等表现为主。对比《内经》，该书对心热病描述为"心热病者，先不乐，数日乃热，热争则卒心痛，烦闷善呕，头痛面赤无汗，壬癸甚，丙丁大汗，气逆则壬癸死"。《诸病源候论》认为心烦的病机为"由时气和脏腑内热"。显然《太平圣惠方》对心热证候有了更细致和准确的认识。

鉴于该书多处提及心热、心脏壅热等证候，提示其时心烦等情绪异常表现是较为多见的。

4. 心脏的常见症状及其辨证论治 主要包括心痛、惊悸、热病发狂、杂病狂语、恍惚、烦躁、健忘、不得睡,以及舌异常、小便异常、血淋、口疮、吐血、鼻异常、喘急等。

以上,心痛的条目仍较多,但与心的关系似更为密切,提示作者对心胸疾病与消化系统疾病的鉴别有所进步。精神、情志、意识仍是心脏的常见症状。

心开窍于舌,舌症候归于此类,是其依据。具体包括了伤寒舌肿、重舌、木舌、舌肿强、口舌干燥、舌上出血、口舌生疮等。

小便异常、血淋推测与心与小肠相表里理论有关。而血淋、吐血、舌上出血等部分应与心火及主血脉有一定联系。

5. 心与神的关系　该书在心与神的关系方面较唐代有了更多的论述,且集中到神志和精神方面。除以上提到的外,还有如:

一是卷 4 中出现了对心与神关系的记录,诸如"夫心为帝王,神之所舍,诸脏之主,不受外邪。""心主于神,候于舌。神是心主,舌是心官。语言机关,皆由心出。""心脏者,神之所止也,安静则神爽,烦乱则病生。""心者,精神之本,意智之根,常欲清虚,不欲昏昧,昏昧则气浊,气浊则神乱。"

二是对于神志类疾病有了专门的论述,如 4 的补心益智及治健忘诸方记载了 7 个方剂,对症状、治法都有详细描述;卷 55 治卒魇诸方对于心神虚弱产生的卒魇又相关方剂的记录。

三是在风惊、惊悸、风热等外邪侵袭之下,对于心神的描述主要有:心神不定、心神颠倒、心神烦闷、心神恍惚、神思不安、心神烦乱、心神愦乱、心神不定、心神惊悸、心神不利、心神烦躁、心神头目不利等描述。

6. 治法特色　该书所提及的治法非常少,偶在方剂描述提及。诸如:小儿急惊风的治法为"化涎镇心";小儿惊痫的治法为"化涎、镇心、除热";心智不利的治法为"补心定志,益智安神";心劳的治法为"补脾气以益之、除寒热、利腰脚、充肌肤、益气力";胸痛的治法为"润肺止心痛";热病口疮的治法为"洗心除热,去喉中鸣"等。

(颜彦,方肇勤,杨雯)

第六节　《和剂局方》心的理论

摘要:《和剂局方》所载与心关系密切的证治包括心气不足、心悸怔忡、心烦、妇人心悸心烦、小儿心惊心烦、心痛等;而该书许洪所附"指南总论"对心脏症候产生的病因提出了大致的分类,主要有风邪、外感、积热和体虚,并对有关方剂予以总结归纳。

《和剂局方》成书于公元 1110 年的北宋,是我国第一部由官方主持编撰的成药著作。两宋时期经济繁荣,文化融合,内外交流,将中医药发展推向了一个新的高度,和剂局为当时国家成立的药局,各地所行之有效的方剂经试验有效后,药局拟立制剂规范,并依方制药发卖。《和剂局方》也可谓当时流行的方剂手册,反映了该时代所涉中医基础理论与诊疗方剂,影响深远。

一、方法

(1) 自网上(网址:http://www.taozhy.com/)下载《和剂局方》电子版。

(2) 电子版本缺失与错误部分查阅原著(太平惠民和剂局.太平惠民和剂局方[M].北京:人民卫生出版社,2007)核实、校正或补充。

(3) 查找并摘录该书中所有涉及"心"的论述。

（4）依据原文所处语境及联系全书判读各自含义。

（5）对所收集文献按一些基本信息，与心脏关系密切的疾病、证候、症状等论治分类陈述。

（6）留意该书有关病因病机、证候、治法方药；或主要表现、治则治法，按出现频次多少先后陈列。

（7）一些相关学术内容在讨论中予以探讨。

二、结果

（一）一些基本信息

该书有 109 张处方中出现"心"，占该书 788 方中的近 14%。其中卷 1 治诸风有 19 方，卷 3 治一切气有 13 方，卷 5 治诸虚有 23 方，卷 6 治积热有 15 方，卷 9 治妇人诸疾 13 方，卷 10 治小儿诸疾 15 方。卷 7 治咽喉口齿未见涉心处方。其余如卷 2 治伤寒、卷 4 治痰饮、卷 8 治杂病、卷 10 诸汤等出现涉心处方 1～5 张不等。提示心脏病证是当时中医治疗的主要病证。

（二）与心脏关系密切的证候证治

心气不足。主要见该书卷 5 治诸虚（附骨蒸），心气不足处方有 23 张，其中明确记载有"心气不足"的方剂 13 张，即定志丸、预知子丸、妙香散、平补镇心丹、宁志膏、降心丹、远志丸、上丹、龙齿镇心丹、十四友丸、参香散、秘传玉锁丹、茯菟丸等。

证见：梦寐惊魇、惊悸恐怖，梦寐遗精、时有白浊，神情恍惚、志意不定，盗汗，易于健忘，忧愁悲伤、差错谬忘、语言错妄，或发狂眩、暴不知人，四肢倦息，足胫酸疼；或见：头目昏眩、耳或聋鸣、情思不乐、渴欲饮水、饮食减少/无味/不进，骨节酸疼，面色鳖黑，容枯肌瘦，唇口干燥，肌肉瘦瘁。渐至羸瘦，虚烦。

治法：镇益心神，补虚养血，益丹田，秘精气。

药用：茯苓、人参、远志、山药、茯神、朱砂、熟地黄；或用：肉桂、黄芪、甘草、龙齿、朱砂、柏子仁、酸枣仁、五味子、麦冬、天冬、菟丝子、肉苁蓉、枸杞子、石菖蒲、干姜、木香、当归、车前子、地骨皮；偶用：麝香、龙骨、紫石英、阿胶、杜仲、巴戟天、黄精、白术、石莲子、五倍子、莲肉、乌药、砂仁、化橘红、丁香、檀香、沉香、蛇床子、百部根、防风、牡蛎、乳香、桔梗、预知子等。

此外，在卷 5 治诸虚中，大山蓣丸、双和汤、沉香鹿茸丸、椒附丸、震灵丹、十全饮、钟乳白泽丸、曹公卓钟乳丸等 8 方适应证中提及心忪短气，心神恍惚等。治以镇心神、驻颜色、温脾肾、理腰膝等。药用：熟地黄；附子、肉桂、人参、黄芪、白术、茯苓、甘草、白芍、当归、钟乳石、菟丝子、干姜、川芎、乳香、鹿茸、麝香、阿胶、巴戟天、朱砂、禹余粮、紫石英、赤石脂、代赭石、阳起石、五灵脂、檀香、花椒、吴茱萸、沉香、槟榔、石菖蒲、陈皮、牵牛、麦冬、石斛、五味子、杏仁、防风、大豆黄卷、神曲、桔梗、柴胡、白薇、山蓣、大枣、没药。

（三）与心脏关系密切的症状证治

1. 心悸怔忡　该书卷 1 治诸风中记载有心悸类病，症状描述有惊悸、心忪、心怔等，涉心处方 18 张。

（1）风邪心悸怔忡：主要见该书卷 1 治诸风，风邪引起心悸、怔忡处方有 5 张，即牛黄清心丸、牛黄小乌犀丸、娄金丸、龙脑芎犀丸、惊气丸等。主要针对心受风邪引起的心悸。

证候：心怔健忘，恍惚去来，头目眩冒，胸中烦郁。

治法：消风化痰，除心肺邪热，去头面诸风。

药用：犀角、麝香、朱砂、冰片、牛黄、天麻、川芎、人参、茯苓、甘草、金箔、僵蚕、细辛、附子、麻黄、防风、天南星、阿胶、麦冬、白芍、雄黄、白附子、天竺黄、白花蛇、蒲黄、干蝎、苏子、化橘红、木香、川乌、肉桂、干姜、桔梗、杏仁、藁本、羌活、白芷、柴胡、浮萍草、薄荷、菊花、黄芩、玄参、生地黄汁、石膏、栀子、当归、白术、神曲、大豆黄卷、白及、地榆、瓜子、黄芪、山药、大枣。

（2）风痰心悸怔忡：主要见该书卷 1 治诸风，风痰引起心悸怔忡处方有 11 张，即银液丸、碧霞丹、牛黄生犀丸、辰砂丸、牛黄金虎丹、防风丸、川芎丸、皂角丸、排风汤、清神丸寿星丸等。

证候：痰涎壅塞,面热心忪,头痛目运,精神昏愦,胸膈烦闷。

治法：消风壅、化痰涎、利咽膈、清头目、清神志。

药用：天南星、冰片、朱砂、半夏、防风、甘草、白矾、牛黄、铅、薄荷、轻粉、天竺黄、雄黄、附子、细辛、全蝎、川芎、天麻、水银、金箔、黑铁粉、石绿、羚羊角、龙齿、犀角、僵蚕、川乌、黄丹、牙硝、硼砂、琥珀、天雄、威灵仙、肉桂、羌活、荆芥、桔梗、独活、麻黄、白鲜皮、皂角、皂荚仁、牵牛子、贝母、杏仁、槐角、青皮、石膏、知母、菊花、当归、白芍、人参、白术、茯苓、檀香等。

2. 心烦

(1)虚劳心烦：该书提到心烦症状的方剂有4张：卷5治诸虚(附骨蒸)4张,即黄芪鳖甲散、秦艽鳖甲散、人参黄芪散、清心莲子饮等。主要针对五劳七伤、积劳虚损的心虚心烦等。

证候：五心烦热、口燥咽干、颊赤心忪。

治法：或养气血、调荣卫、解倦怠。

药用：甘草、鳖甲、生地黄、黄芪、人参、秦艽、地骨皮、柴胡、茯苓、桑白皮、知母、紫菀、天冬、半夏、白芍、肉桂、麦冬、羌活、荆芥、青皮、贝母、黄芩、白芷、陈皮、桔梗、天仙藤、前胡、石莲肉、木通。

(2)积热心烦：该书卷6治诸积热提到心烦的方剂有13张,分别是洗心散、八正散、龙脑饮子、牛黄凉膈散、抱龙丸、甘露丸、三黄丸、碧雪、导赤丸、麦冬散、珍珠散、灵液丹、青解毒丸。

证见：口苦生疮、心膈烦躁、咽喉肿痛,头痛面赤、精神恍惚、目赤唇焦、鼻衄,睡卧不安;或见：小便赤涩,或癃闭不通,热淋、血淋、中暑烦躁等。

治法：疏导心经邪热。

药用：甘草、大黄、寒水石、石膏、芒硝、冰片、天花粉;或用：犀角、麝香、朱砂、牛黄、青黛、黄连、黄芩、栀子、木通、滑石、天南星、茯苓、石英、麦冬、藿香、白芍;或用：琥珀、珍珠、铁粉、金箔、银箔、铅白霜、生地黄、大青、车前子、瞿麦、麻黄、荆芥、白术、当归、砂仁、阿胶、乌梅、升麻、枳壳、葛根、雄黄。

3. 妇人心悸心烦 该书卷9治妇人诸疾提到与心有关的方剂有12张,其中10张分别是钟乳泽兰丸、逍遥散、当归丸、大通真丸、芎穷汤、琥珀泽兰煎、术香散、白垩丹、牡丹散、调经散。主要用于治疗妇人因劳倦体虚、月水不调、妊娠产后等引起的血气虚羸、血瘀、骨蒸等。另外2张方剂半夏茯苓汤、茯苓丸主要治疗妊娠恶阻引起的心脏不适。

证见：心烦、怔忪,烦热,肢体疼痛、头目昏重、经候不调;或见：食减嗜卧、口燥咽干、肌体羸瘦,悬虚、耳聋满塞、举头欲倒,卧起不安,如见鬼神、言语颠倒。

治法：除宿血、养新血,益气补虚、调和冲任。

药用：当归、白芍、白芷、川芎、甘草、肉桂、人参、白术、生地黄、附子、泽兰、干姜、细辛、莪术、藁本、艾叶、柏子仁、石斛、茯苓、石膏、防风、芜荑;或用：巴戟天、续断、阿胶、吴茱萸、山茱萸、没药、琥珀、干漆、苏木、鬼箭、牡蛎、钟乳石、白垩、禹余粮、白石脂、龙骨、白蔹、黄连、乌药、三棱、延胡、荆芥、天麻、花椒、桔梗、蝉蜕、白薇、柴胡、茴香、牡丹皮、刘寄奴、五味子、五加皮、苍术、厚朴、蒲黄、麦冬、牛膝、山药。

4. 小儿心惊心烦 该书卷10治小儿诸疾提到与心有关的方剂有13张,其中11张分别是定吐救生丹、灵砂归命丹、金箔镇心丸、比金丸、牛黄膏、辰砂金箔散、清凉饮子、天竺饮子、辰砂半夏丸、镇心至宝丹、辰砂茯神膏。主要用于治疗小儿因脏腑积热、风痰壅盛等引起的风惊、心烦等。另外2张方剂葛根散用于伤寒心烦,生犀散主要治疗骨蒸发热。

证候：心膈烦躁、壮热霍乱、乳食不下、呕哕恶心,或发吐逆,或惊悸烦渴,唇焦颊赤,夜卧不安,谵语狂妄。

治法：安镇心神、散败邪热,凉咽膈、止惊啼。

药用：甘草、芒硝、天南星、雄黄、巴豆、乳香、牛黄、朱砂、人参、郁金、冰片、金箔、银箔、麝香、僵蚕、白附子、干蝎、五灵脂、大戟、葶苈子、丁香、滑石、轻粉、代赭石、青黛、紫河车、蛤粉、酸枣仁、山药、茯神、茯苓、桔梗、当归、大黄、栀子、赤芍、连翘。

5. 心痛　该书卷3治心痛处方有9方,另外在卷5、卷10各有一方治疗心痛。

(1)九种心痛:该书卷3提到可以全面治疗九种心痛的方剂共计3张处方,即九痛丸、撞气阿魏丸、温白丸等(九种心痛,即虫心痛,疰心痛、风心痛、悸心痛、食心饮心痛、冷心痛、热心痛、去来心痛)。这3张方剂主要治疗九种心痛,也治疗连年流注心胸痛等大量的疾病。

药用:吴茱萸、干姜、巴豆、肉桂、人参;或用:川乌、柴胡、桔梗、菖蒲、紫菀、黄连、茯苓、花椒、厚朴、皂荚、野狼毒、附子、茴香、青皮、甘草、莪术、川芎、陈皮、白芷、丁香、砂仁、生姜、胡椒、阿魏。

另有生气汤治疗冷心痛,证见冷气攻心,胁肋胀满刺痛,噫醋吞酸,痰逆呕吐。药用:盐、丁香、胡椒、檀香、干姜。

卷5五膈丸治疗食心饮心痛,证见:食生冷即发,心胸痞满,气不得通,疼痛如刺,食即不下,心下坚痛,痛即欲吐,得吐即已。药用:花椒、细辛、肉桂、远志、麦冬、甘草、干姜、人参、附子。

卷10治小儿诸疾中的化虫丸治疗虫心痛,因食甘肥而动,证见痛无休止,亦攻心痛,腹中疼痛,叫哭合眼,仰身扑手,心神闷乱,呕哕涎沫,四肢羸困,面色青黄,饮食虽进,不生肌肤。药用:胡粉、鹤虱、槟榔、苦楝根、白矾。

(2)心痛彻背:共计4张处方,其中金露丸、盐煎散、崔氏乌头丸3张处方治冷气攻心类心痛。证候可见:积年冷气,时复腹下盘痛绞结,冲心及两胁,彻背连心,痛气不息,气绕脐下,状如虫咬不可忍,或转项拘急。另有五膈宽中散1张处方治热结于胸膈之间的心痛,证见五心中热,口中烂,唇口干燥,身体或热,腰背疼痛,胸痹引背,不能多食。

药用:厚朴、甘草、肉桂、川乌、花椒、枳壳、川芎、干姜、茯苓、陈皮;或用:附子、荜澄茄、吴茱萸、高良姜、草果仁、豆蔻、肉豆蔻、茴香、丁香、甘松、木香、香附、槟榔、砂仁、石菖蒲、青皮、羌活、苍术、贝母、紫菀、柴胡、防风、桔梗、赤石脂、鳖甲、生地黄、黄连、巴豆、人参、大麦芽。

(3)卒心痛:苏合香丸治疗卒心痛,药用:白术、青木香、犀角、香附子、朱砂、诃子、白檀香、安息香、沉香、麝香、丁香、荜茇、冰片、苏合香油、熏陆香。

综上,所述心痛集中在消化系统病证为主,而非"真心痛"。

(四)该书许洪所附"指南总论"有关理论

"指南总论"对药用和证候方剂进行分类汇总,有关心的内容散在"卷中论中风证候·论诸风恍惚惊悸"和"论瘴疟证候·论寒热瘴疟证""论诸气证候""论诸虚证候""论积热证候·论积热咽喉痛"和"论积热证候·论诸血热妄行"中,对心脏症候产生的病因、病机及治疗方剂进行了总结。

(1)中风恍惚惊悸症候的病因及治疗:因阴阳不调,脏腑气偏,荣卫失度,血气错乱,喜怒过伤,饮食无度,嗜欲恣情,致于经道,或虚或塞,体虚而腠理不密。人中于风邪,入脏则难愈。体虚受风邪,心气不足,入于心经者,与定志丸、降心丹、平补镇心丹、辰砂妙香散。热者,牛黄清心丸。

(2)外感热病心神被扰的治疗:若发时热多寒少,或内热外寒,但热不寒,浑身如火,头痛烦渴,心胸躁闷,谵语乱言,大小便秘涩,发作无时者,可与小柴胡汤、败毒散、升麻葛根汤、来苏散、葱白散、神术散。烦渴者,与五苓散、竹叶汤。谵语心闷者,与五苓散,入朱砂细研和匀,冷热水调服,兼与大至宝丹,及小儿金箔丸两三丸作一服。

(3)热证心火的症状及治疗:上焦壅热,心经烦渴,腮颔结核者,可与玉屑无忧散、牛黄凉膈丸、消毒犀角饮、四顺饮、解毒丸、积热三黄丸。口舌生疮,可与碧雪、龙脑饮、玉屑无忧散、甘露饮、硼砂丸。咽喉肿痛,咽物有碍者,可与如圣汤、八正散、四顺饮、龙脑饮、甘露饮、洗心散、牛黄凉膈丸、犀角饮、薄荷煎、石龙散。积热小便不利者,可与导赤丸、五淋散。大便不通,服清心饮、三黄丸、洗心散。凡吐血、衄血不止,昏眩目黄者,可与龙脑鸡苏丸、薄荷煎、四物汤加荆芥煎。

(4)气逆扰神的病因病机与治疗:皆由忧戚中或盛怒中,动伤真气,致阴阳不和,结气于胸膈之间,雍滞不快,饮食不下,遂成膈噎之疾,可与匀气散、五膈宽中散、膈气散、沉香降气汤、分气紫苏饮、七气汤、嘉禾散、丁香煮散、分心气饮、小降气汤之类。

(5)虚证恍惚惊悸的症状及治疗:治心气不足,神思恍惚,言语错谬,惊悸不定,夜多异梦,可与定志丸、降气丹、镇心丸、人参黄芪散、妙香散、乌沉汤、参苓白术散。虚汗、盗汗、心忪气短者,可与牡蛎散、止汗散、黄建中汤、大山药丸、人参当归散加小麦煎服。自汗不止者,术附汤、正元散。心热盗汗,可与辰砂妙香散。

三、讨论

1. 该书所收录与心有关方剂以心神症状变化为主　该书有 109 张处方中出现"心",占该书 788 方中的近 14%。提示心脏病证是当时中医治疗的主要病症之一。这些处方集中在心悸、怔忡与心烦等情志改变方面。其中,与心气不足有关的方剂 23 张,占与心有关的处方总量的 21.1%,主要治疗惊悸恐怖、梦寐惊悸、神情恍惚、盗汗、健忘等,治法为镇益心神、补虚养血;治疗心悸怔忡的处方 18 张,约与心有关的处方总量的 16.5%,主要病因为风邪和风痰,主要治法为消风化痰,清利头目;治疗与心烦有关症状的处方 43 张,其中虚劳引起的心烦治疗处方 5 张,积热引起的心烦治疗处方 13 张,妇人心烦方剂 12 张(因劳倦体虚、月水不调、妊娠产后等引起的血气虚羸、血瘀、骨蒸而引起心烦),小儿心经心烦方剂 13 张(因脏腑积热、风痰壅盛等引起的风惊、心烦);治疗与心痛有关的方剂 9 张。可见该书处方集中在心悸、怔忡与心烦等情志改变方面,累计约占 90% 以上,提示宋代治疗心脏疾病以心烦、心悸、怔忡为主的方剂相对成熟有效。

2. 该书所录方剂记录治法内容较《太平圣惠方》明显增多　与《太平圣惠方》偶见治法的论述不同,《和剂局方》在较多方剂中记载了相关的治法,如清神散"消风壅,化痰涎",椒附丸"补虚壮气,温和五脏"等等,对医家临证治疗具有较大的指导意义。同时,对方剂的疗效也有相关的记载,如:排风汤"此汤安心定志,聪耳明目"(卷 1);金露丸"但服此药,万无失一,是病皆疗"(卷 1);参苓白术散"久服养气育神,醒脾悦色,顺正辟邪"(卷 3);大山蓣丸"久服补诸不足,愈风气百疾""常服养真气,益精补髓,活血驻颜"等(卷 5),反映了有关处方的疗效。

(颜彦,方肇勤,杨雯)

第七节　《圣济总录》心的理论

摘要:《圣济总录》成书于 1117 年,有关心的论述集中在卷第 43 的"心脏门"和卷第 55～56 的"心痛门",学术内容较 125 年前的《太平圣惠方》有了大幅度增加。该书有关心脏生理主要摘要《内经》有关论述;但在心脏相关发病、病机、治法等理论方面有所发展,辨证论治理论更是有了大幅增加。该书涉及心的疾病论治主要有心劳、心痛;证候论治主要有心虚证治、心实证治、心热多汗、心烦热、心健忘;心脏常见症状论治主要涉及恍惚、惊悸、心烦等。

在我国医学史上,《圣济总录》十分著名,乃宋徽宗赵佶诏集海内名医撰成。此书卷帙浩大,共 200 卷,洋洋 200 余万言。此书内容极其丰富,涉及内、外、妇、儿、五官、针灸诸科,以及其他养生、杂治等,既有理论,又有方药。在编撰之际,征集当时民间及医家所献医方,结合"内府"所藏秘方整理汇编而成,堪称宋代医学全书,为研究北宋晚期中医基础理论提供了可靠且丰富的素材。

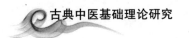

一、方法

（1）自淘宝网购买《圣济总录》word 版（经比较，质量略优于自网址 http：//www.taozhy.com/下载的电子版。）

（2）电子版本部分缺失内容查阅原著（圣济总录[M].第 1 版.北京：人民卫生出版社，1962）补充。

（3）查找并摘录该书中所有涉及"心"的论述。

（4）依据原文所处语境及联系全书判读各自含义。

（5）对所收集文献按心脏生理、与心脏关系密切的疾病、证候、症状等证治的内容陈述。

（6）留意该书有关病机阐述，按出现频次多少先后陈述。

（7）症状和体征统计出现频次后，依次按"常见""或见""偶见"陈述。

（8）留意该书有关治法阐述，按出现频次多少先后陈述。

（9）中药统计出现频次后，依次按"常用""或用""偶用"陈述，希望总体上反映成书年代的用药特点和趋势。

（10）一些相关学术内容在讨论中予以探讨。

二、结果

《圣济总录》成书于 1117 年，在 1～2 卷论述"运气"后，3～4 卷介绍了基础医学内容，如 3 卷的叙例（含治法、服饵、秤两、针灸等治疗学基础知识）、4 卷的治法（含治神、本标、补益、灸、刺等治疗学基础知识）。5～40 卷依次介绍诸风、诸痹，以及伤寒门、中门、疟病门、霍乱门。提示作者尝试按病因分类，把风、痹、疟、霍乱及伤寒、中等归类为传染病、外邪致病。这对病因学分类提供了依据。在传染病之后、内伤杂病之前的 41～54 卷，是藏象及脏腑辨证论治，可能作者认为脏腑辨证更适用于概括内伤杂病辨证，具有纲举目张的意味。自 55～200 卷，依次为内伤杂病，以及五官科、外科、杂疗、妇产科、儿科、食疗和副作用、针灸、符禁、神仙服饵等。

有关心的论述集中在卷 43 和卷 55、卷 56。内容主要包括了心中风、心痹、心虚、心实、心风、心痛、兼证心痛、心劳等，字数约 63 000 字左右。从《圣济总录》的目录中分类中，可以看到以心痛为主证的病症类型和重大疾病中心脏症状表现明显的疾病，以及其他脏腑疾病兼具心脏症状表现的病症。

（一）基础理论及其特点

(1)《圣济总录》有关心脏生理，主要摘要自《内经》等古典著作，罕见发挥。

(2) 在与心有关的大部分章节，开篇提纲性介绍了疾病的病机，少数在描述症状的过程中提到了疾病的治疗方法。如：卷 5 诸风门描述心中风：心受风，风盛则生热，热盛则汗不止，心之液为汗故也；汗多则腠理疏，疏则真邪相搏，是以恶风；又心恶热，热极则唇焦内躁多怒；心之声为言，病甚则言不快，心气通于舌故也。卷 19 诸痹门描述心痹："脉痹不已，复感于邪，内舍于心，是为心痹。其状脉不通，烦则心下鼓，曝上气而喘，嗌干善噫，厥气上则恐"等。

（二）与心脏关系密切的疾病证治

该书记述了一些常见心脏疾病，反映了那个年代对疾病的认识，诸如：

1. 心劳（卷 86 虚劳门，18 方）

病因病机：心气不足，因多言喜乐过度伤心，或愁忧思虑而伤血，或忧愁思虑过伤心经，或因蛊虫、胸膈聚痰，久积毒气、毒气上攻等。

治法：补脾益气，止烦下气。

证见：烦躁，多热，耳焦多鸣，不能听远，喜笑无度，四肢烦疼；或见：惊悸、喜忘不乐，皮毛焦枯、口疮、肌瘦；偶见：背妨闷，面色数变乍赤乍黑，口舌干燥，小便不利，精神不安，不能独卧、头目昏眩、言语错乱。

药用:人参、麦冬、茯苓、升麻、黄芩、远志、甘草;或用:赤小豆、知母、柴胡、前胡、防风、生地黄、肉桂、栀子、犀角、玄参、天冬、白术、大黄、石膏、百合、木通、茯神、白芍、雷丸;偶用:龙齿、僵蚕、紫石英、竹茹、贯众、王不留行、柏子仁、淡竹叶、石菖蒲、鳖甲、射干、延胡索、枳壳、紫菀、白及、苦参、麻黄、贝母、茱萸根皮、独活、桔梗、大枣、瞿麦、龙骨、磁石、当归、杏仁、菊花、熟地黄、粟米、鸡子、大青、赤芍、石蚕、桃白皮、野狼牙、白芜荑、青葙子、花椒、乱头发、车前子、冬葵子、獭肝、黄连、胡黄连、地骨皮、雄雀、天雄、槟榔、桑白皮、玉竹、陈皮、牡蛎。

2. 心风

(1)心中风(卷5诸风门,10方)

病机:因于惊,邪风入心包。

治法:擒截诸风、和流营卫、滋润筋络、开通关膈、肥密表腠;安神志化痰涎;压惊镇心化涎。

证见:惊怖、惊悸、惊恐、惊悸恍惚,恍惚多惊,恍惚惊悸,恍惚怔悸;精神不宁,语声错误;虚热潮歇,胸背闷痛,小腹微痛,愁忧,怒起颠倒,烦躁错乱,短气烦闷,饮食呕逆,手足厥冷,口苦舌强。

药用:朱砂、牛黄、人参;或用:犀角、茯苓、甘草、龙齿、僵蚕、紫石英、麦冬、天南星、雄黄、白附子、珍珠、半夏、独活、远志、丹参、天麻、麝香、当归、琥珀、防风、全蝎、川芎、肉桂;偶用:升麻、赤芍、天冬、露蜂房、干姜、细辛、铁粉、禹余粮、硼砂、麻黄、石菖蒲、龙胆草、白芍、龙骨、大黄、石膏、白石英、蝎梢、银屑、厚朴、天竺黄、轻粉、海荆子、赤箭脑、冰片、乌蛇、金薄、安息香。

(2)风恍惚(卷14诸风门,8方)

证见:忧愁思虑,精神不安,心神恍惚,狂言烦闷。

治法:安寝寐,镇心神,止恍惚,化痰滞。利咽膈,解烦躁,清头目。

药用:朱砂,牛黄;或用:远志、茯苓、人参、龙齿、铁粉、阿胶、麝香、茯神、天竺黄、甘草;偶用:石菖蒲、羚羊角、犀角、雄黄、铅白霜、玳瑁、珍珠、全蝎、野菊花、芒硝、苏合香、安息香、虎睛、冰片、黄芩、酸枣仁、鹿角、琥珀。

(3)风惊(卷14诸风门,8方)

证见:惊悸恍惚,梦多魇,眼斜反张,背急发搐。

治法:镇心安神化涎。

药用:天南星、雄黄、茯苓、人参、冰片;或用:朱砂、麝香、甘草、白矾、干姜、附子、半夏、牛黄、远志、天麻、白芍、金箔、水银、琥珀、防风、肉桂;偶用:僵蚕、赤石脂、紫菀、青黛、巴豆、铁粉、珍珠、白术、龙骨、当归、郁金、银箔。

(4)风惊邪(卷14诸风门,14方)

证见:乍惊乍喜,恍惚不宁,举措失常,舌强语涩,昏迷恍惚,肢节不利,筋脉拘急,头目旋痛。

治法:安魂定魄,化痰益智。化痰润肌,清神快气,分涎利膈。调心气,止烦渴。

药用:朱砂、人参、牛黄、远志、麝香、甘草、肉桂、天南星、附子、冰片;或用:羚羊角、犀角、茯苓、山芋、龙齿、麦冬、枳壳、川乌、干姜、细辛、玳瑁、半夏、白术、五味子、阿胶、金箔、水银、琥珀;偶用:赤石脂、柏子仁、白矾、枳实、天冬、山茱萸、雄黄、厚朴、白霜、铁粉、硼砂、石斛、珍珠、麻黄、石菖蒲、独活、枸杞子、天麻、白芍、醇酒、牡蛎、黄芪、桔梗、龙骨、大黄、石膏、防风、安息香、黑锡、铅等。

(5)风惊恐(卷14诸风门,15方)

证见:恐怖不安,恍惚多忘,神气怯弱,悲伤不乐;或发病吐沫,梦寐颠错,或如物迫逐,或如有所失;或发邪狂叫妄走,见鬼若癫痫状。

药用:人参、远志、茯苓、甘草、肉桂、麦冬、细辛、龙齿、干姜、生地黄、龙骨、石膏;或用:羚羊角、紫石英、石菖蒲、白术、黄芪、桔梗、当归、秦艽、泽泻、附子、半夏、白芍、牡蛎、山芋、大黄;偶用:柏子仁、吴茱黄、赤小豆、玄参、牛膝、禹余粮、川芎、芥子、独活、牛黄、阿胶、栀子、杏仁、大豆、小麦、花椒、凝水石。

（6）风邪（卷14 诸风门，14 方）

证见：梦寐惊恐，恍惚悲伤，妄有所见，恶闻人声，心背俱痛，腹胁胀满，或寒或热，心中烦闷，进退无常，面色或青或黄。

治法：消化痰涎，清利头目。安心志，定魂魄，调心气，稳眠睡。

药用：人参、石菖蒲、白术、甘草、干姜、附子、牛黄、白芍、当归；或用：麦冬、细辛、黄芩、远志、生地黄、茯苓、桔梗、麝香、石膏、卷柏、秦艽、羚羊角、朱砂、犀角、麻黄、独活、酸枣、阿胶、大枣、杏仁；偶用：川芎、龙齿、桑螵蛸、紫石英、竹茹、柏子仁、地榆、硫黄、紫菀、乳粉、天南星、羌活、阿魏、肉苁蓉、雄黄、白霜、禹余粮、乳香、丹参、天麻、栀子、牡蛎、黄芪、山芋、大黄、生姜、琥珀、大豆、丁香。

（7）风狂（卷14 诸风门，10 方）

证见：狂乱失志，心多恐怖，心热狂走，不知人，登高逾垣，言语不避人，妄言燥闷，惊狂啼哭，或歌或笑。

治法：守神。

药用：独活、牛黄、金箔、人参、龙齿、朱砂、升麻、犀角、珍珠、麻黄、白芍、茯苓、甘草；或用：僵蚕、麦冬、羚羊角、枳实、玄参、蜂房、刺蒺藜、附子、禹余粮、半夏、白术、远志、黄芪、麝香、当归、生姜、杏仁、石膏、琥珀。

（8）风痫（卷14 诸风门，24 方）

证见：惊悸多魇，心神不定，目瞳子大，手足颤掉，梦中叫呼，摇头口噤，多吐涎沫，猝倒。

药用：朱砂、铅丹、人参、麝香、雄黄、半夏；或用：龙齿、桑螵蛸、白矾、天南星、犀角、附子、牛黄、茯苓、水银、甘草、麦冬、羌活、川乌、蝉蜕、细辛、白霜、石菖蒲、黄芩、远志、天麻、金箔、大黄、大豆；偶用：川芎、杜蘅、僵蚕、卷柏、盐花、蜣螂、蛇蜕、桑枝、石绿、雌黄、秦艽、猪苓、古字、干姜、刺蒺藜、老鸦、铁粉、乳香、麻黄、白芷、藿香、鸡头、酸枣仁、白芍、牡蛎、黄芪、柳枝、虎牙、龙骨、磁石、硫黄、杏仁、石膏、丁香。

3. 心痹（卷19 诸痹门，10 方）

证见：忧思恍惚，胸中烦闷，恐畏闷乱；四肢不利，不能食。不得睡卧，身体强直，面目变色。心中微痛，志气不定，言语错误。

药用：人参、远志、甘草、防风；或用：肉桂、龙齿、麦冬、犀角、附子、石菖蒲、赤芍、龙骨、茯神、蔓荆实、茯苓；偶用：赤石脂、紫石英、秦艽、羚羊角、羌活、朱砂、升麻、赤小豆、干姜、沙参、薏苡仁、麻黄、半夏、白术、桃仁、黄芩、柴胡、独活、牛黄、熟地黄、天麻、麝香、当归、前胡、防己、天竺黄、白鲜皮。

4. 心疝（卷94 诸疝门，9 方）

病机：痼冷在内，阴气交攻

证见：心痛闷绝，虚冷烦闷，绕脐痛。

药用：肉桂；或用：干姜、木香、当归、莪术、川乌、细辛、附子、甘草、胡椒、赤芍、白芍、花椒、牡丹皮、槟榔、青皮；偶用：草豆蔻、高良姜、威灵仙、吴茱萸、枳壳、羌活、半夏、茯苓、桔梗、牵牛子、陈皮、诃子、厚朴、益智仁、川芎、黄芪。

5. 手少阴心疟（卷36 疟病门，4 方）

病机：热劳之气，侵伤五脏。

证见：烦心甚，欲得清水，反寒多不甚热。

药用：常山、豆豉；或用：铅丹、鳖甲、朱砂、雄黄、熊胆、桃仁、砒霜、栀子、麝香、黄连、甘草、石膏、乌梅、蜀漆。

6. 伤寒心悸（卷25 伤寒门，10 方）

病因：伤寒发汗不解，或饮水过多，呕吐或心下有饮。

证见：心下悸动，欲得按，头眩。

治法：先治水。

药用：茯苓、甘草、肉桂、半夏、白术；或用：陈皮、人参；偶用：麦冬、生地黄、枳壳、麻仁、附子、桂枝、白芍、槟榔、川芎。

（三）与心脏关系密切的证候证治

该书在卷43"心脏门"中首先介绍的是"心虚"和"心实"，提示该书作者十分重视心脏病证的辨证论治，描述心气变化的症状，治法为不足则补，有余则泻。

1. 心虚证治（卷43心脏门，23方）

病机：手少阴经虚寒。

证见：惊悸恍惚；言语谬乱；夜卧不宁、虚悸；虚烦；头目不利，意思不佳，日多伸欠，眠食不时，或喜或悲，或嗔或怒，或时鼻衄，眼目黄赤，咽喉痛，唇口干燥，冷汗自出。

治法：安定神志，补心不足。补心益志，安镇魂魄，开心益智。

药用：人参、远志、石菖蒲、麦冬、茯神、茯苓、甘草、肉桂、黄芪、防风、龙齿、当归、生地黄；或用：僵蚕、羌活、白术、白芍、琥珀、川芎、紫石英、枳壳、朱砂、升麻、赤小豆、贝母、藿香、酸枣仁、牛黄、天麻、桔梗、山芋、熟地黄、陈皮；偶用：淡竹茹、柏子仁、羚羊角、紫菀、犀角、天冬、山茱萸、干姜、细辛、铁粉、珍珠、半夏、白芷、紫苏、五味子、杜仲、丹参、麝香、沉香、黄连、龙骨、水银、杏仁、石膏、沙子、菊花、天竺黄、铅霜、全蝎、预知子、百部、云母粉、银箔、牛髓、羊髓、蜂蜜、酥、枣膏。

2. 心实证治（卷43心脏门，22方）

证见：梦多惊恐，口干烦渴，头目昏眩；胸膈烦闷，口舌生疮；欲吐不出，烦闷喘急，不思饮食，口苦舌干，涕唾稠黏，不思饮食，善怒，夜卧不安。狂言妄语；肢体倦怠，言语不快，舌强小便赤痛，小便秘涩。

治法：去烦闷，润肠胃。化风痰，解积热。

药用：麦冬、黄芩、甘草、犀角、升麻、人参、朱砂、生地黄、茯苓、知母、牛黄、石膏、茯神；或用：玄参、柴胡、远志、木通、栀子、地骨皮、防风、黄连、赤石脂、芒硝、枳壳、紫菀、羌活、玳瑁、半夏、白术、龙胆草、桔梗、大黄、白芍、赤芍、冰片、安息香、旋覆花；偶用：龙齿、白前、竹茹、鳖甲、羚羊角、天冬、荆芥、雄黄、铁粉、珍珠、贝母、何首乌、木香、金箔、沉香、龙骨、当归、苦竹叶、琥珀、小麦、菊花、牡丹皮、天竺黄、天花粉、凝水石、大青、胡黄连、甜硝、银箔、葛根、前胡、肉桂、豆豉、黄芪。

（四）与心脏关系密切的症状证治

1. 心痛 卷55心痛门引《诸病》：认为心痛诸候的病因"皆由邪气客于手心主之脉，盖手少阴心之经。""或因于饮食，或从于外风。中藏既虚，邪气客之，痞而不散，宜通而塞，故为痛也。"但究其描述，多位剑突下及周围区域作痛，主要部位为胃，还有胆管系统、胰腺，及肠道，应予注意。

（1）卒心痛（卷55心痛门，10方）

证见：心痛不可忍，心痛危笃。

药用：干姜、肉桂；或用：高良姜、吴茱萸、附子、巴豆、当归、厚朴；偶用：斑蝥、莪术、朱砂、川乌、细辛、半夏、白芍、大黄、胡椒、人参、花椒、锻石、川芎、豆豉。

（2）心痛（卷55心痛门，28方）

证见：心痛、咳嗽、喘急、涕唾稠黏、羸瘦、坐卧不安；或见：肋痛、盗汗、四肢烦热、小便不利、食少。

药用：肉桂、当归、吴茱萸、干姜、木香、丁香、槟榔、甘草、厚朴、陈皮；或用：枳壳、姜黄、附子、白术、白芍、人参、川芎、高良姜、桔梗、胡椒、鬼箭羽；偶用：草豆蔻、铅丹、五灵脂、乌药、鳖甲、白矾、斑蝥、莪术、川乌、犀角、巴豆、半夏、桃仁、五味子、牛黄、麝香、豆蔻、生姜、杏仁、莎草根、郁李仁、干漆、三棱、荜茇、大腹皮、青皮、冰片、安息香。

（3）久心痛（卷 55 心痛门,13 方）

证见：心痛不可忍,久不愈。

药用：木香、肉桂；或用：吴茱萸、附子、桃仁、当归、甘草、胡椒、丁香、鹤虱、槟榔、芜荑、陈皮；偶用：草豆蔻、赤石脂、乌药、斑蝥、姜黄、干姜、巴豆、石菖蒲、远志、白芍、麝香、沉香、大黄、花椒、诃子、鸡舌香、薰陆香、香子、厚朴。

（4）肝心痛（卷 55 心痛门,4 方）

证见：心痛,色苍苍不得太息,四肢厥逆,两胁疼痛。

药用：当归、肉桂、柏子仁、细辛、附子、白术、木香、茯苓、川芎；偶用：吴茱萸、枳壳、紫菀、姜黄、桃仁、桔梗、人参、防风、槟榔、前胡、陈皮、郁李仁、野狐粪。

（5）脾心痛（卷 55 心痛门,7 方）

证见：心痛如刺或冷痛,泄泻不止,虚冷膈气。

药用：甘草、吴茱萸、干姜；或用：附子、白术、厚朴、莪术、木香、茯苓、豆蔻、人参、陈皮、青皮、陈曲、诃子、肉桂；偶用：食茱萸、草豆蔻、高良姜、枳壳、肉豆蔻、阿魏、白芷、葱花、神曲、益智仁、三棱、香子。

（6）胃心痛（卷 55 心痛门,7 方）

证见：心痛;腹胀满,口吐酸水,吐泻,吐逆寒痰,饮食无味。

药用：丁香；或用：干姜、香子、青皮、陈皮、高良姜、肉豆蔻、阿魏、附子、白术、木香、甘草、荜澄茄、槟榔、肉桂；偶用：草豆蔻、砂仁、藿香叶、麝香、沉香、豆蔻、胡椒。

（7）肾心痛（卷 55 心痛门,7 方）

证见：心痛引背;牵脊伛偻。

药用：肉桂；或用：附子、人参、巴戟天、干姜、桔梗、花椒、青皮、槟榔；偶用：赤石脂、高良姜、吴茱萸、肉豆蔻、川乌、肉苁蓉、山茱萸、细辛、苦参、木香、白芍、沉香、当归、丁香、桃花、香子、厚朴、荜澄茄。

（8）厥心痛（卷 55 心痛门,6 方）

证见：冷气上攻心痛,面色青黑,眼目直视,心腹连季胁引痛满胀,呕逆气闷绝,不食。

药用：吴茱萸、当归；或用：高良姜、木香、肉桂、桔梗、麝香、槟榔；偶用：草豆蔻、乌药、枳壳、干姜、附子、白术、桃仁、丹参、赤芍、沉香、胡椒、人参、莎草根、三棱、陈皮、青皮、干漆、厚朴、荜茇。

（9）九种心痛（卷 55 心痛门,13 方）

证见：九种心痛。

药用：莪术、当归、肉桂、食茱萸、高良姜、芫花、吴茱萸、干姜、附子、柴胡、木香、野狼毒、槟榔、干漆；或用：五灵脂、威灵仙、石菖蒲、苦楝根、延胡索、川乌、姜黄、砂仁、巴豆、栀子、麝香、牵牛子、人参、陈皮、厚朴、赤芍、白芍、野狼牙、青皮、鹤虱、雷丸。

（10）停饮心痛（卷 55 心痛门,5 方）

证见：痰饮在心,痛不可忍。每食黏滑等物,即吐清水,痛连胸背不可忍;多唾。

药用：半夏、槟榔、旋覆花、肉桂；或用：高良姜、麦冬、灯心、吴茱萸、枳壳、干姜、苦参、柴胡、木香、茯苓、桔梗、甘草、人参、丁香、厚朴。

（11）虫心痛（卷 55 心痛门,18 方）

证见：蛔咬心痛。痛有休止,喜涎出;或不能食,面黄腹满、心腹痛。

药用：槟榔、陈皮、鹤虱、当归；或用：吴茱萸、白芍、芜荑、贯众、细辛、木香、桔梗、干漆、雷丸、东引石榴根；偶用：芒硝、僵蚕、皂荚、苦楝根、桃符、姜黄、干姜、薏苡根、乳香、黄芩、柴胡、牵牛子、黄连、大麦、甘草、杏仁、胡椒、糯米、人参、白槟榔、厚朴、乌梅、黄柏、酸石榴皮、胡粉、花椒、轻粉、狗脊。

（12）冷气心痛（卷 55 心痛门,11 方）

证见：冷气心痛,胁下鸣转,食不能消,脉来沉紧,胸满短气。

药用:半夏、槟榔、旋覆花、肉桂;或用:高良姜、麦冬、灯心草、吴茱萸、枳壳、干姜、苦参、柴胡、木香、茯苓、桔梗、甘草、人参、丁香、厚朴。

(13)中恶心痛(卷55心痛门,8方)

证见:中恶心痛,不可忍,心腹刺痛,去恶气。

药用:桔梗、赤芍、鬼箭羽、犀角、桃仁、甘草、白芍、鬼臼、升麻、大黄、槟榔;或用:芒硝、吴茱萸、干姜、白术、木香、茯苓、麝香、沉香、当归、杏仁、醋石榴皮、丁香、厚朴、肉桂、川芎。

(14)恶注心痛(卷55心痛门,6方)

证见:恶注心痛,五脏气壅,胸膈两胁拘急,发则呕吐清水,食饮不下。

药用:木香、麝香、白芍、大黄;或用:甘遂、鳖甲、枳壳、朱砂、犀角、雄黄、桃仁、桔梗、当归、人参、鬼箭羽、鬼臼、槟榔、桃枝、防葵、牡丹皮、三棱、诃子、陈皮、郁李仁、鬼督邮末、安息香。

(15)心痛懊(卷55心痛门,6方)

证见:心痛懊,气闷,不能饮食,筑引两乳。

药用:木香、当归、陈皮、肉桂、高良姜、干姜、白芍、甘草、丁香、厚朴;或用:草豆蔻、吴茱萸、枳壳、川乌、附子、半夏、白术、桃仁、桔梗、人参、诃子、荜茇、青皮、大腹皮、花椒、冰片、豆蔻、川芎。

(16)妊娠心痛(卷55心痛门,14方)

证见:不思饮食;胸脘不利,腹胁胀满,烦闷、温中调气,呕逆不下食。

药用:白术、甘草、人参、陈皮;或用:草豆蔻、茯苓、厚朴、肉桂、大腹皮、干姜、附子、半夏、木香、沉香、砂仁、川芎;偶用:淡竹茹、桑寄生、枳实、肉豆蔻、粟米、柴胡、白芷、青竹茹、生地黄、阿胶、白芍、桔梗、豆蔻、当归、檀香、丁香、草豆蔻、槟榔、诃子。

(17)小儿心痛(卷55心痛门,13方)

证见:心痛,不思饮食。

治法:化水谷,消积聚。

药用:槟榔、木香、肉桂、胡椒、吴茱萸;或用:高良姜、阿魏、巴豆、桃仁、当归、人参、青皮、朱砂、硫黄、斑蝥、莪术、桔梗、沉香、丁香、陈皮;偶用:五灵脂、肉豆蔻、姜黄、干姜、附子、乳香、白术、没药、赤芍、茯苓、柳枝、麝香、野狼牙、甘草、酸石榴根、厚朴、荜茇、干漆、三棱、楝根皮、槐根、古老钱。

2. 心烦热(卷43心脏门,11方)

证见:烦躁,面赤,小便赤涩,怔忪,夜卧不宁;不欲见人,言语谬乱,背膊妨闷,头目昏眩,口干舌涩。

药用:麦冬、甘草;或用:龙齿、犀角、玄参、远志、茯苓、升麻、黄芩、黄连、人参、赤芍、木通、茯神、天花粉、防风;偶用:茅根、蛇蜕、紫河车、紫菀、泽泻、知母、铁粉、贝母、柴胡、熟地黄、栀子、桔梗、瞿麦、郁金、白芍、黑豆、蛤粉、地骨皮、黄芪。

3. 心热多汗(卷43心脏门,10方)

证见:多汗,骨蒸盗汗;胸中烦满,呕逆不睡,口苦舌干,头痛,食不生肌,涕唾稠黏,不思饮食,言笑无度。

治法:或补肺。

药用:茯苓、麦冬、甘草、人参;或用:柴胡、石膏、地骨皮、桑白皮、黄芩、远志、生黄、白芍、栀子、龙骨、茯神、麻黄根、天竺黄、黄芪;偶用:竹茹、熟地黄、秦艽、鳖甲、羚羊角、枳壳、芦根、朱砂、犀角、赤小豆、玄参、天冬、芒硝、白术、牡蛎、黄连、大黄、小麦、麻黄、天花粉、乌梅肉、葛根、前胡、防风、肉桂、豆豉。

4. 心健忘(卷43心脏门,15方)

证见:惊恐失志健忘;精神恍惚,精神不足,言语谵妄;烦闷羸瘦;阴痿不起,稍思虑,即小便白浊;饮食无味,精神错乱;小便赤黄,多梦亡人,或梦居水中,不欲闻人声。

治法：止健忘，益心智，安神养气，安魂定魄。

药用：远志、人参、石菖蒲、甘草、麦冬、茯苓、熟地黄；或用：肉桂、茯神、桑寄生、犀角、藿香、山芋、沉香、防风；偶用：龙齿、紫石英、地榆、羚羊角、朱砂、天冬、细辛、铁粉、龟甲、半夏、白术、木香、牛黄、牡蛎、金箔、麝香、黄连、檀香、苏合香油、白石英、龙骨、木通、益智、生地黄、地骨皮、天竺黄、牡丹皮、蛇黄、银箔、川芎、黄芪。

（五）其他涉及心脏的证治

1. 心掣　论曰《内经》谓一阳发病，少气善咳善泄，其传为心掣。心掣的表现为：少气，上咳下泄。

药用：人参；或用：茯苓、肉桂、干姜、白术、木香、桔梗、当归、甘草、厚朴、陈皮；偶用：草豆蔻、枳壳、羌活、赤芍、枇杷叶、丁香、陈曲、三棱。

2. 辨自缢死心下尚微温虽久犹可活法　此篇描述人自缢后的急救方式10种，如"塞两鼻孔，以芦管纳其口中至咽，令人嘘之"。

3. 其他章节涉及心脏的证治　在《圣济总录》中的一些章节中如病因为热或风，也会偶尔提及心脏症状，如心烦热、心神不宁等。在卷188食治门·食治统论，食治风疾中记载了相关食疗方。在卷191~192针灸门部分涉及心脏、心脉、穴位、病痛、治疗等。

三、讨论

1. 《圣济总录》所收录心脏理论的描述特点　如前所述，该书在病证、类证之首往往设有"统论"，论述包括了对疾病的病因、病机和治疗的相关内容，综述古典有关论述，引经据典，形成系统理论，提纲挈领。如手少阴心疟："论曰心疟者，内经谓令人烦心甚。欲得清水，反寒多不甚热，刺手少阴是也，盖心为神舍，邪不可干，邪气干之，故烦心，其欲清水者，以心火内热故也，其反寒多不甚热者，内热而外寒故也，治宜通心经利邪热则愈。"就非常完整的对心疟进行了介绍。

在诸多病机中，编者既收录了脏腑学说的内容，也将经络学说融入其中。关于心脏理论的内容有："心与小肠合……其象火，其王夏，其脉洪。在脏为神，在志为喜，在变动为忧，在液为汗。""心为君主之官，神明之府。""心为诸脏之长，神之所舍也"等等。关于心脏疾患与经络的关系的论述有：如"手少阴经与手太阳经为表里"，"论曰心烦热之病，手少阴经有余所致也。其不足则亦能令人虚烦。""心痛诸候，皆由邪气客于手心主之脉，盖手少阴心之经。""由风冷邪气，乘于心之支别络"、肝心痛因"足厥阴之脉贯膈布胁肋"、肾心痛因"盖足少阴之脉，贯脊属肾，其直者上贯肝膈，入肺中，其支者，从肺出络心，注胸中"等，说明当时中医基础理论中的经络学说与脏腑学说仍然处于交融共存状态。

2. 《圣济总录》认为"治神"为治法之首　该书在卷4治法篇中，将"治神"列为第一篇，强调治神的重要性。"心者君主之官，神明出焉。"因此，治神与治心密切相关。《内经》曰："心者，生之本，神之变。"该书认为，意志不治则病不可愈，而五脏虚实，皆形于梦寐之先，而后病从之；形体之乖和，神先受之。因此，治病要先治神。

在《太平圣惠方》中，关于心与神的论述已经较唐代增多，包括疾病的症状描述，专门的心神病变和治疗方法。在《圣济总录》中，将治神更提高到治法之首，成为治病必须要观察辨别的基础，是中医基础理论的进一步发展。值得注意的是，在《太平圣惠方》中专门有心脏风邪诸方，而在《圣济总录》中则在归在诸风门中，视为同病异证了。

3. 对于心主血的功能认识有进一步发展　与《太平圣惠方》相比，在吐血、呕血、血淋等疾病中，该书提及心的理论和心脏症状的内容大量减少。在卷68吐血门、卷69呕血门中，虽然卷首统论中有提及心肺蕴热、藏真通于心而主血等理论，但吐血原因更强调肝、肺和饮食不善导致胃损伤，在症状介绍中没有与心有关的描述，也没有针对性治疗心的方剂，所收录的方剂多以止血为主。仅卷69呕血门舌上出血、汗血明确为心脏伤于邪而导致，方剂中也有清心火的药物。在卷98诸淋门中，血淋的介绍虽提及心主气血,通小肠与膀胱,但在症状描述中没有提及与心有关的内容。这提示对发病和病机认识的发展。

(颜彦,方肇勤,杨雯)

第八节 《普济方》心的理论

摘要:《普济方》收载了 700 余张治心相关病症方剂,且积累了丰富的治疗经验;但也因其处方来源广,不同程度存在良莠不齐、烦冗重复等现象。本文对其中 649 张类方按心脏疾病、证候、症状予以分类;对某一类方,统计其处方数量、证候/病机、症状/体征、治则治法、所有处方的药物的出现频率,希望对读者整体上把握该书治疗心脏常见病证具体的理法方药有所帮助。

《普济方》是我国古代最大的一部方书,于公元 1406 年定稿出书,为明代朱橚主持收集编写。原作 168 卷,清初编《四库全书》时将本书改编 426 卷,内容包括总论、脏腑身形、伤寒杂病、外科、妇科、儿科、针灸等。本文拟从心及其辨证论治论述入手,对该书进行整理研究。

一、方法

(1)购买自淘宝网的《普济方》word 版。经比较,质量略优于自网址 http://www.taozhy.com/下载的电子版。

(2)查找并摘录该书中所有涉及"心"的论述。

(3)初步阅读条文、分析,删除冗余部分。

(4)对于那些明显综述《内经》年代理论,甚至明显缺乏学术价值者放弃。

(5)作为方书,其主要学术内容集中在方证中,鉴此,收集某一类方中方证出现较多者(2 张处方及以上者)。

(6)入选某一类方,统计其处方数量、证候/病机、症状/体征、治则治法、所有处方的药物的出现频率。

(7)留意该书有关病机阐述,按出现频次多少先后陈述。

(8)症状/体征分类:为避免行文烦冗,在数个方证中,原则上,凡仅出现 1 次的症状/体征,且不具普遍性、代表性者,称为"偶见",出现 2 次及以上者,依据频次排序,再分为"常见""或见"。

(9)留意该书有关治法阐述,按出现频次多少先后陈述。

(10)药物出现频率分类:为避免行文烦冗,在数个方证中,原则上,凡仅出现 1 次的中药,称为"偶用",出现 2 次及以上者,依据频次排序,再分为"常用""或用"。

(11)对所收集文献按与心脏关系密切的疾病、证候、症状等证治分类陈述。

(12)一些相关学术内容在讨论中予以探讨。

二、结果

《普济方》卷 1~12 依次为方脉总论(含五脏像位、血荣气卫论、诊脉要法、五脏所属、辨七表八里脉法、病机论、三因论、内外伤论等基础理论内容)、方脉药性总论、五运六气图、运气图,具有把这些内容归类为基础理论的意味。卷 13~43 为藏象及脏腑辨证论治类,内容十分丰富。卷 44~426 依次为头面五官科、六淫疾病、外感热病、内伤杂病、杂类、外科、妇产科、儿科、针灸、本草等。

该书有关心的论述集中在卷 16～19 的心脏门。在卷 90 诸风门、卷 137 伤寒门、卷 186～187 诸痹门、卷 196 黄疸门、卷 198 诸疟门等章节中内容亦较丰富。此外还散在卷 203 霍乱门、卷 248 疝门、卷 349 产后诸疾门中。

（一）与心脏关系密切的疾病证治

该类疾病提及心脏证治者共计 116 张方证，内容丰富，涉及心劳、蟮病、脉极、心中风、心痹、心黄、心疟、心疝等疾病。

1. 心劳（卷 19 心脏门，37 方）

病机：心气劳伤。

证见：羸瘦，烦闷，心神不安，少得睡卧，四肢烦热，口疮；或见：多笑，少力，小便不利，大便闭塞不通，心满痛，惊悸，烦躁；偶见：胸膈聚痰，头目微痛，面色数变，乍赤乍黑，或笑或歌，齿龈肉烂，舌本肿强，心烦腹满，小肠不利，皮毛焦枯，或言语错乱，梦寐惊魇，少喜多嗔，口无滋味，小便忽赤忽白，忽多忽少。

治法：除寒热，利腰脚，充肌肤，止烦下气。

药用：甘草、人参、麦冬、远志、黄芩、栀子、柴胡、石膏、白芍、前胡、木通、升麻、茯神、茯苓、大黄、犀角、生地黄、鳖甲、白术、防风、桔梗、肉桂、赤小豆、赤石脂、泽泻；或用：黄连、知母、天冬、紫菀、贝母、槟榔、陈皮、当归、酸枣仁、地骨皮、天灵盖、百合、杏仁、独活、玄参、枳壳、桑白皮、黄芪、玉竹、大枣、麻黄、石菖蒲、羚羊角、磁石、芒硝、通草、沉香、木香、牡丹皮、荆芥；偶用：獭肝、胡黄连、麻仁、杜仲、花椒、牛膝、山药、菊花、藁本、旋覆花、贯众、石蚕、野狼牙、茱萸根皮、王不留行、雷丸、延胡索、白及、珍珠、桃花、雄雀、紫石英、小麦、丹参、沙参、竹茹、龙骨、柏子仁、牡蛎、大枣、射干、大青、冬葵子、苦参、车前子、瞿麦、龙齿、鸡子、陈粟米、淡竹叶、肉豆蔻、白芷、秦艽、黄柏、海桐皮、苍术、黑附子、石斛。

2. 心中风（卷 90 诸风门，24 方）

定义：心中风之状，多汗恶风，焦躁善怒，吓赤色，病甚则言不快。

证见：言语错乱、恍惚、惊悸、精神不定、翕翕发热；烦躁错乱，面赤心烦，四肢不利、舌强；癫痫、不得睡卧、短气烦闷、口苦口干、小腹微痛、心虚善忘、风涎不利、胸背拘急、冒昧好笑、虚烦目旋、多汗、头痛、半身不遂。

治法：镇养心神，擒截诸风，和流荣卫，滋润筋络，通开胸膈、聪明耳目，压惊镇心、化涎安神。

药用：防风、人参、犀角、茯神、远志、牛黄、龙齿、沙参、麦冬、天麻、朱砂、茯苓、黄芩、羚羊角、甘草、麻黄、独活、附子、羌活、当归；或用：琥珀、紫石英、生姜、肉桂、僵蚕、珍珠、天竺黄、天冬、金箔、川芎、细辛、石菖蒲、麝香、玉竹、石膏、杏仁、白术、升麻、天南星、雄黄、薏苡仁；偶用：铁粉、轻粉、知母、银箔、银、龙骨、铁精、花椒、禹余粮、黄芪、丹参、玄参、白石英、龟板、秦艽、防己、荆沥、柴胡、天香、冰片、全蝎、蔓荆子、半夏、白鲜皮、大黄、白芍、木香。

3. 脉极（卷 19 心脏门，17 方）

证见：痹感心，面脱色，不润泽，脉空虚，口唇色干，状多汗，好忘，言语不快，精神恍惚，惊悸，烦满恐畏，脉虚惊跳不定，咳嗽，心痛，喉中介介如哽，甚则咽肿喉痹，虚烦，气衰，好怒，唇舌赤，甚则言语不快，肩臂痛，鬓发堕落。

治法：消热气，调血脉理中，消热止极，补虚安神，安五脏，镇心神，止痛益气。

药用：人参、麦冬、远志、甘草、茯神、石膏、栀子、黄芩、防风；或用生地黄、茯苓、玉竹、杏仁、升麻、肉桂、铁粉、牛黄、附子、黄芪、白芍、白术、紫菀、酸枣仁、麝香、川芎、犀角、通草、赤石脂、柏叶；偶用：蜂蜜、麻黄、桑白皮、山药、羚羊角、半夏、细辛、干姜、当归、石菖蒲、五味子、朱砂、冰片、虎睛、琥珀、金箔、银箔、白石英、豆豉、射干、赤小豆、蛇黄、桔梗、猪膏、麻子、白桐叶。

4. 心痹（卷 186 诸痹门，11 方）

证见：胸膈痞塞，不能食；精神恍惚，气促咳唾不利，胸中烦闷；恐畏闷乱，不得眠卧，志气不定，言语错误,不乐,身体强直,面目变色,四肢不利,时复恐悸。

药用:肉桂、人参、当归、附子、青皮、茯苓;或用:麦冬、诃子、吴茱萸、半夏、前胡、木香、枳壳、蔓荆子、桔梗;偶用:犀角、牛黄、麝香、羚羊角、朱砂、防风、天麻、独活、升麻、秦艽、石菖蒲、黄芩、白芍、紫石英、远志、赤小豆、白术、黄芪、茯神、羌活、龙齿、麻黄、薏苡仁、莱菔子、柴胡、五味子、细辛、赤石脂、干姜、花椒、川乌、戎盐、黄柏、甘草、高良姜、泽泻、乌喙。

5. 心痛(卷284痛门,10方)

证见:阴气上冲心、心痛如锥所刺、心胁痛及绕脐痛、不可忍、胁下胀满、宿食不消,或时吐逆、少思饮食、肢体虚冷、面色青黑。

药用:木香、附子、肉桂、吴茱萸、槟榔、川乌、细辛、干姜、白芍、桔梗;或用:牡丹皮、甘草、赤芍、当归、莪术、川芎、桃仁、花椒、朱砂;偶用:羌活、青皮、胡椒、没药、安息香、乳香、麝香、巴豆、干漆、牡丹、半夏、射干、陈皮、良姜、诃子、枳实、草豆蔻。

6. 螟病(卷19心脏门,7方)

病名:《内经》谓病蛊弗治,肾传之心,筋脉相引而急,病名曰螟。

证见:筋脉相引,及五劳七伤,小便数,腰疼,腹肚不安,久立不得,坐即脚痹,上焦客热,健忘心忪,小便数,腹痛难立。

治法:补虚损,强筋力,滋血脉,通百节,利九窍,补下焦伤竭不足。

药用:茯苓、人参、肉苁蓉、熟地黄、菟丝子、五味子、甘草、牛膝;或用:山芋、远志、巴戟天、生地黄、杜仲、麦冬、泽泻、山茱萸、附子、石斛、蛇床子、当归、白术、黄芪;偶用:覆盆子、续断、鹿茸、牛髓、羊髓、蜂蜜、酥、大枣、川芎、羌活、干姜、防风、细辛、赤石脂、石膏、柏子仁、龙骨、白芍、厚朴、枳壳、钟乳石、天冬、巨胜子、野菊花、酸枣仁、石菖蒲、地骨皮。

7. 心疟(卷198诸疟门,6方)

证见:心疟不止、或止后热不歇、乍来乍去、令人烦心、甚欲饮清水。

药用:常山、砒霜、麝香、鳖甲、香豉;或用:甘草、蜀漆、石膏、栀子、乌梅、大黄、朱砂、雄黄、熊胆、金箔、黄丹、桃仁、铅丹、豆豉、杏仁。

8. 心黄(卷196黄疸门,4方)

证见:面赤口张、气喘多惊饶睡、手脚烦疼、舌上生疮、心下急闷、不欲饮食、舌缩口干、多言无度、或笑或嗔、微微汗出、起卧不安。

药用:甘草、生地黄、淡竹叶、大麦、芒硝、朱砂、龙齿、犀角、黄芩、鸡子清、盐、麻油、柴胡、枳壳、升麻、黄连、麻黄、知母。

(二)与心脏关系密切的证候证治

该类证候提及心脏证治者共计218张方证,涉及心实、心虚、心热、心中寒等证治。

1. 心虚(卷16心脏门,101方)

定义:病苦悸、恐不乐;心腹痛难以言,心如寒,恍惚。

证见:心气虚弱/不足/不宁/虚寒、惊悸/惊忧/惊惕/恍惚,善忘,烦闷/虚烦/烦倦/烦乱/烦躁;忧虑;心悸/悸恐/虚悸/忪悸/怔忪,睡卧不宁,恐畏,昏聩/昏闷/昏倦,言语错乱,悲、喜怒无常、眼目黄赤、志意不定;心腹痛、多梦、癫痫狂乱,四肢急惰、不思饮食、冷汗出;遗精、白浊、舌强、独语、咽喉痛、心腹胀、头目不利;妄语、五心热渴、鼻衄、羸瘦;颜色不荣、耳目不明、妇人崩中、眩晕、短气。

治法:宁心保神,益血固精,补肾益志,补虚益血,壮力强志,消风痰,止头眩,镇心神,化痰涎,退潮热,利咽膈,止烦渴,理肺肾,调血脉。

药用:人参、远志、茯苓、茯神、甘草、麦冬、朱砂、川芎、石菖蒲、白术、当归、酸枣仁、黄芪、生地黄、肉桂、半夏、紫石英、龙齿、防风、桔梗、附子、柏子仁、白芍、龙骨、山药、枳壳、五味子、熟地黄、赤小豆、赤石脂、天冬、铁粉、乳香、麝香、黄芩、木香、牛黄、琥珀、陈皮；或用：僵蚕、紫菀、天南星、羌活、升麻、犀角、藿香、天麻、地骨皮、石莲、天竺黄、蒲黄、赭石、白及、肉苁蓉、细辛、雄黄、珍珠、贝母、白芷、丹参、山芋、大枣、沉香、生姜、杏仁、石膏、菊花、冰片、厚朴、前胡、木通、预知子、银箔、代赭石、蛇黄、猪血；偶用：大腹皮、莲肉、海金沙、竹茹、茅根、金银箔、苇叶、灯心草、秦艽、羚羊角、白矾、皂荚子、射干、枳实、菟丝子、泽泻、山茱萸、知母、干姜、牛膝、青皮、薏苡仁、铅白霜、禹余粮、腰子、桂枝、紫苏、独活、枸杞子、杜仲、鹿角、露蜂巢、铁精、花椒、珍珠、赤芍、香附、百部、黄精、猪心、益智仁、诃子、轻粉、宿姜、云母、寒水石、木瓜、薄荷叶、鹿茸、猪腰子、人乳、鹿角霜、全蝎、乌药、枇杷叶、葛根、巴戟天、钩藤、金箔、铅白霜、铁引粉、荆实、铧铁、野菊花。

2. 心实（卷16心脏门，38方）

定义：病苦闭、大便不利、腹满、四肢重痛。

病机：心实热（壅热、风热、惊热）。

证见：惊悸、烦闷、心神不宁，口干烦渴、口苦舌干、口舌生疮、夜卧不安、不思饮食、欲吐不出；或见：头痛、痰壅、狂言妄语；涕唾稠黏、嗔怒、畏悸惧，头昏、恍惚；偶见：言语不快、舌强、发热身重、身体烦疼、膈热、咽塞声嘶、多涎、干呕、腹鸣、颊赤、小便赤痛、溲不利、水谷不消、小儿惊热、女子忧劳、血厥、产后心虚、脉实洪满。

治法：化风痰、解积热、镇心安神、去烦闷，润肠胃、泄热安心。

药用：麦冬、黄芩、甘草、人参、栀子、生地黄、犀角、黄连、石膏、茯神、升麻、朱砂、知母、牛黄、木通、赤芍、地骨皮、紫菀、半夏、柴胡、大黄、茯苓；或用：淡竹叶、远志、白芍、防风、羚羊角、芒硝、羌活、玄参、天冬、玳瑁、珍珠、白术、葛根、安息香；偶用：赤石脂、竹茹、淡竹沥、鳖甲、枳壳、枳实、天南星、泽泻、干姜、荆芥、细辛、沙参、雄黄、乳香、麻黄、龙胆草、何首乌、酸枣仁、姜汁、天麻、桔梗、龙骨、当归、竹叶、生姜、糯米、琥珀、郁金、小麦、菊花、肉桂、前胡、牡丹皮、凝水石、玳粉、金末、西琥粉、苏合油、大青、玉竹、车前子、寒水石、香豉、全蝎、黄柏、冰片、白薇。

3. 心热

（1）心烦热（卷17心脏门，28方）

病机：心经积热，心虚烦热。

证见：烦躁，咽干舌涩，五心烦热，面赤潮热；小便赤涩，口臭，病苦惊悸不知人，及胆寒不卧，自汗，精神恍惚，短气，喜怒悲哀悉不自知，谵言发狂，逾墙上屋，心气不定，吐血衄血，脉洪数。

治法：理心烦闷，益气止渴，生心胃气，散滞郁，发汗，通利关节。

药用：甘草、麦冬、黄连、升麻、人参、柴胡、防风、玄参、黄芩、茯苓；或用：龙齿、犀角、远志、白芍、生地黄、紫菀、泽泻、铁粉、贝母、木香、黄芪、桔梗、赤芍、木通、茯神、地骨皮；偶用：朱砂、茅根、蛇蜕、香薷、紫河车、石菖蒲、白矾、枳壳、天南星、羌活、菟丝子、肉苁蓉、山茱萸、知母、牛蒡、铅白霜、麻黄、半夏、独活、牛黄、甜瓜、栀子、金箔、沉香、瞿麦、大麦、大黄、薄荷、郁金、丁香、牡丹、冰片、天花粉、黑豆、蛤粉、槐子、苦笋、茜根、蕤、牡丹皮、川楝子、天竺黄。

（2）心胸烦热（卷17心脏门，8方）

证见：心胸烦热，口舌干燥；或见：渴逆头痛，烦渴不止，或大小便不利，口舌生疮，不思饮食，头疼目涩，心神不利，不得安定，眠卧不安。

药用：甘草、麦冬、茯苓、黄芩、石膏、葛根、羚羊角、升麻、柴胡、黄芪、寒水石、天花粉、地骨皮；或用：枳壳、犀角、玄参、芒硝、沙参、铁粉、珍珠、白芍、栀子、黄连、朱砂、人参、琥珀、大青、天竺黄、玉竹、乌梅肉、野菊花、不灰木。

（3）心胸风热（卷17心脏门，8方）

证见：烦躁、口干舌涩，恍惚多惊、神思不安、惊恐，精神错乱、脏腑壅滞、头痛面赤。

治法：疏利滞气、宽胸膈、止刺痛。

药用：犀角、甘草、麦冬、牛黄、冰片、升麻、朱砂、防风、黄芩；或用：羚羊角、天竺黄、羌活、玄参、天麻、麝香、大黄、人参、石膏、野菊花、茯神、槟榔；偶用：芒硝、龙齿、僵蚕、金银箔、细辛、青皮、附子、铁粉、龙胆草、木香、独活、远志、赤芍、茯苓、栀子、金箔、牵牛、琥珀、虎睛、露蜂房、玉竹、葛根、地骨皮、铅霜。

（4）心热多汗（卷17心脏门·心烦热，12方）

证见：虚热盗汗，多汗出，骨蒸烦热，口舌干燥，不生肌、言笑无度、头面多汗、血脉壅塞、心胃客热、呕逆不睡及咳嗽。

药用：甘草、麻黄根、麦冬、柴胡、人参、犀角、生地黄、牡蛎、地骨皮、茯苓；或用：升麻、桑白皮、黄芩、白芍、黄芪、石膏、天竺黄、寒水石；偶用：竹茹、秦艽、羚羊角、枳壳、芦根、赤小豆、玄参、知母、芒硝、龟甲、白术、远志、栀子、黄连、朱砂、龙骨、大黄、小麦、茯神、天花粉、乌梅肉、葛根、防风、铅霜、故扇灰、前胡、肉桂。

（5）心脏积热（卷119、120积热痼冷门·诸热，11方）

病机：心肺壅热、久积热毒、痰涎结实；或见：心肾凝滞、膀胱有热，风热相搏。

证见：胸中郁热、喘嗽、胸膈不利、头旋目晕、心胸烦闷、面赤惊悸、神志不定、痰多、咽喉不利、口舌生疮、口臭喉腥、口甘口干、咳血衄血、吐血、血崩下血、脐腹急痛、攻疰阴间、血淋热淋、劳淋气淋、寝汗切牙、睡语惊悸、瘦弱头痛、米谷完出、肠风五痔、发疮疡痈、赤斑游肿、浑身燥闷。

治法：除烦解劳、消谷下气、散胸中热；或排脓内消肿毒、疏导心经邪热；或止消渴、除惊悸、凉上膈、解酒毒。

药用：大黄、柴胡、麦冬、人参、甘草、黄连、黄芩、木通、芒硝、蒲黄、滑石、生地黄、黄芪、阿胶、茯苓、黄柏、栀子、石膏、知母、柳白皮、苦竹根、绿豆、白芷、杏仁、金铃子、木香、豆蔻、轻粉、寒水石、冰片、朱砂、雄黄、白术、鳖甲、蜂蜜、饧、当归、赤芍。

（6）上焦实热（卷43三焦腑门·三焦实热，4方）

病机：上焦热结、心肺壅滞。

证见：喘咳短气、痰涕好唾；或见：脑昏背痛、面赤心忪、心痛、牵肘、口舌干燥、咽嗌肿痛、饮食无味。

治法：引化热气、调顺血脉。

药用：人参、桑白皮、皂荚、防己、射干、杏仁、紫菀、桔梗、黄芩、生地黄、赤芍、麦冬、玉竹、木通、半夏、蔓荆子、菊花、甘草、五味子、大枣。

4. 心中寒（卷17心脏门，8方）

证见：心背彻痛，肋下鸣转，喉中妨闷，食不多消，常生食气。

药用：吴茱萸、干姜、川乌、细辛、附子、白芍、当归、人参、厚朴、肉桂、川芎；或用：大腹皮、赤石脂、高良姜、赤小豆、石菖蒲、白术、木香、五味子、远志、茯苓、牡蛎、桔梗、豆蔻子、甘草、陈皮、荜茇、槟榔、诃子、花椒、瓜蒂、防风。

（三）与心脏关系密切的症状证治

该类症状提及心脏证治者共计304张方证，数量庞大，涉及健忘、怔忡惊悸、心狂等。

1. 健忘（卷17心脏门，37方）

病机：心气不足，思虑过度，劳伤心脾；登高涉险，致神魂不安；久怀忧戚，气滞血涩。

证见：健忘，恐怖惊悸、精神恍惚、睡卧不宁；或见：阴痿不起、懒语多惊、稍思虑、言语无度、言语如痴，失志健忘，精神错乱、心中烦闷、烦闷羸瘦、忽忽喜忘、朝瘥暮剧、暮瘥朝发，及因事有所大惊、睡多恐惕、梦涉险危、梦寐不祥/惊悸、多梦亡人、梦居水中、神思虚弱、神志不安、不思饮食、饮食无味、腰重脚弱、行履少力，小便频数/赤黄、自汗不止、五心烦热、身体发热、上焦壅热、涎壅上盛、口燥咽干。

治法：治健忘，除虚损，补心益智，安魂定魄，和血安神，外华腠理，强记助神，破积止痛，益心强志，安睡固精血,滋益营卫,耳目聪明。

药用:远志、人参、石菖蒲、茯苓、茯神、熟地黄、麦冬、甘草、天冬、酸枣仁、肉桂、朱砂、龙骨、生地黄、防风、柏子仁、山药、白术、附子;或用:五味子、犀角、冰片、半夏、杜仲、丹参、天竺黄、藿香、紫石英、续断、龙齿、铁粉、牛膝、桔梗、琥珀、当归、益智仁、桑寄生、沉香、山芋、赤石脂、黄芪、木香、牡蛎、肉苁蓉、乳香、麝香;偶用:百部、檀香、苏合香油、白石英、川芎、细辛、石斛、羚羊角、郁李仁、枸杞子、金箔、银箔、磁石、石韦、龙眼肉、石膏、决明子、菟丝子、蛇床子、陈皮、香附、地骨皮、牡丹皮、黄连、龟甲、补骨脂、白芍、莲肉、巴戟天、莲子心、安息香、绵黄、珍珠、冰片。

2. 怔忡惊悸

(1)怔忡惊悸(卷18心脏门,78方)

病机:心脏风邪、心气不足、心肾不交、情志错越。

证见:恍惚、惊悸、悲愁不乐、惊恐、神志/精神不定、心忪/心悸/怔忡、梦寐惊魇、睡卧不宁;多忘、心烦/虚烦、妄语、狂乱失志、自汗盗汗、饮食不下。或见:小便频数赤浊,四肢酸疼、目暗耳鸣,遗泄;偶见:言语谵妄、心情沉默、心痛、身体强直或疼痛、膝缓弱、口干咽燥、咽喉痛、口唇黑、呕吐、舌本强、不通水浆、生疮疡、脉结代。

治法:养心神、补气血、生津液、进饮食、养心肾、安魂魄、滋元气、益聪明、安神定志、豁痰散惊。

药用:人参、甘草、远志、茯神、茯苓、麦冬、防风、当归、肉桂、柏子仁、黄芪、朱砂、白术、半夏、龙齿、紫石英、牛黄、石菖蒲、酸枣仁、白芍、熟地黄、犀角、细辛、干姜、铁精、生地黄、大枣、铁粉、秦艽、附子、龙骨、雄黄、麝香、羚羊角、琥珀、山药、泽泻、石膏、桔梗、独活、虎睛、五味子、冰片、白蔹、杏仁、黄芩、紫菀、赤石脂、赤小豆、金箔、乳香;或用:大黄、川乌、银屑、前胡、枳实、陈皮、沙参、天竺黄、牡蛎、防己、白石英、天冬、生姜、珍珠、木香、天雄、川芎、黄连、肉苁蓉、卷柏、大豆卷、丹参、赤芍、羌活、阿胶、花椒、桑螵蛸、升麻、金银箔、鹿茸、半夏曲、沉香、麻仁、银箔、寒水石、桂枝、地榆、麻黄;偶用:山茱萸、神曲、地骨皮、玄参、玉竹、枸杞子、通草、覆盆子、蝉蜕、禹余粮、蛇蜕、蔓荆子、益智仁、木鳖子、石莲肉、天麻、白薇、白鲜皮、牛膝、玳瑁、芒硝、紫葳、天南星、露蜂房、石长生、枫上寄生、薏苡仁、云母、杨上寄生、莽草、防葵、贯众、没药、血竭、槟榔、紫苏、蛇黄、鬼箭羽、白姜、荆沥、白银、蒲黄、滑石、灵砂、白雄鸡、薤白、轻粉、磁石、罗参、白檀、苏合香。

(2)心虚惊悸(卷353产后诸疾门,29方)

病机:产后脏腑虚。

证见:心怔惊悸、志意不安、言语错乱、腹中拘急痛,时烦闷、恍惚恐畏、卒惊狂语、歌哭嗔笑、性气不定、夜卧不安。

治法:调和气血、补虚安神、压惊悸。

药用:人参、甘草、远志、茯苓、麦冬、白芍、肉桂、当归、茯神、熟地黄、龙齿、琥珀、石菖蒲、羚羊角、生姜;或用:生地黄、泽泻、防风、大枣、干姜、牛黄、白薇、独活、黄芪、山药、黄芩、白鲜皮、羊心、朱砂;偶用:白术、铁精、金箔、蒲黄、桑寄生、黄柏、羌活、银、细辛、牡蛎、酸枣仁、犀角、冰片、竹沥、川芎、柏子仁、木通、延胡索、没药。

(3)伤寒心悸(卷137伤寒门,15方)

病机:伤寒气虚饮停。

证见:心悸欲得按者、头痛目眩、心神烦喘;或见:呕不止、腹中气不和、头眩身振、汗出而闷、脉结。

药用:甘草、茯苓、半夏、白术、人参、肉桂、枳实、槟榔、陈皮;或用:赤芍、附子、川芎、枳壳、生姜、大枣;偶用:柴胡、黄芩、青皮、厚朴、桔梗、前胡、石膏、麦冬、旋覆花、茯神、远志、苍术、饴糖、麻仁、阿胶、生地黄、麻黄。

(4)伤寒后心虚惊悸(卷145伤寒门,23方)

证见:恍惚多忘、或时妄语、四肢烦热、虚羸少力,烦闷及咽喉不利、面目忽赤忽黄、眼涩口干、头项时疼、吸吸短气、卧起不安、或梦惊魇、不能饮食。

治法：补虚。

药用：人参、茯神、麦冬、甘草、远志、龙齿、防风、肉桂、黄芪、白芍、熟地黄、茯苓、紫石英、紫菀、白术、犀角、玄参；或用：升麻、赤石脂、黄连、芒硝、栀子、石膏、黄芩、陈皮、当归、生地黄、铁粉、麝香、天冬、柏子仁、牛膝、泽泻、金箔、银箔、菊花；偶用：半夏、杏仁、大青、石菖蒲、豉子、枳壳、厚朴、黄柏、酸枣仁、枸杞子、虎睛、龙胆草、鬼臼、羚羊角、知母、赤芍、大麻仁、秦艽、地骨皮、竹茹、木通、茅根、茵陈、前胡、龙骨、干姜、牡丹皮。

3. 心狂

(1) 心狂(卷18心脏门,13方)

病机或见：心风热、心实热。

证见：狂语错乱、神思不安、迷闷恍惚、惊悸；或见：善笑，举止不常，好登高临险、言语不避亲疏、高声叫呼、虚言妄语、乱说神鬼、解衣露体、不能安处；胸膈壅滞、大便秘、小便赤。

药用：人参、茯神、朱砂、犀角、龙齿、牛黄、麦冬、升麻、远志、防风、龙胆草、玄参；或用：铅霜、甘草、天竺黄、生地黄、麝香、珍珠、铁精、雄黄、琥珀、金箔、羚羊角、石膏、茯苓、栀子、白薇、大黄；偶用：玉屑、金屑、银屑、黄丹、鬼臼、脉动、虎骨头、白鲜皮、牡丹、虎睛、黄芩、天竹黄、野菊花、冰片、铁粉、露蜂房、槟榔、寒水石、杏仁、白鲜皮、沙参、天冬、山芋、五味子、车前子、银箔、地骨皮、水精、黄芩、羌活、木香、沉香、乳香、酸枣仁。

(2) 产后恶血冲心(卷349产后诸疾门,19方)

病机：壅滞攻心,气机不畅。

证见：狂言奔走、烦闷不知、时发燥、气血腹痛、恶露不快、疼痛不可忍、眼前黑暗；或生寒热、时狂语、昏闷发狂、如有鬼祟、胸满气喘、命在须臾,胸中有物状、脉大虚。

药用：当归、蒲黄、生地黄、生地黄汁、川芎、白芍、麝香；或用：牡丹皮、红花、延胡索、肉桂、吴茱萸、狗胆、芫花、姜黄、羚羊角、醋；偶用：荷叶、陈皮、生姜、枳壳、赤鲤鱼鳞、虻虫、乱发、没药、麒麟竭、金罗荜、凌霄花、香墨、釜下墨、威灵仙、砒黄、凌霄根汁、槟榔、黑豆、鸡子、米泔、藕汁、童子小便、益母草、藕节、红花子、泽兰、石膏、茯苓、卷柏、柏子、防风、厚朴、细辛、桔梗、人参、干姜、五味子、白芷、花椒、黄柏、川乌、丹参、芫荑、甘草、白薇、阿胶、血竭、猪膏、蜂蜜、代赭石、桃仁、大黄。

(3) 产后血邪攻心狂语(卷349产后诸疾门,17方)

病机：内虚血邪攻心。

证见：产后荒言乱语、心神恍惚、迷闷、言语失度、睡卧不安、腹中刺痛胀满、癫狂不识人。

药用：琥珀、人参、麝香、远志、朱砂；或用：防风、当归、熟地黄、甘草、茯神、龙齿、生地黄、茯苓、麒麟竭、金箔、川芎；偶用：柏子仁、桑寄生、赤芍、黄柏、牛膝、羊肾、白芍、黄芪、牛黄、阿胶、乌鸦、虎粪、铁粉、天竹黄、珍珠、砒黄、银箔、白矾、乌驴蹄护、乱发、干漆、蒲黄、赤马蹄、僵蚕、延胡索、狗胆、独活、木香、附子、石菖蒲、细辛、五灵脂、高良姜、硫黄、花蕊石、百草霜、乳香、酸枣仁。

(4) 失心(卷18心脏门,13方)

病机或见：因惊失心、心气虚耗、神不守舍。

证见：恐怖惊惕、恍惚健忘、语言不避亲疏,或歌或笑、烦渴、眼涩、口苦唇焦、癫狂、妄语见鬼、无问冷热、披头大叫、欲杀人、不避水火、睡卧不宁。

药用：人参、朱砂、白术、白芍、茯苓、当归、甘草、紫菀、干姜、麻黄、远志、茯神、防风、肉桂；或用：川芎、赤石脂、麦冬、甘松、石菖蒲、鳖甲、芒硝、吴茱萸、代赭石、草乌、枳壳、厚朴、天仙子、巴豆、铁粉、苦参、乳香、贝母、柴胡、明矾、木香、独活、酸枣、生地黄、桔梗、麝香、沉香、黄连、龙骨、大黄、杏仁、郁金、水晶、蛇含石、黄丹、蝉蜕、花椒、荆芥、白鲜皮、明矾。

（5）心恙（卷18心脏门，5方）

病机或见：因惊失心、心气虚耗、神不守舍。

证见：言语颠错、心神不定、恍惚不乐、火不下降、时复振跳。

药用：远志、茯神、川芎、茯苓、朱砂、人参、天南星；或用：藁本、麦冬、乌药、甘松、牛膝、附子、乳香、麻黄、没药、白芷、藿香、酸枣仁、熟地黄、天麻、白芍、肉桂、牡蛎、金箔、桔梗、大枣、沉香、龙骨、当归、甘草、薄荷、荆芥、猪心、防风。

4. 心烦

霍乱心烦（卷203霍乱门，15方）

病机：脾胃尚虚、谷气未实、津液内燥。

证见：烦满呕逆、干呕或吐利、汗出心烦、眠卧不安。

药用：人参、陈皮、甘草、芦根、麦冬；或用：厚朴、茯神、枇杷叶、生姜、栀子、大枣；偶用：豆蔻、草豆蔻、肉桂、高良姜、桃仁、白术、黄芪、干姜、乱发、吴茱萸、水萍、蜂蜜、糯米、槐叶、桑叶、豆豉、淡竹沥、粳米、葱白。

5. 心痛

（1）膈气心胸中痛（卷205膈噎门，23方）

病机：壅滞攻心，气机不畅。

证见：心胸气滞疼痛、胸中连肩背痛、连于腹胁、饮食不下、食后呕逆；或走疰、气欲绝，寒热身重，卧不欲起。

药用：肉桂、人参、白术、吴茱萸、木香、槟榔、甘草、枳实、前胡；或用：干姜、陈皮、厚朴、当归、半夏；偶用：青皮、茯苓、丁香、牛李根、诃子、柴胡、小草、细辛、附子、花椒、神曲、大黄、防风、麦冬、黄芩。

（2）产后心痛（卷351产后诸疾门，17方）

病机：宿冷搏血，上冲心络。

证见：闷绝疼痛、四肢厥冷、不纳饮食。

药用：当归、肉桂、木香、甘草；或用：吴茱萸、白芍、熟地黄、白术、莪术；偶用：生地黄、独活、山药、花椒、半夏、人参、茯苓、赤芍、青皮、乌药、干姜、胡椒、川芎、桃仁、芫花、香墨、丁香、芸薹。

（四）其他涉及心脏的方论

该书有关心脏的生理、病理、疾病、证候、诊断、治疗等还有以下部分，诸如：卷1～3方脉总论，论述包括经脉、生理、病理、诊法、疾病传变，以及与其他脏腑的关系，主要引《内经》论述。卷5方脉药性总论·六经药性，介绍了心经用药，如独活、柴胡等。卷6～10五运六气图，主要汇总《内经》的论述。而比较具有特色是，该书在运气学说中对应病症特点，附录了相应的方药，使得持五运六气学说者，可以择方施治。卷13脏腑总论，主要引《内经》论述，并无发挥。在卷14～15肝脏门，以及卷29～33肾脏门、卷22～24脾脏门中，间或提及涉及心脏兼证的病机、治法、方药，数量少，在某一门下仅1～2个方证，而大多缺失。

在卷16心脏门·总论中，主要摘要《内经》《难经》等相关生理、病理、针刺、常见病定义和病机等论述，未见理论创新。

在卷41小肠腑门·总论中，主要介绍了小肠的形态学特征："重二斤十四两，长三丈二尺。"其与心脏的关系为："心合于小肠，小肠者受盛之腑也。""主心、小肠之候也。""心前受病，移于小肠。心咳不已，则气与咳俱出。"小肠腑门主要记录了治小肠实（可见心胸烦闷、口舌生疮）15方、治小肠虚25方。

在卷59舌门·总论中，主要介绍了舌的形态学特征："舌重十两，长七寸，广二寸半，善用机衡，能调五味。"其与心脏的关系为："舌者心之官""主心、小肠之候也。""若脏热，则舌生疮；若腑寒，则舌本缩。"舌门主要记录了治重舌（心脾有热）24方、治舌肿强40方、治舌缩口噤4方、舌上出血（心脏积热）20方。

在卷 160 咳嗽门·五脏诸嗽中,记载心咳之状,"咳而心痛,喉中介介,心痛如鲠状。"治疗 2 方(人参桔梗散、朱砂半夏丸)。

三、讨论

1.《普济方》所涉心脏基础理论内容丰富 《普济方》有关心的论述集中在卷第 16～19。内容主要包括了心中风、心痹、心虚、心实、心中风、心劳等,字数约 12 万字左右。

与《太平圣惠方》《圣济总录》相区别的是,在《普济方》中并没有专门的心痛专篇。同时,在疾病归类中,也略与其他医著有别;增加了心狂、惊悸怔忡为主要表现的章节,表明对心脏病证的认识更加深入。

《普济方》广泛收录了不同年代不同学派对疾病的称谓及其理法方药。在疾病的论述过程中,素材丰富,对病名、病因、病机、治法和方药都进行了充分的收录和总结,章节充实完整。其疾病分类按照虚实、寒热、主证、兼证来区别,遗憾的是互相之间没有进一步细分,比如虚寒、实寒、虚热、实热病证表现散见于归类下,交错呈现。

2. 心脏病变的代表性证候及方证

(1)心脏常见疾病证治:方证比较集中的依次为心劳和心中风,提示这 2 个疾病发病率高,且积累了较为丰富的治疗方法。如前所述,在《普济方》中,心痛并没有作为一个单独的篇章来介绍,而是散见于各类疾病之中(表 2-6)。

表 2-6 《普济方》心脏疾病有关方证数的比较

疾 病 类	方 证 数	疾 病 类	方 证 数
心 劳	37	螈 病	7
心 中 风	24	心 疟	6
脉 极	17	心 黄	4
心 痹	11	总 计	116
心 疝	10		

(2)心脏常见证候证治:方证比较集中的依次为心虚类、心热类、心实类,提示这几个证候的发病率高,且积累了较为丰富的治疗方法(表 2-7)。

表 2-7 《普济方》心脏常见证候方证数的比较

证 候 类	方 证 数	证 候 类	方 证 数
心虚证治	101	心寒证治	8
心热证治	71	总 计	218
心实证治	38		

3. 心脏常见症状证治 方证比较集中的依次为惊悸怔忡、健忘、心痛、心狂病证,提示这几个症状的发病率高,且积累了较为丰富的治疗方法(表 2-8)。

表 2-8 《普济方》心脏有关症状方证数的比较

症 状 类	方 证 数	症 状 类	方 证 数
惊悸怔忡	145	健 忘	37
心狂(失心、心恙)	67	心 烦	15
心 痛	40	总 计	304

其中，在惊悸怔忡一节中，对惊悸惊松进行了辨别："惊悸有所大惊，或闻虚响，或见异相、登高涉险、梦寐不祥，惊忤心神，气与涎郁，遂使惊悸，名曰心惊；松悸则因汲汲富贵、戚戚贫贱、久思所爱，遂失所重，触事不意，气郁涎聚遂致松悸。在心脾经意思所主属内，所因或冒风暑湿寒，塞闭诸经，令人忽忽若有所失，恐恐如人将捕，中脘松悸，此乃外邪，非因心病。"同时，也区分了惊与悸及其治疗方法的区别："惊者恐怖之谓，悸者怔松之谓。心虚而郁痰，则耳闻大声、目击异物、遇险临危、触事丧志，心为之忤，使人有惕惕之状，是则为惊；心虚而停水，则胸中渗漉，虚气流动，水既上乘，心火恶之，心不自安，使人有怏怏之状，是则为悸。惊者，与之豁痰定惊之剂；悸者，与之逐水消饮之剂"等。

（颜彦，方肇勤，杨雯）

第九节 《医宗金鉴》心的理论

摘要：《医宗金鉴》所收载《删补名医方论》等15本医籍中均不同程度涉及心的理论、证治，其中《删补名医方论》有关心的方剂大致可以分为补益心气类、治神志不宁类、治热盛心烦类、治水气凌心类、伤寒心烦类等。《医宗金鉴》有关心脏理论的特点表现为有关心脏的基础理论融入到各个专著中、普遍采用脏腑辨证论治中风、痿病、虚劳、自汗盗汗等方面。

《医宗金鉴》是清乾隆四年由太医吴谦主持编撰的太医院教科书。此书分上、中、下3册，共90卷，内容广泛，涉及临床各科疾病的辨证论治，论理深入浅出，语言简明扼要，切合临床实际，为清代广泛流传的中医典籍。

一、方法

（1）自淘宝购买《医宗金鉴》word版，存疑之处核对该书（吴谦，等.医宗金鉴[M].第2版.北京：人民卫生出版社，2005）。

（2）搜索并标注所有涉心论述。

（3）初步阅读该书并分析，删除冗余且与心不相干的部分。

（4）对于那些明显综述《内经》年代理论，甚至明显缺乏学术价值者放弃。

（5）与前期研究过的《外台秘要》《太平圣惠方》《圣济总录》《普济方》等对照，标注该书具有创建、新意的注释、论述。

（6）对所收集文献按该书中各本有关著作涉心内容陈述，重点对《删补名医方论》有关心及其兼证论治等予以介绍。

（7）一些相关学术内容在讨论中予以探讨。

二、结果

《医宗金鉴》是一部大型丛书，收录并依次编排了《订正仲景全书伤寒论注》《订正仲景全书金匮要略注》《删补名医方论》《编辑四诊心法要诀》《编辑运气要诀》《编辑伤寒心法要诀》《编辑杂病心法要诀》《编辑妇科心法要诀》《编辑幼科杂病心法要诀》《编辑痘疹心要诀》《编辑幼科种痘心法要旨》《编辑外科心法要诀》《编辑眼科心法要诀》《编辑刺灸心法要诀》《编辑正骨心法要诀》等15本医籍。经筛选、分类、整理，将有关心的内容叙述如下。

（一）《订正仲景全书伤寒论注》

该书作者吴谦，以及引柯琴、沈明宗、成无己、程知、汪琥、程应旄、郑重光、喻昌、魏荔彤等注释，普遍采用脏腑辨证论治注释伤寒六经辨证论治，反映了明清以来对伤寒病机认识的转变与主流。即重脏腑，轻太阳阳明少阳等六经，这对中药复方脏腑辨证论治普及和流行的清代具有重要意义。例如：

（1）辨太阳病脉证并治上篇：瓜蒂散方解：诸邪入胸府，阻遏阳气，不得宣达。

（2）辨太阳病脉证并治中篇：茯苓甘草汤方注，伤寒二三日，未经汗下，即心悸而烦，必其人中气素虚，虽有表证，亦不可汗之。盖心悸阳已微，心烦阴已弱，故以小建中汤先建其中，兼调荣卫也。

小建中汤方解，调建中州，而不啜稀粥温覆令汗者，其意重在心悸中虚，而不在伤寒之表也……伤寒脉结代，心动悸，炙甘草汤主之。

炙甘草汤方集注，程知曰：此汗后心虚补阳法也。阳受气于胸中，胸中阳气衰微，故叉手冒心，心悸欲按也。

桂枝甘草汤方注：发汗后心下悸者，乃虚其心中之阳，本经自病也。今发汗后，脐下悸，欲作奔豚者，乃心阳虚，而肾水之阴邪，乘虚欲上干于心也。

栀子豉汤方集注，林澜曰：按之心下濡，虽热而非实热，故用此以清其虚烦。

附子泻心汤方集注，沈亮宸曰：半夏泻心，甘草泻心，皆下后伤气之过也。生姜泻心，因于饮食；大黄泻心，因于内热；附子泻心，因于外寒，证既不同，药亦各异也。

生姜泻心汤方集注，成无己曰：若下后阳邪传里者，则结于胸中为结胸，以胸中为阳受气之分也。阴邪传里者，则留于心下为痞，以心下为阴受气之分也。

（3）辨少阳病脉证并治全篇：属性，成注谓：吐则伤气，气虚者悸；下则亡血，血虚者惊。不知惊悸，皆主于心，误吐且下，则津液衰耗，神志虚怯，故悸而惊也。

（4）辨少阴病脉证并治全篇：黄连阿胶汤集注：喻昌曰：下利咽痛，胸满心烦，此少阴热邪充斥上下中间，无所不到，寒下之药，不可用矣，故立猪肤汤一法也。

（5）辨厥阴病脉证并治全篇：注：其注肺热邪，循经上逆膈中，故气上撞心，心中疼热也。

（6）辨坏病脉证并治篇：柴胡加龙骨牡蛎汤方注：心主血，汗乃心之液，重发其汗，血液大伤，心失所恃，故神情恍惚，心志不宁也。

（二）《订正仲景全书金匮要略注》

该书作者吴谦，以及引周扬俊、徐彬、沈明宗、尤怡、程林等注释，仍普遍采用脏腑病机、复方配伍等注释内伤杂病辨证论治，反映了明清以来对常见病病机及中药复方配伍认识的主流。例如：

（1）藏府经络先后病脉证第一：有关心中坚的注释：心中坚，谓胸中壅满也。呼吸之息，动形抬肩，胸中壅气上逆者，喘病也。

（2）中风历节病脉证并治第五：注：若其人心气不足，谓心胸之气不足，而邪气入心胸，故令人胸满而短气也。

（3）奔豚气病脉证并治第八：奔豚汤方注：发汗后，心下悸者，心阳虚，本经自病也。脐下悸者，肾邪乘虚上干心病也。

（4）胸痹心痛短气病脉证并治第九：属性集注，尤怡曰：心痛彻背，是气闭塞而前后不通故也，其痹为尤甚矣。

橘皮枳实生姜汤方注：心中，即心下也。胸痹病，心下痞气，闷而不通者虚也。

橘皮枳实生姜汤方集注，魏荔彤曰：胸痹自是阳微阴盛矣，心中痞气，气结在胸，正胸痹之病状也。

人参汤方集注，尤怡曰：诸逆该痰饮客气而言。心悬痛，谓如悬物动摇而痛，逆气使然也。

（5）腹满寒疝宿食病脉证并治第十：附子粳米汤方注：心痛中大寒痛，谓腹中上连心胸大痛也，而名大寒痛者,以有厥逆脉伏等大寒证之意也。

(6)五藏风寒积聚病脉证并治第十一:集注,尤怡曰:心伤者,其人劳倦,即头面赤而下重。盖心虚者,其阳易浮,上盛者,其下必虚也。心中痛而自烦发热者,心虚失养而热动于中也。当脐跳者,心虚于上,而肾动于下也。

注:邪哭,谓心伤之人无故而哭也。邪哭则使人魂魄不安,心之血气少也。血气少而心虚,则令人畏,合目欲眠则梦远行,此是精神离散,魂魄妄行也。心之血阴也,阴过衰则阳盛,阳盛则为病狂也;心之气阳也,阳过衰则阴盛,阴盛则病癫也。

(7)惊悸吐衄下血胸满瘀血病脉证并治第十二:柏叶汤注:心气有余,热盛也,热盛而伤阳络,迫血妄行,为吐、为衄。故以大黄、黄连、黄芩,大苦大寒直泻三焦之热,热去而吐衄自止矣。

(8)消渴小便利淋病脉证并治第十四:注:心主脉,膻中是其部也。水邪干之,外则周身之脉不行,其身重也;内则少气心烦,不得卧而躁也。

(9)黄疸病脉证并治第十六:注:其候心中热,胃府热也;足下热,胃经热也。是其酒疸之证也。

(10)跌蹶手指臂肿转筋阴狐疝蛔虫病脉证并治第十九:蜘蛛散方注:蛔虫之为病,发作有时,发则令人吐涎,心痛欲死。

(11)妇人杂病脉证并治第二十二:半夏厚朴汤注:藏,心藏也,心静则神藏。若为七情所伤,则心不得静,而神躁扰不宁也。故喜悲伤欲哭,是神不能主情也。象如神灵所凭,是心不能神明也,即今之失志癫狂病也。

(三)《删补名医方论》

该书所占篇幅较大,偏于基础,涉心方证大致可以分为以下几类。

1. 补益心气类

(1)四物汤(当归、熟地黄、川芎、白芍),治一切血虚、血热、血燥诸证。集注,柯琴曰:心生血,肝藏血。故凡生血者,则究之于心;调血者,当求之于肝也。

(2)酸枣仁汤(酸枣仁、甘草、知母、茯苓、川芎),治虚劳,虚烦不得眠。集注,罗谦甫曰:《经》云肝藏魂,人卧则血归于肝。用酸枣仁至二升,以生心血,养肝血,所谓以酸收之,以酸补之是也。

(3)补中益气汤(黄芪、人参、白术、炙甘草、陈皮、当归、升麻、柴胡),治阴虚内热,心烦不安。集注,炙甘草之甘,以泻心火而除烦,补脾胃而生气。

2. 治神志不宁类

(1)归脾汤(人参、龙眼肉、黄芪、甘草、白术、茯苓、木香、当归、酸枣仁、远志),治思虑伤脾,或健忘怔忡,惊悸盗汗,寤而不寐,或心脾作痛,嗜卧少食。集注,罗谦甫曰:方中龙眼、枣仁、当归,所以补心也……此方滋养心脾,鼓动少火,妙佐以木香少许,调顺诸气,畅和心脾。

(2)妙香散(山药、人参、黄芪、远志、茯苓、茯神、桔梗、甘草、朱砂、麝香、木香),治惊悸郁结,诸痿喘呕。汪昂注曰:心,君火也。丹砂镇心安魂,二香开郁通窍,桔梗载诸心药久留膈上。朱震亨云:(肾肝)二脏有相火,而其系,上属于心;心,君火也,为物所感则易于动,心动则相火翕然随之。

(3)天王补心丹(人参、酸枣仁、当归、生地黄、麦冬、天冬、柏子仁、远志、五味子、丹参、玄参、茯苓、桔梗),治心血不足,神志不宁,津液枯竭,健忘怔忡,大便不利,口舌生疮等证。集注,柯琴曰:心者主火,而所以主之者神也,火盛则神困。心藏神,补神者必补其心;补心者必清其火,而神始安。

(4)朱砂安神丸(朱砂、黄连、当归、生地黄、甘草),治心神昏乱,惊悸怔忡,寤寐不安。集注,叶仲坚曰:心若热,配黄连之苦寒,泻心热也,更佐甘草之甘以泻之。心主血,用当归之甘温,归心血也,更佐地黄之寒以补之。心血足则肝得所藏,而魂自安,心热解则肺得其职,而魄自宁也。

(5)磁朱丸(磁石、朱砂、神麹),治神水宽大渐散,昏如雾露中行。集注,王又原曰:神麹推陈致新,上交心神,下达肾志以生意智。且食入于阴,长气于阳,夺其食则已,此《内经》治狂法也。

3. 治热盛心烦类

（1）清暑益气汤（人参、黄芪、甘草、白术、神麴、五味子、青皮、升麻、葛根、麦冬、黄柏、泽泻、广橘皮、苍术、当归），治湿热蒸炎，烦心便黄，渴而自汗。

（2）柴葛解肌汤（石膏、柴胡、羌活、白芷、黄芩、白芍、桔梗、甘草、葛根），治三阳合病，头痛发热，心烦不眠。

（3）黄连解毒汤（黄连、黄芩、黄柏、栀子），治一切阳热火盛，面赤口干，狂躁心烦。君以黄连直解心经火毒也。

（4）二黄汤（黄芩、黄连、甘草），治上焦火旺，心胸热盛。

（5）凉膈散（连翘、大黄、黄芩、薄荷、甘草、栀子、芒硝），治心火上盛，中焦燥实，烦躁口渴。集注，汪昂曰：治心经蕴热。加青黛，蓝根，名活命金丹。

（6）导赤散（生地黄、木通、甘草梢），治心热，口糜舌疮，小便黄赤。注曰：赤色属心，导赤者，导心经之热从小肠而出，以心与小肠为表里也。

（7）黄连阿胶汤（黄连、黄芩、白芍、鸡子黄、阿胶），治少阴病，得之二三日以上，心中烦不得卧。集注，柯琴曰：此少阴病之泻心汤也……用芩、连以直折心火，用阿胶以补肾阴，鸡子黄佐芩、连于泻心中补心血，白芍佐阿胶于补阴中敛阴气，斯则心肾交合，水升火降。

（8）猪苓汤（猪苓、茯苓、阿胶、滑石、泽泻），治阳明病，脉浮发热，渴欲饮水，心烦不得眠者。

4. 治水气凌心类　外台茯苓饮（茯苓、人参、白术、枳实、橘皮、生姜），治心胸中有痰饮宿水，自吐出水，复心胸间虚气满不能食，消痰气令能食。半夏，生姜皆味辛，可治膈上痰，心下坚，呕逆目眩。然悸必心受水凌，故加茯苓以去水，伐肾邪安心神也。

5. 伤寒心烦悸类

（1）桂枝甘草汤（桂枝、炙甘草），治发汗过多，其人叉手自冒心，心下悸，欲得按者。集注，柯琴曰：汗出多，则心液虚，中气馁，故悸。

（2）小建中汤（桂枝、白芍、生姜、甘草、胶饴、大枣），治伤寒表未解，或心悸而烦。

（3）炙甘草汤（炙甘草、生姜、桂枝、麦冬、麻子仁、大枣、人参、阿胶、生地黄），治伤寒脉结代，心动悸者。

（4）小柴胡汤（柴胡、黄芩、人参、半夏、炙甘草、生姜、大枣），治伤寒五六日，心烦喜呕，少阳经半表半里之证。集注，程应旄曰：胆为阳木而居清道，为邪所郁，火无从泄，逼炎心分，故心烦。

（5）大柴胡汤（柴胡、黄芩、半夏、白芍、枳实、大黄、生姜、大枣），治热结在内，心下急呕不止，郁郁微烦。

6. 其他

（1）独圣散（炒山楂肉），治心腹郁痛。集注，吴于宣曰：《经》云心主血，脾统血，肝藏血。故产后瘀血停滞，三经皆受其病。

（2）乌梅丸（乌梅、细辛、干姜、黄连、当归、附子、蜀椒、桂枝、人参、黄柏），治厥阴病消渴，气上撞心，心中疼热，食即吐蛔。

（四）《编辑四诊心法要诀》

该书主要引用与综述《内经》望闻问切等内容，偏于基础。

（五）《编辑运气要诀》

该书主要引用、分类、简化《内经》五运六气内容，偏于基础。

此后是临床各科：

（六）《编辑伤寒心法要诀》

该书将《伤寒论》部分内容改编成口诀，并展开注释。涉心的主要有：烦躁不眠、懊、谵语郑声、渴证、舌胎、胸胁满痛、饥不欲食、神昏狂乱蓄血发狂、心下悸、结胸、痞鞭等证及其治疗方剂。

（七）《编辑杂病心法要诀》

该书将常见内伤杂病改编成口诀，并予以注释。涉心的方证主要包括：中风、痹病、萎病、虚劳、自汗盗汗、失血、神志变化、癫痫、诸气、痰饮、疝证、惊悸恍惚、舌病、心痛等病症，其中提及涉心病因病机、治则治法。

1. 中风 在概要介绍中风主要病因病机后出牛黄清心丸等方，多祛风涤痰。

（1）牛黄清心丸，治风邪中脏之人，形气俱实，其证痰涎壅寒，神昏不能言语等。

（2）涤痰汤（人参、石菖蒲、天南星、化橘红、半夏、茯苓、甘草、竹茹、枳实），治痰火内发，迷人心窍，令人精神恍惚，舌强难言。热盛加黄芩、黄连。

2. 内伤外感辨似 涉心的方剂有：

（1）调中益气汤（人参、黄芪、炙甘草、升麻、柴胡、苍术、陈皮、木香），治内伤，清气下陷，浊气上乘，清浊相干而兼湿热，气少心烦。

（2）清暑益气汤（补中益气汤去柴胡，加黄柏、泽泻、麦冬、五味子、苍术、神曲、葛根、青皮）、清燥汤（在前方上加生地黄、猪苓、茯苓、柴胡、黄连，减去葛根、青皮），治自汗身热，心烦口渴，倦困少气恶食，小便涩少，大便稀溏。

3. 虚劳 该书对虚劳的成因、症状进行了描述。其中，"损血脉虚少，男子面无血色，女子月经不通，心劳也。"具体涉心方剂有：

（1）八珍汤、十全大补汤、人参养荣汤（白芍、当归、陈皮、黄芪、肉桂、人参、白术、甘草、熟地黄、五味子、茯苓、远志），治气血两虚，心悸健忘。

（2）小建中汤、黄芪建中汤、当归建中汤、双和汤，治诸虚劳极，里急腹痛，里虚心悸。

（3）天王补心丹（柏子仁、五味子、茯苓、当归、生地黄、桔梗、丹参、人参、玄参、天冬、麦冬、远志、朱砂、酸枣仁），治心虚损，健忘神虚烦不眠。

（4）归脾汤（四君子加酸枣仁、远志、木香、当归、黄芪），治热烦盗汗悸惊惧，健忘怔忡时恍惚。

4. 自汗盗汗 该书注盗汗的成因，盗汗为阴虚，当分心虚不固，心火伤阴也。所用方剂为当归六黄汤（当归、黄芩、黄连、黄柏、生地黄、熟地黄），酸枣仁汤（酸枣仁、当归、白芍、生地黄、知母、黄柏、茯苓、黄芪、五味子、人参）。

5. 其他 该书在失血、神之名义、神之变化、五脏神情、诸气治法、遗精、痰饮、疝证、眼睛内外障、口舌、心腹诸痛等病症中提及涉心病机，但多未出方。

（八）《编辑妇科心法要诀》

该书涉心的妇产科常见病证不多，主要有：

（1）惊悸恍惚证治：茯神散（人参、黄芪、熟地黄、白芍、肉桂、茯神、琥珀、龙齿、当归、牛膝）、加味归脾汤，治惊悸恍惚不安宁。

（2）妄言见鬼发狂：妙香散（茯苓、茯神、人参、黄芪、远志、朱砂、甘草、桔梗、木香、麝香、山药），治心血虚，神不守舍而闷乱。

（3）虚烦证治：人参当归汤（人参、麦冬、当归、白芍、熟地黄、肉桂），治产后血虚，心烦短气。若因败血冲心者，宜服失笑散；若去血过多，烦而躁者，乃亡血证也，宜当归补血汤。

此外，在血滞经闭、血亏经闭、崩漏证治等病症中提及涉心病机。

（九）《编辑幼科杂病心法要诀》

该书儿科诊法有关察色、听声多引《内经》论述。涉心的有"哭而不啼，则气急心烦，将成惊也，兹煎不安者，乃心经内热，故燥躁不宁也"。"神昏谵语者，热乘于心，故曰病热凶也"。涉及的具体方剂有：

1. 心热

（1）撮口。心脾有热，吮乳不得，舌强唇青，面色黄赤，身热多惊者，用龙胆汤（柴胡、黄芩、生甘草、钩藤、赤芍、大黄、龙胆草、蜣螂、桔梗、茯苓）。

（2）天钓。邪热痰涎壅塞胸间，不得宣通而成，发时惊悸壮热，眼口上翻，手足瘛疭，爪甲青色，痰盛兼搐者，九龙控涎散（蜈蚣、乳香、天竺黄、腊茶、雄黄、炙甘草、荆芥、白矾、绿豆）；惊盛兼风者，牛黄散（牛黄、朱砂、麝香、天竺黄、蝎梢、钩藤）。

（3）鹅口。饮食热毒之气，蕴于心脾二经，故生后遂发于口舌之间，清热泻脾散（栀子、石膏、黄连、生地黄、黄芩、茯苓）。

（4）吐舌。心脾积热，吐舌，伸长而收缓，面红烦躁，口渴尿赤，泻心导赤汤（木通、生地黄、黄连、甘草）。

（5）弄舌。心脾积热，舌在口中摇动，唇焦舌干烦热便秘，泻黄散（藿香叶、栀子、石膏、防风、甘草）。

（6）重舌。心脾积热，舌下近舌根处其肿形似舌，清热饮（黄连、生地黄、木通、甘草、连翘、莲子）；凉心散（青黛、硼砂、黄柏、黄连、人中白、芒硝、冰片）。

（7）木舌。心脾积热，舌肿满木硬，不能转动，外用川硝散敷舌上；内服泻心导赤汤。

（8）夜啼。心热，面赤唇红，身腹俱热，小便不利，烦躁多啼，导赤散（生地黄、木通、甘草）。

2. 心惊　该书论惊风小儿惊风病机："凡小儿心热肝盛，一触惊受风，则风火相搏，必作急惊之证也，若素禀不足，或因急惊用药过峻，暴伤元气，每致变成慢惊之证，更有因吐泻既久，中气大虚，脾土衰弱，肝木乘虚而内生惊风者，名曰慢脾风也。"

（1）朱蜜法（朱砂、蜂蜜），治胎热便闭。

（2）夹热夹痰慢惊。脾虚虚热内生，痰涎上泛，咽喉气粗，身热心烦，痰热相兼者，用清心涤痰汤（人参、贝母、紫苏、陈皮、桔梗、杏仁、大枣），脾虚肝旺痰盛者，用青州白丸子（川乌、生半夏、天南星、白附子）和柴芍六君子汤（人参、白术、茯苓、陈皮、半夏、甘草、柴胡、白芍、钩藤）。

（3）心疳。面红目脉络赤，壮热有汗，时时惊烦，咬牙弄舌，口舌干燥，渴饮生疮，小便红赤，胸膈满闷，睡喜伏卧，懒食干瘦，或吐或利。热盛者，泻心导赤汤，热盛兼惊者，珍珠散（珍珠、麦冬、天竺黄、金箔、牛黄、胡黄连、甘草、羚羊角、大黄、当归、朱砂、雄黄、茯神、犀角）；病久心虚者，茯神汤（茯神、当归、炙甘草、人参）。

（4）疳渴。肥疳积热煎耗脾胃，以致津液亏损，故不时大渴引饮，心神烦热，清热甘露饮（生地黄、麦冬、石斛、知母、枇杷叶、石膏、甘草、茵陈、黄芩）。

（5）夹惊吐。饮食之时忽被惊邪所触而致吐，频吐青涎，身体发热，心神烦躁，睡卧不宁，先用全蝎观音散（人参、黄芪、扁豆、茯苓、莲肉、木香、白芷、羌活、防风、天麻、全蝎），后用定吐丸（丁香、全蝎、半夏）。

此外，在霍乱、血淋、汗证等病症中亦提及涉心病机。

（十）《编辑痘疹心法要诀》

该书一些天花常见病证涉及心的证治：

脏腑辨证论治涉及痘出五藏形证、痘主部位、面部吉凶、发热、抱鼻、攒胸、血泡、痘疔等。痘的涉心方证包括：

（1）失音。心气上达于肺而作音，加味甘橘汤（射干、牛蒡子、玄参、连翘、麦冬、栀子、桔梗、甘草）。

（2）谵妄。毒火太盛，热昏心神，疹未出而谵妄者，三黄石膏汤（石膏、黄芩、黄连、黄柏、麻黄、豆豉、栀子），疹已出而谵妄者，黄连解毒汤。

（十一）《编辑外科心法要诀》

该书在十二经循行部位歌、肺经歌、脉部位歌、脉分主歌、浮沉脉歌、十二经气血多少歌等中，以歌诀方式概要介绍了涉心的经络、脉诊等《内经》理论。

其中，主要涉心的证治有心痈，始发巨阙穴，必隐痛微肿，令人寒热，身痛，头面色赤，口渴，随饮随干，由心火炽盛,更兼酷饮嗜热而成。凉血饮(木通、瞿麦、荆芥、薄荷、白芷、天花粉、甘草、赤芍、麦冬、生地黄、栀子、车前子、连翘);酒毒为病者,宜服升麻葛根汤(栀子、升麻、葛根、白芍、柴胡、黄芩、黄连、木通、甘草)。

三、讨论

1. 该书对历代纷繁的涉心理法方药予以整理和精选 与《外台秘要》《太平圣惠方》《圣济总录》《普济方》等不同,该书不再收集和罗列某一涉心病证的古今类方,而是经过编著团队的筛选,使入选处方精炼、实用、有效,这些处方和配伍,在临床上被广泛引用、影响深远,延续至清末,影响着我国近现代中医药治疗理论与实践。该书将《内经》以来的藏象、病因、病机等理论与治疗的理法方药密切结合,使有关基础理论融会贯通于临床各学科中,对中医基础理论指导临床具有巨大的贡献,是一本指导性、操作性都非常强的著作。

2. 对于心脏相关疾病的描述变化

(1)清代对心痛的认识已经非常明确,相较于其他医著数千字的内容,该书仅归纳为:"岐骨陷处痛,名心痛;横满连胸,名肺心痛;下连胃脘,名胃心痛;连脐,名脾心痛;连腰,肾心痛;连少腹,名大肠小肠痛;连胁,名肝心痛;时止吐清水,名虫心痛;中恶腹痛,名疰痛;寒邪外干,名中寒痛;悸而痛,名悸心痛;水停心下,属饮也;思虑伤心,属伤也;停食痛,停水痛,停痰痛,胃火痛,气滞痛,血瘀痛,皆不死之证也。当分门施治,惟真心痛,面色黑,四肢逆冷至节,死证也。"同时,治法也不再因为心痛种类而不同,仅分为化滞丸缓解积滞、木香流气饮缓解情志郁结、小建中汤、乌头栀子汤缓急止痛等。

(2)心疳、心痈为心病的新类别。心疳指"心属火,色赤主血脉,故心疳则见面红目脉络赤,壮热有汗,时时惊烦,咬牙弄舌,口舌干燥,渴饮生疮,小便红赤,胸膈满闷,睡喜伏卧,懒食才瘦,或吐或利也,热盛者,泻心导赤汤主之,热盛兼惊者,珍珠散主之,病久心虚者,茯神汤调理之。"心痈似火毒,发生在心经循行部位。

3. 该书记录了当时医家对病机、治则的内容 《医宗金鉴》是清乾隆四年由太医吴谦主持编撰的御制钦定的太医院教科书。在编撰体例上较上文所述之典籍均不相同。在对《伤寒论》《金匮要略》《删补名医方论》等的集注中,涉及了大量病机和治则。如在《订正仲景全书金匮要略注》的胸痹心痛短气病脉证并治第九篇目中,记录了"尤怡曰:心痛彻背,是气闭塞而前后不通故也,其痹为尤甚矣"。人参汤尤怡注释曰:"心悬痛,谓如悬物动摇而痛,逆气使然也。"在五藏风寒积聚病脉证并治第十一篇目中,记录了"尤怡曰:心伤者,其人劳倦,即头面赤而下重。盖心虚者,其阳易浮,上盛者,其下必虚也。心中痛而自烦发热者,心虚失养而热动于中也。当脐跳者,心虚于上,而肾动于下也"。而在《删补名医方论》中,将方剂按照补益心气、镇心安神、清热除烦等治则对方剂进行分类,已经可以看到现代中医基础理论教材治法治则的雏形。

(颜彦,方肇勤,杨雯)

第十节　心脏理论的摘要与汇总

本节将前文对《内经》(含《黄帝内经素问》《灵枢经》)《难经》《诸病源候论》《外台秘要》《太平圣惠方》《太平惠民和剂局方》《圣济总录》《普济方》《医宗金鉴》等有关心脏的理论摘要与汇总如下。

一、心脏解剖与生理

(一)心脏系统

1.《内经》构建起心脏系统 《内经》没有描述心的具体解剖,仅指出了位置;《难经》对此进行了补充,增加了有关心解剖的内容:"心重十二两,中有七孔三毛,盛精汁三合,主藏神。""心肺独在鬲上"。描述了心的重量、孔窍、存储的血液。

《内经》构建起心脏系统,即由心、心包/心包络、血脉、手少阴心经和手厥阴心包经及其络脉等构成。心为君主,位居中心;心包/心包络及其膻中为其外卫。心包是心脏外面的包膜,如《太素卷八经脉之一》杨上善所云:"心外有脂,包裹其心,名曰心包。"心包络是指心包及其脉络,张介宾曰:"心包络,包心之膜络也。"心脏具有保护心脏、代心受邪等作用。膻中为城府,中容心包和心。可以说心居于中,心包和心包络为心君之宫室,膻中者,宫室外之城府也。

2. 与心脏相关的整体观 《内经》还构建了心的阴阳五行属性,建立了心与形体官窍、相关脏腑以及自然界的联系。

(1) 心脏的阴阳属性:以脏属阴、腑属阳为划分依据,心属阴;以脏器所处部位并联系其功能为划分依据,心属阳中之太阳。例如:"肝心脾肺肾五藏皆为阴,胆胃大肠小肠膀胱三焦六府皆为阳。""其于五藏也,心为阳中之太阳。"

(2) 心脏的五行属性:《内经》中有不少章节篇幅涉及心的五行属性和相对分类(表2-9)。

表2-9 心的五行属性及相关分类

五行	藏	府	藏	主	荣	窍	化液	志	恶	伤	伤	病	声
火	心	小肠	神	脉	面	舌	汗	喜	热	喜伤心	热伤气	噫	笑

五行	藏	脉	所生	其主	所病		变动	五劳所伤	五禁		经脉
火	心	钩	脾	肾	瞤瘛		忧	久视伤血	心病禁咸,苦伤骨		手少阴经

五行	藏	方位	天	地	时	日	味	色	音	若干关系
火	心	南方	热	火	夏	丙丁	苦	赤	徵	喜伤心/恐胜喜/热伤气/寒胜热/苦伤气/咸胜苦

在此归类中,与心的生理内容相关的有:心生血、开窍于舌,在体为脉,在液为汗,在声为笑,在变动为忧,在味为苦,在志为喜,其华在面,其充在血脉。

《诸病源候论》在五脏六腑一节中,详细描述了心与其他脏腑的生克关系。其中,肝与心为母子关系:"心乘肝,子之扶母,肝乘心,母归子";心与脾为母子关系:"脾乘心,子之扶母";心克肺,肺反侮心则病可愈:"肺之乘心,金之陵火";肾克心:"肾之乘心,水之克火,为大逆。"与小肠的关系描述为:"小肠为腑而主表,心为脏而主里"等。

(3) 心脏与组织官窍的关系

1) 心与小肠相表里:"心合小肠,小肠者,受盛之府。"

2) 心开窍于舌:"心气通于舌,心和则舌能知五味矣。""舌者心之官也,心病者,舌卷短,颧赤。"

(4) 心脏与其他脏腑的关系

1) 心与其他脏腑的生理关系:《内经》认为,五脏各司其职,又相互联系。"五藏六府,心为之主……肺为之相,肝为之将,脾为之卫,肾为之主外。"心与其他脏腑的关系如下:① 心与肺:心与肺共同位于鬲上,均与气之出入呼吸有关。"肺者,藏之长也,为心之盖也。""故宗气积于胸中,出于喉咙,以贯心肺,而行呼吸焉。"② 心与脾:心与脾的生理关系主体现在生理功能的配合和经络之间的联系。如"食气入胃,浊气归心,淫精于脉。""脾足太阴之脉……其支者,复从胃别上膈,注心中。"

2) 心的病证与其他脏腑的疾病联系:① 心与脾胃:如"所谓上走心为噫者,阴盛而上走于阳明,阳明络属心,故曰上走心为噫者。""(胃足阳明之脉)是动则病,洒洒振寒……闻木声则惕然而惊,心欲动,独闭户塞牖而处,甚则欲上高而歌,弃衣而走,贲响腹胀,是谓骭厥。""是主脾所生病者,舌本痛,体不能动摇,食不下,烦心,心下急痛,溏瘕泄,水闭黄疸,不能卧,强立,股膝内肿厥,足大指不用。"② 心与肺:心与肺的相关疾病也互相关联。"是主肺所生病者,咳逆上气,喘喝,烦心,胸满,臑臂内前廉痛厥,掌中热。""厥心痛,卧若徒居,心痛间,动作,痛益甚,色不变,肺心痛也,取之鱼际大渊。"③ 心与肾:肾病可以向心传变。"肾乘心,心先病,肾为应,色皆如是。""三阴者,六经之所主也,交于太阴,伏鼓不浮,上空志心。"④ 心与肝胆:心与肝胆的疾病均与情志有关,产生的症状有善太息、胁痛、心烦等。如:"胆病者,善太息,口苦呕宿汁,心下澹澹。""少阳所谓心胁痛者,言少阳盛也,盛者心之所表也,九月阳气尽而阴气盛,故心胁痛也。""厥阴终者,中热嗌干,善溺心烦,甚则舌卷卵上缩而终矣。"⑤ 心与胞脉:"月事不来者,胞脉闭也,胞脉者属心而络于胞中,今气上迫肺,心气不得下通,故月事不来也。"

3)《难经》从五行角度阐释五脏疾病和传变:《难经》演绎道,外因致病有五邪,将其与脏腑相关联,并为不同脏腑传变引起的疾病分别命名:"从后来者为虚邪,从前来者为实邪,从所不胜来者为贼邪,从所胜来者为微邪,自病者为正邪。"(表2-10)

表2-10 五邪致心病

五 邪	中风	伤暑	饮食劳倦	伤寒	中湿
相关脏腑	肝	心	脾	肺	肾
五邪犯心病名	虚邪	正邪	实邪	微邪	贼邪
心病症状	身热,胁下满痛	身热而烦,心痛	身热而体重,嗜卧,四肢不收	身热,洒洒恶寒,甚则喘咳	身热,而小腹痛,足胫寒而逆
脉 象	脉浮大而弦	脉浮大而散	脉浮大而缓	脉浮大而涩	脉沉濡而大

据此可知,在《难经》成书年代,以五行生克关系来演绎疾病的传变、预后是当时医学界脏腑理论的一个流派;而不同脏腑在心脉上的表现,进一步体现了脏腑之间的相互联系。

(二)心脏生理功能

1. 心为君主之官 《内经》认为,心为君主之官,五藏六府之主:"心者,五藏六府之大主也,精神之所舍也。"

2. 心藏神

(1)心藏神,使人成为有意识的生命形态:"血气已和,营卫已通,五藏已成,神气舍心,魂魄毕具,乃成为人。"

(2)心藏神,使人具备精神意识、记忆思维:"所以任物者谓之心,心有所忆为之意,意之所存为之志。"

(3)心藏神,可以受情绪、疾病等影响,例如"心怵惕思虑则伤神","惊则心无所倚,神无所归……思则心有所存,神有所归,正气留而不行"。《诸病源候论》描述若先天不足、心神阻塞,则表现为神识不清。《太平圣惠方》等医著也记录了心脏受风邪影响而产生神志狂躁、失心等病证。

(4)心藏神,除了精神意识外,还可以通过多途径观察,例如"目者,心之使也;心者,神之舍也"。

3. 心主血脉

(1)心主血。《内经》认为"诸血者皆属于心"。"血气变化则心烦善怒"。《诸病源候论》认为心气不足者血流缓慢,心气盛则迫血妄行。

(2)心主脉。《内经》记载:心主血脉,藏血脉之气,颜色为赤,参与营卫循环:"藏真通于心,心藏血脉之气也。""经脉者,受血而营之。"《难经》有对血流不畅的观察,手少阴气绝,则脉不通;血不流则脉不通,脉不通则表现为面色黧黑。

4. 心气 心气即心脏之气,属脏腑之气的范畴。心的大多生理功能、病理改变是通过心气来实现的。在生理方面，"六十岁，心气始衰，苦忧悲，血气懈惰，故好卧"。在病理方面，"味过于咸，大骨气劳，短肌，心气抑。味过于甘，心气喘满"。在治疗方面，"夏者火始治，心气始长，脉瘦气弱，阳气留溢，热熏分腠，内至于经，故取盛经分腠"。

二、心脏病因理论

（一）风邪

风邪是心脏发病的重要病因。

《内经》认为：风为百病之长。风邪的特点是善于流动，变化多端。可以经过腠理入侵肌肤，循经脉游走，入侵五脏六腑。心脏受风，则可以产生惊悸。若素体亏虚，兼受风邪，则可导致恐惧不安；若素体有热，兼受风邪，亦可引起心烦躁，不得眠，惊恐忧虑等。

《诸病源候论》采纳了这样的理论，并有所发展。该书在虚劳惊悸候、脚气风经五脏惊悸候等多处提到心惊悸的病因病机，"风邪之来，初客肤腠，后经腑脏，脏虚，乘虚而入，经游五脏，与神气相搏，神气为邪所乘，则心惊悸也。"心气虚则邪入心扰神。"风惊悸者，由体虚，心气不足，心之腑为风邪所乘；或恐惧忧迫，令心气虚，亦受于风邪。""风惊恐者，由体虚受风，入乘脏腑。其状，如人将捕之。心虚则惊，肝虚则恐。""心藏神而主血脉，心气不足则虚，虚则血乱，血乱则气并于血，气血相并，又被风邪所乘，故惊不安定，名为风惊。"

此外还有："心有支别之络脉，其为风冷所乘，不伤于正经者，亦令心痛，则乍间乍甚，故成疹不死"；"其久心痛者，是心之支别络脉，为风邪冷热所乘痛也，故成疹不死，发作有时，经久不瘥也"。

《太平圣惠方》妇人血风心神惊悸、产后脏虚心神惊悸、小儿惊悸等均引用了这样的理论。该书还记载有虚劳心热不得睡，常见：心热烦躁、不得睡卧，惊恐、忧恚少睡、胁下气上攻、心闷、四肢疼痛、吃食全少等。

《普济方》在怔忡惊悸病机方面，还补充有心气不足、心肾不交等。

（二）热邪

热邪是六淫之一，心恶热，外感热邪如时气、热毒、风热等侵犯心脏，可引起心烦。若素体亏虚，热气乘心，或热邪攻于心络，则可见心烦、心狂、狂言、多惊等症状；若脏腑内热、积热，心肺壅滞，均可引起心烦，严重的可引起狂言乱语。

《内经》有腑脏虚而热气乘于心，可见心烦热的记载。

《诸病源候论》记载有：时气和脏腑内热引起心烦；外感热毒，可见心中烦躁；头痛目疼，发汗，热不解。"若心烦不得眠者，心热也；若但虚烦而不得眠者，胆冷也。"

《太平圣惠方》在伤寒心虚惊悸、伤寒心狂热、热病发狂、小儿心热夜卧狂语等病因中提及邪热。

《圣济总录》提及：心经积热、心虚烦热、心胸风热，以及上焦热结、心肺壅滞。

《普济方》在心风热、心实热中提及因邪热引发的心狂，常见：狂语错乱、神思不安、迷闷恍惚、惊悸；或见：善笑，举止不常，好登高临险、言语不避亲疏、高声叫呼、虚言妄语、乱说神鬼、解衣露体、不能安处、胸膈壅滞，大便秘，小便赤等。

（三）寒邪

若感受寒邪，导致寒气客于经脉，血脉流动不利，可导致血虚，引起心痛。或血脉痞涩，热气蕴积，热迫于心，导致惊悸。《外台秘要》《太平圣惠方》《圣济总录》《普济方》等都由冷气心痛的描述，冷气寒邪最容易导致心痛，此心痛或为胃痛，可见痛而不能食等消化道表现。例如：

《内经》："心与背相引而痛者……寒气客于背俞之脉则血脉泣，脉泣则血虚，血虚则痛，其俞注于心，故相引而痛。"

《诸病源候论》记载了痈病心惊应寒所致的复杂病机："此由体虚受寒，寒客于经络，血脉痞涩，热气蕴积,结聚成痈。结热不散,热气内迫于心,故心虚热,则惊不定也。"此外,积、疝等也多由寒邪所引发。

《太平圣惠方》《圣济总录》《普济方》等有心背彻痛、胸痹心背痛、寒疝心痛、冷气心痛、心背彻痛等因寒邪引发心痛的记载。

（四）疫毒时气

若外感时气、霍乱、毒气等疫毒厉气,可引起心烦、谵言狂语。若素体本虚,则可导致精神衰弱,闷乱不识人等症状。

如《太平圣惠方》提及了时气谵言、热病狂言、中恶心痛等外感热病中的外邪扰心所致的谵言、狂言、心痛。

（五）寄生虫

在历代古籍中,常见有因寄生虫引发心痛的记载。这类"心痛",多为寄生虫引发的消化道、胆管炎症和痉挛所致,部位集中在剑突下的上腹部。因发病率高,历代多见记载。

三、心脏病机理论

（一）邪正盛衰

邪即邪气、正即正气。邪气如外感六淫的风寒暑湿燥火、病理产物如痰饮、瘀血等。一些心脏疾病是由邪气侵犯,正邪相争所引发的。例如:

《内经》有邪客于心或心包经,引起心烦。

《外台秘要》有"邪迫于阳气,不得宣畅,拥瘀生热"。症见心如悬而急烦懊痛,或心下悬痛,诸逆大虚;筑筑引两乳,又或如刺,困极。

《太平圣惠方》有:人阴阳俱虚,气血不足,外感邪气,则引发心痛等记载。

（二）气血津液失常

1. 气失常 《内经》有"血并于上,气并于下,心烦惋善怒"的记载。

《诸病源候论》认为,惊、恐、悲等情绪会引起气机的紊乱,会引发气消、气乱、气结、奔豚气等证。

《普济方》在不同心脏病证中提及心气失常,例如:

（1）失心。因惊失心、心气虚耗、神不守舍。常见:恐怖惊惕、恍惚健忘、语言不避亲疏,或歌或笑、烦渴、眼涩、口苦唇焦、癫狂、妄语见鬼、无问冷热、披头大叫、欲杀人、不避水火、睡卧不宁。

（2）心恙。因惊失心、心气虚耗、神不守舍。常见:言语颠错、心神不定、恍惚不乐、火不下降、时复振跳。

（3）膈气心胸中痛。壅滞攻心,气机不畅。常见:心胸气滞疼痛、胸中连肩背痛、连于腹胁、饮食不下、食后呕逆;或走疰、气欲绝、寒热身重、卧不欲起。

2. 血失常 《内经》论述如上。

《诸病源候论》指出,心肝脏伤会造成失血,如舌上出血、尿血、血汗、鼻衄、痔疮出血等。

《太平圣惠方》有"血脉充塞,荣卫不行,心气壅实,上焦烦热,阳气发泄妄行则心热多汗,阴阳不通,荣卫隔塞,上焦壅滞则心胸烦热",以及产后血邪攻心狂语等记载。

《圣济总录》和《普济方》在产后心痛、产后恶血冲心、产后血邪攻心狂语等的病机中一再提及"宿冷搏血,上冲心络""内虚血邪攻心"等病机。

3. 津液失常 《诸病源候论》多有在伤寒汗后、吐痢吐血等伤津后引发心烦、心胸壅热的记载。还载有"伤寒病发汗以后,因又下之,内有虚热则渴,渴则饮水,水气乘心,必振寒而心下悸也"。

《外台秘要》载多唾停饮心痛方:停饮乘心之络,冷热相乘,致腑脏不调,津液水饮停积,上迫于心,令心气不宣畅,故痛而多唾。症状:胸中寒热心痛,清唾满口,数数欲吐,食不化或心痛唾多。

《太平圣惠方》有类似病机记载,但症状为心中烦躁、头痛目疼、发汗、热不解。

（三）脏腑病机

1. **心气虚** 《内经》有"心气虚则悲，实则笑不休""心气虚，则梦救火阳物"等记载，涉及精神情志、梦扰等。《诸病源候论》延续这样的思路，"多忘者，心虚也"。而"诸阳在表，阳气虚则自汗。心主于汗，心脏偏虚，故其液妄出也"，阐释了自汗的病机。

《太平圣惠方》有心虚、心气不足、心气乏弱等病机描述，表现为血脉虚少、虚劳惊悸、卒魇多魇、精神离散。配套以补心定志，益智安神治法。

《圣济总录》有"手少阴经虚寒"的记载。

《普济方》指出心气不足，缘于思虑过度、劳伤心脾、产后脏腑虚等，突出表现为惊悸、健忘、忧戚。

2. **心气实** 《内经》有"心气盛则梦善笑恐畏……厥气客于心，则梦见邱山烟火。"的记载，与心气虚类似，也涉及精神情志、梦扰等。

《外台秘要》有"心实热"病机，表现为欲吐、闷喘急、头痛、惊梦喜恐、畏悸惧不安、口干烦渴、眠卧不安。后世多有类似记载。

四、心脏治则治法理论

（一）《内经》有关心脏的治则治法

1. **心病治则** 《内经》中记载了大量的心病针灸治疗原则与方法，诸如：

（1）正治："盛则泻之，虚则补之，热则疾之，寒则留之，陷下则灸之，不盛不虚，以经取之。"

（2）标本："先病而后生中满者治其标，先中满而后烦心者治其本。"

（3）循经取穴："心者，君主之官，神明出焉。可刺手少阴之源。"

（4）治未病。《内经》提出了治未病的思想："心热病者颜先赤，病虽未发，见赤色者刺之，名曰治未病。"

（5）心病的针灸禁忌

1）勿刺心："中心者环死。""刺中心，一日死，其动为噫。"

2）勿伤脉："刺肉无伤脉，脉伤则内动心，心动则夏病心痛。"

3）其他："心痛不可刺者，中有盛聚，不可取于腧。""夏刺秋分，病不愈，令人心中欲无言，惕惕如人将捕之。"

2. **心病治法**

（1）针刺。心痛："心痛引腰脊，欲呕，取足少阴。""心疝暴痛，取足太阴、厥阴，尽刺去其血络。""邪在心，则病心痛喜悲，时眩仆，视有余不足而调之其输也。"

心烦："心烦头痛，病在鬲中，过在手巨阳、少阴。"

心虚："人病心虚……可刺手少阳之所过，复刺心俞。"

心气病："气在于心者，取之手少阴、心主之输。"

（2）食疗。"心喜苦，宜食酸，禁咸，过食咸、甘、辛则损伤心气。""谷味苦，先走心；心病者，宜食麦羊肉杏薤；心病禁咸；心色赤，宜食酸，犬肉麻李韭皆酸。""心色赤，宜食酸，小豆、犬肉、李、韭皆酸。""心主夏，手少阴太阳主治，其日丙丁，心苦缓，急食酸以收之。"

（3）冥想。如："五疫之至，皆相染易，无问大小，病状相似，不施救疗，如何可得不相移易者……气出于脑，即室先想心如日。欲将入于疫室，先想青气自肝而出，左行于东，化作林木；次想白气自肺而出，右行于西，化作戈甲；次想赤气自心而出，南行于上，化作焰明；次想黑气自肾而出，北行于下，化作水；次想黄气自脾而出，存于中央，化作土。"

（二）《难经》有关心脏的治则治法

1. **调和荣卫** "损其心者，调其荣卫。"

2. 针刺法则

(1) 针刺程序:"初内针,浅而浮之至心肺之部,得气,推内之阳也。"

(2) 补母泻子:"迎而夺之者,泻其子也;随而济之者,补其母也。假令心病,泻手心主俞,是谓迎而夺之者也;补手心主井,是谓随而济之者也。"

(3) 刺穴:"夏刺荥者,邪在心。"

3. 误治与禁忌 "五脏脉已绝于内者,肾肝气已绝于内也,而医反补其心肺;五脏脉已绝于外者,心肺气已绝于外也,而医反补其肾肝。阳绝补阴,阴绝补阳,是谓实实虚虚,损不足而益有余。如此死者,医杀之耳。"

(三)《诸病源候论》有关心脏的治则治法

1. 治则

(1) 虚则补之,实则泻之。不可治者,明而察之。

(2) 五脏乘侮治则。肝与心为母子关系:"心乘肝,子之扶母,肝乘心,母归子";心与脾为母子关系:"脾乘心,子之扶母";心克肺,肺反侮心则病可愈:"肺之乘心,金之陵火";肾克心:"肾之乘心,水之克火,为大逆"。与小肠的关系描述为:"小肠为腑而主表,心为脏而主里"等。

2. 治法 《诸病源候论》中治法的记载不多,提及的几种治法有:① 补法。虚劳喜梦候:心气盛则梦喜笑恐畏,凡此十五不足者,至而补之立已。寻其兹梦,以设法治,则病无所逃矣。② 汗法。心悸,不可发汗,当自汗出而解。③ 吐法。若热毒气乘心,心下痞满,面赤目黄,狂言恍惚者,此为有实,宜速吐下之。④ 灸法。中风候:心中风,但得偃卧,不得倾侧,汗出,若唇赤汗流者可治,急灸心俞百壮。

(四)《外台秘要》有关心脏的治则治法

《外台秘要》明确提出的治疗方法有补脾气以益心,其中记录了大量的处方,对80余张涉心方剂所用的药物进行统计,发现主要集中在温中(肉桂、干姜)、活血(当归、白芍)、缓中(人参、甘草)、宣通气机(桔梗、陈皮)等方面。

实热类心脏疾病常用发汗邪热、清热泻火类药物,如心实热多用石膏、地骨皮、栀子、黄芩、茯苓等。

各类心痛喜用温热、理气类药物。如干姜、肉桂、酒、吴茱萸、陈皮、附子等。瘀血类心痛常用当归、木香、陈皮、干姜、川乌、桃仁、附子、桔梗等,与心病所描述的病因病机相同。

依据本书归类,可见唐代医家在心痛、心劳的遣方用药方面已经积累起丰富的经验。

此外,《外台秘要》中针刺放血等不再是治疗心脏的主要方法。

(五)《太平圣惠方》有关心脏的治则治法

《太平圣惠方》所收录的心脏腑相关疾病、证候和症状均较《外台密要》大大增加,且均有处方用药一一对应。

《太平圣惠方》中的主要相关疾病为心风、风癫、风痫、惊风、心劳、脉极、心积、心疝、心疟、心黄、支饮。其中心风、风癫、风痫、惊风、心疟均为风邪外伤中脏引起,出现神志和精神改变,心虚则如心烦、恍惚、惊悸、怔忪,心宿有热则烦躁、狂言乱语、不得眠卧等。因此,《太平圣惠方》中心脏用药以定惊安神、清热泻火为主。而心劳、脉极、心积、心疝、支饮为久病,因五邪侵犯心脏日久成积。

《太平圣惠方》在卷2中总结了心脏用药:麦冬、远志、丹参、紫石英、犀角、玉、铁粉、石菖蒲、生地黄等。后世发展的药物归经理论,与此一脉相承。其中,尤其指出了心烦通用药:石膏、滑石、杏仁、栀子、茯苓、贝母、知母等。反映了宋代对一些常见疾病的治疗用药积累起了一定的经验。

(六)《和剂局方》有关心脏的治则治法

《和剂局方》有109张处方与"心"有关。其中,与心气不足有关的方剂23张,占与心有关的处方总量的21.1%,主要治疗惊悸恐怖、梦寐惊悸、神情恍惚、盗汗、健忘等,治法为镇益心神、补虚养血。治疗心悸怔忡的处方18张,约与心有关的处方总量的16.5%,主要病因为风邪和风痰,主要治法为消风化痰,清利头目。治疗与心烦有关症状的处方 43 张,其中虚劳引起的心烦治疗处方 5 张,积热引起的心烦治疗处方 13 张,妇人心烦方剂 12 张(因劳倦体虚、月水不调、妊娠产后等引起的血气虚羸、血瘀、骨蒸而引起心烦),小儿心经心烦方剂 13 张(因脏腑积热、风痰壅盛等引起的风惊、心烦)。治疗与心痛有关的方剂 9 张。这些处方集中在心悸、怔忡与心烦等情志改变方面,累计约占 90% 以上,提示宋代治疗心脏疾病以心烦、心悸、怔忡为主的方剂比较成熟有效。

在"指南总论"有关心脏证候的治疗方剂也反映了当时的治法特点:

(1)中风恍惚惊悸症候的治疗可予定志丸、降心丹、平补镇心丹、辰砂妙香散。热者,予牛黄清心丸,治疗原则主要是镇心定志清心。

(2)外感热病心神被扰的治疗:可予小柴胡汤、败毒散、升麻葛根汤、来苏散、葱白散、神术散。烦渴者,与五苓散、竹叶汤,以泄热除烦,化饮为主。

(3)热证心火的治疗可予玉屑无忧散、牛黄凉膈丸、消毒犀角饮、四顺饮、解毒丸、积热三黄丸,清解热毒。

(4)气逆扰神的治疗可予匀气散、五膈宽中散、膈气散、沉香降气汤、分气紫苏饮、七气汤、嘉禾散、丁香煮散、分心气饮、小降气汤之类,理气降气。

(5)虚证恍惚惊悸的治疗:可予定志丸、降气丹、镇心丸、人参黄芪散、妙香散、乌沉汤、参苓白术散,安神定志,补益心气。

(七)《圣济总录》有关心脏的治则治法

《圣济总录》认为"治神"为治法之首。该书在卷 4 治法篇中,将"治神"列为第一篇,强调治神的重要性。认为,意志不治则病不可愈,而五脏虚实,皆形于梦寐之先,而后病从之;形体之乖和,神先受之。因此,治病要先治神。

在《圣济总录》明确提出的治法当中,主要的治理方法有:补心益志、止烦下气、镇心安神、化痰等治法;同时,通过补脾、补肺治疗心脏疾病。

(八)《普济方》有关心脏的治则治法

1. 常见心病的治则治法 《普济方》中对心脏治疗记载较之前医著更为丰富,对于常见心脏疾病都收载了治则治法,具体可以归纳为:

心虚。宁心保神、益血固精,补肾益志、补虚益血,壮力强志,消风痰、止头眩、镇心神,化痰涎、退潮热、利咽膈、止烦渴,理肺肾、调血脉。

心烦热。理心烦闷、益气止渴,生心胃气、散滞郁、发汗、通利关节。

心脏积热。除烦解劳、消谷下气、散胸中热,疏导心经邪热;或止消渴、除惊悸、凉上膈、解酒毒。

心中风。镇养心神、擒截诸风、和流荣卫,滋润筋络、通开胸膈、聪明耳目、压惊镇心、化涎安神。

心胸风热。疏利滞气、宽胸膈、止刺痛。

健忘。治健忘、除虚损、补心益智,安魂定魄、和血安神,外华腠理、强记助神、破积止痛、益心强志,安睡固精血、滋益营卫、耳目聪明。

惊悸。养心神、补气血、生津液、进饮食,养心肾、安魂魄、滋元气、益聪明,安神定志、豁痰散惊,调和气血、补虚安神、压惊悸。

心劳。除寒热、利腰脚、充肌肤、止烦下气。

脉极。消热气、调血脉理中、消热止极、补虚安神,安五脏、镇心神、止痛益气。

螈病。补虚损、强筋力、滋血脉、通百节、利九窍,补下焦伤竭不足。

2. 用药频次反映的治疗原则 虚证。最常见的药物有人参、麦冬、远志、甘草、茯神、石膏、栀子、黄芩等,药物主要作用为益气安神,清热除烦。

实热。最常见的药物有麦冬、黄芩、甘草、人参、栀子、生地黄、犀角、黄连、石膏等。药物主要作用为清热泻火,滋阴补虚。

惊悸。最常见的药物有人参、甘草、远志、茯苓、麦冬、肉桂、当归、茯神、熟地黄、石菖蒲、羚羊角、犀角、白芍、白术、朱砂等,药物主要作用为益气安神和中。

痹证/寒证。最常见的药物有肉桂、人参、当归、吴茱萸、干姜、川乌、细辛、附子等,药物主要作用为温中行气。

心狂。最常见的是人参、茯神、朱砂、远志、麝香等,主要功能为开窍安神补气。

从用药角度看,一是针对不同的病证,形成了相对集中的用药趋势;二是心痛不再是治疗的重点(归属脾胃);三是寒邪不再是心脏疾病的主要病因(归属脾胃);四是方药成为治疗的主要手段。

(九)《医宗金鉴》有关心脏的治则治法

与《外台秘要》《太平圣惠方》《圣济总录》《普济方》等不同,该书不再收集和罗列某一涉心病证的古今类方,而是经过编著团队的筛选,使入选处方精炼、实用、有效,被后世广泛引用、影响深远,延续至清末,影响着我国近现代中医药治疗理论与实践。

《医宗金鉴》涉心方证大致可以分为补益心气类、治神志不宁类、治热盛心烦类、治水气凌心类、治伤寒心悸类,以及治疗中风、自汗盗汗、虚劳等方剂。方剂中方解详细,对药物的作用做以说明,是后世医者治疗学习的宝贵资料。如:

(1) 酸枣仁汤(酸枣仁、甘草、知母、茯苓、川芎),治虚劳,虚烦不得眠。用酸枣仁以生心血,养肝血,所谓以酸收之,以酸补之是也。

(2) 补中益气汤(黄芪、人参、白术、炙甘草、陈皮、当归、升麻、柴胡),治阴虚内热,心烦不安。集注,炙甘草之甘,以泻心火而除烦,补脾胃而生气。

(3) 归脾汤,滋养心脾,鼓动少火,用龙眼、酸枣仁、当归补心,佐以木香调顺诸气,畅和心脾。

(4) 妙香散,丹砂镇心安魂,二香开郁通窍,桔梗载诸心药久留膈上。

(5) 朱砂安神丸,配黄连之苦寒,泻心热也,更佐甘草之甘以泻之。心主血,用当归之甘温,归心血也,更佐地黄之寒以补之。心血足则肝得所藏,而魂自安,心热解则肺得其职,而魄自宁也。

(6) 磁朱丸(磁石、朱砂、神麯),治神水宽大渐散,昏如雾露中行。集注,王又原曰:神麯推陈致新,上交心神,下达肾志以生意智。且食入于阴,长气于阳,夺其食则已,此《内经》治狂法也。

(7) 黄连解毒汤,君以黄连直解心经火毒也。

(8) 黄连阿胶汤,用芩、连以直折心火,用阿胶以补肾阴,鸡子黄佐芩、连于泻心中补心血,白芍佐阿胶于补阴中敛阴气,斯则心肾交合,水升火降。

(9) 外台茯苓饮,半夏、生姜皆味辛,可治膈上痰,心下坚,呕逆目眩。然悸必心受水凌,故加茯苓以去水,伐肾邪安心神也。

(颜彦,方肇勤,杨雯)

第三章
肺 的 理 论

--- ෨෬෨෨ ---

第一节 《内经》肺的理论

摘要： 本文将《内经》有关肺的论述，按肺及肺经的解剖（肺的解剖、手太阴肺经）、肺生理（肺的生理功能、肺的阴阳五行属性、肺与其他脏腑和组织的关系）、肺的诊法与辨证（望诊、闻诊、问诊、脉诊和尺肤诊）、肺病因（外邪、内伤）、肺病机、肺病证（咳嗽、肺气虚、肺气逆、肺风、劳风、肺胀、肺萎、肺痹、痹疟、肺疟、肺与其他脏腑的疾病联系）、肺病的传变（肺病的预后、邪气在五脏的传变、寒热在五脏的传变）和肺病治疗（针刺治疗、与肺有关的刺法要点、放血、食疗）等分类、介绍，并就《内经》肺脏理论的内容、特点展开了初步的探讨。

先儒有云：经传而经亡，亡于传经者之精而以粗求之，深而以浅视之。因此深入挖掘和整理研究《内经》所阐发的中医思想、完整和准确陈述，是当前中医理论研究的重要部分。而清晰明确地展示中医基础理论中概念的源流也是非常必要的基础工作。从《内经》开始，藏象学说基本形成；在历代甚至近代的一些代表性官修医籍中脏腑描述仍遵循于《内经》。因此，本文尝试检索并摘录该书中所涉肺的论述，力求展示当时中医对肺脏的认识。

一、方法

参见第二章"第一节《内经》心的理论"（详略），本文关注肺。

二、结果

（一）肺及肺经的解剖

1. **肺的解剖** 《内经》未见肺的专门解剖描述，但有与肺相关的骨度量、望诊等记载：

"缺盆以下，至𩩲骬，长九寸。过则肺大，不满则肺小。"[L14]

"五藏六府者，肺为之盖，巨肩陷咽，候见其外。"[L29] "巨肩反膺陷喉者肺高，合腋张胁者肺下；好肩背厚者肺坚，肩背薄者肺脆；背膺厚者肺端正，胁偏疏者肺偏倾也。"[L47]

2. **手太阴肺经** 手太阴经与肺的关系："手太阴外合于河水，内属于肺。"[L12]

（1）手太阴肺经循行部位：《内经》刻画了肺手太阴经的循行路线："肺手太阴之脉，起于中焦，下络大肠，还循胃口，上膈，属肺，从肺系横出腋下，下循臑内，行少阴心主之前，下肘中，循臂内上骨下廉，入寸口，上鱼，循鱼际，出大指之端；其支者，从腕后，直入次指内廉，出其端。"[L10] "手太阴之脉，出于大指之

127

端,内屈,循白肉际,至本节之后大渊,留以澹,外屈,上于本节下,内屈,与阴诸络会于鱼际,数脉并注,其气滑利,伏行壅骨之下,外屈,出于寸口而行,上至于肘内廉,入于大筋之下,内屈,上行臑阴,入腋下,内屈走肺,此顺行逆数之屈折也。"[L71]

（2）手太阴肺经穴位及与肺相关穴位：《内经》中所描述的肺经上的穴位包括了六个重要穴位,分别是少商、鱼际、太渊、经渠、尺泽、肺腧。

"肺出于少商,少商者,手大指端内侧也,为井木;溜于鱼际,鱼际者,手鱼也,为荥;注于太渊,太渊,鱼后一寸,陷者中也,为腧;行于经渠,经渠,寸口中也,动而不居,为经;入于尺泽,尺泽,肘中之动脉也,为合,手太阴经也。"[L2]

还有原穴"阳中之少阴,肺也,其原出于大渊,大渊二。"[L1]以及"肺腧在三焦之间"[L51]等描述。

（3）手太阴肺经与其他经络、脏腑的关系：大肠手阳明之脉"下入缺盆,络肺,下膈,属大肠。"[L10]

"手太阴之正,别入渊腋少阴之前,入走肺,散之太阳,上出缺盆,循喉咙,复合阳明,此六合也。"[L11]

"手阳明之正,从手循膺乳,别于肩髃,入柱骨,下走大肠,属于肺,上循喉咙,出缺盆,合于阳明也。"[L11]

心手少阴之脉"其直者,复从心系,却上肺,下出腋下循臑内后廉。"[L10]

肾足少阴之脉"其直者,从肾上贯肝膈,入肺中,循喉咙,挟舌本;其支者,从肺出络心,注胸中。"[L10]

肝足厥阴之脉"其支者,复从肝别贯膈,上注肺。"[L10]

以上经文反映出：手太阴肺经与手阳明大肠经、手少阴心经、足少阴肾经和足厥阴肝经相互关联,缺盆为手太阴与四条经络的交汇处。

（二）肺生理

1. 肺的生理功能

（1）肺主气、藏气：《内经》认为肺藏气,为气之本。肺藏气的功能体现在：五气自鼻入肺,积于胸中,在喉咽部出入呼吸;水谷之精气与吸入的五气经气化后形成宗气、营气、卫气。肺功能可以通过毛发、皮肤和声音、面色来观察："肺者,相傅之官,治节出焉。"[S8]

"肺者,气之本,魄之处也,其华在毛,其充在皮,为阳中之太阴,通于秋气。"[S8]"肺藏气。"[S62]"诸气者皆属于肺。此四支八溪之朝夕也。"[S10]

"五气入鼻,藏于心肺,上使五色修明,音声能彰。"[S9]

"其大气之抟而不行者,积于胸中,命曰气海,出于肺,循喉咽,故呼则出,吸则入。"[L56]"故宗气积于胸中,出于喉咙,以贯心肺,而行呼吸焉。"[L71]"胃之大络,名曰虚里,贯鬲络肺,出于左乳下,其动应衣脉,宗气也。"[S18]

"浊气在中者,言水谷皆入于胃,其精气上注于肺,浊溜于胃肠。"[L3]

"气之大别,清者上注于肺,浊者下走于胃。胃之清气,上出于口;肺之浊气,下注于经,内积于海。"[L40]

（2）肺化生与输布营气、卫气：《内经》有关肺主气,还表现在与营卫二气的化生和输布有关："中焦亦并胃中,出上焦之后,此所受气者,泌糟粕,蒸津液,化其精微,上注于肺脉,乃化而为血,以奉生身,莫贵于此,故独得行于经隧,命曰营气。"[L18]提示营气转化为血,是在肺内完成的。

"营气之道,内谷为宝。谷入于胃,乃传之肺,流溢于中,布散于外"。[L16]提示营气的输布与肺有关。"藏真高于肺,以行荣卫阴阳也。"[S18]

营气之行始于肺经：（手）太阴—手阳明—足阳明—（足）太阴—手少阴—手太阳—足太阳—足少阴—手厥阴（散于胸中,循心主脉）—手少阳—足少阳—足厥阴—肝—肺—手太阴[L16];另有支别者自肝脉于巅顶会督脉,行走于后背前胸,入缺盆,再下注肺中,复出手太阴。阴阳相贯,如环无端。

卫气之所行,昼行于阳,行于皮肤腠理之间。平旦,目张则气上行于头,循足太阳、手太阳、足少阳、手少阳、足阳明、手阳明行至手足。夜行于阴,行于五脏募原之内。"其始入于阴,当从足少阴注于肾,肾注于心,心注于肺,肺注于肝,肝注于脾,脾复注于肾,为一周也。"[L76]即足少阴注于肾—心—肺—肝—脾—肾。

(3)肺朝百脉,输精于皮毛:《内经》时代,认为肺使百脉潮,推动精气布散至全身:"食气入胃……脉气流经,经气归于肺,肺朝百脉,输精于皮毛。"[S21]"胃气上注于肺。"[L62]"胃为五藏六府之海,其清气上注于肺,肺气从太阴而行之。其行也,以息往来,故人一呼脉再动,一吸脉亦再动,呼吸不已,故动而不止"。[L62]

(4)肺通调水道:《内经》认为,肺还参与了体液代谢:"饮入于胃,游溢精气,上输于脾。脾气散精,上归于肺,通调水道,下输膀胱。"[S21]

"故五藏六府之津液,尽上渗于目,心悲气并,则心系急,心系急,则肺举,肺举则液上溢。"[L36]

(5)肺与自然界关系的有:"天气通于肺。"[S5]

"西方生燥,燥生金,金生辛,辛生肺,肺生皮毛,皮毛生肾,肺主鼻。其在天为燥,在地为金,在体为皮毛,在藏为肺,在色为白,在音为商,在声为哭,在变动为咳,在窍为鼻,在味为辛,在志为忧。忧伤肺,喜胜忧;热伤皮毛,寒胜热;辛伤皮毛,苦胜辛。"[S5]

秋三月"收敛神气,使秋气平……逆之则伤肺。"[S2]"逆秋气,则太阴不收,肺气焦满。"[S2]

2. **肺的阴阳五行属性**

(1)肺的阴阳属性:作为五脏之一,肺属阴;而肺的居处高位、功能特点,又有阳的特性,所以或被称谓"阴中之阳";也有称谓"阳中之阴"者,指位于躯体阳位的阴脏:

"言人身之藏府中阴阳,则藏者为阴,府者为阳。肝心脾肺肾,五藏皆为阴。"[S4]"背为阳,阳中之阴,肺也。"[S4]"肺为阳中之少阴。"[L41]

"一者天也,天者阳也,五藏之应天者肺,肺者五藏六府之盖也,皮者肺之合也,人之阳也。"[L78]

(2)肺的五行属性:《内经》中有一些章节涉及肺的五行属性和相对分类。如"西方白色,入通于肺,开窍于鼻,藏精于肺,故病在背;其味辛,其类金,其畜马,其谷稻,其应四时,上为太白星,是以知病之在皮毛也,其音商,其数九,其臭腥。"[S4]

与肺相关的大致可以归类如下(表3-1)[L44,L56,L65,L49,L78,S23,S4]。

表3-1　肺相关五行属性分类

五行	藏	府	藏	主	荣	窍	化液	志	恶	伤	伤	病	声
金	肺	大肠	魄	皮	毛	鼻	涕	悲	寒	悲—肺	辛—皮毛	咳	哭

五行	藏	脉	所生	其主	所病		变动	五劳所伤		五禁		经脉
金	肺	浮	肾	心	气		咳	久卧伤气		苦		多血少气

五行	藏	方位	天	地	时	日	味	色	音	若干关系
金	肺	西方	燥	金	秋	庚辛	辛	白	商	忧伤肺/喜胜忧/辛伤皮毛/寒胜热/苦胜辛

3. **肺与其他脏腑和组织的关系**

(1)肺与大肠相表里:"肺合大肠,大肠者,传道之府。"[L2]

"肺合大肠,大肠者,皮其应……肺应皮。"[L47]

"肺之合皮也,其荣毛也。"[S10]

(2)肺开窍于鼻:"五藏常内阅于上七窍也,故肺气通于鼻,肺和则鼻能知臭香矣。"[L17]

"鼻者肺之官也……故肺病者,喘息鼻张。"[L37]

（三）肺的诊法与辨证

1. 时序 "七月八月，阴气始杀，人气在肺。"[S12]

2. 望诊 根据《内经》中描述，望诊可见目色、鼻、脉、皮毛、面色及患者的行为表现等。

部位："阙中者，肺也。"[L49]

颜色和纹理："白如豕膏者生，此五色之见生也"；"生于肺，如以缟裹红；此五藏所生之外荣也。"[S10]"五藏之气，白如枯骨者死。此五色之见死也。"[S10]"白当肺，辛。"[S10]"肺白……皆亦应其经脉之色也。"[S57]"（目）白在肺。"[L74]"白色，小理者肺小，粗理者肺大。"[L47]

病态："是动则病，肺胀满膨膨，而喘咳上气，缺盆中痛，甚则交两手而瞀，此为臂厥。是主肺所生病者，咳逆上气，喘喝，烦心，胸满，臑臂内前廉痛厥，掌中热。气盛有余，则肩背痛，风寒，汗出中风，小便数而欠。气虚，则肩背痛寒，少气不足以息，溺色变。"[L10]"肺小，则少饮，不病喘喝；肺大，则多饮，善病胸痹，喉痹逆气。肺高，则上气肩息咳；肺下，则居贲迫肝，善胁下痛。肺坚，则不病咳上气；肺脆，则苦病消瘅，易伤。肺端正，则和利难伤；肺偏倾，则胸偏痛也。"[L47]"心高，则满于肺中，悗而善忘，难开以言。"[L47]

3. 闻诊 "夫起居如故而息有音者，此肺之络脉逆也，络脉不得随经上下，故留经而不行。"[S34]

4. 问诊 "故五气入鼻，藏于心肺，心肺有病，而鼻为之不利也。"[S11]"谷入少而气多者，邪在胃及与肺也。"[S53]

释梦："肺气盛则梦哭。"[S13]"肺气盛则梦恐惧哭泣飞扬……（厥气）客于肺，则梦飞扬，见金铁之奇物。"[L43]

5. 脉诊和尺肤诊 《内经》对脉诊有非常详尽的描述，对肺脉进行了定位，不同脉象可以初步推断肺病因病位。

（1）肺平脉表现及秋脉："平肺脉来，厌厌聂聂，如落榆荚，曰肺平，秋以胃气为本。病肺脉来，不上不下，如循鸡羽，曰肺病。死肺脉来，如物之浮，如风吹毛，曰肺死。"[S18]

"秋胃微毛曰平，毛多胃少曰肺病，但毛无胃曰死，毛而有弦曰春病，弦甚曰今病。"[S18]"秋脉者肺也，西方金也，万物之所以收成也。故其气来，轻虚以浮，来急去散，故曰浮，反此者病。"[S19]"（秋脉）太过则令人逆气而背痛，愠愠然；其不及则令人喘，呼吸少气而咳，上气见血，下闻病音。"[S19]

（2）肺病脉的表现：肺脉"其气来毛而中央坚，两傍虚，此谓太过，病在外；其气来毛而微，此谓不及，病在中。"[S19]"所谓逆四时者，春得肺脉……其至皆悬绝沉涩者，命曰逆四时。"[S19]

"盛者寸口大三倍于人迎，虚者则寸口反小于人迎也。"[L10]

"肺脉急甚为颠疾；微急为肺寒热，怠惰，咳唾血，引腰背胸，若鼻息肉不通。缓甚为多汗；微缓为痿瘘偏风，头以下汗出不可止。大甚为胫肿；微大为肺痹，引胸背，起恶日光。小甚为泄，微小为消瘅。滑甚为息贲，上气；微滑为上下出血。涩甚为呕血；微涩为鼠瘘，在颈、支腋之间，下不胜其上，其应善酸矣。"[L4]

"肺脉搏坚而长，当病唾血；其软而散者，当病灌汗，至今不复散发也。"[S13]"肺脉沉搏为肺疝。"[S48]"肝满、肾满、肺满皆实，即为肿。"[S48]

"真肺脉至，大而虚，如以毛羽中人肤，色白赤不泽，毛折乃死。"[S19]

（3）脾脉与肺脉的鉴别："夫脾虚浮似肺……此皆工之所时乱也，然从容得之。"[S76]

（4）尺肤诊："尺内两傍，则季胁也……上附上，右外以候肺。"[S13]

（5）其他："肺心有邪，其气留于两肘。"[L71]

（四）肺病因

1. 外邪 《内经》涉及肺脏生病的外邪以风、寒、热三邪为主，其中热邪描述结合五运六气的变化，提示肺与自然界息息相关。

（1）风邪：①"风从西方来，名曰刚风，其伤人也，内舍于肺，外在于皮肤，其气主为燥。"[L77]②"南风生于夏，病在秋，病在肺，俞在肩背"。[S4]

（2）寒邪：①"形寒寒饮则伤肺"[L4]；②"重寒伤肺"。[L66]

（3）热邪："少阴司天，热淫所胜……病本于肺。少阳司天，火淫所胜……病本于肺。少阴之复……热气大行……病疿胗疮疡、痈疽痤痔，甚则入肺，咳而鼻渊。少阳之复，大热将至……发而为疟……寒极反热……化而为水，传为胕肿，甚则入肺，咳而血泄……热气大来，火之胜也，金燥受邪，肺病生焉……所谓感邪而生病也。"[S74]

（4）复感："阳明不迁正，则暑化于前，肃杀于后，草木反荣。民病寒热鼽嚏，皮毛折，爪甲枯焦，甚则喘嗽息高，悲伤不乐。热化乃布，燥化未令，即清劲未行，肺金复病。"[S73]

2. 内伤 肺病的内因主要提到了七情伤肺与先天禀赋不足两种。

（1）七情伤神，喜乐伤肺："肺喜乐无极则伤魄，伤魄则狂，狂者意不存人，皮革焦，毛悴色夭，死于夏。"[L8]"悲则肺气乘矣。"[S19]"有所惊恐，喘出于肺，淫气伤心。"[S21]

（2）体质："气虚者肺虚也，气逆者足寒也，非其时则生，当其时则死。"[S25]

（五）肺病机

《内经》对肺脏的病机，从肺与阴阳变化、脏腑经络相互影响的角度做了一些阐述，尤其多次提到气机变化对肺脏的影响。具体如：

"阴争于内，阳扰于外，魄汗未藏，四逆而起，起则熏肺，使人喘鸣。所谓生阳死阴者，肝之心谓之死阴，肺之肾谓之重阴，肾之脾谓之辟阴，死，不治。"[S7]

1. 秋邪伤肺的病机 "帝曰：秋取经俞何也？岐伯曰：秋者金始治，肺将收杀，金将胜火，阳气在合，阴气初胜，湿气及体；阴气未盛，未能深入，故取俞以泻阴邪，取合以虚阳邪，阳气始衰，故取于合。"[S32]

"少阴有余病皮痹、隐轸，不足病肺痹，滑则病肺风疝，涩则病积溲血。"[S64]

"二阴至肺，其气归膀胱，外连脾胃。"[S79]

"二阴二阳，病在肺，少阴脉沉，胜肺伤脾，外伤四支。"[S79]

2. 少阴病口渴的病机 "五日少阴受之，少阴脉贯肾络于肺，系舌本，故口燥舌干而渴。"[S31]

"诸气膹郁，皆属于肺……（辛先入肺）久而增气，物化之常也。气增而久，夭之由也。"[S74]

3. 胆大小的病机 "肝肺虽举，气衰复下，故不能久怒，此怯士之所由然者也。"[L50]

"重阳之人，熇熇高高，言语善疾，举足善高，心肺之藏气有余，阳气滑盛而扬，故神动而气先行。"[L67]

4. 善忘的病机 "上气不足，下气有余，肠胃实而心肺虚，虚则营卫留于下，久之不以时上，故善忘也。"[L80]

5. 悲则气消的病机 "悲则心系急，肺布叶举，而上焦不通，荣卫不散，热气在中，故气消矣。"[S39]

6. 不得偃卧的病机 "肺者藏之盖也，肺气盛则脉大，脉大则不得偃卧，论在《奇恒》《阴阳》中。"[S46]

（六）肺病证

在《内经》时代，对肺病已经具有了较为深刻认识，其中涉及肺病十余种。

1. 咳嗽 "五藏六府皆令人咳，非独肺也……皮毛者，肺之合也，皮毛先受邪气，邪气以从其合也。其寒饮食入胃，从肺脉上至于肺则肺寒，肺寒。则外内合邪，因而客之，则为肺咳。"[S38]

"肺咳之状，咳而喘息有音，甚则唾血。"[S38]

"肺咳不已，则大肠受之，大肠咳状，咳而遗失。此皆聚于胃，关于肺，使人多涕唾而面浮肿气逆也。"[S38]

2. 肺风 "以秋庚辛中于邪者为肺风……肺风之状，多汗恶风，色皏然白，时咳短气，昼日则差，暮则甚，诊在眉上，其色白。"[S42]

3. 劳风 "劳风法在肺下，其为病也，使人强上冥视，唾出若涕，恶风而振寒，此为劳风之病……以救

俛仰。巨阳引……咳出青黄涕……从口中若鼻中出,不出则伤肺,伤肺则死。"[S33]

4. 肺胀 "肺胀者,虚满而喘咳。"[L35]

5. 肺萎 "肺主身之皮毛……故肺热叶焦,则皮毛虚弱急薄,著则生痿躄也。"[S44] "肺热者色白而毛。"[S44]

"肺者,藏之长也,痿躄……则发肺鸣,鸣则肺热叶焦。故曰:五藏因肺热叶焦,发为痿躄,此之谓也。"[S44]

6. 肺痹 "白,脉之至也,喘而浮,上虚下实;惊,有积气在胸中;喘而虚,名曰肺痹,寒热;得之醉而使内也。"[S10]

"少阴有余病皮痹、隐轸,不足病肺痹,滑则病肺风疝,涩则病积溲血。"[S64]

"皮痹不已,复感于邪,内舍于肺……肺痹者,烦满,喘而呕……淫气喘息,痹聚在肺。"[S43]

7. 瘅疟 "瘅疟者,肺素有热,气盛于身,厥逆上冲,中气实而不外泄,因有所用力,腠理开,风寒舍于皮肤之内、分肉之间而发,发则阳气盛,阳气盛而不衰则病矣;其气不及于阴,故但热而不寒,热内藏于心,而外舍于分肉之间,令人消烁脱肉,故命曰瘅疟。"[S35]

8. 肺疟 "肺疟者,令人心寒,寒甚热,热间善惊,如有所见者,刺手太阴、阳明。"[S36]

9. 肺气虚 "肺藏气,气舍魄,肺气虚则鼻塞不利,少气;实则喘喝,胸盈仰息。"[L8]

"肺气虚,则使人梦见白物,见人斩血藉藉,得其时则梦见兵战。"[S80]

"八十岁,肺气衰,魄离,故言善悮。"[L54]

10. 肺气逆 "黄帝曰:人之哕者,何气使然?岐伯曰:谷入于胃,胃气上注于肺……肺主为哕,取手太阴足少阴。"[L28]

11. 肺与其他脏腑的疾病联系

(1)肺与肝:肺与肝的关系主要通过"肝脉贯肺"相联结。手太阴肺经气逆,肝肺相抟,肺主气而肝主血,气逆与中,故血逆于口鼻。

"暴瘅,内逆,肝肺相搏,血溢鼻口,取天府。"[L21]

(2)肺与心:心与肺通过宗气相连接,心主血而肺主气,肺气推动血行,故而互相影响。

"故宗气积于胸中,出于喉咙,以贯心肺,而行呼吸焉。"

"悲则心系急,肺布叶举,而上焦不通,荣卫不散,热气在中,故气消矣。"[S39]"

"厥心痛,卧若徒居,心痛间,动作,痛益甚,色不变,肺心痛也,取之鱼际大渊。"[L24]

(3)肺与肾:肾主水,肺推动津液输布。肾藏精为生气之源,肺藏气司呼吸。两脏又通过足少阴肾经相连,关系密切。

"少阳属肾,肾上连肺,故将两藏。"[L2]

"少阴脉贯肾络肺,今得肺脉,肾为之病,故肾为腰痛之病也。"[S61]

"肾者至阴也,至阴者盛水也;肺者太阴也,少阴者冬脉也,故其本在肾,其末在肺,皆积水也。"[S61]

"故肺为喘呼,肾为水肿,肺为逆不得卧,分为相输俱受者,水气之所留也。"[S61]

"是以夜行则喘出于肾,淫气病肺。"[S21]

(4)肺与脾胃:肺与脾胃的密切关系主要是脾胃所运化的水谷精气上输于肺,胃之大络与宗气相关。

"中央生湿,湿生土,土生甘,甘生脾,脾生肉,肉生肺,脾主口。"[S5]

"二阴至肺,其气归膀胱,外连脾胃。"[S79]

"病在太阴,甚盛在胃,颇在肺,病名曰厥,死不治。"[S47]

(5)肺与小肠:"小腹控睾引腰脊,上冲心。邪在小肠者,连睾系,属于脊,贯肝肺,络心系。"[L19]

(七)肺病的传变

《内经》还描述了不同肺病的预后与邪气寒热在五脏中的传变。

1. 肺病的预后 "肺(脉)至悬绝,十二日死。"[S7]

"肺病喘咳,三日而胁支满痛,一日身重体痛,五日而胀,十日不已,死。"[S65]

"(发于颈部的天疽)热气下入渊腋,前伤任脉,内熏肝肺,熏肝肺,十余日而死矣。"[L81]

"肺病者,愈在壬癸,壬癸不愈,加于丙丁,丙丁不死,持于戊己,起于庚辛。"[S22]

2. 邪气在五脏的传变 "大气入藏奈何? 病先发于心,一日而之肺……病先发于肺。"[L42]

"肝受气于心,传之于脾,气舍于肾,至肺而死。心受气于脾,传之于肺,气舍于肝,至肾而死。脾受气于肺,传之于肾,气舍于心,至肝而死。肺受气于肾,传之于肝,气舍于脾,至心而死。肾受气于肝,传之于心,气舍于肺,至脾而死。此皆逆死也。"[S19]

3. 寒热在五脏的传变 "今风寒客于人……病人舍于肺,名曰肺痹,发咳上气。弗治,肺即传而行之肝,病名曰肝痹,一名曰厥……弗治,肝传之脾,病名曰脾风……弗治,脾传之肾,病名曰疝瘕……弗治,肾传之心……病名曰瘈……弗治,满十日,法当死。肾因传之心,心即复反传而行之肺,发寒热,法当三岁死,此病之次也。"[S19]

"心移寒于肺,肺消,肺消者饮一溲二,死不治。肺移寒于肾,为涌水,涌水者,按腹不坚,水气客于大肠,疾行则鸣濯濯,如囊裹浆,水之病也。"[S37]

"心移热于肺,传为鬲消。肺移热于肾,传为柔痉。"[S37]

(八) 肺病治疗

1. 针刺治疗 《内经》中涉及的肺病的治疗主要为针刺治疗。

"肺者,相傅之官,治节出焉,可刺手太阴之源。"[S72]

"人肺病,遇阳明司天失守,感而三虚,又遇金不及,有赤尸鬼干人,令人暴亡,可刺手阳明之所过,复刺肺俞。"[S72]

"邪在肺,则病皮肤痛,寒热,上气,喘,汗出,咳动肩背。取之膺中外腧,背三节五藏之傍,以手疾按之,快然,乃刺之,取之缺盆中以越之。"[L20]

"肺病者,喘咳逆气,肩背痛,汗出尻阴股膝髀腨胻足皆痛;虚则少气不能报息,耳聋,嗌干。取其经,太阴、足太阳之外厥阴内血者。"[S22]

"热病,先肤痛,窒鼻,充面,取之皮,以第一针,五十九。苟轸鼻,索皮于肺,不得索之火,火者心也……金者肺也。"[L23]此为治法上的五脏关系:肺热不泻,以火克金。

"乱于肺,则俯仰喘喝,接手以呼……气在于肺者,取之手太阴荥足少阴输。"[L34]

"诸汗者,至其所胜日汗出也……肺热病者右颊先赤,肾热病者颐先赤,病虽未发,见赤色者刺之,名曰治未病。"[S32]

如果出现误治的情况,则可能会引起不良后果。"满而补之,则阴阳四溢,肠胃充郭,肝肺内膜,阴阳相错。"[L5]

2. 与肺有关的刺法要点 在针刺过程中,一定要注意用针轻快,避开肺脏。

"凡刺有五,以应五藏。一曰半刺,半刺者,浅内而疾发针,无针伤肉,如拔毛状,取皮气,此肺之应也。"[L7]

"是故刺毫毛腠理无伤皮,皮伤则内动肺,肺动则秋病温疟,溯溯然寒栗。"[S50]

"刺中肺,三日死,其动为咳。刺膺中陷中肺,为喘逆仰息。"[S52]"刺五藏……中肺三日死,其动为咳。"[S64]"凡刺胸腹者,必避五藏……中肺者,五日死。"[S12]

3. 放血 "肺热病者,先淅然厥,起毫毛,恶风寒,舌上黄,身热。热争则喘咳,痛走胸膺背,不得太息,头痛不堪,汗出而寒,丙丁甚,庚辛大汗,气逆则丙丁死。刺手太阴阳明,出血如大豆,立已。"[S32]

4. 食疗 "肺主秋,手太阴阳明主治,其日庚辛,肺苦气上逆,急食苦以泄之。"[S22]

"病在肺,愈在冬,冬不愈,甚于夏,夏不死,持于长夏,起于秋,禁寒饮食寒衣。"[S22]

"肺病者,下晡慧,日中甚,夜半静。肺欲收,急食酸以收之,用酸补之,辛泻之。"[S22]

"肺病者,宜食黄黍鸡肉桃葱。"[L56] "肺色白,宜食苦,麦羊肉杏薤皆苦。"[L56]

三、讨论

1.《内经》奠定了肺藏象理论的雏形　通过对《内经》有关肺论述进行综合分析,可以看到肺藏象理论的基本内容。

(1)肺的解剖。《内经》对肺的位置和外在可观察的表现进行了详细的描述,也描述了肺经和穴位,将经过肺经的经络也一一列出,初步勾勒了肺在全身脉络中的位置关系。

(2)肺的生理。肺藏气、推动气血津液的全身输部、主治节,司呼吸,是相傅之官。

(3)肺的诊法。通过望皮肤颜色纹理及口唇舌的表现,询问症状表现以及脉诊信息,进行肺的诊断。

(4)肺的疾病。涉及肺的病主要有:肺气虚、肺气逆、肺胀、瘅疟、肺疟、咳、肺风、肺痹、肺萎、劳风。此肺病分类基本延续至明代,成为后世医家诊病的基本纲目。

(5)肺的治疗。肺的治疗在《内经》主要采用针刺,较少涉及放血和食疗,没有提到中药及复方治疗。同时,在针灸疗法中也充分注意到了针刺肺脏产生的不良后果。

以上所归纳的《内经》肺理论提供了肺知识的基本骨架、思路、精神和智慧。在后世得到广泛的引用。

2. 肺与其他脏腑经脉组织的联系　肺通过经脉和气的循环途径等与体内其他脏腑、经络、组织、器官密切相连,相互沟通,互相影响。从《内经》的行文判断,脏腑之间的联系主要是由于经脉之循行;而脏腑功能之间的相互影响也通过经脉之联络而产生。

3. 肺与自然界的联系

(1)肺是人体与自然界沟通的重要渠道。气自口鼻而入,藏于肺而司呼吸,水谷入胃经肺而输布全身。同时,肺也最容易受到自然界气机变化的影响。风雨、寒热都容易伤肺,尤其是以秋燥最为明显。

(2)在《内经》的阐述中,天人相应是中医认识人体和认识世界的基本方法。因此,人体小世界与自然界息息相关,人体的运行方式也与自然界的运行方式融为一体,肺与自然界的关系由于气的出入联系而更为密切。这对理解《内经》的藏象理论具有重要的提示作用。

4.《内经》为后世中医学的发展探索了广阔空间　《内经》体现了注重经脉的特征,把经脉摆在了十分重要的地位。例如:"夫十二经脉者,人之所以生,病之所以成,人之所以治,病之所以起。"[L11]同时,又通过《素问》的六节藏象论、五藏生成、五藏别论、藏气法时论;《灵枢》的邪气藏府病形、肠胃、本藏等篇目对藏象理论进行了探索,成为后世中医学发展的方向。《内经》初步形成了把脏腑作为中心,进而构建起天人相应的系统基础医学体系,成为中医理论重要转型阶段的标志。

(颜彦,方肇勤,杨雯)

第二节　《难经》肺的理论

摘要:《难经》中记载肺的内容大多与《内经》相同,而病证的记录减少了许多;但对积聚病进行了完善,且多用五行理论解释脏腑生理与病理。

《难经》为《黄帝八十一难经》的简称,或称《八十一难》。针对《内经》中深奥的中医学理论,归纳为81个问题,进行释疑解难,在阐发中医学基本理论方面占有重要的地位。本文关注《难经》中对肺的基础理论论述,并进行分析。

一、方法

参见第二章"第二节《难经》有关心的理论"(详略),本文关注肺。

二、结果

《难经》中提到肺的语句共有 67 处,具体归纳如下。

(一)肺的解剖与生理

1. 解剖　"肺重三斤三两,六叶两耳,凡八叶,主藏魄。"[42n]肺的位置在膈上,"心肺独在鬲上也。"[32n]

2. 功能

(1)藏神:肺藏魄。[34n]

(2)开窍:"故肺气通于鼻,鼻和则知香臭矣。"[37n]

3. 脏腑关系　"大肠者,肺之腑。"并尝试解释肺与大肠的位置差异:"《经》言心营、肺卫,通行阳气,故居在上;大肠、小肠,传阴气而下,故居在下。"[35n]

4. 五行归属与生克　"肺色白,其臭腥,其味辛,其声哭,其液涕。"[34n]该书还解释了"肺主声"与耳的关系:"肾者,北方水也,水生于申,申者西方金,金者肺,肺主声,故令耳闻声。"[40n]

5. 经穴　"肺之原,出于太渊"。[66n]

(二)肺的诊法

1. 脉形特点　"秋脉毛者,肺西方金也,万物之所终,草木华叶,皆秋而落,其枝独在,若毫毛也。故其脉之来,轻虚以浮,故曰毛。"[16n]该书还有肺脉"浮而短涩"[4n]的记载。

2. 脉分阴阳　"曰:脉有阴阳之法,何谓也? 然:呼出心与肺,吸入肾与肝,呼吸之间,脾也其脉在中。浮者阳也,沉者阴也,故曰阴阳也。心肺俱浮,何以别之? 然:浮而大散者心也,而短涩者肺也。"[4n]

3. 脉分轻重　肺脉之重,"初持脉,如三菽之重,与皮毛相得者,肺部也。"[5n]

4. 脉诊预后　"手太阴气绝,即皮毛焦。太阴者,肺也,行气温于皮毛者也。气弗营,则皮毛焦;皮毛焦,则津液去;津液去,则皮节伤;皮节伤,则皮枯毛折;毛折者,则毛先死。丙日笃,丁日死。"[24n]

5. 望诊　"诊病若闭目不欲见人者,脉当得肝脉强急而长,反得肺脉浮短而涩者,死也。"[17n]病积聚,"诊病在右胁有积气,得肺脉,结脉,结甚则积甚,结微则气微。"[35n]

(三)肺的病证与病机

(1)"形寒饮冷则伤肺。"[49n]

(2)"假令得肺脉,其外证:面白,善嚏,悲愁不乐,欲哭;其内证:脐右有动气,按之牢若痛;其病:喘咳,洒淅寒热。有是者肺也,无是者非也。"[16n]

(3)肺积:"肺之积,名曰息贲,在右胁下,覆大如杯。久不已,令人洒淅寒热,喘咳,发肺壅。以春甲乙日得之。何以言之? 心病传肺,肺当传肝,肝以春适王,王者不受邪,肺复欲还心,心不肯受,故留结为积。故知息贲以春甲乙日得之。"[56n]

(4)疾病传递:心病传肺,肺传肝。[53n]

(四)肺病治法

(1)治损之法:损其肺者,益其气。[14n]

(2)针刺治法:针刺宜浅,"秋冬寒,必致一阳者,初内针,浅而浮之至心肺之部,得气,推内之阳也。"[70n]"秋刺经者,邪在肺。"[74n]

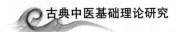

三、讨论

1.《难经》阐释了"积聚"的转归 《内经》指出"百疾之始起也,必生于风雨寒暑,循毫毛而入腠理,或为积聚","积之始生,得寒乃生,厥乃成积也。"对积聚致病的认识主要集中在消化道肿瘤一类。而对其他五脏之积的描述则散在于《内经》各篇之中。如肺之积的"息贲"在《内经》中仅为疾病发展到一定阶段的症状表现,如"肝高,则上支贲,切胁悗,为息贲。""(手太阴之筋)上结缺盆,下结胸里,散贯贲,合贲下,抵季胁。其病当所过者支转筋痛,甚成息贲,胁急吐血。"而《难经》将"息贲"作为肺病的一种表现,并指出其后续可发"肺痈",可以视为对积聚病和肺脏疾病的演变。

2.《难经》好用五行理论解释脏腑的生理、病理与防治 《难经》中,解释肺属金的原因、肺与耳的关系,多从金木水火土五行角度来分析,与《内经》简单提及不同。又如,阐述"东方实,西方虚;泻南方,补北方"的原理,"金、木、水、火、土,当更相平。东方木也,西方金也。木欲实,金当平之;火欲实,水当平之;土欲实,木当平之;金欲实,火当平之;水欲实,土当平之。东方肝也,则知肝实;西方肺也,则知肺虚。"[75n]"假令肝实而肺虚,肝者木也,肺者金也,金木当更相平,当知金平木。假令肺实而肝虚,微少气,用针不补其肝,而反重实其肺,故曰实实虚虚,损不足而益有余。"[81n]可见,《难经》作者更倾向于以五行理论解释脏腑的生理、病理与防治。

3. 对脏腑五行分类的反思与释疑 五行把肺归为金。"(曰)肺得水而浮,金得水而沉。其意何也?然……肺者,非为纯金也,辛商也,丙之柔。大言阴与阳,小言夫与妇。释其微阴,婚而就火,其意乐火,又行阳道多,故令肺得水而浮也。"[33n]这段文字表明,在脏腑五行归属上,在《难经》年代,一些学者仍难以理解与接受。

(颜彦,方肇勤,杨雯)

第三节 《诸病源候论》肺的理论

摘要:《诸病源候论》反映了隋代及以前的中医学术成就。该书对肺病机进行了详细描述,并就风病、气病、咳嗽、肺痈等疾病病机和虚劳、伤寒等证候病机和症状病机开展论述,对肺胀、咳嗽和肺痈等三类疾病的认识更为深入。

隋代巢元方《诸病源候论》(奉诏编纂于公元610年)是《内经》之后首部论述各科病因和证候的专著,逐病逐候对当时的疾病和证候进行了归类,阐释病因病机,将《内经》的理论融入于临床实践中,是对《内经》理论的进一步实践与阐发。本文以"肺"为关键词对《诸病源候论》进行检索,得相关证候条文368处;进而关注这些条目所反映的肺理论继《黄经》之后的发展。

一、方法

参见第二章"第三节《诸病源候论》心的理论"(详略),本文关注肺。

二、结果

(一)肺脏生理

(1)肺主气司呼吸。"肺主气。"(小儿)"肺主于气而通呼吸。"(气)该生理功能异常,则致"肺气虚极,气邪停滞。"(咳嗽)

（2）宣通腑脏之气。"肺为五脏上盖，主通行于腑脏之气。"（气）"肺主气，五脏同受气于肺。"（风）"肺主于气。若肺气虚实不调，或暴为风邪所乘，则腑脏不利，经络痞涩，气不宣和，则卒上气也。"（气）"肺气壅塞，不能宣通诸脏之气。"（脾胃病）

（3）开窍于鼻。"（肺）开窍于鼻。"（虚劳）"肺主气，外候在鼻。"（妇人）"肺气通于鼻。"（小儿）

（4）主皮毛。"肺主皮毛。"（水肿）"（肺）候皮毛。"（咳嗽）"肺候身之皮毛而主气，伤寒邪气先客皮肤，随气入肺，故令嗽。"（小儿）

（5）肺主声。"肺主声。"（伤寒）"邪客于肺，肺主声而通于气。今外邪与真气相搏，真气虚而邪气胜，故声为之不通也。"（伤寒）"若人本来语声雄，恍惚尔不亮，拖气用力，方得出言，而反于常人，呼共语，直视不应，虽曰未病，势当不久。此即肺病声之候也。察病观疾，表里相应，根据源审治，乃不失也。"（疟）

（6）肺俞在背。"（肺）俞在于背。"（小儿）

（7）肺的生理病理特点。"肺者，为五脏上盖，易为伤损。"（血病诸候）

（二）疾病病机阐述

《诸病源候论》对肺相关的疾病描述详细而准确，并对其病机有了明确的认识。

1. 风病　风邪中于人，先藏于皮肤之间，通过汗、涕排除，如果不能排除，则伤肺脏。涉及的病候有：

（1）肺中风："偃卧而胸满短气，冒闷汗出。视目下鼻上下两旁下行至口，色白者可治，急灸肺俞百壮；若色黄者，为肺已伤，化为血，不可复治。"（风）

（2）风热："若肤腠虚，则风热之气先伤皮毛，乃入肺也。"（风）

（3）风冷声嘶："气为阳，若温暖则阳气和宣，其声通畅；风冷为阴，阴邪搏于阳气，使气道不调流，所以声嘶也。"（风）

（4）皮痹："秋遇痹者为皮痹，则皮肤无所知。皮痹不已，又遇邪者，则移入于肺，其状，气奔痛。"（风）

（5）风邪致恍惚："（五脏）虚则外气不足，风邪乘之。然五脏，肺为魄。若风气经之，是邪干于正，故令恍惚。"（风）

2. 喘逆/上气/少气　"气病，是肺虚所为。肺主气，五脏六腑皆禀气于肺。忧思恐怒，居处饮食不节，伤动肺气者，并成病。其气之病，有虚有实。其肺气实，谓之有余，则喘逆上气。其肺气虚，谓之不足，则短乏少气。"（妇人）

（1）肺胀上气："上气，脉躁而喘者，属肺；肺胀欲作风水，发汗愈。"（气）

（2）产后上气："产则气血俱伤，脏腑皆损。其后肺气未复，虚竭逆上，故上气也。"（妇人）

（3）肺胀喘逆："肺主于气，邪乘于肺则肺胀，胀则肺管不利，不利则气道涩，故气上喘逆，鸣息不通。"（气）

（4）痰满喘息："肺病令人上气，兼胸膈痰满，气行壅滞，喘息不调，致咽喉有声如水鸡之鸣也。"（气）

（5）肺胀胸满气急："肺主气，肺气有余，即喘咳上气。若又为风冷所加，即气聚于肺，令肺胀，即胸满气急。"（小儿）

（6）气奔急："肺为五脏上盖，主通行于腑脏之气。若肺受邪，则气道不利；气道不利，则诸脏气壅；则失度，故气奔急也。"（气）

（7）卒上气："肺主于气。若肺气虚实不调，或暴为风邪所乘，则腑脏不利，经络痞涩，气不宣和，则卒上气也。"（气）

（8）上气呕吐："肺主于气，肺为邪所乘，则上气。此为膈内有热，胃间有寒，寒从胃上乘于肺，与膈内热相搏，故乍寒乍热而上气。上气动于胃，胃气逆，故呕吐也。"（气）

（9）上气身肿："肺主于气，候身之皮毛。而气之行，循环脏腑，流通经络，若外为邪所乘，则肤腠闭密，使气内壅，与津液相并，不得泄越，故上气而身肿也。"（气）

（10）虚实短气："平人无寒热，短气不足以息者，体实，实则气盛，盛则气逆不通，故短气。又，肺虚则

气少不足,亦令短气,则其人气微,常如少气,不足以呼吸。"(气)

(11) 少气:"此由脏气不足故也。肺主于气而通呼吸,脏气不足,则呼吸微弱而少气。"(气)

(12) 息有音:"夫起居如故,而息有音者,此肺之络脉逆,络脉之气不得随经上下,故留经而不行。此络脉之疾人,故起居如故而息有音。"(气)

(13) 发气:"夫食热皆触动肺气,则热聚肺间,热气未歇,而饮冷水,水入于肺,冷热相搏,气聚不宣,为冷所乘,故令发气。"(气)

(14) 胸胁支满:"肺之积气,在于右胁;肝之积气,在于左胁。二脏虚实不和,气蓄于内,故胸胁支满。"(气)

3. 咳嗽 "咳嗽者,肺感于寒,微者则成咳嗽也。肺主气,合于皮毛。邪之初伤,先客皮毛,故肺先受之。"(咳嗽)

(1) 肺咳:"五脏之咳者,乘秋则肺先受之,肺咳之状,咳而喘息有音声,甚则唾血。"(咳嗽)

(2) 十种咳:"二曰寒咳,饮冷食,寒入注胃,从肺脉上气,内外合,因之而咳是也……七曰肺咳,咳而引颈项,而唾涎沫是也。"(咳嗽)

(3) 大肠咳:"肺咳不已,则大肠受之。大肠咳之状,咳而遗屎。"(咳嗽)

(4) 嗽:"嗽者,由风寒伤于肺也。肺主气,候皮毛,而俞在于背。小儿解脱,风寒伤皮毛,故因从肺俞入伤肺,肺感微寒,即嗽也。故小儿生,须常暖背,夏月亦须用单背裆。若背冷得嗽,月内不可治,百日内嗽者,十中一两瘥耳。"(小儿)

(5) 咳短气:"夫气得温则宣和,得寒则痞涩、虚则气不足,而为寒所迫,并聚上肺间,不得宣发,故令咳而短气也。"(咳嗽)

(6) 咳嗽上气:"夫咳嗽上气者,肺气有余也。此为邪搏于气,气壅不得宣发,是为有余,故咳嗽而上气也。"(咳嗽)

(7) 咳逆:"咳病由肺虚感微寒所成,寒搏于气,气不得宣,胃逆聚还肺,肺则胀满,气遂不下,故为咳逆。"(咳嗽)

(8) 咳逆上气:"咳而气还聚于肺,肺则胀,是为咳逆也。邪气与正气相搏,正气不得宣通,但逆上喉咽之间。"(咳嗽)

(9) 咳逆短气:"嗽则气还于肺间,则肺胀;肺胀则气逆。而肺本虚,气为不足,复为邪所乘,壅痞不能宣畅,故咳逆短气也。"(咳嗽)

(10) 暴气嗽:"肺主于气,候皮毛。人有运动劳役,其气外泄,腠理则开,因乘风取凉,冷气卒伤于肺,即发成嗽,故为暴气嗽。其状,嗽甚而少涎沫。"(咳嗽)

(11) 久咳嗽:"诸久嗽不已,三焦受之。其状,咳而腹满,不欲食饮。寒气聚于胃而关于肺,使人多涕唾而变面浮肿,气逆故也。"(咳嗽)由此可见,该著咳与嗽混用,未予区分。

(12) 久咳嗽上气:"久咳嗽上气者,是肺气虚极,气邪停滞,故其病积月累年。"(咳嗽)

(13) 久咳逆:"是肺极虚故也。肺既极虚,气还乘之,故连年积月久不瘥。"(咳嗽)

(14) 咳嗽脓血:"肺主气,心主血……咳嗽极甚,伤血动气,俱乘于肺,肺与津液相搏,蕴结成脓,故咳嗽而脓血也。"(咳嗽)

(15) 久咳嗽脓血:"气血俱伤,故连滞积久,其血黯瘀,与脓相杂而出。"(咳嗽)

(16) 气逆乘心:"肺气虚极,邪则停心,时动时作,故发则气奔逆乘心。"(咳嗽)

(17) 咳逆呕吐:"此是肺咳连滞,气动于胃而呕吐者也。"(咳嗽)

(18) 伤寒咳嗽:"此由邪热客于肺也。上焦有热,其人必饮水,水停心下,则肺为之浮,肺主于咳,水气乘之,故咳嗽。"(伤寒)

(19) 伤寒嗽:"伤寒,是寒气客于皮肤,搏于血气,使腠理闭密,气不宣泄,蕴积生热,故头痛、体疼而

壮热。其嗽者,邪在肺。肺候身之皮毛而主气,伤寒邪气先客皮肤,随气入肺,故令嗽。"^(小儿)

(20) 时气咳嗽:"热邪客于肺,上焦有热,其人必饮水,水停心下,则上乘于肺,故上气而嗽也。"^(时气)

(21) 温病咳嗽:"邪热客于胸腑,上焦有热,其人必饮水,水停心下,则上乘于肺,故令嗽。"^(温病)

(22) 伤寒后嗽:"伤寒,是寒气客于皮肤,搏于血气,使腠理闭密,气不宣泄,蕴积生热,故头痛、壮热、体疼也。瘥后而犹嗽者,是邪气犹停在肺未尽也。寒之伤人,先客皮毛。皮毛肺之候,肺主气,寒搏肺气,入五脏六腑,故表里俱热。热退之后,肺尚未和,邪犹未尽,邪随气入肺,与肺气相搏,故伤寒后犹病嗽也。"^(小儿)

(23) 小儿咳逆:"咳逆,由乳哺无度,因挟风冷伤于肺故也。肺主气,为五脏上盖,在胸间。小儿啼,气未定,因而饮乳,乳与气相逆,气则引乳射于肺,故咳而气逆,谓之咳逆也。冷乳、冷哺伤于肺,搏于肺气,亦令咳逆也。"^(小儿)

(24) 金疮咳:"气者,肺之所主,风邪中于肺,故咳也。"^(疮)

4. 肺痈

(1) 肺痈的病机是:"由风寒伤于肺,其气结聚所成也。其气虚者,寒乘虚伤肺,塞搏于血,蕴结成痈;热又加之,积热不散,血败为脓。"^(积聚)

(2) 肺痈的症状表现有:"其人咳,胸内满,隐隐痛而战寒。"^(肺痈候)"咽干,口内辟辟燥,不渴,时时出浊唾腥臭,久久吐脓如粳米粥者,难治也。"^(肺痈候)"喘而胸满。"^(积聚)

此外,还有发痈咳嗽候:"夫肺主气,候于皮毛。气虚腠理受寒,寒客经络,则血痞涩,热气乘之,则结成痈也。肺气虚寒,寒复乘肺,肺感于寒则成咳嗽,故发痈而嗽也。"^(积聚)

5. 寄生虫病　该书记述了一些寄生虫病。如:

(1) 肺虫:"五曰肺虫,状如蚕;肺虫,令人咳嗽。若腑脏气实,则不为害,若虚则能侵蚀,随其虫之动而能变成诸患也。"^(九虫)

(2) 鼠瘘(现多指淋巴结炎):"鼠者,饮食之时有择,虫蛆毒变化所生也。使人寒热。其根在肺。出于颈掖之间。"^(瘘病)

(3) 蚍蜉:"蚍蜉者,由饮食内有蚍蜉毒气,入于脏,流于经脉,使身寒似伤寒,腹虚胪胀。其根在肺。"^(瘘病)

(三) 证候病机阐述

《诸病源候论》延续了《内经》同病异证的思路,并有所阐发。例如:

1. 虚劳的同病异证　虚劳病诸候与肺相关有六候,病因皆为脏腑虚劳。

(1) 虚劳:"肺劳者,短气而面肿,鼻不闻香臭。"^(虚劳)"形寒寒饮伤肺,肺伤,少气,咳嗽鼻鸣。"^(虚劳)

(2) 虚劳上气:"肺主于气,气为阳,气有余则喘满逆上。虚劳之病,或阴阳俱伤,或血气偏损,今是阴不足,阳有余,故上气也。"^(虚劳)

(3) 虚劳少气:"虚劳伤于肺,故少气。肺主气,气为阳,此为阳气不足故也。"^(虚劳)

(4) 虚劳咳嗽:"虚劳而咳嗽者,腑脏气衰,邪伤于肺故也。"^(虚劳)

(5) 虚劳骨蒸:"三曰皮蒸,其根在肺"^(虚劳骨蒸候);"十二肺蒸,鼻干"^(虚劳骨蒸候);"凡诸蒸患,多因热病患愈后,食牛羊肉及肥腻,或酒或房,触犯而成此疾。"^(虚劳)

(6) 虚劳呕血:"此内伤损于脏也。肝藏血,肺主气。劳伤于血气,气逆则呕,肝伤则血随呕出也。"^(虚劳)

2. 伤寒/热病的同病异证

(1) 伤寒痉:"此由肺移热于肾,传而为痉。"^(伤寒)

(2) 伤寒五脏热:"伤寒病,其人先苦身热,嗌干而渴,饮水即心下满,洒淅身热,不得汗,恶风,时咳逆者,此肺热也。"^(伤寒)

(3) 伤寒上气："此由寒毒气伤于太阴经也。太阴者肺也。肺主气,肺虚为邪热所客,客则胀,胀则上气。"^(伤寒)

(4) 伤寒咳嗽："此由邪热客于肺也。上焦有热,其人必饮水,水停心下,则肺为之浮,肺主于咳,水气乘之,故咳嗽。"^(伤寒)

(5) 伤寒肺痿："邪中于肺,肺痿之病也。欲咳而不能,唾浊涎沫,此为肺痿之病也。"^(伤寒)

(6) 伤寒失声："邪客于肺,肺主声而通于气。今外邪与真气相搏,真气虚而邪气胜,故声为之不通也。"^(伤寒)

(7) 热病："肺热病者,先渐然起毛恶风,舌上黄,身热。热争则喘咳,痹走胸应背,不得大息,头痛不甚,汗出而寒。丙丁甚,庚辛大汗,气逆则丙丁死。肺热病者,右颊先赤。"^(热病)

3. 疟的同病异证

(1) 肺疟："肺疟者,令人心寒,寒甚热间,善惊。肺病为疟者,乍来乍去,令人心寒,寒甚则热发,善惊,如有所见,此肺疟证也。"^(疟)

(2) 瘅疟候："夫瘅疟者,肺素有热……其状,但热不寒,阴气先绝,阳气独发,则少气烦惋,手足热而呕也。"^(疟)

4. 黄候的同病异证　"其人身热发黄白,视其舌下(上)白垢生者是,此由脾移热于肺,肺色白也。"^(黄)

5. 积聚的同病异证　"肺之积,名曰息贲。在右肋下,覆大如杯,久不愈,令人洒淅寒热,喘嗽发肺痈。"^(积聚)

该书记录,积的形成过程与脏腑的传变、节气有关。"心病当传肺,肺当传肝,肝以春适旺,旺者不受邪,肺欲复还心,心不肯受,故留结为积,故知息贲以春得之。"^(积聚)

6. 水肿病的同病异证

(1) 十水："白水者,先从脚肿,上气而咳,其根在肺。皆由荣卫痞涩,三焦不调,腑脏虚弱所生。"^(水肿)

(2) 水肿咳逆上气："肾主水,肺主气。肾虚不能制水,故水妄行,浸溢皮肤,而身体肿满。流散不已,上乘于肺,肺得水而浮,浮则上气而咳嗽也。"^(水肿)

(3) 毛水："此毛水者,乃肺家停积之水,流溢于外。肺主皮毛,故余经未伤,皮毛先肿,因名毛水也。"^(水肿)

7. 脾胃病的同病异证　肺萎："津液竭绝,肺气壅塞,不能宣通诸脏之气,因成肺萎也。"^(脾胃病)

8. 疮的同病异证　头面身体诸疮："夫内热外虚,为风湿所乘,则生疮。所以然者,肺主气,候于皮毛;脾主肌肉。气虚则肤腠开,为风湿所乘;内热则脾气温,脾气温则肌肉生热也。湿热相搏,故头面身体皆生疮。"^(疮)

(四) 症状病机阐述

1. 鼻

(1) 鼻衄："鼻衄,由血气虚热故也。"^(鼻)

1) 鼻衄不止："肝藏血,肺主气,开窍于鼻。血之与气,相随而行,内荣腑脏,外循经络。腑脏有热,热乘血气,血性得热即流溢妄行,发于鼻者为鼻衄。脏虚血盛,故衄不止。"^(鼻)

2) 鼻大衄："云鼻大衄者,是因鼻衄而口、鼻皆出血。"^(鼻)

3) 鼻久衄："脏虚不复,劳热停积,故衄经久不瘥。"^(鼻)

4) 伤寒衄血："伤寒衄血者,此由五脏热结所为也。心主于血,肝藏于血,热邪伤于心肝,故衄血也。衄者,鼻血出也。肺主于气,而开窍于鼻,血随气行,所以从鼻出。"^(伤寒)

5) 热病衄："心脏伤热所为也。心主血,肺主气,开窍于鼻,邪热与血气并,故衄也。"^(热病)

6) 温病衄："由五脏热结所为。心主血,肺主气,而开窍于鼻,邪热伤于心,故衄。"^(温病)

（2）鼻塞

1）风冷鼻塞："若风冷伤于脏腑,而邪气乘于太阴之经,其气蕴积于鼻者,则津液壅塞,鼻气不宣调,故不知香臭。"（鼻）"肺气通于鼻,而气为阳,诸阳之气,上荣头面。其气不和,受风冷,风冷邪气入于脑,停滞鼻间,即气不宣和,结聚不通,故鼻塞也。"（小儿）

2）解散鼻塞："石发则将冷,其热尽之后,冷气不退者,冷乘于肺,肺主气,开窍于鼻,其冷滞结,气不宣通,故鼻塞。"（解散）

3）风眩鼻塞："风眩而鼻塞者,风邪乘腑脏,入于脑也。五脏六腑之精气,皆上注于目,血与气并属于脑。体虚为风邪入脑,则引目,目系急,故令头眩。而腑脏皆受气于肺,肺主气,外候在鼻,风邪入脑,又搏肺气,故头眩而鼻塞。"（妇人）

（3）鼻涕："夫津液涕唾,得热即干燥,得冷则流溢,不能自收。肺气通于鼻,其脏有冷,冷随气入乘于鼻,故使津涕不能自收。"（鼻）

（4）鼻生疮："鼻是肺之候,肺气通于鼻。其脏有热,气冲于鼻,故生疮也。"（鼻生疮候）"鼻之状,鼻下两边赤,发时微有疮而痒是也。亦名赤鼻,亦名酒鼻。然鼻是肺气所通,肺候皮毛,其气不和,风邪客于皮毛,次于血气。夫邪在血气,随虚处而入停之,其停于鼻两边,与血气相搏成疮者,谓之鼻也。"（小儿）

（5）鼻肉："冷搏于血气,停结鼻内,故变生肉。"（鼻）

（6）鼻窒塞气息不通："冷气盛者,则肉生长,气息窒塞不通也。"（鼻）

（7）鼻痛："风邪随气入于鼻内,搏于血气,邪正相击,气道不宣,故鼻痛。"（鼻）

2. 唾血/吐血

（1）唾血："由伤损肺所为。肺者,为五脏上盖,易为伤损,若为热气所加,则唾血。唾上如红缕者,此伤肺也。"（血）

（2）吐血："皆由大虚损及饮酒、劳损所致也。肺疽者,言饮酒之后,毒满便吐。"（血）

3. 带下白/漏下白

（1）白带："肺脏之色白,带下白者,肺脏虚损,故带下而挟白色也。"（带下白候）"肺脏之色白,漏下白者,是肺脏之虚损,故漏下而挟白色也。"（漏下白候）

（2）白崩："肺主气,气极则肺虚冷也。肺脏之色白,虚冷劳极,其色与胞络之间秽液相挟,崩伤而下,为白崩也。"（妇人）

4. 耳鸣　"阴阳俱虚者,皮为血气虚损,宗脉不足,病苦耳鸣嘈嘈,眼时妄见光,此是肺与大肠俱虚也。"（耳病）

三、讨论

1.《诸病源候论》丰富了肺脏病变相关疾病的种类和病机理论　《诸病源候论》记载与肺密切相关疾病主要有风病、气病、咳嗽、肺痈等。

（1）《诸病源候论》丰富了肺病的病因病机:风病主要由于风邪伤人,先藏于皮肤之间,肺主皮毛,如果风邪不能通过汗、涕排除,则伤肺脏,引起的疾病有肺中风、风痹等。气病是肺虚所为,忧思恐怒,居处饮食不节,伤动肺气者,并成病。气之病有虚实,其肺气实,谓之有余,则喘逆上气;其肺气虚,谓之不足,则短乏少气;气聚于肺,则肺胀。

（2）《诸病源候论》有关"咳"与"嗽"的使用:咳嗽在《内经》中描述以咳为主。其中,提到"咳嗽"有4处,单独提到"咳"字140处,专门有"咳论篇",单独提到"嗽"2处,作"喘嗽息高"。

《诸病源候论》作咳嗽病诸论,咳与嗽绝大多数篇目语句同时出现,未予区别。该书还有如暴气嗽候、时气嗽候与温病嗽候等的分类,提示那个年代咳嗽或作"嗽"。但"呷嗽候"提到"其胸膈痰饮多者,嗽则气动于痰,上搏喉咽之间,痰气相击,随嗽动息,呼呷有声,谓之。其与咳嗽大体虽同,至于投药,则应加消痰破饮之物。"(咳嗽)似乎"嗽"更偏重于有痰。

（3）《诸病源候论》进一步阐述了肺胀的病因病机：上气和咳嗽常相伴发生，进而引发肺胀。该书在《内经》理论的基础上进一步阐述了肺胀的诱因之一为肺虚寒搏于气，气不得宣，胃逆聚还肺；诱因之二为肺气有余，邪搏于气，气壅不得宣发咳而气还聚于肺。肺胀的表现为：胀则肺管不利，不利则气道涩，故气上喘逆。

（4）《诸病源候论》对肺痈进行了详细论述：《内经》中，肺痈并没有作为单独的病进行论述，仅有"肺之雍，喘而两胠满"的描述；《诸病源候论》首次提出肺痈的病机是"由风寒伤于肺，其气结聚所成也。其气虚者，寒乘虚伤肺，塞搏于血，蕴结成痈；热又加之，积热不散，血败为脓。"对肺痈的病因病机进行了完善，并详细描述了肺痈的症状与预后。

2.《诸病源候论》丰富了肺脏病变相关证候和症状的种类和病机理论

（1）证候病机：《诸病源候论》记载与肺密切相关同病异证主要虚劳、伤寒/热病、疟、黄候、积聚、水肿、疮等，主要是因体虚脏虚，邪气侵犯皮肤、腠理、经络，进而伤肺，引起肺部的病理表现。

（2）症状病机：《诸病源候论》还对症状形成病机进行了阐述。所涉症状肺久病而出现的病变兼证如耳鸣、唾血、妇科病变。另外，由于肺开窍于鼻，《诸病源候论》对鼻部的症状进行了非常细致的分类描述，涉及鼻衄、鼻塞、鼻涕、鼻肉、鼻疮等。

3.《诸病源候论》形成了后世官修医籍的书写范式　《诸病源候论》反映了隋代以前的中医学术成就，对后世医学影响更大。《诸病源候论》以症状分类法为主，兼顾五脏、内外妇儿，在论述中又针对不同疾病列举按病因分类的方法，给后世医学留下了范式。《外台秘要》《太平圣惠方》和《普济方》基本采用本书的分类方法，且每门都注以《诸病源候论》之文。

（颜彦，方肇勤，杨雯）

第四节　《外台秘要》肺的理论

摘要：《外台秘要》以病证为纲进行类编，该书与肺有关的疾病主要按照症状、病因与疾病三种方式进行分类，主要涉及病证 12 种；该书大量引用了《广济》《删繁》《千金》《肘后》《古今录验》等中药复方方证，丰富了有关方药治法理论；本文还对该书涉肺方证的用药特点进行了简要分析。

唐代王焘《外台秘要》（成书于 752 年）是由文献辑录而成的综合性医书，又名《外台秘要方》。全书共 40 卷，1 104 门，均先论后方，载方 6 000 余首，引用医家医籍达 60 部之多，可谓"上自神农，下及唐世，无不采撷"。凡书中引用书籍都详细注明出处，保存大量唐以前医学文献，为研究中国医疗技术史及发掘中医宝库提供了极为宝贵的资料和考察依据。该书以病症为纲进行类编，主要介绍外感热病/传染病、内伤杂病、外妇儿针灸等内容，给研究中医基础理论提供了不可或缺的医史资料。本文以"肺"为关键词对《外台秘要》进行检索，涉及病证 12 种，并关注这些条目所反映的肺理论在唐代的发展。

一、方法

参见第二章"第四节《外台秘要》心的理论"（详略），本文关注肺。

二、结果

《外台秘要》有关肺的论述集中在卷 10 和卷 16。主要涉及的病证有卷 10 中的肺痿、肺气客热、肺热兼咳、肺虚寒、肺气不足、肺胀上气、肺气积聚、肺痈;卷16中的肺劳、肺劳实热、肺劳虚寒、肺虚劳损等,涉及了12个病,52首方剂。特点为所选方均表明出处,有汤、丸、膏、散等剂型。其中,肺痿、肺痈与肺劳有专门的病因病机病证描述,其余为简单的症状描述。另外,与肺密切相关的病症有咳嗽上气、鼻病以及与肺相关的外感病症和内伤杂病。

（一）篇目的特点

该书有关肺的论述集中在内伤杂病的卷10和卷16,按以下5种方式编排。

（1）按证候。如卷10"肺气客热方二首""肺虚寒方三首"。

（2）按证候＋症状。如卷10"肺热兼咳方七首""肺气不足口如含霜雪方四首"等。

（3）按疾病。如卷10"肺痿方一十首",卷16的"肺胀上气方四首""肺痈方九首""肺劳论一首"等。

（4）按疾病＋证候。如卷16"肺劳实热方五首""肺劳虚寒方二首""肉极热方四首""肉极寒方五首"等。

（二）与肺脏关系密切的疾病证治

1. 卷10涉及肺的辨证论治与分析　卷10含肺痿、肺胀上气、肺气积聚、肺痈等病症的治疗,具体如下。

（1）肺痿方一十首。肺痿病在《内经》中就有描述,《伤寒论》进一步发展了其病症方药。《外台》在介绍中首先引用了《千金》的介绍,指出其病因为"病热在上焦",由"咳""重亡津液"和"寸口脉不出,而反发汗"等引起。

涉及4类病证:

1）肺冷。证见:吐涎唾不咳,小便数。引《伤寒论》甘草干姜汤,用药为甘草、干姜。

2）肺虚热。证见:咳唾涎沫不止、心中温温、咽燥而渴。引《伤寒论》炙甘草汤,以及《肘后》《集验》《千金》等6方。用药:甘草、生姜、大枣、人参、肉桂、酒、生地黄、阿胶、麻仁、麦冬、天冬、紫菀、皂荚、饴糖。

3）肺虚寒。证见:虚寒喘鸣多饮,逆气呕吐。引《删繁》半夏肺痿汤、干地黄煎。药用:半夏、生姜、陈皮、白术、肉桂、生地黄、桑白皮、川芎、人参、麻仁。

4）肺痿兼寒热。证见:时时寒热,两颊赤,气急。用药:童子便、甘草。

可见,肺痿病因为热在上焦,肺气已虚,呈现出肺虚寒、肺阴虚等证型,并可夹杂外感病。

（2）肺胀上气方四首。涉及的证候有:肺胀气急、咳嗽喘粗、咳而上气、烦躁而喘、眠卧不得,或恐气欲绝、目如脱状,心下有水气,其脉浮。

引《广济》紫菀汤、《伤寒论》小青龙加石膏汤、越婢加半夏汤、《千金》麻黄汤。药用:甘草、麻黄、半夏、石膏、五味子、白芍、细辛、肉桂、生姜、紫菀、大枣、槟榔、茯苓、葶苈子、干姜。

（3）肺气积聚方二首。涉及的症状有:肺气积聚,心胁下满、急发即咳逆上气。引《救急》2方,药用:麻黄、杏仁、柴胡、生姜、半夏、葶苈子、大枣、槟榔、茯苓、紫苏、陈皮。

（4）肺痈九方。涉及的证候有:病咳唾、脉数、口中辟辟燥、咳即胸中隐隐痛、胸中满而振寒、咽干不渴、时出浊唾腥臭、久久吐脓如粳米粥。当有脓血,吐之则死,后终吐脓死。

引《伤寒论》桔梗白散、《集验》桔梗汤、《千金》黄芪汤、葶苈大枣泻肺汤、《备急》疗肠痈、肺痈方、《古今录验》疗肺痈方、苇茎汤、桔梗汤、生地黄汁汤。药用:桔梗、薏苡仁、甘草、贝母、黄芪、葶苈子、大枣、升麻、白蔹、漏芦、芒硝、黄芩、枳实、连翘、蛇衔、栀子、蒴根、苦酒、白术、当归、生地黄汁、败酱草、桑白皮。

2. 卷16涉及肺劳的辨证论治　卷16主要介绍五脏劳,涉及:肺劳论、肺劳实热五首、肺劳虚寒方二首、肺虚劳损方三首。

（1）肺劳论。引《删繁》"凡肺劳病者,补肾气以益之,肾旺则感于肺矣。人逆秋气,则手太阴不收,肺气焦满。顺之则生,逆之则死;顺之则治,逆之则乱;反顺为逆,是谓关格,病则生矣。"未见对肺劳病的定义,引用了五行的概念,母虚补子,及治疗的预后。

(2)肺劳实热方五首。包含三类证候。

1)肺劳实热。引《删繁》方论,证见:气喘息鼻张、面目苦肿。

用麻黄引气汤,药用:麻黄、杏仁、生姜、半夏、石膏、白前、细辛、肉桂、竹叶、陈皮、紫苏。

2)肺劳热生肺虫。证见:损肺生虫,形如蚕。在肺为病,令人咳逆气喘,或为忧膈、气膈、恚膈、寒膈、热膈。病因:从劳气所生。

出麦冬五膈下气丸、桑白皮根煎,药用:麦冬、花椒、远志、附子、细辛、甘草、干姜、肉桂、人参、百部、白术、黄柏、杏仁,桑白皮、野狼牙、茱萸根皮。

3)肺热头风。证见:(不问冬夏、老少)头生白屑搔之痒起者。病因:肺气冲头顶。

引沐头汤、五香膏。药用:大麻仁、秦艽、皂荚、藿香、甘松香、甲香、鸡舌香、附子(炮)、续断、乌喙、泽兰、防风、细辛、白术、甘草。

(3)肺劳虚寒方二首。引《删繁》方论,证见:腹胀彭彭、气急、小便数少;或腰背苦痛、难以俯仰、短气、唾如脓。

出浓朴汤、生姜温中下气汤,药用:生姜、大枣、肉桂、甘草、厚朴、枳实、陈皮、大黄、五加皮、杜仲、萆薢、白术、附子。

(4)肺虚劳损方三首。包含二类证候。

1)肺虚劳损。引《删繁》方论,证见:腹中寒鸣切痛、胸胁逆满、气喘。出附子汤、建中汤。药用:附子、甘草、生姜、半夏、白术、仓米、黄柏、白芍、肉桂、生姜、大枣、饴糖。

2)肺虚劳损致肠痔。证见:肛门边有核痛,寒热得之,好挺出,良久乃缩而生疮。引猪悬蹄青龙五生膏。药用:猪后悬蹄、梧桐白皮、桑白皮、龙胆草、雄黄、蛇蜕、生柏皮。

综合该书所描述的证候,肺劳可以分"实热"与"虚寒",虚实夹杂。因肺劳而引起气喘、咳逆、胸胁逆满等呼吸和头风、肠痔等全身症状的改变。还明确指出肺虫从劳气而生,体虚外感是其病因。

3. 卷16 涉及气极的辨证论治

(1)气极论。引《千金》:"凡气极者,主肺也,肺应气,气与肺合。"

(2)气极热方三首。引《删繁》方论,证见:气喘息冲胸、常欲自恚、心腹满痛,内外有热、烦呕不安,或气喘,甚则唾血、气短乏、不欲食、口燥咽干,或肺虚多汗、咳唾上气、喘急。

出《删繁》大前胡汤、竹叶汤、麻黄汤,多用:生姜、麻黄、大枣、甘草、石膏,少用前胡、半夏、白芍、枳实、黄芩、竹叶、麦冬、小麦、生地黄、杏仁、肉桂、紫菀。

(3)气极寒方二首。引《删繁》《千金》方论,证见:气短不得息、胸中迫急、皮毛焦;津液不通,虚劳百病,气力损乏。

出《千金》五味子汤,《删繁》黄汤,多用:附子、大枣、肉桂,少用:五味子、甘草、紫菀、麻黄、干姜、川芎、细辛、黄芪、人参、白术、生姜。

综上所述,气极的主要表现为:气喘息冲胸、气短不得息、胸中迫急、常欲自恚,以及心腹满痛、内外有热、烦呕不安,或气喘甚则唾血、气短、乏不欲食、口燥咽干或肺虚多汗、咳唾上气、喘急。

(三)与肺脏关系密切的证候证治

卷10含肺气客热、肺热兼咳、肺虚寒方、肺气不足口如含霜雪、肺胀上气、肺气积聚、肺痈8种病症的治疗,具体如下。

1. 肺气客热方二首　涉及证候有:暴伤风寒,因嗽不安;或并肝心家气。

引《延年》百部根饮,《古今录验》人参汤。药用:百部根、天冬、紫菀、贝母、葛根、白前、陈皮、生姜、葱白、豆豉、肉桂、甘草、人参、干姜、防风、白术。

2. 肺热兼咳方七首　涉及的证候有:肺热实、肺胀,汗出若露、上气喘逆、咽中塞、如欲呕状、胸凭仰息。引《删繁》橘皮汤、《千金》三方,《延年》天门冬煎、羚羊角饮等四方。药用:陈皮、杏仁、生姜、贝母、石膏、生地黄、羚羊角、紫菀、麻黄、白前、升麻、天冬、人参、麦冬、茯苓、柴胡、紫苏、桃皮、芫花、地骨皮、淡竹茹、芒硝、蜂蜜、通草、百部根、甘草、款冬花、白芍。

3. 肺虚寒方三首　肺虚寒指右手寸口气口以前脉阴虚者,病苦少气不足以息、嗌干不津液,涉及的症状有:声音嘶塞、气息喘惫、咳唾,或见用力战掉、缓弱虚瘠。引《删繁》止气咳通声方、《千金》防风散等两方。药用:大枣、酥、蜂蜜、饴糖、生姜、百部、杏仁、酒、防风、独活、川芎、花椒、黄芪、附子、干姜、石膏、山药、杜仲。

4. 肺气不足口如含霜雪方四首　涉及的证候有:肺气不足、寒从背起、口如含霜雪、语无声音,剧者吐血苦寒;或见逆气胸满、上迫喉咽、闭塞短气、连唾相属或歌或哭、干呕心烦、耳闻风雨声、皮毛悴、面白;或声而渴、舌本干燥。引《广济》五味子汤、紫菀汤,《深师》补肺汤,《集验》补肺汤。药用:五味子、大枣、桑白皮、款冬花、钟乳石、肉桂、粳米、紫菀、白石英、麦冬、生姜、人参、干姜、陈皮、茯苓、竹叶、杏仁、苏子。

(四)该书其他章节涉及肺及其辨证论治的内容

1. 外感热病　该书在卷1～4伤寒、天行、温病中多引《病源》有关伤寒等篇中“肺主气而开窍于鼻”“邪热客于肺也,上焦有热,其人必饮水,水停心下,则肺为之浮肺主于咳,水气乘之故咳嗽”等肺生理病理方面的论述,引《古今录验》《删繁》《广济》《集验》等关于肺热引起的衄血、咳嗽、发斑各类症状描述及对应方剂。

2. 咳嗽　该书在卷9、卷10主要收录了咳嗽、上气等与肺密切相关的疾病。引《病源》关于咳嗽的病因,包括外感寒邪、热邪、久病等而引起的各类咳嗽、上气症状。引《古今录验》《删繁》《广济》《集验》《千金》《深师》《救急》《延年》《经心录》等方剂。

3. 内伤杂病　该书在卷5～14有关疟、皮虚实、消渴、积聚、虚劳骨蒸、中风、痰饮等篇目中多引《病源》对涉肺病证和病机的论述,还部分引用了《甲乙经》《千金》《删繁》等涉肺病证和病机的论述。在这些疾病中主要为肺的功能与各脏器协调共同作用。引《隐居效验》《延年秘录》《古今录验》《经心录》《广济》《肘后》等诸多方剂。

此外,在妇儿、外科、针灸等篇目也偶涉肺的相关论述。

三、讨论

1.《外台秘要》有关肺的理论　《外台秘要》将与肺有关的疾病主要按照症状、病因与疾病三种方式进行分类,对应将同时代和之前的医家论述和方剂分类纳入其中。其中,肺脏生理、病理、病机、诊断等方面多引用《诸病源候论》原文进行简单的描述。该书与《内经》《诸病源候论》显著不同之处在于重视收集和录用肺相关病证的复方治疗,大量引用了《广济》《删繁》《千金》《千金翼》《肘后》《古今录验》等中药复方方证,丰富了有关方药治法理论。

2.《外台秘要》有关涉肺方证的用药特点　在该书主要涉肺方证中出现52张处方。对这些处方药味出现频率统计如下(表3-2～表3-4)。

表3-2　《外台秘要》主要涉肺方证52个处方中药物累计出现频率(一)

药　名	甘　草	生　姜	大　枣	麻　黄	杏　仁	紫　菀	石　膏
出现频率	21	21	16	12	11	10	10

表3-3　《外台秘要》主要涉肺方证52个处方中药物累计出现频率(二)

药　名	半　夏	人　参	麦　冬	附　子	桑白皮	白　术	五味子	干　姜	细　辛	贝　母
出现频率	9	8	7	7	7	7	7	6	6	6

表 3 - 4 《外台秘要》主要涉肺方证 52 个处方中药物累计出现频率(三)

药名	款冬花	天冬	白芍	茯苓	白前	生地黄	钟乳石	枳实	升麻	饴糖	薏仁	柴胡	粳米	桔梗	竹叶
出现频率	5	5	5	5	4	4	3	3	3	3	3	3	3	3	3

(1) 出现频率最高的主要是 3 类：① 从胃治肺：甘草、生姜、大枣(养胃、暖胃可能是那个时代的常用治法)；② 止咳平喘：麻黄、杏仁、紫菀；③ 清热泻肺：石膏。

(2) 出现频率较高的主要是 3 类：① 益气滋阴：人参、麦冬、白术、五味子(针对肺多见气阴两虚)；② 化痰止咳：半夏、细辛、贝母、桑白皮；③ 温中散寒：附子、干姜(辛辣温中散寒，是咳喘治疗的策略之一)。

(3) 出现频率偏低的主要是 5 类：① 止咳化痰诸药：款冬花、白前、桔梗；② 疏风解表：升麻、柴胡；③ 化湿理气：枳实、薏苡仁、茯苓；④ 滋阴清热：天冬、生地黄；⑤ 健脾益气：白芍、饴糖、粳米。

(4) 其他出现频率仅 2 次的：羚羊角、皂荚、芒硝、黄芩、杜仲、石英、川芎；以及出现频率仅 1 次的：漏芦、芫花、竹茹、花椒、桑白皮、通草、续断、五加皮、泽兰、麻仁、雄黄、苏子、巴豆、葱白、桃仁、龙胆、藿香、吴茱萸、紫苏、连翘、独活、姜汁、远志、阿胶、栀子、松香、当归、大黄、山药、野狼毒、大麻、枸杞、梧桐皮、蛇蜕、生柏皮、猪后悬蹄等。更多可能因于处方者独到的用药经验和针对特殊的病证。

(颜彦,方肇勤,杨雯)

第五节 《太平圣惠方》肺的理论

摘要：本研究在完整摘录《太平圣惠方》所有涉肺方证论述的基础上,对出现频率较高的类方,统计其药物出现频率；对有关学术内容按基础医学中涉及肺的内容、肺脏常见疾病及辨证论治、肺脏常见证候及辨证论治、肺脏常见症状及辨证论治、一些其他章节提及与肺相关的证治等分类介绍。

在我国医学史上,《太平圣惠方》十分著名,该著作成书于 992 年,由其作者王怀隐(尚药奉御)等奉宋太宗赵光义之命,经过 14 年编撰而成,颁发全国。这为研究古典中医理论与中医基础理论演变和发展提供了可靠且丰富的素材。本文拟从肺及其辨证论治论述入手,对该书进行整理研究。

一、方法

参见第二章"第五节《太平圣惠方》心的理论"(详略),本文关注肺。

二、结果

(一) 基础医学中涉及肺的内容

该书在五脏五行相关论述、肺相关经穴等方面,摘要《内经》有关论述(卷 6、卷 99、卷 100)。

(1) 一些论述,有所发挥,例如：

1) 自然衰老中涉肺证候。"八十岁,肺气衰,魄魂始离,其言多误。"(卷 1)

2) 皮肤病变论治与肺的关系。"肺主气,候于皮毛。""人之皮肤则肺所管。"(卷 62、卷 64)

3) "夫咽喉者,生于肺胃之气也。咽者也,空可咽物,又谓之嗌,主通利水谷,胃气之道路,故为胃之

系。咽重十两,广二寸半,至胃长一尺六寸也。喉咙者,空虚也,言其中空虚。"(卷35)

(2)肺脏用药:款冬花、桔梗、百合、杏仁、紫菀、射干、紫苏子、天冬、车前子、葶苈子(卷2)。后世发展的药物归经理论,与此一脉相承。

(3)肺萎通用药:刺蒺藜、人参、茯苓、天冬、麦冬、猪蹄、白石英、蛤蚧、薏苡仁(卷2)。反映了宋代对一些常见疾病的治疗用药积累起了一定的经验。

(二)与肺脏关系密切的疾病证治

该书卷6提及两个与肺相关疾病:肺脏中风和肺萎,而卷26肺痨应同属一类。

1. 肺脏中风(卷6治中风诸方,7方)

概述:腠理开疏,气血虚弱,风邪所侵,攻于脏腑。

病机:肺脏中风冷。

证见:项强、四肢无力、背痛;或见:语声不出、胸闷、头旋、头疼、皮毛焦枯、手足颤掉、皮肤不仁、少气、咽干、遍身瘙痒、中如虫行、气攻、鼻塞、鼻干、口干、心烦、语声嘶塞、气促、腹胁胀满、头目不利、大肠不利。

药用:附子、肉桂、防风、麻黄、羌活;或用:野菊花、细辛、生姜、川芎、薄荷、人参、独活、前胡、天麻、白术、五味子、牛黄、荆芥、木香、天麻;偶用:黄芪、白花蛇、麝香、犀角、茯神、半夏、贝母、杏仁、天竺黄、石菖蒲、刺蒺藜、当归、丹参、茯苓、沙参、桑白皮、吴茱萸、枳壳、蔓荆子、卷柏。

2. 肺萎

(1)病机总论(卷31治传尸羸瘦诸方)

"传尸者,死讫复易家亲。内传毒气,周遍五脏,亦名转注。心胸满闷,背膊烦疼,两目多涩,四肢无力,唯知欲卧,睡恒不着,或时微痢,鼻口干燥,恒多黏唾,有时唇赤,有时欲睡,渐加羸弱,犹如水涸。气急嗽者,名曰肺痿。骨髓中热,称为骨蒸。内传五脏,名之复连。不解疗者,乃至绝后。假如男子因虚损得之,名为劳极。"

以上论述提示,作者认为肺痿、骨蒸、肺痨等由致病力很强的"毒气"传染所致。

(2)肺萎(卷6治肺萎诸方,11方)

病机:气血虚弱,风邪伤肺,日月久远、肺萎损败。

证见:肺萎咳嗽、涕唾稠黏、时时出唾、咳血;或见:胸膈壅滞、喘促、咽喉不利、心神烦热,胁肋疼痛、短气、羸瘦、振寒、脉数、咽干或渴、小便不利、不思饮食、坐卧不安、头眩。

药用:甘草、桔梗、茯苓、紫菀;或用:木通、桑白皮、生姜、旋覆花、麦冬、大枣、刺蒺藜;偶用:茅根、侧柏叶、阿胶、蛤蚧、人参、獭肝、生地黄、熟地黄、沙参、天冬、五味子、白芍、半夏、麻黄、杏仁、款冬花、白前、贝母、百部、皂荚、射干、肉桂、干姜、赤芍、大黄、槟榔、防己、升麻、竹叶。

"肺萎损败"提示早先可能有尸检的记录,这也可能成为该病名的由来。

(3)骨蒸肺萎(卷31治骨蒸肺萎诸方,13方)

病机:劳伤不已,邪气干肺生热。

证见:骨蒸、肺痿、咳嗽、烦热、不欲饮食、口干、唾涎;或见:烦躁、寒热、胸膈痛、喘促、颊赤、四肢疼痛、咽喉干痛、不得眠卧、心胸满闷。

药用:生姜、甘草、茯苓、麦冬、桑白皮、陈皮;或用:人参、生地黄、紫菀、黄芩、柴胡、白前、芦根、大枣;偶用:黄牛髓、阿胶、黄芪、诃子、百合、大麻仁、杏仁、贝母、葶苈子、前胡、射干、旋覆花、栀子、地骨皮、知母、天冬、豆豉、桃柳枝、桃仁。

(4)传尸(卷31治传尸复连诸方,1方)

病机:传尸、肺痿、疰忤、鬼气。

证见:卒心痛,霍乱吐利,时气鬼魅,瘴疟,瘀血月闭,癖疔肿惊。

药用：白术、朱砂、麝香、诃子、香附、荜茇、蜂蜜。

（5）骨蒸烦热（卷31 治骨蒸烦热诸方，1方）

病机：骨蒸。

证见：心肺烦热、喘促、羸瘦。

药用：天冬、前胡、茯苓、甘草、升麻、生姜。

（6）急劳（卷27 治急劳诸方，1方）

病机：积热在内，干于心肺。

证见：咳嗽烦热。

药用：桃仁、童子小便、猪肺。

（7）热劳（卷31 治热劳诸方，1方）

病机：心肺实热，不能宣通。

证见：热劳。

治法：利心肺、除烦热、利大肠。

药用：柴胡、鳖甲、麦冬、玉竹、枳壳、大黄、蜂蜜。

3. 肺劳

（1）肺虚劳损（卷26 治肺劳诸方，13方）

病机：生虫在肺，谓忧恚气膈塞热所致。下焦虚损，上焦烦热。

证见：肺劳、气喘、痰嗽、潮热、四肢无力、胁痛、羸瘦、食少、胸膈壅滞；或见：颊赤、皮毛枯燥、肠鸣切痛、鼻张、面目苦肿、心胸不利、痰唾不利、右胁有积聚、坐卧不得、骨节多疼。

治法：补肾气以益之、补虚思食助力。

药用：生姜、人参、鳖甲、杏仁、紫菀、五味子、柴胡、诃子、蜂蜜；或用：黄芪、肉桂、半夏、麦冬、赤芍、大枣、贝母、天冬、白术、茯苓、附子、苏子、前胡、枳壳、桔梗；偶用：蛤蚧、白羊肺、天灵盖、生地黄、牛膝、远志、款冬花、麻黄、枇杷叶、知母、地骨皮、花椒、木香、槟榔、防己、陈皮、仓米、甘草、葱白、桃仁。

以上提示，痨虫的概念，在宋代业已流行。

（2）肺劳咳逆（卷57 治九虫及五脏长虫诸方，2方）

病机：肺劳热损肺生虫。

证见：咳逆气喘。

药用：花椒、吴茱萸根、附子、细辛、肉桂、桑白皮、麦冬、远志、蜂蜜、酒。

在该书中，其他与肺关系较为密切的疾病还有：

4. 气极（卷26 治气极诸方，3方）

病机：皮痹风邪，内舍于肺，肺脏虚寒，变为气极。

证见：上气喘急、咳逆胸痛、肌体羸瘦、四肢洒淅、皮毛干焦。

药用：肉桂、五味子、麻黄、麦冬、生姜、大枣；或用：鹿角胶、钟乳石、苏子、杏仁、紫菀、诃子、石菖蒲、蜂蜜。

5. 肺痈（卷61 治肺痈诸方，8方）

病机：肺痈者，由寒伤于肺，气结聚所成，脓成即死。

证见：心胸气壅、咳嗽脓血、心神烦闷、咽干多渴、小便赤黄、大便多涩。

药用：黄芪、生姜、杏仁、枳壳；或用：桔梗、贝母、巴豆、生地黄、麦冬、防己、薏苡仁、桑白皮、百合、葶苈子、茜根、竹茹、甘草、刺蒺藜、紫苏、茯苓、蜂蜜。

6. 消渴

（1）病机总论（卷53 三消论）："论曰：三消者，本起肾虚，或食肥美之所发也。肾为少阴……少年服乳石热药,耽嗜酒肉荤辛,热面炙爆,荒淫色欲,不能将理,致使津液耗竭,元气衰虚,热毒积聚于心肺,腥膻并伤于胃腑,脾中受热,小肠干枯。四体羸弱,精神恍惚,口苦舌干,日加燥渴;一则饮水多而小便少者,消渴也;二则吃食多而饮水少,小便少而赤黄者,消中也;三则饮水随饮便下,小便味甘而白浊,腰腿消瘦者,消肾也。斯皆五脏精液枯竭,经络血涩,荣卫不行,热气留滞,遂成斯疾也。"

(2) 一些涉肺病证的证治

1) 治消渴,润肺心。药用:黄连、生地黄汁、生瓜蒌汁、牛乳。(卷53 治消渴诸方)

2) 五脏六腑,皆有津液。热气在内,津液竭少,故为渴也。心肺热渴,面赤口干。药用:芒硝、寒水石、石膏。(卷53 治热渴诸方)

3) 治因服硫黄及诸丹石,热发,关节毒气,不得宣通。心肺躁热,渴利不止,及发痈疽发。药用:白茅根、桑白皮、麦冬、茯苓、露蜂房、红雪、淡竹叶。(卷53 治渴利成痈疽诸方)

4) 夫渴利之病,随饮即小便也。谓服石药之人,房室过度,肾气虚耗故也。下焦既虚,虚则生疮。治渴利后,肺脏风毒,外攻皮肤,生疮瘙痒,心烦。药用:秦艽、乌蛇、牛蒡子、防风、枳壳、栀子、犀角、茯苓、苦参、蜂蜜、竹叶。(卷53 治渴利后发疮诸方)

5) 治三消,小便数。药用:羊肺、精羊肉、粳米、葱白、生姜。(卷96 食治三(消)诸方)

6) 小便白浊如脂。劳伤于肾,肾气虚冷,脬冷肾损。消肾,心肺热极。羸瘦乏力,口干心烦,小便如脂。药用:铁粉、生地黄、鸡、牡蛎、黄连、蜂蜜。(卷53 治消肾小便白浊诸方)

7) 夫小便数又多者,此由下焦虚冷故也。肾主水,与膀胱为表里,肾气衰,不能制于津液。治小便多数,瘦损无力。药用:羊肺。(卷96 食治小便数多诸方)

7. 小儿肺疳

(1) 病机总论:肺疳,咳嗽气逆,皮毛干焦,饶涕多啼,咽喉不利,揉鼻咬甲,壮热憎寒,口鼻生疮,唇边赤痒,腹内气胀,乳食渐稀,大肠不调,频频泄痢,皮上粟生。亦名气疳也。(卷86 小儿五疳论)

夫小儿气疳者,由乳食不调,内有壅热,伤于肺也。肺主于气,其气不荣,则皮毛枯燥。(卷86 治小儿气疳诸方)

夫肺气通于鼻,鼻者肺之候,若小儿乳食不调,上焦壅滞,令疳虫上蚀于鼻也。(卷87 治小儿鼻疳诸方)

夫小儿疳渴者,由脏腑夙有疳气,心肺壅热之所致也。此皆乳母恣食五辛,或饮热酒。(卷87 治小儿疳渴不止诸方)

(2) 预后(卷86 小儿五疳不可治候论):肺疳,咳逆气促,多吐白沫,身上有斑,如粟米大,色若黑者,不可治也。

(3) 一些涉肺病证的证治

1) 夫小儿风疳者,由肝脏壅热,乳食不调之所致也。治小儿肝肺风热,心脾壅滞,体瘦壮热,致成风疳。药用:芦荟、天竹黄、胡黄连、蚺蛇胆、蛇蜕灰、使君子、天麻、丁香、冰片、蜂蜜。(卷86 治小儿风疳诸方)

2) 夫小儿脊疳者,由乳哺不调,甘肥过度,肉生于虫,攻于脊膂。渐渐黄瘦,时时下痢。治小儿心肺久热,致成脊疳,渐渐羸瘦。药用:牛黄、珍珠、朱砂、赤芍、杏仁、荆芥。(卷87 治小儿脊疳诸方)

3) 夫小儿丁奚病者,由哺食过度,而脾胃尚弱,不能磨消故也,哺食不消,则水谷之精减损。治小儿丁奚,腹胀,头大颈细,手脚心热,唯吃冷水,此是肺脏内疳。药用:大黄、蛇蜕、蝉蜕、巴豆霜、干虾蟆、蜂蜜。(卷88 治小儿丁奚腹大干瘦诸方)

8. 肺积气(卷48 治肺积气诸方)　夫肺之积名曰息贲,在右胁下,覆大如杯。久不愈,令人洒淅寒热,喘咳发肺痈。

9. 风痹(卷19 治风痹诸方)　秋遇痹者为皮痹,则皮肤无所知觉。皮痹不已,则入于肺,其状气奔喘痛。

10. 风头旋（卷22 治风头旋诸方,1方）

病机：治肺脾风痰攻。

证见：心膈烦满,头目旋晕,不纳饮食。

药用：旋覆花、枳壳、石膏、花椒、前胡、蜂蜜。

11. 肺黄证（卷55 肺黄证候,1方）

概述：肺黄者,眼目白色,头面微肿,鼻衄不止,多涕增寒,遍身生赤粟子,壮热,腹胀胸满,上气。若粟子紫黑色。及肿者,难治。

药用：瓜蒌、柴胡、甘草、款冬花、芦根、贝母、生姜。

（三）与肺脏关系密切的证候证治

该书卷6提及肺虚、肺实、肺气不足、痰毒壅滞、肺脏壅热等5个肺常见证候及辨证论治。

1. 肺虚（卷6 治肺虚补肺诸方,6方）

病机：肺虚则生寒。

证见：四肢少力、咳嗽、不思饮食、怯寒、声微、喘息气微；或见：日渐羸瘦、鼻有清涕、手脚颤掉、胸中痛。

药用：肉桂、麦冬、五味子、大枣、人参、黄芪、杏仁、干姜、陈皮；偶用：紫菀、桑白皮、厚朴、鹿角胶、钟乳石、白石英、阿胶、山药、白术、茯神、茯苓、甘草、白芍、熟地黄、牛膝、生姜。

以药测证,属气血阴阳皆虚而偏于阳虚。

2. 肺实（卷6 治肺实泻肺诸方,6方）

概述：肺实生热,阳气盛。胸膈烦满、口赤鼻张、饮水无度、上气咳逆、咽中不利、体背生疮、尻阴股膝胫足皆痛、脉滑实。

病机：上焦痰滞。

证见：心胸壅闷,咳嗽烦喘、大肠不利；或见：不下饮食、面目浮肿。

药用：杏仁、葶苈子、枳壳；或用：大黄、防己、桑白皮、茯苓、陈皮、牵牛子、生姜；偶用：马兜铃、生地黄汁、芒硝、牛蒡根汁、天冬、蜂蜜、酥、温酒、大麻仁、郁李仁、槟榔、旋覆花、前胡、甘草、款冬花。

以药测证,属实热证。

3. 肺气不足（治肺气不足诸方,5方）

病机：肺气不足。

证见：咳嗽、烦满、喘促、上气、恶寒、唾血；或见：短气、气乏、失声、咽喉中闭塞、惊恐、口中如含霜雪。

药用：大枣、肉桂、生姜；或用：糯米、五味子、紫菀、款冬花、陈皮、白石英、钟乳石；偶用：干姜、人参、白术、茯苓、粳米、小麦、麻黄、桑白皮、天冬、麦冬、熟地黄。

4. 痰毒壅滞（卷6 治肺脏痰毒壅滞诸方,6方）

病机：肺脏痰毒壅滞。

证见：不思饮食、心胸满闷、胸膈壅滞；或见：目眩头旋、肩背烦疼、心腹痞满、常欲呕吐、气逆咳嗽。

药用：生姜、人参、甘草、半夏、茯苓、前胡、木香；或用：大腹皮、旋覆花；偶用：紫菀、款冬花、麻黄、桔梗、葶苈子、枇杷叶、枳壳、枳实、白术、诃子、槟榔、蔓荆子、威灵仙、桑白皮、大黄、野菊花。

5. 肺脏壅热（卷6 治肺脏壅热诸方,11方）

病机：肺脏壅热。

证见：食少、喘促、咳嗽、烦闷、胸膈烦闷、四肢疼痛；或见：气促、仰息、胸满、心胸不利、大肠不利、涕唾稠黏、口干。

药用：茯苓、麦冬、桔梗、天冬、竹叶、甘草、蜂蜜、升麻、生姜、枳壳；或用：前胡、杏仁、大黄、人参、石膏、柴胡、黄芩、木通、紫菀；偶用：旋覆花、百合、白前、贝母、犀角、黄连、栀子、芒硝、防己、玄参、生地黄、半夏、黄芪、酥、鳖甲、藕汁、新百合、茅根。

6. **肺脏壅热的相关病证** 该书有不少病证提及"肺脏壅热"是其核心病机。

(1) 胸痛(卷 47 治上焦虚热诸方,1 方)

病机：上焦虚热。

证见：胸背连心痛,咳喘短气,动而吐沫。

治法：润肺止心痛。

药用：大枣、杏仁、紫菀、玉竹、麦、羊肾、麻黄、蜂蜜、生姜、淡竹沥。

(2) 伤寒余热(卷 10 治伤寒汗后热不除诸方,1 方)

证见：伤寒汗后,心肺热不除。

药用：犀角、麝香、牛黄、人参、茯神、麦冬、天竺黄、朱砂、黄芩、栀子、甘草、竹叶。

(3) 妇人热劳(卷 70 治妇人热劳诸方,1 方)

病机：心肺壅热,伤于气血,气血不调,脏腑壅滞,热毒积蓄在内,不得宣通。

证见：心神烦躁,颊赤头疼,眼涩唇干,四肢壮热,烦渴不止,口舌生疮,神思昏。

药用：黄芪、地骨皮、茯苓、麦冬、人参、赤芍、生地黄、柴胡、黄芩、当归、甘草、生姜。

(4) 小儿壮热(卷 82 治小儿壮热诸方,1 方)

证见：卒身体壮热,心肺烦壅。

药用：犀角、寒水石、牛黄、黄芩、栀子、龙齿、麝香、竹沥。

(5) 小儿风热(卷 83 治小儿风热诸方,4 方)

病机：心肺风热壅滞,内有积热。

证见：恶风壮热,胸膈不利,痰嗽,多惊。

药用：犀角、牛黄、薄荷；或用：大黄、天竹黄、龙胆草、胡黄连、黄芩、知母、铅霜、朱砂、沙参、杏仁、百合、白鲜皮、防风、白附子、荆芥、人参、大麻仁、生姜、甘草、柏子仁、蜂蜜。

(6) 小儿热渴(卷 83 治小儿热渴不止诸方,2 方)

病机：心肺积热。

证见：闷烦,渴不止,咽喉干痛。

药用：麦冬、甘草、竹叶；或用：犀角、黄连、黄芩、栀子、知母、玄参、桑白皮、射干、升麻、茯苓、蜂蜜。

(7) 夜卧狂语(卷 83 治小儿心热夜卧多狂语诸方,1 方)

病机：心肺烦热。

证见：小儿黄瘦毛焦,睡卧多惊,狂语。

药用：朱砂、人参、冰片、芒硝、麝香、黄芩、甘草、蜂蜜。

(四) 与肺脏关系密切的症状证治

该书卷 6 提及皮肤生疮瘙痒、多涕、浮肿、喘急、声嘶、吐血等 6 个肺常见症状及辨证论治。可以理解为,肺主呼吸(喘急、吐血)、肺主皮毛(皮肤生疮瘙痒、浮肿)、开窍于鼻(多涕)、咽喉为肺之门户(声嘶),因而这些部位或脏腑病变发生的常见症状与肺有关。

1. **皮肤证候**

(1) 皮肤生疮瘙痒(卷 6 治肺脏风毒皮肤生疮瘙痒诸方,18 方)

病机：肺脏风毒壅滞,热毒结伏脏腑,积蓄日久,不能宣通,攻于表。

证见：皮肤生疮、瘙痒；或见：心神烦躁、大肠秘涩、鼻塞；皮肤结硬肿疼、白癜、风疹、斑点、皲裂、头额生结核、头目不利。

药用：防风、蜂蜜；或用：枳壳、人参、玄参、犀角、羚羊角、荆芥、苦参、天麻、黄芩、秦艽、沙参、羌活、皂荚、甘草、升麻、大黄、温酒、白鲜皮、杏仁、细辛、麦冬、牛蒡子、丹参、独活、白花蛇、乌蛇、枳实、薄荷、木通、黄连、牛黄、芒硝、天麻、桑白皮、蔓荆子、野菊花、牡荆子、麝香、冰片、精白羊肉、桑螵蛸、贝母、天竺黄、地骨皮、连翘、刺蒺藜、白芷、旋覆花、川芎、蝉蜕、生姜、槐子、郁李仁、大麻仁、木香、槟榔、威灵仙、枫香、景天花、茯苓、梨、茯神。

（2）皮肤瘙痒（卷24 治风诸方，1 方）

病机：脾肺风热。

证见：瘙痒不止，瘥而复发。

药用：枳壳、防风、升麻、白鲜皮、麦冬。

（3）白癜风（卷24 治白癜风诸方，1 方）

概述：肺有壅热，又风气外伤于肌肉，热与风交并。邪毒之气，伏留于腠理，与卫气相搏。

病机：肺脏久积风毒。

证见：皮肤生白癜不止。

药用：苦参、露蜂房、松脂、附子、栀子、温酒。

（4）白驳风（卷24 治白驳风诸方）

概述：夫白驳者，是肺风流注皮肤之间，久而不去之所致也，多生于项面，点点斑白，但无疮。

（5）大风（卷24 治大风鬓眉堕落诸方）

概述：夫大风病鬓眉堕落者，皆从风湿冷得之，或因汗出入水得之，或冷水入肌体得之。若蚀人肺，则鼻柱崩折，不闻香臭。

（6）疬风（卷24 治疬风诸方）

概述：夫风邪积热，居于肺腑，久而不散，流溢皮肤，令人颈边胸前腋下自然斑驳，点点相连。

2. 鼻证候

（1）多涕（卷6 治肺脏伤风冷多涕诸方，7 方）

病机：肺脏外伤风寒，真气与邪气相搏，故令咳逆恶寒，语声散失，目眩头旋，鼻多涕也。

证见：多涕、咳嗽；或见：不思饮食、头目不利、头目昏重、头痛、呕逆、心膈烦满、心膈痰逆、四肢疼痛。

药用：生姜、大枣、人参、杏仁、白术、肉桂、干姜、细辛、茯苓、陈皮；或用：桔梗、半夏、前胡、厚朴；偶用：赤芍、川芎、石膏、当归。

（2）伤寒鼻衄（卷10 治伤寒鼻衄诸方，1 方）

病机：心肺热毒。

证见：伤寒鼻衄不止；或见：唾血。

药用：黄连、黄芩、栀子、甘草、伏龙肝、淡竹茹、生姜、生地黄。

（3）热病鼻衄（卷18 治热病鼻衄诸方，2 方）

病机：阳毒伤肺。

证见：热病鼻衄不止。

药用：黄芩、地骨皮；或用：犀角、阿胶、伏龙肝、栀子、大黄、生地黄、葱白、豆豉、生地黄汁。

（4）气虚鼻衄（卷37 治鼻衄诸方）

病机：夫鼻衄者，气虚热故也。

（5）鼻中生疮（卷37 治鼻中生疮诸方，1 方）

病机：肺壅。

证见：鼻中生疮。

药用：大黄、黄连、麝香、生油,涂于鼻中。

（6）鼻中息肉（卷37 治鼻中生息肉诸方,1 方）

病机：风冷所乘,鼻气不和,津液壅塞,而为鼻痈。

证见：鼻中息肉。

药用：羊肺、白术、肉苁蓉、木通、干姜。

（7）鼻痛（卷37 治鼻痛诸方,1 方）

病机：风冷搏于肺脏,上攻于鼻,则令鼻痛。

证见：鼻痛。

药用：没药、干蝎、天南星、雄黄、当归、朱砂、牛黄、乌蛇、温酒。

（8）鼻流清涕（卷37 治鼻流清涕诸方,3 方）

病机：肺伤风冷。

证见：鼻流清涕;或见：鼻塞,头目疼痛,胸膈不利,四肢不利。

药用：细辛、白术、附子、肉桂、生姜、诃子;或用：防风、前胡、蔓荆子、川芎、丁香、木通。

（9）多涕（卷89 治小儿鼻多涕诸方,2 方）

病机：风冷伤肺,气乘于鼻。

证见：鼻流清涕;或见：精神不爽,少欲乳食。

药用：肉桂、前胡;或用：细辛、杏仁、陈皮、生姜、人参、茯苓、白术、甘草、大枣。

（10）鼻干无涕（卷37 治鼻干无涕诸方,3 方）

病机：肺脏积热。

证见：鼻痛无涕;或见：两颊时赤,头疼心闷,心神烦闷,皮肤干燥。

药用：木通;或用：桑白皮、麦冬、茯苓、升麻;偶用：大黄、石膏、犀角、黄芪、冰片、竹叶、白前、甘草。

（11）脑热无涕（卷89 治小儿脑热鼻无涕诸方,4 方）

病机：心肺壅热,上攻于脑。

证见：脑热鼻干;或见：咽喉不利,时有烦躁,少欲乳食,大肠秘涩。

药用：犀角、黄连、麦冬、升麻、枳壳、甘草;或用：大黄、牛黄、射干、黄芩、桑白皮、茯苓、天冬、赤芍、黄芪、铅霜、蜂蜜。

（12）鼻塞、鼻痛（卷89 治小儿鼻塞诸方、治小儿鼻痛诸方）

概述：肺气通于鼻,而气为阳,诸阳之气,上荣头面。其气不宣利,受风冷邪。

（13）伤寒鼻衄（卷48 治小儿伤寒鼻衄诸方）

概述：夫小儿伤寒鼻衄者,由热搏于气,而乘于血。肺候身之皮毛,而主气开窍于鼻。

3. 浮肿

（1）头面四肢浮肿（卷6 治肺气头面四肢浮肿诸方,9 方）

病机：肺气壅滞,胸膈痰饮。

证见：四肢浮肿、咳嗽、喘促、面目浮肿;或见：烦热、心腹壅滞、大肠不利、小便秘涩、胸膈痰逆、坐卧不得、疼痛、不下饮食。

药用：防己、生姜、茯苓、大枣、桑白皮、杏仁、葶苈子;或用：大腹皮、郁李仁、商陆、贝母、马兜铃、陈皮、泽漆;偶用：前胡、半夏、旋覆花、麻黄、射干、槟榔、柴胡、羌活、大黄、木通、郁李仁、蛤蚧、泽泻、黑豆、甘草、蜂蜜。

（2）气水肿（卷54 治气水肿诸方）

概述：肾虚则水妄行,肺虚则卫气不能循环,水之与气,留滞皮肤,令身体四肢肿满。

（3）水肿咳逆上气（卷54 治水肿咳逆上气诸方）

概述：夫肾主水，肺主气。肾虚不能制水，故水妄行，浸溢皮肤，而身体肿满，流散不已，上乘于肺，肺得水而浮，则上气而咳逆也。

4. 喘急

（1）喘急（卷6治肺气喘急诸方，11方）

病机：肺气壅滞，下焦虚伤。

证见：喘急；或见：咳嗽、心胸满闷、头不着枕、不得眠卧、心膈烦热、腹胁疼痛、不思饮食。

治法：定喘嗽。

药用：杏仁、桑白皮、甘草、茯苓、桔梗、大枣；或用：马兜铃、防己、麻黄、生姜、枳壳、人参、陈皮、葶苈子、猪牙皂荚、芒硝、诃子、贝母；偶用：蛤蚧、阿胶、白羊肾、柴胡、大腹皮、牛黄、灯心草、桑叶、干姜、花椒、肉桂、紫苏、犀角、砒霜、猪苓、酒、蜂蜜、萝卜、砂糖。

（2）热病喘急（卷17治热病喘急诸方，4方）

病机：热病毒气攻于心肺，烦热壅于胸膈，水停心下。

证见：喘急，膈中不利，上气奔喘。

药用：麻黄、桑白皮；或用：杏仁、柴胡；偶用：人参、石膏、葶苈子、马兜铃、皂荚、郁李仁、大腹皮、枳实、陈皮、紫苏、茯苓、麦冬、五味子、甘草、蜂蜜。

（3）伤寒烦喘（卷11治伤寒烦喘诸方，1方）

病机：伤寒七八日，肺脏壅热。

证见：心神烦喘；或见：大肠不通、小便黄赤。

药用：紫苏、木通、桑白皮、紫菀、黄芩、大黄、茯苓、甘草。

（4）产后虚喘（卷78治产后虚喘诸方，2方）

病机：血气上攻于肺。

证见：虚喘；或见：不欲饮食、四肢乏力。

药用：人参、肉桂；或用：熟地黄、当归、诃子、五味子、菖蒲、陈皮、苏子、生姜、大枣。

（5）上气喘急（卷42治上气喘急诸方，1方）

病机：邪气上冲胸中，壅滞不通。

证见：上气喘急。

治法：润肺通胸膈。

药用：紫苏、人参、陈皮、甘草、大枣、生姜。

（6）上气胸满（卷42治上气胸满诸方，3方）

病机：上焦壅滞，气不宣通。

证见：胸中满闷，喘急气促，喉咽不利。

药用：生姜；或用：杏仁、苏子、五味子、甘草、青皮、大腹皮；偶用：前胡、桔梗、射干、半夏、槟榔、枳壳、麦冬、木通、诃子。

（7）上气喉中作水鸡声（卷42治上气喉中作水鸡声诸方，1方）

病机：肺气虚弱，风冷之气所乘，肺管不利。

证见：喘息不利，咽喉作水鸡声。

药用：款冬花、杏仁、紫菀、木通、生姜。

（8）上气喘急身面浮肿（卷42治上气喘急身面浮肿诸方，1方）

证见：上气喘急，肺热咳嗽，不得坐卧，身面浮肿，不下饮食。

药用：猪苓、防己、百合、紫菀、杏仁、枳壳、桑白皮、郁李仁。

（9）上气（卷42治因食热及饮冷水上气诸方，1方）

病机：因食热饱,触动肺气。

证见：喘急不已。

药用：巴豆、干姜、大黄、蜂蜜。

(10) 虚劳上气(卷30治虚劳上气诸方,1方)

证见：虚劳上气,胸膈满闷,不能饮食,四肢少力。

药用：紫苏、五味子、茯苓、前胡、陈皮、黄芪、生姜。

(11) 伤寒上气(卷11治伤寒上气诸方,1方)

概述：夫伤寒毒气不退。上焦烦热。则伤于肺。肺主于气。邪热壅滞。则肺乘虚胀。卫气不行。故令上气也。

病机：伤寒心肺气壅。

证见：涕唾稠黏,胸胁胀满,上气喘促。

药用：麦冬、甘草、半夏、紫菀、陈皮、生姜、竹茹。

(12) 短气(卷42治短气诸方,4方)

病机：上焦壅滞,气逆不通。

证见：短气胸满,呼吸不利,上焦烦热,胸中痞塞,不思饮食。

药用：大枣、生姜;或用：人参、杏仁、甘草;偶用：桔梗、前胡、半夏、陈皮、紫苏、木香、柴胡、五味子、诃子、白术、蜂蜜、木通、麦冬。

(13) 虚劳少气(卷30治虚劳少气诸方,1方)

证见：虚劳少气,阳气不足,四肢乏力。

药用：鹿骨、肉桂、干姜、人参、厚朴、防风。

(14) 妇人虚损喘促(卷70治妇人虚损补益诸方,1方)

病机：血海虚,气上攻于肺。

证见：或时喘促,心烦,吃食少味,四肢乏力。

药用：钟乳石、五味子、甘草、肉苁蓉、天冬、当归、蜂蜜、温酒。

5. 声嘶

(1) 伤风冷声嘶不出(卷6治肺伤风冷声嘶不出诸方,8方)

病机：肺脏伤风冷。

证见：声嘶、言不能出、咳嗽气急;或见：背寒、喘促咳嗽、喘促痰逆、咽喉不利干痛、胸膈气滞。

治法：温肺顺气通声。

药用：生姜、肉桂、大枣、杏仁、甘草、细辛、桔梗、五味子、石菖蒲、麻黄、蜂蜜;或用：附子、半夏、贝母;偶用：款冬花、紫菀、皂荚子仁、百合、麦冬、生地黄、干姜、紫苏、茯苓、牛酥、陈皮。

(2) 咽喉闭塞不通(卷35治咽喉闭塞不通诸方,1方)

病机：热毒在肺脾,上焦壅滞。

证见：咽喉肿痛,心神烦闷。

药用：升麻、大黄、玄参、甘草、射干、马勃、蜂蜜。

(3) 咽喉不利(卷35治咽喉不利诸方,3方)

病机：脾肺壅热。

证见：咽喉不利,肿痛烦热,气道痞塞。

治法：通津液,利咽喉。

药用：射干、茯苓、蜂蜜;或用：羚羊角、犀角、生地黄、冰片、牛黄、杏仁、附子、朱砂、人参、鸡苏苗、麦冬、竹叶。

（4）咽喉风毒肿痛（卷35治咽喉风毒肿痛诸方,2方）

病机：肺脾风毒上攻,热在肺脾。

证见：咽喉肿热不通,心胸不利。

药用：羚羊角、射干、赤芍;或用：犀角、木通、地黄汁、杏仁、豉、升麻、蔷薇、醋、猪膏。

（5）咽喉疼痛（卷35治咽喉疼痛诸方,1方）

概述：风邪热气,搏于脾肺。

病机：脾肺壅热。

证见：咽喉疼痛,胸膈壅滞,心烦颊赤,四肢不利。

药用：射干、升麻、羚羊角、木香、赤芍、络石藤、生地黄。

（6）咽喉肿痛语声不出（卷35治咽喉肿痛语声不出诸方,2方）

病机：风冷所伤,脾肺壅毒。

证见：咽喉肿痛,语声不出。

药用：木通;或用：羚羊角、射干、防风、升麻、杏仁、菖蒲、肉桂、附子、陈皮、生姜。

（7）咽喉肿痛（卷18治热病咽喉肿痛诸方,2方）

病机：脾肺积热不散。

证见：喉中肿痛,口舌干燥,咽津有妨,不下饮食。

药用：甘草、射干、蜂蜜;或用：犀角、芒硝、大黄、升麻、硼砂、黄芩、郁金、黄药子、豆豉、杏仁。

（8）风冷失声（卷20治风冷失声诸方,3方）

病机：肺寒少气,风冷之气,客于会厌,伤于悬雍。

证见：咳逆短气,语无音声,咽喉不利。

药用：五味子;或用：肉桂、细辛、陈皮、钟乳石;偶用：款冬花、苏子、杏仁、人参、白石英、生姜、大枣、石菖蒲、诃子、温酒。

（9）喉痹（卷89治小儿喉痹诸方,1方）

概述：夫小儿喉痹者,是风热之气,客于喉咽之间,与血气相搏,而结肿痛,甚者肿塞,饮粥不下。

病机：小儿脾肺壅热。

证见：咽喉肿痛痹。

药用：射干、升麻、百合、木通、桔梗、甘草、芒硝。

（10）伤寒口疮咽喉肿塞（伤寒口疮诸方,4方）

病机：伤寒心肺壅热。

证见：口内生疮,咽喉肿塞,烦躁不得眠卧。

药用：黄柏、黄连、黄芩、升麻、大青、玄参、苦竹叶;或用：羚羊角、犀角、生地黄汁、栀子、芒硝、麦冬、赤芍、白矾、冰片、杏仁、射干、蔷薇根、蜂蜜、甘草。

（11）喉痹（卷35治喉痹诸方）

概述：夫喉痹者,为喉里肿塞痹痛,水浆不得入也。

（12）咽喉卒肿痛（卷35治咽喉卒肿痛诸方）

概述：夫咽喉卒肿痛者,脾肺暴热之所致也。热毒之气,不得宣通。

（13）咽喉闭塞口噤（卷35治咽喉闭塞口噤诸方）

概述：夫脾肺之气,通于咽喉;三阴三阳,筋夹于口颊。若脾肺二脏,积蓄风热,则经络不利。

6. 吐血

（1）肺脏壅热吐血（卷6治肺脏壅热吐血诸方,6方）

病机：肺久积热毒。

证见：吐血不止；或见：咳嗽、胀喘、气逆、心膈烦闷、虚劳少力。

药用：生地黄、蜂蜜；或用：人参、麦冬、生姜、鹿角胶、藕、刺蓟、竹茹、当归；偶用：犀角、鹿角、羚羊角、黄牛乳、茅根、牛蒡根汁、蒲黄、侧柏叶、干柿、伏龙肝、黄芪、大黄、升麻、天竺黄、茯苓、天冬、甘草、马兜铃、秦艽、红蓝花。

（2）虚劳吐血（卷27 治虚劳吐血诸方，6方）

病机：肺热。

证见：虚劳、吐血、烦热；或见：咽喉不利、失声。

治法：补肺气止血。

药用：人参；或用：黄芪、当归、阿胶、白芍、桑白皮；偶用：生地黄、天冬、麦冬、蜂蜜、麝香、犀角、蒲黄、糯米、露蜂房、大黄、黄芩、知母、天竹黄、马兜铃、前胡、川楝子、刺蒺藜、茯苓、干姜、飞罗面、甘草。

（3）咳嗽唾脓血（卷46 治咳嗽唾脓血诸方，3方）

病机：嗽伤阳脉。

证见：咳嗽唾脓血；或见：虚热、咽干痛、腹中有气、不欲饮食、目暗、足胫酸寒。

药用：生地黄、生姜；或用：茅根、黑饧、蜂蜜、白砂糖、熟地黄、鹿角胶、酥、肉桂、升麻、茯苓、川芎、大枣、大麦。

（4）久咳嗽唾脓血（卷46 治久咳嗽唾脓血诸方，3方）

病机：咳嗽伤于经络。

证见：久咳嗽，唾脓血。胸满不能饮食、卧则短气、气喘欲绝、气奔欲绝。

药用：贝母、款冬花、钟乳石、白石英、肉桂；或用：茜根、生地黄、羊肺汁、射干、百合、麦门、桑白皮、鸡苏茎、竹茹、桃仁、厚朴、干姜、生姜、大枣。

（5）伤寒吐血（卷11 治伤寒吐血诸方，1方）

病机：心肺热。

证见：因嗽吐血或唾血。

药用：茅根、犀角、黄芩、桑白皮、竹茹、刺蓟、紫菀、生地黄汁。

（6）喉中脓血（卷9 治伤寒九日以上候诸方，1方）

证见：伤寒九日，心肺热，气急，喉中有脓血。

药用：犀角、柴胡、青竹茹、桔梗、大黄、麦冬、芒硝。

（7）吐血（卷37 治吐血诸方，2方）

病机：心肺热盛。

证见：吐血不止。

药用：甘草、竹茹；或用：地榆、伏龙肝、柏叶、红蓝花、刺蓟、黄芩。

（8）卒吐血（卷37 治卒吐血诸方，1方）

病机：心肺暴热，毒入胃。

证见：卒吐血。

药用：生地黄、黄芩、阿胶、甘草、青竹茹。

（9）唾血（卷37 治唾血诸方，3方）

病机：肺脏壅热，热伤肺脏。

证见：唾血不止，咽喉不利。

药用：竹茹；或用：犀角、刺蓟根、蒲黄、阿胶、茅根、生地黄、生地黄汁、黄芩、桑白皮、鸡苏茎叶、茯苓、半夏、生姜、甘草。

（10）吐血口干（卷37 治吐血口干诸方，3方）

病机：心肺壅热。

证见：吐血,唇口干燥。

药用：杏仁;或用：黄芩、麦冬;偶用：生地黄、生地黄汁、黄连、栀子、大黄、犀角、茯苓、天花粉、甘草、人参、生姜汁、蜂蜜、酥、白砂糖。

(11)热病吐血(卷18 治热病吐血诸方)

病机：热病,毒气未解,心肺积热。

证见：吐血不止,心中壅闷。

(12)吐血(卷37 吐血论)

概述：夫吐血者,皆由大虚损,及饮酒劳伤所致也。

7. 咳嗽

(1)概述：夫咳嗽者,由肺感于寒,而成咳嗽也。(卷46 咳嗽论)

(2)久咳嗽(卷46 治久咳嗽诸方,2方)

病机：肺气虚极,风寒所搏。

证见：久肺气咳嗽、涕唾稠黏、上气喘急。

药用：贝母;或用：鹿角胶、蛤蚧、黄芪、生地黄、蜂蜜、五味子、紫菀、苏子、防己、葶苈子、陈皮、茯苓。

(3)积年咳嗽(卷46 治积年咳嗽诸方,2方)

病机：肺气不足,为邪所乘,传于五脏六腑,嗽积年不瘥也。

证见：咳嗽、喘急。

药用：贝母、葶苈子、银薄、黄丹、密陀僧、乱发、绿豆粉、枣肉。

(4)卒咳嗽(卷46 治卒咳嗽诸方,4方)

病机：触冒风寒,邪冷之气搏于肺。

证见：卒咳嗽、肺壅痰滞、胸膈不利、痰涎喘急、肺壅面肿。

药用：杏仁;或用：贝母、紫菀、百部、葶苈子、五味子、细辛、生地黄汁、生麦冬汁、酥、蜂蜜、大枣、松木、皂荚。

(5)气嗽(卷46 治气嗽诸方,2方)

病机：风寒入于经络,风冷上攻于肺。

证见：气嗽不止;或见：肠胃中痛、心胸短气、四肢羸弱、饮食无味。

药用：肉桂、熟地黄;或用：附子、肉苁蓉、人参、诃子、山茱萸、大枣、五味子、生姜、甘草、茯苓、蜂蜜。

(6)暴热咳嗽(卷46 治暴热咳嗽诸方,6方)

病机：邪热客于上焦。

证见：暴热咳嗽;气满喘急;或见：心胸不利、胸膈烦疼、背膊劳痛、饮食减少、大便不通。

药用：生姜、甘草、杏仁、紫菀、桑白皮;或用：白前、木通、蜂蜜;偶用：麻黄、前胡、射干、百部、百合、天冬、麦冬、生地黄汁、鳖甲、升麻、茯苓、郁李仁、柴胡、肉桂、黄芪。

(7)咳嗽短气(卷46 治咳嗽短气诸方,1方)

证见：肺气咳嗽,气短不得睡卧。

药用：紫菀、防己、贝母、人参、款冬花。

(8)咳嗽上气(卷46 治咳嗽上气诸方,2方)

病机：肺感于寒。

证见：咳嗽上气、喘急、胸中满闷、鼻中不利。

药用：杏仁;或用：麻黄、葶苈子、五味子、百合、厚朴、大腹皮、生姜、大枣、甘草。

(9) 久咳嗽上气(卷46治久咳嗽上气诸方,1方)

证见:久咳嗽,肺壅上气,坐卧不安。

药用:麻黄、桑白皮、葶苈子、五味子、白前、生姜。

(10) 咳嗽面目浮肿(卷46治咳嗽面目浮肿诸方,5方)

病机:肺气虚弱,风邪所乘,肺脏气壅,闭隔不通。

证见:咳嗽、面目浮肿;喘息促急、坐卧不安;或见:小便不通、小便赤涩、眠卧不安。

药用:防己、桑白皮;或用:葶苈子、百合、泽漆、茯苓、生姜、甘草、大枣;偶用:牵牛子、杏仁、贝母、紫苏、槟榔、木香、陈皮、鸡舌香、木通、泽泻、海蛤壳。

(11) 咳嗽失声(卷46治咳嗽失声诸方,1方)

病机:肺热。

证见:咳嗽声不出。

药用:生天冬汁、生地黄汁、蜂蜜、牛酥、生姜汁、白砂糖、人参、贝母。

(12) 咳嗽痰唾稠黏(卷46治咳嗽痰唾稠黏诸方,2方)

病机:肺气壅实,上焦痰热。

证见:咳嗽、壅热、痰唾稠黏。

药用:生姜;或用:前胡、桔梗、紫菀、半夏、桑白皮、百合、防己、木通、旋覆花、天冬。

(13) 咳嗽喉中作呀呷声(卷46治咳嗽喉中作呀呷声诸方,1方)

病机:肺虚风冷所搏,气道不利。

证见:喉中作呀呷声,痰黏咳嗽,胸膈短气,胁肋坚胀。

药用:茯苓、旋覆花、桔梗、桑白皮、杏仁、郁李仁、蜂蜜、大枣。

(14) 咳嗽不得睡卧(卷46治咳嗽不得睡卧诸方,2方)

病机:风冷伤肺,邪正相搏,胸中痞塞。

证见:肺气咳嗽、不得睡卧;壅热、咽喉闭塞。

药用:麦冬;或用:款冬花、贝母、紫菀、杏仁膏、百合、黄芩、人参、天冬、地黄汁、蜂蜜、酥、大腹皮、刺蒺藜、茯苓。

(15) 伤寒后肺痿劳嗽(卷14治伤寒后肺痿劳嗽诸方,14方)

病机:伤寒后,汗下亡津液。

证见:肺痿劳嗽、痰唾不止、气喘、赢瘦、晚发寒热、浓血腥臭、两颊色赤、食少;或见:四肢烦疼/四肢烦热、胁下痛、骨节烦闷、坐卧不安、心肋妨满、胸膈不利、多盗汗。

药用:桔梗、生姜、紫菀、甘草、贝母、生地黄、柴胡、知母、桑白皮、天冬、五味子、款冬花、蜂蜜;或用:麻黄、茯苓、黄芪、百合、旋覆花、鳖甲、獭肝、乌梅肉;偶用:沙参、麦冬、蛤蚧、玉竹、牡蛎、诃子、大麻仁、刺蒺藜、杏仁、马兜铃、竹茹、白前、射干、葶苈子、栀子、枳壳、木通、升麻、葱白、细辛、陈皮、灯心草、紫苏、桑枝。

(16) 虚劳咳嗽(卷27治虚劳咳嗽诸方,3方)

病机:脏腑气衰,邪气伤肺,肺痿。

证见:虚劳、咳嗽;气喘、吃食全少;或见:脉绝筋急、乏力、坐卧不安。

药用:杏仁、蜂蜜、大枣;或用:贝母、紫菀、钟乳石、白石英、蛤蚧、人参、鹿髓、酥、熟地黄、生地黄汁、麦冬、五味子、肉桂、甘草、生姜、酒。

(17) 骨蒸劳咳嗽(卷31治骨蒸劳咳嗽诸方,2方)

病机:骨蒸咳嗽,脏腑气衰,热伤于肺,久不已。

证见:劳热,咳嗽,胸背彻痛,喘息。

药用：杏仁；或用：柴胡、贝母、百合、桑白皮、天冬、茯苓、蜂蜜、生姜。

(18) 伤寒咳嗽(卷12 治伤寒咳嗽诸方,3方)

病机：伤寒风冷邪热客肺,上焦有热。

证见：咳嗽；或见：口苦气促、涕唾稠黏、背膊拘急、口干、头痛、大小便秘涩。

药用：甘草、桑白皮；或用：麻黄、苏子、杏仁、桔梗、白前、旋覆花、葶苈子、天冬、麦冬、五味子、大黄、芒硝、知母、木通、枳壳、肉桂、防己、蜂蜜、生姜。

(19) 时气咳嗽(卷15 治时气咳嗽方,3方)

病机：时气热邪客肺,上焦有热。

证见：咳嗽；或见：气喘、胸膈壅滞、喉中生疮、脉洪数。

药用：紫菀；甘草、贝母、天冬；或用：生地黄、麦冬、玄参、蜂蜜、桑白皮、升麻、柴胡、茯苓、赤芍、陈皮、生姜。

(20) 热病咳嗽(卷18 治热病咳嗽诸方,3方)

概述：热病毒气邪热客肺,上焦烦壅。

病机：心肺热盛。

证见：咳嗽；上气；或见：小便赤黄、烦热、不得睡卧、时时渴欲饮水、遍身浮肿、喉中生疮。

药用：杏仁、麦冬、百合；或用：麻黄、贝母、葶苈子、大黄、知母、玄参、生地黄、蜂蜜、木通、郁李仁、防己、升麻、柴胡、甘草。

(21) 妇人咳嗽(卷70 治妇人咳嗽诸方,3方)

病机：妇人肺脏虚寒。

证见：时有咳嗽,上气,胸中痰滞,不思饮食。

药用：肉桂、甘草；细辛、生姜、干姜、诃子、大枣；或用：桔梗、人参、附子、白术、茯苓、陈皮、麦冬、蜂蜜、五味子、莱菔子、冬瓜子、瓜蒌子仁、皂荚子仁。

(22) 妊娠咳嗽(卷74 治妊娠咳嗽诸方,3方)

病机：妊娠,心膈痰毒壅滞,肺气不顺。

证见：咳嗽,喘急,头疼,不思食。

药用：贝母、人参、桑白皮、生姜；或用：款冬花、前胡、紫菀、桔梗、麻黄、鹿角胶、生地黄、麦冬、黄芪、紫苏、甘草、糯米。

(23) 产后咳嗽(卷78 治产后咳嗽诸方,2方)

病机：产后气虚,风冷伤肺。

证见：治产后咳嗽,涕唾稠黏,鼻多清涕,四肢烦热,少力,不思饮食。

药用：人参、黄芪、白术、茯苓、前胡、杏仁、桑白皮、陈皮、厚朴、天冬、生姜、干姜、大枣。

(24) 食治咳嗽(卷96 食治咳嗽诸方,2方)

病机：肺气虚羸。

证见：喘息促急,咳嗽。

治法：益心润肺,除咳嗽。

药用：大枣；或用：杏仁、黄牛乳、粳米、生藕、生百合、生山药、茯苓、天冬、桑白皮、蜂蜜、生姜。

(25) 小儿咳嗽咽喉作呀呷声(卷83 治小儿咳嗽咽喉作呀呷声诸方,1方)

概述：夫小儿嗽而呀呷作声者,由胸膈痰多,嗽动于痰,上搏于咽喉之间,痰与气相击,随嗽动息。

病机：肺脏热多。

证见：小儿咳嗽喘急,喉中作呀呷声。

药用：郁李仁、杏仁、大黄、蜂蜜。

8. 眼疾

(1) 卷32眼论

概述：目者五脏之精气也。五脏有病,皆形于目。目色赤病在心,目色白病在肺,目色青病在肝,目色黄病在脾,目色黑病在肾;不可名者,病在胸中。

(2) 不同眼疾概述

热毒攻眼：肝胆壅实,荣卫不行,则心肺俱热,毒热之气伏留不散。(卷32 治热毒攻眼诸方)

远年风赤眼：夫肝胆积有风热,脾肺当多壅滞,邪热之气,伏留在脏,不能消散,乃上攻于目。(卷32 治远年风赤眼诸方)

眼生疮：夫风热毒气,在于脏腑蕴积日久,不能宣通,而又多食五辛,或饵热药,脾肺壅滞。(卷32 治眼生疮诸方)

眼眉骨疼痛：夫肝胆充实,腑脏壅滞,风邪毒气,伏留于心胸,不能宣泄;而又脾肺久积风热。(卷32 治眼眉骨及头疼痛诸方)

睑生风粟：夫眼痛状如眯者,名曰粟眼。此皆心肺壅毒,肺脏积热,肝家有风。(卷32 治睑生风粟诸方)

睑肿硬：夫眼睑肿硬者,由脏腑壅滞,肝肺中又有积热,热气上冲于眼;兼又为外风所伤。风热留结。(卷32 治睑肿硬诸方)

眼卒生翳膜：夫眼卒生翳膜者,辨其所由,皆因脏腑壅塞,不能宣通,风邪热毒传于肝肺,攻注眼目。(卷33 治眼卒生翳膜诸方)

斑豆疮入眼：夫斑疮入眼者,由因患伤寒时行热病,毒气蒸眼。其眼涩痛,或有片片黄赤,如玳瑁色。疼痛,眼肿不开,亦忌点药。候疮子出,眼即渐瘥。唯宜利脾肺、解热毒、平和凉药,稍稍服之。亦可于眼睑上下贴药,以散毒气。(卷33 治斑豆疮入眼诸方)

(3) 眼赤烂(卷32 治眼赤烂诸方,1方)

概述：夫眼赤烂者,皆是风热所生也。初患赤眼,经久不瘥,外则因风冷所伤,内则以肺脾积热。

病机：肝肺壅热。

证见：眼圆赤烂肿痛。

药用：胡黄连、甘草、黄连、黄柏、蜂蜜、灯心草、淡竹叶。

(4) 眼赤肿痛(卷32 治眼赤肿痛诸方,1方)

病机：夫风邪毒气,客于足厥阴之经。而又心肺壅滞,久有积热,蕴蓄不除。风热相搏,上攻于目。

证见：眼赤肿痛,并白翳。

治法：去肝肺热毒。

药用：羚羊角、玉竹、野菊花、泽泻、大黄、木通。

(5) 眼内障(卷33 治眼内障诸方,1方)

概述：夫眼生内障者,不疼不痛,无泪无眵,细观如薄雾之形,久视若轻烟之状,飞蝇散乱。

病机：肝肺风热壅滞。

证见：绿风内障,见红白黑花,头额偏疼,渐渐昏暗,不见物者。

药用：羚羊角、石决明、决明子、独活、防风、蜂蜜。

(6) 眼白睛肿胀(卷33 治眼白睛肿胀诸方,3方)

病机：肺脏有暴风客热,肝肺大热,肺脏积热。

证见：白睛肿胀,遮盖瞳仁,赤涩疼痛,心胸多闷。

药用：羚羊角、升麻、防己、甘草;或用：大黄、栀子、大青、玄参、桑白皮、木通、葶苈子、郁李仁、茯苓、生地黄汁、沙参、杏仁、车前子、蜂蜜。

（五）一些其他章节提及与肺相关的证治

在该书中，还有一些病证涉及肺的病机证候，但内容少，如：风热烦闷、伤寒阴阳刚柔痓病、伤寒头痛、伤寒后心虚惊悸、时气口热舌干、热病狂言、热病发斑，肺疟、瘴疟、脾劳、虚劳唾稠黏、牙齿风疳、牙齿急疳，大便下血、面上生疮、呕吐酸水、风痰头眩，气毒瘰、热毒瘰、蚍蜉孔出，妇人血风攻脾胃不能食、妇人心腹胀满、妇人白崩，小儿囟不合、小儿寒热结实、小儿惊痫、小儿多涎、小儿龟胸、小儿痈疮，食治中风、食治风热烦闷、心腹气。

三、讨论

1. 肺脏病证防治水平

（1）肺脏及常见病的常用药归纳：该书反映了成书年代对肺脏及相关疾病的治疗已经积累了丰富的经验，该书卷 2 的肺脏用药（款冬花、桔梗、百合、杏仁、紫菀、射干、苏子、天冬、车前子、葶苈子）、肺萎通用药（刺蒺藜、人参、茯苓、天冬、麦冬、猪蹄、白石英、蛤蚧、薏苡仁）是其代表。

（2）肺脏的常见病及其辨证论治：该书卷 6 提及两个与肺相关疾病：肺脏中风和肺萎，相关的病证名还有骨蒸肺萎、传尸、骨蒸烦热、急劳、热劳；而卷 26 肺痨应同属一类。

从文中可见，该书作者认为肺痿、骨蒸、肺痨等由致病力很强的“毒气”传染所致；而痨虫的概念，在宋代业已流行，是该类疾病的另一病原假说。而“肺萎损败”的记载提示，以往曾有过尸检的记录，这也可能成为该病名的由来。

此外，与肺相关疾病还有肺痈、气极、消渴、小儿肺疳、肺积气、风痹、风头旋、肺黄等。

（3）肺脏的常见证候及其辨证论治：该书卷 6 提及肺虚、肺实、肺气不足、痰毒壅滞、肺脏壅热等 5 个肺常见证候及辨证论治。其中，肺虚以药测证，属气血阴阳皆虚而偏于阳虚；而肺实属实热证。

该书有不少病证提及“肺脏壅热”，是这些病证的核心病机，诸如胸痛、伤寒余热、妇人热劳、小儿壮热、小儿风热、小儿热渴、夜卧狂语等，同病异证的现象比比皆是。

（4）肺脏的常见症状及其辨证论治：该书卷 6 提及皮肤生疮瘙痒、多涕、浮肿、喘急、声嘶、吐血等 6 个肺常见症状及辨证论治。这样的分类，体现出藏象学说把人体不同组织器官分属五脏的理论。大致可以分为 4 类：

1）肺主呼吸，因而常见症状喘急、吐血等辨证论治归于此类。喘急相关的症状还有热病喘急、伤寒烦喘、产后虚喘、上气喘急、上气胸满、上气喉中作水鸡声、上气喘急身面浮肿、上气、虚劳上气、伤寒上气、短气、虚劳少气、妇人虚损喘促；吐血相关的症状还有虚劳吐血、咳嗽唾脓血、久咳嗽唾脓血、伤寒吐血、喉中脓血、吐血、卒吐血、唾血、吐血口干、热病吐、吐血等。

该书按照古典分类，在卷 46 把咳嗽视为一疾病，提及一些常见咳嗽的证治，如久咳嗽、积年咳嗽、卒咳嗽、气嗽、暴热咳嗽、咳嗽短气、咳嗽上气、久咳嗽上气、咳嗽面目浮肿、咳嗽失声、咳嗽痰唾稠黏、咳嗽喉中作呀呷声、咳嗽不得睡卧等，确实包含了咳嗽的主要证型和兼证；但在其他病证中还多处提及了咳嗽，如伤寒后肺萎劳嗽、虚劳咳嗽、骨蒸劳咳嗽、伤寒咳嗽、时气咳嗽、热病咳嗽、妇人咳嗽、妊娠咳嗽、产后咳嗽、食治咳嗽、小儿咳嗽咽喉作呀呷声等，把咳嗽视为某类疾病的伴随症状。

2）肺主皮毛，因而常见症状皮肤生疮瘙痒、浮肿等辨证论治归于此类。皮肤病变相关的症状还有皮肤瘙痒、白癜风、白驳风、大风、疬风等；浮肿病变相关的症状还有头面四肢浮肿、气水肿、水肿咳逆上气等。

3）肺开窍于鼻，因而多涕等鼻相关症状的辨证论治归于此类。相关的症状还有伤寒鼻衄、热病鼻衄、气虚鼻衄、鼻中生疮、鼻中息肉、鼻痛、鼻流清涕、多涕、鼻干无涕、脑热无涕、鼻塞、鼻痈、伤寒鼻衄等。

4）咽喉为肺之门户，因而声嘶等辨证论治归于此类。相关的症状还有咽喉闭塞不通、咽喉不利、咽喉风毒肿痛、咽喉疼痛、咽喉肿痛语声不出、咽喉肿痛、风冷失声、喉痹、伤寒口疮咽喉肿塞、喉痹、咽喉卒肿痛、咽喉闭塞口噤。

此外,依据眼科五轮分类,一些常见眼科疾病归属肺的病机,如眼赤烂、眼赤肿痛、眼内障、眼白睛肿胀等;可能是依据肺与大肠相表里的理论,一些痔的病证,往往提及肺的病机,如肺脏虚寒劳损、上攻肺脏、肺脏积热等。

2. 治法特色　该书所提及的治法不多,但不拘一格,确切精到,十分精彩。诸如:热劳的"利心肺、除烦热、利大肠";肺劳的"补肾气以益之、补虚思食助力";上气喘急的"润肺通胸膈";伤风冷声嘶不出的"温肺顺气通声";咽喉不利的"通津液,利咽喉";眼赤肿痛的"去肝肺热毒"等。

3. 外感热病的病因　该书在卷 11 治伤寒上气诸方中提及"伤寒毒气不退",提示作者认为伤寒病的病因是"毒气",一种致病力很强的外邪。显然"伤寒"是套用行业同行的说法,而病因或病原则非"寒",而是"毒气"。

联系到前文提及肺痿、骨蒸、肺痨等由致病力很强的"毒气"传染所致,表明在该书成书之际,对一些疾病的病原还是有所识别和区分的。而肺痨由"毒气"传染所致,较明清归类为"内伤"有了很大的区别。

4. 口干烦渴证治　该书在卷 15 治时气口干诸方中提及"时气热毒攻于心肺,则膈上壅躁,若胃中有热,则津液竭少,咽喉不利,头痛心烦,毒热未除,故口干也。"所列 8 张处方中,常用:麦冬、天花粉、甘草、葛根;或用:石膏、黄芩、升麻、蜂蜜、知母、竹叶、茯苓,生地黄、芦根、生藕汁、乌梅肉、牛乳、酥、人参、小麦、大枣、犀角、黄连、栀子、竹茹、竹沥。养阴生津理念业已成熟。而在卷 17 治热病烦渴诸方中提及"治热病,积热攻脾肺,烦躁多渴,饮水无度",则采用了大黄、黄芩、龙胆草、知母、麦冬、生芦根、甘草等泻火生津的药物,治法遣药具有多样性。

(方肇勤,杨雯,颜彦)

第六节　《和剂局方》肺的理论

摘要:《和剂局方》与肺关系密切疾病的证治大致可以分为 5 类:痰饮咳喘(含肺胃虚寒类、寒邪痰饮类、风壅痰实类、肺虚咯血类)、小儿咳喘、肺痿肺虚(含肺痿肺虚、消渴)、皮肤病、咽喉肿痛等。而该书许洪所附"指南总论"对喘咳提出了大致的分类、治则,与喘咳细分,对有关理论予以总结和凝练。本文对该书有关疾病/证候分类与《太平圣惠方》的差别、咳喘治疗的常用药、外用药,以及处方索引等进行了讨论。

《和剂局方》成书于公元 1110 年的北宋,此后有人将南宋太医助教许洪"指南总论"三卷附入。该书在中医学史上占有极其重要的地位:成书后曾一再修订、再版,在宋代广为流行,集中反映了那个时代所涉中医基础理论,影响深远。因而对该书有关中医基础理论论述开展研究,将有助于准确刻画宋代流行的学术内容。本文拟从肺相关论述入手。

一、方法

参见第二章"第六节《和剂局方》心的理论"(详略),本文关注肺。

二、结果

(一) 一些基本信息

该书有 47 个处方中出现"肺",占该书 788 方中的近 6%。其中卷 4 治痰饮(附咳嗽)有 19 方,最为集中。卷9治妇人诸疾未见涉肺处方。其余如卷1治诸风(附脚气)、卷5治诸虚(附骨蒸)、卷6治积热、卷7治咽喉口齿、卷8治杂病、卷10治小儿诸疾等出现涉肺处方3～6个不等。而咳嗽是该书关注肺的主要病症。

(二)与肺脏关系密切的疾病证治

1. 痰饮咳喘　该书卷4治痰饮(附咳嗽),主要针对痰饮咳喘。该卷涉肺处方有19方,系该书中涉肺证治最为集中者,大致可以分以下几类。

(1)肺胃虚寒类

病因病机:肺胃虚寒/受寒/虚弱,兼有气不宣通、寒痰停积、停寒饮、冒风邪。可见其时痰嗽患者多兼有脾胃虚寒证候。

证见:咳嗽、多痰、喘急、胸满、胸闷、痛引胸胁;脾胃证候常见呕吐、恶心、减食、腹胁胀满、倦怠、消瘦等。

方出:胡椒理中丸、养中汤、人参款花膏、橘皮半夏汤、人参清肺汤、细辛五味子汤等。

药用:甘草、细辛、生姜、款冬花、半夏、陈皮、桑白皮、人参、五味子;或用:胡椒、荜茇、高良姜、干姜、肉桂、杏仁、半夏曲、罂粟壳、乌梅、紫菀、地骨皮、知母、阿胶。

可见除化痰消饮止咳常用药外,细辛、胡椒、荜茇、高良姜、干姜、肉桂等辛热祛寒;五味子、罂粟壳、乌梅等酸收敛肺;而人参、阿胶扶正,是这些证治的特色。

(2)寒邪痰饮类

病因病机:肺感寒邪,寒壅相交,肺气不利,肺虚。可见其时寒痰、寒饮咳喘多见,或兼有肺虚,如温肺汤证。

证见:咳嗽喘满,痰实涎盛,胸膈烦闷声重;或见头昏目眩鼻塞,项背拘急,肢体倦疼,咽嗌肿痛等。

方出:款冬花散、华盖散、人参定喘汤、温肺汤等。

药用:麻黄、生姜、桑白皮、半夏、陈皮、五味子、甘草;或用:干姜、肉桂、苏子、款冬花、杏仁、半夏曲、茯苓、人参、阿胶、知母、桑叶、白芍。

(3)风壅痰实类

病因病机:肺气不调/风壅痰实;伤风感冷,搏于肺经/上膈热;肺气不足/肺胃俱虚等。

证见:久患咳嗽喘满,倚息不得睡卧,痰涎壅塞,咳唾稠黏;或心胁疼胀、心下坚满、胸满烦闷、呕吐恶心、头目昏眩、心松而热、唇干口燥、肢体羸瘦、饮食减少。特点往往病程长,可见有寒热、伤津耗气之证。

方出:定喘瑞应丹、麻黄散、半夏丸、人参诃子丸、人参润肺丸等,治风壅痰实类咳喘,或兼气虚、或兼虚热。

药用:款冬花、杏仁、诃子、生姜、甘草、麻黄、半夏、蝉蜕、马兜铃、细辛、砂仁、藿香、冰片、薄荷、白矾、砒霜、葛根、人参。

此外,卷2治伤寒的小青龙汤,在其众多适应证中提及"因形寒饮冷,内伤肺经,咳嗽喘急,呕吐涎沫",用麻黄、细辛、干姜、肉桂、半夏、白芍、甘草等。

(4)肺虚咯血类

证见:咯血(吐血呕血、吐鲜血、唾血腥臭、脓血),咳嗽气急、胸满上迫;或见短气喘乏、胸中烦悸、肌瘦发热,唇干咽干口燥,渴欲饮冷、肢体倦疼、减食嗜卧、面目浮肿。可见其时肺结核、支气管扩张等慢性肺部感染疾病较多。把这类方证归属此类,可能是该书作者认为与咳嗽和肺有关,而非痰饮。

方出:大阿胶丸、人参养肺丸、钟乳补肺汤、百部丸等,治肺虚客热。

药用:人参、黄芪、杏仁、桑白皮、麦冬、天花粉;或用:杜仲、钟乳石、白石英、贝母、百部根、天冬、五味子、乌梅、茯神、茯苓、甘草、生姜、紫苏、防风、丹参、柏子仁。从用药看,兼有肺气阴两虚、肾阴阳虚证候。

2. 小儿咳喘

病机：肺壅痰实,或肺胃受冷,或寒壅相交,肺气不利。

证见：常见咳嗽喘急、痰涎壅塞、痰涎不利、胸膈烦满,或肺疳咳嗽气逆、壮热憎寒,或口鼻生疮、腹内气胀、频频泄痢、心忪烦闷。

治则治法：调肺气,利胸膈,治咳嗽,止痰逆等。方出：五疳保童丸、润肺散、人参半夏丸、辰砂半夏丸、杏霜汤等,主要针对小儿咳喘痰饮咳喘。

药用：甘草、生姜、杏仁、贝母、麻黄、葶苈子、厚朴、丁香、半夏、陈皮、黄连、龙胆草、楝根、天浆子、雄黄、朱砂、五灵脂、白鳝头、虾蟆灰、蜗牛、人参、粟米等。

以上处方累计 25 个,占该书涉肺处方的一半以上,提示咳喘是那个年代的常见病。

3. 肺萎肺虚

证见：肺萎虚损、久嗽上喘,气急,喘乏少气。

治则治法：清上实弱,补益脏腑,下气。方出：人参养荣汤、曹公卓钟乳丸、玉华白丹等。主要针对五劳七伤、积劳虚损的肺萎、肺损、肺虚等。

药用：人参、钟乳石,阿胶、黄芪、白术、生姜、大枣、甘草、肉桂、吴茱萸、菟丝子、石斛、白芍、当归、陈皮、白石脂、牡蛎等。

此外,在卷 3 治一切气中,苏合香丸、秘传降气汤等两方适应证中提及肺痿、心肺虚。治以调顺荣卫、通利三焦、开膈化痰、和五脏。药用：甘草、麝香、苏合香、白檀脑、青木香、犀角、朱砂、人参、白术、诃子、半夏曲、茯苓、骨碎补、五加皮、桑白皮、枳壳、紫苏、香附、生姜等。

4. 消渴

治则治法：清心养神、秘精补虚、滋润肠胃、调顺血。方出：清心莲子饮,适应证中提及"或因酒色过度,上盛下虚,心火炎上,肺金受克,成消渴"。

药用：黄芩、麦冬、地骨皮、车前子、甘草、石莲肉、茯苓等。可见其时学术界所认为的消渴病机,涉及肺脏。

(三) 与肺脏关系密切的证候证治

该书在卷 6 治积热的一些处方的多适应证中提及肺脏,如龙脑鸡苏丸、消毒麻仁丸、导赤丸等;在卷 1 治诸风亦有一些处方的多适应证中提及肺脏,如至宝丹、龙脑芎犀丸、薄荷煎丸等。

病机：肺热;心肺壅热,酒食所伤、停留心肺、内郁血热,心肺积热,心肺邪热。

证见：咳嗽、鼻衄、吐血,痰热咳嗽,咽隔不利,口干舌裂、咽喉涩痛、消中引饮、面赤心忪、肺热喉腥。

治则治法：除烦解劳、消谷下气、散胸中郁热,消风化痰,消风热,化痰涎,利咽膈,清头目。

药用：栀子、木通、大黄、犀角、冰片、朱砂、川芎、甘草、桔梗、杏仁、生地黄、赤芍、柴胡、石膏、滑石、麝香、薄荷、防风、砂仁、雄黄、玳瑁、琥珀、茯苓。

(四) 与肺脏关系密切的症状证治

1. 皮肤病　该书皮肤病处方较多,与肺相关者有 6 个,分别是卷 1 治诸风中的胡麻散、苦参丸,以及卷 8 治杂病中的何首乌散、桦皮散,以及外用药滑肌散、如圣散。

病机：肺脏风毒攻发皮肤,脾肺风毒攻冲,心肺积热,肾脏风毒攻于皮肤,风邪客于肌中等。可见其时认为大多常见难治皮肤病由风毒所致,或挟热;与肺关系密切,或兼心、脾、肾。

证见：遍身皮肤瘙痒、疮疥、瘾疹、面上游风、紫癜风、白癜风、顽麻风,大风手足烂坏/眉毛脱落、粉刺。

治则治法：活血脉、润皮肤、散风邪、止瘙痒。

药用：荆芥、苦参、威灵仙、何首乌、甘草、蔓荆子、杏仁、蚵草、防风、胡麻等。

外用药用：轻粉、水银、蛇床子、黄连、剪草。疮湿,用药粉；疮干,用麻油调药敷之。

治疗内外有别,一些毒性大的重金属制剂如轻粉、水银用作外用药。

2. 咽喉肿痛

病机：风热肺壅,风热毒气上攻咽喉,上膈壅毒。

证见：咽喉肿痛、语声不出,喉痹、肿塞妨闷,口舌生疮、咽嗌肿塞、疼痛。

方出：龙石散、如圣汤、荆芥汤。

药用：桔梗、甘草、荆芥、生姜等。

局部药用：朱砂、寒水石、生脑子。

此外,卷1治诸风的龙虎丹,在其众多适应证中提及"肺风鼻塞、项疼",该方用黑牵牛、藿香叶、天麻、牛膝、硫黄、何首乌、羌活、独活、柴胡、川芎、桔梗、肉桂、僵蚕、水银、雄黄、干姜、朱砂、刺蒺藜、防风、乌蛇、冰片等。

(五) 该书许洪所附"指南总论"有关理论

有关咳喘内容集中在"卷中论中风证候"和"卷下论诸气证候·论痰饮咳嗽"中。主要包括：

1. 喘咳大致分类与治则　咳嗽喘急皆从肺出,大略有三：有因寒者、有风者、有热者。风、寒则从外至,热则从内起。风、寒则诸经自受其邪,热则诸经腑脏或熏乘而为病。风则散之,寒则温之,热则调之。泻是泻肺经,非泻腑脏也。当用葶苈、桑白皮之类是也。

2. 喘咳细分

(1) 伤寒咳嗽喘急,皆因风寒,邪乘于肺。

(2) 感风寒暴嗽,咳唾稠黏,胸膈不利。

(3) 寒嗽,反复冷嗽,或吐青痰,遇夜嗽甚。

(4) 恶风有寒。

(5) 热嗽,胸膈不快,气壅上盛,脸赤口舌干。

(6) 风痰,上膈壅热,咽干及吐血。

(7) 久病嗽,寒热相交,秋、冬之间多有此证。

(8) 喘急气促,睡卧不得者。

3. 其他与肺相关证候　如"卷中论中风证候"的心肺有热；如"卷下论诸气证候"的气虚肿满上喘气急,诸虚证候的"嗽涎黄或有血",以及积热证候的喉闭、喉风证(热气生于肺胃)等。

三、讨论

1. 该书有关疾病/证候分类与《太平圣惠方》的差别　《太平圣惠方》介绍肺脏相关疾病,大致可以分为3类：① 疾病。如肺脏中风和肺痿(及骨蒸肺痿、传尸、骨蒸烦热、急劳、热劳等),以及肺痨；与肺相关疾病还有气极、肺痈、消渴、小儿肺疳、肺积气、风痹、风头旋、肺黄证等。② 证候。如肺虚、肺实、肺气不足、痰毒壅滞、肺脏壅热等。③ 症状。如皮肤证候(皮肤生疮瘙痒、皮肤瘙痒、白癜风、白驳风、大风、疬风)、鼻证候、浮肿、喘急、声嘶、吐血、咳嗽。

《和剂局方》主要涉及成人及儿童的咳喘,占据一半以上处方,此外还涉及肺痿肺虚、皮肤病、咽喉肿痛,以及一些处方的兼治肺热,所涉疾病数量大大减少了；证候集中在"卷4治痰饮(附咳嗽)"的肺胃虚寒、寒邪痰饮、风壅痰实、肺虚咯血4类,数量也减少了；而症状重在咳喘和皮肤病、咽喉肿痛,也简化了。提示该书所收载的咳喘、肺痿肺虚、皮肤病、咽喉肿痛等是当时与肺脏相关的主要病症,以咳喘为主。

2. 咳喘治疗的常用药　常用药以杏仁、麻黄、款冬花、桑白皮、半夏、陈皮、甘草、生姜、五味子、细辛、人参等为主；或采用半夏曲、贝母、乌梅、肉桂、干姜、阿胶、麦冬、天花粉、知母、诃子、黄芪。

较少使用的有：紫菀、苏子、百部根、马兜铃、葶苈子、罂粟壳、薄荷叶、紫苏、防风、藿香、蝉蜕、杜仲、胡椒、荜茇、高良姜、砂仁、冰片、丁香、厚朴、黄连、龙胆草、地骨皮、茯苓、桑叶、葛根、天冬、白芍、楝根、天浆子、粟米、茯神、丹参、柏子仁、白矾、砒霜、雄黄、朱砂、钟乳石、白石英、五灵脂、白鳝头、虾蟆灰、蜗牛等。

3. 外用药 该书在皮肤病和口腔咽喉病中均推荐了外用药或局部用药,提示其时对一些疾病的外用药已积累了丰富的经验,已作为疾病治疗的常用手段;也表明其时中医药治疗学已发展至较高水平。

4. 处方索引 该书许洪所附"指南总论"主要的作用在于增加了该书的用药索引和指南,并细化了该书处方的鉴别使用;也因此,丰富了有关肺脏疾病辨证论治的分类与理论。例如以寒、风、热归纳大多咳嗽气喘类疾病,纲举目张。

(方肇勤,杨雯,颜彦)

第七节 《圣济总录》肺的理论

摘要:《圣济总录》成书于1117年,有关肺的论述集中在卷48~50的"肺脏门",学术内容较125年前的《太平圣惠方》有了大幅度增加。该书有关肺脏生理主要摘要《内经》有关论述;但在肺脏相关发病、病机、治法等理论方面有所发展,辨证论治理论更是有了大幅增加。该书涉及肺的疾病论治主要有肺劳、肺痿、肺胀、肺消、肺痈、肺痹、积聚、水肿、肺疟;肺脏证候论治主要有肺虚证治、肺实证治、肺中寒、肺伤风、肺脏壅热、肺脏痰毒壅滞;肺脏常见症状论治主要涉及喘急、上气、短气、咳嗽、唾血吐血、鼻衄、鼻疾患、咽喉疾患、眼睛疾患、皮肤疾患等。该书记载了当时治疗剂型和手段的多样性,对常见寄生虫的认识与所形成的针对性治法,及治疗性鉴别诊断等。

在我国医学史上,《圣济总录》十分著名,该著作成书于1117年,其特点是官修,在编撰之际占有当时及前代大量的医学文献,代表着那些年代的医学水准,为研究北宋晚期及之前的中医基础理论提供了可靠且丰富的素材。本文拟从肺及其辨证论治论述入手,对该书进行整理研究。

一、方法

参见第二章"第七节《圣济总录》心的理论"(详略),本文关注肺。

二、结果

该书有关肺的论述集中在卷48~50的"肺脏门",以及疾病分类中的痰饮、咳嗽、诸气、吐血、鼻衄、积聚、水肿、脚气、虚劳、骨蒸传尸、诸尸、诸注,以及眼目、鼻、咽喉、妇人、产后等门中,凡涉肺内容字数接近11万字,较125年前的《太平圣惠方》有了大幅度增加。其特点是对疾病认识的进一步深入,丰富了同病异证的内容。

(一)基础理论及其特点

(1)《圣济总录》有关肺脏生理,主要摘要自《内经》等古典著作,罕见发挥。

(2)在一些章节中涉及基础医学内容,如在卷191"针灸门·骨空穴法"中,首先介绍了人体骨骼及其相对位置、关系;其次介绍人体体表及部分组织器官标志点之间的测量值;再次介绍体表标志性定位及之间的关系;还介绍一些相关病症及其治疗。

(3)在发病方面内容丰富,贯穿全书,而在卷1~2"运气"中,还介绍了60个不同年份运气特征及变化,涉及肺,及其鼻、喘咳、疟、少气、膺胁、肩背等病证。

(4)病机的描述是该书的一大特色,内容丰富,贯穿全书。例如卷97"大便秘涩",将《内经》古典知识与后世发展汇总综述:"大便秘涩,盖非一证,皆营卫不调,阴阳之气相持也。若风气壅滞,肠胃干涩,是谓风秘;胃蕴客热,口糜体黄,是谓热秘;下焦虚冷,窘迫后重,是谓冷秘;或因病后重亡津液,或因老弱血气不足,是谓虚秘;或肾虚小水过多,大肠枯竭,渴而多秘者,亡津液也;或胃实燥结,时作寒热者,中有宿食也。治法虽宜和顺阴阳,然疏风散滞,去热除冷,导引补虚之法,不可偏废,当审其证以治之。"

(5)该书将治法单列,如卷4"治法·吐",记载有"肺痈酒疸可吐者,为其胸满而心闷也,大抵胸中邪实,攻之不能散,达之不能通,必以酸苦之药涌之。"显然视治法为基础理论内容。在该书的方证中,多提及具体的复方治法。

(二)与肺脏关系密切的疾病证治

该书记述了一些常见肺脏疾病,反映了那个年代对疾病的认识,诸如:

1. 肺劳 虚劳在分类上有"七伤",如形寒饮冷伤肺,肺伤则少气,咳嗽鼻鸣;风雨寒暑伤形,形伤则肤发枯夭;"五劳"如肺劳令人短气,面肿鼻不闻香臭;"六极"如气极令人内虚,五脏不足,邪气多正气少,不欲言等。治法皆以补养为宜,形不足者温之以气,精不足者补之以味(卷86虚劳门·虚劳统论)。而虚劳羸瘦由五脏之气伤损,在治疗上,损其肺者,益其气;损其心者,调其营卫;损其脾者,调其饮食,适其寒温;损其肝者,缓其中;损其肾者,益其精(卷89虚劳羸瘦)。

该书肺痨证治记载较多,提示肺痨是那个年代的常见病。

(1)肺劳(卷86虚劳门,17方)

证见:肺劳咳嗽,气喘、气虚无力,唾痰,羸瘦、饮食减少、吐血;或见:胸满、短气、手足颤掉、时发寒热,面浮、虚寒、腹胁疼痛、腰背苦痛、难以俯仰、肠鸣腹痛、背膊并项筋酸疼。

药用:人参、生姜、桔梗、甘草、大枣、杏仁、桑白皮、陈皮、紫菀、黄芪、白术、茯苓、麦冬、附子、肉桂、贝母、款冬花、半夏、生地黄、天冬、五味子、柴胡;或用:麻黄、鳖甲、知母、当归、龙骨、杜仲、肉苁蓉、蜂蜜、酒、百合、蛤蚧、猪子、旋覆花、阿胶、羊脊骨、大白鳗鲡鱼、熟地黄、玄参、乌梅、童尿、牡蛎、天花粉、白石英、磁石、白芍、胡桃肉、大腹皮、枳壳、花椒、野狼牙、茱萸根皮、青蒿子、防风、秦艽、紫苏、大腹子、升麻、茯神、牛膝、草薢、木香、干姜、大豆。

(2)急劳(卷87急劳,1方)

病机:心肺积热。

证见:烦躁体热、颊赤心忪、神昏欲睡、心胸胀满、头痛盗汗,咳嗽咽干,骨节酸疼,久则肌肤消铄、咯涎唾血。

药用:青蒿、地骨皮、薄荷、柴胡、生地黄、麦冬、童尿、麝香、鳖甲、桃仁、甘草。

(3)气极(卷92气极,2方)

病机:本于肺,邪气多、正气少。

证见:极热肺虚多汗;或见:咳唾上气喘急。

治法:以阳调阴,以阴调阳。

药用:甘草、麻黄、杏仁、大黄、人参、生地黄、天冬、肉桂、川芎、防风、羚羊角、远志。

(4)骨蒸肺痿(卷93骨蒸传尸门,9方)

病机:营卫虚损,蕴热熏蒸,肺热叶焦。

证见:骨蒸寒热,肌体羸瘦,咳嗽、五心烦热,喘急、不欲饮食、咯脓血、口干渴、手足烦疼;或见:心忪战栗、精神不宁、梦寐飞扬、善忘、涕唾如胶。

治法:润心肺、止咳嗽。

药用:麦冬、生姜、茯苓、大枣、桑白皮、人参、甘草、天冬、地骨皮、芦根;或用:青羊肺、熟羊脂、熟羊髓、熟猪脂、生地黄汁、蜂蜜、白饧、皂荚、杏仁、桔梗、白前、前胡、旋覆花、独活、槟榔、枳壳、陈皮、肉桂、黄芪、当归、白芍、黄芩、木通、升麻、竹叶、小麦、生姜汁、酒。

（5）虚劳五蒸（卷93骨蒸传尸门，3方）

病机：热劳之气，侵伤五脏。

证见：骨蒸热劳、咳嗽；或见：四肢酸疼，困重羸瘦、壮热、憎寒、腹内冷胀、饮食无味、头疼口干、涕唾稠黏、渴不止、盗汗痿弱。

药用：大黄、青蒿、麝香、鳖甲、地骨皮、黄连、知母、柴胡、紫菀、百部、杏仁、桔梗、天冬、生地黄、猪肚、童尿、玉竹、虎骨、吴茱萸、朱砂、天灵砂、羚羊角、桃枝、桃仁、枳壳、陈皮、芜荑仁、槟榔、苍术、温酒、茯苓。

（6）传尸骨蒸（卷93骨蒸传尸门，3方）

病机：毒气内传五脏，渐至羸极，死则复传其家属。

证见：传尸骨蒸肺痿；或见：咳嗽。

药用：桑白皮、紫菀、桔梗、生地黄、胡黄连、大黄、凝水石、竹茹、麝香、莽草、蜀漆、花椒、斑蝥、金牙、曾青、雄黄、朱砂、牛黄、常山、代赭石、续断、赤小豆、甘草、五味子、木香、猪血。

2. 肺痿 有关肺痿的病机，该书引《脉经》：热在上焦，因咳为肺痿。但有关证治记录较多，提示肺痿已经是那个年代的常见病了。

（1）肺痿咳嗽（卷49肺痿，9方）

证见：咳嗽，喘急，涕唾稠黏、羸瘦、坐卧不安；或见：胁痛、盗汗、四肢烦热、小便不利、食少。

药用：桔梗、杏仁、紫菀、贝母、甘草、款冬花、麻黄、木通、桑白皮、茯苓、人参、大麻仁、五味子、升麻、厚朴、蜂蜜；或用：生鹿髓、獭肝、酥、阿胶、牡蛎、熟地黄、肉桂、生地黄汁、生地黄、玉竹、天冬、瓜蒌、苏子、马兜铃、旋覆花、白前、刺蒺藜、大黄、防己、紫苏、陈皮、生姜、朱砂、桃仁、川芎。

（2）肺痿吐血（卷49肺痿，3方）

证见：咳嗽、吐血；或见：羸劣、气喘、唾脓血、喉中有血。

药用：生地黄汁、天冬、桔梗；或用：紫菀、犀角、黄明胶、黄芩、芒硝、知母、桑叶、柴胡、茯苓、竹茹、生百合。

（3）肺痿咽燥（卷49肺痿咽燥，7方）

病机：热在上焦，因咳为肺痿……咽中干燥，盖以邪热熏肺使然，或因快药下利重亡津液所致。

证见：咳嗽、咽燥、唾涎沫、渴；或见：咽膈不利、喉咽肿痛、气喘、痰壅、涕唾稠黏、烦躁、四肢烦热、颊赤、小便赤涩、眠睡不安。

药用：生姜、甘草、生地黄、贝母、杏仁、紫菀、天冬、人参；或用：知母、麦冬、酥、大枣、桑白皮、柴胡；偶用：牛蒡、桔梗、玄参、射干、麻黄、苏子、蛤蚧、黄芩、半夏、茯苓、竹茹、诃子、五味子、乌梅、蜂蜜、饴糖、酒。

（4）肺痿小便数（卷49肺痿小便数，7方）

病机：肺之真气不足，无以制下。

证见：小便数，多涎唾，欲咳不能；或见：渐觉气弱、无力、不进食。

治法：温药和之。

药用：肉桂、黄芪、白芍、生姜、大枣、甘草、人参、肉苁蓉、熟地黄、干姜、麦冬、桑白皮、附子；或用：补骨脂、龙骨、牡蛎、花椒、五味子、白薇、款冬花、茯苓、当归、川芎。

3. 肺胀（卷48肺脏门，9方）

病机：心下有水，积渐虚羸，肺乘风邪。

证见：喘，咳嗽，上气、肺气胀满、脉浮、烦躁；或见：咽燥、目如脱、痰壅、四肢萎弱、心腹满、不得眠卧、气急欲绝。

药用：甘草、麻黄、生姜、半夏、石膏、桑白皮、细辛、肉桂、白芍、槟榔、陈皮、竹叶、大枣；或用：大黄、熟地黄、生地黄、杏仁、前胡、款冬花、紫菀、马兜铃、葶苈子、干姜、木香、槟榔、升麻、薄荷、葱白、蝉蜕、诃子、五灵脂、茯苓、柏子仁、胡桃、麦冬、砒霜。

4. 肺消（卷48 肺脏门·肺消，4方） "消瘅者膏粱之疾也，肥美之过积为脾瘅，瘅病既成，乃为消中……热气熏蒸，虚阳暴悍，肾水燥涸，无以上润于心肺，故内外消铄，饮食不能滋荣，原其本则一。"（卷58 消渴门·消渴统论）脏腑主要累及脾、肾、肺、心。该书在消渴证治中多次提及肺，如：消渴或由"心肺干热"，口干舌焦，饮水无度，小便日夜不知斗数，以瓜蒌、冬瓜、蜂蜜等治疗（卷58 消渴门·消渴）；消渴烦躁或由"心肺躁热"，烦渴不止，饮水旋作小便，以白茅根、桑白皮、麦冬、茯苓、竹叶、枣等治疗（卷58 消渴门·消渴烦躁）；暴渴或由"心肺壅热，胃中干燥"，以茯苓、泽泻、白术、黄连、肉桂、甘草、大黄等治疗（卷59 暴渴）；消渴或因邪热冲肺、心肺气独盛，以地骨皮、菰根、李根白皮、桑白皮、葛根、甘草、牡蛎等治疗（卷59 渴利）。

病机：肺消。

证见：饮少、溲多。

药用：人参、麦冬、五味子；或用：黄连、地骨皮、石膏、芒硝、桑白皮、生地黄、熟地黄、枸杞、肉桂、干姜、菟丝子、肉苁蓉、续断、刺蒺藜、黄芪、甘草、土瓜根、牡蛎、蒲黄、暖酒。

5. 肺痈

（1）肺痈（卷50 肺痈，10方）

病机：风中于卫、热过于营、风热凝滞、蓄结为痈。

证见：肺痈吐脓、恶寒口干、胸中隐隐痛、咳而胸满、时出腥唾、脉数而实；或见：五心烦热、壅闷咳嗽、涕唾涎沫。

药用：甘草、桔梗、葶苈子、杏仁、贝母、薏苡仁、防己、桑白皮、当归；或用：紫菀、皂荚、苇叶、瓜子、桃仁、生地黄汁、生地黄、败酱、青蒿、麦冬、人参、白术、清酒、苦酒、附子、白石英。

（2）肺痈喘急满（卷50 肺痈喘急满，7方）

证见：肺痈喘急、咳嗽、坐卧不得；或见：涕唾稠黏、胸膈不利、胸膈满闷、体有微热、烦满、胸前皮甲错、口干烦热及吐血。

治法：泻其肺脏之邪毒。

药用：葶苈子、桑白皮、杏仁、生姜、大枣；或用：皂荚、大黄、紫菀、紫苏、茯苓、人参、黄芪、沉香、蜂蜜。

6. 肺痹

（1）肺痹（卷19 诸痹门，5方）

病机：风寒湿三气杂至，合而为痹，皮痹不已，内舍于肺。

证见：胸心满塞、胸背痛甚、上气烦满、咳喘；或见：不能息、不得饮食、唇干口燥、手足冷痛。

药用：人参、肉桂、细辛、苏子、陈皮、当归、白术、生姜、甘草、麻黄、杏仁、半夏、防风、防葵、吴茱萸、大枣、温酒；或用：荜茇、附子、槟榔、葶苈子、桔梗、射干、紫菀、前胡、花椒、胡椒、川乌、干姜、厚朴、枳实、川芎、柴胡、大黄、黄芩、茯苓、泽泻、黄芪、五味子。

（2）皮痹（卷19 诸痹门，3方）

病机：风寒湿三气杂至，合而为痹，秋遇此者为皮痹。

证见：皮肤痹不仁；或见：胸满短气，项强背痛、项强头昏、四肢缓弱、冒昧昏塞、嘘吸颤掉、言语声嘶、四肢缓弱。

药用：防风、麻黄、川芎、肉桂、细辛、人参、菊花、白术、山茱萸、茯神、生姜、甘草；或用：羚羊角、犀角、冰片、麝香、牛黄、天南星、白附子、枫香脂、天雄、附子、五加皮、荆芥、独活、前胡、羌活、蔓荆子、杏仁、茯苓、黄芩、天麻、萆薢、黄芪、阿胶、当归、白芍、五味子。

7. 积聚 在积聚病中,偶与肺有关。

(1)息贲(卷71积聚门,2方)

病机:肺气留积。

证见:积气在右胁下,复大如杯,上气胸满咳逆;或见:洒淅寒热、唾脓血。

药用:甘草、桑白皮、葶苈子、陈皮、枳实、木香、槟榔、吴茱萸、丁香、麦冬、肉桂、生姜。

(2)结瘕(卷73结瘕,1方)

病机:肺积气发、心胸痰逆。

证见:结癖气块,饮食不消,痰逆气喘,大肠秘涩,奔豚气痛。

药用:羌活、肉桂、川芎、木香、槟榔、郁李仁、生姜。

8. 水肿 该书水肿统论摘要《内经》论述(卷79水肿门·水肿统论),主要病机为"脾肾气虚,不能制水,水气妄行,溢于皮肤"(卷79水肿门·水肿)。

但水肿的发病,也与肺有关,如在介绍十水,白水(其根在肺,肿从脚起,上气而咳)后,总结归纳为"凡此十水,生于脏腑,各从其根,究其所本,则肺与肾而已……盖肾气虚弱,水气胀满,上攻于肺,肺气孤危……三焦闭溢,水道不通,水满皮肤,身体痹肿"(卷79水肿门·十水)。肺气孤危则加重了"三焦闭溢,水道不通,水满皮肤"。

此外,一些水肿始发于肺,如涌水(按腹不坚,疾行则鸣,濯濯如囊裹浆)系"肺移寒于肾"所致(卷79水肿门·涌水,引自《内经》)。

在水肿治疗方面:

(1)风水,恶风自汗,举身悉肿,脉浮,采用麻黄、甘草、石膏、白术、生姜、大枣,兼见咳嗽肺胀,加半夏(卷79水肿门·风水)。

(2)脚气变成肺气,或上气喘急,渐成水气,采用防己、茯苓、牵牛子、白术、玄参、杏仁(卷83脚气变成水肿)。

9. 肺疟(卷36手太阴肺疟,9方)

病机:疟邪干肺,内动于心。

证见:寒热往来;或见:心神惊悸,心寒热,心虚。

治法:或补心气。

药用:常山、甘草、朱砂、桃仁、鳖甲、人参、铅丹、乌梅肉、温酒、阿魏、知母、杏仁、升麻、当归、肉苁蓉;或用:麝香、黄连、栀子、石膏、桃柳枝、麦冬、龙齿、柴胡、前胡、枳壳、芦根、干姜、肉桂、生姜、豆豉、秫米。

此外,该书在卷36足少阴肾疟中提及涉肺病机。

(三)与肺脏关系密切的证候证治

该书在卷48"肺脏门"中首先介绍的是"肺虚"和"肺实",提示该书作者十分重视肺脏病证的辨证论治,认为"肺虚"和"肺实"的归纳,具有提纲挈领的意义。

1. 肺虚证治 该书在卷48"肺脏门·肺虚"中所列方证可以分为4类。

(1)肺气不足(卷48肺脏门·肺虚,13方)

病机:肺虚,肺气不足,肺脏气虚,肺气虚乏。

证见:咳嗽、短气、气喘、唾脓血、上气;胸痛、失声、声嘶、声微、不得卧;或见:寒从背起、皮肤粟起、汗出不止、心烦不定、烦满、胸喉中干、舌本干燥、渴、口中含霜雪、四肢无力、面色常白。

药用:肉桂、人参、五味子、麦冬、白石英、生姜、钟乳石、阿胶、桑白皮、杏仁、款冬花、干姜、甘草、大枣、紫菀;或用:熟地黄、细辛、陈皮、饴糖;偶用:附子、花椒、苏子、黄芪、诃子、山芋、白术、茯苓、生地黄汁、天冬、白芍、蜂蜜、砂糖、竹叶、麻黄、百部、远志、桔梗、竹茹、麻子、升麻。

以方测证,该书所谓肺气不足含有肺阳虚、肺阴虚、肺气虚。

(2)肺气虚寒(卷48肺脏门·肺虚,6方)

病机:肺脏虚寒,肺气虚寒、肺虚寒损、肺气虚冷。

证见:咳嗽,短气、下利、少气、鼻多清涕;或见:气喘、形体怯寒、胸中气微、不能太息、唾稠如脓、胸满。

治法:或温中下气。

药用:甘草、肉桂、生姜、白术、五味子;或用:干姜、茯苓、厚朴、大枣;偶用:附子、杜仲、人参、当归、半夏、陈皮、马兜铃、麻黄、贝母、紫菀、诃子、防风、升麻、天冬、砂糖、川芎、萆薢。

(3)肺脏气虚触冒风冷(卷48肺脏门·肺虚,虚实夹杂,1方)

病机:肺脏气虚,触冒风冷。

证见:呼吸邪气,喘促痞闷,眠睡不得。

药用:葶苈子、马兜铃根、麻黄、桑白皮、阿胶。

(4)脾肺气虚(卷48肺脏门·肺虚,脏腑兼证,1方)

病机:脾气亏乏,不能生肺,肺气不足,多感风邪。

治法:益脾补肺。

药用:厚朴、人参、草豆蔻、干姜、甘草。

该书其他卷目涉及肺虚证的有:

(5)上焦虚寒(卷54三焦门,1方)

病机:肺胃伤冷,上焦虚寒。

证见:咳嗽痞满,胸膈噎闷,心腹刺痛,胁肋胀满,饮食不消,呕逆欲吐。

药用:苏子、陈皮、高良姜、肉桂、人参。

2. 肺实证治　该书在卷48肺脏门·肺实中所列方证可以分为2类:

(1)肺脏实热(卷48肺脏门·肺实,9方)

证见:喘逆上气,咳嗽、胸满、仰息、气急;或见:烦躁、胸膈不利、涕唾稠黏、鼻塞、喉咽不利、口干咽痛、不思食。

药用:杏仁、桑白皮、甘草、地骨皮、竹叶、石膏、白前、生姜、蜂蜜;或用:麻黄、葶苈子、紫菀、款冬花、贝母、百部、桔梗、马兜铃、大黄、黄芩、栀子、秦艽、木通、柴胡、升麻、半夏、陈皮、茯苓、乌梅、紫苏、人参、黄芪、白术、牛酥、糯米、生地黄汁、麦冬汁、天冬、藕汁。

(2)肺气盛实(卷48肺脏门·肺实,2方)

病机:肺气盛实,上焦不通。

证见:发嗽多痰,心胸烦躁,往往咯血;面目浮肿,大便燥。

药用:麻黄、杏仁、生姜;或用:大黄、黄芩、胡黄连、桔梗、贝母、桑白皮、紫菀、蛤蚧、升麻、柴胡、羌活、枳壳、大腹皮、黄芪、麦冬。

该书其他卷目涉及肺实证的有:

(3)肺气(卷50肺气面目四肢浮肿,9方)

病机:肺脏积壅,气滞不通(寒气聚于胃,关于肺)。

证见:肺盛喘息、面目浮肿、咳嗽,浮肿,胸胁胀满;或见:烦热,颊赤、心腹壅滞、涕唾稠黏、不可喘息、痰滞、大便秘涩、两鼻生疮。

药用:葶苈子、桑白皮、大枣、杏仁、麻黄、贝母、马兜铃、郁李仁、防己、生姜、陈皮、槟榔、柴胡;或用:紫菀、蛤蚧、射干、木通、木香、茯苓、商陆、紫苏、五味子、人参、甘草、砂糖。

(4)上焦热结(卷54三焦门,2方)

病机:上焦热结,心肺壅滞,或脾肺久壅。

证见：胸膈痞满,痰涕喘闷,面赤烦躁,喉舌干燥,鼻塞头昏。

药用：桑白皮、黄芩、木通、皂荚、射干、荆芥、防己、生地黄、人参。

3.肺中寒　该证指为寒邪所中,则有咳而鼻塞,唾浊涕,语声嘶破,洒淅恶寒之证。

(1)肺中寒(卷48肺脏门·肺中寒,10方)

病机：肺中寒气,或因伤于风、寒壅相交。

证见：痰唾稠浊,咳嗽,喘急;或见：头痛、鼻塞、发嚏、语声不出、有妨饮食、神思倦怠。

治法：或补肺。

药用：麻黄、杏仁、甘草、陈皮、桑白皮、肉桂、防风、五味子、紫菀、细辛、桔梗;或用：干姜、生姜、前胡、款冬花、苏子、羌活、川芎、人参;偶用：白前、阳起石、肉苁蓉、菟丝子、巴戟天、蛇床子、白石英、磁石、熟地黄、石斛、天花粉、百合、大枣、白术、茯苓、陈曲、葱白。

(2)肺气虚弱中风寒(卷48肺脏门·肺中寒,1方)

病机：肺气虚弱、中风寒。

证见：咳唾不止。

药用：人参、附子、麻黄、干姜、细辛、防己、温酒。

4.肺伤风

(1)肺伤风(卷49肺脏伤风冷多涕,5方)

病机：肺脏虚弱,为风邪所伤。

证见：多涕,清涕;或见：语声不出、四肢疼倦、不思饮食。

药用：甘草、生姜、麻黄、干姜、细辛、川芎、大枣;或用：杏仁、紫菀、贝母、前胡、白前、桑白皮、白芷、防风、升麻、葱白、人参、白术、茯苓、陈皮、当归、肉桂、五味子、天冬。

(2)肺中风(卷5诸风门,6方)

证见：项背强直,心胸烦满、胸满短气、少气促急、皮肤不仁;或见：身如虫行、手足牵急、冒闷汗出、鼻塞、喘鸣肩息、语声不出、语声嘶败、语声嘶塞、四肢无力。

药用：防风、羚羊角、细辛、白鲜皮、羌活、天麻、麝香、人参、当归、枳壳、独活、乌蛇、刺蒺藜、蔓荆子、秦艽、藁本、天麻、附子、牛黄、甘草、温酒;或用：白花蛇、干蝎、僵蚕、荆芥、白芷、薄荷、甘菊、青葙子、白附子、麻黄、升麻、桑白皮、石膏、杏仁、赤芍、白芍、厚朴、木香、黄芪、茯苓、恶实、朱砂。

5.肺脏壅热

(1)肺经壅热(卷49肺脏壅热,28方)

病机：肺经壅热,涉肺胀、肺虚、肺脏风热等。

证见：肺脏壅热,气急喘促,咳嗽,心胸壅闷,多痰,鼻内生疮、胸背疼痛、心神烦闷、大便不通;或见：头疼气痛、面赤口干、面目浮肿、咽嗌干燥、咽膈不利、嗽缺盆中痛、四肢乏力、四肢烦闷不安、上热下冷、精神不爽、不得安卧、不思饮食、干呕吐食、烦渴、腹中结块。

治法：止喘嗽、化痰涎、利胸膈、定烦渴、解五劳、益肌肉。

药用：桑白皮、甘草、紫菀、生姜、杏仁、桔梗、大黄、木通、麦冬、茯苓、贝母、前胡、百合、柴胡、天冬、人参、款冬花、白前、百部、槟榔、五味子、知母、栀子、防己、防风、马兜铃、陈皮、蜂蜜、升麻;或用：射干、灯心草、生地黄、鳖甲、紫苏、赤芍、枳壳、黄芪、桃仁、恶实、葱白、大枣;偶用：葶苈子、皂荚、莱菔子、苏子、旋覆花、麻黄、石膏、黄芩、生地黄汁、玄参、淡竹叶、竹茹、牡丹皮、郁李仁、葛根、苦参、大腹皮、枳实、木香、青皮、蔓荆子、天麻、钟乳石、威灵仙、熟地黄、酥、童尿、白芍、白术、诃子、川芎、瓜蒌、肉桂、当归、酒、紫苏汁、干蓝叶、防葵、黄蜡、明矾。

(2)肺壅热吐血(卷49肺脏壅热,2方)

病机：肺壅热。

证见：吐血；或见：喘息短气、朝夕寒热、呕吐、渐成劳劣。

药用：大黄、芒硝、石膏、麻黄、甘遂、白牵牛子、生地黄、羚羊角、槟榔、木香、香子、青皮、竹茹、蜂蜜。

（3）热痰（卷64,1方）

病机：气道壅塞，津液不通，热气痰水相搏，聚而不散。

证见：咳唾稠浊，面目热赤，咽喉干燥，或塞或壅，头目昏重。

治法：治热痰，凉心肺，利胸膈，解热毒，补元益气。

药用：皂荚、刺蒺藜、羌活、防风、荆芥、薄荷、桔梗、木香、槟榔、半夏、青橘皮、大鹅梨、生地黄、蜂蜜、人参、白术、山芋、茯苓、牛膝、肉苁蓉、甘草。

6. 肺脏痰毒壅滞（卷50,13方）

病机：肺脏积热痰毒壅滞（邪热壅滞、熏散胸膈、与津液相搏、郁结成痰）。

证见：咳嗽、气喘，胸膈痞满、痰唾稠黏，目眩头旋；或见：咳唾稠浊、鼻闻腥臭、咽喉肿痛、咽喉不利、喉中痰壅、语声不出、面上生疮、咽干、口干、呕逆、头目昏重、不欲饮食、烦满引饮、大便多秘、小便涩。

药用：杏仁、桔梗、羌活、甘草、贝母、桑白皮、人参、生姜、麻黄、连翘、款冬花、防己、槟榔、麦冬、山芋、柴胡、枳壳、川芎、百合；或用：皂荚、巴豆霜、牵牛子、马兜铃、前胡、白前、紫菀、射干、枇杷叶、半夏、黄芩、木通、生地黄、白术、玄参、天冬、瓜蒌、葶苈子、苏子、牡丹皮、芒硝、犀角、防风、升麻、天麻、紫苏、独活、葱白、茯苓、肉桂、盐。

（四）与肺脏关系密切的症状证治

1. 喘急　肺气喘急的特征是：气道奔迫，肺叶高举，上焦不通，喘急不得安卧。

（1）肺气喘急（卷48肺脏门·肺气喘急，14方）

病机：肺气壅滞，或上焦壅热。

证见：肺气喘急，远年不瘥，胸中塞满、坐卧不得、咳嗽；或见：气短、喉中有脓、四肢乏力、饮食无味。

药用：甘草、麻黄、桑白皮、杏仁、生姜；或用：葶苈子、紫菀、射干、桔梗、陈皮、五味子、茯苓、大腹皮、紫苏、升麻；偶用：苏子、款冬花、蒲颓叶、马兜铃、腻粉、猪牙皂荚、牵牛子、泽漆、肉桂、花椒、干姜、半夏、槟榔、草豆蔻、枳壳、柴胡、羌活、木通、黄芩、淡竹叶、人参、干柿、猪苓、玉竹、麦冬。

（2）久患肺气喘急（卷48肺脏门·肺气喘急，4方）

证见：肺气喘急，坐卧不得；或见：咳嗽、不得卧、涎唾稠黏。

药用：葶苈子、桑白皮、皂荚子；或用：犀角、芒硝、花椒、莨菪子、防己、杏仁、三棱、覆盆子、五味子、陈皮、水蓼、香子、甘草、大枣。

（3）肺气喘急大肠不利（卷48肺脏门·肺气喘急，2方）

证见：肺气喘急；或见：腹胁疼痛、胸膈壅滞、大肠不利。

药用：肉桂；或用：麻黄、牵牛子、桔梗、杏仁、陈皮、茯苓、槟榔、温酒。

（4）伤寒喘（卷24,3方）

病机：伤寒心下有水气。

证见：喘促；或见：咽喉噎塞、头面虚浮、咽燥。

药用：细辛、麻黄、桑白皮、马兜铃、半夏、紫苏、陈皮、木香、花椒、肉桂、干姜、生姜、五味子、白芍、茯苓、木通、灯心、昆布、海藻、海蛤、石膏、大枣。

（5）水肿胸满气急（卷80,1方）

病机：肾虚聚水，上攻于肺。

证见：水气肿满，肺气喘急，咳嗽胀闷，坐卧不得，喉中作声，心胸痞滞。

药用：防己、麻黄、杏仁、马兜铃、桔梗、白前、紫菀、桑白皮、五味子、柴胡、大腹皮、茯苓、陈皮、甘草、生姜。

（6）膜外气（卷80,2方）

病机：肺受寒邪，传之于肾，肾气虚弱，脾土又衰，不能制水，使水湿散溢于肌肤之间，气攻于腹膜之外。

证见：虚胀、四肢肿满、按之没指；或见：大喘。

药用：牵牛子、槟榔、木香、陈皮、茯苓、防己、大戟、葶苈子、大黄、海蛤、犀角、胡椒、防风、木通、桑白皮、白术、紫苏、诃子、郁李仁。

2. 上气　上气是指：气上不下，升而不降，痞满膈中，胸背相引，气道奔迫，喘息有声（卷67诸气门·上气）。

（1）上气胸胁支满（卷67诸气门,2方）

病机：肺虚寒客，上焦不通。

证见：喘息上气胸胁。

药用：葶苈子；或用：麻黄、桑白皮、皂荚子、桔梗、紫菀、款冬花、木通、茯苓、乌梅、厚朴、人参、生姜、甘草、蜂蜜。

（2）伤寒上气（卷24,4方）

病机：肺气夙有不调，又遇寒热邪气，胀而气逆不下。

证见：上气喘逆；或见：咳嗽、多痰、咳唾有血、胸胁胀满、羸瘦、喉中作声、痰涕口干。

药用：甘草、杏仁、桑白皮、贝母、天冬、生地黄；或用：麻黄、旋覆花、葶苈子、紫菀、桔梗、乌梅肉、五味子、半夏、茯苓、防己、淡竹茹、人参、麦冬、生姜、大枣。

（3）水肿咳逆上气（卷80,1方）

病机：水气迫肺。

证见：咳喘上气，胸满隐痛，腹大脚肿，目肿微渴，不得卧，小便难。

治法：利小便。

药用：泽漆根、茯苓、鲤鱼、人参、麦冬、甘草。

（4）脚气上气（卷82,1方）

病机：毒气循经上入于肺，气道奔迫。

证见：脚气上气喘促。

药用：桑白皮、麻黄、射干、杏仁、百合、莱菔子、旋覆花、赤小豆、紫苏、羌活、川芎、青皮、陈皮、茯苓、生姜、附子、肉桂、甘草。

（5）虚劳上气（卷88,1方）

病机：肺气虚弱，邪气盛实。

证见：虚劳上气，咳嗽，涕唾稠黏，及有脓血，皮肤干焦，作寒作热，饮食不下，喘息不调，日渐瘦悴，坐卧不得。

药用：桑白皮、百部、贝母、款冬花、紫菀、桔梗、旋覆花、半夏、槟榔、吴茱萸、泽漆叶、生姜、甘草、大枣。

（6）产后上气（卷163,1方）

病机：产后气虚血弱，腠理开疏，感冒寒邪，传留肺经，气道不利，痞满胸中。

证见：产后肺气上喘烦闷。

药用：人参、桑白皮、葶苈子、苏子、大腹皮、陈皮。

3. 短气　短气是指喘息不足以呼吸。

（1）短气（卷67诸气门,2方）

病机：肺胃气虚，触冒风寒，上焦壅滞。

证见：短气喘促；或见：不思饮食、眠睡不得。

药用：麻黄、葶苈子、马兜铃、桑白皮、前胡、陈皮、五味子、阿胶、木香、诃子、生姜、甘草、大枣。

（2）产后短气（卷163,1方）

病机：产后肺气不足。

证见：短气虚乏。

药用：前胡、半夏、白术、人参、甘草、桔梗、生姜、大枣。

（3）少气（卷88虚劳少气）：少气指呼吸微弱，少气不足以息，治宜补益肺脏，以通阳气。

4．咳嗽

（1）咳嗽（卷65咳嗽门,2方）

病机：肺伏冷气，或肺胃虚寒。

证见：咳嗽；或见：痰盛、呀呷有声、咽喉干痛、上气喘满、面目虚浮、自汗恶风、语声嘶破、背寒中冷、心下悸动、哕逆恶心、全不入食。

药用：生姜、干姜；或用：款冬花、紫菀、杏仁、皂荚、麻黄、五味子、肉桂、陈皮、茯苓、甘草、大枣。

（2）晓嗽（卷65咳嗽门,1方）：指肺新感寒邪，咳嗽语声嘶破，或暴嗽喘逆。或用麻黄、杏仁、甘草。

（3）久嗽（卷65咳嗽门）：指寒邪伤肺日久，久咳，腹满，不欲食，多唾，面肿，气逆。

（4）冷嗽（卷65咳嗽门,3方）

病机：形寒饮冷，内外合邪。

证见：咳嗽不止、遇寒即发；或见：喘满。

药用：干姜、杏仁、五味子、甘草；或用：紫菀、肉桂、细辛、紫苏、人参、黄芪、白术、茯苓、陈皮、阿胶、熟地黄。

（5）热嗽（卷65咳嗽门,8方）

病机：邪热熏于上焦，客于肺经，津液内燥。

证见：咳嗽少涎；或见：夜卧咳嗽、气急喘闷、胸膈烦闷、夜卧壮热、五心烦热、肢体倦怠。

治法：解风热、止咳嗽、利胸膈、润心肺、化痰去涎。

药用：甘草、杏仁、葶苈子、生姜、贝母、桑白皮、紫菀、马兜铃、半夏、天南星、乌梅、人参、茯苓；或用：百部、麻黄、桔梗、大黄、牛黄、黑牵牛、朱砂、阿胶、玄参、天冬、天花粉、玄精石、紫苏、荆芥、青皮、防己、干姜、蛤蚧、酥、诃子、黄芪、肉桂。

（6）呷嗽（卷65咳嗽门,2方。呷嗽指呼吸呀呷有声）

病机：肺脏虚损感寒。

证见：咳嗽；或见：喘闷、胸膈痞满、不欲饮食。

治法：调肺经、消痰破饮。

药用：杏仁、贝母、生姜、甘草；或用：款冬花、紫菀、麻黄、桔梗、五味子、半夏、人参、酥、大枣、茯苓、阿胶、生地黄汁、知母、桑叶。

（7）五脏诸咳（卷65咳嗽门,6方）

证见：咳嗽；或见：痰盛、唾血、呕哕。

药用：桑白皮、半夏、生姜、甘草、桔梗、杏仁；或用：贝母、紫菀、款冬花、蛤蚧、马兜铃、天南星、皂荚、莱菔子、陈皮、细辛、冰片、五灵脂、五味子、人参、黄芪、茯苓、阿胶、砂糖、麦冬、赤芍、当归、大麻子、瓜蒌、防风、白药子、大枣。

（8）咳嗽上气（卷66,5方）

病机：肺寒，或肺热（心肺留热）肺气不和。

证见：咳嗽上气；或见：喘逆、涎唾稠黏、咯血、五心烦躁、不思饮食。

药用：贝母、紫菀、款冬花、百部、肉桂、人参、麦冬、五味子、蜂蜜、酥、茯苓；或用：麻黄、杏仁、马兜铃、射干、皂荚、桑白皮、干姜、远志、黄芩、白薇、柴胡、防风、知母、生地黄、玄参、天冬、黄牛乳、阿胶、熟地黄、山芋、黄芪、柏子仁、丹参、茯神、大枣、生姜、甘草。

(9) 咳嗽呕吐(卷66,1方)

病机：肺胃有寒。

证见：咳嗽呕吐。

药用：半夏曲、干姜、丁香、茯苓、矾石。

(10) 咳逆短气(卷66,3方)

病机：肺寒气逆,肺气虚呼吸不能报息。

证见：咳逆短气；或见：咳嗽声微、四肢无力。

药用：人参、甘草、半夏、陈皮、生姜；或用：阿胶、山芋、麦冬、五味子、干姜。

(11) 咳嗽面目浮肿(卷66,6方)

病机：寒气聚于胃关于肺。

证见：咳嗽喘急、面目浮肿；或见：痰涎、膈脘不利、气痞多渴、腰膝浮肿、小便淋涩。

药用：葶苈子、甘草、桑白皮、马兜铃、生姜、杏仁、皂荚、陈皮；或用：麻黄、防己、牵牛子、猪苓、茯苓、紫苏、大腹皮、槟榔、枳壳、半夏、肉桂、人参、大枣、麦冬、百合。

(12) 咳嗽失声(卷66,4方)

病机：咳嗽不已,其气奔迫,窒塞喉中。

证见：咳嗽声嘶、语声不出；或见：咽膈隘塞、语声不出、津液干燥、少力、吃食减少、日渐羸瘦、痰毒头痛、心神恍惚。

药用：杏仁、人参、甘草、紫菀、款冬花、贝母、百部、肉桂；或用：麻黄、桔梗、半夏、陈皮、五味子、阿胶、熟地黄、天冬、鹅梨、鹿角胶、干姜、黄芪、白术、山芋、茯苓、大枣、生姜、防风、紫苏。

(13) 伤寒咳嗽(卷24,8方)

病机：寒气留客于肺,水停心下乘肺,邪热客于上焦。

证见：咳嗽；或见：心膈烦满、头痛、上气,喘、唾脓、声重、喉中生疮、身体微热、恶寒、饮食不得、常多呕逆、鼻中清水。

药用：甘草、杏仁、麻黄、款冬花、贝母、前胡、人参、肉桂、陈皮、生姜；或用：紫菀、桔梗、麦冬、茯苓、大黄、桑白皮、玄参、生地黄、旋覆花；偶用：射干、马兜铃、黄芩、知母、石膏、竹叶、当归、木香、升麻、厚朴、干姜、蜂蜜、天冬。

(14) 三焦咳(卷54,2方)

病机：久咳不已,三焦受之,肺胃虚寒。

证见：咳逆、食减、不能饮食；或见：呕吐、腹胁胀满。

治法：调脾肺养气。

药用：白术；或用：款冬花、桔梗、胡椒、荜茇、干姜、高良姜、细辛、人参、黄芪、百合、糯米、甘草、陈皮、当归、茯苓、紫苏。

(15) 产后咳嗽(卷164,5方)

病机：产后脏腑俱弱,风寒乘虚而客于肺。

证见：产后咳嗽；或见：喘闷、上气、咽嗌不利、声重鼻塞。

药用：肉桂、细辛、桑白皮、当归、茯苓、人参、黄芪、白术、山芋、花椒、吴茱萸、杏仁、桔梗、前胡、紫菀、升麻、地骨皮、石膏、五味子、麦冬、温酒。

(16) 小儿咳嗽(卷175,3方)

病机：肺感风寒。

证见：咳嗽不止;或见：语声不出。

药用：贝母、杏仁、麻黄、人参、甘草、桔梗、天竺黄、黄明胶、阿胶、半夏、陈皮、糯米、白矾、铅白、滑石。

(17) 食治久新咳嗽(卷189)

病机：肺病。

证见：咳嗽;或见：上气、唾脓血不止。

或用：羊子肝、酥、醍醐、腻粉、麝香、大枣、无灰酒。

此外,该书还提及虚劳咳嗽(卷88)、妊娠咳嗽(卷156)、小儿咳逆上气(卷176)等。

5. 唾血吐血 该书引巢元方语,肺者五脏之盖也,心肝又俱主血,上焦有邪,则伤诸脏,脏伤血下入于胃,胃得血则闷满气逆,气逆故吐血也。(卷68吐血门·吐血统论)

(1) 吐血(卷68吐血门,7方)

病机：虚劳肺损,或心肺蕴热。

证见：吐血;或见：喘满。

药用：蜂蜜、黄明胶、糯米;或用：杏仁、百合、蝉蜕、鹿角胶、阿胶、猪肺、生地黄、生地黄汁、生藕汁、小蓟根汁、牛蒡汁、生姜汁、童尿、金星石、银星石、玄精石、云母、阳起石、不灰木、冰片、麝香、木香、密陀僧、甘草、葱白、薄荷、薜荔、新绵。

(2) 吐血不止(卷68吐血门,3方)

病机：肺损,或心肺蕴热,或恚怒气逆。

证见：吐血;或见：咳嗽。

药用：黄明胶、糯米、干柿、白面、胡桃瓤、土马鬃、黄牛乳、蜂蜜、生地黄、生地黄汁、生姜汁、藕汁、秦艽、石菖蒲、杏仁、枳实、柴胡、人参、茯苓、大枣、甘草、清酒。

(3) 咳嗽唾脓血(卷66,5方)

病机：咳嗽伤于阳脉;寒邪壅热与肺间津液相搏,凝滞蕴结为脓。

证见：咳唾脓血;或见：喘满、羸瘦、涎涕稠黏、胸满上气、不能饮食、卧则短气。

药用：杏仁、款冬花、紫菀、桔梗、鳖甲、柴胡、防己、甘草;或用：贝母、麻黄、白前、马兜铃、葶苈子、蛤蚧、皂荚、钟乳石、白石英、桑白皮、五味子、瓜蒌、半夏、茜根、阿胶、黄连、知母、麦冬、葛根、蜂蜜、人参、大枣、鹿角胶、肉桂、干姜、薤白、羚羊角、芸薹子、紫苏、槟榔、郁李仁、猪苓、生姜。

(4) 唾血(卷69,9方)

病机：邪热损肺,恚怒伤肺。

证见：唾血;或见：胸中痞痛、口干、咳、不喜食、心膈烦闷。

药用：甘草、生地黄、桑白皮、五味子、厚朴、茯苓、肉桂、侧柏叶、麻黄、紫菀、款冬花、贝母、杏仁、大黄、石膏、半夏、人参、黄芪、小麦、生地黄汁、麦冬、白石英、钟乳石;或用：茅根、阿胶、鹿角胶、犀角、蜂蜜、羊肺、前胡、白前、桔梗、百部、射干、马兜铃、地骨皮、玄参、天竺黄、附子、细辛、当归、川芎、桃仁、远志、白术、陈皮、大枣、生姜、生姜汁。

(5) 伤寒吐血(卷30,1方)

病机：心肺积热,血热妄行。

证见：伤寒吐血不止。

药用：黄连、荷叶、艾叶、柏叶、生地黄汁。

(6) 服乳石脚气发动(卷84,1方)

病机：热毒冲上,气急伤肺。

证见：脚气吐血唾血。

药用：生地黄汁、黄明胶、生藕汁。

（7）虚劳咳唾脓血（卷90，2方）

病机：虚劳心肺俱伤。

证见：咳唾脓血；或见：日渐瘘瘦。

治法：润养上焦，滋益营卫。

药用：秦艽、甘草、鳖甲、乌梅、土马鬃、款冬花、贝母、知母、桃柳枝、葱白、薤白、枳实、黄芪、茯苓、生姜。

（8）虚劳呕吐血（卷90，1方）

病机：虚劳之人，脏气内伤。

证见：肺劳吐血。

药用：人参、黄蜀葵花、糯米。

（9）小儿吐血（卷179，2方）

病机：积热攻肺。

证见：吐血。

药用：生地黄汁、黄连、豆豉、飞罗面。

（10）食治吐血（卷188食治门，3方）

病机：肺损，阳气衰。

证见：吐血；或见：吐血紫黑色、腰脚疼痛无力。

药用：黄蜡、生地黄汁、蜂蜜、白羊肾、羊肺、酥、牛乳、肉苁蓉、葱白。

（11）伤堕致损吐唾出血（卷145打扑损伤，3方）

病机：坠扑伤损肺气。

证见：咳嗽唾血。

治法：调其荣卫缓其中，逐去损血。

药用：甘草、生地黄、柏叶、黄芩、阿胶、茯苓、杏仁、人参。

6. 鼻衄

（1）鼻衄（卷70衄门，3方）

病机：肺积热极。

证见：鼻衄。

药用：蒲黄、黄明胶、阿胶、糯米、白面、伏龙肝、箬叶灰、棕榈烧存性、乱发灰、生藕节汁、生地黄汁、柏子仁、当归、桑叶。

（2）衄不止（卷70鼻衄门，2方）

病机：血热冲肺。

证见：鼻衄。

药用：海螵蛸、蜗牛、生面、天竺黄、川芎、防己。

（3）伤寒鼻衄（卷29，2方）

病机：阳毒攻肺。

证见：伤寒鼻衄不止。

药用：羚羊角、犀角、栀子、黄芩、牛黄、玄参、生地黄汁、麦冬、阿胶、艾叶、紫菀、人参、黄芪、甘草、茯苓、豆豉、葱白。

此外该书还记载有大衄（卷70鼻衄门），指鼻口耳皆血出；久衄（卷70鼻衄门），衄久不瘥，致面色不荣,目昏眩冒。

7. 鼻疾患

(1) 鼻塞气息不通(卷116鼻门,2方)

病机:肺风上攻,或肺伤寒气。

证见:鼻塞不通;或见:咳嗽唾痰、声重。

药用:人参、防风、细辛、麻黄、花椒、羌活、木通、野菊花、黄芩、杏仁、黄芪、大枣、蜂蜜、酥、饧、温酒、沙参、茯苓、陈皮、生姜汁。

(2) 鼻塞不闻香臭(卷116鼻门,1方)

病机:肺实气不宣通。

证见:鼻塞,不闻香臭。

药用:百部、款冬花、贝母、白薇。

(3) 鼻齆(卷116鼻门,2方)

病机:肺气壅塞。

证见:鼻塞不闻香臭。

治法:顺肺气。

药用:防风、防己、肉桂、人参、白术、甘草、茯苓、温酒、紫菀、桔梗、细辛、花椒、川芎、贯众、干姜、黄芩、野菊花、石南叶、生地黄、山茱萸、白芍、黄芪、茯神、山芋、泽泻、牛膝。

(4) 鼻中生息肉(卷116鼻门,1方)

病机:风寒客于肺经,鼻气不利,津液壅遏,血气搏结。

证见:鼻中息肉。

药用:羊肺、木通、白术、肉苁蓉、干姜、川芎。

(5) 鼻痛(卷116鼻门,4方)

病机:肺受风热,不得宣通。

证见:鼻塞及痛,鼻干;或见:肺壅气促、四肢酸疼、面色枯白、颊时赤、皮肤干燥、皮肤风痒、四肢酸疼。

药用:桑白皮、石膏、杏仁、细辛、大黄、秦艽、淡竹沥、升麻、葛根、茯苓、麦冬、甘草;或用:麻黄、防风、防己、白芷、羚羊角、白鲜皮、大豆、枳壳、肉桂。

(6) 鼻渊(卷116鼻门,3方)

病机:肺壅脑热。

证见:鼻渊多涕;或见:鼻塞。

药用:荆芥、川芎、甘草、冰片、辛夷、白芷、藁本、藿香叶、莎草根、桑白皮、鸡苏叶、石膏、生地黄、麦冬、人参、黄芪、当归、羊髓。

(7) 鼻中生疮(卷116鼻门,1方):论曰心肺有病,鼻为之不利,盖心肺在膈上,肺开窍于鼻,心肺壅热,气熏于鼻间,蕴积不散,其证干燥而痛,甚则成疮也,惟能平调心火,以利肺经,则疮可已。

病机:肺气风热。

证见:鼻内生疮;或见:喘息促急、时复寒热。

药用:大黄、知母、栀子、白鲜皮、苦参、木通、秦艽、白前、玄参、葛根、鳖甲、酥。

(8) 小儿鼻多浊涕(卷180,2方)

病机:肺伤冷。

证见:鼻流浊涕;或见:精神不爽、不思乳食。

药用:前胡、细辛、肉桂、人参、甘草、杏仁、陈皮、茯苓、白术、生姜、大枣。

（9）小儿脑热鼻干无涕（卷180,1方）

病机：脑热肺壅,津液内涸。

证见：鼻干无涕,喘息不得。

药用：麻黄、木通、紫菀、款冬花、柴胡、干百合、大黄、大青、蓝叶、茯苓、五味子、人参、酥、蜂蜜、甘草。

（10）小儿多涕（卷180,2方）

病机：肺脏伤冷。

证见：鼻多清涕;或见：精神不爽、减乳食。

药用：人参、前胡、甘草、细辛、肉桂、杏仁、陈皮、茯苓、白术、生姜、大枣。

此外,该书还论及鼻流清涕（卷116鼻门）,肺脏感寒,寒气上达,故其液不能收制;疳虫蚀鼻生疮（卷116鼻门）肺虚风热乘之,鼻气壅塞,疳虫侵蚀,疮生鼻间;小儿鼻塞（卷180）肺气不利,风冷乘虚,与气停滞,搏于津液,鼻道壅遏等。

8. 咽喉疾患

（1）咽喉闭塞不通（卷122咽喉门,2方）

病机：心肺蕴热;风邪热毒,攻冲咽喉。

证见：咽喉闭塞不通;或见：虚烦多痰、咽喉不利。

药用：甘草、大黄、玄参、真珠、冰片、硼砂、凝水石、防风、柴胡、桑白皮、栀子、地骨皮、紫参、白芍。

（2）小儿喉痹（卷180,3方）

病机：脾肺蕴热,血气结塞。

证见：喉中肿塞痹痛,水饮不下,呼吸有妨;或见：身体壮热、寒热往来。

药用：升麻、甘草、桔梗、射干、芒硝、木通、犀角;或用：栀子、大黄、麻黄、石膏、络石藤、百合。

（3）咽门肿而闭塞（卷181小儿咽喉诸病,1方）

病机：肺脾有热,蕴积上焦,熏发喉间。

证见：小儿咽喉肿热,肺胀气急,喉中似有物塞。

药用：麻黄、桑白皮、肉桂、大黄、射干、杏仁。

（4）咽喉肿痛（卷122咽喉门,5方）

病机：脾肺热毒上冲上搏咽喉。

证见：咽膈肿疼不利,甚则水浆不下;或见：寒热,语声不出。

药用：麻黄、细辛、五味子、半夏、甘草、桔梗、荆芥、射干、紫菀、款冬花、柴胡、升麻、杏仁、羚羊角、石膏、黄芩、生地黄汁、木通、恶实、白芍、枳实、干姜、肉桂。

（5）伤寒咽喉痛（卷30,1方）

病机：邪热内盛,熏于上焦。

证见：肺热咳嗽,咽喉痛,如有疮。

药用：生地黄汁、玄参、麦冬、升麻、柴胡、贝母、竹叶、白芍、蜂蜜。

（6）咽喉生疮（卷123,1方）

病机：脾胃热毒上攻心肺,熏发咽喉。

证见：喉咽有疮,并缠喉风。

药用：大黄、黄连、僵蚕、甘草、腻粉、五倍子（捣研为细散,每服一字,大人以竹筒子吸之,小儿以竹筒子吹之。如余毒攻心肺,咽有疮,用孩儿奶汁,调药一字,以鸡翎探之,呕者生）。

（7）咽喉中如有物妨闷（卷124,2方）

病机：肺胃气壅,风热客搏。

证见：咽喉中如有物妨闷。

药用：地黄汁、酥、甘草、大枣，桔梗、贝母、杏仁、紫菀、半夏、桑白皮、生姜汁、五味子、麦冬、人参、粳米。

（8）咽干（卷124,3方）

病机：心肺热盛，津液枯燥，搏于喉咽。

证见：咽干；或见：口疮牙痛、咳嗽多痰、胸中满、振寒，脉数、时时涕唾脓涎。

药用：甘草、桔梗、玄参、射干、贝母、杏仁、升麻、黄柏、栀子、生地黄汁、小豆卷、蜂蜜、大枣。

（9）喉咽诸疾（卷124,3方）

病机：肺藏风热。

证见：咽喉不利；或见：涕唾稠黏、喉中有血、咳嗽气喘。

药用：犀角、桔梗、玄参、木通、射干、马兜铃、防风、柴胡、黄芩、竹茹、芒硝、麦冬、天冬、枳实、人参、甘草。

（10）风冷声嘶（卷66 风冷声嘶,7方）

病机：风寒客肺，气道不利。

证见：声嘶；或见：气息喘急，上气咳嗽。

治法：止喘咳，温肺气。

药用：杏仁、麻黄、肉桂、酒、五味子、人参、生姜、甘草、紫菀、细辛、防风、独活、川芎、陈皮、干姜、大枣；或用：贝母、桔梗、款冬花、百部、阿胶、麦冬、山茱萸、酥、蜂蜜、饴糖、牛髓油、鸡子白、黄芪、山芋、糯米、附子、天雄、杜仲、钟乳石、白石英、石菖蒲、花椒、秦艽、防己、苏子、野菊花、贯众、茯苓。

（11）伤寒后失音不语（卷32,3方）

病机：伤寒邪气伤肺，气道不调。

证见：失音不语。

药用：肉桂、杏仁、石菖蒲、生姜、甘草、五味子。或白芥子，用酒煮令半熟，带热包裹，熨项颈周遭，冷则易之。

此外，该著还记述有喉痹、马喉痹（卷122 咽喉门）；以及卷123 的喉中生谷贼（喉中结肿，或因禾中短穗，或因鱼鲠）、咽喉肿痛语声不出、咽喉卒肿痛、咽喉生痈、狗咽（喉中忽觉结塞不通）；及伤寒后咽喉闭塞不通（卷32）。

9. 眼睛疾患　可能是受到眼科五轮学说的影响，以及临床积累起来的治疗经验，该书在眼睛疾患中收载了大量的从肺论治的理法方药。

（1）赤脉波贯黑睛（卷105,3方）

病机：肝肺壅热，或脾肺热。

证见：目痒生瘀肉赤脉障翳；或见：眼生肉、涩痛、赤眼、目睛痒痛羞明。

治法：或利心肺。

药用：甘草、黄芩、大黄、黄连、栀子、木通、生地黄汁、生地黄、淡竹叶、羚羊角、桔梗、郁金、何首乌、芦根、白芍、川芎、叶荷草、黑豆。

（2）白睛肿胀（卷106,4方）

病机：肝肺热毒攻眼。

证见：白睛肿胀；或见：覆盖瞳仁，疼痛。

治法：宣利脏腑，外敷肿药，及镰去恶血。

药用：羚羊角、大黄、黄连、桑白皮、玉竹；或用：黄芩、大青、栀子、木通、地肤子、生地黄汁、犀角、芒硝、防风、旋覆花、升麻、甘草、麦冬、茯神。

（3）目涩痛（卷106,2方）

病机：肝肺风热壅目。

证见：目赤痒涩痛。

药用：黄芩、芒硝、羚羊角、栀子、木通、野菊花、蔓荆子、防风、玄参、生地黄汁、赤芍、芦根、桔梗、甘草。

(4) 坠睛(卷 106,1 方)

病机：贼风所吹,血脉受寒,贯冲瞳仁,风寒气随眼带牵拽,睛瞳向下。

证见：眼白睛肿胀,日夜疼痛,心胸多闷。

治法：洗肺利肝。

药用：羚羊角、茯苓、木通、葶苈子、郁李仁、防风、桑白皮、甘草、赤芍、黄芩、枳壳、防己、大黄、杏仁。

(5) 五脏风热眼(卷 107,6 方)

病机：肝肺热风毒攻眼,或心肺风热,脾肺热熏。

证见：目干涩赤痛;或见：目痒、目昏、肉翳、白翳、白睛肿起。

药用：木通、大黄、防风、桔梗、玉竹,羚羊角、黄连、黄芩、野菊花、芒硝、蕤仁、升麻、茯神、甘草;或用：龙胆、决明子、栀子、青葙子、茺蔚子、地骨皮、桑白皮、茯苓、生地黄汁、生地黄、玄参、麦冬、沙参、芦根、犀角、旋覆花、细辛、紫菀、百合、枳壳、槟榔、人参、泽泻。

(6) 目生肉(卷 109,2 方)

病机：肝肺热盛,或心肺风热。

证见：目赤生肉。

药用：羚羊角、黄芩、胡黄连、密陀僧、冰片、柴胡、升麻、甘草、蜂蜜、黑豆。

(7) 目内生疮(卷 110,1 方)

病机：肝肺脾脏热毒,气攻两眼。

证见：眼生疮赤痛。

治法：或泻脾清膈。

药用：决明子、菊花、秦皮、黄连、车前子、地骨皮、羚羊角、黄芩、玉竹、栀子、生地黄、秦艽、青葙子、茯苓、升麻。

(8) 斑豆疮入眼(卷 110,1 方)

病机：伤寒热毒气盛,发于肌肉作斑豆,不已则上熏眼目。

证见：斑豆疮入眼。

治法：利脾肺解热毒。

药用：柴胡、黄芩、栀子、赤芍、升麻、麦冬、甘草。

(9) 目生肤翳(卷 111,1 方)

病机：脾肺热熏。

证见：目赤痒生翳。

药用：芦根、木通、栀子、桔梗、黄芩、甘草、生地黄汁。

此外,该书在目赤肿痛、风毒冲目虚热赤痛、时气后患目赤肿痛或生翳膜、息肉淫肤、目睑生风粟、眼睑肿硬、目生花翳、小儿斑疮入眼等病症中提及涉肺病机。

10. 皮肤疾患

(1) 风毒生疮(卷 50 肺脏,14 方)

病机：肺脏风热风毒、相搏于皮肤。

证见：遍身生疮瘙痒(生疮、瘾疹、痒痛、疮疥、疮癣、赤疮、面上风刺、面疮、鼻内生疮、鼻头赤烂),心神烦躁,皮肤生疮;或见：胸膈不利、骨痛筋急、口面斜、胁满、头目昏眩、夜卧身体如虫行。

治法：去风、化痰涎、解壅热。

药用：防风、枳壳、杏仁、人参、皂荚、苦参、薄荷、荆芥、黄芪、刺蒺藜、白鲜皮、羌活、独活、秦艽、玄参、威灵仙、天麻、沙参、茯苓、甘草；或用：天南星、麻黄、麝香、羚羊角、淫羊藿、半夏、栀子、黄芩、紫苏、麦冬、晚蚕沙、蔓荆子、川芎、天麻、温酒、鹅梨；偶用：全蝎、乌蛇、白花蛇、牛黄、犀角、僵蚕、芒硝、冰片、丁香、木香、枫香、白零陵香叶、细辛、肉桂、白芷、牵牛子、木通、蔓荆子、牡荆子、射干、当归、前胡、白术、白附子、附子、干姜、丹参、知母、桑白皮、牡丹皮、地骨皮、大黄、何首乌、防己、升麻、柴胡、牛膝、朱砂、桦皮、枇杷叶、恶实、茅、生姜、槐子。

（2）风瘙痒（卷11，3方）

病机：脾肺风毒攻皮肤，或肺风，或肺风热。

证见：皮肤瘙痒；或见：疮癣、瘾疹、疮癣。

药用：荆芥、防风、苦参；或用：威灵仙、乌蛇、羌活、薄荷、秦艽、升麻、枳壳、黄芩、紫参、甘草、酒。

（3）风疹（卷11，3方）

病机：脾肺风毒攻注，或肺脏风热。

证见：皮肤瘙痒；或见：瘾疹、疮、肌热疼痛、烦躁。

药用：苦参、枳壳、温酒；或用：防风、独活、威灵仙、蔓荆子、人参、白术、景天花、胡麻、天冬、红曲、芒硝。

（4）风气（卷12，1方）

病机：三焦风壅，五脏虚弱。

证见：遍身风气劳闷、手脚风毒气、寒热烦躁。

治法：通心肺、健脾胃、益肾脏、正元气、止逆进食。

药用：枇杷叶、木香、木通、大腹皮、诃子、桔梗、茯苓、当归、白芍、甘草、枳壳、牡丹皮、知母、半夏、前胡、生姜。

（5）风热（卷12，2方）

病机：肺经风热痰壅。

证见：心肺气壅、多渴、面发热、皮肤痛。

治法：凉心膈、润肺脏。

药用：知母、芒硝、皂荚、茯苓、玄参、生地黄、防风、菊花、川芎、刺蒺藜、天冬、麦冬、恶实、甘松、生姜、甘草。

（6）白癜风（卷18，1方）

病机：肺脏壅热久积风毒。

证见：皮肤生白癜。

药用：苦参、乌蛇、露蜂房、松脂、附子、栀子、木兰皮、温酒。

（7）恶风（卷18，2方）

病机：肺脏风毒发作。

证见：癞，或眉睫堕落、鼻柱倒塌、语声变散、耳鸣如雷。

药用：胡麻、白花蛇、乌蛇、苦参、荆芥、苍耳子、蔓荆子、天麻、菊花、首乌、石菖蒲、玄参、沙参、温酒。

（8）大风癞病（卷18，1方）

病机：脾肺风毒攻头面。

证见：皮肤生疮。

药用：紫参、防风、香子、苦参、何首乌、威灵仙、天麻、苍术、胡麻子。

（9）干湿脚气（卷83，1方）

病机：风湿毒气，乘虚而入，血脉痞涩，皮肤痹。

证见：脚气肿满生疮，积年不瘥。

治法：轻腰脚，通肠胃，去肺中热毒。

药用：漏芦、玉竹、乌蛇、苦参、枳壳、秦艽、麦冬、防己、玄参、白术、黄芪、大黄、黄芩。

（10）面疱（卷 101 面体门，1 方）

病机：肺藏风毒。

证见：面疱形似米白。

药用：防风、石膏、蔓荆子、栀子、荠、枸杞子、刺蒺藜、甘草。

（11）诸疥（卷 136，1 方）

病机：脾肺风毒攻冲。

证见：疥癣。

治法：疏风涤热，当以熏浴敷涂，与汤液并行。

药用：升麻、桃白皮、苦参。

（12）小儿疥疮（卷 182，1 方）

病机：风热客于脾肺，散于肌肉，熏发皮肤。

证见：手足指缝间，浸淫遍体，搔之黄汁出，疼痛不止，鼻内疮痒。

药用：苦参、胡黄连、黄连、川楝子、芜荑、蜣螂、木香。

（13）小儿风瘙瘾疹（卷 182，1 方）

病机：风邪客于腠理，搏于营卫，传而为热，熏散肌肉，溢于皮肤。

证见：瘾疹疥癣瘙痒。

药用：人参、紫参、白附子、天花粉、天麻、玄参、沙麻、丹参、薄荷。

（14）食治发背痈疽（卷 190，1 方）

病机：心肺积风热。

证见：发背。

治法：解毒。

药用：杏酪、黄牛乳、大麦仁。

此外，该书论述疡风、白驳、脚气、头风白屑、小儿癣等皮肤病时均提及涉肺病机。

11. 大肠疾患

（1）大便秘涩（卷 97）

证见：大肠秘涩。

药用：木香、槟榔、羌活、川芎、肉桂、郁李仁、大黄、生姜。

（2）食治大肠诸疾（卷 190）

证见：劳嗽，胸膈痛，大便秘。

药用：糯米、槟榔、郁李仁、大麻子。

此外，该书在风秘、牝痔、血痔等病症中提到涉肺病机。

（五）其他涉及肺脏的证治

在《圣济总录》中的大多章节中偶尔会提及肺的病机，甚至出现 1～2 处方证，但发病的主要脏腑不是肺，肺往往作为脏腑兼证中参与者。这些章节有：

卷 13 的热毒风（头面肿热、心神烦躁、大小便难）、劳风（卧即多惊，时复头旋）、风癫（发则仆地吐涎沫，无所觉知）；卷 30～33 伤寒的伤寒舌肿胀、伤寒后不思食、伤寒后变成疟、伤寒后脚气等病症；卷 41～43 的肝脏门·肝实、心脏门·心实；卷 49 膈消；卷 54 三焦门的三焦有水气、三焦俱虚、中焦热结；卷 55 心痛门·肾心痛；卷 57 心腹门·心腹卒胀痛。

卷 61 三十六黄；卷 61 胸痹门·胸痹短气；卷 62 膈气门·膈气咽喉噎塞；卷 62 膈气门·膈气痰结；卷 67 诸气门的诸气统论、诸气、上气呕吐、上气腹胀、冷气；卷 71 积聚门·肥气；卷 84 江东岭南瘴毒脚气；卷 91 虚劳积聚；卷 94 阴疝门·控睾；卷 99 九虫门的九虫、五脏虫、三虫；卷 100 诸尸门的遁尸、诸注统论、气注。

卷 117 口齿门的口疮、口䐴；卷 125 瘿瘤门·瘿病咽喉噎塞；卷 128 痈疽门·痈疽统论；卷 132 疮肿门·诸疮；卷 136 气肿。

卷 153 妇人经血暴下兼带下；卷 153 妇人经血暴下兼带下·妇人血枯；卷 154 妊娠门·妊娠统论。

卷 168～181 的小儿风热、小儿惊痫、小儿疳渴不止、小儿疳气、小儿诸疳、小儿中风、小儿诸虫、小儿涎液不收。

卷 183 乳石发动门的乳石将适失度、乳石发动吐血衄血；以及卷 184 乳石发上气喘嗽；卷 184 乳石发下利。

卷 185 补益门的补益统论、峻补；以及卷 186 补虚强力益志；卷 187 补虚调腹脏。

卷 188 食治门·食治统论；卷 189 食治腰痛。

在卷 191 针灸门的骨空穴法、手太阴肺经、手阳明大肠经、足阳明胃经、手少阴心经、足太阳膀胱经、足少阴肾经、足厥阴肝经及卷 192 任脉中一些经脉循行路线及穴位、主治、适应证等部分涉及肺脏、肺脉、穴位、病痛、治疗等，主要摘要自《内经》。

在卷 192 的九针统论、刺节统论、治五脏中风并一切风疾灸刺法、治热病灸刺法、治疟疾灸刺法、治心腹灸刺法、治消渴灸法，以及卷 193 的治咳嗽灸刺法、治诸气灸法、治吐血灸法、治水肿灸刺法、治骨蒸灸法，及卷 194 治卒中五尸灸法中涉及一些病症的刺灸法，均提及涉肺病机，部分摘要自《内经》。

三、讨论

1. 《圣济总录》与《太平圣惠方》《和剂局方》的大致比较　如前所述，与《太平圣惠方》(992 年)相比，125 年后的《圣济总录》(1117 年)所涉及肺的疾病论治主要有肺劳、肺痿、肺胀、肺消、肺痈、肺痹、积聚、水肿、肺疟，在风痹、风头旋、肺黄、小儿肺疳等，在病症方面有所简化，提示作者对肺相关疾病的再审定与调整；肺脏证候论治主要有肺虚证治、肺实证治、肺中寒、肺伤风、肺脏壅热、肺脏痰毒壅滞，其中肺中寒予以加强，可能是这类证候仍较常见；肺脏常见症状论治主要涉及喘急、上气、短气、咳嗽、唾血吐血、鼻衄、鼻疾患、咽喉疾患、眼睛疾患、皮肤疾患等，其中鼻、咽喉、眼睛等疾患辨证论治内容丰富，表明五官科、眼科有了新的发展。

《和剂局方》成书于公元 1110 年(以后一再修订)，早于《圣济总录》仅 7 年。《和剂局方》涉肺辨证论治主要涉及痰饮咳喘、小儿咳喘、肺痿肺虚、消渴、皮肤病、咽喉肿痛等。其中成人及儿童咳喘辨证论治，占据一半以上处方，提示该著作成书之际咳喘、肺痿、肺虚、皮肤病、咽喉肿痛是当时与肺脏相关的主要病症，更以咳喘为主。反观《圣济总录》收载了如此丰富的肺相关辨证论治论述，可能反映了该书编著者兼收并蓄的理念。

2. 《圣济总录》综述汇总了古典医学理论

(1) 将有关古典理论融会贯通：该书在病证、类证之首往往设有"统论"，综述古典有关论述，引经据典，形成系统理论，提纲挈领。例如，在卷 122 "咽喉门·咽喉统论"中，"论曰，咽门者，胃气之道路，喉咙者，肺气之往来，一身之中，气之升降出入，莫急乎是，详考经络流注，则咽喉所系，非特肺胃为然。故孙思邈曰，应五脏六腑往还，神气阴阳通塞之道也，人之气血，与天地相为流通，咽喉尤为出纳之要，故《内经》曰，喉主天气，咽主地气，若脏热则咽门闭而气塞，若腑寒则咽门破而声嘶，以致肿痛喉痹生疮悬痈之属，与夫哽哽如有物妨闷痛痒，多涎唾，其证不一，不可概以实热为治，大率热则通之，寒则补之，不热不寒，根据经调之，汤剂荡涤之外，复有针刺等法，要皆急去之不可缓，非若脏腑积久之病，磨化调养，有非一朝一夕之功也。"此外,这段论述还隐含着作者对咽喉病症古典理论重视脾,而宋以来更重视肺的反思与寻求理论支撑。

(2)出现古典基础理论与复方辨证论治理论相脱节的现象:该书一再摘要性引用以《内经》为代表的古典基础理论,例如卷48"肺脏门·肺脏统论""肺脏门·肺虚"中综述了《内经》有关涉肺藏象、经络、病机、诊法、治则,如"肺为华盖,复于诸脏,若肺虚则生寒,寒则阴气盛,阴气盛则声嘶,语言用力,颤掉缓弱,少气不足,咽中干无津液,虚寒乏气,恐怖不乐,咳嗽及喘,鼻有清涕,皮毛焦枯,诊其脉沉缓,此是肺虚之候,虚则宜补也"。但与随后大量出现的处方辨证论治联系却不多,发生了脱节。

再如,在卷48"肺脏门·肺胀"中,"肺胀者手太阴经是动病也,邪客于肺,脉气先受之,其证气胀满,膨膨而喘咳,缺盆中痛,甚则交两手而瞀,是为肺胀也。《脉经》谓肺胀者,虚而满,喘咳逆倚息,目如脱,其脉浮是也。"这反映该书作者对"肺胀"的理论描述停留在《脉经》及之前的年代,未能深入阐发肺胀的具体病因、病机、与常见相关病症的鉴别诊断。然而,在随后的方证中,病机却提及"心下有水""积渐虚羸、肺乘风邪";症状提及喘、咳嗽、上气、肺气胀满、脉浮、烦躁、咽燥、目如脱、痰壅、四肢萎弱、心腹满、不得眠卧、气急欲绝等,反映出临床诊治水平的发展和提高;而且在这些方证中,症状和病机描述差距很大,未提及脉象,治疗也主要采用中药复方,而非针灸,与《内经》《脉经》等古典理论发生了脱节。

以上现象既反映了该书编撰团队学术上的崇古倾向;更反映了与临床学科相比,基础医学理论探索与发展出现了明显的滞后。

3.《圣济总录》记载了治疗剂型和手段的多样性　与医学基础理论发展滞后不同的是,中医学发展至宋代中叶,形成了大量和丰富的治法方药,在治疗剂型和手段上也有丰富的发展,反映了那个年代临床医师不懈的探索,在《圣济总录》中得以展现出来。例如:

(1)鼻腔内涂抹油膏外治:例如,在卷49"肺脏壅热"中的栀子膏涂方,治肺脏风热,鼻内生疮,选用栀子、苦参、木通,用酥煎成稠膏,涂鼻内。

(2)鼻腔内滴入油膏外治:例如,在卷116"鼻门"的鼻中生疮中,治疗肺气风热,鼻内生疮,采用栀子、苦参、木通、酥,"同煎令香,滤去滓,倾入合中,每以少许滴入鼻中"。

(3)鼻腔内涂抹药膏外治:例如,在卷116"鼻门"的鼻渊中,治肺热鼻塞多涕,辛夷膏纳鼻中。制备:取辛夷、白芷、藁本、甘草、当归、羊髓,微火煎五七沸,倾入合中澄凝。

(4)眼药水点眼:例如,在卷109"目生肉"中,治疗目赤生肉,采用胡黄连点眼方(含胡黄连、密陀僧、蜂蜜、黑豆、冰片等)。

(5)喉风救命散剂:例如,在卷123"咽喉生疮"中,治疗脾胃热毒上攻心肺,喉咽有疮并缠喉风,采用救命散方(大黄、黄连、僵蚕、甘草、腻粉、五倍子)"大人以竹筒子吸之,小儿以竹筒子吹之"。

(6)烟熏法:例如,在卷65"咳嗽门·咳嗽"中的款冬花熏方,治肺虚,咳嗽日久,选用款冬花、木鳖子,细锉,每取二钱匕,烧香饼慢火焚之,吸烟良久,吐出涎。凡如是熏五六次。

(7)外治药膏:例如,在卷50"肺脏"中,治疗风毒生疮,采用涂疮硫黄膏(硫黄、葱白、童尿)。

(8)药物热敷:例如,在卷32"伤寒后失音不语"中,采用芥子酒熨方(白芥子,用酒煮令半熟,带热包裹,熨项颈周遭,冷则易之)治伤寒后肺中风冷,失音不语。

(9)眼科手术:例如,在卷113"钩割针镰"中记载:"凡目生息肉肿核黄膜之类,皆以脏腑风热毒气,熏发于肝,血气结滞所成也,治宜先钩割镰,洗去恶毒,次以汤散荡涤膏剂点敷之。"钩割针镰的具体方法是:"两头有赤脉及息肉者,宜钩起,以铍针割去令尽,未尽更割,以尽为度;或以缝衣细针穿线,口衔线头牵起,别以铍针向目中割之。割了以火针熨之,使断其根,不尔三二年间,恐能复发,复发则粘睛难疗,其绝浓者,侵入水轮,宜以曲头篦子折起,勿使掣损瞳仁,盖瞳仁甚薄易损故也。"

(10)多治疗手段联用:例如,在卷61"三十六黄·肺黄第四"中记载,"病患口干舌缩,目赤鼻血出。先烙足心,次烙心俞、百会、天窗、里廉、肺俞、丹田等穴;若不瘥,即灸肺俞、期门、气海穴百壮;若烦渴欲得饮水,及大便不利,宜服黄硝汤方(大黄、芒硝)"。在这先后提及的治疗手段有烙、灸、方剂,层次递进,辨证论治。

4.《圣济总录》有关治疗性鉴别诊断的记载 如卷49"肺痿小便数"中引"治肺痿吐涎沫,欲咳不能,小便数,甘草干姜汤",方取甘草、干姜,"服已小温复之,若渴者属消渴",即非"肺痿"。提示在那个年代临床上有时会出现肺痿和消渴误诊的现象,而针对患者对一些治疗的反应,有助于鉴别诊断。

5.《圣济总录》有关方证常见兼证的加减 如卷84"江东岭南瘴毒脚气"中采用茯苓汤治疗"江东春夏暑湿郁蒸,毒气攻击,脚气发动,两脚酸疼,或浮热肿满,或皮毛焦干,或脚疼不能久立,筋急抽痛,时冲心闷,胸膈痰积,恶心欲吐,四肢痹,十指不仁,腹胀气妨,头旋目眩眼暗",罗列该方用药后补充道:"如心腹气胀,每服加连皮大腹一颗;心胸虚热,加麦冬;小腹痛,加白芍、黄芩;心胸有痰,加旋覆花;肺气咳嗽,加杏仁、桑白皮;小便数,加杜仲末。"反映了作者对该方证及其常见兼证的了解,及药物辨证论治的经验。

6.《圣济总录》有关常见寄生虫的认识与所形成的针对性治法 如卷179"小儿诸虫"中罗列有小儿有九虫:"一曰伏虫,长四分,二曰长虫,一名蛔虫,长一尺,贯心则杀人,三曰白虫,长一寸,长至四五尺,亦能杀人,四曰肉虫,状如烂杏,令人烦满,五曰肺虫,状如蚕,令人咳嗽,六曰胃虫,状如虾蟆,令人呕吐喜哕。七曰弱虫,又名膈虫,令人多唾。八曰赤虫,状如生肉,令人肠鸣,九曰蛲虫,状如蜗虫,令人下部痒。"所列贯众丸方且标注:贯众(去白虫)、藜芦(去长虫)、芫荑(去肉虫)、野狼牙(去胃虫)、雷丸(去赤虫)、蜀漆(去蛲虫)、僵蚕(去弱虫)、厚朴(去肺虫)、石蜜(去蛔虫)。积累了丰富的经验。

7.有关元脏 该书在"卷200神仙炼丹"的神仙中品黄龙丹方中,有这样一段论述:"凡人须先养脾,脾王则肝荣,肝荣则心壮,心壮则肺盛,肺盛则元脏实,元脏实则根本固,是谓深根固蒂长生久视之道也。"显然,这里的"元脏"指的是肾脏,联系到该书已多次出现"元气",且集中在肾脏病变的论述中(其他如肝脏亦涉及),如"卷52肾脏风毒流注腰脚"中的"治肾藏风虚,元气衰惫,膀胱冷痹,腰胯注痛,脚膝无力。内补丸",为后世元气理论,以及肾脏命门等理论的发展提供了依据。

(方肇勤,杨雯,颜彦)

第八节 《普济方》有关肺的理论

摘要:《普济方》收载了1 300余张治肺相关病症方剂,且积累了丰富的治疗经验;但也因其处方来源广,不同程度存在良莠不齐、烦冗重复等现象。本文对其中1 141张类方按肺脏疾病、证候、症状予以分类;对某一类方,统计其处方数量、证候/病机、症状/体征、治则治法、所有处方的药物出现频率,希望对读者整体上把握该书治疗肺脏常见病证具体的理法方药有所帮助。

在我国医学史上,《普济方》十分著名,鸿篇巨制,空前绝后。该著作成书于1406年,在编撰之际占有当时及之前大量的医学文献,代表着那个年代的医学水准,为研究明初及以前中医基础理论提供了可靠且丰富的素材。

本文拟从肺及其辨证论治论述入手,对该书进行整理研究。

一、方法

参见第二章"第八节《普济方》心的理论"(详略),本文关注肺。

二、结果

该书有关肺的论述集中在卷 26～28 的肺脏门。在卷 56～57 鼻门、卷 60～64 咽喉门、卷 72～77 眼目门，以及卷 157～160 咳嗽门、卷 161～162 喘嗽门、卷 163 喘门、卷 103～115 诸风门、卷 134～145 伤寒门、卷 149 时气门、卷 152～153 热病门等章节中内容亦较丰富。此外还分散在诸气门、诸血门、虚劳门，以及大肠腑门、三焦腑门、面门、诸风门、积热痼冷门、痰饮门、消渴门、积聚门、诸痹门、水病门、诸疟门、诸虚门、骨蒸、尸疰门、疥癣、痈疽门、妇人诸疾门、产后诸疾门中。

为了便于研读、比较，兹按疾病、证候、症状分类如下，并在每一类下按证候/病机、症状/体征、治法、药物出现频率等叙述。

（一）与肺脏关系密切的疾病证治

该类疾病提及肺脏证治者共计 270 张方证，内容丰富，涉及肺痨、肺痿、肺消、肺胀、肺中寒、肺中风、痰饮、息贲、肺痹、皮痹、肺疟、肺痈、肺疽等疾病。

1. **肺痨类**　该类疾病计 98 方，数量多，可见肺痨是当时的常见病、难治病。其中，肺痨、劳病、骨蒸多与肺结核病近似，而传尸、复连、虚损、气极也多与肺结核病相似。该书作者未予统一、规范，而是兼收并蓄了不同年代、不同学派对这类疾病的称谓及其理法方药，虽详细保留了古典相关记述，但显得重复冗余。

（1）肺痨论治（卷 27 肺脏门·肺劳论，40 方）

定义：肺劳者，或因形寒饮冷，秋气所致。其证短气面肿，鼻不闻香臭，胸中结滞，气乏声嘶，咳嗽呀呷咯唾稠黏，或唾脓血，或咽喉干痛不能唾，上气喘满，渐至衰瘁，寒热时作，饮食减耗。

病机：肺痨（肺劳）虚损。

证见：咳嗽/痰嗽、气喘（短气、上气）、胸满/心胸不利、痰唾不利/胶痰、咯唾脓血、羸瘦/日渐羸瘦、四肢无力、少思饮食；或见：时发寒热、烦热、至日晚即烦热颊赤、面色赤、胁肋妨满、背膊并项筋痹疼、胸腹痛、腹胁疼痛、骨节多痛、坐卧不得、下焦冷惫、肌寒、虚寒、诸气羸弱、右胁有疾、手足颤掉、面浮、肠中生痔、面目苦肿、手脚振掉、皮毛枯燥、小便少。

治法：补虚劳、去热风，思食助力止渴。

药用：人参、甘草、生姜、杏仁、黄芪、肉桂、五味子、桔梗、麦冬、鳖甲、半夏、柴胡、附子、桑白皮、紫菀、白术、大枣、茯苓、陈皮、诃子、天冬、木香、槟榔、贝母、生地黄、枳壳、款冬花、前胡、熟地黄、桃仁、花椒；或用：肉苁蓉、蛤蚧、麻黄、细辛、苏子、远志、当归、干姜、赤芍、知母、童子小便、酒、杜仲、百部、白芍、牛膝、紫苏、天灵盖、龙骨、乌梅、黄蜡、秦艽、露蜂房；偶用：鹿角胶、猪腰子、白羊肺、猪蹄、鳗鱼、羊脊骨、巴戟天、胡桃肉、五加皮、阿胶、玄参、石斛、枸杞子、蜂蜜、山药、茯神、大豆、蒜菜、米、大黄、皂荚、胡黄连、野狼牙、地骨皮、栀子、天花粉、龙胆草、郁李仁、青蒿子、羌活、雄黄、蛇蜕、竹茹、厚朴、枳实、梧桐白皮、蟾酥、五灵脂、三棱、大腹皮、大腹子、旋覆花、刺蒺藜、升麻、沉香、丁香、牡蛎、白石英、磁石、防己、枇杷叶、百合、白前、马兜铃、防风、草薢、茯神、葱白、茱萸根皮、川芎。

（2）热劳证治（卷 229 虚劳门·热劳，2 方）

病机：心肺热劳。

证见：咳嗽低热，大便秘结。

治法：凉心肺、解劳热、除烦热、利大肠。

药用：人参、麦冬、生地黄、黄芪、白芍、大黄、黄芩、黄连、知母、地骨皮、柴胡、鳖甲、桔梗、羚羊角、玉竹、枳壳、大麻仁、茯苓、天冬、生姜。

（3）急劳证治（卷 230 虚劳门·急劳，5 方）

病机：积热内干心肺。

证见：咳嗽烦热；或见：心胸胀满、咯血吐血、神昏欲睡、两目多涩、鼻口焦干、饮食无味、四肢无力、足胫酸疼、腰脚拘急、清瘦。

治法：治心火烁金，复真气、固元丹。

药用：鳖甲、黄芩、麻黄、贝母、木香、柴胡、天灵盖、童便、人参、玄参、生地黄、麦冬、猪肺、麝香、茯苓、甘草、前胡、黄连、犀角、青蒿、巴戟天、续断、杜仲、沉香、羌活、薄荷、甘松、萆薢、桃仁。

（4）骨蒸证治（卷236劳瘵门·骨蒸，3方）

病机：肺热。

证见：骨蒸；或见：壮热憎寒、咳嗽不止、困重羸瘦、腹内冷腹、四肢烦疼、饮食无味、头疼口干、涕稠唾黏、渴不止、漏汗、月闭不通。

药用：甘草、黄芪、贝母、知母、黄连、大黄、地骨皮、玉竹、芫荑、茯苓、人参、鳖甲、猪肚、生地黄、肉桂、当归、吴茱萸、童便、栀子、黄芩、苦参、龙胆草、青蒿、桃枝、常山、青葙子、柴胡、朱砂、杏仁、紫菀、百部、桔梗、枳壳、瓜蒌、蜀漆、桃仁、酒、防风、槟榔、木香、天灵盖、升麻、苍术、厚朴、陈皮、犀角、羚羊角、麝香。

（5）骨蒸肺痿证治（卷236劳瘵门·骨蒸肺痿，22方）

病机：营卫虚损、蕴热熏蒸、肺热叶焦。

证见：时发寒热、肌体羸瘦、咯唾脓血；或见：咳嗽上气、多痰、或如脓涕、心神烦热、颊赤口干、胸膈痛、虚满短气、不得眠卧、精神不宁、梦寐飞扬、体虚自汗、四肢疼痛、不欲饮食、手足烦热、渐渐羸瘦。

药用：生姜、甘草、麦冬、人参、桑白皮、茯苓、柴胡、黄芩、地骨皮、紫菀、生地黄、陈皮、大枣、桔梗、芦根、鳖甲、黄芪、白前、旋覆花；或用：阿胶、杏仁、前胡、半夏、肉桂、当归、天冬、升麻、蜂蜜、乌梅；偶用：大黄、栀子、知母、贝母、射干、百合、白锡、葶苈子、皂荚、莨菪子、槟榔、秦艽、防风、枳壳、独活、防己、防葵、木通、桃柳枝、薤白、赤芍、酥、牛髓、羊髓、羊肺、羊脂、猪脂、麻仁、山药、诃子、豆豉、葱、桃仁、白芍、竹叶。

（6）骨蒸羸瘦证治（卷236劳瘵门·骨蒸羸瘦，2方）

证见：骨蒸、咳嗽、消瘦。

治法：润心肺、止咳嗽。

药用：桑白皮、甘草、紫菀、杏仁、贝母、桔梗、生地黄、天冬、五味子、竹茹、续断、赤小豆、茯苓。

（7）传尸复连证治（卷237尸疰门·传尸复连，5方）

病机：传尸骨蒸复连。

证见：咳嗽；或见：骨蒸、气急热劳、肺痿、心腹鼓胀、恶疮肿瘤。

药用：麝香、犀角、朱砂、紫菀、桔梗、大黄、牛黄、胡黄连、巴豆、知母、青木香、常山、徐长卿、鬼箭羽、鬼臼、鬼督邮、黄环、野葛、升麻、芫青、白薇、莽草、桃仁、蜀漆、花椒、龙骨、牡蛎、代赭石、附子、肉桂、续断、丁香、沉香、荜茇、冰片、薰陆香、莨菪子、香附、苏合香油、安息香、檀香、蜈蚣、斑蝥、亭长、露蜂房、金牙、曾青、凝水石、芒硝、雄黄、白矾、桑白皮、葶苈子、皂荚、芫花根、竹茹、鳖甲、羊肺、獭肝、蛤蚧、狸骨、鹳骨、人参、白术、诃子、赤小豆、甘草、生地黄、当归、五味子、醋。

（8）虚损证治（卷322妇人诸疾门·虚损，5方）

病机：心肺俱损；或见：血海虚气上攻于肺、肺间邪气。

证见：或时喘促；或见：心烦，嗽二三声无痰、遇夜发热、过即冷、时有盗汗、四肢倦怠、体劣黄瘦、吃食少味、失音。

药用：甘草、当归、白芍、人参、黄芪、麦冬、阿胶、蛤蚧、钟乳石、麝香、肉苁蓉、熟地黄、生地黄、白术、诃子、山药、茯苓、蒲黄、芫荑仁、泽兰、川芎、细辛、五味子、半夏、生姜。

（9）气极证治（卷28肺脏门·气极，14方）

病机：气极肺虚（虚寒或虚热）、胸膈不利。

证见：咳嗽短气喘急、胸胁胀满；或见：胸痛、头痛、鼻塞、腹胀、呕吐不下食、多汗、四肢无力、皮毛枯燥、皮痹。

药用：肉桂、甘草、人参、麻黄、杏仁、白术、生姜、五味子、干姜、诃子、黄芪、紫菀、桔梗、木香、附子、细辛、半夏、钟乳石、桑白皮、前胡、陈皮；或用：防风、苏子、茯苓、生地黄、天冬、麦冬、柴胡、枳壳、大枣；偶用：款冬花、石菖蒲、远志、瓜蒌、大黄、胡黄连、石膏、秦艽、地骨皮、赤芍、玄参、独活、羌活、天麻、沉香、枳实、川芎、鹿角胶、羚羊角、蜂蜜、牡蛎、厚朴、花椒、黄金、酒。

2. **肺痿证治**（卷27肺脏门·肺痿，51方） 肺痿系古病名，早先有肺脏严重病变萎缩的解剖学观察记录。

病机：心肺客热，肺损，重亡津液，肺痿劳嗽。

证见：咳嗽气喘经年不止、涕唾稠黏、吐血（唾血腥臭）、胸膈烦壅、羸瘦、倦怠；或见：两颊赤、胸膈痞满、肋痛、痰涎壅盛、涕唾稠黏、吐脓如米粥、坐卧不安、心神烦热、往来寒热、振寒、脉数、自汗、盗汗、少食、干呕、咽痒、声音不出、小便不利。

药用：甘草、桔梗、人参、紫菀、桑白皮、杏仁、生姜、款冬花、阿胶、茯苓、麻黄、贝母、五味子、肉桂、陈皮、知母、生地黄、天冬、防己、木通、大枣、旋覆花、柴胡、麦冬、糯米；或用：半夏、白术、大麻仁、升麻、刺蒺藜、皂角、蛤蚧、黄明胶、酥、獭肝、熟地黄、白芍、茅根、大黄、黄连、黄芩、地骨皮、厚朴、川芎、桑叶、百合、犀角、白前、薄荷、酒、竹茹、明矾、朱砂；偶用：罂粟壳、百部、射干、前胡、牡蛎、钟乳石、鹅管石、水胶、佛耳草、葶苈子、莱菔子、苏子、马兜铃、紫苏、瓜蒌、母姜、萝卜、鹿血、鹿髓、羊肉、鲫鱼、猪胰、赤小豆、续断、玉竹、沙参、乌梅、砂糖、黄芪、薏苡仁、蜂蜜、赤芍、槟榔、青皮、桑枝、桃仁、桂枝、木香、干姜、蒲黄、棉花、尿、童子小便、雄黄。

3. **肺消证治**（卷178消渴门·肺消，4方） 该病延续了古代对消渴病证的分类，内容不多。

证见：饮少溲多。

治法：或补肺平心。

药用：人参、黄芪、麦冬、五味子、牡蛎、熟地黄、生地黄、枸杞、刺蒺藜、肉桂、续断、肉苁蓉、菟丝子、干姜、石膏、芒硝、黄连、地骨皮、桑白皮、蒲黄、荜茇、土瓜根。

4. **肺胀证治**（卷27肺脏门·肺胀，9方） 肺胀系古病名，往往病程长，见有满喘痰壅等表现。

定义：夫肺胀者，邪客于肺脉，虚而满喘，咳逆倚息，目如脱，脉浮。

病机：心下有水、肺管不利、经络涩、气道不宣、则上气逆。

证见：咳嗽喘急、胀满痰壅、气急欲绝、倚息、目如脱、脉浮大；或见：缺盆中痛、四肢痿弱、积渐虚羸、咽燥、心腹满闷、不得眠卧。

药用：甘草、麻黄、半夏、桑白皮、石膏、槟榔、生姜、桔梗、生地黄、麦冬、陈皮、竹叶、升麻、大枣；或用：杏仁、前胡、款冬花、紫菀、葶苈子、马兜铃、细辛、砒霜、蝉蜕、五灵脂、茯苓、肉桂、熟地黄、白芍、诃子、柏子仁、胡桃、豆豉、五味子、大黄、黄芩、木通、恶实。

5. **肺中寒证治**（卷28肺脏门·肺中寒，17方）

病机：肺感寒邪、气道不顺。

证见：咳唾浊沫、喘急气促；或见：头疼、肢体烦疼、喉中有声、胁肋引痛、鼻塞短气、睡卧不安、面目浮肿、语声不出、有妨饮食、神思倦怠、项背强硬、皮肤不仁。

治法：或补益元气。

药用：甘草、麻黄、杏仁、桔梗、紫菀、细辛、肉桂、生姜、五味子、陈皮、款冬花、防风、人参、桑白皮、半夏、苏子、干姜、川芎；用：附子、前胡、羌活、百合、茯苓、白芍；偶用：射干、枇杷叶、贝母、白前、白石英、磁石、阳起石、硫黄、花椒、巴戟天、肉苁蓉、菟丝子、熟地黄、石斛、天花粉、蛇床子、独活、荆芥、紫苏、黄芩、通草、白术、半夏曲、神曲、化橘红、葱白、温酒。

6. **肺中风证治**（卷90诸风门·肺中风，15方）

病机：肺脏中风，肺虚伤寒。

证见:项强背痛、语声嘶塞、四肢缓弱;或见:头目不利、口干心烦、胸满气短、用力颤掉、冒闷咽干、皮毛焦痒、身如虫行、冒闷汗出。

药用:防风、羌活、附子、人参、麻黄、独活、细辛、刺蒺藜、川芎、天麻、肉桂、牛黄、羚羊角、五味子;或用:荆芥、蔓荆子、黄芪、犀角、甘草、白花蛇、乌蛇、当归、杏仁、前胡、干姜、藁本、薄荷、菊花、石膏、白术、茯苓、生姜;偶用:杜仲、五加皮、升麻、秦艽、白鲜皮、木香、白芷、枳壳、大枣、荠菜、天南星、天雄、僵蚕、花椒、天竺黄、贝母、丹参、茯神、麝香、朱砂、槟榔、卷柏、郁李仁、山茱萸、沙参、酒。

7. 痰饮证治(卷164、5痰饮门·一切痰饮,8方)

病机:胸膈停痰、肺胃不和;或见:心肺热痰盛、心腹中脘痰水冷气。

证见:气促咳嗽;或见:声重多唾、日久不止、胁肋胀痛、咽嗌不利、心神烦躁、头目昏痛、心腹痞满、呕吐恶心、不欲食。

治法:宣导凝滞、消化痰饮、升降滞气、通行三焦;或利肺、治痰、止烦、滋荣心肺。

药用:半夏、葶苈子、桔梗、白术、甘草、杏仁、贝母、桑白皮、苏子、皂角、白矾、旋覆花、细辛、半夏曲、天南星、枳实、青皮、陈皮、生姜、肉桂、丁香、干姜、人参、茯苓、五灵脂、砂糖、大黄、轻粉、朱砂、犀角。

8. 息贲证治(卷171积聚门·息贲,10方)

证见:肺积息贲(右胁下覆大如杯久不已、喘嗽);或见:涕唾脓血、洒洒寒热。

药用:肉桂、葶苈子、陈皮、甘草、桑白皮、木香、槟榔、吴茱萸、半夏、枳实、人参、干姜、麦冬、桔梗、前胡、巴豆霜、皂荚、海藻、郁李仁、马兜铃、姜黄、五灵脂、贝母、防己、黄连、大腹皮、枳壳、豆蔻、细辛、丁香、厚朴、生姜、麻仁、白芍。

9. 肺痹证治(卷186诸痹门·肺痹,5方)

病机:胸中闭塞。

证见:肺痹胸心满塞上气发咳;或见:不能喘息、胸膈胁满急、胁下支满、不得饮食、唇干。

药用:苏子、麻黄、肉桂、细辛、黄芩、半夏、陈皮、枳实、防葵、桔梗、杏仁、前胡、紫菀、防风、柴胡、生姜、五味子、荜茇、吴茱萸、川芎、厚朴、干姜、黄芪、当归、甘草、白芍、温酒、大黄、茯苓。

10. 皮痹证治(卷186诸痹门·皮痹,3方)

病机:风寒湿气感于肺经。

证见:皮肤痹不仁;或见:项强头昏、胸满短气、言语声嘶、四肢缓弱。

药用:肉桂、防风、麻黄、细辛、川芎、人参、前胡、五味子、黄芩、附子、天雄、独活、羌活、荆芥、枫香脂、菊花、天麻、生姜、黄芪、山茱萸、当归、白芍、茯神。

11. 肺疟证治(卷198诸疟门·手太阴肺疟,8方)

证见:肺疟寒热;或见:心神惊悸、如有所见。

药用:常山、甘草、鳖甲、朱砂、铅丹、人参、肉苁蓉、当归、知母、升麻、桃仁、黄连、麝香、阿魏、杏仁、柴胡、干姜、生姜、乌梅、麦冬、秫米。

12. 肺痈证治(卷286痈疽门·肺痈,40方)

定义:病咳嗽脓血,其脉数实者属肺痈,虚者属肺痿;咳而口中自有津液,舌上胎滑,此为浮寒,非肺痿;若口中辟辟燥,咳即胸中隐隐痛,脉极滑数,此为肺痈也。师曰,振寒发热,寸口脉滑而数,其又饮食起居如故,此为痈肿病。

病机:客热停于肺腑,致使肺烂成痈。

证见:咳嗽脓血腥臭、吐脓如粥;或见:气急、心胸气壅、胸乳间痛、振寒脉数、体有微热、心神烦闷、心胸甲错、睡卧不安、咽干多渴、两脚肿满、小便赤黄、大便多涩。

治法:排脓补肺等。

药用:甘草、薏苡仁、桔梗、桑白皮、杏仁、葶苈子、黄芪、生地黄、生姜、贝母、人参、当归、黄芩、紫菀、百合、五味子;或用:半夏、茯苓、枳壳、升麻、防己、乌梅、阿胶、天冬、麦冬、大黄、知母、地骨皮、巴豆、百药煎、灯心草、赤芍、牡丹皮、地榆、瓜子、青苇叶、白芷、钟乳石、款冬花、前胡、紫苏、桃仁、陈皮、大枣、粳米、蜂蜜;偶用:防风、荆芥、射干、川芎、连翘、薄荷、旋覆花、刺蒺藜、白附子、栀子、青蒿、败酱草、蛇衔、瓜蒌仁、马兜铃、竹茹、白蔹、天南星、皂荚、漏芦、枳实、茜根、生蒲黄、茅根、朱砂、脑荷、白石英、滑石、芒硝、沉香、羊肺、猪肺、猪胰、鸡、猪脂、鲫鱼、白术、诃子、白芍、糯米、黑豆、附子、苦酒、夜合白皮、酒。

13. 肺疽证治(卷 287 痈疽门·诸疽,2 方)

病机:热邪伤肺。

证见:呕吐出血。

药用:犀角、大蓟根、桑白皮、杏仁、桔梗、升麻、蒲黄、百药煎、柿子、甘草、生姜、大枣。

(二)与肺脏关系密切的证候证治

该类证候提及肺脏证治者共计 208 张方证,涉及肺实、肺虚、肺热、痰毒壅滞、风热乘肺、风冷入肺等证治。

1. 肺实证治(卷 26 肺脏门·肺实,40 方)

定义:肺实则生热,热则阳气盛,病苦肺胀,汗出若露,上气喘逆,咽中塞如欲呕状,胸中满膨膨与肩相引。

病机:肺实热(肺热、肺客热、肺气热、胸中郁热)、肺气实/肺气盛、肺气上壅、肺气上攻;或见:肺劳实(肺虚实不调)、肺与大肠俱实、上焦痰滞、痞隔上焦、肺久积、暴伤风寒、邪热在气分。

证见:咳嗽(咳逆、干咳)、上气气喘(喘促、气促急)、心胸壅闷、多痰、咯血衄血、鼻塞鼻干、咽喉不利、面目浮肿、大便不利;或见:心胸烦躁、胸背拘急、骨节多痛、头昏目眩、口干咽痛、涕稠黏、不思食、烦热颊赤、乍寒乍热;偶见:肺积坚实如鼓、食即吐、卧不安、渴而小便闭、口甜、血崩、面赤痰实、目青、汗出、口臭喉腥、

治法:散肺气等。

药用:杏仁、生姜、茯苓、甘草、麻黄、紫菀、生地黄、贝母、桑白皮、升麻、人参、黄芪、麦冬、蜂蜜、桔梗、陈皮、柴胡、枳壳、大黄、细辛、石膏、木通、款冬花、葶苈子、防风、半夏、白术、天冬、肉桂、酥;或用:前胡、白前、地骨皮、五味子、黄芩、紫苏、羚羊角、防己、芒硝、羌活、竹叶、百部、苏子、当归、黄连、阿胶、干姜、栀子、牵牛子、郁李仁、牡丹皮、白芍、竹茹、槟榔、秦艽;偶用:蛤蚧、射干、冰片、大青、知母、薄荷、柏皮、葛根、菊花、牛蒡、玄参、瓜蒌、石斛、附子、花椒、防葵、桃仁、泽泻、通草、蒲黄、化橘红、瞿麦、萹蓄、车前草、车前子、猪苓、灯心草、石韦、薏苡仁、苍术、旋覆花、诃子、大腹皮、木香、琥珀、远志、肉苁蓉、续断、桂枝、藕、鸡苏、葱白、豉、麻仁、沙参、半夏曲、冬瓜子仁、鸡子白、温酒、吴茱萸。

2. 肺虚证治 该书肺虚主要指肺气虚、肺阳虚(肺虚冷);而虽有肺阴虚证候的记录,但并未作为肺脏虚证的常见分类,遣方用药也没有清末那样丰富和娴熟。

(1)肺虚冷证治(卷 26 肺脏门·肺虚,66 方)

定义:肺虚冷,虚则生寒,寒则阴气盛,阴气盛则声嘶,语言用力,颤掉缓弱,少气不足。咽中干,无津液。寒虚乏气,恐怖不乐。咳嗽及喘,鼻有清涕,皮毛焦枯。

病机:肺气不足(胸中元气不足)、肺气虚寒(肺虚寒损)、肺虚(肺劳、肺伤);或见:肺虚热(心肺虚热、肺有热)、肺与大肠俱不足、心肺虚损、脾气虚、冷痰、水气。

证见:咳嗽(咳逆)、上气气喘(短气)、少气(气微、气短不得卧)、胸满、唾血(唾脓血);或见:咽中闷塞(失声、声嘶)、鼻有清涕、恶寒(怯寒、战掉)、胸背痛、四肢少力、不思饮食、日渐羸瘦、口中如含霜雪、心烦、手足烦热、舌本干燥、鼻干、汗出、痰多;偶见:心腹冷、心腹支满、小腹俱急、肢体倦痛、惕然自惊、卧不安席、腰痛羸瘠、不能动筋、不可以远行、膝不可久立、小便赤黄、目不远视、喜悲、惊恐、小便数而次者、干呕、耳鸣、面色白、情思不乐、月水愆期。

治法：益气（助肺气、益脾补肺）、润肺（润五脏、五脏津液、收敛营卫、填入骨髓）、补虚，或平顺肺气、消饮、去胃家风等。

药用：人参、甘草、肉桂、五味子、大枣、紫菀、干姜、生姜、陈皮、麦冬、桑白皮、款冬花、白术、茯苓、黄芪、杏仁、白石英、阿胶、半夏、钟乳石、厚朴、细辛、白芍、防风、麻黄、附子、蜂蜜、熟地黄、川芎、天冬、当归、苏子、粳米、生地黄、升麻；或用：杜仲、葶苈子、黄芩、百部、糯米、山药、木香、诃子、饴糖、砂糖、石膏、贝母、紫苏、柴胡、远志、秦艽、鹿角胶；偶用：黄明胶、生地黄汁、鲂鱼、酥、牛乳、山茱萸、大豆卷、山芋、胡麻、酒、芥子酱、米、丹黍米、小麦、巨胜末、甘蔗、天花粉、山药、白前、马兜铃根、前胡、射干、桔梗、瓜蒌、皂子、马勃、枇杷子、竹茹、枳实、青皮、化橘红、槟榔、生姜汁、草豆蔻、豆蔻、沉香、丁香、独活、防己、野菊花、藁本、羌活、鸡苏、竹叶、草薢、泽泻、大戟、贯众、白蔹、花椒、天雄、阿魏、泽漆、覆盆子、紫参、丹参、柏子仁、益智仁、紫麻子、黄柏。

（2）肺阳虚证治（卷219诸虚门·补壮元阳，2方）

病机：五劳七伤、肺痿虚损。

证见：久嗽上喘、夜盗汗、大肠不固、小便滑数、梦中遗泄。

治法：壮元阳、益真气、助胃润肺。

药用：牛髓、胡桃、杏仁、山药、钟乳石、白石脂、阳起石、牡蛎。

（3）肺气虚证治（卷218诸虚门·补虚益气，2方）

病机：五劳七伤、肺气损。

证见：少气、手足冷、髓虚腰痛、脚痹体烦、口干不能食。

治法：消食气、长肌和中、安五脏、除万病。

药用：菟丝子、吴茱萸、柏子仁、石斛、当归、酸枣仁、钟乳石、紫石英、龙骨。

（4）肺阴虚证治（卷220诸虚门·补虚消痰，2方）

证见：咳嗽虚热、咽喉舌干、不思饮食。

治法：治痰盛、利胸膈、和脾肺气、止嗽思食。

药用：人参、五味子、附子、肉桂、白术、茯苓、杏仁、前胡、桔梗、细辛、半夏、枳壳、青皮、槟榔、诃子。

3. 肺热证治

（1）肺脏壅热证治（卷27肺脏门·肺脏壅热，47方）

定义：肺经壅热。则令人咽干舌燥。膈上烦热。咳嗽壅闷。鼻内生疮。

病机：肺脏壅热（肺气壅热、肺热、肺气实、肺暴热、肺燥热、肺脏风热）；或见：肺气壅盛、肝肺有热、肺气不和、中脘有痰。

证见：咳嗽（久嗽）、喘息（喘粗、气急、仰息、短气、倚息不得卧睡）、唾脓血、心胸烦闷、痰涕多、不思饮食；或见：面赤、烦躁、口燥舌干、烦渴、咽嗌干燥、喉咽不利、气塞、消渴、大便不通；偶见：头面及鼻内生疮、头目昏重、头目不清、面目浮肿、四肢烦疼、头疼上热下冷、惊悸、寒热来去、膊疼痛、不得安卧、精神不爽、眼涩、上气呕逆、呕吐饮食、便溺不利、腹中结块、小便频数。

治法：化痰涎、利胸膈、定烦渴，通利正气逐邪，或解五劳、益肌肉、润泽五脏。

药用：甘草、杏仁、紫菀、桑白皮、生姜、桔梗、茯苓、麦冬、大黄、木通、柴胡、前胡、升麻、贝母、人参、蜂蜜、麻黄、款冬花、百合、天冬、槟榔、知母、白前、旋覆花、生地黄、五味子、栀子、竹叶、枳壳、百部、防风、石膏、黄芩、玄参、赤芍、半夏、陈皮、黄芪；或用：苏子、葶苈子、瓜蒌、木香、地骨皮、鳖甲、防己、马兜铃、巴豆、牵牛、白术、桃仁、紫苏、蔓荆子、天麻、熟地黄、白芍、青皮、葛根、大枣、防葵、牡丹皮、羌活；偶用：犀角、羚羊角、甘遂、芫花、皂角、吴蓝、干蓝叶、桃皮、秦艽、芒硝、白矾、香子、莱菔子、大腹皮、黄连、苦参、虎杖、灯心草、射干、枳实、当归、枇杷叶、麝香、钟乳石、黄蜡、干姜、肉桂、威灵仙、沙参、芦根、茅根、童子小便、天花粉、濮瓜、诃子、酒、酥、荆芥、连翘、菊花、葱、川芎、刺蒺藜。

（2）风热干肺证治（卷 103 诸风门·风热,6 方）

病机：肺脏风热;或见：心肺积热,风热痰壅。

证见：头昏脑闷;或见：烦闷、多渴、面发热、皮肤痛、鼻塞不通、朝好喷嚏。

治法：去风郁痰实,清利头目;或：凉心膈,润肺脏。

药用：川芎、芒硝、白芷、防风、冰片、天冬、甘草、天麻、荆芥、羌活、薄荷、藿香、零陵香、秦艽、白鲜皮、犀角、甘松、恶实、知母、天竺黄、茯苓、朱砂、皂荚、玄参、麦冬、沙参、人参、黄芪、茯神、枳壳。

（3）肺脏积热证治（卷 119 积热痼冷门·诸热,11 方）

病机：心肺壅热、久积热毒、痰涎结实;或见：心肾凝滞、膀胱有热风热相搏。

证见：胸中郁热、喘嗽、胸膈不利、头旋目晕、心胸烦闷、面赤惊悸、神志不定、痰多、咽喉不利、口舌生疮、口臭喉腥、口甘口干、咳血衄血、吐血、血崩下血、脐腹急痛、攻疰阴间、血淋热淋、劳淋气淋、寝汗切牙、睡语惊悸、瘦弱头痛、米谷完出、肠风五痔、发疮疡痈、赤斑游肿、浑身燥闷。

治法：除烦解劳、消谷下气、散胸中热;或排脓内消肿毒、疏导心经邪热;或止消渴、除惊悸、凉上膈、解酒毒。

药用：大黄、柴胡、麦冬、人参、甘草、黄连、黄芩、木通、芒硝、蒲黄、滑石、生地黄、黄芪、阿胶、茯苓、黄柏、栀子、石膏、知母、柳白皮、苦竹根、绿豆、白芷、杏仁、金铃子、木香、豆蔻、轻粉、寒水石、冰片、朱砂、雄黄、白术、鳖甲、蜂蜜、饧、当归、赤芍。

（4）上焦实热证治（卷 43 三焦腑门·三焦实热,4 方）

病机：上焦热结,心肺壅滞。

证见：喘咳短气、痰涕好唾;或见：脑昏背痛、面赤心忪、心痛、牵肘、口舌干燥、咽嗌肿痛、饮食无味。

治法：引化热气、调顺血脉。

药用：人参、桑白皮、皂荚、防己、射干、杏仁、紫菀、桔梗、黄芩、生地黄、赤芍、麦冬、玉竹、木通、半夏、蔓荆子、菊花、甘草、五味子、大枣。

4. 痰毒壅滞证治（卷 28 肺脏门·肺脏痰毒壅滞,19 方）

病机：肺脏痰毒壅滞,邪热壅熏胸膈、津液相搏、郁结成痰。

证见：咽喉肿痛不利、咳嗽气喘、气促痰壅、常多痰唾、目眩头旋、不思饮食;或见：呕逆、大小便闭涩、面上生疮、语声不足。

治法：润肺化痰利咽膈。

药用：甘草、桔梗、人参、半夏、桑白皮、麻黄、前胡、枳壳、茯苓、生姜、杏仁、贝母、木香、羌活、葶苈子、紫菀、款冬花、枇杷叶、大黄、槟榔、肉桂、白术、麦冬;或用：旋覆花、连翘、防风、柴胡、防己、川芎、牵牛子、大腹皮、木通、牡丹皮、诃子、百合、山芋;偶用：射干、苏子、白前、马兜铃、皂荚、细辛、芒硝、黄芩、知母、玄参、犀角、菊花、蔓荆子、升麻、紫苏、威灵仙、独活、天麻、瓜蒌、巴豆霜、恶实、郁李仁、枳实、生地黄、天冬、乌梅、白芍、陈皮、葱白。

5. 风热乘肺证治（卷 115 诸风门·诸风杂治,6 方）　该证以外感为主。

病机：风热乘肺,肺气郁甚。

证见：一切风;或见：头目昏眩、偏正头疼、鼻塞脑痛、卒中、急风不语、肩背痛、项背拘急、遍身麻痹、百节酸疼、皮肤瘙痒、或生瘾疹、心忪烦郁、伤寒狂语、神魂恍惚、眠睡不安、中恶气绝、中诸物毒、暗风中热、疫毒、山岚瘴气、蛊毒水毒、产后血晕、恶血攻心、烦躁气喘、难产闷难、大肠风秘。

治法：消风热、化痰涎、利咽膈、清头目;或消风化痰、除心肺邪热、去头面诸风。

药用：人参、甘草、防风、川芎、冰片、细辛、羌活、藁本、犀角、朱砂、黄芪、麦冬;或用：柴胡、升麻、蔓荆子、薄荷、桔梗、天麻、独活、雄黄、玳瑁、琥珀、麝香、金箔、银箔、牛黄、安息香、石膏、栀子、黄柏、黄连、陈皮、青皮、豆蔻、砂仁、荜茇、阿胶、五味子、茯苓。

6. 风冷入肺证治（卷 104 诸风门·风冷,3 方）　该证属外感。

病机：风冷入肺。

证见：失声、咽喉不利；或见：咳逆短气、舌干而渴。

药用：肉桂、五味子、诃子、钟乳石、附子、干姜、细辛、白石英、苏子、杏仁、桑白皮、石菖蒲、茯苓、人参、甘草、陈皮。

（三）与肺脏关系密切的症状证治

该类症状提及肺脏证治者共计 429 张方证,数量庞大,涉及咳嗽、哮喘、喘息、咯血等。

1. 咳嗽　该书凡咳嗽证候提及肺脏证治者共计 225 张方证,涉及咳嗽、伤风咳嗽、暴咳嗽、痰嗽、气嗽、冷嗽、热嗽、久嗽、五脏诸嗽、咳嗽上气、咳逆短气、伤寒咳嗽、肺痿劳嗽、时气咳嗽、热病咳嗽、虚劳咳嗽、妇人咳嗽、产后咳嗽等。

（1）咳嗽（卷 157 咳嗽门·诸咳嗽,55 方）

病机：肺感寒热、肺气不顺、胸膈不利。

证见：久新咳嗽；或见：上气喘急、痰喘短气、胁肋胀满、烦闷、语声不出、虚损肺痿、肺痈、肺破出血、渐咯脓血、痰涎多黏、咽嗌隐痛、头目昏晕、肌热盗汗、时作潮热、不得安卧、呕逆、饮食减少、喜欲饮冷、面目浮肿、渐见羸瘦、大便泄利。

治法：调肺气、利胸膈、治咳嗽、止痰逆；或润养心肺。

药用：甘草、杏仁、人参、款冬花、生姜、麻黄、紫菀、阿胶、半夏、五味子、乌梅、贝母、干姜、陈皮、白矾、御米壳、钟乳石、罂粟壳、肉桂、白术；或用：细辛、桑白皮、紫苏、防己、当归、知母、生地黄、麦冬、茯苓、枯矾、桔梗、百部、天南星、葶苈子、皂角、枳壳、熟地黄、糯米、蜂蜜、大枣；偶用：蛤蚧、猪精肉、白胶、鲤鱼、黄芪、山药、高良姜、胡桃肉、天花粉、诃子、松子仁、粟米、饴糖、童子小便、皂荚、莱菔子、苏木、槟榔、延胡索、赤芍、轻粉、半夏曲、佛耳草、蚌粉、大黄、寒水石、灯心草、矾石、白芷、木瓜、薏苡仁、豉心、防风、桑叶、酒、葱白、盐。

（2）伤风咳嗽（卷 158 咳嗽门·伤风咳嗽,5 方）

病机：肺感风寒。

证见：咳嗽；或见：痰涎不利、头目昏痛、咽干项强、往来寒热、言语不出、鼻流清涕、语声不出、肢体烦疼。

治法：治风化痰。

药用：麻黄、甘草、荆芥、杏仁、半夏、细辛、桔梗、前胡、金沸草、桑白皮、五味子、冰片、薄荷、藿香、砂仁、紫苏、诃子、陈皮、青皮、生姜、御米壳、葛根、百药煎、石膏、赤芍。

（3）暴咳嗽（卷 158 咳嗽门·暴咳嗽,5 方）

病机：肺感于寒,肺壅痰滞。

证见：暴嗽；或见：失声语不出、心肺气壅、胸膈烦痛、四肢无力。

药用：杏仁、紫菀、桑白皮、甘草、白前、贝母、皂荚、细辛、肉桂、五味子、通草、杉木、姜汁、砂糖、蜂蜜。

（4）痰嗽（卷 158 咳嗽门·痰嗽,15 方）

病机：肺壅化痰；或见：肺脏蕴热、脾肺虚寒停寒饮冷、内伤肺经。

证见：上气痰嗽；或见：咽喉干燥、痰厥头晕、呕吐涎沫、喘满气急。

治法：顺肺气、利咽膈、止咳嗽、化痰涎,或治肺和胃,祛痰除咳,发散肺寒、止嗽定喘。

药用：杏仁、甘草、麻黄、五味子、人参、陈皮、紫菀、桑白皮、半夏、款冬花、瓜蒌、干姜、苏子、皂角、肉桂、半夏曲、白术、茯苓、生姜、寒水石；或用：桔梗、马兜铃、罂粟壳、化橘红、藿香、苍术、厚朴、川芎、天冬、阿胶、乌梅、鸭梨、川乌、白附子、细辛、天南星、沉香、巴豆、白矾、防己、赤芍、当归、白芍、枳壳、茯神、紫苏、青皮。

（5）气嗽（卷 158 咳嗽门·气嗽，2 方）

病机：猝伤冷气、肺脏不调。

证见：气嗽不止；或见：心胸短气、四肢羸弱、饮食无味。

药用：肉桂、熟地黄、五味子、紫菀、附子、人参、黄芪、诃子、甘草、木香、山茱萸、丹参、泽泻。

（6）冷嗽（卷 159 咳嗽门·冷嗽，17 方）

病机：形寒饮冷邪客于肺。

证见：咳嗽不止；或见：痰壅喘满、胸膈烦闷、项背拘急、声重鼻塞、清涕自流、头昏目眩、呕吐停饮、咽喉干痛、上气喘满、目寒虚浮、不能饮食。

药用：甘草、杏仁、麻黄、五味子、肉桂、陈皮、人参、干姜、生姜、款冬花、桑白皮、细辛、白术、半夏、苏子、紫菀、柴胡、黄芪、茯苓；或用：贝母、桔梗、高良姜、桂枝、胡椒、荜芨、化橘红、知母、桑叶、荆芥、阿胶、熟地黄、胡桃肉。

（7）热嗽（卷 159 咳嗽门·热嗽，15 方）

病机：邪热熏于上焦、客于肺经、津液减少。

证见：咳嗽不止；或见：夜卧咳嗽、喘息促急、或时烦喘、心胸不利、时有痰涎、喉咙不利、大便不通、肢体倦怠、痰浓、鼻闻腥气、吐血血崩。

治法：解肺热、利胸膈、化痰止嗽，或润心肺、止咳嗽、解风热。

药用：甘草、杏仁、桑白皮、人参、麻黄、贝母、前胡、葶苈子、茯苓、桔梗、荆芥、枳壳、肉桂、冰片、薄荷、半夏、黄芪、当归、天冬、生姜；或用：百部、紫菀、白前、马兜铃、天南星、远志、槟榔、青皮、黄连、知母、大黄、牛黄、青黛、黑牵牛、朱砂、玄精石、防己、蒲黄、柴胡、玄参、生地黄、天花粉、麦冬、麝香、干姜、木香、阿胶、鳖甲、蛤蚧、蛤粉、诃子、白术、白芍、蜂蜜。

（8）久嗽（卷 159 咳嗽门·久嗽，16 方）

证见：久喘嗽痰；或见：肺气肿浮、胸膈满闷、喘促倚息、不得睡卧、累年不瘥、涕唾稠黏、上气喘急、身如炙、肌瘦悴、成肺痿、咯血、吐白涎。

药用：杏仁、贝母、人参、款冬花、紫菀、陈皮、生姜、蛤蚧、鹿角胶、葶苈子、桑白皮、罂粟壳、半夏、生地黄、甘草；或用：马兜铃、苏子、枇杷叶、密陀僧、天南星、乌梅、五味子、阿胶、羊肺、猪胰、酥、肉桂、白石英、白扁豆、麦冬、诃子、百合、绿豆、御米壳、蜂蜜、麦冬、葛根、大黄、地骨皮、竹沥、青黛、郁李仁、木通、白矾、槟榔、木香、枳壳、青皮、枇杷叶、海藻、昆布、干姜、防己、茯苓、泽泻、银箔、黄丹、犀角、羚羊角、白茅根、乱发、玉竹仁。

（9）五脏诸嗽（卷 160 咳嗽门·五脏诸嗽，22 方）

指肺与其他脏腑的兼证。

病机：肺虚客热；或见：肺气不足、肺胃虚寒、肺虚感冷等。

证见：久嗽不已；或见：上气胸满、短气喘乏、喘急、痰涎不利、胸膈烦闷、唾血、气乏、恶热、肢体倦疼、咽干口燥、渴欲饮冷、寒从背起、口中如含霜雪、脚膝微肿、大肠泄泻。

药用：五味子、人参、桑白皮、杏仁、款冬花、甘草、紫菀、阿胶、半夏、肉桂、细辛、蛤蚧、葶苈子、桔梗、干姜、麦冬、陈皮、贝母、知母、乌梅、防风、木香、生姜；或用：麻黄、苏子、皂荚、罂粟壳、百部、远志、天南星、白牵牛、牡蛎、钟乳石、白石英、杜仲、川乌、生地黄、天冬、粳米、茯苓、木瓜、御米壳、柿子、丹参、柏子仁、茯神、沉香、五灵脂、青黛、黄蜡。

（10）咳嗽上气（卷 161 喘嗽门·咳嗽上气，11 方）

病机：肺脏气不和；或见：肺寒、肺热。

证见：咳嗽上气；或见：喘急、喉中涎声、胸满气逆、涎唾稠黏、咯血、坐卧不安、五心烦躁、坐卧不安、面目浮肿、不思饮食。

药用：杏仁、甘草、紫菀、贝母、五味子、生姜、款冬花、桑白皮、陈皮、麻黄、人参、葶苈子、茯苓、百部、酥、阿胶、百合、肉桂、黄芪、麦冬、大黄、紫苏、大枣、蜂蜜；或用：罂粟壳、白前、远志、防风、马兜铃、桔梗、半夏、熟地黄、生地黄、天冬、玄参、杜仲、牛乳、山药、山茱萸、香豉、细辛、干姜、厚朴、大腹皮、柴胡、半夏曲、乌梅、薏苡仁、黄芩、知母、木通、白薇、丹参、柏子仁。

(11) 咳逆短气(卷160咳嗽门·咳逆短气,3方)

病机：肺脏虚。

证见：咳逆短气；或见：咳嗽声微、四肢无力。

药用：人参、生姜、甘草、半夏、陈皮、肉桂、干姜、阿胶、麦冬、五味子、杏仁、山芋、白术、竹叶。

(12) 伤寒咳嗽(卷139伤寒门·伤寒咳嗽,11方)

病机：伤寒邪热/风冷攻肺。

证见：咳嗽；或见：上气、涕唾稠黏、心闷唾脓、恶寒头痛、身体微热、心膈烦满、喉中生疮、声重、鼻清水出、背拘急、口干口苦、大小便秘涩、饮食不得、常多呕逆。

药用：甘草、麻黄、杏仁、肉桂、桑白皮、前胡、贝母、款冬花、旋覆花、大黄、麦冬、生姜、桔梗、知母、玄参、生地黄、天冬、茯苓、陈皮、人参；或用：黄芩、木通、紫菀、白前、葶苈子、射干、马兜铃、竹叶、厚朴、半夏、枳壳、紫苏、升麻、防己、当归、木香、五味子、干姜、大枣、芒硝、石膏、砒霜、雄黄、朱砂、铅丹、风化灰。

(13) 肺痿劳嗽(卷145伤寒门·伤寒后肺痿劳嗽,17方)

证见：伤寒后肺痿劳嗽、上气喘促；或见：痰唾不止、脓血腥臭、胸膈不利、胁下痛、两颊赤色、寒热、坐卧不安、四肢烦疼、食少羸瘦、夜多盗汗。

药用：桔梗、甘草、紫菀、生姜、贝母、桑白皮、五味子、杏仁、款冬花、柴胡、茯苓、麻黄、知母、生地黄、天冬、乌梅、人参、陈皮、百合、蛤蚧、旋覆花、鳖甲、獭肝、赤芍、黄芪、诃子、麦冬、大黄；或用：苏子、葶苈子、马兜铃、射干、白前、秦艽、半夏、白术、紫苏、桑枝、厚朴、槟榔、枳壳、栀子、木通、灯心草、竹茹、升麻、鹿角胶、阿胶、续断、大麻仁、牡蛎、玉竹、沙参、山药、刺蒺藜、蜂蜜、干姜、桂枝、细辛。

(14) 时气咳嗽(卷149时气门·时气咳嗽,6方)

病机：时气肺虚热壅。

证见：时气天行肺热咳嗽气喘；或见：胸膈壅滞、头痛心闷、喉中生疮。

药用：紫菀、贝母、麦冬、升麻、甘草、杏仁、麻黄、桑白皮、生地黄、玄参、天冬、蜂蜜、竹叶、柴胡、人参、白芍、生姜、大枣、前胡、桔梗、葶苈子、陈皮、石膏、赤芍、茯苓。

(15) 热病咳嗽(卷153热病门·热病咳嗽,3方)

病机：热病邪热客肺。

证见：上气咳嗽；或见：喉中生疮、上焦烦壅、不得睡卧、时时渴欲饮水、遍身浮肿、小便黄赤。

药用：贝母、杏仁、麻黄、百合、麦冬、甘草、紫菀、葶苈子、瓜蒌仁、桑白皮、郁李仁、大黄、黄芩、玄参、生地黄、茯苓、防己、木通、柴胡、升麻、猪苓、蜂蜜。

(16) 虚劳咳嗽(卷231虚劳门·虚劳咳嗽,10方)

病机：肺伤胃弱、营卫衰微、气不温充；或见：虚劳少血、津液内耗、心火自炎、燥热乘肺。

证见：虚劳咳嗽；或见：气喘乏力、痰涎稠黏、坐卧不安、发热自汗、骨蒸潮、吃食全少。

治法：润肺出声等。

药用：人参、甘草、杏仁、桑白皮、五味子、黄芪、熟地黄、当归、白芍、川芎、阿胶、贝母、紫菀、生地黄、麦冬、白术、茯苓、蜂蜜、大枣、干姜、生姜、鹿角胶、酥、鹿髓、鳖甲、蛤蚧、黄精、枸杞子、黄蜡、肉桂、钟乳石、白石英、雌黄、石膏、寒水石、知母、地骨皮、芫花、麻黄、皂荚、细辛、半夏、柴胡、防风、滑石、薄荷、野菊花、苍术、秦艽、陈皮、桃仁。

(17) 妇人咳嗽(卷320妇人诸疾门·咳嗽,8方)

病机：肺经感于风寒；或见：肺脏虚寒、胸中痰滞。

证见：时复咳嗽；或见：咳嗽声重、喘急、语音不出、鼻塞头昏、胸满气逆、坐卧不安、腰背倦痛、不思饮食。

药用：杏仁、人参、紫菀、甘草、陈皮、款冬花、桑白皮、罂粟壳、五味子、细辛、肉桂、白术；或用：桔梗、麻黄、枇杷叶、木通、枳壳、紫苏、阿胶、熟地黄、黄芪、诃子、茯苓、附子、干姜、生姜、大黄。

(18) 产后咳嗽(卷 355 产后诸疾门·咳嗽,4 方)

病机：产后腹冷肺寒；或见：肺气虚寒、恶露上攻入肺经、伤风。

证见：咳嗽；或见：喘闷、鼻多清涕、不欲饮食。

药用：人参、茯苓、杏仁、肉桂、细辛、黄芪、白术、山芋、陈皮、厚朴、桔梗、紫菀、知母、贝母、干姜、吴茱萸、当归、桃仁。

2. 哮喘　古代哮喘、喘息、喘促、上气、短气多有混用。本文分类依据,凡提及类似哮鸣音者,与当代哮喘病证近似,归类为本节；而未提及类似哮鸣音者,归类为下节的喘息中。

(1) 哮喘(卷 27 肺脏门·肺气喘急,32 方)

定义：肺气喘急者,肺肾气虚,寒湿至阴气所为,下虚上实,上焦不通。

病机：肺气壅滞、下焦虚伤；或见：肺久劳、上焦壅热。

证见：肺气喘急、心胸满闷、喉中鸣、坐卧不得、涎唾稠黏、咳嗽；或见：烦闷、不思饮食、腹胁疼痛、四肢乏力、大肠不利。

治法：定喘嗽。

药用：杏仁、甘草、桑白皮、麻黄、葶苈子、桔梗、陈皮、五味子、茯苓、生姜、大腹皮、肉桂、皂角、马兜铃、紫菀、砒霜、花椒、半夏、人参、诃子、大枣、射干、蛤蚧、防己、羌活、紫苏、牵牛子、柴胡、枳壳、升麻、贝母、铅丹、轻粉、酒；或用：苏子、款冬花、白前、郁李仁、薤白、大黄、黄芩、木通、牛黄、黄柏、黄连、地骨皮、泽漆、淡竹叶、薄荷、桑叶、槟榔、草豆蔻、葶苈子、香子、密陀僧、犀角、芒硝、金箔、银箔、石膏、三棱、阿胶、白羊肾、酥、羊肾脂、鸡、水胶、麦冬、童子小便、覆盆子、桑椹子、山药、玉竹、干柿、腊茶、猪苓、绿豆、葱、干姜、蒲颓叶、野姜蒩。

(2) 哮喘(卷 163 喘门·总论,20 方)

病机：肺逆气上；或见：形寒饮冷伤肺、肺中风、肺虚寒、忧思过度邪伤脾肺、过食煎爆、饮酒过度。

证见：气急喘满；或见：喘久不愈、喘鸣肩息、痰涎、咳嗽、不得安卧、心腹膨胀、饮食不进。

治法：定喘息、去痰饮；或调顺肺经、清利咽膈、安和神气。

药用：葶苈子、杏仁、桑白皮、桔梗、人参、陈皮、甘草、紫菀、马兜铃、肉桂、麻黄、贝母、款冬花、百部、大黄、知母、半夏、干姜、生姜、五味子、紫苏、茯苓、天冬、大枣；或用：细辛、防风、秦艽、升麻、石菖蒲、刺蒺藜、瓜蒌子、大腹皮、槟榔、草果、牵牛子、芫花、防己、枳实、木香、川乌、吴茱萸、砒石、黄丹、阿胶、鳖甲、黄芩、地骨皮、紫参、童子小便、白术、葛根、糯米、薏苡仁、大麦曲、绿豆、米壳、青皮、五灵脂、当归。

(3) 喘嗽(卷 163 喘门·喘嗽,31 方)

病机：痰饮气滞、上焦窒塞；或见：肺气虚为风冷所乘、肺痿。

证见：喘嗽；或见：痰涎不利、自汗、咽干口燥、膈肋胀满、心神烦闷、坐卧不安、不得眠睡、昏沉、咯唾脓血、往来寒热、四肢疼痛、腿膝微肿、倦怠减食、下焦不利。

治法：定喘；或补肺化痰、调理血气。

药用：人参、杏仁、甘草、半夏、桑白皮、五味子、紫菀、葶苈子、款冬花、麻黄、乌梅、桔梗、知母、生姜、蛤蚧、马兜铃、罂粟壳、阿胶、肉桂、紫苏、木香、白术、茯苓、御米壳、陈皮；或用：防己、紫参、干姜、枳壳、苏子、贝母、鳖甲、砒霜、雌黄、雄黄、朱砂、明矾、白矾、寒水石、犀角、蟾酥、蝉蜕、五灵脂、天南星、半夏曲、化橘红、砂仁、诃子、胡桃肉、白芷、栀子、地骨皮、牵牛子、山药、细辛、桂枝、荆芥、蒲颓叶、薄荷、柴胡、当归、酥、天冬、麦冬、百合、葛根。

（4）上气哮鸣（卷 184 诸气门·上气喉中如水鸡声，2 方）

病机：寒客肺经、喉咙不利、痰唾凝结、气道迫促、喘息有声。

证见：喘息不利、喉中如水鸡声；或见：上气咳逆、喘息不通、呼吸欲绝者。

药用：紫菀、杏仁、款冬花、马兜铃、桔梗、防己、茯苓、鸡子白、诃子、木通。

3. 喘息

（1）伤寒烦喘（卷 137 伤寒门·伤寒烦喘，4 方）

病机：肺脏壅热；或见：心下有水气。

证见：喘促；或见：心烦、咽喉噎塞、咽燥、头面虚浮、大肠不通、小便黄赤。

药用：桑白皮、木通、细辛、紫苏、茯苓、麻黄、紫菀、马兜铃、半夏、陈皮、白芍、五味子、生姜、大枣、甘草、大黄、黄芩、石膏、灯心草、昆布、海藻、海蛤、肉桂、干姜、花椒、木香。

（2）伤寒上气（卷 137 伤寒门·伤寒上气，5 方）

病机：伤寒心肺热壅。

证见：上气喘促；或见：胸胁胀满、多痰、涕唾稠黏、咳唾有血、羸瘦、喉中作声、痰涕口干。

药用：甘草、杏仁、桑白皮、贝母、桔梗、紫菀、半夏、竹茹、生地黄、麦冬、天冬、五味子、生姜、麻黄、葶苈子、旋覆花、防己、茯苓、乌梅、木通、陈皮、人参。

（3）热病喘急（卷 152 热病门·热病喘急，4 方）

病机：热病肺热。

证见：热病上气奔喘；或见：膈中不利、心膈烦热。

药用：麻黄、杏仁、桑白皮、柴胡、麦冬、葶苈子、马兜铃、皂荚、大腹皮、郁李仁、石膏、茯苓、紫苏、枳实、五味子、人参、陈皮、甘草。

（4）上气胸满（卷 183 诸气门·上气胸膈支满，5 方）

病机：上气肺壅；或见：肺实热。

证见：喘急不利、胸满烦闷；或见：喘息不安、咽喉不利、膀胱虚冷。

药用：苏子、桑白皮、杏仁、桔梗、前胡、青皮、五味子、麻黄、葶苈子、射干、白前、乌梅、半夏、茯苓、陈皮、大腹皮、肉桂、人参、诃子、白芍、麦冬、海藻、木通。

（5）短气（卷 184 诸气门·短气，3 方）

病机：肺虚寒胸中痞塞；或见：触冒风寒。

证见：短气不足；或见：喘促、上焦壅滞、不思饮食。

药用：陈皮、人参、白术、麻黄、杏仁、葶苈子、马兜铃、桑白皮、前胡、干姜、细辛、木香、诃子、五味子。

（6）产后喘促（卷 355 产后诸疾门·喘促，4 方）

病机：产后血海气虚上攻于肺；或感冒寒邪、败血冲心。

证见：时或喘促；或见：虚喘、烦闷、不欲饮食、四肢乏力。

药用：人参、肉桂、苏子、五味子、当归、陈皮、熟地黄、诃子、桑白皮、葶苈子、大腹皮、茯苓、石菖蒲、苏木、甘草。

4. 咯血　该书在多个章节中专设咯血，或作吐血、唾血、咳唾脓血等，提及肺脏证治者共计 80 张方证，数量多，提示该著成书之际咯血是肺脏疾病的常见症状。

（1）咯唾脓血（卷 162 喘嗽门·咳嗽上气唾脓血，29 方）

病机：肺气壅热、虚劳肺损、肺痿变痈。

证见：咳嗽唾脓血；或见：上气欲绝、涎涕稠黏、胸膈满痛、胸中偏痛、不得睡卧、恶风、腹中有气、不欲食、渐成肺痿、憎寒壮热、羸瘦困顿、羸瘦、皮肤甲错。

治法：止嗽润肺、安血等。

药用：甘草、杏仁、款冬花、五味子、人参、紫菀、贝母、生姜、肉桂、桑白皮、茯苓、阿胶、生地黄、半夏、钟乳石、白石英、干姜、鹿角胶、细辛、陈皮、川芎、蜂蜜；或用：羊肺、桔梗、葶苈子、厚朴、当归、天冬、麦冬、大枣、茅根、茜草、酥、麻黄、百部、射干、百合、熟地黄、紫苏、黄芩、知母、桃仁、麻仁、葛根；偶用：白及、白胶、鳖甲、柴胡、升麻、防己、花椒、蛤蚧、黑锡、枇杷叶、罂粟壳、莱菔子、杜蘅、瓜蒂、黄芪、白术、远志、附子、马兜铃、竹茹、白芍、桑叶、牡蛎、瓜蒌、饴糖、白砂糖、大麦、秫米、面、清酒。

（2）咯血（卷188 诸血门·吐血，10 方）

病机：肺损。

证见：吐血咳血。

治法：补肺润肺止嗽。

药用：人参、杏仁、白芍、黄芪、糯米、甘草、黄明胶、阿胶、侧柏叶、蒲黄、新绵、熟地黄、生地黄、天冬、麦冬、鹿角胶、猪肺、麻黄、贝母、百合、桑白皮、升麻、柴胡、苍术、茯苓、当归、薜荔、苏木、葱白、金星石、银星石、云母、玄精石、阳起石、雌黄、不灰木。

（3）咯血不止（卷188 诸血门·吐血不止，3 方）

病机：肺损，心肺积热。

证见：吐血不止；或见：咳嗽。

治法：补肺。

药用：生地黄汁、生姜汁、牛乳、藕汁、干柿、糯米、白面、胡桃、钟乳石、石菖蒲。

（4）咯血口干（卷188 诸血门·吐血口干，3 方）

病机：心肺壅热、上焦不利。

证见：吐血口干；或见：唇口干燥、心躁。

药用：杏仁、黄芩、生地黄汁、生地黄、大黄、黄连、栀子、犀角、人参、茯苓、瓜蒌、麦冬、甘草。

（5）肺热咯血（卷190 诸血门·肺脏壅热吐血，11 方）

病机：肺壅热，气逆吐血。

证见：吐血；或见：肺胀喘、咳嗽疲劣、心膈烦闷、痰唾内有血，咽喉不利。

药用：甘草、犀角、伏龙肝、刺蓟、茅根、人参、黄芪、黄芩、红蓝花、生地黄汁、麦冬、当归、蜂蜜、生藕汁、茯苓、地榆、柏叶、黄明胶、侧柏叶、蒲黄、糯米、干柿、大黄、天竺黄、秦艽、竹茹、桑叶、吴蓝、紫菀、桑白皮、马勃、桔梗、半夏、生地黄、天冬、升麻、鸡苏茎叶、刺蓟根汁、牛蒡根汁、牛乳、生姜汁、鹿角胶、羚羊角、生姜。

（6）肺痨咯血（卷190 诸血门·唾血，9 方）

病机：劳热损伤肺经，或恚怒气逆伤肝。

证见：唾血；或见：唾内有血，日夜不止、咽喉不利。

药用：阿胶、生地黄、甘草、茅根、桔梗、麦冬、白及、蒲黄、绵灰、蛤粉、青黛、麝香、麻黄、款冬花、前胡、白前、桑白皮、射干、鸡苏叶、半夏、石膏、钟乳石、白石英、羊肺、肉桂、黄芪、小麦、米饮、桃仁、香附子。

（7）肺痨咯血（卷231 虚劳门·虚劳吐血，10 方）

病机：肺热；或见：心肺烦热。

证见：虚劳吐血；或见：胸膈满闷、烦闷咽喉不利、多吐白涎、失声、不食。

治法：治虚劳、补肺气、止吐血。

药用：人参、阿胶、甘草、黄芪、生地黄、麦冬、桑白皮、杏仁、白芍、当归、天冬、糯米、大黄、黄芩、知母、天竺黄、犀角、马兜铃、皂角、紫菀、贝母、前胡、射干、百合、五味子、枇杷叶、伏龙肝、蒲黄、刺蓟、茅根、飞罗面、鹿角胶、羊肺、麝香、干姜、肉桂、蜂蜜、黄蜀葵花、露蜂房、川楝子、槟榔、刺蒺藜、白芷、半夏、白术、茯苓、陈米、山药、白扁豆、生姜。

(8)肺痿咯唾脓血(卷 232 虚劳门·虚劳咳唾脓血,5 方)

病机:虚劳心肺有热。

证见:咳唾咯脓血;或见:吐血、衄血、虚劳咳嗽不止、日渐痿瘦、虚热昏冒倦怠、下虚上壅。

治法:解劳除热、润养上焦、滋益营卫。

药用:甘草、人参、黄芪、生地黄、柴胡、知母、秦艽、桔梗、麦冬、茯苓、生姜、胡黄连、黄连、黄芩、竹叶、鸡苏叶、菊花、桃柳枝、贝母、款冬花、桑白皮、防风、荆芥、川芎、车前子、桑枝、葱白、薤白、冰片、鳖甲、乌梅、白芍、半夏、枳实、桃仁、小麦、藕节、糯米、土马鬃。

5. 其他涉肺症状证治

(1)口舌生疮(卷 138 伤寒门·伤寒口舌生疮,4 方)

病机:伤寒心肺壅热。

证见:口内生疮;或见:口疮烂痛、咽喉肿、烦躁不得眠卧。

药用:黄柏、黄连、玄参、竹叶、大青叶、升麻、栀子、黄芩、生地黄、麦冬、赤芍、蔷薇根、甘草、蜂蜜、杏仁、射干、犀角、羚羊角、冰片、白矾、芒硝。

(2)多尿(卷 28 肺脏门·肺痿小便数,6 方)

病机:肺中冷、肺真气不足,上虚则无以制下。

证见:肺痿小便数;或见:吐涎沫、欲咳不能者、渐觉气弱、无力、不进饮食、头眩。

治法:当以温药和之。

药用:肉桂、黄芪、白芍、生姜、甘草、人参、附子、肉苁蓉、熟地黄、麦冬、龙骨、桑白皮、大枣;或用:款冬花、五味子、补骨脂、花椒、牡蛎、白薇、干姜、当归、川芎、茯苓。

(3)便秘(卷 39 大肠腑门·大便秘涩不通,4 方)

病机:肺气闭塞,不能浸润。

证见:大便秘结不通。

药用:大黄、人参、诃子、陈皮;或用:火麻仁、麻仁、郁李仁、槟榔、木香、枳壳、木通、紫苏、羌活、川芎、肉桂。

(四)皮肤病证

肺主皮毛。因此皮肤疾患病机多归咎于肺,从肺论治。该书皮肤疾患提及肺脏证治者共计 57 张方证,涉及肺脏风毒生疮、面疮、恶风、大风癞病、疥癣、风瘙瘾疹、风瘙痒等。

1. 肺脏风毒生疮(卷 28 肺脏门·肺脏风毒生疮,32 方)

病机:肺脏风毒/风热攻于表。

证见:皮肤生疮、瘙痒;或见:风疹、皮肤肿痛、皮肤皴裂、皮肤结硬、鼻塞干燥、鼻内生疮、鼻赤烂、心烦热、心神虚烦、头目不利、颈生结核、骨痛急、大肠秘涩。

治法:化痰涎、解壅滞等。

药用:防风、枳壳、人参、苦参、秦艽、白鲜皮、羌活、黄芩、大黄、玄参、沙参、羚羊角、天麻、杏仁、蔓荆子、升麻、皂角、甘草、乌蛇、牛蒡子、荆芥、薄荷、黄芪、麦冬、麝香、犀角、独活、丹参、威灵仙、木香、麻黄、白花蛇、刺蒺藜、晚蚕沙、川芎、地骨皮、栀子、细辛、槟榔、天麻、茯苓;或用:牛黄、防己、白芷、紫苏、菊花、半夏、天南星、附子、淫羊藿、桑白皮、枇杷叶、枳实、枫香、芒硝、零陵香、冰片、木通、漏芦、槐子、鹅梨、荠菜、酒;偶用:铅霜、朱砂、石膏、黄连、知母、连翘、射干、蝉蜕、葛根、藁本、柴胡、前胡、天竺黄、贝母、紫菀、僵蚕、郁李仁、火麻仁、生地黄、何首乌、白杨皮、槐白皮、桦皮、松刺、恶实、牡荆子、木乳、桑叶、荷叶、旋覆花、景天花、茯神、当归、肉桂、干姜、白术、牛膝、羊肉、桑螵蛸、丁香、生姜、蜂蜜。

2. 面疮(卷 52 面门·面疮,3 方)

病机:内热外虚,风湿所乘,肺经客热。

证见：头面生疮；或见：鼻面风疮、疥癣。

药用：苦参、荆芥、蔓荆子、桑白皮、乌蛇、防风、薄荷、川芎、香附、何首乌、甘草。

3. 恶风（卷108诸风门·恶风，2方）

病机：脾肺风恶；或见：肺脏风毒发作。

证见：风毒如癞、变成恶风。

药用：胡麻、白花蛇、乌蛇、苦参、蔓荆子、天麻、石菖蒲、荆芥、苍耳子、何首乌、玄参、沙参、菊花、酒。

4. 大风癞病（卷109诸风门·大风癞病，2方）

病机：营卫热、风寒客。

证见：风毒攻面、皮肤生疮。

治法：破血去热、升阳去痒、泻心火、补肺气。

药用：苦参、威灵仙、天麻、防风、苍术、升麻、连翘、豆蔻、紫参、香子、何首乌、麝香、黄连、黄芩、苏木、当归、黄芪、甘草、桐泪。

5. 大风癞病（卷110诸风门·大风癞病，5方）

病机：心肺积热；或见：肾脏风毒攻于皮肤。

证见：疥癣疠风瘙痒难忍、时出黄水；或见：大风手足烂、眉毛脱落、皮肤燥涩。

药用：苦参、荆芥、苍耳子、蔓荆子、白芷、川芎、凌霄花、桑叶、蝉蜕、地龙、僵蚕、全蝎、牛黄、玄参、黄连、香附、川乌、酒。

6. 疥癣（卷279诸疮肿门·疥癣，7方）

病机：肺脏风毒；或见：肺毒邪热、脾肺风毒攻冲。

证见：遍身疥癣瘙痒；或见：生癗疹、搔之成疮、面上风刺、皴裂干湿。

治法：清风热、化痰唾等。

药用：苦参、荆芥、防风、蔓荆子、杏仁、升麻、威灵仙、何首乌、桦皮、桃白皮、剪草、硫黄、轻粉、白矾、皂角、黑牵牛、枳壳、酒、粟米、米。

7. 风瘙癗疹（卷108诸风门·风瘙癗疹，3方）

病机：肺脏风毒；或见：脾肺风毒、肺风热。

证见：遍身疮疥、瘙痒；或见：癗疹、面上风刺、肤生风结、水疥。

药用：苦参、荆芥、甘草、威灵仙、独活、枳壳、枳实、杏仁、桦皮、大蒜、何首乌、人参、白术、胡麻、天冬。

8. 风瘙痒（卷107诸风门·风瘙痒，3方）

病机：肺风；或见：脾肺风毒、肺风热。

证见：皮肤疮癣瘙痒；或见：癗疹、遍身热、夜不得睡。

药用：苦参、防风、威灵仙、荆芥、羌活、秦艽、升麻、乌蛇、皂荚、紫参、黄芩、枳壳、甘草。

（五）浮肿

肺为水之上源、主皮毛。因此水肿疾患病机多归咎于肺，从肺论治。该书皮肤疾患提及肺脏证治者共计33张方证，涉及面目浮肿、身面浮肿、肺虚水气、肺实浮肿等。

1. 面目浮肿（卷161喘嗽门·咳嗽面目浮肿，9方）

病机：肺胃停寒、水聚成饮、肺气壅滞。

证见：咳嗽喘闷、面目浮肿；或见：喘息促急、坐卧不安、腰脐浮肿、步履艰难、小便不通、小便淋涩。

药用：桑白皮、防己、葶苈子、百合、茯苓、郁李仁、木通、生姜、甘草、人参、肉桂、杏仁、贝母、紫苏、马兜铃、牵牛子、泽漆、槟榔、陈皮、泽泻；或用：附子、海蛤、猪苓、大腹皮、枳壳、木香、羌活、鸡舌香、麦冬。

2. 身面浮肿（卷183诸气门·上气喘急身面浮肿，2方）

病机：肺热。

证见：上气喘急、不得坐卧、身面浮肿；或见：不下饮食。

治法：下气止咳、消肿。

药用：紫菀、杏仁、葶苈子、防己、猪苓、茯苓、贝母、百合、天冬。

3. 肺虚水气（卷 192 水病门·水气,4 方）

病机：肺虚不能清肃下行、水之与气留滞皮肤。

证见：头面浮肿；或见：动痰作喘、身体微肿、遍身俱肿、小腹胀进。

药用：陈皮、葶苈子、槟榔、茯苓、麻黄、苏子、杏仁、防己、羌活、桑白皮、桑条、干姜、花椒、吴茱萸、郁李仁、石韦、枳壳、青皮、青木香、当归、川芎。

4. 肺实浮肿（卷 28 肺脏门·肺气面目四肢浮肿,18 方）

病机：肺气壅盛,攻注头目四肢,关膈不通。

证见：喘急咳嗽、胸膈痰逆、面目四肢浮肿；或见：四肢肿满疼痛、心腹壅滞、胸膈气促、颊赤烦热、不下食、大小便涩。

药用：防己、桑白皮、葶苈子、杏仁、陈皮、生姜、甘草、茯苓、麻黄、马兜铃、郁李仁、人参、贝母、皂荚、泽漆、大腹皮、柴胡、紫苏、大枣、蛤蚧、前胡、射干、半夏、大黄、槟榔、商陆、五味子；或用：旋覆花、百部、紫菀、百合、羌活、天冬、鸡子黄、黑豆、木通、巴豆、肉桂、吴茱萸、木香、丹参、泽泻、猪苓。

（六）鼻病证

肺开窍于鼻,因此凡鼻相关疾患多归咎于肺,从肺论治。该书鼻疾患提及肺脏证治者共计 60 张方证,涉及风冷多涕、风冷清涕、鼻塞、鼻塞不闻香臭、鼻痛、鼻渊、鼻干、酒糟鼻、伤寒鼻衄、鼻衄等。

1. 风冷多涕（卷 28 肺脏门·肺脏伤风冷多涕,11 方）

病机：肺脏外伤风寒。

证见：鼻多清涕、咳嗽；或见：头目昏重、头疼、语声不出、四肢疼痛、心少思饮食、膈烦满、或时呕逆。

药用：甘草、肉桂、生姜、大枣、细辛、白术、杏仁、人参、陈皮、干姜、前胡、厚朴、麻黄、半夏、五味子、川芎、贝母、桔梗、紫菀、附子、茯苓；或用：白前、桑白皮、枇杷叶、白芷、防风、升麻、当归、赤芍、石膏、枳壳、黄芪、诃子、白芍、天冬、葱白。

2. 风冷清涕（卷 57 鼻门·鼻流清涕,5 方）

病机：肺伤风冷。

证见：鼻塞常流清涕；或见：头目昏痛、胸膈不利、四肢不利。

药用：细辛、肉桂、川芎、附子、白术、诃子、辛夷、防风、木通、枳壳、藁本、蔓荆子、升麻、羌活、前胡、丁香、吴茱萸、通草、甘遂、生姜、甘草、酒。

3. 鼻塞（卷 56 鼻门·鼻塞气息不通,6 方）

病机：肺风（肺热,肺寒）上攻,其气搏结不得宣快；或息肉生长,致气窒塞不通。

证见：鼻塞不通,涕浊不利；或见：咳嗽唾痰,头目昏眩,鼻塞声重。

药用：陈皮、细辛、防风、白芷、羌活、川芎、菊花、桔梗、薄荷、人参、生姜、茯苓、甘草、辛夷、牛蒡子、荆芥、前胡、麻黄、杏仁、桑白皮、紫菀、黄芩、石膏、生地黄、木通、半夏、当归、花椒、黄芪、白术、大枣、蜂蜜、酥、沙参。

4. 鼻塞不闻香臭（卷 56 鼻门·鼻齆,3 方）

病机：肺气壅塞,其窍亦无以宣达。

证见：鼻不闻香臭。

治法：顺肺气。

药用：防风、防己、人参、茯苓、酒、冰片、肉桂、细辛、花椒、山茱萸、干姜、菊花、川芎、贯众、桔梗、瓜蒂、黄芩、黄连、生地黄、赤小豆、泽泻、黄芪、白术、山芋、茯神、白芍、甘草。

5. 鼻痛(卷 56 鼻门·鼻痛,5 方)

病机:肺受风邪,不得宣通。

证见:鼻塞及痛;或见:鼻干、气促、四肢酸疼、皮肤风痒。

药用:桑白皮、石膏、细辛、大黄、秦艽、升麻、杏仁、茯苓、麦冬、甘草、天南星、羚羊角、雄黄、肉桂、丁香、麻黄、防风、白芷、防己、白鲜皮、乌蛇、全蝎、没药、当归、枳壳、葛根、酒。

6. 鼻渊(卷 57 鼻门·鼻渊,3 方)

病机:肺虚不调。

证见:鼻塞多涕;或见:咽中有涎而喘,项强筋急或痛。

药用:川芎、甘草、冰片、细辛、桂枝、荆芥、藿香、桔梗、生姜、桑白皮、石膏、莎草根、人参、黄芪、半夏曲、茯苓、蜂蜜、生地黄、麦冬、鸡苏叶。

7. 鼻干(卷 57 鼻门·鼻干,4 方)

病机:肺脏积热,攻于上焦。

证见:鼻干无涕;或见:两颊时赤、心神烦闷、皮肤枯燥、头目多痛、大肠秘涩、卧眠心躁。

药用:桑白皮、升麻、木通、甘草、犀角、大黄、杏仁、茯苓;或用:荆芥、石膏、芒硝、白前、麦冬、天冬、枳壳、黄芪。

8. 酒糟鼻(卷 57 鼻门·鼻酒,14 方)

病机:肺有风热,与风冷之气相搏。

证见:鼻赤红疮、酒糟鼻;或见:面赤、痒发歇无定。

药用:硫黄、轻粉、细辛、防风、荆芥、桑白皮、苦参、冰片、明矾、甘草、黄蜡、麝香、地骨皮、栀子、川芎、白芷、藁本、刺蒺藜、僵蚕、白附子、羌活、旋覆花、凌霄花、何首乌、天仙藤、皂角、乳香、草乌、川乌、萝卜、晚蚕蛾、当归、槟榔、木香、豉子、酒、茄汁、猪肝、杏仁、黑豆、白矾、轻粉、赤土、石亭脂、历青、麻油、蓖麻子、大枫油、胡桃。

9. 伤寒鼻衄(卷 134 伤寒门·伤寒鼻衄,6 方)

病机:热毒攻肺;或见:肺热、肺间有余热。

证见:鼻衄不止;或见:唾血、吐血、耳中眼中皆有血出。

药用:栀子、黄芩、头发灰、生地黄、玄参、麦冬、甘草、大黄、牛黄、石膏、芒硝、黄连、牵牛、牡丹皮、竹叶、茯苓、羚羊角、犀角、牡蛎、阿胶、艾叶、伏龙肝、杏仁、贝母、紫菀、麻黄、射干、连翘、羌活、升麻、荆芥、黄芪、人参、豆豉、葱白、郁金。

10. 鼻衄(卷 189 诸血门·鼻衄,3 方)

病机:营中有热。

证见:鼻衄;或见:肺痈、呕血咯血。

药用:白及、蒲黄、生地黄、赤芍、当归、川芎、箬叶灰、白面。

(七)咽喉病证

咽喉为肺之门户,因此凡咽喉相关疾患部分归咎于肺,从肺论治。该书咽喉疾患提及肺脏证治者共计 63 张方证,涉及声嘶失声、喉痹阻塞、咽喉肿痛生疮、咽干咽燥等。

1. 声嘶失声

(1)声嘶(卷 28 肺脏门·肺脏伤风冷声嘶不出,8 方)

病机:肺脏外伤风冷、胸膈气滞。

证见:声嘶言不能出;或见:喘促痰逆、咳嗽、咽喉不利、咽喉干痛。

治法:宣肺顺气通声。

药用:肉桂、杏仁、陈皮、生姜、甘草、大枣、麻黄、石菖蒲、贝母、细辛、紫菀、五味子、桔梗、木通、附子、干姜、茯苓、半夏、蜂蜜;或用:款冬花、前胡、桑白皮、皂荚、百合、柴胡、生地黄、麦冬、鸡苏、枳壳、人参、诃子、酥。

(2)咳嗽失声(卷161喘嗽门·咳嗽失声,14方)

病机:风寒搏肺、气塞不通;或见:肺寒、肺热、肺虚。

证见:咳嗽声嘶不出;或见:气息喘急、上气咳嗽、咳嗽少力、咽喉妨闷、状若梅核、噎塞不通、言语声嘶、吃食减少、日渐羸瘦、口中如含霜雪、停饮寒痰、痰毒头痛、心神恍惚、劳咳咯血。

治法:温润肺、补肺气、化痰涎、止喘嗽。

药用:杏仁、肉桂、人参、甘草、麻黄、紫菀、贝母、陈皮、五味子、百部、生姜、阿胶、款冬花、桔梗、黄芪、防风、天冬、蜂蜜、干姜、牛酥、生地黄、麦冬、细辛、独活、川芎、花椒;或用:苏子、石菖蒲、白前、茯苓、紫苏、柑皮、附子、杜仲、天雄、鹿角胶、钟乳石、白石英、山羊、鸡子白、牛髓油、熟地黄、鸭梨、诃子、饴糖、糯米、大枣、白糖、山药、秦艽、菊花、贯众、通草、山茱萸、防己、百合、白术、半夏。

(3)失声(卷64咽喉门·语声不出,9方)

病机:风热客搏于脾肺经、壅遏咽喉;或见:脾肺壅毒,肺脾气滞、风冷所伤。

证见:咽喉肿痛、有物鲠咽、语声不出;或见:语声不出、失语、咳嗽、忧思悸怒、胸满。

药用:甘草、桔梗、木通、防风、射干、肉桂、干姜、枳壳、升麻、石菖蒲;或用:荆芥、麻黄、紫菀、款冬花、杏仁、羚羊角、附子、细辛、黄芩、柴胡、青皮、白芍、五味子、生姜、酥、诃子、童子小便、酒。

(4)伤寒失声(卷144伤寒门·伤寒后失音不语,2方)

病机:风寒客于会厌,气道不调。

证见:伤寒后卒失音不语。

药用:肉桂、杏仁、生姜、石菖蒲、五味子、甘草。

2. 喉痹阻塞

(1)喉痹(卷60咽喉门·喉痹,2方)

定义:喉痹系喉里肿塞痹痛,水浆不得入。

病机:心肺积热,上攻咽喉肿痛闭塞。

证见:咽喉单双乳蛾、咽中有疮咽物不下;或见:水浆不下,咳嗽咯血、肺痿、唾痰。

治法:治痰去热、利咽喉。

药用:甘草、桔梗、牛蒡子、蒲黄、罗青、芒硝、蜂蜜、麦冬。

(2)咽喉似阻塞(卷62咽喉门·咽喉中如有物妨闷,2方)

病机:肺胃气壅,风热客搏咽喉。

证见:咽喉中如有物妨闷。

药用:甘草、杏仁、桑白皮、贝母、桔梗、半夏、生姜、麦冬、人参、粳米。

(3)咽喉不利(卷64咽喉门·咽喉不利,4方)

病机:脾肺壅热,结搏喉关;或见:肺脏风热、心肺客热。

证见:咽喉不利;或见:咽喉肿痛烦热、涕唾稠黏、虚烦多痰。

治法:通津液、利咽喉。

药用:射干、犀角、冰片、麦冬、茯苓、牛黄、玄参、生地黄、芒硝、硼砂、凝水石、木通、马兜铃、防风、鸡苏、甘草、朱砂、羚羊角、珍珠、枳壳、人参。

3. 咽喉肿痛生疮

(1)咽喉肿痛(卷63咽喉门·咽喉肿痛,9方)

病机:脾肺积热,风热攻冲咽喉;心肺客热,上攻咽喉。

证见:咽喉赤肿疼痛、肿塞妨闷;或见:语不出、咳嗽、咯唾脓血、胸满振寒、舌本强硬、心神烦闷、胸膈壅滞、颊赤、四肢不利、痰嗽不利、咽干不渴、时出浊沫、气息腥臭、久久吐脓。

药用：甘草、大黄、薄荷、芒硝、射干、硼砂、升麻、栀子、黄芩、玄参、青黛、木通、络石、赤芍、滑石、石膏、朱砂、羚羊角、麻黄、荆芥、桔梗、百药煎、干姜、细辛、肉桂、人参、紫河车、冰片、五味子。

（2）热病咽喉肿痛（卷153热病门·热病咽喉肿痛，2方）

病机：热病脾肺壅热。

证见：喉中肿痛；或见：咽津有妨、连舌根痛、口舌干燥、不下饮食。

药用：射干、升麻、甘草、杏仁、玄参、芒硝、犀角、硼砂、大黄、黄芩、络石叶、黄药子、郁金、豉心、蜂蜜。

（3）咽喉生疮（卷62咽喉门·咽喉生疮，3方）

病机：脾肺有热上壅，或脾胃热毒上攻心肺。

证见：咽喉生疮、缠喉风。

药用：黄连、甘草、大黄、僵蚕、桔梗、防风、荆芥、牛蒡子、鸡苏叶、轻粉、人参、五倍子、麦冬。

4. 咽干咽燥

（1）肺痿咽燥（卷27肺脏门·肺痿咽燥，5方）

病机：热在上焦、咳为肺痿、甚者咽中干燥。

证见：肺痿咽燥、涕唾稠黏、喘嗽、吐脓血；或见：咽喉肿痛、四肢烦热、颊赤、胸胁胀满、短气、烦燥、渴痰壅、不思饮食、眠卧不安、小便赤涩。

药用：紫菀、天冬、生地黄、麦冬、杏仁、贝母、桑白皮、柴胡、五味子、甘草；或用：阿胶、玄参、射干、桔梗、牛蒡子、麻黄、苏子、半夏、茯苓、竹茹、黄芩、知母、人参、蜂蜜、酥、诃子、饧糖、酒、生姜。

（2）咽干（卷64咽喉门·咽干，3方）

病机：热盛肺气上壅，津液枯燥；或见：心肺热盛。

证见：咽喉中干；或见：咽喉中如有刺、口疮牙痛、咳嗽多痰。

药用：甘草、玄参、生地黄、蜂蜜、贝母、黄柏、栀子、防风、荆芥、射干、升麻、杏仁、小豆卷。

（八）眼目病证

依据眼科五轮学说，凡涉白睛病变归肺论治。该书眼疾患提及肺脏证治者共计21张方证，涉及风热目赤、积年目赤、目风泪出、白睛肿胀、赤脉贯睛等。

1. 风热目赤（卷72眼目门·五脏风热眼，7方）

病机：肝肺热毒攻眼；或见：心肺风热、脾肺热。

证见：目干赤涩痛痒；或见：白睛肿起、内翳、目昏。

药用：木通、玉竹、大黄、防风、桔梗、甘草、黄连、黄芩、桑白皮、菊花、旋覆花、羚羊角、升麻、茯神、决明子、龙胆草、栀子、知母、葶苈子、地骨皮、茺蔚子、生地黄、赤芍、芦根、麦冬、沙参、百合、麻黄、细辛、紫菀、泽泻、人参。

2. 积年目赤（卷74眼目门·目积年赤，3方）

病机：肝脏风热，脾肺壅滞。

证见：眼赤肿痛；或见：白翳、翳膜侵睛、多泪、沙涩、羞明流泪、雀目。

治法：去肝肺热毒。

药用：大黄、羚羊角、桑白皮、木通、石决明、草决明、密蒙花、蝉蜕、木贼、菊花、黄芩、栀子、知母、地骨皮、赤芍、甘草、麻黄、杏仁、桔梗、茵陈、泽泻、玉竹、当归、葛根。

3. 目风泪出（卷76眼目门·目风泪出，2方）

病机：泪堂通肺，肝虚风邪乘之。

证见：冲风泪出；或见：眼目昏暗、外障、难辨物色。

药用：五味子、防风、细辛、黄芩、知母、茺蔚子、地骨皮、藁本、川芎、生地黄、人参、山药、茯苓。

4. 白睛肿胀(卷76眼目门·白睛肿胀,7方)

病机:肝肺热毒攻眼;或见:暴风客热外障。

证见:白睛肿胀;或见:侵盖黑睛、日夜赤涩疼痛、开张不得、心胸烦闷。

药用:大黄、黄芩、玄参、栀子、桑白皮、芒硝、羚羊角、升麻、黄连、羌活、地骨皮、车前子、杏仁、桔梗、青葙子、大青、柴胡、生地黄、沙参、防己、犀角、瞿麦、木通、旋覆花、防风、竹叶、枳壳、火麻仁。

5. 赤脉贯睛(卷77眼目门·赤脉波贯黑睛,2方)

病机:肝肺壅热;或见:风邪热毒、肺胃脉热。

证见:胬肉贯睛;或见:眼赤涩痛、眼障翳膜、目睛痒痛羞明。

治法:或利心肺。

药用:大黄、黄连、黄芩、羚羊角、生地黄、竹叶、昨叶何草、郁金、川芎、甘草、黑豆、白芍。

(九)其他涉及肺脏的方论

该书有关肺脏的生理、病理、疾病、证候、诊断、治疗等还散在几乎所有卷册,诸如:

卷1~3方脉总论,论述包括经脉、生理、病理、诊法、疾病传变,以及与其他脏腑的关系,主要引《内经》论述。其间有:"气者,生之原,命之主。故气海为之父母"之语,恐与后世道家学说有关。

卷5方脉药性总论·六经药性,介绍了肺脏常用药,如黄芩、桔梗、枳壳、橘皮、黍粘子、豆蔻、麦冬、通草、琥珀、天冬、白及、白蔹、马兜铃,以及白芷、升麻、葱白、石膏、黄芩等。

卷6~10五运六气图,主要汇总《内经》的论述。而比较具有特色是,该书在运气学说中附录了相应的理法方药。例如在卷6五运六气图·五运时行民病证治中,在记述"凡六戊年赫曦之纪,岁火太过,炎暑流行,肺金受邪。民病疟、少气咳喘、血溢血泄、嗌燥",后摘录了麦冬汤(治肺经受热,上气咳喘、咯血痰壅、嗌干耳聋、泄泻、胸胁满痛、连肩背两臂膊,用麦冬、白芷、半夏、竹叶、甘草、钟乳石、桑白皮、紫菀等)、紫菀汤(治肺虚感热,咳嗽喘满、自汗衄血、肩臂重、血便注下,或脑户连脑顶痛⋯⋯用紫菀、白芷、人参、甘草、黄芪、地骨皮、杏仁、桑白皮等),使得持五运六气学说者,可以择方施治。

卷13脏腑总论,主要引《内经》论述。

在卷14~18肝脏门、心脏门,以及卷29~33肾脏门、卷35胃腑门中,间或提及涉及肺脏兼证的病机、治法、方药,数量少,在某一门下仅1~2个方证,而大多缺失。

在卷22~24脾脏门中,在一些处方如吴茱萸丸、大藿香散、理中丸、加减平胃散、升阳益胃汤、黄芪人参汤、益气汤、草豆蔻丸、参术汤、四君子汤、通气防风汤、苍术白虎汤、朱砂安神丸等方药加减证中或提及咳嗽等与肺相兼证候,及加减用药。

在卷26肺脏门·总论中,主要摘要《内经》《难经》等相关生理、病理、针刺、常见病定义和病机等论述;其中所摘录大量脉学内容,在后续的大量方证中并未出现,出现脱节。

卷26肺脏门·肺实、肺虚,卷27肺脏门·肺劳论、肺脏壅热、肺胀、肺气喘急、肺痿、肺痿咽燥、肺痿小便数、肺脏痰毒壅滞、肺脏伤风冷多涕、肺脏伤风冷声嘶不出、肺气面目四肢浮肿、肺脏风毒生疮、肺中寒、皮虚实、气极,另有多论、多方。

卷35胃腑门·噫酸,1方。

卷37~40大肠腑门,另有1论/方。

卷41小肠腑门,有2论/方。

卷43三焦腑门,另有4方。

卷44~48头门,有4方。

卷51~52面门,另有3方。

卷53~54耳门,有2论。

卷56~57鼻门,另有5方。

卷 58 口门·口臭,有 2 方。

卷 59 舌门·舌缩口噤,有 1 论。

卷 60～64 咽喉门·总论、咽喉生痈、咽喉生疮、狗咽、咽喉肿塞,还有多论、方。

卷 66～67 牙齿门·牙齿疼痛,有 1 方、论。

卷 71～86 眼目门·总论、目赤肿痛、肾肝虚眼黑暗、目赤烂、风毒冲目虚热赤痛、目风眼寒、时气后患目、内障眼、外障眼、将变内障眼、目生花翳、猝生翳膜、目见黑花飞蝇、息肉淫肤、目生肉、目睑肿硬、眼眉骨及头痛、目睑生风粟、目内生疮、一切眼疾杂治、钩割针镰,还有多论/方。

卷 87～116 诸风门·总论、中风、治中风论、卒中风、风瘫痪、癫痫、热毒风、风痰、风气、风秘、漏风、劳风、疬风、紫白癜风、白驳、诸风难治附论,还有多论/方。

卷 117～118 寒暑湿门·中寒附论、中暑附论、中湿附论,有 1 论/方。

卷 119～120 积热痼冷门·总论,还有 1 论/方。

卷 121～147 伤寒门·伤寒总论、玉函经论生死歌诀上、玉函经论生死歌诀中、玉函经论生死歌诀下、动气、伤寒方药、伤寒运气精华、歌诀、辨脉法第一、平脉法第二、辨伤寒受病日数次第病证、伤寒例第三、辨湿脉证第四、辨太阳病脉证并治法中第六、辨太阳脉证并治法下第七、辨少阴病脉证并治第十一、辨厥阴病脉证并治第十二、辨不可发汗病脉证并治、辨可吐、辨不可下病脉证并治、辨可下病脉证并治、伤寒五日候、伤寒九日以上候、中风伤寒、伤寒汗后余热不除、伤寒烦渴、伤寒虚烦附论、伤寒咽喉痛、阴阳毒、伤寒头痛、伤寒心悸、伤寒干呕、伤寒咳逆、伤寒吐血、伤寒舌肿、伤寒下脓血痢、伤寒后咽喉闭塞不通、伤寒后心虚惊悸、伤寒后虚羸盗汗、伤寒后发疟、伤寒后脚气、伤寒后不思饮食、伤寒杂治,还有多论/方。

卷 148～151 时气门·总论、时气五日、时气口干、时气鼻衄、时气疫疠,还有多论/方。

卷 152～153 热病门·总论、热病狂言、热病烦渴、热病鼻衄、热病吐血、热病发斑,还有 1 论/方。

卷 154 身体门·总论、腰脚疼痛,有 1 论/方。

卷 157～160 咳嗽门·呷嗽、咳逆、咳逆上气,有多论/方。

卷 161～162 喘嗽门·咳嗽短气,有 1 论、10 方。

卷 163 喘门·哮,还有 2 方。

卷 164～167 痰饮门·总论、留饮宿食、热痰、寒痰,还有多论/方。

卷 168～174 积聚门·总论、积聚、肥气、伏梁、积聚宿食不消、癥瘕、结瘕,还有多论/方。

卷 176～180 消渴门·总论、辨六经渴病并治、消渴、膈消、虚热渴、暴渴、消渴饮水过度、渴利、消肾小便白浊、渴利后成痈疽、渴利后发疮,还有多论/方。

卷 181～184 诸气门·总论、一切气、上气、猝上气、久上气、上气喘急、上气腹胀、上气不得睡卧、上气呕吐、上气咳逆、因食热物饮冷水上气、冷气,还有多论/方。

卷 185～186 诸痹门·总论、诸痹,还有 1 论/方。

卷 188～190 诸血门·总论、卒吐血、伤胃吐血、鼻血不止、大衄、鼻久衄、吐血后虚热胸中痞口燥、血妄行、诸失血,还有多论/方。

卷 191～194 水病门·总论、十水、涌水、皮水、水饮、诸肿、湿肿、膜外气、水气心腹鼓胀、水气脚膝浮肿、水肿胸满气急、水肿咳逆上气、蛊病,还有 4 论/方。

卷 195～196 黄疸门·诸黄、肺黄第四、肺黄证候、诸疸,有 1 论/方。

卷 197～199 诸疟门·总论、山岚瘴气疟、瘅疟,还有 2 论/方。

卷 201 霍乱门·总论、霍乱吐利,有 1 论/方。

卷 204 膈噎门·膈气咽喉噎塞,有 1 论。

卷 206 呕吐门·总论、呕吐,有 1 论/方。

卷 207~212 泄痢门·总论、水谷痢、久痢,有 1 论/方。

卷 214~216 小便淋秘门·总论、膏淋、小便难、小便不通,有 5 方。

卷 217~226 诸虚门·总论、补虚调腑脏、补益强力益志、补益诸虚、五痿,还有多论/方。

卷 227~234 虚劳门·虚劳、风劳、虚劳骨热、虚劳上气、虚劳少气、虚劳唾稠黏、虚劳羸瘦附论、虚劳不得眠、虚劳积聚,还有多论/方。

卷 235~236 劳瘵门·总论、又论、治诸疾药性、劳瘵、取穴法、骨蒸烦渴,还有多论/方。

卷 237~238 尸疰门·传尸羸瘦、诸疰附论、气疰附论,还有 1 论/方。

卷 239 诸虫门·三虫附论、五脏虫附论,有 3 方。

卷 242~246 脚气门·脚气上气附论、脚气冲心附论、脚气语言謇涩附论、脚气变成水肿附论、江东岭南瘴毒脚气、脚气上生风毒疮,有 7 方。

卷 247~249 疝门·总论、小肠气,有 2 论。

卷 253 诸毒门·蛊毒吐血、解酒毒,有 2 方。

卷 257~259 食治门·总论、食治中风、食治风热烦闷、食治久新咳嗽、食治腰脚疼痛、食治脾胃气弱不下食、食治五痔诸疾、食治吐血,有多论/方。

卷 260~262 乳石门·总论、服石后解散药势、乳石发目昏赤痛、乳石发吐血衄血、乳石发上气喘嗽、乳石发脚气、乳石发大小便不通、乳石发下痢,有多论/方。

卷 263~266 服饵门·神仙服饵、神仙去三尸九虫、神仙辟谷、养性法、服气法,有多论。

卷 267 诸汤香煎门·诸煎,有 1 论。

卷 272~280 诸疮肿门·诸疮、热疮、许真君七十二证、身体风毒疮、气肿、干疥,还有多论/方。

卷 282~290 痈疽门·总论,还有多论/方。

卷 291~293 瘰门·诸瘰、风毒瘰、气毒瘰、野狼,有多论/方。

卷 294 瘿瘤门·瘿病咽喉噎塞,有 1 论。

卷 297~298 痔漏门·痔漏、牝痔、血痔、肠痔,有多论/方。

卷 299~300 上部疮门·头疮、口疮、唇紧,有 3 方。

卷 310 伤损止痛生肌·清心药方,有 1 方。

卷 311 折伤门·坠堕致伤吐唾出血,有 1 方。

卷 314~315 膏药门,有 2 方。

卷 319~333 妇人诸疾门·劳瘵、热劳、吐血、喘满、杂病、崩中漏下、赤白带下、月水不调、月水不通,还有多论/方。

卷 336~343 妊娠诸疾门·妊娠、养胎胎教、恶阻、子烦、下痢、呕逆不下食、痰饮、半产等有多论/方。

卷 345~355 产后诸疾门·产后诸疾、产后血晕、产后恶血冲心、产后蓐劳、寒热、咳逆、短气等,还有多论/方。

三、讨论

1. 电子版本　本研究《普济方》word 版购自淘宝网,并与网上(网址:http://www.taozhy.com/)下载《普济方》电子版对比,信息较为全面和完整,错误亦较少。但是,该版本仍有大量的扫描后转化 word 版本时的内容遗漏,且以处方药物为主;而一些插图的缺漏,本不在本研究的范围,因此无妨。鉴于该书类方多,即使一些处方出现药物的缺漏,不影响对其总体用药趋势的分析与刻画,因此,本研究未对每一方证逐一校对。此外,该书电子版本包含至 355 卷的内容,缺失儿科、针灸、本草等,因此本研究未对这些章节相关内容予以整理分析。

2. 《普济方》所涉肺脏基础理论未见进展　该书有关肺脏的生理、病理、病机、证候、治法等集中在卷1～3方脉总论,但主要引自《内经》相关论述。在此后的各个卷册中,凡论述某一病证论治,开篇往往有定义、发病、病机、诊法等概述,但仍主要引自《内经》《难经》《诸病源候论》等相关论述,未见该编著团队新近的研究进展。这与丰富的治疗学理论相比,反差十分突出! 表明在该书编撰之际和前几个世纪以来,中医基础理论学科发展十分迟缓、人才匮乏。

3. 肺脏病变的代表性证候及方证

(1) 肺脏常见疾病证治:方证比较集中的依次为:肺痨类、肺痿、肺痈,提示这几个疾病发病率高,且积累了较为丰富的治疗方法(表3-5)。

表3-5　《普济方》肺脏疾病有关方证数的比较

疾 病 类	方 证 数	疾 病 类	方 证 数
肺痨类	98	痰 饮	8
肺 痿	51	肺 疟	8
肺 痈	40	肺 痹	5
肺中寒	17	肺 消	4
肺中风	15	皮 痹	3
息 贲	10	肺 疽	2
肺 胀	9	总 计	270

(2) 肺脏常见证候证治:方证比较集中的依次为:肺虚类、肺热类、肺实类,提示这几个证候的发病率高,且积累了较为丰富的治疗方法(表3-6)。

表3-6　《普济方》肺脏常见证候方证数的比较

证 候 类	方 证 数
肺虚证治(肺虚冷、肺阳虚、肺气虚、肺阴虚)	72
肺热证治(肺脏壅热、风热干肺、肺脏积热、上焦实热)	68
肺实证治	40
痰毒壅滞证治	19
风热乘肺证治	6
风冷入肺证治	3
总　　计	208

4. 肺脏常见症状证治　方证比较集中的依次为:咳嗽、哮喘、咯血,以及咽喉病证、鼻病证、皮肤病证,提示这几个症状的发病率高,且积累了较为丰富的治疗方法(表3-7)。

表3-7　《普济方》肺脏有关症状方证数的比较

症 状 类	方证数
咳嗽(咳嗽、伤风咳嗽、暴咳嗽、痰嗽、气嗽、冷嗽、热嗽、久嗽、五脏诸嗽、咳嗽上气、咳逆短气、伤寒咳嗽、肺痿劳嗽、时气咳嗽、热病咳嗽、虚劳咳嗽、妇人咳嗽、产后咳嗽)	225
哮喘(哮喘、哮喘、喘嗽、上气哮鸣)	85
咯血(咯唾脓血、咯血、咯血不止、咯血口干、肺热咯血、肺痿咯血、肺痿咯唾脓血)	80

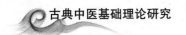
症 状 类	方证数
咽喉病证（声嘶失声、喉痹阻塞、咽喉肿痛生疮、咽干咽燥）	63
鼻病证（风冷多涕、风冷清涕、鼻塞、鼻塞不闻香臭、鼻痛、鼻渊、鼻干、酒糟鼻、伤寒鼻衄、鼻衄）	60
皮肤病证（肺脏风毒生疮、面疮、恶风、大风癞病、疥癣、风瘙瘾疹、风瘙痒）	57
浮肿（面目浮肿、身面浮肿、肺虚水气、肺实浮肿）	33
喘息（伤寒烦喘、伤寒上气、热病喘急、上气胸满、短气、产后喘促）	25
眼目病证（风热目赤、积年目赤、目风泪出、白睛肿胀、赤脉贯睛）	21
其他涉肺症状证治（口舌生疮、多尿、便秘）	14
总　　计	663

5. 关于《普济方》不同年代病证兼收并蓄的利弊

（1）疾病证治兼收并蓄的现象：如前所述，该书记载的肺痨、劳病、骨蒸多与肺结核病近似，而传尸、复连、虚损、气极也多有与肺结核病相似者。该书作者未予分析、统一、规范，而是兼收并蓄了不同年代不同学派对这类疾病的称谓及其理法方药。其中一些古病名在早先出现的时候，尚未见有理法方药，显然是作者根据后来文献予以补充进去的。但可能受到所获文献的限制，一些疾病具体病证描述不清，且难以与其他常见肺部疾患所鉴别。这些现象，在该书其他疾病也常如此。

再如，该书在卷90诸风门·肺中风中引用了古典肺中风定义："肺中风之状，多汗恶风，色皓然白，时咳嗽短气，昼日则瘥，暮则甚，诊在眉上，其色白"，显得十分古朴，难以与其他疾病相鉴别，且脱离了其时的临床用药。

该书这样处理的方式，虽有利于详细、完整保留古典相关记述；但显得重复冗余、不严谨，且削弱了其实用性。

（2）证候证治兼收并蓄的现象：以肺热证治为例，该书在不同章节中分别出现肺脏壅热（卷27肺脏门·肺脏壅热）、风热干肺（卷103诸风门·风热）、肺脏积热（卷119积热痼冷门·诸热）、上焦实热（卷43三焦腑门·三焦实热）等，证候描述、理法方药大致近似，显得互为重复。显然，这也是该书作者对所收集素材直接分类记载的结果，未予比较分析、取舍。

6. 《普济方》富集了新近发展的学术理论和观点　主要集中在治疗学方面。

例如，该书在卷153热病门·热病发斑中摘录了解毒香豉饮子，治疗心肺藏热毒，攻于皮肤，遍生赤斑，重者其色紫黑。方用：香豉、石膏、栀子、大青叶、升麻、芒硝、大黄、甘草、生姜、葱白等，后世温病学说显然延续了这样的治疗理念。

再如，该书在卷320妇人诸疾门·咳嗽中摘录了补肺汤（清金汤），治疗"治丈夫妇人，年远日近，脾气咳嗽：上气喘急，喉中作声，胸满气逆，坐卧不安，饮食不下"。方用人参、白术、茯苓、甘草、陈皮、杏仁、罂粟壳、阿胶、五味子等，以方测证，所谓"脾气咳嗽"近似"脾为生痰之源，肺为贮痰之器"的提法，简要而生动；而虽名为补肺汤，实则培土生金。

又如，该书在卷160咳嗽门·五脏诸嗽中摘录了《直指方》大阿胶丸方证，用药后"凡嗽药不效，觉胸膈闷，乃宿血乘肺"，这对难治咳嗽病机有了新的解释：宿血乘肺。后世学术界比较公认的久病入络，施以配伍活血化瘀方药，可见源远流长。

7. 《普济方》反映了那个年代丰富的中医药治疗手段和技术

（1）药浴：取莎草二十余斤煮取一石五斗，倾入浴斛，嘱患者浸浴身令汗出治疗肺中风、皮肤痒（卷116诸风门·诸风杂治）。

（2）药栓：采用蜂蜜或含有干姜等药物制成栓剂，纳入肛门中治疗便秘（卷39大肠腑门·大便秘涩不通）。

（3）创面外用药：治疗癣诸疮，用硫黄、白矾。创面干者用香油调敷，湿者干掺（卷279诸疮肿门·疥癣）。再如，采用明矾、硫黄、冰片等研末，以指蘸药搽患处以治疗酒糟鼻（卷57鼻门）。

（4）放血：治上焦壅滞，风冷伤肺，气道痞塞，咽喉不利，"刺手小指甲，令血出，效"（卷64咽喉门·咽喉不利）。

（5）鼻腔喷入药：治时气心肺中热，鼻衄不止，采用胡粉、干姜、乱发灰、釜底墨、伏龙肝等药末吹入鼻中（卷150时气门·时气鼻衄）。

（方肇勤，杨雯，颜彦）

第九节 《医宗金鉴》肺的理论

摘要：《医宗金鉴》所收载《删补名医方论》等15本医籍中均不同程度涉及肺的理论、证治，其中《删补名医方论》有关肺的方剂大致可以分为补益肺气阴类、治肺热咳喘类、治肺寒咳喘类、治肺寒热咳喘类、补益脾肺具虚类、补益肺肾具虚类、祛风解表类、清热泻火类等。《医宗金鉴》有关肺脏理论的特点表现为有关肺脏的基础理论融入各个专著中、普遍采用脏腑辨证论治咳嗽、喘急、虚劳、肺痈、咯血、外感、鼻咽眼等方面。最后，本文就该书对历代纷繁的涉肺理法方药予以整理和精选、普遍采用脏腑辨证论治等方面予以了探讨。

在我国医学史上，《医宗金鉴》亦十分著名，该著作成书于1742年的清代，官修，在编撰之际占有当时及前代大量的医学文献，代表着那些年代的医学水准。这为研究古典中医理论与中医基础理论演变和发展提供了可靠且丰富的素材。本文拟从肺及其辨证论治论述入手，对该典籍进行整理研究，以期探索这一时期有关肺脏及其相关理论的学术内容与特点。

一、方法

参见第二章"第九节《医宗金鉴》心的理论"（详略），本文关注肺。

二、结果

（一）《订正仲景全书伤寒论注》

该书作者吴谦，以及引柯琴、沈明宗、成无己、程知、汪琥、程应旄、郑重光、喻昌、魏荔彤等注释，普遍采用脏腑辨证论治注释伤寒六经辨证论治，反映了明清以来对伤寒病机认识的转变与主流：即重脏腑，轻太阳阳明少阳等六经，这对中药复方脏腑辨证论治普及和流行具有重要意义。例如：

（1）辨太阳病脉证并治上篇。注：太阳中风……皮毛内合于肺，皮毛不固，风邪侵肺，则气壅而鼻鸣矣。

五苓散注：盖以水不停于中焦、下焦，而停于上焦，所以攻肺必作喘也。

麻黄杏仁甘草石膏汤注：今太阳病发汗后……所以汗出而喘，既无大热，又不恶寒，是邪独在太阴肺经，故不可更行桂枝汤，可与麻黄杏子甘草石膏汤，发散肺邪，而汗、喘自止矣。集注，柯琴曰……今但内热而无外寒，故不用姜桂。喘不在胃而在肺，故不需粳米，其意重在存阴，不虑其亡阳也。

原本是太阳经的病变，却采用太阴肺经、肺来注释，概念更换了，便于指导中药复方的辨证论治。以下是类似的实例。

（2）辨太阳病脉证并治中篇。麻黄汤集注，沈明宗曰：太阳之邪从皮毛而入，郁逆肺气，以故作喘。且寒主收敛，伤荣则腠理闭密，故用麻黄汤发之。

麻黄汤方解……若阳盛于内，无汗而喘者，又有麻黄杏仁甘草石膏汤，以解散太阴肺家之邪；若阴盛于内而无汗者，又有麻黄附子细辛甘草汤，以温散少阴肾家之寒。

（3）辨太阳病脉证并治下篇。小青龙汤方解……佐五味收肺气，以敛耗伤之气。

小青龙汤集注，成无己曰：咳而微喘者，水寒射肺也。发热不渴者，表证未罢也。与小青龙汤发表散水，服汤已渴者，里气温，水气散，为欲解也。

（4）辨阳明病脉证并治全篇。大承气汤集注，程知曰……微喘，肺欲绝也。

大承气汤集注，汪琥曰……后条辨云：浊气乘于心肺，故既冒且喘也，不得卧者，胃有燥屎所扰，即胃不和则卧不安也。凡此者，皆是有燥屎之征，故云：宜大承气汤。

栀子柏皮汤集注，程应旄曰……热上攻亦令咳，其咳不呕，故能食而咽痛，以胃气上通于肺，而咽为胃府之门也。

（5）辨少阳病脉证并治全篇。小柴胡汤集解，程应旄曰……渴者，燥已耗液逼肺也，故去半夏加瓜蒌根也。

（6）辨少阴病脉证并治全篇。真武汤方解……水寒伤肺则咳，加细辛、干姜者，散水寒也。加五味子者，收肺气也。小便利者，去茯苓；去其虽寒而水不能停也。

苦酒汤集解，程知曰……用鸡子白，义取入肺润痰也。

（7）辨厥阴病脉证并治全篇。呕家有痈脓集注，郑重光曰：邪热上逆，结为内痈，肺胃之痈是也。

（8）辨合病并病脉证并治篇。太阳与阳明合病集注，喻昌曰：两经合病，当用两经之药，何得专用麻黄汤耶？盖太阳、阳明两邪相合，邪攻其胃，不呕则利，故用葛根汤。今邪攻其肺，所以喘而胸满，麻黄杏仁者，肺气喘逆之专药也。魏荔彤曰：二经合病，独见证于胸肺之间，喘而作满，此正二经之表邪为患，不可误认胸膈属里，妄施攻下，如大、小陷胸之类也。

（二）《订正仲景全书金匮要略注》

该书作者吴谦，以及引周扬俊、徐彬、沈明宗、尤怡、程林等注释，仍普遍采用脏腑病机、复方配伍等注释内伤杂病辨证论治，反映了明清以来对常见病病机及中药复方配伍认识的主流。例如：

（1）藏府经络先后病脉证第一。有关上气、短气、喘等论述的注释：呼吸张口，不能续息，似喘而不抬肩者，短气病也；呼吸气促，谓之喘也。

（2）痉湿暍病脉证并治第二。白虎加人参汤集注，周扬俊曰：无形之热，伤其肺金，则用白虎加人参汤；有形之水，伤其肺金，则用瓜蒂汤，各有所主也。

（3）百合狐惑阴阳毒病脉证并治第三。百合病集注：《活人书》云：伤寒大病后，气血未得平复，变成百合病。今由百脉一宗，悉致其病观之，当是心、肺二经之病也……观篇中有如神灵者，岂非以心藏神、肺藏魄，人生神魄失守，斯有恍惚错妄之情乎？

（4）血痹虚劳病脉证并治第六。薯蓣圆集注，徐彬曰：虚荣不足证，多有兼风者，正不可着急治风气，故仲景以四君四物，养其气血；麦冬、阿胶、干姜、大枣，补其肺胃；而以桔梗、杏仁，开提肺气。

（5）肺痿肺痈咳嗽上气病脉证并治第七。肺痿肺痈注：热在上焦，不咳，不病肺痿也，因热病咳，则为肺痿。肺热致痿之由，非止一端，或从汗出，或从呕吐，或从消渴，小便数利，或从便难，又被快药下之，重亡津液，故令肺热干痿也。肺热干痿，则清肃之令不行，水精四布失度，脾气虽散，精液上归于肺，而肺不但不能自滋其干，亦不能内洒陈于藏府，外输精于皮毛也。其精液留贮胸中，得热煎熬，变为涎沫，侵肺作咳，唾之不已，故干者自干，唾者自唾，愈唾愈干，痿病成矣。若口中辟辟干燥，不吐浊唾涎沫，每咳即胸中隐隐而痛，脉数而滑，不数而虚，则非肺痿乃为肺痈，久则痈成脓溃，不唾涎沫，而必咳唾脓血矣。

肺痿肺痈集注,沈明宗曰:此肺痿肺痈之辨也。心居上,肾水不足,心火刑金,为热在上焦,肺阴日消,气逆则咳,故致肺痿。然本经明其始病之因,或从病后阴虚,过汗伤液,呕吐伤津,消渴,血虚津竭;或利小便,数而伤阴;或大便难,反被快药下利而重亡津液,以致肺金枯燥,虚热熏蒸,故寸口脉数,其人咳嗽,气弱不振,津液不布,化为浊唾涎沫而成肺痿。若口中辟辟燥,咳即胸中隐隐痛者,乃风寒侵入肺中,凝滞荣血为痈,故脉滑数而咳唾脓血。因无形虚热致痿,故脉数虚;因有形气血凝滞成痈,故脉数实。此明肺痈属实、肺痿属虚也。

射干麻黄汤注:咳逆上气,谓咳则气上冲逆也。上条发明不咳而吐涎沫者,非为肺痿,是为肺冷也。此条发明咳而不吐涎沫者,亦非肺痿,亦为肺冷也。上条以不渴,小便数,多唾涎沫,为肺中冷,故以干姜佐甘草,是以温中为主也。此条以气上逆,喉中有水鸡声,为肺经寒,故以生姜佐麻黄,是以散外为主也。病同冷饮,而有在外在内之别,方同辛温,而有主温主散之异也。水鸡声者,谓水与气相触之声,在喉中连连不绝也。

皂荚圆注:咳逆上气,喉中有水鸡声者,是寒饮冲肺,射干麻黄汤证也。咳逆上气,咽喉不利者,是火气冲肺,麦冬汤证也。今咳逆上气,惟时时唾浊,痰涎多也。但坐不得卧,气逆甚也,此痰气为病,非寒饮亦非火气。主之以皂荚丸者,宣导其痰,通达其气也;佐枣膏之甘,以药性剽悍缓其势也。

泽漆汤集解:沈明宗曰:详《金匮》咳嗽病,本于肺则一,大纲有三:一者,热刑肺,气弱不振,咳而唾沫为肺痿;二者,风伤卫分,则病咳上气喘为肺胀;三者,邪传荣血,凝而不行为肺痈。然肺胀之中,又分风、寒、表、里,饮多、风少、风多、饮少之治。故气喘而躁,脉浮者,为心下有水,欲作风水,当以小青龙两解表里,加石膏以清风热。目如脱状,乃风寒多而饮少,以越婢驱风,加半夏而下痰逆。风寒外束,火热内郁,喉中水鸡声者,射干麻黄汤,宣通表里之邪。风热壅逆,津液不布,化而为涎,时时唾浊,但坐不得眠者,皂荚丸以驱风郁之涎。若咳而脉浮,邪居肺气,以厚朴麻黄汤,俾从表解。咳而脉沉,邪入于荣,将成肺痈,以泽漆而破壅结。火逆上气,咽喉不利,是无外邪,治当麦冬汤,清润滋降。若见浮肿肩息,脉浮大而下利,真气上浮下脱,则为不治。以上皆外邪兼内饮合病,微细之辨,临证又当合《内经》五藏六府,互相传乘之咳而辨之,则尽善矣。

(6)痰饮咳嗽病脉证并治第十三。注:凡病人食少饮多,小便利者,为消渴病;小便不利者,为留饮病。留饮者,即今之停水饮病也。若水停上焦胸中,则壅肺气不得降,故暴喘满也;若水停中焦心下,甚者则凌心,故病悸动不安,微者则碍肺,故病呼吸短气;若水停下焦少腹,则不输膀胱,故必苦里急也。

葶苈大枣汤集注,沈明宗曰:此支饮偏溢于肺也。支饮贮于胸膈,上干于肺,气逆则呼吸难以通彻,故不得息。然急则治标,所以佐大枣之甘以保脾,葶苈之苦以泄肺,俾肺气通调,脾得转输,为峻攻支饮在肺之方也。尤怡曰:不得息,肺满而气闭也,葶苈入肺,通闭泄满。用大枣者,不使伤正也。

(7)消渴小便利淋病脉证并治第十四。肾气丸集注,程林曰:小便多则消渴,《经》曰:饮一溲二者不治。今饮一溲一,故与肾气丸治之。肾中之动气,即水中之命火,下焦肾中之火,蒸其水之精气,达于上焦,若肺金清肃,如云升而雨降,则水精四布,五经并行,自无消渴之患。今其人必摄养失宜,肾水衰竭,龙雷之火不安于下,但炎于上而刑肺金,肺热叶焦,则消渴引饮,其饮入于胃,游溢渗出,下无火化,直入膀胱,则饮一斗,溺亦一斗也。故用桂附肾气丸,助真火蒸化,上升津液,何消渴之有哉!

以上注释,丰富了《金匮要略》所涉病证的病机、辨证论治理论,便于清代学者的学习、理解与运用。

(三)《删补名医方论》

该书所占篇幅较大,偏于基础,涉肺方证大致可以分为以下几类。

1. 补益肺气阴类

(1)生脉饮(人参、麦冬、五味子),治热伤元气,气短倦怠,口渴出汗。注:是方君人参以补气,即所以补肺。臣麦冬以清气,即所以清肺。佐五味以敛气,即所以敛肺。

(2)琼玉膏(生地黄、茯苓、蜂蜜、人参),治虚劳干咳。李中梓注曰:损其肺者益其气,故用人参以鼓生发之元……白蜜为百花之精,味甘归脾,性润悦肺,且缓燥急之火。

(3) 清燥救肺汤(桑叶、石膏、甘草、胡麻仁、阿胶、人参、麦冬、杏仁、枇杷叶),治诸气膹郁,诸痿喘呕。柯琴注曰:惟缪仲醇知之,故用甘凉滋润之品以清金保肺立法;喻昌宗其旨,集诸润剂,而制清燥救肺汤,用意深,取药当,无遗蕴矣。

(4) 麦冬汤(麦冬、半夏、人参、甘草、粳米、大枣),火逆上气,咽喉不利,止逆下气者主之。集注,喻昌曰:凡肺病有胃气则生,无胃气则死。胃气者,肺之母气也。

(5) 阿胶散(阿胶、牛蒡子、马兜铃、杏仁、甘草、糯米),治肺虚有火,嗽无津液,咳而哽气者。

(6) 炙甘草汤(甘草、生姜、桂枝、麦冬、麻子仁、大枣、人参、阿胶、生地黄),治伤寒脉结代,心动悸者;又治肺痿,咳吐多,心中温温液液者。

2. 治肺热咳喘类

(1) 人参泻肺汤(人参、黄芩、栀子、枳壳、薄荷、甘草、连翘、杏仁、桑白皮、大黄、桔梗),治肺经积热上喘,胸膈胀满痰多,大便涩。集注,王又原曰:古人清肺,泻肺等汤,而必皆以人参立名,夫亦可晓然于肺气之不可耗,而人参之在所必用也。

(2) 泻白散(桑白皮、地骨皮、甘草),治肺气郁热,咳嗽而喘,面肿身热。集注,季楚重曰:夫火热伤气,救肺之治有三,实热伤肺,用白虎汤以治其标;虚火刑金,用生脉散以制其本;若夫正气不伤,郁火又甚,则泻白散之清肺调中,标本兼治,又补二方之不及也。

(3) 葶苈大枣泻肺汤(葶苈子、大枣),治肺痈喘不得卧,及水饮攻肺喘急者。

(4) 苏葶定喘丸(葶苈子、苏子),治饮停上焦,攻肺喘满不得卧,面身水肿,小便不利者。

(5) 人参清肺汤(人参、阿胶、地骨皮、知母、乌梅、罂粟壳、炙甘草、杏仁、桑白皮、大枣),治肺胃虚寒,咳嗽喘急,坐卧不安。并治久年劳嗽,吐血腥臭。

(6) 人参定喘汤(人参、麻黄、阿胶、五味子、粟米、甘草、半夏麴、桑白皮、生姜)。

3. 治肺寒咳喘类

(1) 麻黄汤(麻黄、桂枝、甘草、杏仁),治太阳风寒在表,头项强痛发热,身疼,腰痛,骨节痛,恶风寒无汗,胸满而喘,其脉浮紧或浮数者,用此发汗。虽有是证,若脉浮而弱,汗自出,或尺中脉微与迟者,俱不可用。风寒湿成痹,肺经壅塞,昏乱不语,冷风哮吼最宜。

(2) 小青龙汤(麻黄、白芍、五味子、甘草、干姜、半夏、桂枝、细辛),治伤寒表不解,心下有水气,干呕发热而咳。或渴,或痢,或噎,或小便不利,少腹满,或喘者。及杂病肤胀,水肿证,用此发汗而利水。注:佐五味收肺气,以敛耗伤之气。

4. 治肺寒热咳喘类

(1) 越婢加半夏汤(麻黄、石膏、生姜、甘草、半夏、大枣),治咳而上气,此为肺胀,其人喘,目如脱状,脉浮大者。

(2) 小青龙加石膏汤(麻黄、桂枝、细辛、白芍、半夏、石膏、干姜、五味子、甘草),治肺胀,咳而上气,烦躁而喘,脉浮者,心下有水气。

(3) 麻黄杏仁甘草石膏汤(麻黄、杏仁、甘草、石膏),治温热内发,表里俱热,头痛身疼,不恶寒反恶热,无汗而喘,大烦大渴,脉阴阳俱浮者,用此发汗而清火。若脉浮弱沉紧,沉细恶寒,自汗出而不渴者,禁用。

5. 补益脾肺类　针对脾肺具虚者。

(1) 人参养荣汤(人参、白术、茯苓、甘草、黄芪、陈皮、当归、熟地黄、白芍、肉桂、远志、五味子、生姜、大枣),治脾肺俱虚,发热恶寒,肢体瘦倦,食少作泻等证。

(2) 补中益气汤(黄芪、人参、白术、炙甘草、陈皮、当归、升麻、柴胡、生姜、大枣),治阴虚内热,头痛口渴,表热自汗,不任风寒,脉洪大,心烦不安,四肢困倦,懒于言语,无气以动,动则气高而喘。柯琴注曰:

凡脾胃一虚,肺气先绝,故用黄芪护皮毛而闭腠理,不令自汗。元气不足,懒言气喘,人参以补之;炙甘草之甘,以泻心火而除烦,补脾胃而生气。

（3）升阳益胃汤(羌活、独活、防风、柴胡、人参、白术、茯苓、甘草、黄芪、白芍、半夏、黄连、泽泻、陈皮),治脾胃虚,怠惰嗜卧,四肢不收。时值秋燥令行,湿热方退,体重节痛,口干舌燥,饮食无味,大便不调,小便频数,食不消,兼见肺病,洒淅恶寒,惨惨不乐,面色不和。吴崑注曰:洒淅恶寒,肺弱表虚也。

（4）清暑益气汤(人参、黄芪、甘草、白术、神曲、五味子、青皮、升麻、葛根、麦冬、黄柏、泽泻、陈皮、苍术、当归、生姜、大枣),长夏湿热蒸炎,四肢困倦,精神减少,身热气高,烦心便黄,渴而自汗,脉虚者,此方主之。吴崑注曰:酷暑横流,肺金受病,人参,五味,麦冬,所以补肺、敛肺、清肺,经所谓扶其所不胜也。

（5）清燥汤(黄连、黄柏、柴胡、麦冬、当归、生地黄、猪苓、炙甘草、神曲、人参、茯苓、升麻、陈皮、白术、泽泻、苍术、黄芪、五味子),治痿厥之病,腰以下痿软不能动,行走不正,两足敧侧。注:中气益,则阴火熄而肺清矣;湿热除,则燥金肃而水生矣;肺清水生,则湿热痿厥之病,未有不愈者也。

6. 补益肺肾类　针对肺肾具虚者。

（1）资生肾气丸(熟地黄、茯苓、牡丹皮、泽泻、山药、车前子、山茱萸、牛膝、肉桂、附子),治肾虚脾弱,腰重脚肿,小便不利,腹胀喘急,痰盛,已成鼓证,其效如神。李中梓注曰:肿胀之病,诸经虽有,无不由于肺、肾者,盖脾主运行,肺主气化,肾主五液。凡五气所化之液,悉属于肾;五液所行之气,悉属于肺;转输二脏,以制水生金者,悉属于脾。

（2）大补阴丸(黄柏、知母、熟地黄、龟甲、猪脊髓),治阴亏火旺,肺痿咳血,骨蒸盗汗,虚劳之证。注:急以黄柏之苦以坚肾,则能制龙家之火;继以知母之清以凉肺,则能全破伤之金。若不顾其本,即使病去犹恐复来,故又以熟地,龟甲大补其阴,是谓培其本,清其源矣。

（3）虎潜丸(龟甲、黄柏、知母、熟地黄、牛膝、白芍、锁阳、虎骨、当归、陈皮、羯羊肉),治肾阴不足,筋骨痿软,不能步履。王又原注曰:用知母清肺原……叶仲坚曰:痿原虽分五脏,然其本在肾,其标在肺,《内经》云:五脏因肺热叶焦,发为痿躄。

7. 祛风解表类

（1）防风黄芪汤(防风、黄芪),治中风不能言,脉迟而弱者。

（2）防风通圣散(防风、川芎、当归、白芍、大黄、薄荷、麻黄、连翘、芒硝、石膏、黄芩、桔梗、滑石、甘草、荆芥、白术、栀子、生姜),风热壅盛,表里三焦皆实者,此方主之。吴崑注曰:风淫于膈,肺胃受邪,石膏、桔梗清肺胃也。

（3）活人败毒散(羌活、独活、前胡、柴胡、川芎、枳壳、茯苓、桔梗、人参、甘草、生姜),治伤寒温疫,风湿风眩,拘蜷风痰,头痛目眩,四肢痛,憎寒壮热,项强睛疼。胡天锡注曰:败毒散主风邪伤卫,故于发表中加参、苓、枳、桔,引而达卫,固托以宣通。用生姜为使,使留连肺部,则上焦气分之邪不能干矣。

（4）参苏饮(人参、紫苏、葛根、前胡、陈皮、枳壳、茯苓、半夏、桔梗、木香、甘草、生姜、大枣),治感冒风寒,头痛发热,憎寒咳嗽,涕唾稠黏,胸膈满闷,脉弱无汗。注:若感太阴则不传经,以太阴主肺,故用此汤外散皮毛,内宣肺气也。盖邪之所凑,其气必虚,故君人参以补之。皮毛者,肺之合也,肺受风寒,皮毛先病,故有头痛无汗,发热憎寒之表,以苏叶、葛根、前胡为臣以散之。肺一受邪,胸中化浊,故用枳、桔、二陈以清之,则咳嗽,涕唾稠黏,胸膈满闷之证除矣……喘嗽者,加杏仁以降气,加桑皮以泻肺。合四物名茯苓补心汤,治气血两虚,及新产之后,虚损吐血,感冒伤风咳嗽,最相宜也。

（5）葛根汤(葛根、麻黄、桂枝、白芍、甘草、生姜、大枣),治太阳,阳明两经合病,头项强痛,背亦牵强,脉浮无汗恶风者,及表不解,下痢而呕者,并宜服此发汗。喻昌注曰:此证亦用之者,以其邪在太阳,阳明两经之界。两经之热并于胸中,必伤肺金清肃之气,故水道不行,小便少,津液不布而无汗。

8. 清热泻火类

（1）四生丸(鲜生地黄、生柏叶、生荷叶、生艾叶),治阳盛阴虚,血热妄行,或吐或衄者。柯琴注曰:

柏叶西指,清肺金而调营卫之气。

(2)黄连解毒汤(黄连、栀子、黄柏、黄芩),治一切阳热火盛,面赤口干,狂燥心烦,错语不眠,大热干呕,吐血衄血,及下后而便不实,热仍不已者。汪昂注曰:黄芩泻肺经火毒。

(3)竹叶黄芪汤(淡竹叶、生地黄、黄芪、麦冬、当归、川芎、黄芩、甘草、白芍、人参、半夏、石膏),治消渴,气血虚,胃火盛而作渴。柯琴注曰:麦冬同黄芩清肺肠之火。

(4)白虎加人参汤(石膏、知母、甘草、粳米、人参),治太阳中热,汗出恶寒,身热而渴者。赵良注曰:盖为火烁肺金,肺主气者也;肺伤则卫气虚,卫虚则表不足,由是汗出身热恶寒。《内经》曰:心移热于肺,传为膈消。膈消则渴,皆相火伤肺所致,可知其要在救肺也。石膏能治三焦火热,功多于清肺,退肺中之火,故用为君;知母亦就肺中泻心火,滋水之源,人参生津益所伤之气而为臣;粳米、甘草补土以资金为佐也。

9. 其他　化痰消饮如:真武汤,治少阴水气为患,腹痛下痢,四肢沉重疼痛,小便不利,其人或咳或呕,或小便利而下痢者,用此加减,含白术、茯苓、白芍、附子、生姜。若咳者,加五味子半升,细辛、干姜各一两。注:水寒伤肺则咳,加细辛,干姜者,散水寒也;加五味子者,收肺气也。

破气顺气如:四磨饮,治七情感伤,上气喘急,胸膈不快,妨闷不食,含人参、槟榔、沉香、乌药。王又原注曰:肺阳清肃,则气下行。

(四)《编辑四诊心法要诀》

该书主要引用与综述《内经》望闻问切等内容,偏于基础。

(五)《编辑运气要诀》

该书主要引用、分类、简化《内经》五运六气内容,偏于基础。

此后是临床各科。

(六)《编辑伤寒心法要诀》

该书将《伤寒论》部分内容改编成口诀,并展开注释。

(七)《编辑杂病心法要诀》

该书将常见内伤杂病改编成口诀,并予以注释。涉肺的方证主要包括:咳嗽、喘急、虚劳、咯血。此外,在内伤外感辨似、伤风、中风、痹病、痿病、消渴、痢疾、痰饮、诸气、五脏神情、眼睛内外障、口舌、心腹诸痛、小便不通等病症中提及涉肺病机。

1. 咳嗽　在概要介绍咳嗽主要病因病机后出参苏饮等(一些处方还配有加减),多攻补兼施。

(1)参苏饮(人参、紫苏、化橘红、半夏、茯苓、甘草、枳壳、桔梗、前胡、葛根),治感冒风寒伤肺,咳嗽嚏唾痰涎,发热恶寒。头痛加川芎、喘加杏仁、热加黄芩、寒加麻黄。

(2)泻白散(桑白皮、地骨皮、甘草。无汗加麻黄、杏仁),治喘嗽面肿,无痰身热,面赤加黄芩。

(3)清肺汤(麦冬、天冬、知母、贝母、甘草、化橘红、黄芩、桑白皮),治肺燥热咳嗽。

(4)清燥救肺汤(桑叶、石膏、甘草、胡麻仁、阿胶、枇杷叶、人参、麦冬、杏仁),治肺气虚燥郁咳嗽。

(5)透罗丹(皂角、黑牵牛、半夏、大黄、杏仁、巴豆),治寒实痰清,咳时涎壅气出难。

(6)人参泻肺汤(栀子、连翘、薄荷、黄芩、大黄、甘草、枳壳、桔梗、杏仁、人参、桑白皮),治积热伤肺,喘嗽痰多黏色黄,胸膈满热大便涩。

(7)钟乳补肺汤(人参、麦冬、五味子、款冬花、紫菀、桑白皮、桂枝、钟乳石、白石英、糯米、大枣、生姜),治肺虚寒喘嗽血,皮毛焦枯。

(8)人参养肺汤(人参、炙甘草、杏仁、阿胶、知母、大枣、乌梅、罂粟壳、地骨皮、桑白皮),治气虚损久劳,喘嗽血腥。

(9)琼玉膏(人参、生地黄、茯苓、蜂蜜),治肺虚劳,肺痿干嗽咳涎滔。

2. 喘急　在介绍喘急危证后,出华盖散、五味子汤等(一些处方还附有加减),亦多攻补兼施。

（1）华盖散（麻黄、杏仁、苏子、甘草、化橘红、茯苓、桑白皮），治外寒伤肺喘急。

（2）《千金》定喘汤（华盖散减茯苓，加黄芩、款冬花、半夏、白果），治哮吼表寒之喘。

（3）葶苈大枣汤，治停饮不得卧之喘。

（4）五味子汤（五味子、麦冬、人参、陈皮、杏仁），治气虚哮喘。

（5）人参理肺汤（人参、桔梗、五味子、麻黄、杏仁、罂粟壳、当归、木香），治哮喘日久。

（6）黑锡丹和肾气汤，治虚寒哮喘。

3. 虚劳　该书对虚劳定义为：虚者，阴阳、气血、荣卫、精神、骨髓、津液不足；损者，外而皮、脉、肉、筋、骨，内而肺、心、脾、肝、肾消损；劳者，谓虚损日久，留连不愈。并引用古典五脏劳损病机。涉肺处方以益气养阴填精清热为主，如：

（1）大补阴丸（龟甲、知母、黄柏、生地黄、猪脊髓），滋水制火，治阴虚火旺，无水以制。

（2）滋阴降火汤（大补阴丸加麦冬、天冬、当归、白芍、炙甘草、砂仁），治火旺无制，妄行伤金，肺痰咳嗽。咳甚加百合、五味子，盗汗加地骨皮，咯血加郁金，痰多加川贝母，气虚加人参、黄芪。

（3）加味救肺饮（当归、白芍、麦冬、五味子、人参、黄芪、炙甘草、百合、款冬花、紫菀、马兜铃），治肺损，虚火，嗽血。

（4）人参固本汤/丸（人参、天冬、麦冬、生地黄、熟地黄），治肺肾两虚，肺痿咳血欲成劳。

（5）保元生脉固本汤（人参固本汤加黄芪、炙甘草、五味子），治脾、肺、肾三经虚。

4. 咯血

（1）加味救肺饮加郁金汤，治劳伤吐血，即前加味救肺饮加郁金。

（2）人参养荣汤加麦冬汤，即人参养荣汤（白芍、当归、陈皮、黄芪、肉桂、人参、白术、甘草、熟地黄、五味子、茯苓、远志）加麦冬，治气血虚弱吐血。

（3）苏子降气汤（苏子、半夏、当归、甘草、前胡、厚朴、肉桂），治嗽血痰壅气逆，形气虚者。

（4）泻肺丸（瓜蒌仁、半夏、浙贝母、郁金、葶苈子、杏仁、黄连、黄芩、大黄），治痰黄积热嗽血，形气实者。

（5）保肺汤（白及、薏苡仁、贝母、金银花、陈皮、桔梗、葶苈子、甘草），治肺痈吐脓血。

5. 其他　该书在内伤外感辨似、伤风、中风、痹病、痿病、消渴、痢疾、痰饮、诸气、五脏神情、眼睛内外障、口舌、心腹诸痛、小便不通等病症中提及涉肺病机，但多未出方。

（八）《编辑妇科心法要诀》

该书涉肺的妇产科常见病证不多，主要有：

（1）闭经：三和汤（四物汤加朴硝、大黄、连翘、薄荷、甘草、栀子、黄芩），治胞脉经闭上迫于肺，心气不得下通。

（2）妊娠水肿：茯苓导水汤（木香、木瓜、槟榔、大腹皮、白术、茯苓、猪苓、泽泻、桑白皮、砂仁、苏叶、陈皮），治妊娠水肿胀满，喘而难卧，胀满难堪。

（3）妊娠咳嗽：痰饮者，用二陈汤加枳壳，桔梗治之；感冒风寒者，用桔梗汤（紫苏、桔梗、麻黄、桑白皮、杏仁、茯苓、天冬、百合、川贝母、前胡）。

（4）产后气喘（危候）：或人参、附子；或二味参苏饮（人参、苏木）救急。

（5）产后咳嗽：感风寒用旋覆花汤（荆芥、前胡、麻黄、杏仁、半夏、茯苓、赤芍、五味子、甘草、旋覆花、大枣、生姜）、阴虚火炎用麦味地黄汤（六味地黄加麦冬、五味子）、瘀血上冲入肺用加味佛手散（佛手散，加桃仁、红花、杏仁、川贝母、延胡索）。

（6）产后衄血（危候）：人参泽兰叶汤（人参、泽兰叶、牡丹皮、牛膝、生地黄、熟地黄、童便）。

此外，在血滞经闭、血亏经闭、久嗽成劳、崩漏证治、五色带下、癥瘕积聚等病症中提及涉肺病机。

（九）《编辑幼科杂病心法要诀》

该书儿科诊法有关察色、听声多引《内经》论述。涉肺较多的疾病方证有：

1. 咳嗽

（1）风寒咳嗽。咳嗽，嚏喷流涕，鼻塞声重，频唾痰涎，参苏饮疏解表邪（紫苏、葛根、前胡、陈皮、半夏、甘草、枳壳、桔梗、茯苓），金沸草散清其痰嗽，加味华盖散寒（麻黄、杏仁、苏子、前胡、化橘红、甘草、桑白皮、桔梗、茯苓）。

（2）肺寒咳嗽。寒邪伤肺，发为咳嗽，面白，痰多清稀，鼻流清涕，初用圣惠橘皮散（人参、贝母、紫苏、陈皮、桔梗、杏仁、大枣），日久不愈用补肺阿胶散（人参、阿胶、牛蒡子、杏仁、糯米、甘草、马兜铃）。

（3）肺热咳嗽。频频咳嗽，面赤咽干，痰黄气秽，多带稠黏，便软者用加味泻白散（桑白皮、地骨皮、甘草、川贝母、麦冬、知母、桔梗、黄芩、薄荷），便硬者凉膈散加桔梗、桑白皮。

（4）食积咳嗽。食积生痰，热气熏蒸肺气，气促痰壅，频频咳嗽，便溏者麴麦二陈汤（陈皮、半夏、茯苓、甘草、黄连、山楂、麦芽、神曲、瓜蒌仁、枳实、生姜、大枣），便秘者苏葶滚痰丸（苏子、葶苈子、大黄、沉香、黄芩、青礞石、生姜）。

2. 喘急

（1）风寒喘急。喘急，发热无汗，华盖散汗而散之；兼肺气虚，紫苏饮子补而散之（紫苏、杏仁、桑白皮、陈皮、青皮、半夏、人参、五味子、甘草、麻黄、生姜）；肺虚气逆喘急，苏子降气汤（苏子、当归、陈皮、半夏、甘草、前胡、厚朴、肉桂、沉香、生姜、大枣）。

（2）火热喘急。口干舌燥作渴，面赤唇红，凉膈散；兼胃热，凉膈白虎汤（大黄、朴硝、甘草、连翘、栀子、黄芩、薄荷、石膏、知母）；兼肾虚火烁金，知柏地黄汤（生地黄、山茱萸、山药、知母、黄柏、牡丹皮、泽泻、茯苓）。

（3）马脾风。暴喘，胸高气促，肺张喘满，两肩抇动，陷下作坑，鼻窍握张，神气闷乱，五虎汤（麻黄、杏仁、甘草、石膏、生姜）。

（4）肺虚作喘。虚喘气乏声短涩，可选用洁古黄芪汤（人参、黄芪、甘草、地骨皮、桑白皮）、百合固金汤（百合、天冬、麦冬、生地黄、熟地黄、当归、白芍、甘草、贝母、玄参、桔梗）、本事黄芪汤（五味子、白芍、天冬、麦冬、人参、黄芪、熟地黄、甘草、茯苓、乌梅）等。

3. 疳疾　该书在疳疾中提及涉肺病机，处方有：

（1）生地清肺饮（清热甘露饮，生地黄、麦冬、石斛、知母、枇杷叶、石膏、甘草、茵陈、黄芩、灯心草），治疳渴引饮，心神烦热。

（2）肺疳。面白气逆，咳嗽，毛发焦枯，皮上生粟，肌肤干燥，憎寒发热，常流清涕，鼻颊生疮，可选生地清肺饮、甘露饮、补肺散（日久肺虚）。

（3）鼻疳。鼻塞赤痒，疼痛浸淫溃烂，下连唇际成疮，咳嗽气促，毛发焦枯，用清金散（栀子、黄芩、枇杷叶、生地黄、天花粉、连翘、麦冬、薄荷、玄参、甘草、桔梗）。

4. 其他

（1）伤风。身体发热憎寒，头疼有汗，嚏涕鼻塞声重，不时咳嗽，杏苏饮（杏仁、紫苏、前胡、桔梗、枳壳、桑白皮、黄芩、甘草、麦冬、贝母、化橘红）。

（2）燥痰。燥痰难出，气逆喘咳卧不舒，面红口干小便赤，清气化痰丸（胆南星、半夏、化橘红、枳实、杏仁、瓜蒌仁、黄芩、茯苓、生姜）。

（3）咯血。痰中带血，有热用鸡苏散（鸡苏、薄荷、川贝母、麦冬、桔梗、阿胶、蛤粉、生地黄、甘草、黄芪、白茅根、蒲黄）；无热用加味救肺散（麦冬、人参、黄芪、郁金、五味子、当归、白芍、川贝母、甘草、马兜铃）。

（4）风湿肿。通身皆肿，可选用疏凿饮、苏葶丸、舟车丸等。

（5）龟胸。多因小儿饮食不节痰热炽盛,复为风邪所伤,风热相搏,以致肺经胀满,攻于胸膈,高如覆杯,现证咳嗽喘急,身体羸瘦,先以宽气散开其气道(杏仁、桑白皮、化橘红、苏子、枳壳、枇杷叶、麦冬、生甘草、葶苈子);再以百合丹除其壅滞(百合、天冬、杏仁、木通、桑白皮、葶苈子、石膏、大黄)。

（6）龟背。婴儿坐早被客风吹入脊膂,遂致伛偻曲折,背高如龟,往往为终身痼疾,松蕊丹(松花、枳实、防风、独活、麻黄、前胡、大黄、肉桂)。

（十）《编辑痘疹心法要诀》

该书一些天花常见病证涉及肺的证治。

脏腑辨证论治涉及痘出五藏形证、痘主部位、面部吉凶、发热、抱鼻、攒胸、血泡、痘疗等。

痘的涉肺方证集中在咳喘,出杏苏饮、人参清膈散、加味二陈汤、凉膈白虎汤、人参白术散、参归鹿茸汤;疹的涉肺方证亦集中在咳喘,出升麻葛根汤、清金宁嗽汤、麻杏石甘汤、清气化毒饮。

此外,痘疹还共见失音,出加味甘桔汤、元参升麻汤、加减凉膈散、儿茶散等。

另,痘见寒战咬牙用加味四物汤、水痘用加味导赤散;疹见衄血用发灰散、犀角地黄汤,瘾疹用加减羌活散、加味消毒饮。

（十一）《编辑幼科种痘心法要旨》

在五藏传送之理中介绍了水苗种法及其涉肺传变机制。

（十二）《编辑外科心法要诀》

该书在十二经循行部位歌、肺经歌、脉部位歌、脉分主歌、浮沉脉歌、十二经气血多少歌等中,以歌诀方式概要介绍了涉肺的经络、脉诊等《内经》理论。

该书在肺痈、鼻部疾患、喉部疾患等病症中涉肺方证较为集中。

1. 肺痈　系肺脏蓄热,复伤风邪,郁久成痈,以致胸内中府穴隐隐疼痛,振寒脉数,状类伤寒,咽燥不渴,咳而喘满,唾稠黏黄痰,兼臭秽脓血。

未溃时,风郁于表者,法宜疏散,射干麻黄汤汗之(射干、麻黄、生姜、细辛、紫菀、款冬花、大枣、五味子、半夏)。

气壅喘满,不得卧者,葶苈大枣汤以泻之(葶苈子、大枣);咳有微热,烦满胸中,甲错,脓欲成者,《千金》苇茎汤吐之(苇茎、薏苡仁、冬瓜仁、桃仁)。

吐脓腥臭,形如米粥,桔梗汤排余脓(桔梗、甘草);吐脓腥臭,咳而胸满者,外台桔梗白散,以开瘀塞(桔梗、贝母、巴豆);咯吐脓血,兼午后身热烦躁,宜金鲤汤(金色活鲤鱼、贝母、童便)。

痈脓溃后胸膈胁肋,隐痛不止,口燥咽干,烦闷多渴,自汗盗汗,眠卧不得,咳吐稠痰腥臭,此系痈脓不尽,而兼里虚,宁肺桔梗汤(桔梗、贝母、当归、瓜蒌仁、黄芪、枳壳、甘草、桑白皮、防己、百合、薏苡仁、五味子、地骨皮、知母、杏仁、葶苈子、生姜);喘满腥臭,浊痰俱退,惟咳嗽咽干,咯吐痰血,胁肋微痛,不能久卧者,紫菀茸汤清补(紫菀、犀角、甘草、人参、桑叶、款冬花、百合、杏仁、阿胶、贝母、半夏、蒲黄、生姜);咳嗽无休,脓痰不尽,形气虚羸者,清金宁肺丸(陈皮、茯苓、桔梗、贝母、人参、黄芩、麦冬、地骨皮、银柴胡、川芎、白芍、胡黄连、五味子、天冬、生地黄、熟地黄、归身、白术、甘草)。

以身温脉细,脓血交黏,痰色鲜明,饮食甘美,脓血渐止便润者为吉;若手掌皮粗,溃后六脉洪数,气急颧红,污脓白血,懒食及大便结燥者为凶。

2. 鼻部疾患　发病与肺关系密切的有鼻疽、鼻疔、鼻匿疮、鼻疮、鼻痔、肺风粉刺、酒疱鼻等。

出《千金》漏芦汤(漏芦、枳壳、朴硝、大黄、甘草、麻黄、黄芩、白蔹、连翘、升麻、生姜、薄荷)、泽泻散(泽泻、郁金、栀子、甘草)、黄芩汤(黄芩、甘草、麦冬、桑白皮、栀子、连翘、赤芍、桔梗、薄荷、荆芥)、辛夷清肺饮(辛夷、甘草、石膏、知母、栀子、黄芩、枇杷叶、升麻、百合、麦冬)、枇杷清肺饮(人参、枇杷叶、甘草、黄连、桑白皮、黄柏)、麻黄宣肺酒(麻黄、麻黄根、酒)、凉血四物汤(当归、生地黄、川芎、赤芍、黄芩、茯苓、陈皮、红花、甘草、生姜、酒、五灵脂)、栀子仁丸(栀子仁、黄蜡)等。

外用青蛤散(蛤粉、青黛、石膏、轻粉、黄柏)、朱砂定痛散(朱砂、冰片、胡黄连、石膏)、黄连膏(黄连、当归、生地黄、黄柏、姜黄、香油)、硇砂散、颠倒散(大黄、硫黄)等。

3. 喉部疾患　发病与肺关系密切的有紧喉风、缠喉风、喉闭、酒毒喉闭、哑瘴喉风、喉疳、喉癣、乳蛾、喉瘤等。

出独参汤、鼠黏子解毒汤(牛蒡子、桔梗、青皮、升麻、黄芩、天花粉、甘草、玄参、栀子、黄连、连翘、葛根、白术、防风、生地黄)、万氏润燥膏(猪脂、蜂蜜)、广笔鼠黏汤(生地黄、贝母、玄参、甘草、牛蒡子、天花粉、射干、连翘、僵蚕、竹叶)、清咽利膈汤、益气清金汤(桔梗、黄芩、浙贝母、麦冬、牛蒡子、人参、茯苓、陈皮、栀子、薄荷、甘草、紫苏、竹叶)等。

桐油钱导吐(温水半碗,桐油四匙,搅匀,用硬鸡翎蘸油,探入喉内捻之,连探四五次,令其痰壅出),紫雪散吹之,消瘤碧玉散(硼砂、冰片、胆矾)。

急刺少商穴放血,针合谷穴,以泻其热开咽喉。

4. 其他　此外,该书在痈疽总论歌、痈疽五善歌、痈疽七恶歌,以及在头部的夭疽、锐毒,面部的面发毒,项部的结喉痈,背部的上中下发背、上搭手,腰部的缠腰火丹,胸乳部的甘疽,腹部的幽痈,内痈部的胃痈,臑部的肘痈,臂部的兑疽,手部的调疽,足部的脱疽,发无定处的疔疮、瘿瘤、大麻风、杨梅疮、赤白游风、丹毒、疥疮、癣、血风疮、火赤疮、血箭,杂证部的金疮,婴儿部的脱肛等均有涉肺病机及证治。

内服处方有:凉膈散(黄芩、薄荷、栀子、连翘、石膏、甘草、芒硝、大黄、竹叶、蜂蜜)、逍遥散(当归、白芍、茯苓、白术、香附、柴胡、黄芩、陈皮、薄荷、甘草)、六郁汤(香附、茯苓、陈皮、半夏、川芎、栀子、苍术、砂仁、甘草、生姜)、龙胆泻肝汤(龙胆草、连翘、生地黄、泽泻、车前子、木通、黄芩、黄连、当归、栀子、甘草、大黄)、除湿胃苓汤(苍术、厚朴、陈皮、猪苓、泽泻、茯苓、白术、滑石、防风、栀子、木通、肉桂、甘草)、六君子汤、十全大补汤、补中益气汤、白芷升麻汤(黄芩、连翘、黄芪、白芷、升麻、桔梗、红花、甘草、酒)、透骨搜风散(透骨草、脂麻、羌活、独活、小黑豆、紫葡萄、槐子、白糖、六安茶、核桃肉、生姜、红枣)、防己散(防己、朴硝、犀角、川芎、黄芩、黄芪、升麻)、散风苦参丸(苦参、大黄、防风、枳壳、玄参、独活、黄连、黄芩、栀子、菊花)、疏风清热饮(苦参、全蝎、皂刺、皂角、防风、荆芥、金银花、蝉蜕、酒、葱白)、凉血地黄汤(生地黄、黄连、当归、甘草、栀子、玄参、黄芩)等。

外用有:真君妙贴散(荞面、硫黄、白面)、雄黄解毒散、桃花散(白石灰、大黄)等。

(十三)《编辑眼科心法要诀》

该书在八廓主六腑命门包络病歌、八廓所属歌、五轮主五脏病歌、内因为病歌、内障初患久变五风歌、白眼痛歌、白翳黄心歌、冰翳歌、胬肉攀睛歌、赤膜下垂歌、花翳白陷歌、神祟疼痛歌、暴风客热歌、膜入水轮歌等,介绍了眼部五轮、八廓及常见眼病证治,多有涉及肺脏者。

病机涉及:肺脾湿热兼伏火、脾肺络伤湿热、肺肝风热冲于目、肺肝风热流入于眼、肺风肝热合邪上攻入目、肺经风热壅盛、肝肺热冲于眼内、肺肝积热风邪上冲于脑等。

处方有:桑白皮汤方(泽泻、玄参、黄芩、桔梗、菊花、甘草、旋覆花、茯苓、桑白皮、麦冬)、坠翳散方(石决明、茺蔚子、人参、野菊花、车前子、防风)、冰翳还睛丸(人参、五味子、防风、知母、细辛、黄芩、桔梗、车前子、玄参、生地黄、茺蔚子)、除风汤(茺蔚子、桔梗、细辛、黄连、五味子、大黄、防风)、羚羊饮(羚羊角、知母、黄芩、玄参、桔梗、柴胡、栀子、茺蔚子)、知母饮子(防风、桔梗、知母、芒硝、大黄、茯苓、细辛、茺蔚子)、酒调洗肝散(朴硝、大黄、桔梗、栀子、黄芩、知母、玄参),退热饮子(大黄、茺蔚子、玄参、细辛、防风、五味子、桔梗、黄芩)等。

外点:石燕丹。

(十四)《编辑刺灸心法要诀》

该书综述《内经》为主的经络理论及常用穴主治,并改编成口诀,诸如:五脏井荣俞经合歌、十二经表里原络总歌、肺经表里原络穴主治歌、大肠经表里原络穴主治歌、八脉交会八穴歌、手足十二经所属歌、天干十二经表里歌、地支十二经流注歌、十二经相传次序歌、十二经起止歌、十二经气血多少歌、周身名位骨度等,在这些口诀中均涉及肺脉、肺脉经穴、主治等。

（十五）《编辑正骨心法要诀》

该书骨度尺寸的背部、手三阴经总穴名、肺脏经文、肺经循行歌、肺经穴歌、大肠经循行经文、大肠经循行歌、胃府经文、心脏经文、心经循行经文、心经循行歌、膀胱经循行歌、膀胱经穴歌、膀胱经分寸歌、心包络解、肾经循行经文、肾经循行歌、肝脏经文、肝经循行经文、肝经循行歌、头部主病针灸要穴歌、胸腹部主病针灸要穴歌、背部主病针灸要穴歌、背部主病针灸要穴歌、手部主病针灸要穴歌、四季人神所在禁忌针灸歌等,含有手太阴肺经、与肺相关腧穴、肺脏解剖生理(引《内经》《难经》《中藏经》、张介宾)。

该书头面部的胸骨、击扑损伤脉色,内治杂证法的喘咳、胁肋胀痛、胸腹痛闷、伤损出血等,有涉及肺内外伤。处方有:二味参苏饮(人参、苏木)、十味参苏饮(人参、紫苏、半夏、茯苓、陈皮、桔梗、前胡、葛根、枳壳、甘草、生姜)、二陈汤(陈皮、半夏、茯苓、甘草、生姜)等。

三、讨论

1. 该书对历代纷繁的涉肺理法方药予以整理和精选　与《外台秘要》《太平圣惠方》《圣济总录》《普济方》等不同,该书不再收集和罗列某一涉肺病证的古今类方,而是经过编著团队的筛选,使入选处方精炼、实用、有效,这些处方和配伍,在临床上被广泛引用、影响深远,延续至清末。

2. 该书在肺基础理论方面未见创新　该书没有收载类似于《内经》《难经》《内经知要》等的中医基础理论书籍,仅《名医方论》《四诊心法》《运气》三部医著偏向基础;也未专辟基础理论章节。这可能反映了吴谦等编著团队注重临证实用,以及对现存医学理论体系构建的反思;也反映出其时医学基础学科的萎缩现状。

通读该书,未见有肺脏基础理论方面的创新,主要引用《内经》《难经》的论述。在该书大量的歌诀注释中,不断娴熟和准确引用《内经》以来的藏象、病因、病机、治则、治法等理论,使有关基础理论融会贯通于临床各学科中。

3. 普遍采用脏腑辨证论治　该书辨证论治贯穿始终,一些方剂出现频率高,如泻白散、葶苈大枣泻肺汤、参苏饮、清燥救肺汤、人参泻肺汤、人参养荣汤、琼玉膏等,表明编者团队十分偏好这些方剂,积累了丰富的经验。

（方肇勤,杨雯,颜彦）

第十节　肺脏理论的摘要与汇总

本节将前文对《内经》(含《黄帝内经素问》《灵枢经》)《难经》《诸病源候论》《外台秘要》《太平圣惠方》《太平惠民和剂局方》《圣济总录》《普济方》《医宗金鉴》等有关肺脏的理论摘要与汇总如下。

一、肺脏解剖与生理

（一）肺脏解剖

《内经》未见肺脏的专门解剖描述,但有与肺相关的骨度量的记载:"缺盆以下,至髑骬,长九寸。过则肺大,不满则肺小。"

《内经》认为通过外观人的形态可以判断肺脏的特性,是脏腑学说的发源。《内经》对肺的认识是,肺是五藏六府的最高处,像一个华盖。肺居于肩膺之内,胁腋之上,可以通过观察判断肺的特点:"巨肩反膺陷喉者肺高,合腋张胁者肺下;好肩背厚者肺坚,肩背薄者肺脆;背膺厚者肺端正,胁偏疏者肺偏倾也。"

《难经》明确肺的位置在膈上:"心肺独在鬲上也。"《难经》记载:"肺重三斤三两,六叶两耳,凡八叶,主藏魄。"但其重量、形态描述与现代解剖学的研究差异较大,可能与当时的供体来源和质量有关。

(二)肺脏生理

1. 肺脏的生理功能

(1)肺主治节:"肺者,相傅之官,治节出焉。"肺主治节是《内经》对肺生理功能的主要概括。

(2)肺主气:肺主气主要体现在藏气、司呼吸、宣通脏腑之气、化生输布营卫之气等方面。

1)肺藏气:《内经》认为肺藏气,为气之本。肺藏气的功能体现在:"天气通于肺",五气自鼻入肺,积于胸中,在喉咽部出入呼吸;水谷之精气与吸入的五气经气化后形成宗气、营气、卫气,"浊气在中者,言水谷皆入于胃,其精气上注于肺,浊溜于胃肠。"肺功能可以通过毛发、皮肤、声音和面色来观察。

2)肺司呼吸:《内经》描述肺与呼吸的关系。"其大气之抟而不行者,积于胸中,命曰气海,出于肺,循喉咽,故呼则出,吸则入。""故宗气积于胸中,出于喉咙,以贯心肺,而行呼吸焉。"

《诸病源候论》认为肺主气司呼吸,"肺主于气而通呼吸"。该生理功能异常,则致"肺气虚极,气邪停滞"。

3)肺宣通腑脏之气:《诸病源候论》指出:"肺为五脏上盖,主通行于腑脏之气。""肺主气,五脏同受气于肺。""肺主于气。若肺气虚实不调,或暴为风邪所乘,则腑脏不利,经络痞涩,气不宣和,则卒上气也。"肺病则"肺气壅塞,不能宣通诸脏之气"。

4)肺化生与输布营卫之气:《内经》有关肺主气,还表现在与营卫二气的化生和输布有关。例如:

"中焦亦并胃中,出上焦之后,此所受气者,泌糟粕,蒸津液,化其精微,上注于肺脉,乃化而为血,以奉生身,莫贵于此,故独得行于经隧,命曰营气。"提示营气转化为血,是在肺内完成的。

"营气之道,内谷为宝。谷入于胃,乃传之肺,流溢于中,布散于外。"提示营气的输布与肺有关。

(3)肺朝百脉:《内经》时代,认为肺使百脉潮,推动精气、脉气布散至全身:

"胃为五藏六府之海,其清气上注于肺,肺气从太阴而行之。其行也,以息往来,故人一呼脉再动,一吸脉亦再动,呼吸不已,故动而不止"。

"诸气者皆属于肺。此四支八溪之朝夕也。"

(4)肺主皮毛:《内经》认为:"食气入胃……脉气流经,经气归于肺,肺朝百脉,输精于皮毛。"

《诸病源候论》指出:"肺主皮毛。""(肺)候皮毛。""肺候身之皮毛而主气,伤寒邪气先客皮肤,随气入肺,故令嗽。"

《太平圣惠方》论述了皮肤病变论治与肺的关系。"肺主气,候于皮毛。""人之皮肤则肺所管。"后世医著皮肤类疾病均与肺有关。

(5)肺主声:《内经》记载:"五气入鼻,藏于心肺,上使五色修明,音声能彰。"

《难经》解释了"肺主声"与耳的关系:"肾者,北方水也,水生于申,申者西方金,金者肺,肺主声,故令耳闻声。"

《诸病源候论》记载:"邪客于肺,肺主声而通于气。今外邪与真气相搏,真气虚而邪气胜,故声为之不通也。""若人本来语声雄,恍惚尔不亮,拖气用力,方得出言,而反于常人,呼共语,直视不应,虽曰未病,势当不久。此即肺病声之候也。察病观疾,表里相应,根据源审治,乃不失也。"

(6)肺通调水道:《内经》认为,肺还参与了体液代谢:"饮入于胃,游溢精气,上输于脾。脾气散精,上归于肺,通调水道,下输膀胱。""故五藏六府之津液,尽上渗于目,心悲气并,则心系急,心系急则肺举,肺举则液上溢。"

《太平圣惠方》《和剂局方》《圣济总录》《普济方》《医宗金鉴》等记载的消渴、水肿等疾病均与肺通调水道的功能有关。

(7) 肺藏魄：《太平圣惠方》自然衰老中涉肺证候："八十岁，肺气衰，魄魂始离，其言多误。"

(8) 肺易损伤：《诸病源候论》肺的生理病理特点："肺者，为五脏上盖，易为伤损。"

2. 肺脏的阴阳五行属性

(1) 肺脏的阴阳属性：作为五脏之一，肺属阴；而肺的居处高位、功能特点，又有阳的特性，所以或被称谓"阴中之阳"；也有称谓"阳中之阴"者，指位于躯体阳位的阴脏："言人身之藏府中阴阳，则藏者为阴，府者为阳。肝心脾肺肾，五藏皆为阴。""背为阳，阳中之阴，肺也。""肺为阳中之少阴。"

(2) 肺脏的五行属性：《内经》中有一些章节涉及肺的五行属性和相对分类。如"西方白色，入通于肺，开窍于鼻，藏精于肺，故病在背；其味辛，其类金，其畜马，其谷稻，其应四时，上为太白星，是以知病之在皮毛也，其音商，其数九，其臭腥。"

与肺相关的大致可以归类如下（表 3 - 8）。

表 3 - 8　肺相关五行属性分类

五行	藏	府	藏	主	荣	窍	化液	志	恶	伤	伤	病	声
金	肺	大肠	魄	皮	毛	鼻	涕	悲	寒	悲—肺	辛—皮毛	咳	哭

五行	藏	脉	所生	其主	所病	变动	五劳所伤	五禁	经脉
金	肺	浮	肾	心	气	咳	久卧伤气	苦	多血少气

五行	藏	方位	天	地	时	日	味	色	音	若干关系
金	肺	西方	燥	金	秋	庚辛	辛	白	商	忧伤肺/喜胜忧/辛伤皮毛/寒胜热/苦胜辛

《难经》精简了肺五行归属："肺色白，其臭腥，其味辛，其声哭，其液涕。"

3. 肺与其他组织官窍的关系

(1) 肺与大肠相表里：《内经》认为："肺合大肠，大肠者，传道之府。""肺合大肠，大肠者，皮其应……肺应皮。""肺之合皮也，其荣毛也"。

《难经》认为"大肠者，肺之腑。"并尝试解释肺与大肠的位置差异："《经》言心营、肺卫，通行阳气，故居在上；大肠、小肠，传阴气而下，故居在下。"

(2) 肺开窍于鼻：《内经》认为"五藏常内阅于上七窍也，故肺气通于鼻，肺和则鼻能知臭香矣"。"鼻者肺之官也……故肺病者，喘息鼻张"。

《难经》延续了《内经》的生理认识，"故肺气通于鼻，鼻和则知香臭矣。"

《诸病源候论》也认为肺开窍于鼻。多见"（肺）开窍于鼻"，"肺主气，外候在鼻"，"肺气通于鼻"等的描述。

(3) 肺与咽喉：《太平圣惠方》解释咽喉与肺的关系："夫咽喉者，生于肺胃之气也。咽者也，空可咽物，又谓之嗌，主通利水谷，胃气之道路，故为胃之系。咽重十两，广二寸半，至胃长一尺六寸也。喉咙者，空虚也，言其中空虚。"

《太平圣惠方》《和剂局方》《圣济总录》《普济方》《医宗金鉴》等记载的咳嗽、喘急、声嘶等相关疾病均与咽喉有关。

(4) 肺与目：《太平圣惠方》眼论概述：目者五脏之精气也。五脏有病，皆形于目。目色赤病在心，目色白病在肺，目色青病在肝，目色黄病在脾，目色黑病在肾；不可名者，病在胸中。

4. 肺脏与其他脏腑的关系　《内经》有着大量的肺与其他脏腑关系的记载。

(1) 肺与肝：肺与肝的关系主要通过"肝脉贯肺"相联结。手太阴肺经气逆，肝肺相搏，肺主气而肝主血，气逆与中，故血逆于口鼻。

"暴瘅,内逆,肝肺相搏,血溢鼻口"。

(2)肺与心:心与肺通过宗气相连接,心主血而肺主气,肺气推动血行,故而互相影响。

"故宗气积于胸中,出于喉咙,以贯心肺,而行呼吸焉。"

"悲则心系急,肺布叶举,而上焦不通,荣卫不散,热气在中,故气消矣。"

"厥心痛,卧若徒居,心痛间,动作,痛益甚,色不变,肺心痛也"。

(3)肺与肾:肾主水,肺推动津液输布。肾藏精为生气之源,肺藏气司呼吸。两脏又通过足少阴肾经相连,关系密切。

"少阳属肾,肾上连肺,故将两藏。"

"少阴脉贯肾络肺,今得肺脉,肾为之病,故肾为腰痛之病也。"

"肾者至阴也,至阴者盛水也;肺者太阴也,少阴者冬脉也,故其本在肾,其末在肺,皆积水也。"

"故肺为喘呼,肾为水肿,肺为逆不得卧,分为相输俱受者,水气之所留也。"

"是以夜行则喘出于肾,淫气病肺。"

(4)肺与脾胃:肺与脾胃的密切关系主要是脾胃所运化的水谷精气上输于肺,胃之大络与宗气相关。

"中央生湿,湿生土,土生甘,甘生脾,脾生肉,肉生肺,脾主口。"

"二阴至肺,其气归膀胱,外连脾胃。"

"病在太阴,甚盛在胃,颇在肺,病名曰厥,死不治。"

(5)肺与小肠:"小腹控睾引腰脊,上冲心。邪在小肠者,连睾系,属于脊,贯肝肺,络心系。"

二、肺脏病因理论

(一)外邪

《内经》涉及肺脏生病的外邪以风、寒、热三邪为主,其中热邪描述结合五运六气的变化,提示肺与自然界息息相关。

《诸病源候论》认为肺胀喘逆的病因为肺受邪:"肺主于气,邪乘于肺则肺胀,胀则肺管不利,不利则气道涩,故气上喘逆,鸣息不通。若肺受邪,则气道不利;气道不利,则诸脏气壅;则失度,故气奔急也。"

常见的外邪有:

(1)风邪:《内经》认为风邪伤肺,"风从西方来,名曰刚风,其伤人也,内舍于肺,外在于皮肤,其气主为燥。""以秋庚辛中于邪者为肺风……肺风之状,多汗恶风,色皏然白,时咳短气,昼日则差,暮则甚,诊在眉上,其色白。"

《太平圣惠方》认为肺中风病机为:腠理开疏,气血虚弱,风邪所侵,攻于脏腑。

《圣济总录》认为:肺气虚弱则为风邪所伤。伤于风者多涕;中于风者则项背强直,皮肤不仁。

《医宗金鉴》认为:太阳中风……皮毛内合于肺,皮毛不固,风邪侵肺,则气壅而鼻鸣矣。

(2)寒邪:《内经》认为,"形寒寒饮则伤肺""重寒伤肺"。咳嗽的主要病因病机为"皮毛先受邪气,邪气以从其合也。其寒饮食入胃,从肺脉上至于肺则肺寒。肺寒则外内合邪,因而客之,则为肺咳。"

《诸病源候论》解释了声嘶的病机为"阴邪搏于阳气","气为阳,若温暖则阳气和宣,其声通畅;风冷为阴,阴邪搏于阳气,使气道不调流,所以声嘶也。"并认为肺轻微受寒则成咳嗽。"咳嗽者,肺感于寒;微者则成咳嗽也。"

《太平圣惠方》认为肺痈的病机为"由寒伤于肺,气结聚所成,脓成即死"。

《圣济总录》认为肺中寒,可见咳而鼻塞,唾浊涕,语声嘶破,洒淅恶寒之证。

(3)热邪:《内经》在五运六气中提及运气中热与肺的关系。

《诸病源候论》认为风热病是由于"若肤腠虚,则风热之气先伤皮毛,乃入肺也"。伤寒咳嗽"由邪热客于肺也。上焦有热,其人必饮水,水停心下,则肺为之浮,肺主于咳,水气乘之,故咳嗽"。

《太平圣惠方》在风热、热劳等病证中,多提及热毒、壅热等病因病机。

《圣济总录》认为:"热在上焦,因咳而成肺萎。咽中干燥,盖以邪热熏肺使然,或因快药下利重亡津液所致。"肺痈的病机为风中于卫,热过于营,风热凝滞,蓄结为痈。肺经壅热是肺胀、肺虚、肺脏风热等的病因和主要表现。

《普济方》也记录了颇多热邪导致的肺病证。

(4)毒气:《太平圣惠方》记载,肺痿、骨蒸、肺痨等由致病力很强的"毒气"传染所致。

(5)复感:《内经》认为肺病在发展过程中容易发生变化,疾病的发展也可以引起肺的病变。"阳明不迁正,则暑化于前,肃杀于后,草木反荣。民病寒热鼽嚏,皮毛折,爪甲枯焦,甚则喘嗽息高,悲伤不乐。热化乃布,燥化未令,即清劲未行,肺金复病。""皮痹不已,复感于邪,内舍于肺……肺痹者。"

(二)内伤

《内经》肺病的内因主要提到了七情伤神,喜乐伤肺:"肺喜乐无极则伤魄,伤魄则狂,狂者意不存人,皮革焦,毛悴色夭,死于夏。""悲则肺气乘矣。""有所惊恐,喘出于肺,淫气伤心。""惊,有积气在胸中;喘而虚,名曰肺痹"等。

(三)寄生虫

《诸病源候论》记载了一些寄生虫病。

(1)肺虫:"五曰肺虫,状如蚕;肺虫,令人咳嗽。若腑脏气实,则不为害,若虚则能侵蚀,随其虫之动而能变成诸患也。"

(2)鼠瘘(淋巴结炎):"鼠者,饮食之时有择,虫蛆毒变化所生也。使人寒热。其根在肺。出于颈掖之间。"

(3)蚍蜉:"蚍蜉者,由饮食内有蚍蜉毒气,入于脏,流于经脉,使身寒似伤寒,腹虚胪胀。其根在肺。"

《外台》明确指出肺虫从劳气而生,体虚外感是其病因。

三、肺脏病机理论

(一)气血津液失常

1. 气失常 《内经》对肺脏的病机,从肺与阴阳变化、脏腑经络相互影响的角度做了一些阐述,尤其多次提到气机变化对肺脏的影响。具体如:"阴争于内,阳扰于外,魄汗未藏,四逆而起,起则熏肺,使人喘鸣。""诸气膹郁,皆属于肺。""上气不足,下气有余,肠胃实而心肺虚,虚则营卫留于下,久之不以时上,故善忘也。""悲则心系急,肺布叶举,而上焦不通,荣卫不散,热气在中,故气消矣。"

《诸病源候论》认为,若肺气虚实不调,或暴为风邪所乘,则腑脏不利,经络痞涩,气不宣和,可表现为上气、气奔急、喘息、短气等气机失常的变化。

《太平圣惠方》中认为邪气或热毒中肺、因食热饱等气机失调,冲动肺气,导致肺气壅滞,上气奔喘。

《圣济总录》认为,肺气积留可见息贲、结瘕;肺气壅滞可见喘急、上气、短气。

2. 血失常 《内经》记录了肺咳引起唾血:"肺咳之状,咳而喘息有音,甚则唾血。"

《诸病源候论》中,在虚劳诸病之虚劳呕血中提到:"此内伤损于脏也。肝藏血,肺主气。劳伤于血气,气逆则呕,肝伤则血随呕出也。"并认为鼻衄是由血气虚热引起,唾血是肺损伤病为热气所伤,吐血是由于虚损、饮酒和劳损引起,若为肺疽,则饮酒之后必然吐血。

《圣济总录》记录了常见咯血(吐血呕血、吐鲜血、唾血腥臭、脓血)、咳嗽气急、发热浮肿等肺部证治,可见其时肺结核、支气管扩张等慢性肺部感染疾病较多。

《普济方》在多个章节中专设咯血,或作吐血、唾血、咳唾脓血等,提及咯血肺脏证治者共计80张方证,数量多,提示该著作成书之际咯血是肺脏疾病的常见症状。

3. 津液失常

(1) 痰饮水肿：《诸病源候论》描述了上气身肿的病机："肺主于气，候身之皮毛。而气之行，循环脏腑，流通经络，若外为邪所乘，则肤腠闭密，使气内壅，与津液相并，不得泄越，故上气而身肿也。"并提到三种不同病因的水肿："十水其根在肺，由荣卫痞涩，三焦不调，腑脏虚弱所生。"水肿咳逆上气是由于肾虚不能制水，故水妄行，上乘于肺，肺得水而浮，浮则上气而咳嗽也。毛水的病因是：肺家停积之水，流溢于外。

《和剂局方》认为，津液失常、肺气壅滞，可以造成胸膈痰饮，四肢头面浮肿。

《圣济总录》水肿统论摘要《内经》论述，主要病机为"脾肾气虚，不能制水，水气妄行，溢于皮肤"，但认为水肿的发病，也与肺有关，如在介绍十水，白水（其根在肺，肿从脚起，上气而咳）后，总结归纳为"凡此十水，生于脏腑，各从其根，究其所本，则肺与肾已……盖肾气虚弱，水气胀满，上攻于肺，肺气孤危……三焦闭溢，水道不通，水满皮肤，身体痞肿"；肺气孤危则加重了"三焦闭溢，水道不通，水满皮肤"。此外，一些水肿始发于肺，如涌水（按腹不坚，疾行则鸣，濯濯如囊裹浆）系"肺移寒于肾"所致。

(2) 肺痿消渴：《诸病源候论》认为肺痿的病因为："津液竭绝，肺气壅塞，不能宣通诸脏之气。"

《太平圣惠方》认为，消渴病人多为少年服乳石热药，耽嗜酒肉荤辛，热面炙爆，荒淫色欲，不能将理，致使津液耗竭，元气衰虚，热毒积聚于心肺，腥膻并伤于胃腑，脾中受热，小肠干枯。《和剂局方》认为消渴与肺脏有关："或因酒色过度，上盛下虚，心火炎上，肺金受克，成消渴。"

《圣济总录》认为，消渴或由"心肺干热"；消渴烦躁或由"心肺躁热"；暴渴或由"心肺壅热，胃中干燥"；消渴或因邪热冲肺、心肺气独盛。

(3) 咳嗽哮喘：《和剂局方》记载的涉肺证治最多的是痰饮咳喘，可以分为肺胃虚寒类、寒邪痰饮类、风壅痰实类等，风寒、风热导致气机不利，寒痰停积，而见痰饮咳喘。

《医宗金鉴》认为，盖以水不停于中焦、下焦，而停于上焦，所以攻肺必作喘也。

《圣济总录》认为肺胀病机为"心下有水、积渐虚羸、肺乘风邪"。

(二) 脏腑病机

《诸病源候论》认为："肺主气，五脏六腑皆禀气于肺。忧思恐怒，居处饮食不节，伤动肺气者，并成病。其气之病，有虚有实。其肺气实，谓之有余，则喘逆上气。其肺气虚，谓之不足，则短乏少气。"

1. 肺气虚　《内经》认为气虚最先反映为肺虚，肺气虚可使人梦中见兵战等，至八十岁肺气衰，则魂离，言语错乱。"气虚者肺虚也，气逆者足寒也，非其时则生，当其时则死。""肺藏气，气舍魄，肺气虚则鼻塞不利，少气；实则喘喝，胸盈仰息。""肺气虚，则使人梦见白物，见人斩血藉藉，得其时则梦见兵战。""八十岁，肺气衰，魄离，故言善误。"

《诸病源候论》记载肺气虚乘风邪则导致恍惚："（五脏）虚则外气不足，风邪乘之。然五脏，肺为魄。若风气经之，是邪干于正，故令恍惚。"肺气虚的主要表现为呼吸微弱而少气："肺主于气而通呼吸，脏气不足，则呼吸微弱而少气。"病因为："虚劳之病，或阴阳俱伤，或血气偏损，今是阴不足，阳有余，故上气也。"

《太平圣惠方》认为肺劳病机为：生虫在肺，谓忧恚气膈塞热所致。下焦虚损，上焦烦热。

《和剂局方》记录了肺虚、肺痿等五劳七伤、积劳虚损的肺部疾病。

《圣济总录》根据其所录方证，可以分为肺气不足、肺气虚寒、肺气虚触冒风冷、脾肺气虚四类。其治法为温中下气、益脾补肺。

《普济方》该书肺虚主要指肺气虚、肺阳虚（肺虚冷）；而虽有肺阴虚证候的记录，但并未作为肺脏虚证的常见分类，遣方用药也没有清末那样丰富和娴熟。

2. 肺气实　肺气实的记录在所涉医籍中记录较少。《诸病源候论》有"肺主气，肺气有余，即喘咳上气"的记载；《圣济总录》肺实记录方剂仅 11 方，数量少，主要表现为肺气积壅和肺气热盛。《普济方》将肺实定义为："肺实则生热,热则阳气盛,病苦肺胀,汗出若露,上气喘逆,咽中塞如欲呕状,胸中满膨膨与肩相引。"追溯上去,《金匮要略》认为肺痈为脏腑实热外感风邪:"肺痈系肺脏蓄热,复伤风邪,郁久成痈,以致胸内中府穴隐隐疼痛,振寒脉数,状类伤寒,咽躁不渴,咳而喘满,唾稠黏黄痰,兼臭秽脓血。"

四、肺脏治则治法理论

（一）肺病治则

《内经》曰:"热病,先肤痛,窒鼻,充面,取之皮,以第一针,五十九。苟轸鼻,索皮于肺,不得索之火,火者心也……金者肺也。"

《难经》治损之法:损其肺者,益其气。

《外台秘要》提出母虚补子:"凡肺劳病者,补肾气以益之。"提出了顺治和逆治,及治疗的预后:"人逆秋气,则手太阴不收,肺气焦满。顺之则生,逆之则死;顺之则治,逆之则乱;反顺为逆,是谓关格,病则生矣。"

《太平圣惠方》提及的治则主要包括:补肾气、润肺、定喘嗽、通津液。具体涉及以下疾病:热劳治则为利心肺、除烦热、利大肠;肺劳治则为补肾气以益之、补虚思食助力;胸痛治则为润肺止心痛;喘急治则为定喘嗽;上气喘急治则为润肺通胸膈;声嘶治则为温肺顺气通声;咽喉不利治则为通津液,利咽喉;虚劳吐血治则为补肺气止血;食治咳嗽的治则为益心润肺,除咳嗽。

《和剂局方》主要记录了咳喘的治疗,止痰逆、利胸膈。对于肺热和皮肤病的治则也有了进一步的发展。具体包括:小儿咳喘治则为调肺气、利胸膈、治咳嗽、止痰逆等;肺萎肺虚治则为清上实热、补益脏腑、下气;消渴治则为:清心养神、秘精补虚、滋润肠胃、调顺血。肺热治则为除烦解劳、消谷下气、散胸中郁热,消风化痰、消风热、化痰涎、利咽膈、清头目等。皮肤病治则为活血脉、润皮肤、散风邪、止瘙痒等。

《圣济总录》进一步凝练了治则,提出补养的原则是形不足者温之以气,精不足者补之以味,方法有益脾补肺、润养上焦、补益心肺、滋益营卫等。调和阴阳的方法为以阳调阴、以阴调阳。提出肺萎、肺气虚寒等要以温药和之,肺痈喘急满要泻肺脏之邪毒,水肿咳逆上气要利小便等。

《普济方》在诸多肺脏疾病的治则上有了丰富和突破。如痰饮的治则包括了宣导凝滞、消化痰饮、升降滞气、通行三焦或利肺、治痰、止烦、滋荣心肺;在肺痈的治疗中提出排脓补肺的理念;认识到肺实的治疗重点在于散肺气;细分了肺虚的治法,肺虚冷的治则为益气(助肺气、益脾补肺)、润肺(润五脏、收敛营卫、填人骨髓)、补虚,或平顺肺气、消饮、去胃家风等;肺阳虚的治则为壮元阳、益真气、助胃润肺。肺气虚的治则消食气、长肌和中、安五脏、除万病。肺阴虚的治则为治痰盛、利胸膈、和脾肺气、止嗽思食。清肺热的主要方法有化痰涎、利胸膈、定烦渴,或通利正气逐邪、解五劳、益肌肉、润泽五脏等。其他治法还有去风郁痰实、清利头目;或凉心膈、润肺脏、除烦解劳、消谷下气、散胸中热;或排脓内消肿毒、疏导心经邪热;或止消渴、除惊悸、凉上膈、解酒毒等。

《医宗金鉴》治则极为丰富,主要包括了清金保肺立法、调补脾胃法(凡肺病有胃气则生,无胃气则死)、标本兼治法(泻白散)、制水生金法(资生肾气丸)、化痰消饮法、破气顺气法、滋水制火法(大补阴丸)等等,沿用至今。

（二）肺病治法

1.《内经》

（1）针刺:《内经》中涉及的肺病的治疗主要为针刺治疗。例如:"肺者,相傅之官,治节出焉,可刺手太阴之源。""人肺病,遇阳明司天失守,感而三虚,又遇金不及,有赤尸鬼干人,令人暴亡,可刺手阳明之所过,复刺肺俞。""邪在肺,……取之膺中外腧,背三节五藏之傍,以手疾按之,快然,乃刺之,取之缺盆中以越之。""乱于肺,则俯仰喘喝,接手以呼……气在于肺者,取之手太阴荣足少阴输。""诸汗者,至其所胜日汗出也……肺热病者右颊先赤,肾热病者颐先赤,病虽未发,见赤色者刺之,名曰治未病。"

如果出现误治的情况,则可能会引起不良后果。"满而补之,则阴阳四溢,肠胃充郭,肝肺内膜,阴阳相错。"

与肺有关的刺法要点:在针刺过程中,一定要注意用针轻快,避开肺脏。"凡刺有五,以应五藏。一曰半刺,半刺者,浅内而疾发针,无针伤肉,如拔毛状,取皮气,此肺之应也。"

(2)放血:"肺热病者,先淅然厥,起毫毛,恶风寒,舌上黄,身热。热争则喘咳,痛走胸膺背,不得太息,头痛不堪,汗出而寒,丙丁甚,庚辛大汗,气逆则丙丁死。刺手太阴阳明,出血如大豆,立已。"

(3)食疗:"肺主秋,手太阴阳明主治,其日庚辛,肺苦气上逆,急食苦以泄之。""病在肺……禁寒饮食寒衣。""肺病者……急食酸以收之,用酸补之,辛泻之。""肺病者,宜食黄黍鸡肉桃葱。""肺色白,宜食苦,麦羊肉杏薤皆苦。"

2.《难经》 针刺治则:针刺宜浅,"秋冬寒,必致一阳者,初内针,浅而浮之至心肺之部,得气,推内之阳也。"

3.《诸病源候论》 灸法。肺中风:"偃卧而胸满短气,冒闷汗出。视目下鼻上下两旁下行至口,色白者可治,急灸肺俞百壮"。

导引。该书记载了大量的导引治则。

4.《外台秘要》《外台秘要》主要涉肺方证中出现52张处方,出现频率最高的药物主要有三类:从胃治肺:甘草、生姜、大枣(养胃、暖胃可能是那个时代的常用治则);止咳平喘:麻黄、杏仁、紫菀;清热泻肺:石膏。同时也使用一些益气滋阴、化痰止咳、温中散寒的中药。

5.《太平圣惠方》《太平圣惠方》提出了主要的肺脏用药:款冬花、桔梗、百合、杏仁、紫菀、射干、紫苏子、天冬、车前子、葶苈子。后世发展的药物归经理论,与此一脉相承;书中也记录了治疗肺萎通用药:刺蒺藜、人参、茯苓、天冬、麦冬、猪蹄、白石英、蛤蚧、薏苡仁,反映了宋代对一些常见疾病的治疗用药积累起了一定的经验。

6.《和剂局方》 该书有47张处方中出现"肺",占该书788方中的近6%。其中卷4治痰饮(附咳嗽)有19方,最为集中。咳嗽是该书关注肺的主要病症。该书咳喘治疗的常用药以杏仁、麻黄、款冬花、桑白皮、半夏、陈皮、甘草、生姜、五味子、细辛、人参等为主;或采用半夏曲、贝母、乌梅、肉桂、干姜、阿胶、麦冬、天花粉、知母、诃子、黄芪。

该书在皮肤病和口腔咽喉病(与肺关系密切)中均推荐了外用药或局部用药,提示其时对一些疾病的外用药已积累了丰富的经验,已作为疾病治疗的常用手段;也表明其时中医药治疗学已发展至较高水平。

7.《圣济总录》 与医学基础理论发展滞后不同的是,中医学发展至宋代中叶,形成了大量和丰富的治则方药,在治疗剂型和手段上也有丰富的发展,反映了那个年代临床医师不懈的探索,在《圣济总录》中得以展现出来。外治法主要包括鼻腔内涂抹油膏、滴入油膏、涂抹药膏、眼药水点眼、烟熏法、药物热敷等,咽喉生疮的治疗大人以竹筒子将喉风救命散吸入,再以竹筒子吹至小儿患处,达到准确给药的效果。该书还记载了眼科手术和多治疗手段联用等医案。例如:"病患口干舌缩,目赤鼻血出。先烙足心,次烙心俞、百会、天窗、里廉、肺俞、丹田等穴;若不瘥,即灸肺俞、期门、气海穴百壮;若烦渴欲得饮水,及大便不利,宜服黄硝汤方。"在这先后提及的治疗手段有烙、灸、方剂,层次递进,辨证论治。

《圣济总录》还有常见寄生虫的记载和针对性治法,如小儿九虫:"一曰伏虫,长四分;二曰长虫,一名蛔虫,长一尺,贯心则杀人;三曰白虫,长一寸,长至四五尺,亦能杀人;四曰肉虫,状如烂杏,令人烦满;五曰肺虫,状如蚕,令人咳嗽;六曰胃虫,状如虾蟆,令人呕吐喜哕;七曰弱虫,又名鬲虫,令人多唾;八曰赤虫,状如生肉,令人肠鸣;九曰蛲虫,状如蜗虫,令人下部痒。"所列贯众丸方且注曰:贯众(去白虫)、藜芦(去长虫)、芜荑(去肉虫)、野狼牙(去胃虫)、雷丸(去赤虫)、蜀漆(去蛲虫)、僵蚕(去弱虫)、厚朴(去肺虫)、石蜜(去蛔虫)。反映了那个年代寄生虫病防治的经验。

8.《普济方》　《普济方》肺脏常见疾病证治方证比较集中的依次为：肺痨类、肺痿、肺痈，肺脏常见证候证治方证比较集中的依次为：肺虚类、肺热类、肺实类，肺脏常见症状证治方证比较集中的依次为：咳嗽、哮喘、咯血，以及咽喉病证、鼻病证、皮肤病证，提示这些疾病、证候与症状的发病率高，且积累了较为丰富的治法。

《普济方》曰："采摭繁富，编次详析，自古经片，无更赅备于是者。"一些那个年代新近发展的学术理论和观点，也得以保存。例如：

在该书热病门·热病发斑中，摘录了解毒香豉饮子，治疗心肺藏热毒，攻于皮肤，遍生赤斑，重者其色紫黑。药用：香豉、石膏、栀子、大青叶、升麻、芒硝、大黄、甘草、生姜、葱白等。对后世温病学说治法的发展可能产生出影响。

再如，该书在妇人诸疾门·咳嗽中，摘录了补肺汤（清金汤），治疗"治丈夫妇人，年远日近，脾气咳嗽，上气喘急，喉中作声，胸满气逆，坐卧不安，饮食不下。"方用人参、白术、茯苓、甘草、陈皮、杏仁、罂粟壳、阿胶、五味子等，以方测证，所谓"脾气咳嗽"近似"脾为生痰之源，肺为贮痰之器"的提法，简要而生动；而虽名为补肺汤，实则培土生金。

又如，该书在咳嗽门·五脏诸嗽中，摘录了《直指方》大阿胶丸方证，用药后"凡嗽药不效，觉胸膈闷，乃宿血乘肺"。这对难治咳嗽病机有了新的解释："宿血乘肺。"后世学术界比较流行的久病入络，施以配伍活血化瘀方药，源远流长。

又如，《普济方》反映了那个年代丰富的中医药治疗手段和技术，具体有药浴、药栓、创面外用药等，例如，采用明矾、硫黄、冰片等研末，以指蘸药搽患处以治疗酒糟鼻。同时，放血疗法也有了发展，如治上焦壅滞，风冷伤肺，气道痞塞，咽喉不利，"刺手小指甲，令血出，效"。

9.《医宗金鉴》　《医宗金鉴》治疗肺脏疾病的方剂主要分为补益肺气阴类，如生脉饮、琼玉膏、清燥救肺汤、麦冬汤、阿胶散、炙甘草汤等；治肺热咳喘类，如人参泻肺汤、泻白散、葶苈大枣泻肺汤、苏葶定喘丸、人参清肺汤、人参定喘汤；肺寒咳喘类如麻黄汤、小青龙汤；治肺寒热咳喘类如越婢加半夏汤、小青龙加石膏汤、麻黄杏仁甘草石膏汤；补益脾肺类如人参养荣汤、补中益气汤、升阳益胃汤、清暑益气汤、清燥汤等；补益肺肾类如资生肾气丸、大补阴丸、虎潜丸；祛风解表类如防风黄芪汤、防风通圣散、活人败毒散、参苏饮、葛根汤；清热泻火类如四生丸、黄连解毒汤、竹叶黄芪汤、白虎加人参汤等。这些治法和方剂沿用至今，影响深远。

（颜彦，方肇勤，杨雯）

第四章
脾 的 理 论

--❧❧❧--

第一节 《内经》脾的理论

摘要： 本文检索并摘录《内经》中所有涉及脾、足太阴的有关论述，研读、探究，将其按脾的解剖、脾的生理功能及特点、脾与自然界的关系、脾与五脏的关系及其相关五行归属、脾的诊法、脾的病证，以及脾病证的治则及注意事项等予以分类，并就《内经》脾脏理论的内容、特点及对后世的影响展开了初步的探讨；并联系后世对《内经》相关学术内容的引用，对该书藏象理论、同病异证、病机阐述、运气学说等对后世的影响予以初步的分析。

就现存文献看，脏腑理论体系（又称藏象理论）创立于《内经》。此后，脏腑理论被历代广泛引用和发展，并以此为核心，串联起经络、组织器官、生理、病理、发病、病机、治则、治法，还演变成为中药和方剂及其配伍理论的核心。这些均表明，《内经》的脏腑理论确对后世产生了广泛和深远的影响。鉴此，我们关心，《内经》藏象理论主要包括哪些学术内容，与脏腑相关的理论有哪些，其中哪些对后世产生了较为深远的影响？为了便于研究，本文把脾作为研究的切入点，希望能举一反三。

此外，《内经》及此后的中医学术界，重脏轻腑的现象十分突出，成为学术主流。因此，本研究主要对《内经》五脏理论进行研究。

一、方法

参见第二章"第一节《内经》心的理论"（详略），本文关注脾。

二、结果

（一）关于脾的解剖

《内经》介绍了人体解剖和所观察指标[L12]，记录了胃等消化道器官的解剖结果，如"胃纡曲屈，伸之，长二尺六寸，大一尺五寸，径五寸，大容三斗五升"[L31]，此外还有"脾与胃以膜相连"的记载[S29]，甚至有"脾为孤藏，中央土以灌四傍"[S19]的说法，但未见脾脏具体解剖描述：位置、形状、体积、坚脆、颜色。

（二）脾的生理功能及特点

1. 输布胃的营养物质至肺脉及全身　消化系所分离出来的水谷精微，主要依赖脾，输送至十二经脉及全身：

"四支皆禀气于胃,而不得至经,必因于脾,乃得禀也。"[S29]

"脾为孤藏,中央土以灌四傍。"[S19]

"食气入胃,散精于肝,淫气于筋。食气入胃,浊气归心,淫精于脉。脉气流经,经气归于肺,肺朝百脉,输精于毛皮。毛脉合精,行气于府。府精神明,留于四藏,气归于权衡。权衡以平,气口成寸,以决死生。饮入于胃,游溢精气,上输于脾。脾气散精,上归于肺,通调水道,下输膀胱。水精四布,五经并行。"[S21]

2. 脾在五脏六腑中的相对职能和生理特点　脾在人体的消化系统中占据重要地位,是其代表:

"脾胃者,仓廪之官,五味出焉。大肠者,传道之官,变化出焉。小肠者,受盛之官,化物出焉。"[S8]"脾胃大肠小肠三焦膀胱者,仓廪之本,营之居也,名曰器,能化糟粕,转味而入出者也,其华在唇四白,其充在肌,其味甘,其色黄,此至阴之类,通于土气。"[S9]

"五藏六府,心为之主……肺为之相,肝为之将,脾为之卫,肾为之主外。"[L36]"心为阳中之太阳,肺为阴中之少阴,肝为阴中之少阳,脾为阴中之至阴,肾为阴中之太阴。"[L41]

3. 脾与五官孔窍组织的联系　唇、舌、味觉和食欲,与脾的关系密切,依赖于脾脏功能的正常发挥,并反映脾脏的功能是否异常:

"脾气通于口,脾和则口能知五谷矣。"[L17]"脾者……视唇舌好恶,以知吉凶。"[L29]"口唇者,脾之官也……脾病者,唇黄。"[L37]

4. 脾与足太阴等经脉的关系

(1)足太阴经脉循行路线及与脏腑组织的关系:足太阴脉归属于脾,在其循行路线中,还分别与胃、心、咽、舌等脏腑组织发生密切联系;脾脏及脾气等通过足太阴之脉运行,令其生理和病理现象得以在该脉循行于体表的经脉路线和腧穴上反映出来,而所发生病变亦可经该脉及其腧穴调治:

"脾足太阴之脉,起于大指之端,循指内侧白肉际,过核骨后,上内踝前廉,上踹内,循胫骨后,交出厥阴之前,上膝股内前廉,入腹属脾络胃,上膈,挟咽,连舌本,散舌下;其支者,复从胃,别上膈,注心中……足太阴之别,名曰公孙,去本节之后一寸,别走阳明;其别者,入络肠胃……脾之大络,名曰大包,出渊腋下三寸,布胸胁。"[L10]

"五藏有六府,六府有十二原,十二原出于四关,四关主治五藏。五藏有疾,当取之十二原,十二原者,五藏之所以禀三百六十五节气味也。五藏有疾也,应出十二原,十二原各有所出,明知其原,睹其应,而知五藏之害矣……阴中之至阴,脾也,其原出于太白,太白二。"[L1]

"脾出于隐白,隐白者,足大指之端内侧也,为井木;溜于大都,大都,本节之后,下陷者之中也,为荥;注于太白,太白,腕骨之下也,为腧;行于商丘,商丘,内踝之下,陷者之中也,为经;入于阴之陵泉,阴之陵泉,辅骨之下,陷者之中也,伸而得之,为合,足太阴也……脾合胃,胃者,五谷之府。"[L2]

(2)足太阴经脉与足阳明经脉关系密切:"足阳明之正,上至髀,入于腹里,属胃,散之脾……足太阴之正,上至髀,合于阳明,与别俱行,上结于咽,贯舌中,此为三合也。"[L11]

(3)营卫等经脉之气的循行路线及与足太阴经脉的关系:《内经》认为,营卫等经脉之气是沿十二经脉(包括足太阴经脉)及所属脏腑循环不已的,虽然不同章节的描述略有差异:

1)十二经循行传递,如:(手)太阴—手阳明—足阳明—(足)太阴—手少阴—手太阳—足太阳—足少阴—手厥阴(散于胸中,循心主脉)—手少阳—足少阳—足厥阴—手太阴[L16]。

2)五脏传递,如:足少阴注于肾—心—肺—肝—脾—肾[L76]。

(三)脾与自然界的关系

构成自然界复杂的气,会对人体脏腑产生选择性的影响,比如脾。

1. 自然界气对脾生理的影响　"正月二月,天气始方,地气始发,人气在肝。三月四月,天气正方,地气定发,人气在脾。五月六月,天气盛,地气高,人气在头。七月八月,阴气始杀,人气在肺。九月十月,阴气始冰,地气始闭,人气在心。十一月十二月,冰复,地气合,人气在肾。"[S16]在这段经文中,月份与脏腑关系与该书其他大多地方有所不同,把暮春与脾联系,而非长夏(六月)。

"天气通于肺,地气通于嗌……谷气通于脾,雨气通于肾。六经为川,肠胃为海。"[S5]

2. 自然界气对脾病理的影响

(1)当自然界气及其异常,对人体五脏六腑或会产生选择性的伤害。例如:

"八风发邪,以为经风,触五藏,邪气发病……病在脾……长夏善病洞泄寒中。"[S4]

运气学说是对这一现象的系统论述与复杂推演。涉及脾脏的主要有:

"岁木太过,风气流行,脾土受邪。民病飧泄食减,体重烦冤,肠鸣腹支满……化气不政,生气独治……反胁痛而吐甚,冲阳绝者死不治……岁土太过,雨湿流行,肾水受邪。民病腹痛……甚则肌肉痿,足痿不收,行善瘛,脚下痛,饮发中满食减,四支不举。变生得位,藏气伏,化气独治之……病腹满溏泄肠鸣……岁木不及……民病中清,胠胁痛,少腹痛,肠鸣溏泄……脾土受邪……。岁土不及……民病飧泄霍乱,体重腹痛,筋骨繇复,肌肉瞤酸,善怒……复则……胸胁暴痛,下引少腹,善太息……气客于脾,黅谷乃减,民食少失味……土不及……其眚四维,其藏脾,其病内舍心腹,外在肌肉四支。"[S69]

"备化之纪……其令湿,其藏脾……卑监之纪……其动疡涌分溃痈肿……其病留满否塞……其病飧泄,邪伤脾也……发生之纪……其动掉眩巅疾……其藏肝脾……其病怒……上徵则其气逆,其病吐利……邪乃伤肝……敦阜之纪……其象长夏,其经足太阴阳明,其藏脾肾……其病腹满四支不举,大风迅至,邪伤脾也……厥阴司天……体重肌肉萎,食减口爽。"[S70]

"岁厥阴在泉……民病洒洒振寒,善伸数欠,心痛支满,两胁里急,饮食不下,鬲咽不通,食则呕,腹胀善噫,得后与气,则快然如衰,身体皆重……岁太阴在泉……民病饮积,心痛,耳聋浑浑焞焞,嗌肿喉痹,阴病血见,少腹痛肿,不得小便,病冲头痛,目似脱,项似拔,腰似折,髀不可以回……厥阴司天……民病胃脘当心而痛,上支两胁,鬲咽不通,饮食不下,舌本强,食则呕,冷泄腹胀,溏泄瘕水闭,蛰虫不去,病本于脾。冲阳绝,死不治……太阴司天……胕肿骨痛阴痹,阴痹者按之不得,腰脊头项痛,时眩,大便难,阴气不用,饥不欲食,咳唾则有血,心如悬,病本于肾……厥阴之复,少腹坚满,里急暴痛……厥心痛,汗发呕吐,饮食不入,入而复出,筋骨掉眩清厥,甚则入脾,食痹而吐。冲阳绝,死不治……太阴之复,湿变乃举,体重中满,食饮不化,阴气上厥,胸中不便,饮发于中,咳喘有声。"[S74]

(2)鉴于自然界气的盛衰会对脏腑造成有利或不利的影响,从治疗学角度来说,可以因势利导。例如:"脾主长夏,足太阴阳明主治,其日戊己;脾苦湿,急食苦以燥之……病在脾,愈在秋,秋不愈,甚于春,春不死,持于夏,起于长夏,禁温食饱食湿地濡衣。脾病者,愈在庚辛,庚辛不愈,加于甲乙,甲乙不死,持于丙丁,起于戊己。脾病者,日映慧,日出甚,下晡静。脾欲缓,急食甘以缓之,用苦泻之,甘补之……脾病者,身重善肌肉痿,足不收行,善瘛脚下痛;虚则腹满肠鸣,飧泄食不化。取其经,太阴阳明少阴血者……脾色黄,宜食咸,大豆豕肉栗藿皆咸。"[S22]

3. 饮食石药对脾病理影响　同自然界气一样,直接摄入饮食的气味厚薄多寡,对脏腑也具选择性影响:

"味过于酸,肝气以津,脾气乃绝……味过于甘,心气喘满,色黑,肾气不衡。味过于苦,脾气不濡,胃气乃厚。"[S3]

"多食酸,则肉胝䐢而唇揭;多食甘,则骨痛而发落……心欲苦,肺欲辛,肝欲酸,脾欲甘,肾欲咸。"[S10]

"热气慓悍,药气亦然,二者相遇,恐内伤脾。"[S40]

(四)脾与五脏的关系及其相关的五行归属

1. 脾与五脏的关系　《内经》中除了普遍存在的脏腑功能相对分工、关联,以及经脉联系络属外,还援用五行理论来概括脏腑间的关系,比如脾脏所生为肺(土生金)、所主为肝(木克土)等。

2. 脾及其相关五行归属 《内经》中有不少章节篇幅涉及脾及五脏六腑的五行属性和相对分类。与脾相关的大致可以归类如下(表4-1)。

表4-1 脾的五行属性及相关分类

五行	藏	府	藏	主	荣	窍	化液	志	恶	伤	伤	病发	病	声
土	脾	胃	意	肌/肉	唇	口	涎	思	湿	思—脾	湿甘—肉	舌本	肉	歌

五行	藏	脉	所生	其主	所病	变动	五劳所伤	五禁		经脉
土	脾	代	肺	肝	吞	吵	久坐伤肉	甘走肉,肉病无多食甘		多血少气

五行	藏	方位	天	地	时	日	味	色	臭	音	若干关系
土	脾	中央	湿	土	长夏	戊己	甘	黄	香	宫	思伤脾/怒胜思/湿伤肉/风胜湿/甘伤脾

(五)脾的诊法

1. 望诊 《内经》涉及脾脏望诊除前文所涉及内容外,较有特色的还有:

(1)望色:如脾脏的生色"黄如蟹腹"、外荣"缟裹瓜蒌实"、死色"黄如枳实"[S10];络脉色"黄"。[S57,L74]

(2)望肌肤纹理、望唇。如:"脾小则藏安,难伤于邪也;脾大则苦凑眇而痛,不能疾行。脾高则眇引季胁而痛;脾下则下加于大肠,下加于大肠则藏苦受邪。脾坚则藏安难伤;脾脆则善病消瘅易伤。脾端正则和利难伤;脾偏倾则善满善胀也……黄色小理者脾小,粗理者脾大。揭唇者脾高,唇下纵者脾下。唇坚者脾坚,唇大而不坚者脾脆。唇上下好者脾端正,唇偏举者脾偏倾也。"[L47]

2. 切诊 《内经》多处提及了脾脉的特征及诊断价值。

(1)脾脉及尺肤诊的部位:"下部(足背动脉)之天以候肝,地以候肾,人以候脾胃之气。"[S20]

尺肤诊如"附上……右外以候胃,内以候脾。"[S17]

(2)脾脉主病:"脾脉急甚为瘛疭;微急为膈中,食饮入而还出,后沃沫。缓甚为痿厥;微缓为风痿,四肢不用,心慧然若无病。大甚为击仆;微大为疝气,腹里大脓血,在肠胃之外。小甚为寒热;微小为消瘅。滑甚为㿉癃;微滑为虫毒蛕蝎腹热。涩甚为肠㿉;微涩为内㿉,多下脓血。"[L4]

"脉浮大虚者,是脾气之外绝,去胃外归阳明也……四支解墯,此脾精之不行也。"[S76]

"脾脉搏坚而长,其色黄,当病少气;其耎而散色不泽者,当病足胻肿,若水状也。"[S17]

"长夏胃微耎弱曰平,弱多胃少曰脾病,但代无胃曰死,耎弱有石曰冬病,弱甚曰今病","平脾脉来,和柔相离,如鸡践地,曰脾平……病脾脉来,实而盈数,如鸡举足,曰脾病。死脾脉来,锐坚如鸟之喙,如鸟之距,如屋之漏,如水之流,曰脾死。"[S18]

真藏脉"脾至悬绝,四日死。"[S7]"真脾脉至,弱而乍数乍疏,色黄青不泽,毛折,乃死。"[S19]

(六)脾的病证

1. 脾的病因 除了遭运气异常、饮食异常、脏腑病变波及外,《内经》提及影响脾的病因还有:"醉以入房,汗出当风"[L66];"有所击仆"[L4];"有所堕恐……摇体劳苦"[S21]等。

2. 脾的病机 《内经》有一些对病机的描述,十分精彩,与脾脏相关的如:

"精气并于脾,热气留于胃,胃热则消谷,谷消故善饥。胃气逆上,则胃脘寒,故不嗜食也。"[L80]

"脾愁忧而不解则伤意,意伤则悗乱,四肢不举,毛悴色夭,死于春……脾藏营,营舍意,脾气虚则四肢不用,五藏不安,实则腹胀经溲不利。"[L8]

"皮肤薄而不泽,肉不坚而淖泽,如此则肠胃恶,恶则邪气留止,积聚乃伤。脾胃之间,寒温不次,邪气稍至;稽积留止,大聚乃起。"[L46]

"脾气虚则梦饮食不足,得其时则梦筑垣盖屋。"[S80]"脾气盛则梦歌乐、身体重不举……(厥气)客于脾,则梦见丘陵大泽,坏屋风雨……客于胃,则梦饮食。"[L43]

"太阴阳明为表里,脾胃脉也……犯贼风虚邪者,阳受之;食饮不节起居不时者,阴受之。阳受之则入六府,阴受之则入五藏。入六府则身热不时卧,上为喘呼;入五藏则䐜满闭塞,下为飧泄,久为肠澼……伤于风者,上先受之;伤于湿者,下先受之……(脾病)四支不得禀水谷气,气日以衰,脉道不利,筋骨肌肉,皆无气以生,故不用焉。"[S29]

脾足太阴脉"是动则病舌本强,食则呕,胃脘痛,腹胀善噫,得后与气则快然如衰,身体皆重。是主脾所生病者,舌本痛,体不能动摇,食不下,烦心,心下急痛,溏、瘕、泄、水闭、黄疸,不能卧,强立股膝内肿厥,足大指不用。"[L10]

"足太阴气绝者则脉不荣肌肉,唇舌者肌肉之本也,脉不荣则肌肉软;肌肉软则舌萎人中满,人中满则唇反,唇反者肉先死,甲笃乙死,木胜土也……(足太阴)厥气上逆则霍乱,实则肠中切痛,虚则鼓胀,取之所别也……脾之大络,名曰大包,出渊腋下三寸,布胸胁。实则身尽痛,虚则百节尽皆纵,此脉若罗络之血者,皆取之脾之大络脉也。"[L10]

3. 脾的常见病证、预后与治则 《内经》有一些对脾脏常见证候、预后与治则的描述。

"诸湿肿满,皆属于脾。"[S74]"(脾)太过则令人四支不举;其不及,则令人九窍不通,名曰重强。"[S19]"太阴有余病肉痹寒中,不足病脾痹,滑则病脾风疝,涩则病积心腹时满。"[S64]

"脾病身痛体重,一日而胀,二日少腹腰脊痛胫酸,三日背䏚筋痛小便闭。十日不已死,各人定,夏晏食。"[S65]"脾有邪,其气留于两髀……故痀挛也。"[L71]"脾热病者,先头重颊痛,烦心颜青,欲呕身热,热争则腰痛不可用俯仰,腹满泄,两颔痛,甲乙甚,戊己大汗。气逆则甲乙死……脾热病者鼻先赤。"[S32]

"形有余则腹胀泾溲不利,不足则四支不用……形有余则泻其阳经,不足则补其阳络。"[S62]

4. 脾病证及与其余脏腑的关系 如前所述,《内经》有一些关于脏腑之间病证传变的记载,涉及脾的有:

"五藏受气于其所生,传之于其所胜,气舍于其所生,死于其所不胜……肝受气于心,传之于脾,气舍于肾,至肺而死……脾受气于肺,传之于肾,气舍于心,至肝而死。肺受气于肾,传之于肝,气舍于脾,至心而死。肾受气于肝,传之于心,气舍于肺,至脾而死。此皆逆死也。一日一夜五分之,此所以占死生之早暮也。"[S19]

"是故风者百病之长也,今风寒客于人……弗治,肝传之脾,病名曰脾风,发瘅,腹中热,烦心出黄。"[S19]

"黄帝曰:大气入藏奈何?岐伯曰:病先发于心,一日而之肺,三日而之肝,五日而之脾,三日不已,死,冬夜半,夏日中。病先发于肺,三日而之肝,一日而之脾,五日而之胃,十日不已,死,冬日入,夏日出。病先发于肝,三日而之脾,五日而之胃,三日而之肾,三日不已,死,冬日入,夏早食。病先发于脾,一日而之胃,二日而之肾,三日而之膂膀胱,十日不已,死,冬人定,夏晏食……诸病以次相传,如是者,皆有死期,不可刺也;间一藏及二三四藏者,乃可刺也。"[L42]

5. 常见病同病异证中脾证的特征 在《内经》时代,对一些疾病有了比较深刻的认识,并注意到其同病异证的现象。涉及脾的主要有:

(1) 咳嗽:"五藏六府皆令人咳,非独肺也……乘至阴(季节)则脾先受之……脾咳之状,咳则右胁下痛阴阴引肩背,甚则不可以动,动则咳剧……五藏之久咳,乃移于六府。脾咳不已,则胃受之,胃咳之状,咳而呕,呕甚则长虫出。"[S38]

(2) 痿病:"五藏使人痿……脾主身之肌肉……脾气热,则胃干而渴,肌肉不仁,发为肉痿……脾热者色黄而肉蠕动。"[S44]

(3) 热病:"邪之所凑,其气必虚……腹中鸣者,病本于胃也。薄脾则烦不能食,食不下者,胃脘

隔也。"[S33]

（4）疟疾："足太阴之疟，令人不乐，好大息，不嗜食，多寒热汗出，病至则善呕，呕已乃衰，即取之……脾疟者，令人寒，腹中痛，热则肠中鸣，鸣已汗出，刺足太阴。"[S36]

（5）气厥："脾移寒于肝，痈肿筋挛……脾移热于肝，则为惊衄……肾移热于脾，传为虚，肠澼死，不可治。"[S37]

（6）风病："以季夏戊己伤于邪者为脾风……脾风之状，多汗恶风，身体怠惰，四支不欲动，色薄微黄，不嗜食，诊在鼻上，其色黄。"[S42]

（7）痹病："风寒湿三气杂至，合而为痹也……肌痹不已，复感于邪，内舍于脾……脾痹者，四肢解惰，发咳呕汁，上为大塞……淫气肌绝，痹聚在脾。"[S43]

（8）厥病："帝曰：热厥何如而然也？岐伯曰：酒入于胃，则络脉满而经脉虚，脾主为胃行其津液者也，阴气虚则阳气入，阳气入则胃不和，胃不和则精气竭，精气竭则不营其四支也。此人必数醉若饱以入房，气聚于脾中不得散，酒气与谷气相薄，热盛于中，故热遍于身内热而溺赤也。夫酒气盛而慓悍，肾气有衰，阳气独胜，故手足为之热也……太阴之厥，则腹满䐜胀，后不利，不欲食，食则呕，不得卧……太阴厥逆，胻急挛，心痛引腹，治主病者。"[S45]

（9）脾瘅："帝曰：有病口甘者，病名为何？何以得之？岐伯曰：此五气之溢也，名曰脾瘅。夫五味入口，藏于胃，脾为之行其精气，津液在脾，故令人口甘也，此肥美之所发也，此人必数食甘美而多肥也，肥者令人内热，甘者令人中满，故其气上溢，转为消渴。治之以兰，除陈气也。"[S47]

（10）肠澼："脾脉外鼓，沉为肠澼，久自已。"[S48]

（11）胀病："脾胀者，善哕，四肢烦悗，体重不能胜衣，卧不安。"[L35]

（七）脾病证的治则及注意事项

1. 脾病证的治则治法　"凡刺有五，以应五藏……四曰合谷刺；合谷刺者，左右鸡足，针于分肉之间，以取肌痹，此脾之应也。"[L7]

"邪在脾胃，则病肌肉痛……皆调于三里。"[L20]

"热病嗌干多饮，善惊，卧不能起，取之肤肉，以第六针，五十九，目眦青，索肉于脾，不得索之木，木者肝也……气满胸中喘息，取足太阴大指之端，去爪甲如薤叶，寒则留之，热则疾之，气下乃止。心疝暴痛，取足太阴、厥阴，尽刺去其血络。"[L23]

"厥头痛，意善忘，按之不得，取头面左右动脉，后取足太阴……厥心痛，腹胀胸满，心尤痛甚，胃心痛也，取之大都、太白。厥心痛，痛如以锥针刺其心，心痛甚者，脾心痛也，取之然谷、太溪。"[L24]

"黄帝问于岐伯曰：愿闻五藏之腧，出于背者。岐伯曰：胸中大腧在杼骨之端……脾腧在十一焦之间……皆挟脊相去三寸所，则欲得而验之，按其处，应在中而痛解，乃其腧也。灸之则可，刺之则不可。气盛则泻之，虚则补之。"[L51]

2. 针刺切勿伤脾　"刺皮无伤肉，肉伤则内动脾，脾动则……病腹胀烦不嗜食。"[S50]

"凡刺胸腹者，必避五藏。中心者环死，中脾者五日死。"[S16]"刺中脾，十日死，其动为吞。"[S52,S64]

三、讨论

（一）脾脏理论的内容、特点及对后世的影响

1.《内经》所论述的脾趋向于对一组生理、病理信息的概括　通过对《内经》有关脾论述进行综合分析，可以得到这样的印象，即《内经》所论述的"脾"更趋向于对一组生理、病理信息的概括，脱离了脾脏的解剖组织结构。而解剖未予详尽记述，恰好摆脱了解剖学的羁绊，拓宽了其理论驰骋的空间。概括起来，《内经》脾的概念主要有三方面。

（1）脾的生理。输送消化道所分离出的水谷精微至十二经脉及全身，因而在消化系统、能量代谢中

占据重要的地位,是仓廪之官。

(2)脾的诊法。通过脾生理、足太阴之脉所循行经过的组织器官、皮肤颜色纹理及口唇舌的表现,以及脉诊信息,提供脾的有关诊断信息。

(3)脾的病证。主要表现为:腹泻霍乱、里急下痢、腹痛腹满,食减,饮食不下,呕吐善噫;以及咽肿喉痹,心痛支满、胸胁暴痛、少腹痛肿、疝气、少气、四支不举、身重痿证、浮肿、饮积、㿉肿、消瘅等。

据此,《内经》脾及其生理病理,按目前的医学理论看,涉及消化系统、内分泌系统、能量代谢等多组织、器官的生理与病理。

《内经》脾的理论在后世得到广泛的引用,并据此探索和发展起来的比较完整脾辨证论治的理法方药,丰富和完善了脏腑辨证理论体系。而《内经》藏象学说恰好提供了其知识的基本骨架、思路、精神和智慧。

2. 脾与其他脏腑经脉组织和自然界的联系

(1)脾通过直接接触、经脉、三焦、气机等途径与体内其他脏腑、经络、组织、器官构成密切联系、平衡消长的网络系统。

(2)自然界复杂构成的气,会对人体产生正面或负面的影响。其中对于脾影响较大的主要是长夏,暮春土气,或春季木气旺而影响到脾。居处、饮食之气是另一重要影响因素。

值得注意的是,《内经》援用阴阳、五行在互根、联系、消长、生克、互动等概念来解释脾与其他脏腑经脉组织和自然界的联系,这一古典哲学层面的世界观、方法论对脾及藏象理论体系形成具有十分重要的意义,影响至今;而趋向于机械套用的藏象五行生克等论述,后世罕见引用。

(二)《内经》突出的学术贡献

在对《内经》脾的研究中,我们还注意到以下现象。

1. 在《内经》时代,尚十分注重经脉生理病理及诊治   《内经》保留着那个时代注重经脉的特征,花了大量的篇幅论述经络生理及其病变与诊治,把经脉摆在了十分重要的地位。例如"夫十二经脉者,人之所以生,病之所以成,人之所以治,病之所以起"。[L11]

与此对应的是,在《素问》出现了脉要精微论、经脉别论、太阴阳明论、阳明脉解、刺热、刺疟、刺腰痛、脉解、刺要论、刺齐论、刺禁论、刺志论、针解、长刺节论、皮部论、经络论、气穴论、气府论、骨空论、水热穴论、调经论、缪刺论、四时刺逆从论、刺法;《灵枢》出现了九针十二原、本输、小针解、官针、经脉、经别、经水、经筋、骨度、背俞、行针、刺节真邪、九针论等大量与经脉诊治相关命名的篇目。而《素问》仅见六节藏象论、五藏生成、五藏别论、藏气法时论;《灵枢》仅见邪气藏府病形、肠胃、本藏等有限的与脏腑相关的命名篇目。

可资佐证的是,《汉书·艺文志》在介绍"医经"时,仅提及"脉"而未提及"脏腑":医经者,原人血脉经落骨髓阴阳表里,以起百病之本,死生之分,而用度箴石汤火所施,调百药齐和之所宜。在出土葬于公元前168年汉初马王堆汉墓的帛书医书中,也多涉及足臂等十一脉、脉法、阴阳脉死候等经脉记载。

这些详于"经脉"略于"脏腑"的现象,与后世的主流医学文献,如历代官修方书典籍,把"脏腑"生理病理理法方药作为主要内容加以描述,形成了鲜明的反差。

2.《内经》在藏象理论创立方面的重要学术贡献   就现存文献看,藏象理论的创立应该是《内经》最突出的学术贡献。

《内经》藏象理论的特点是,在医学理论上,将脏腑统领业已十分发达的经脉知识体系,形成了脏腑经脉并重的局面。但值得注意的是,与早年的经脉理论与实践相比,《内经》显然更突出了脏腑的重要性,把脏腑作为中心,进而构建起天人相应的系统基础医学体系,这也成为中医理论重要转型阶段的标志。

"脾气散精,上归于肺"[S21]即是其代表。从经脉循行顺序而言,饮入于胃,所游溢精气,应直接经手太阴脉,依次流经和灌注十二经脉而运行至全身;胃气也有这样的功能描述。但"脾气散精,上归于肺",以及"散精于肝,淫气于筋""浊气归心,淫精于脉""肺朝百脉,输精于毛皮"等一再强调了脏腑在营养物质吸收、输布、代谢中的作用,淡化了经脉、经气的角色。再如"脾为孤藏,中央土以灌四旁"[S19],"四支皆禀气于胃,而不得至经,必因于脾,乃得禀也"。[S29]均强调了脏腑和脾脏的作用。

如前所述,在我们开展历代代表性方书典籍的研究中,一再看到源自《内经》的藏象理论被广泛、一再引用,被视为中医基础理论的核心内容;与此形成反差的是,《内经》那个时代盛行的经脉理论却很少引用;甚至连药物归经,讲的也主要是药物与脏腑的关系,而非经脉。足见《内经》脏腑理论影响的深远了。

3. 同病异证和同病异治是《内经》的另一重要贡献　如前所述,在《内经》时代,对一些疾病有了比较深刻的认识,比如疟疾、痢疾、痹症、痿证、风证、咳嗽等,并认识到普遍存在的"同病异证"现象,对此《内经》有了详细的描述,并留下了一些脍炙人口的名言,如"五藏六府皆令人咳,非独肺也""五藏使人痿"等。《内经》所述"同病异证""同病异治"的另一个重要特点是落实到五脏,是以五脏为代表的同病异证,其中就包含了脾脏,如足太阴之疟、脾风等。这些对后世建立在脏腑辨证论治之上的"同病异证""同病异治""异病同证""异病同治"提供了理论依据,促进了临床治疗学的发展。

4.《内经》对病机阐述与分析对后世产生了深远的影响　如前所述,《内经》有一些对病机的描述,十分精彩。与脾脏相关的如:"精气并于脾,热气留于胃,胃热则消谷,谷消故善饥。胃气逆上,则胃脘寒,故不嗜食也。"[L80]这样的阐释,有助于对病证及发病的理解与认识、指导辨证论治。此后,隋代巢元方著《诸病源候论》即普遍采用了这样的方法,发扬光大,并被后世一再引用。

5.《内经》有关运气学说　学术界普遍认为《素问》的七篇大论是唐代王冰在编注该书之际加进去的。但近似的有关自然界气候规律性变化的记载,及其对人体生理病理产生影响的论述,在《内经》中是普遍可见的,因而其在精神上总体是一致、接近的。

对于运气学说,历来评价不一。部分原因可能是因其过于复杂,而且缺少对应的治疗手段,有法无方,因而在历代流传下来的方书、脉案中引用并不普遍,可见难以被大多医家所接纳、援用;即便明初《普济方》加入了部分对应的理法方药,但仍与伤寒、热病近似,医家自然乐于采用业已习惯的伤寒、热病辨证论治理论,六淫、八纲辨证论治理论,而非运气学说辨证论治。

值得注意的是,几千年来,百姓普遍存在营养不良、消化系统寄生虫感染、缺乏对致病微生物有效的预防与治疗手段、居处条件和卫生环境差,甚至衣不蔽体、食不果腹,多处于非健康状态,甚至患有多种慢性疾病,还不时会发生盗匪战乱,这些导致气候的变化往往会促成疾病流行、加剧疾病危害。因此,如何预测气候变化、尽早防治、储备药品等赈灾物资,是政府所关心的事情,而运气学说恰好提供了这样的说理和预判机会。因此,在历代一些官修的大部头方书中,比如宋代的《圣济总录》、明代的《普济方》、清代的《医宗金鉴》均收录了运气学说。《圣济总录》甚至还绘制了一个甲子六十年的60张运气图,每图对应1个年份,周而复始。

然而,除了以上所述的可能外,我国幅员如此辽阔、地理环境差异又如此之大,而局地气象变化又会受到方方面面的影响,变幻莫测,运气学说显然难以准确概括、予以预测。

(三)一些思考

1. 对《内经》有关学术内容的整理和研究思路　在中医学术史上,不乏《内经》的校勘、注释、节选、重新编次,以及针对有关学术理论、概念的研究工作,对中医基础理论的继承与发展起到了积极的作用。然而其间往往存在断章取义、张冠李戴、不当演绎、强加于人等现象。因此,我们采取了完整摘录《内经》中所有涉脾论述、分门别类的整理方法,希望能完整、准确地刻画该书涉脾理论。

2. 对中医基础理论教学的启示　从中医基础理论教学的角度而言,该课程中所面临的关键问题之一是如何确立其知识点范围,教什么,为什么。《灵枢·经别第十一》的一段话具有启示意义:"十二经脉者……学之所始",提示对中医药学的一些基本概念和理论知识教学,在医学教育的初级入门阶段是必要的。这也是我们在研究《内经》脾理论过程中的一点意外收获。

(方肇勤,周国琪,杨雯,颜彦)

第二节 《难经》脾的理论

摘要: 在《难经》中,"脾"出现43次,有关脾的生理病理描述与《内经》基本一致,而学术内容则大幅缩减。该书补充了脾的解剖数据:"重二斤三两,扁广三寸,长五寸";在功能上突出了"主裹血、温五脏";而其治未病的论述,即"所谓治未病者,见肝之病,则知肝当传之与脾,故先实其脾气,无令得受肝之邪,故曰治未病焉",更是为后世广泛引用。本文还对该书有关脾的解剖、治未病概念与《内经》的异同、藏象五行生克论述,以及中医基础入门教材等方面予以讨论。

《难经》作者托名扁鹊,成书年代与《内经》近似而偏晚,有学者推测成书约在战国晚期至汉代。学术界长期将该书视为中医的经典著作。与《内经》相比,《难经》文字简约、内容精炼。因此,探讨该书有关脾的论述,对于厘清脾相关理论的发生与演变是十分必要的。

一、方法

参见第二章"第二节《难经》有关心的理论"(详略),本文关注脾。

二、结果

《难经》中"脾"出现43次,有关脾的描述与《内经》基本一致,似选择《内经》的一些基本学术问题予以释疑。

(一)脾的解剖与生理

1. 解剖 "脾重二斤三两,扁广三寸,长五寸,有散膏半斤。"[42n]从该书脾脏"扁广三寸,长五寸"的测量值看,重量达不到"二斤三两"(按汉代1斤=250 g计)。遗憾的是,该书未描述脾的具体解剖位置和颜色。

2. 功能 ①"主裹血"。[42n]②"温五脏"。[42n]③藏神:"主藏意"[42n]"藏意与智"[34n]。④所主:"脾主味"[40n]。⑤开窍:"脾气通于口,口和则知谷味矣。"[37n]

3. 脏腑关系 "胃者,脾之腑。"[35n]

4. 经脉 十五络中有"脾之大络"[26n]。经脉"脾之原,出于大白"[66n]。

5. 五行归属 脾色黄、脾臭香、脾味甘、脾声歌、脾液涎。[34n]

(二)脾的诊法

1. 脉形特点 "胃者,水谷之海也,主禀四时……脾者,中州也,其平和不可得见,衰乃见耳。"[15n]

2. 脉分阴阳 "脾受谷味也,其脉在中。浮者阳也,沉者阴也。"[4n]"心肺俱浮……肾肝俱沉……脾者中州,故其脉在中。"[4n]

3. 脉分轻重 "脉有轻重……如三菽之重,与皮毛相得者,肺部也,如六菽之重,与血脉相得者,心部也,如九菽之重,与肌肉相得者,脾部也。如十二菽之重,与筋平者,肝部也。按之至骨,举指来疾者,肾部也,故曰轻重也。"[5n]

4. 脉诊病因 "心脉缓甚者,脾邪干心也。"[10n]

5. 脉诊预后　"脾者,中州也,其平和不可得见,衰乃见耳。来如雀之啄,如水之下漏,是脾衰见也。"[15n]

6. 望诊及预后　"足太阴气绝,则脉不营其口唇。口唇者,肌肉之本也。脉不营,则肌肉不滑泽;肌肉不滑泽,则人中满;人中满,则唇反;唇反,则肉先死。甲日笃,乙日死。"[24n]

（三）脾的病因

1. 正经自病　"饮食劳倦则伤脾。"[49n]

2. 五邪所伤及表现　五邪伤及五脏及特征性表现:中风,入脾为黄;伤暑,入脾为香臭;饮食劳倦,入脾为甘;伤寒,入脾为歌;中湿,入脾为涎。[49n]

（四）脾的病证

1. 脾病特征表现

(1)"假令得脾脉,其外证:面黄,善噫,善思,善味;其内证:当脐有动气,按之牢若痛;其病:腹胀满,食不消,体重节痛,怠堕嗜卧,四肢不收。"[16n]

(2)"饮食劳倦则伤脾……脾主味……其病身热而体重,嗜卧,四肢不收,其脉浮大而缓。"[49n]

2. 脾积　"脾之积,名曰痞气,在胃脘,覆大如盘。久不愈,令人四肢不收,发黄胆,饮食不为肌肤。以冬壬癸日得之。何以言之? 肝病传脾,脾当传肾,肾以冬适王,王者不受邪,脾复欲还肝,肝不肯受,故留结为积。故知痞气以冬壬癸日得之。"[56n]

3. 五泄　"脾泄者,腹胀满,泄注,食即呕吐逆。"[57n]

4. 脾病预后　"足太阴气绝,则脉不营其口唇。口唇者,肌肉之本也。脉不营,则肌肉不滑泽;肌肉不滑泽,则人中满;人中满,则唇反;唇反,则肉先死。甲日笃,乙日死。"[24n]

七传者死:心病传肺,肺传肝,肝传脾,脾传肾,肾传心。[53n]

间脏者生:心病传脾,脾传肺,肺传肾,肾传肝,肝传心,是子母相传,竟而复始,如环无端,故曰生也。[53n]

5. 疾病传变　"(肝之积)肺病传于肝,肝当传脾,脾季夏适王。王者不受邪,肝复欲还肺,肺不肯受,故留结为积。故知肥气以季夏戊己日得之。"[56n]

"(肾之积)脾病传肾,肾当传心,心以夏适王,王者不受邪,肾复欲还脾,脾不肯受,故留结为积。故知贲豚以夏丙丁日得之。此五积之要法也。"[56n]

（五）脾病治法

1. 针刺法则

(1)(春刺井,夏刺荥,季夏刺俞,秋刺经,冬刺合)季夏刺俞者,邪在脾。[74n]

(2)治损之法:损其脾者,调其饮食,适其寒温。[14n]

2. 治未病　"所谓治未病者,见肝之病,则知肝当传之与脾,故先实其脾气,无令得受肝之邪,故曰治未病焉。"[77n]

三、讨论

（一）关于脾的解剖

如前所述,《难经》增加了脾解剖的内容,包括脾脏大小尺寸和重量,以及脾脏有"散膏半斤,主裹血"[42n]的记载,推测系解剖实录,是弥足珍贵的。这一记录还表明,所检尸体脾脏略有肿大,供体生前可能患有那些引起脾脏肿大的疾病,如疟疾。

经对比《内经》与《难经》,两书一致提及胃、小肠、回肠、广肠、口、舌、咽门等组织器官的测量值,且这些测量值均一致。提示两书所引用的解剖资料来源于同一文献。那么,为什么《内经》有关五脏等解剖记录缺失呢? 其部分原因可能在于《内经》作者观察到这些解剖记录的异常,例如"心重十二两"而"脾重二斤三两"[42n]，与健康人心脏重于脾脏的现象相反；再如"舌重十两，长七寸，广二寸半"，与"脾重二斤三两，扁广三寸，长五寸"，体积与重量明显不一致。这一现象提示该解剖记录可能存在传抄失误。据此，可以推测，《内经》有关记录的缺失，可能是作者有意为之，即对这一记录的部分内容质疑。

（二）关于"治未病"的概念与《内经》异同

1.《内经》有关治未病的论述　《内经》提及两处治未病，均是介绍针刺治疗。

（1）"脾热病者，先头重颊痛，烦心颜青，欲呕身热。热争则腰痛不可用俯仰，腹满泄，两颔痛……脾热病者，鼻先赤……病虽未发，见赤色者刺之，名曰治未病。"（《素问·刺热篇第三十二》）指的是见微知著、尽早治疗。

（2）"气之逆顺……上工，刺其未生者也，其次，刺其未盛者也，其次，刺其已衰者也；下工，刺其方袭者也，与其形之盛者也，与其病之与脉相逆者也。故曰：方其盛也，勿敢毁伤，刺其已衰，事必大昌。故曰：上工治未病，不治已病。此之谓也。"（《灵枢·逆顺第五十五》）指的是见微知著、尽早治疗；以及因势利导。

2.《难经》有关治未病的论述　《难经》治未病却是这样论述的"所谓治未病者，见肝之病，则知肝当传之与脾，故先实其脾气，无令得受肝之邪，故曰治未病焉"[77n]十分著名，东汉末年的《伤寒杂病论》即予以完整引用。追溯上去，有关肝病传脾，以及脾旺不受邪的概念，在《内经》中已一再提及。因此，两者理念是一致的，但《难经》的这一提法却更易于理解，且已不限于针刺治疗，为后世中药复方辨证论治提供了理论依据。

（三）关于藏象五行生克的论述

《内经》采用五行的概念主要用来阐释四时五运，以及五运六气；而有关五脏五运生克的内容并不多。

《难经》沿用了《内经》有关五脏五行归属的理论，如脾色黄、臭香、味甘、声歌、液涎等。[34n]但在该书有限的文字中，却多次引用了五脏五运生克，例如：

在"脾积"中提及"肝病传脾，脾当传肾，肾以冬适王，王者不受邪，脾复欲还肝，肝不肯受，故留结为积"。[56n]

在脾病预后七传者死中，提及心病传肺，肺传肝，肝传脾，脾传肾，肾传心。[53n]

在脾病预后间脏者中，提及心病传脾，脾传肺，肺传肾，肾传肝，肝传心，是子母相传，竟而复始，如环无端，故曰生也。[53n]

在积的传变中，提及"肺病传于肝，肝当传脾，脾季夏适王。王者不受邪，肝复欲还肺，肺不肯受，故留结为积……脾病传肾，肾当传心，心以夏适王，王者不受邪，肾复欲还脾，脾不肯受，故留结为积"。[56n]

在治未病中，提及"见肝之病，则知肝当传之与脾"。[77n]

这一现象表明，《难经》作者是比较乐于接受藏象五行生克的理论推演的。

（四）中医基础入门教材

如上所述，《难经》总体学术思想与《内经》一脉相承，但行文简约，字数不到 1.5 万字，像似《内经》的缩略版、通俗版。这对于基础医学的普及是有益的。

《难经》把脾的功能归结为"主裹血、温五脏"，以及有关脾的解剖数据，对《内经》的理论有所丰富和发展；而其"治未病"论述更是影响至今。

此外，《难经》还引用藏象五行生克来解释藏象生理、病理、疾病传变与预后，以及防治等，这样的推演尝试，有其积极的意义。

总之，《难经》可以视为一部中医基础的入门教材，对当代《中医基础理论》教材的编纂具有启发价值。

（方肇勤，杨雯，颜彦）

第三节 《诸病源候论》脾的理论

摘要：《诸病源候论》丰富了脾脏的生理功能理论,明确指出脾脏主消化、体液代谢;极大丰富了与脾相关疾病、证候与症状病机理论,对黄疸、水肿、霍乱、痢疾、寄生虫病等疾病记述详细而准确,对虚劳、伤寒/时气/温病、冷热、黄疸、水肿、痢、疟、咳嗽、积聚、中风等同病异证,以及不能食、饮食不消、呕逆、腹泻、腹胀、心腹痛,以及唇、口、舌、鼻、咽喉等常见脾的症状病机有了详尽的刻画,对伤津、阳虚、三焦等概念也有所阐发。因其达到空前的学术高度,对后世产生了广泛和深远的学术影响。

《诸病源候论》系隋代巢元方奉诏编纂于公元 610 年的巨著。该书荟萃了成书之际及以往丰富的藏象病机理论与进展。成书之后,其学术内容一再被后世所引用,表明该书有关脏腑病机理论确对后世产生了广泛和深远的影响,成为一部重要的中医基础理论专著。鉴此,我们对《诸病源候论》五脏病机理论开展了较为系统的研究,揭示其主要学术内容,与《内经》相比又有了哪些发展。而这样的研究,对于厘清脏腑理论的发生与演变也是十分必要的。

一、方法

参见第二章"第三节《诸病源候论》心的理论"(详略),本文关注脾。

二、结果

(一)脾脏生理

《诸病源候论》有关脾生理、脉象等描述多与《内经》同,但脾的两项功能描述却有所发展:

(1)消化,且形象描述为"磨":"胃受谷而脾磨之。"^(脾胃)"胃为水谷之海,脾气磨而消之。"^(小儿杂病)"胃为府,主盛水谷;脾为藏,主消水谷。"^(虚劳)

(2)体液代谢,即"制水"或"克消水浆",不然会发生水肿、痰饮、腹泻、多尿:"水病者,由肾脾俱虚故也。肾虚不能宣通水气,脾虚又不能制水,故水气盈溢,渗液皮肤,流偏四支,所以通身肿也。"^(水肿)"劳伤之人,脾胃虚弱,不能克消水浆,故为痰也。"^(虚劳)

(二)疾病病机阐述

《诸病源候论》对一些疾病的描述详细而准确,表明对成书年代一些常见病有了准确的认识。例如:

1. 黄疸 病因涉及寒湿、热、温气、伤寒、时行等,病机的关键在"瘀热与宿谷相搏"^(黄病),而病变的部位在脾胃。

(1)该书对黄疸病发生的病机主要有这样一些描述:伤寒、时气、温病、温、湿毒等变生热,蕴积/蓄/瘀于脾胃,与谷气相搏。

1)"热搏脾胃。"^(解散)"热入脾胃,热气蕴积与谷气相搏,蒸发于外……此或是伤寒,或时行,或温病,皆由热不时解,所以入胃也。"^(小儿杂病)

2)"寒湿在表,则热畜于脾胃,腠理不开,瘀热与宿谷相搏。"^(黄)"瘀热在于脾胃。"^(伤寒、黄)

3)"由脾胃气实,而外有温气乘之,变生热……胃为水谷之海,热搏水谷气,蕴积成黄。"^(小儿杂病)"时气病,湿毒气盛,蓄于脾胃,脾胃有热则新谷郁蒸,不能消化。"^(时气)

(2)不同的黄疸病

1)天行病发黄,具有流行性。"四时之间,忽有非节之气伤人,谓之天行。大体似伤寒,亦头痛壮热。

其热入于脾胃,停滞则发黄也。"（小儿杂病）

2）急黄,类似于重症肝炎所致的肝坏死,预后差。"脾胃有热,谷气郁蒸,因为热毒所加,故卒然发黄,心满气喘,命在顷刻。"（黄）

3）内黄,类似于胆道阻塞类疾病。"热毒气在脾胃,与谷气相搏,热蒸在内,不得宣散,先心腹胀满气急,然后身面悉黄。"（黄）

4）疸病,病程较长,类似于慢性肝病。"凡诸疸病,皆由饮食过度,醉酒劳伤,脾胃有瘀热所致。其病,身面皆发黄。"（黄）

5）行黄,类似于慢性肝病,生活尚能自理。"瘀热在脾藏,但肉微黄,而身不甚热,其人头痛心烦,不废行立。"（黄）

2. 水肿

（1）脾虚:"脾虚则不能克制于水"（虚劳）。"脾胃虚弱,土气衰微,不能克制于水,致令水得妄行……散流皮肤"（痢）;"胃虚不能传化水气,使水气渗溢,经络浸渍府藏。脾得水湿之气,加之则病,脾病则不能制水,故水气独归于肾。"（水肿）"寻其病根,皆由荣卫不调,经脉否涩,脾胃虚弱,使水气流溢,盈散皮肤,故令遍体肿满,喘息上气,目裹浮肿,颈脉急动,不得眠卧,股间冷,小便不通,是其候也。"（水肿）"（利而肿者）脾气衰微,不能克消于水,水气流溢,散在皮肤,故令肿也。"（妇人产后）

（2）肾脾俱虚:水病"由肾脾俱虚故也。"（水肿）"由荣卫否涩,肾脾虚弱所为。"（水肿）"水病,由体虚受风湿入皮肤,搏津液,津液否涩,壅滞在内不消,而流溢皮肤。所以然者,肾主水,与膀胱合,膀胱为津液之府,津液不消,则水停蓄。其外候,目下如卧蚕,颈边人迎脉动甚也。脾为土,主克水,而脾候肌肉。肾水停积,脾土衰微,不能消,令水气流溢,浸渍皮肤而肿满。"（妇人杂病）"小儿肿满,由将养不调,肾脾二脏俱虚也……肾虚不能传其水液,脾虚不能克制于水,故水气流溢于皮肤,故令肿满。其挟水肿者,即皮薄如熟李之状也。"（小儿杂病）

（3）风邪,类似于荨麻疹:小儿肿满"若皮肤受风,风搏而气致肿者,但虚肿如吹,此风气肿也。"（小儿杂病）

3. 霍乱　霍乱"由人温凉不调,阴阳清浊二气,有相干乱之时,其乱在于肠胃之间者,因遇饮食而变发,则心腹绞痛。其有先心痛者,则先吐;先腹痛者,则先利;心腹并痛者,则吐利俱发。挟风而实者,身发热头痛体疼而复吐利;虚者,但吐利,心腹刺痛而已。亦有饮酒、食肉、腥脍、生冷过度,因居处不节,或露卧湿地,或当风取凉,而风冷之气,归于三焦,传于脾胃,脾胃得冷则不磨,不磨则水谷不消化,亦令清浊二气相干,脾胃虚弱,便为吐利,水谷不消,则心腹胀满,皆成霍乱。"（霍乱）

"阴阳清浊相干,谓之气乱。气乱在肠胃,为霍乱也。多因饮食过度,冒触风冷,冷气入于腹内,脾气得冷则不消水谷,胃气得冷则吐逆,肠气得冷则下利。"（妇人杂病）

4. 痈疽　"少苦消渴,年四十已外,多发痈疽。所以然者,体虚热而荣卫否涩故也。有宿痰而湿者,年盛必作黄疸,此由脾胃虚热故也。年衰亦发痈疽,腑脏虚热,血气否涩故也。"（痈疽）该论述似不能排除涉及1型糖尿病。

此外,《诸病源候论》对那个年代常见寄生虫病也有详细的描述。

（三）证候病机阐述

《诸病源候论》延续了《内经》同病异证的思路,并有所阐发。

1. 虚劳的同病异证

（1）脾阳虚:"虚劳,血气衰少,脾胃冷弱,故不消谷也。"（虚劳）

（2）脾虚谷劳:"脾胃虚弱,不能传消谷食,使府藏气否塞,其状令人食已则卧,支体烦重而嗜眠是也。"（宿食不消）

（3）脾虚痰饮:"劳伤之人,脾胃虚弱,不能克消水浆,故为痰也。"（虚劳）

（4）脾热骨蒸："肉蒸,其根在脾,体热如火,烦躁无汗,心腹鼓胀,食即欲呕,小便如血,大便秘涩。蒸盛之时,身肿目赤,寝卧不安。"^(虚劳)

（5）脾虚劳黄：虚劳患者"额上黑,微汗出,手足中热,薄暮发,膀胱急,四支烦,小便自利,名为劳黄"。^(黄)

（6）羸瘦："夫羸瘦不生肌肤,皆为脾胃不和,不能饮食,故血气衰弱,不能荣于肌肤。凡小儿在胎,而遇寒冷,或生而挟伏热,皆令儿不能饮食,故羸瘦也。挟热者即温壮身热,肌肉微黄。"^(小儿杂病)

（7）虚羸："小儿经诸大病,或惊痫,或伤寒,或温壮,而服药或吐利发汗;病瘥之后,血气尚虚,脾胃犹弱,不能传化谷气,以荣身体,故气力虚而羸也。"^(小儿杂病)

（8）"脾劳者,舌本苦直,不得咽唾。"^(虚劳)

（9）七伤："大饱伤脾,脾伤,善噫,欲卧,面黄。"^(虚劳)

（10）虚劳骨蒸："脾蒸,舌干。"^(虚劳)

（11）哺露："小儿乳哺不调,伤于脾胃,脾胃衰弱,不能饮食,血气减损,不荣肌肉……吸吸苦热,谓之哺露也。"^(小儿杂病)

（12）大腹丁奚："小儿丁奚病者,由哺食过度,而脾胃尚弱,不能磨消故也。哺食不消,则水谷之精减损,无以荣其气血,致肌肉消瘠。其病腹大颈小,黄瘦是也。若久不瘥,则变成谷癥伤饱。"^(小儿杂病)

（13）囟填："小儿囟填,由乳哺不时,饥饱不节,或热或寒,乘于脾胃,致腑脏不调,其气上冲所为也。其状囟张,如物填其上,汗出毛发黄而短者是也。若寒气上冲,即牢硬;热气上冲,即柔软。"^(小儿杂病)

（14）风虚劳冷："是人体虚劳,而受于冷也……若劳伤血气,便致虚损,则风冷乘虚而干之,或客于经络,或入于腹内。其经络得风冷,则气血冷涩,不能自温于肌肤也。腹内得风冷,则脾胃弱,不消饮食也。随其所伤,而变成病,若大肠虚者,则变下利。"^(妇人杂病)

2. 伤寒/时气/温病的同病异证

（1）伤寒病后脾阳虚："此由初受病时,毒热气盛,多服冷药,以自泻下,病折已后,热势既退,冷气乃动,故使心下愊牢,噫哕食臭,腹内雷鸣而泄利,此由脾胃气虚冷故也。"^(伤寒)

（2）食复

1）伤寒病后脾虚食复："伤寒病新瘥,及大病之后,脾胃尚虚,谷气未复,若食猪肉、肠、血、肥鱼及久腻物,必大下利。"^(伤寒)

2）时气病后脾虚食复："夫病新瘥者,脾胃尚虚,谷气未复,若即食肥肉、鱼鲙、饼饵、枣、栗之属,则未能消化,停积在于肠胃,使胀满结实,因更发热,复为病者,名曰食复也。"^(时气)

3）温病病后脾虚食复的描述与伤寒、时气同。

（3）伤寒/时气四日（沿用六经相传理论,但证候描述有异）：伤寒/时气"四日,太阴受病……其脉络于脾,主于喉嗌。故得病,四日腹满而嗌干也。其病在胸膈,故可吐而愈。"^(伤寒,时气)

（4）伤寒脾热："若其人,先苦身热,四支不举,足胫寒,腹满欲呕而泄,恶闻食臭者,此脾热也。"^(伤寒)

此外,还有脾热病"先头重颊痛,烦心欲呕,身热。热争则腰痛,腹满泄,两颔痛"。^(热)

3. 寒热病的同病异证

（1）病热："夫患热者,皆由血气有虚实。邪在脾胃,阳气有余,阴气不足,则风邪不得宣散,因而生热,热搏于府藏,故为病热也。"^(冷热)

（2）寒热厥："热厥之为热也,必起于足下者。阳起于五指之表,集于足下而聚于足心故也。故阳胜则足下热。热厥者,酒入于胃,则络脉满而经脉虚。脾主为胃行其津液,阴气虚,则阳气入,阳气入则胃不和,胃不和则精气竭,精气竭,则不营其四支,此人必数醉。若饱已入房,气聚于脾中,未得散,酒气与谷气相并,热起于内,故遍于身;内热则尿赤。"^(冷热)

4. 黄疸的同病异证

（1）湿疸："湿疸病者,脾胃有热,与湿气相搏,故病苦身体疼,面目黄,小便不利,此为湿疸。"^(黄)

（2）九疸："夫九疸者，一曰胃疸，二曰心疸，三曰肾疸，四曰肠疸，五曰膏疸，六曰舌疸，七曰体疸，八曰肉疸，九曰肝疸。"^(黄)

5. 水的同病异证

（1）风水："风水病者，由脾肾气虚弱所为也。肾劳则虚，虚则汗出，汗出逢风，风气内入还客于肾，脾虚又不能制于水，故水散溢皮肤，又与风湿相搏，故云风水也。令人身浮肿，如裹水之状，颈脉动时咳，按肿上，凹而不起也，骨节疼痛而恶风是也。"^(水肿)

（2）黄水（十水之一）："先从腹肿，其根在脾。"^(水肿)

（3）疸水（类似于肝病门脉高压所致的腹水）："脾胃有热，热气流于膀胱，使小便涩，而身面尽黄，腹满如水状，因名疸水也。"^(水肿)

6. 痢的同病异证

（1）水谷痢："为风邪所伤，客在肌肉之间，后因脾胃气虚，风邪又乘虚而进入于肠胃，其脾气弱则不能克制水谷，故糟粕不结聚，而变为痢也。"^(痢)

（2）久水谷痢："虚损不复，遂连滞涉引岁月，则为久痢也。"^(痢)

（3）久赤白痢："是冷热乘于血，血渗肠间，与津液相杂而下。甚者肠虚不复，故赤白连滞，久不瘥也。"^(痢)

（4）脓血痢："诊其脾脉微濇者，为内溃，多下血脓。又脉悬绝则死，滑大则生。脉微小者生，实急者死。脉沉细虚迟者生，数疾大而有热者死。"^(痢)

7. 疟的同病异证

（1）"足太阴疟，令人不乐，好太息，不嗜食，多寒热汗出，病至则善呕，呕已乃衰。"^(疟)

（2）"脾疟，令人疾寒腹中痛，热则肠中鸣，已汗出。"^(疟)

8. 咳嗽的同病异证

（1）脾咳："咳则右胁下痛，阴阴引于髆背，甚则不可动，动则咳剧"；或"咳而涎出，续续不止，引少腹是也。"^(咳嗽)

（2）季夏脾咳："有季夏脾王之时，而脾气虚，不能王，有寒气伤之而咳嗽，谓之脾咳。其状咳则右胁下痛，瘾瘾引髆背，甚则不可动，动咳发。脾与胃合，脾咳不已，则胃受之。其状咳嗽而呕，呕甚则长虫出是也。"^(咳嗽)

9. 积聚的同病异证 "脾之积，名曰否气。在胃脘，覆大如盘；久不愈，令人四肢不收，发黄疸，饮食不为肌肤。"^(积聚)

10. 中风的同病异证 "脾中风，踞而腹满，身通黄，吐咸水。汗出者可治，急灸脾俞百壮；若手足青者，不可复治。"^(风，妇人杂病，妇人妊娠，妇人产后)

此外，《诸病源候论》有关同病异证还涉及水注、妊娠常见病证，及胀、痹、淋、口疮等。

（四）症状病机阐述

1. 不能食、饮食不消 有虚有实。虚有气虚、阳虚；实有气滞、痰饮、水湿、寒热、宿食、伤寒等。

（1）不能食。"脾胃气弱。"^(虚劳、脾胃)"（脾胃）虚冷。"^(伤寒)"脾气冷弱。"^(心痛)"脾胃尚虚。"^(痢)"脾不磨也。"^(脾胃)"脾胃气不和。"^(脾胃)

（2）饮食不消。"痰水结聚在胸府、膀胱之间，久而不散，流行于脾胃。脾恶湿，得水则胀，胀则不能消食也。"^(痰饮)"饮水过多，水气流行，在脾胃之间，脾得湿气，则不能消食，令人噫，则有宿食之气，腹胀满亦壮热，或吞酸，皆其候也。"^(痰饮)"冷气久乘于脾，脾得湿冷则不能消谷。"^(癖、宿食不消、积聚)"癖气停积，乘于脾胃，胃得癖气不能消化。"^(癖)"食过于饱，则脾不能磨消"。^(宿食不消)"风邪外客于皮肤，内有痰饮渍于腑脏，使血气不和，阴阳交争，则寒热往来。其脾胃之气，宿挟虚冷，表虽寒热，而内冷发动。"^(小儿杂病)"小儿宿食不消者，脾胃冷故也。"^(小儿杂病)"小儿食不可过饱，饱则伤脾，脾伤不能磨消于食，令小儿四肢沉重，身体苦热,面黄腹大是也。"(小儿杂病)伤寒烦"病脉已解,而反发烦者,病新瘥,又强与谷,脾胃气尚弱,不能消谷,故令微烦,损谷即愈。"(伤寒)卒食病似伤寒"此由脾胃有伏热,因食不消,所以发热,状似伤寒,但言身不疼痛为异也。"(宿食不消)

2. 呕逆、干呕、呕吐、呕哕、胃反、恶心、噫醋　呕吐系"脾胃虚弱者,石势结滞,乘于脾胃,致令脾胃气不和,不胜于谷,故气逆而呕"(解散);"脾胃有邪,谷气不治……气不通"(呕哕);"胃逆则脾胀气逆"(呕哕);"脾胃虚弱,受于风邪所为也。"(呕哕)哕系"脾胃虚,气逆遇冷折之,其气不通"(痢);干呕系"吐下之后,脾胃虚极,三焦不理,气否结于心下,气时逆上"(霍乱);"热气在于脾胃……胃中不和,尚有蓄热,热气上熏,则心下否结"(伤寒、时气);胃反系"藏冷则脾不磨"(脾胃);恶心系"心下有停水积饮所为也。"(呕哕)噫醋系"上焦有停痰,脾胃有宿冷,故不能消谷"。(呕哕)

3. 腹泻

(1)痈下利、痈发背后下利:"此由寒气,客于经络,折于气血,壅结不通,结成痈肿。发痈而利者,由内热而引饮,取冷太过,冷入肠胃,故令下利也。下利不止,则变呕哕……脾虚肌肉受邪;胃虚则变下利。下利不止,则变呕哕也。"(痈疽)

(2)久痢:"凡水谷利久,肠胃虚,易为冷热。得冷则变白脓,得热则变赤血,若冷热相加,则赤白相杂。利久则变肿满……亦令呕哕,皆由利久,脾胃虚所为也。"(小儿杂病)

(3)痢兼渴:"水谷利,津液枯竭,腑脏虚燥则引饮……凡如此者,皆身体浮肿,脾气弱,不能克水故也。"(小儿杂病)

(4)痢后虚羸:"肠胃虚弱,受风冷则下利。利断之后,脾胃尚虚,谷气犹少,不能荣血气,故虚羸也。"(小儿杂病)

(5)大小便数:"脾胃气弱,大小肠偏虚,下焦偏冷,不能制于水谷。"(小儿杂病)

4. 便秘、癃闭

(1)大便不通:"脾胃有热……津液竭,则胃干结热在内,大便不通也。"(时气、温)"脾胃不和,蓄热在内。"(热)"腑脏有热,乘于大肠故也……若三焦五脏不调和,热气归于大肠,热实,故大便燥涩不通也。"(小儿杂病)

(2)小便不通:"热在膀胱,流于小肠,热盛则脾胃干,津液少,故小便不通也。"(热)

5. 腹胀、心腹痛

(1)心腹胀:"冷积于府藏之间不散,与脾气相壅"。(腹痛)"久心腹胀者,由府藏不调,寒气乘之,入并于心脾"。(心腹痛)

(2)心腹痛:"足太阴之经,与络俱虚,为寒冷邪气所乘故也。"(心腹痛)"藏虚而邪气客之,乘于心脾"。(心腹痛)

(3)心痛:表现为上腹疼痛(心下急痛),或称"脾心痛",或称"胃心痛"。"诸藏虚受病,气乘于心者,亦令心痛,则心下急痛,谓之脾心痛也。"(心痛)"足阳明为胃之经,气虚逆乘心而痛。其状腹胀归于心而痛甚,谓之胃心痛也。"(心痛)

6. 唇、口、舌、鼻、咽喉　《诸病源候论》对这类症状的病机阐释,主要从脾脏经脉循经部位,及脾脏气血阴阳紊乱及正邪相搏来解释,内容十分丰富。

(1)唇

1)紧唇:"脾胃有热,气发于唇,则唇生疮。而重被风邪,寒湿之气搏于疮,则微肿湿烂,或冷或热,乍瘥乍发,积月累年。"(唇口)

2)唇疮:"脾胃有热,气发于唇。"(唇口)

3)唇生核:"脾胃为表里,有风热邪气乘之,而冲发于唇,与血气相搏,则肿结;外为风冷乘,其结肿不消则成核。"(唇口)

（2）口

1）口吻疮：脾虚"为风邪湿热所乘，气发于脉，与津液相搏，则生疮，恒湿烂有汁。世谓之肥疮，亦名燕口。"^(唇口)

2）口舌疮："府藏热盛，热乘心脾，气冲于口与舌"^(唇口)；"脾藏有热，冲于上焦"^(热)。

3）口臭："空腹不用见臭，月气入脾，舌上白黄起，口常臭也。"^(唇口)

4）口舌干焦："府藏虚热，气乘心脾，津液竭燥。"^(热)

5）热病口干、渴："五藏有虚热，脾胃不和，津液竭少。"^(热)

6）口甘："五气之溢也……脾瘅。"^(腰背)

7）滞颐："小儿多涎唾流出，渍于颐下，此由脾冷液多故也。脾之液为涎，脾气冷，不能收制其津液，故令涎流出滞，渍于颐也。"^(小儿杂病)

（3）口舌出血："心脾伤损故也……若劳损脏腑，伤动经脉，随其所伤之经，虚者血则妄行。"^(妇人杂病)

（4）舌

1）舌强不得语与"脾脉……连舌本，散舌下"复受风邪有关。^(风)

2）噤黄："心脾二藏有瘀热所为……若身面发黄，舌下大脉起青黑色，舌噤强不能语，名为噤黄也。"^(黄)

3）舌肿："心脾有热"^(虚劳)、"心脾俱热，气发于口，故舌肿也。"^(小儿杂病)

4）舌肿强："心脾虚，为风热所乘，邪随脉至舌，热气留心，血气壅涩，故舌肿。舌肿脉胀，急则舌肿强。"^(唇口)

5）謇吃："邪乘其藏，而搏于气，发言气动，邪随气而干之，邪气与正气相交，搏于口舌之间，脉则否涩，气则壅滞，亦令言謇吃"^(唇口)；或"愤满伤神，神通于舌，损心则謇吃"^(唇口)；或"阴阳之气不和，府藏之气不足，而生謇吃。"^(唇口)

6）重舌："心脾有热，热气随脉冲于舌本，血脉胀起变生，如舌之状，在于舌本之下，谓之重舌。"^(唇口) "其状附舌下，近舌根，生形如舌而短，故谓之重舌。"^(小儿杂病)

（5）鼻衄：脾热。^(鼻)

（6）咽喉

1）咽喉肿痛："脾胃有热，热气上冲，则喉咽肿痛。夫生肿痛者，皆挟热则为之。若风毒结于喉间，其热盛则肿塞不通，而水浆不入，便能杀人。"^(咽喉心胸)

2）咽喉疮："咽喉者，脾胃之候也。由脾胃热，其气上冲喉咽，所以生疮。"^(咽喉心胸)

7. 身体手足不随

（1）中风："脾胃气弱，血气偏虚，为风邪所乘故也。"^(风)脾"不能为胃通行水谷之气，致四肢肌肉，无所禀受。"^(风)

（2）"臂脚偏急苦痛者，由久坐卧席温下热，不自移转，气入肺胃脾骨故也。"^(解散)

8. 月经不调

（1）月水不通："月水不通，久则血结于内生块，变为血瘕，亦作血癥。血水相并，壅涩不宣通，脾胃虚弱，变为水肿也。"^(妇人杂病)

（2）漏下："劳伤血气，冲任之脉，皆起于胞内，为经脉之海；手太阳小肠之经也，手少阴心之经也，此二经主下为月水。伤损经血，冲任之气虚，故血非时而下，淋沥不断，而成漏下。五脏皆禀血气，脾脏之色黄，漏下黄者，是脾脏之虚损，故漏下而挟黄色也。"^(妇人杂病)

9. 带下　带下黄："劳伤血气，损动冲脉、任脉。冲任之脉，皆起于胞内，为经脉之海；手太阳小肠之经也，手少阴心之经也，此二经主下为月水。若经脉伤损，冲任气虚，不能约制经血，则血与秽液相兼而成带下。然五脏皆禀血气，其色则随藏不同。脾藏之色黄，带下黄者，是脾藏虚损，故带下而挟

黄色。"（妇人杂病）

10. 其他 如疮疡、蜂蜇等也有涉及脾脏寒热虚实的。

（五）脾病证的治疗

《诸病源候论》详以"源候"，略于治疗。而治疗以导引居多，如治疗心腹胀引《养生方·导引法》："伸右胫，屈左膝，内压之五息。引脾去心腹寒热，胸臆邪胀。依经为之，引脾中热气出，去腹中寒热，胸臆中邪气，胀满久行。"（心腹痛）

较少甚至偶尔提及的有灸、治法、中药，例如：

（1）灸："脾中风，踞而腹满，身通黄，吐咸水，汗出者可治，急灸脾俞百壮。"（风）

（2）治法："脾欲缓，急食甘以缓之；用苦以泻之；甘以补之。"（五脏六腑）"脾气之虚也，则宜补之。"（五脏六腑）

（3）中药："硫黄对防风，又对细辛，其治主脾肾，通腰脚。"（解散）"白石英对附子，其治主胃，通至脾肾。"（解散）

三、讨论

1.《诸病源候论》丰富了脾脏的生理功能理论 《诸病源候论》频繁提及了脾的两项生理功能——消化功能及体液代谢功能，发《内经》所未发。明确了"胃受谷而脾磨之""磨而消之"；而脾"制水""克消水浆"更是摆脱了哲学层面对脏腑的生克分工，克的是水，而非肾，概念不同了。这些阐发，丰富了中医基础理论，对后世产生了积极的影响。

2.《诸病源候论》丰富了脾脏病变相关疾病、证候与症状病机理论

（1）疾病病机。《诸病源候论》记载与脾密切相关疾病主要有黄疸、水肿、霍乱、痈疽、寄生虫病等。其中黄疸的常见病因涉及寒湿、热、温气、伤寒、时行等，病机的关键在"热与宿谷相搏"，而病变的部位在脾胃；不同的黄疸病涉及天行病发黄、急黄、内黄、疸病、行黄等。其特点是对疾病的描述详细而准确，涉及多种以黄疸为突出表现的疾病，表明其时对一些常见病有了更为准确的认识与记载。

（2）证候病机。《诸病源候论》记载与脾密切相关同病异证主要虚劳、伤寒/时气/温病、冷热、黄疸、水、痢、疟、咳嗽、积聚、中风等，还有水注、妊娠常见病证、胀、痹、淋、口疮等。其中虚劳涉及的不同与脾相关的证候甚多，有脾阳虚、脾虚谷劳、脾虚痰饮、脾热骨蒸、脾虚劳黄、羸瘦、虚羸、脾劳、脾伤、脾蒸、哺露、疔蟹、凶慎、风虚劳冷等。提示其时虚劳发病率高，对此已有较深刻的认识。

（3）症状病机。对症状形成病机的阐述是《诸病源候论》的重要特色。所涉症状集中在消化道，例如不能食、饮食不消、呕逆、干呕、呕吐、呕哕、胃反、恶心、噫醋、腹泻、便秘、腹胀、心腹痛，以及唇、口、舌、鼻、咽喉等常见症状，其他还涉及身体手足不随、月经不调、带下、癃闭等。

3.《诸病源候论》病机阐释的一些特色

（1）津液少、津液竭。该书在口舌干焦、热病口干/渴、痢兼渴、大便不通、小便不通等病机阐释中，一再提及津液少、津液竭、津液枯竭、津液竭燥、津液竭少，以及胃干、脾胃干等描述。后世在外感热病中形成共识及对应的理法方药要到明清以后了。足见《诸病源候论》见识的超前。

（2）脏腑阳虚记载。例如在不能食中提及的"脾气冷弱"、大小便数中提及的"下焦偏冷"、胃反中提及的"藏冷则脾不磨"等，脾阳虚、脾肾阳虚的概念跃然纸上。

（3）三焦概念。《诸病源候论》把上中下三焦作为躯干内上中下区域及所涉脏腑的统称，且频繁使用。例如霍乱发病因"风冷之气，归于三焦，传于脾胃"；霍乱干呕系"吐下之后，脾胃虚极，三焦不理"；噫醋系"上焦有停痰"；大小便数系"脾胃气弱，大小肠偏虚，下焦偏冷，不能制于水谷"；大便不通系"三焦五脏不调和，热气归于大肠"；口舌疮系"脾藏有热，冲于上焦"等。

（方肇勤，杨雯，颜彦）

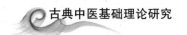

第四节 《外台秘要》脾的理论

摘要：《外台秘要》有关脾的论述集中在内伤杂病的卷 8 和卷 16，涉及脾胃弱不能食、脾胃病日渐瘦、脾劳实热、脾劳虚寒、脾实热、脾气不调腹满、脾气不足及不调下痢、脾胃中冷及不足、肉极热、肉极寒等方证 44 条；此外在外感热病、内伤杂病方证中还有散在论述。研究发现，该书重视录用脾相关病证的复方治疗，所涉及的一些与复方相关的治则治法，丰富了相应的证候与治法理论，但略于脾脏生理、病机记录。本文还对其涉脾方证的用药特点及涉脾方证的分类进行了讨论与分析。

在我国医学史上，《外台秘要》十分著名。该书系王焘编纂的类编式著作，成书于 752 年。收录了秦至唐中期 56 位著名医家方论，6 000 余首医方，集中代表了成书年代及之前的医学成就，为研究古典中医理论与中医基础理论演变和发展提供了可靠且丰富的素材。本文拟从脾及其辨证论治论述入手，对该典籍进行整理研究。

一、方法

参见第二章"第四节《外台秘要》心的理论"(详略)，本文关注脾。

二、结果

该书继卷 1"诸论伤寒八家合一十六首"等之后，卷 2～6 依次介绍：伤寒、天行、温病、疟、霍乱等外感热病/传染病，提示成书年代对这类病症发病和防治积累了较多的经验；因其发病率高，备受重视。卷 7～20 依次介绍：心腹痛疝、痰饮、咳嗽、肺痿、消渴、癖痞、虚劳骨蒸、中风、风狂、五脏劳、腰痛、脚气、水肿等内伤杂病。卷 21 及之后，依次介绍外、妇、儿、针灸等内容。

（一）篇目的特点

该书有关脾的论述集中在内伤杂病的卷 8 和卷 16，按以下 5 种方式编排：

(1) 按证候。如"脾实热方六首"(卷 16)。

(2) 按证候＋症状。如卷 8"脾胃弱不能食方三首""脾胃病日渐瘦因不食方三首"。

(3) 按疾病。如"脾劳论""肉极论一首"(卷 16)"五劳六极七伤方一十首"(卷 17)。

(4) 按疾病＋证候。如卷 16"脾劳实热方四首""脾劳虚寒方三首""肉极热方四首""肉极寒方五首"。

(5) 按方名＋证候＋症状。如卷 16"泻脾丸主脾气不调及腹满方三首""温脾汤主脾气不足及不调下痢方六首""温脾丸主脾胃中冷及不足方四首"等。

（二）与脾脏关系密切的疾病证治

1. 卷 16 涉及脾劳的辨证论治　卷 16 主要介绍五脏劳，涉及：脾劳论、脾劳实热方 4 首、脾劳虚寒方 3 首、脾实热方 6 首。

(1) 脾劳论：引《删繁》"凡脾劳病者，补肺气以益之，肺王则感脾。是以圣人春夏养阳，秋冬养阴，以顺其根矣。肝心为阳，脾肺肾为阴，逆其根则伐其本"，未见对脾劳病的定义，只介绍了脏腑分类和治则；且引用了《内经》以来的五行概念，母虚补子。

(2) 脾劳实热方四首：包含两类证候。

1) 脾劳热/脾劳实热。引《删繁》和《千金》方论，证见：身体眼目悉萎黄、舌木强直、不能得咽唾，四肢不用、皮胀满、肩息气急不安、五脏乖。

出生地黄煎、半夏汤,药用:生地黄汁、玄参、石膏、栀子、黄芩、竹叶、芒硝、半夏、陈皮、茯苓、白术、甘草、大枣、生姜、蜂蜜,以及白芍、升麻、射干、玉竹、杏仁。

2)脾劳热有白虫。引《删繁》方论,证见:主要见有白虫长一寸、好呕;或胸中塞、呕而不出,或腹中热满。治以下虫。

出前胡汤、茱萸根下虫酒,药用:常山、龙胆草、细辛、旋覆花、枳实、茱萸根、大麻子、芒硝、栀子、黄芩、苦参、竹叶、前胡、杏仁、白术、陈皮、松萝、茯苓、酒。

以上"脾劳热有白虫"两段方论在该书后文"卷第二十六 五脏虫方七首"重复出现。

(3)脾劳虚寒方三首

1)脾劳虚损。引《删繁》方论,证见:消瘦、四肢不举、毛悴色夭。

出牛髓补虚寒丸,药用:牛髓、鹿髓、羊髓、蜂蜜、酥、大枣、人参、生地黄、肉桂、茯苓、干姜、白术、川芎、甘草。

2)脾虚劳寒。引《删繁》《千金》方论,证见:气胀噫满、饮食不消、劳倦、忧恚不解、食不下。

出人参消食八味等散、通噫消食膏酒,多用白术、吴茱萸、清酒,较少使用的有人参、茯苓、陈麦曲、麦、厚朴、槟榔、猪膏、姜汁。

综合该书所描述的证候,脾劳的诊断标准应该是:病程长、虚损萎黄、四肢不用、消瘦劳倦,亦即病程和程度均重于"脾胃弱"。消化道寄生虫可能是其病因之一,所以专门介绍。脾劳可以分"实热"与"虚寒",虚实夹杂。因"实热"药用生地黄汁、生玄参,可能兼有阴虚;"虚寒"药用牛髓、鹿髓、羊髓、酥、猪膏等血肉有情之品,填补精血、阴精,可能兼有阴阳两虚,或气血阴阳具虚。

2. 卷16涉及肉极的辨证论治

(1)肉极论:引《删繁》"凡肉极者主脾也。脾应肉,肉与脾合,若脾病则肉变色"。

(2)肉极热方四首:引《删繁》《千金》方论。

证见:肌痹淫淫如鼠走身上、津液脱、腠理开、汗大泄(脾风,风气藏于皮肤肉)、鼻黄色,以及风痹、唇口坏、皮肤色变、下焦脚弱、痹不仁、四肢急痛。

出《删繁》麻黄止汗通肉解风痹汤、石南散,《千金》越婢汤、西州续命汤,多用麻黄、防风、石膏、黄柏、附子、肉桂、生姜、甘草,较少使用的有黄芩、石膏、菊花、天雄、细辛、枳实、白术、石南、山药、桃花、山茱萸、珍珠、升麻、玉竹、清酒、大枣、当归、川芎、白芍、杏仁。

(3)肉极寒方五首:引《删繁》《千金》方论。

证见:肉极虚寒(脾风、脾咳、伤寒、厉风、恶风,内虚外实)。体重怠堕、四肢不举、关节疼痛、不嗜饮食、右胁下痛、阴阴引肩背痛、不可以动、动则咳、腹胀满、留饮痰癖、大小便不利、少腹切痛、膈上寒,以及皮肤不通、外不得泄、腰脚疼弱、肌肉变、舌痿、手足厥冷、忧恚思虑。

出《千金》大黄柏酒,《删繁》大半夏汤、大风引汤、小风引汤、五膈丸,多用人参、附子、茯苓、甘草、肉桂、干姜,较少使用的有半夏、独活、当归、大豆、黄柏、花椒、防风、巴戟天、石斛、泽泻、柏子仁、瓜蒌、白术、陈皮、生姜、远志、麦冬、细辛、当归。

综上所述,肉极的主要表现为:肌痹(肌肉病变)、舌痿、四肢不举疼痛、脚弱、不可以动、大小便不利、皮肤色变、痹不仁或异常感觉(如鼠走身上)、右胁下痛、阴阴引肩背痛、腰脚疼弱、少腹切痛、腹胀满,甚至唇口坏、汗大泄、不嗜饮食、手足厥冷、忧恚思虑等。

3. 卷17五劳六极七伤方一十首 此外,该书在卷17中有脾劳相关论述。

引《病源》夫虚劳者,五劳六极七伤是也;及脾劳等描述。并引淮南王枕中丸、甘草丸等方论。

五脏虚劳。证见:胃气不和、小便或难或数、令人多思(脾气不和)、体虚少气、羸瘦不堪、善惊、胸膈痰冷、客热欲冷水饮食、心腹弦满、不能消食、或时衄血(脾胃气少)。

治以安养五脏、长肌肉、调经脉、下气、补脾胃、益精神。引淮南王枕中丸、甘草丸等,多用甘草、白芍、附子、肉桂、花椒、人参、白术、当归、黄芩、黄柏,较少使用的干姜、大黄、茯苓、大枣、生姜、川芎、杏仁、远志、大麦。

(三)与脾脏关系密切的证候证治

1. **卷8涉及脾的辨证论治与分析** 该书先引用了《诸病源候论》有关脾脏生理和病机:"脾者,藏也,胃者,府也。脾胃二气,相为表里,胃为水谷之海,主受盛饮食者也,脾气磨而消之,则能食。今脾胃二气俱虚弱,故不能饮食也,尺脉浮滑不能饮食,速疾者,食不消,脾不磨也。"然后展开如下。

(1)脾胃弱不能食方三首。证候涉及:不能下食/不能食,恶心;或五内中冷、腹内冷气,时微下痢;或主虚客热。属脾气虚,兼有寒证(中冷、冷气)或热证(客热)。

引《广济》方及延年人参饮、厚朴汤。多用白术、人参、甘草、厚朴、陈皮、茯苓、生姜;较少使用的有神曲、枳实、干姜、麦冬、蜂蜜。

(2)脾胃病日渐瘦因不食方三首。涉及两类证候。

1)脾胃中热。证见:骨肉日渐消瘦、消渴、小便数。

引《广济》方,药用:人参、甘草、黄连、麦冬、苦参、瓜蒌、知母、茯神、土瓜根。

2)胃气冷弱。证见:食则吐逆,不得食,食入则胀气满急,大便出饭粒如故,带酸气而羸,日渐困者;疗恶心,数吐水不多,能食少心力者。

引《广济》方及延年白术丸,多用:白术、人参、干姜、吴茱萸、五味子、厚朴、肉桂,较少使用的有附子、细辛、茯苓、茯神、泽泻、曲末、甘草、麦、当归、枳实、远志、旋覆花。

可见作者把不能食、消瘦作为脾的主要症状,是"脾胃弱",而非"脾劳"。按目前标准看,证候有寒热虚实;以药测证,所谓"脾胃弱"主要指脾气虚,兼有阴虚或阳虚(当时的描述与辨证用药分类不似后世清晰)。而"胃气冷弱"后世多命名为"脾阳虚"。

2. **卷16涉及脾实热的辨证论治** 卷16还介绍了"脾实热方六首",引《千金》《千金翼》方论,包含两类证候。

(1)胸胁疼痛胀满症状(如胁痛、偏一边痛、胸满胁偏胀、痛无常处、气实胸中满等),或兼热满不歇、目赤不止、口唇干裂,或口中淡、甘卧惯惯、呕吐反胃,不能食。

出胸满胁偏胀方、泻脾汤、口唇干裂方,多用石膏、人参、生姜、半夏、茯苓、肉桂,较少使用的有芒硝、大黄、生地黄汁、黄芩、淡竹叶、桑白皮、陈皮、白芍、厚朴、泽泻、白术、甘草、赤蜜。

(2)舌本强直,或梦歌乐而体重不能行。出泻热汤、射干汤、呕吐反胃方,多用大青叶,较少使用的有石膏、龙胆草、芒硝、玄参、苦竹叶、射干、前胡、茯苓、杏仁、细辛、蜂蜜。

脾实热归类于此,可能是与脾劳虚寒为主相对而言。其主要症状胸胁疼痛胀满。对此,目前已多不从脾治。用药除大队寒凉外,还见有细辛、肉桂,或提示见有寒热夹杂,或反映出那些年代重症常用辛香走窜药物的用药习惯。

3. **卷16涉及脾3个处方的辨证论治** 卷16还把3个治疗脾脏病证的类方加入。

(1)泻脾丸主脾气不调及腹满方3首:引《深师》《千金翼》方论,包含两类证候。

1)脾气不调。有寒热或下闭塞、呕逆饮食。治以除胃中积聚寒热、调中利饮食,调五脏不利。

出《深师》泻脾丸、《千金翼》泻脾丸,药用:肉桂、黄芩、附子、干姜、杏仁、茯苓、泽泻、通草、川芎、白术、黄柏、生地黄、麦冬、大黄、当归、人参、细辛、白芍、半夏、花椒、玄参。

2)毒风在脾中。流肿腹满、短气、食辄响、响不消、时时微下。

出泻脾丸,药用:当归、吴茱萸、干姜、大黄、野狼毒、肉桂、川芎、花椒、白薇、甘遂、附子、葶苈子。

(2)温脾汤主脾气不足及不调下痢方六首:引《深师》《千金翼》方论,包含3类证候。

1)脾胃中冷。头痛壮热、下痢;不得食,又谷不消,响响胀满。

出《深师》厚朴汤、温脾汤、大温脾汤,多用人参、干姜、附子、大黄、厚朴,较少使用的有黄芩、白芍、甘草、肉桂、枳实、生姜。

2）脾气不足。虚弱下痢、腹痛食不消。

出《千金翼》两张温脾汤，药用：多用干姜、人参、附子、甘草，较少使用的有大黄、半夏、赤石脂、白石脂、厚朴、肉桂、当归、川芎。

3）脾气不调。身重如石、饮食即呕、四肢酸削不收。

出《千金翼》建脾汤，药用：白芍、甘草、黄柏、生姜、生地黄、蜂蜜。

（3）温脾丸主脾胃中冷及不足方4首

引《深师》《千金翼》方论，宿寒脾胃中冷：心腹胀满、食不消化，水谷不化、时寒极、下痢、小便难、气响腹满、喘气虚乏、干呕不得食。温中消谷、疗脾益气。

出《深师》两张温脾丸、《千金翼》大温脾丸、温脾丸，多用人参、甘草、附子、干姜、法曲、枳实、肉桂、吴茱萸、厚朴、当归、细辛、桔梗、大黄，较少使用的有大麦、小麦、茯苓、麦冬、花椒。

（四）该书其他章节涉及脾及其辨证论治的内容

1. 外感热病 该书在卷1～4伤寒、天行、温病中多引《病源》有关伤寒四日，太阴脾经受病及证候，以及伤寒呕哕、烦渴、口疮、劳复食复等篇中脾胃气虚冷、脾胃气尚弱、心脾烦壅、脾胃尚虚等证；并引还魂丸，疗诸癖结坚心下，壮热，脾胃逆满，飞尸鬼注，天行发作等。在天行病、天行大小便不通胀满及涩、天行劳复食复等篇分别引许仁则、《病源》脾热（谷道稍涩）、脾胃有热、脾胃尚虚等证。在温病劳复篇引温毒病新瘥，脾胃尚虚等注意事项。

2. 内伤杂病 该书在卷4～25有关黄疸、疟、霍乱、呕哕、心痛、痰饮、消渴、水肿、大腹水肿、风水、紧唇、口疮、痢、舌、咽喉、大便难等篇目中多引《病源》对涉脾病证和病机的论述，还部分引用了《删繁》《千金》《千金翼》《广济》《肘后》《古今录验》涉脾病证和病机的论述。在这些疾病中脾胃病变往往系关键病机。

该书在卷9～31有关咳嗽、将息禁忌、积聚、虚劳骨蒸、传尸、中风、劳、冷热、眼、瘰、小便、五蛊、诸癫、古今诸家丸、饮食相害成病等篇目中亦多引《病源》对涉脾病证和病机的论述，还部分引用了《千金》《古今录验》《延年论》涉脾病证和病机的论述。在这些疾病中不同程度地涉及脾胃病变。

此外，在妇儿、外科、针灸等篇目也偶涉脾胃相关论述。

三、讨论

1.《外台秘要》有关脾的理论 该书与《内经》《诸病源候论》显著不同之处在于重视收集和录用脾相关病证的复方治疗。如前所述，该书在脾脏生理、病理、病机、诊断等方面的内容少，主要引自《诸病源候论》，而大量引用的是《广济》《删繁》《千金》《千金翼》《肘后》《古今录验》等中药复方方证。

与方证相联系的是病证名、主要证候，以及部分方证中描述的治则、治法。如补脾胃、疗脾益气、益精神、长肌肉，以及消食、通噎、下气、泻脾、除胃中积聚寒热、温中消谷、调中、利饮食、下虫、补虚寒、调经脉、安养五脏、调五脏不利、止汗、解风痹、通肉等。

虽然这些治则、治法在所引用的方证中并不普遍，但因其直接用于复方的注解，这就较《内经》《诸病源候论》等重在阐释气血、经络调治有所不同，丰富了有关方药治法理论。

此外，值得注意的是，该书与宋、明的《太平圣惠方》《圣济总录》《普济方》等几部方书典籍相比，没有在卷首介绍基础理论，也没有单列五脏病证。这可能反映了王焘对医学知识体系分类的观点。

2.《外台秘要》有关涉脾方证的分类 纵观《外台秘要》，如何将所收集的大量方证合理分类、便于读者择用，是王焘所面临的挑战。这些原始资料的分类方式看来不同，例如：

《诸病源候论》多处阐述了脾脏生理和病机，如何集中安排在一部大的方书中？

推测在王焘收集的材料中，《广济》采用脾胃弱不能食、脾胃病日渐瘦因不食分类；《删繁》《千金》方有对应脾劳病、肉极的方证分类；《千金》《千金翼》有"脾实热"分类；《深师》《千金翼》还有泻脾丸、温脾汤、温脾丸等类方分类;而淮南王有对应五劳六极七伤等的枕中丸、甘草丸等论述。这些原始材料阐述与脾相关的疾病、证候、症状及其分类方法不同,可能给王焘的分类带来困难。

因此,分类标准不一致的现象被保留在该书中、分散在不同的卷册中。如按证候分类、按证候+症状分类、按疾病分类、按疾病+证候分类、按方名+证候+症状分类等。而把"脾实热"及泻脾丸、温脾汤、温脾丸类方罗列在"脾劳论"之后,显然不合理。

3.《外台秘要》有关涉脾方证的用药特点 在该书主要涉脾方证中出现 44 张处方。对这些处方药味出现频率统计如下(表 4－2～表 4－4)。

表 4－2 《外台秘要》主要涉脾方证 44 张处方中药物累计出现频率(一)

药 名	甘草	人参	肉桂	干姜	附子	茯苓	白术	生姜	厚朴	当归
出现频率	26	25	21	20	20	18	16	11	11	11

表 4－3 《外台秘要》主要涉脾方证 44 张处方中药物累计出现频率(二)

药 名	枳实	白芍	大黄	细辛	石膏	黄芩	黄柏	杏仁	吴茱萸	花椒	半夏	川芎	陈皮
出现频率	9	9	9	8	8	8	8	7	7	7	7	6	6

表 4－4 《外台秘要》主要涉脾方证 44 张处方中药物累计出现频率(三)

药 名	泽泻	麦冬	防风	竹叶	生地黄	大枣	玄参	清酒	麦曲	麻黄	法曲	蜂蜜	远志
出现频率	5	5	5	4	4	4	3	3	3	3	3	3	3

对以上药物的分析可见:

(1)出现频率最高的主要是两类:健脾益气(人参、白术、茯苓、甘草、生姜)、温中散寒(肉桂、干姜、附子),这两类药物可能突出反映了那个年代由营养不良、寄生虫、慢性炎症所导致的脾胃虚寒多见。

(2)出现频率较高的主要是三类:行气活血(厚朴、枳实、陈皮、当归、川芎、杏仁)、泻热解毒(大黄、石膏、黄芩、黄柏)、温辛辟秽(细辛、吴茱萸、花椒、半夏),主要针对邪实。

(3)出现频率偏低的主要是两类:养胃调和诸药(白芍、麦曲、法曲、大枣、蜂蜜、清酒)、滋阴清热(麦冬、生地黄、玄参)。

(4)其他如泽泻、防风、竹叶、麻黄、远志,及出现频率仅 2 次的:旋覆花、五味子、玉竹、升麻、射干、前胡、龙胆草、瓜蒌、桔梗、茯神、独活、大青、大麦、大豆;以及出现频率仅 1 次的:猪膏、茱萸根、栀子、知母、珍珠、野狼毒、羊髓、小麦、土瓜根、通草、葶苈子、天雄、桃花、酥、松萝、山药、石南、石斛、神曲、山茱萸、桑白皮、曲末、牛髓、芒硝、鹿髓、苦参、菊花、黄连、生地黄、甘遂、大麻子、赤石脂、陈麦曲、常山、槟榔、柏子仁、白薇、白石脂、巴戟天。更多可能因于处方者独到的用药经验和针对特殊的病证。

4. 其他 在该书"卷第二十八 五蛊方一十二首"治疗五蛊的又方中有"当食猪脾以补之",提示其时猪脾也是入药的,且更多可能用于治疗"五蛊"这类病证中。

(方肇勤,杨雯,颜彦)

第五节 《太平圣惠方》脾的理论

摘要:本研究完整摘录了《太平圣惠方》所有涉脾方证论述,予以逐一判读;对出现频率较高的病机、治法、中药予以统计;对该书有关论述按:基础医学中涉及脾脏的内容、脾脏常见证候及辨证论治、脾脏常见疾病及辨证论治、脾脏常见症状及辨证论治、补益、一些其他章节提及与脾相关的证治等陈述。研究发现，该书突出了基础医学即脏腑辨证论治的理论与方法，所关注脾脏常见证候为脾胃气虚、阳虚所致的不能饮食、水谷不化、呕吐，用药特点为多用白术、人参、陈皮、厚朴、肉桂、生姜、大枣。研究还发现，该书存在对古典医学的选择性继承的现象；且在缺乏对一些疾病特效药的背景下，所采用辨证论治所形成的优势；以及该书所映射出那个年代文化和商贸交流活跃等现象。

在我国医学史上，《太平圣惠方》十分著名，该著作成书于992年，由其作者王怀隐（尚药奉御）等人奉宋太宗赵光义之命，历经14年编撰而成，颁发全国。这为研究宋及宋以前古典中医理论与中医基础理论演变和发展提供了可靠且丰富的素材。本文拟从脾及其辨证论治论述入手，对该书进行整理研究。

一、方法

参见第二章"第五节《太平圣惠方》心的理论"（详略），本文关注脾。

二、结果

（一）基础医学中涉及脾脏的内容

（1）该书在卷首的1～2卷论述了：叙为医、叙诊脉法、论处方法、论用药等基础医学知识，含伦理、诊断、处方等相关基础医学内容。

该书在卷1基础医学部分介绍了脾脉的部位（辨九候法、辨两手五脏六腑脉所主法）、脾脉象特征（辨阴阳脉法、诊四时脉及太过不及法）、脾足太阴脉（辨五脏六腑经脉所合法），以及常见的脾病脉特征，脾病涉及脾胃气不足、脾气弱、脾胃有寒、脾不磨、脾胃气塞等（分别脉病形状、平关脉法）。在卷1的"论形气盛衰法"中介绍了生长壮老已，尤其是衰老阶段脏腑气衰的表现，如"七十岁，脾气衰，肤肉枯槁，饮食减少"。以10岁一个阶段而论，择用了《灵枢》的分类。

该书在卷2基础医学部分介绍了"脾脏用药"，如：黄芪、柴胡、附子、枳实、陈皮、人参、木通、厚朴、干姜、六曲、大麦、大枣、黄石脂、槟榔、胡椒。这些药物确在后续众多涉脾方药中常见。

（2）脾脏论。该书在卷5专设"脾脏论"，对《内经》有关脾的五行相关内容，与脏腑、组织、孔窍的关系，与脾脏相关诊法和预后等内容作了摘要介绍。

（3）值得注意的是，该书在大部方书之首专设基础医学部分。这对后世医学知识体系框架构建具有重要的导向作用。

（二）与脾脏关系密切的疾病证治

1. 治脾劳诸方常见14个方证及用药特点　脾劳系那个年代脾脏相关的常见疾病。

（1）在卷26中，脾劳或脾胃虚劳的病症描述比较丰富，有14条方证，见有寒热虚实兼证，不再以"脾劳实热""脾劳虚寒"分类。如"脾劳，壅热，身体眼目唇口悉黄"似肝病晚期；"脾劳，四肢羸瘦，腹中冷痛，不能饮食"不能排除消化道肿瘤晚期。对疾病记载较为丰富、细致了许多。其中仅1处提及寄生虫。

病机：偶尔提及脏腑虚冷，或有虫在脾。

证见：四肢羸瘦、四肢无力、不思饮食、腹中冷痛、腹胁胀满、多吐清水；偶见：骨节烦疼、脚膝疼痛、时时泄滑、壅热、舌干、咽喉痛、不能咽唾、口舌生疮、口苦舌涩、心腹积聚、呕吐出虫、身体眼目唇口悉黄、忧患不乐。

药用：人参、白术、厚朴、茯苓、当归、鳖甲、生姜、蜂蜜；或用：肉桂、木香、赤芍、黄芪、陈皮、茵陈、柴胡、生地黄、大枣、神曲；偶用：槟榔、草豆蔻、肉豆蔻、丁香、荜茇、枳壳、砂仁、青皮、诃子、三棱、川芎、附子、牛膝、半夏、射干、杏仁、升麻、犀角、黄芩、猪肝、猪肚、玉竹、陈曲、温酒、石斛、葱白、芫荑仁、龙骨、松脂、白蜡、覆盆子、吴茱萸根、甘草、大麻仁。

（2）该书在卷70治妇人风虚劳冷、治妇人冷劳诸方篇出4方。

病机：妇人风虚劳冷，系人体虚劳而受于冷，脾胃气弱。

证见：四肢羸瘦、四肢羸困、不思饮食；或腹内积聚，脐下冷痛，月候不调，骨节酸痛，面色萎黄，口内生疮。

药用：肉桂、人参、当归、川芎、白术、木香、柴胡、蜂蜜；或用：猪肝、黄芪、干姜、肉豆蔻、厚朴、砂仁、荜茇、诃子、白芷、葱白、熟地黄、生地黄、泽兰、牛膝、禹余粮、柏子仁、茯苓、白芍、生姜、甘草、大枣、莳萝、温酒。

（3）此外，该书在卷26～30的治肉极、治五劳六极七伤通用、治风劳、治虚劳不足、治虚劳痰饮、治虚劳心腹痛、治虚劳癥瘕、治虚劳大便难、治虚劳上气、治虚劳浮肿诸方等篇目中提及脾相关证候。

2．黄疸黄病

（1）卷55黄病论、治急黄、治内黄、治劳黄、治黄汗、治黄病小便淋涩、治黄胆、治风疸、脾黄证候、行黄证候、气黄证候等诸方篇，涉及脾脏病变出方7张。

药用：犀角、麦冬、甘草、栀子、黄芩、天花粉；或用：大黄、秦艽、赤芍、茵陈、黄柏、牛黄、朴硝、土瓜根、苦葫芦子仁、茅根、竹叶、柴胡、枳壳、防风、杏仁、白术。

（2）卷84治小儿黄病诸方。

病机：热入脾胃，热毒蕴积，与谷气相搏，蒸发于外。

证见：遍身俱黄，两目赤黄；或小便赤少，大便难，心神躁热。

药用：栀子、大黄、蜂蜜；或用：茵陈、龙胆草、黄芩、芒硝、秦艽、厚朴、升麻。

3．消渴

（1）卷53三消论：三消者，本起肾虚，或食肥美之所发，致使津液耗竭，元气衰虚。热毒积聚于心肺，脾中受热，小肠干枯，日加燥渴。一则饮水多而小便少者，消渴也。二则吃食多而饮水少，小便少而赤黄者，消中也。三则饮水随饮便下，小便味甘而白浊，腰腿消瘦者，消肾也。斯皆五脏精液枯竭，经络血涩，荣卫不行，热气留滞。

（2）卷53治热渴诸方7首方

病机：五脏因虚生热，心脾壅热，津液竭少。

证见：渴数饮水、渴即不止；或头身渐消瘦、困乏、目眩、背寒而呕。

药用：天花粉、麦冬、知母、黄芩、茯神、甘草；或用：黄连、生姜、生地黄、芦根、淡竹叶、茯苓；偶用：大黄、栀子、石膏、地骨皮、木通、升麻、柴胡、蓬麦穗、黄芪、猪肚、白粱米、蜂蜜。

在卷53治消中、治消肾、治消渴口舌干燥诸方等篇中，提及脾脏积热消中；肾脏虚惫，脾胃气衰，纵然食物，不作肌肤；津液枯竭，常饮水而小便少等证候和病机。

4．治脾脏中风诸方篇9个方证分析　见于该书的卷5（属疾病，移入此）。

病机：脾气虚弱、肌肉不实，腠理开疏、风邪乘虚入于足太阴之经。分两类证候。

（1）脑血管意外。常见症状为：智意昏浊、舌强语涩、四肢不遂、身体怠惰，或口面偏斜。兼见胸膈烦闷、头痛发热、咽喉不利、恶风头痛等。

（2）肌痹。症见：皮肤肉色不泽、肉热肌痹、皮肤顽痹、淫淫如虫行、腠理开、汗大泄、冷汗出、唇鼻黄色。

药用：茯苓、防风、生姜、羚羊角、人参、附子、麻黄、独活、甘草；或用：石膏、麦冬、羌活、天麻、蜂蜜、薏苡仁、川芎；偶用：犀角、蔓荆子、乌蛇肉、刺蒺藜、汉防己、秦艽、杏仁、前胡、旋覆花、细辛、肉桂、白术、枳实、枳壳、槟榔、大黄、生地黄、地骨皮、山茱萸、大枣、白芍。

5. 治脾脏风壅多涎诸方篇 7 个方证分析　见于该书的卷 5（仍属中风病，以风壅多涎表现突出）。

病机：脾气虚弱，肌肉疏泄，风邪乘于经络。致阴阳不和，中焦壅疏，痰饮积聚，伏留脾间，故令多涎。

证见：多涎；或见：神思昏浊、语涩、头目昏重、语声不利、胸膈满闷、心胸不和、头目胸膈不利、不下饮食。

药用：旋覆花、前胡、半夏、茯苓、枳壳、生姜；或用：细辛、防风、犀角、天竺黄、甘草、蜂蜜、皂荚、槟榔；偶用：羚羊角、蔓荆子、刺蒺藜、天麻、牛蒡子、荆芥、薄荷、桔梗、竹沥、白附子、白矾、牛黄、大黄、铅霜、金箔、朱砂、粟米、麦冬。

该方证紧邻"脾脏中风"，提示部分涉及脑血管意外恢复阶段、衰老等。

6. 霍乱　卷 47 治霍乱呕吐不止、治霍乱心腹痛、治霍乱心腹胀满、治霍乱干呕诸方 7 张处方。

病机：阴阳清浊之气相干，而变乱于肠胃之间。脾胃虚冷、冷气入脾胃。

证见：霍乱吐泻、心腹胀满、四肢逆冷，不思饮食。

药用：肉桂、人参、生姜、白术、大枣、诃子；或用：厚朴、陈皮、干姜、甘草、蜂蜜；偶用：高良姜、藿香、豆蔻、荜茇、肉豆蔻、泽泻、茯苓、当归、木瓜、枇杷叶。

7. 积聚久癖　卷 48、49 积聚论、治脾积气、治积聚宿食不消、治久癖、治癖不能食、治食不消成癥癖、治食症诸方 4 张方。

病机：积聚，腑脏虚弱，风寒气搏于腑脏之气。久癖，邪气结蓄而成，脾胃虚弱。

证见：脾之积（痞气）结聚成块，日渐生长，在胃管，覆大如杯，久不愈，令人四肢不收，发黄胆，饮食不为肌肤。

药用：木香、干姜、肉桂、槟榔、大黄、蜂蜜、陈皮；或用：三棱、巴豆、附子、丁香、吴茱萸、肉豆蔻、厚朴、郁李仁、诃子、益智仁、生姜、大枣、人参、白术、茯苓、醋、泽漆、泽泻。

8. 膈气呕逆　卷 50 治膈气呕逆不下食、治五膈气呕吐酸水诸方 12 张。

病机：胃中有寒、结搏胸中、脾胃气弱、痰结脾冷；胃有宿冷，饮水停积，乘于脾胃。

证见：膈气呕逆不下食，呕吐酸水。时时胸膈刺痛、脾胃冷滞、四肢乏力、面色青黄、渐加羸弱。

药用：生姜、陈皮、白术；或用：肉桂、人参、槟榔、木香、干姜、附子、丁香、高良姜、厚朴、青皮、枳壳、荜茇、半夏、草豆蔻、诃子、当归、茯苓、大枣、甘草、蜂蜜；偶用：吴茱萸、粟米、细辛、五味子、旋覆花、肉豆蔻、红豆蔻、砂仁、枇杷叶、益智仁。

（三）与脾脏关系密切的证候证治

该书卷 3～7 集中论述了五脏生理和常见病证方治，突出了藏象及脏腑辨证论治。这一分类与后续的伤寒、时气、热病等外感热病，以及常见内伤杂病章节并列，足见该书对藏象及脏腑辨证论治重视，突出了具有共性的基础理论，含有作者对医学知识体系分类的思考。

1. 脾脏常见证候的分类　该书在卷 5 包含了 16 篇脾胃病证论治，大致可以分为以下 3 类。

（1）治脾虚补脾诸方、治脾实泻脾诸方、治脾气不足诸方，具有总括的性质。

（2）脾胃实证包括邪实、实热、寒实（冷气）三类。

1）治脾脏中风诸方、治脾脏风壅多涎诸方（"中风"和"风壅"应属疾病，而非证候）、治脾胃冷热气不和诸方。

2）治脾实热咽喉不利诸方、治脾胃壅热呕哕诸方。另有治胃实热诸方亦归此类。

3）治脾脏冷气攻心腹疼痛诸方、治脾脏冷气腹内虚鸣诸方。

以上，疾病涉及中风、风壅；证候涉及实热、脾胃壅热，以及脾胃冷热气不和、脾脏冷气攻心、脾脏冷气等，前两个证候系实热，后 4 个证候中有 3 个系寒实证；症状涉及咽喉不利、呕哕、多涎、心腹疼痛、腹内虚鸣。其中咽喉病变明清后往往有专科、专方，而实热多归胃。

（3）脾胃虚证包括脾胃气虚、脾胃阳虚（虚冷）。

1）治脾气虚腹胀满诸方、治脾胃气虚弱不能饮食诸方、治脾胃气虚弱呕吐不下食诸方、治脾胃气虚弱肌体羸瘦诸方（明确了"气虚"，较《外台秘要》"脾胃弱"的笼统描述有所准确）。

2）治脾胃气虚冷水谷不化诸方、治脾脏虚冷泄痢诸方。另有治胃虚冷等诸方亦归此类。

证候涉及脾胃气虚、脾胃气虚冷、脾脏虚冷，前两个证候含脾阳虚或气虚兼有寒邪。症状涉及水谷不化、泄痢、腹胀满、不能饮食、呕吐不下食、肌体羸瘦等。

2. 脾脏常见病机的描述及特点

（1）该书在 16 篇脾胃常见病证论治篇之首，先冠以这类病机总述，继之罗列不同方证。这样的处理，免去了在不同方证中的一再重复，提纲挈领。如："夫人脏腑不和，脾胃虚弱，阳气衰于外，阴气积于内；风冷之气，搏于脾胃之间，伏留而不散，则食饮不消，故令腹胀满也。"（治脾气虚腹胀满诸方）

（2）该书在病机总述中揉入脾脏的生理和病理。如："夫脾受水谷之精，化为气血，以养脏腑，灌溉身形。若其气虚弱，则气血不荣，肌肉疏泄，风邪乘之于经络，致阴阳不和；中焦壅疏，痰饮积聚，伏留脾间。故令多涎也。"（治脾脏风壅多涎诸方）

"夫人脏腑充实，脾胃和平，则能摧化水谷，而无积滞也。若脏腑不足，为邪冷之气所乘，虽然饮食，脾胃虚弱，不能消磨，故令水谷不化也。"（治脾胃气虚冷水谷不化诸方）

"夫脾者脏也，胃者腑也，脾胃二气以为表里。胃为水谷之海，主受盛水谷也。脾主磨而消之，则能嗜食。今脾胃俱虚弱，故不能饮食也。"（治脾胃气虚弱不能饮食诸方）

"夫脾胃之气，候于唇口，通于咽喉，连于舌本。咽喉者水谷之道路，神气之往来。若脾气壅实，则上焦生热，故令头痛心烦，口舌干燥，咽喉不利也。"（治脾实热咽喉不利诸方）

但该书有关脾脏生理、病理及病机阐述方面主要是引用《内经》和《诸病源候论》，予以加工揉和，未见突出的新理论阐发。

3. 脾脏常见证候及用药特点　以下按该书证候的常见程度及证候出现先后次序介绍。

（1）治脾胃气虚弱不能饮食诸方篇 8 个方证分析

病机：脾胃俱虚弱，不能磨而消之，故不能饮食。

证见：不能饮食（主症）、四肢无力；偶见：食即妨闷、食饮即吐、呕逆、心腹时痛、背心常冷，或时痰逆、精神恐悸、上气顿绝、身心昏昧、口干舌焦、肌肤瘦瘁、面色萎黄。

药用：人参、生姜、大枣、白术、肉桂、厚朴、陈皮；或用：红豆蔻、当归；偶用：草豆蔻、沉香、木香、丁香、荜茇、三棱、高良姜、川乌、干姜、茯苓、神曲、白芍、羊肉汁、蜂蜜。

值得注意的是，该书在多个章节出现类似的方证，可见是那个年代最为常见的证候。例如：

1）卷 13 治伤寒后脾胃气不和诸方篇 8 个方证

病机：脾胃气虚冷。常见噫哕食臭，腹内雷鸣而不能饮食，四肢无力。

药用：白术、人参、生姜、肉桂、陈皮、大枣；或用：甘草、大腹皮、茯苓、草豆蔻、干姜、厚朴、高良姜、木香、豆蔻；偶用：枳壳、槟榔、丁香、川芎、吴茱萸、当归、半夏、桔梗、诃子、蜂蜜。

2）卷 18 治热病后脾胃虚不思饮食诸方篇 7 个方证

病机：脾胃虚，不能摧伏五谷。

药用：人参、生姜、大枣、黄芪、陈皮、白术、甘草、厚朴、当归；或用：木香、草豆蔻、枳壳、茯苓、五味子；偶用：沉香、丁香、吴茱萸、高良姜、诃子、前胡、柴胡、半夏、麦冬。

3）卷 28 治虚劳不思食诸方篇 10 个方证

药用：大枣、人参、生姜、厚朴、肉桂、白术、诃子、蜂蜜；或用：肉豆蔻、木香、吴茱萸、桔梗；偶用：陈皮、草豆蔻、丁香、沉香、荜茇、益智仁、干姜、半夏、神曲、山药、黄芪、当归、川芎、楮实、石斛、五味子、麝香。

4）卷 59 治痢后不能食诸方篇 4 个方证

药用：大枣、甘草、白术、干姜、木香、厚朴；或用：肉桂、高良姜、丁香、肉豆蔻、神曲、诃子、砂仁、人参、茯苓、当归、阿胶、猪肝、乌梅肉、醋。

5）卷70治妇人血风攻脾胃不能食诸方篇7个方证

药用：白术、生姜、诃子；或用：人参、附子、肉桂、川芎、藿香、枳实、花椒；偶用：丁香、木香、沉香、草豆蔻、厚朴、高良姜、莪术、半夏、陈皮、茯苓、神曲、当归、吴茱萸、天麻、麝香。

6）卷84治小儿脾胃气不和不能饮食诸方篇7个方证

药用：人参、黄芪、陈皮、生姜、大枣；或用：白术、甘草、木香、丁香、诃子；偶用：沉香、草豆蔻、豆蔻、麝香、藿香、三棱、肉桂、高良姜、枇杷叶、前胡、茯苓、木瓜。

7）卷97食治脾胃气弱不下食诸方篇11个方证

药用：生姜、陈皮；或用：羊肉、干姜、胡椒、人参、羊脊骨、葱、面；偶用：肉豆蔻、荜茇、吴茱萸、硫黄、半夏、猪肚、猪脾、鸡子白、鲫鱼、白粱米、粳米、粟米、高良姜、诃子、曲末、盐、蜂蜜、生地黄、酒、莳萝、酱醋、盐。

8）卷51治痰逆不下食诸方2张（本证系实证）

病机：胸膈壅滞，津液不通，痰水结聚，流行于脾。

证见：心胸不利胀满，不思饮食。

药用：生姜、肉桂、高良姜、干姜、草豆蔻、木香、槟榔、青皮、陈皮、诃子、木瓜、半夏、大枣。

（2）治脾胃气虚冷水谷不化诸方篇8个方证分析

病机：脏腑不足，为邪冷之气所乘，虽然饮食，脾胃虚弱，不能消磨，故令水谷不化。

证见：腹胁气胀/心腹疼痛/食即腹胀（主症），不思饮食、四肢无力；偶见：食不消化、食即欲呕，面色萎黄、寒极、睡恒不足、四肢逆冷。该证以脾阳虚为主。

药用：白术、大枣、陈皮、附子、肉桂、干姜、厚朴、诃子、丁香、甘草；或用：人参、生姜、吴茱萸、豆蔻、草豆蔻、蜂蜜、神曲；偶用：炮姜、细辛、胡椒、当归、荜澄茄、木香、槟榔、砂仁、柴胡、半夏、茯苓。

值得注意的是，该书在多个章节出现类似的方证，可见这是那个年代较为常见的证候：

1）卷13治伤寒后宿食不消诸方篇9个方证

药用：人参、生姜、厚朴、白术、陈皮、槟榔；或用：干姜、半夏、高良姜、丁香、大枣、甘草；偶用：诃子、神曲、枇杷叶、前胡、草豆蔻、肉豆蔻、茯苓、木香、青皮、吴茱萸、蜂蜜。

2）卷15治时气后宿食不消诸方篇3个方证

药用：人参、白术、生姜、大枣、干姜、蜂蜜；或用：枳实、枳壳、木香、豆蔻、草豆蔻、槟榔、神曲、吴茱萸、肉桂、甘草。

3）卷28治虚劳脾胃虚冷食不消诸方篇10个方证

药用：白术、大枣、人参、生姜、陈皮、厚朴、神曲；或用：草豆蔻、肉桂、蜂蜜、附子、肉豆蔻、木香、高良姜、诃子、丁香；偶用：青皮、枳壳、吴茱萸、当归、甘草、前胡、半夏、硫黄。

4）卷50治膈气宿食不消诸方篇4个方证

药用：人参、白术、生姜、木香、草豆蔻、大枣；或用：厚朴、沉香、青皮、陈皮、槟榔、诃子、荜澄茄、附子、细辛、高良姜、黄芪、神曲、茯苓。

5）卷51治痰饮食不消诸方2个方证

病机：痰水结聚胸腑，流行脾胃。常见：脾胃气隔，腹里虚满，不能消食；或水谷不化、呕逆。

药用：大腹皮、生姜；或用：人参、白术、茯苓、干姜、丁香、陈皮、枳壳、柴胡、前胡、枇杷叶。

（3）治脾胃气虚弱呕吐不下食诸方篇11个方证分析

病机：脾胃虚弱，受于邪气，气逆腹胀，水谷不消，故令呕吐。

证见：呕吐不能饮食/食即呕吐/呕吐宿食（主症）、四肢无力；偶见胸中满闷、气促、心腹妨闷、面无颜

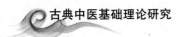

色、四肢羸瘦。

药用：人参、陈皮、生姜、大枣、白术、肉桂、茯苓、半夏、诃子；或用：草豆蔻、豆蔻、甘草、五味子、薤白、枳实、荜茇、木香、丁香、蜂蜜、干姜；偶用：附子、高良姜、炮姜、胡椒、细辛、红豆蔻、荜澄茄、沉香、厚朴、藿香、茅香花、粳米、豉子、槟榔、枳壳。

值得注意的是，该书在多个章节出现类似的方证，可见这也是那个年代多见的证候。

1）卷 70 治妇人呕吐诸方篇 9 个方证

病机：脾胃邪冷，谷气不理，风冷乘之，冷搏于胃，胃气逆则令呕吐也。

药用：诃子、生姜、藿香、丁香、白术、大枣、人参；或用：草豆蔻、厚朴、肉豆蔻、陈皮、当归、沉香、木香、川芎、豆蔻、茅香花、甘草、肉桂、附子、温酒；偶用：高良姜、干姜、麝香、砂仁、白檀香、零陵香、冰片、槟榔、青皮、白芷、莪术、蜂蜜。

2）卷 29 治虚劳呕逆诸方篇 5 个方证

药用：白术、生姜、大枣、人参、枇杷叶、肉桂、诃子、陈皮、甘草、黄芪；或用：豆蔻、藿香、丁香、半夏、高良姜、前胡、茯苓、茯神。

3）卷 78 治产后呕逆诸方 4 张方

病机：因产腑脏伤动，脾胃气寒。常见：心胸满闷、呕逆、不纳饮食，四肢少力，或四肢微冷。

药用：当归、白术、附子、生姜、肉桂、人参、丁香、陈皮、大枣；或用：干姜、槟榔、厚朴、豆蔻、草豆蔻、诃子、木香、藿香、前胡、黄芪、茯苓、甘草。

（4）治脾气虚腹胀满诸方篇 7 个方证分析

病机：脏腑不和，脾胃虚弱，阳气衰于外，阴气积于内，风冷之气搏于脾胃之间，伏留而不散，则食饮不消，故令腹胀满。该证以脾气虚为主。

证见：心腹胀满/闷（主症）、少思饮食、四肢无力；或见：四肢烦疼、面色萎黄、大肠不调。

药用：白术、草豆蔻、丁香、木香、附子、生姜、大枣、陈皮；或用：肉桂、槟榔、沉香、人参；偶用：厚朴、炮姜、高良姜、苏子、莱菔子、胡椒、枳实、枳壳、诃子、益智仁、茯苓、甘草、白砂糖。

此外，卷 71 治妇人心腹胀满诸方 3 张：

病机：脾胃虚冷，邪气客之，乘于心脾。

证见：心腹胀满，不欲饮食，四肢少力，面无颜色，四肢羸瘦。

药用：肉桂、白术；或用：附子、干姜、高良姜、草豆蔻、胡椒、槟榔、木香、陈皮、诃子、神曲、茯苓、当归、川芎、蜂蜜、生姜、甘草、大枣。

（5）治脾脏虚冷泄痢诸方篇 8 个方证分析

病机：脾胃及大肠虚弱，则邪冷之气乘之，食饮留滞不消，而成痢也。

证见：大肠泄痢（主症）、腹痛、不思饮食、水谷不化；偶见：面色青黄、心腹不和、四肢乏力、渴、手足多冷、食即呕逆。

药用：当归、干姜、大枣、厚朴、人参、附子、诃子、吴茱萸；或用：肉桂、赤石脂、生姜、苍术、木香；偶用：肉豆蔻、砂仁、艾叶、白术、龙骨、阿胶、蜂蜜。

此外，该书在卷 28 治虚劳兼痢诸方出 2 个方证。

病机：脏腑虚损，伤于风冷，脾胃不和。常见：虚劳大肠泄痢，不思饮食，呕逆，面色萎黄。

药用：诃子；或用：干姜、砂仁、肉豆蔻、草豆蔻、木香、陈皮、乳香、地榆、当归、猪肝、蛤粉、乌梅、硫黄、蜂蜜。

（6）治脾虚补脾诸方篇 7 个方证分析

证见：四肢无力、不思饮食、心腹胀满；或见：水谷不化、自利、肠鸣、胁下痛、腹痛、胸膈不利、食即欲呕、消瘦、面色黄萎、身重、神思昏闷。

药用：附子、白术、人参、厚朴；或用：肉桂、高良姜、诃子、石斛、黄芪、五味子、甘草；偶用：草豆蔻、豆蔻、肉豆蔻、陈皮、砂仁、木香、沉香、枳实、神曲、当归、干姜、熟地黄、白芍、桔梗。

鉴于这些处方中多见附子、肉桂、高良姜，推测兼有脾阳虚。提示其时对脾气虚、脾阳虚的界定尚不似后世那么明确。

(7) 治脾实泻脾诸方篇 7 个方证分析

证见：腹胀、胁满、胸闷、头痛、心烦、唇口干渴；或见：身热、食少、四肢不利，及口内生疮、咽喉不利、颊疼、目疼、体重不能转侧、大小便不利。

药用：甘草、茯苓、枳壳、大黄、羚羊角、前胡、麦冬、蜂蜜；或用：黄芪、赤芍、石膏、生姜、桑白皮、旋覆花、柴胡、地骨皮、生地黄汁、天花粉；偶用：黄连、黄芩、大青、犀角、竹叶、葛根、木通、大腹皮、升麻、茯神、桔梗、大麻仁、槟榔、大枣。

从方证看，近似阳明实热证，目前多不归脾论治。该方证中见有唇口干渴，及药用麦冬汁、生地黄汁、蜂蜜、天花粉等，热盛伤津，且治以养阴生津。但该书未见对应的病机与理法方药描述，在理论上尚嫌古朴。

(8) 治脾气不足诸方篇 5 个方证分析

证见：四肢无力、心腹胀满、食少；或见：水谷不消、下痢、身重、食则欲呕、喜噫吞酸。

药用：人参、诃子、生姜、大枣、白术；或用：黄芪、附子、当归、丁香；偶用：甘草、五味子、茯苓、枳实、草豆蔻、厚朴、肉桂、干姜、白豆蔻、沉香。

鉴于处方中多见人参、生姜、大枣、白术，推测以脾气虚为主。

此外，鉴于该书"治脾虚补脾"与"治脾气不足"紧邻，是不是隐含有"脾虚"多指脾阳虚，而"脾气不足"多指脾气虚？

(9) 治脾胃冷热气不和诸方篇 10 个方证分析

病机：脾胃虚弱，饮食不消，阴阳交争，冷热相搏，脾胃不和。

证见：胸膈满闷、心腹胀痛、不思饮食、四肢无力；或见：痰逆或呕逆。

药用：生姜、白术、陈皮、大枣、茯苓、甘草、干姜、槟榔；或用：人参、诃子、草豆蔻、肉桂、当归、蜂蜜、桔梗；偶用：藿香、半夏、肉豆蔻、丁香、木花、大腹皮、桑白皮、神曲、木香、川芎、砂仁、豆蔻、黄芪。

(10) 治脾实热咽喉不利诸方篇 7 个方证分析

病机：脾气壅实，上焦生热，头痛心烦，口舌干燥，咽喉不利。

证见：咽喉不利(或咽干、喉中肿痛、咽喉窒塞)、心烦、口舌干燥；偶见：舌本强、唇肿、头痛、体热、烦疼、体重不能行步、四肢壅闷。

药用：升麻、柴胡、玄参、射干、黄芩、茯苓、竹叶；或用：大青、赤芍、芒硝、石膏、犀角、麦冬、生地黄、甘草、络石藤；偶用：羚羊角、马牙硝、龙胆草、大黄、地骨皮、牛蒡汁、牛蒡子、淡竹沥、玉竹、杏仁、木通、枳壳、独活、诃子、生姜、蜂蜜。

(11) 治脾脏冷气攻心腹疼痛诸方篇 11 个方证分析

病机：脏腑气虚，脾胃衰弱，阳气不足，阴气有余，邪冷之气内搏于足太阴之经。伏留而不去，脾积冷气，乘之于心，正气与邪气交争，上下相击，故令心腹疼痛。

证见：时攻心腹疼痛不可忍(或有积滞气、腹胁胀闷)、面色萎黄、四肢无力、不思饮食；偶见：胁下气聚不散、心膈不利、两胁胀满、呕逆、吐清水、宿食不消、见食即呕、手足常冷、夙有积块。

药用：木香、肉桂、青皮、附子、厚朴、川芎、蜂蜜；或用：干姜、当归、诃子、茯苓、三棱、白术、大枣、生姜、人参、丁香、高良姜、槟榔、吴茱萸、胡椒、阿魏、陈皮；偶用：红豆蔻、肉豆蔻、草豆蔻、豆蔻、荜茇、白芥子、甘草、莪术、桃仁、硼砂、神曲、桔梗、鳖甲、大黄、半夏。

(12) 治脾脏冷气腹内虚鸣诸方篇 6 个方证分析

病机：脏腑不和，脾胃虚弱，不能消于水谷，则腹胀虚鸣也。此皆阳气不足，阴气有余，邪冷之气，伏留在脏，流走往来不散，故令腹内虚鸣。

证见：腹内虚鸣、不思饮食、胸膈不利、两胁胀满；偶见醋心呕逆、宿食不消、腹时时疼痛、内寒外热、大便乍秘乍泄。

药用：白术、生姜、吴茱萸、桔梗、蜂蜜；或用：肉桂、诃子、槟榔、陈皮；偶用：附子、高良姜、干姜、木香、沉香、枳实、红豆蔻、豆蔻、厚朴、当归、丹参、人参、神曲、茯苓、大枣。

（13）治脾胃壅热呕哕诸方篇 9 个方证分析

病机：脾气壅实，胃中有热，则阳气盛。阳气盛则胸膈烦满，痰饮积聚，则成呕哕。此皆体力强盛之人，肌肤充满，脾胃之中，久多积热，致上焦不利，故令呕哕。

证见：呕哕、不能下食；偶见见食即吐、烦渴不止、胸膈烦壅、心膈烦躁、心神烦乱、气满。

药用：生姜、人参、麦冬、芦根、茯苓；或用：陈皮、生地黄汁、枇杷叶、蜂蜜、竹茹、前胡、甘草；偶用：葛根、糯米、粳米、粟米、绿豆、豉子、黄芪、木通、羚羊角、半夏、枇杷叶、茅香花、薤白、新汲水。

（14）治脾胃气虚弱肌体羸瘦诸方篇 9 个方证分析

病机：脏腑不足，脾胃久虚，不能饮食，气血减少，肌体羸瘦。

证见：肌体羸瘦、四肢无力、不思饮食；偶见食不消化、体虚颤掉、令人身重、时痰逆、腹胁胀满、大小便不调、面色萎黄。

药用：生姜、肉桂、大枣、人参、黄芪、白术、厚朴、附子、茯苓、甘草；或用：蜂蜜、诃子、木香、陈皮、丁香、枳壳、当归、草豆蔻、干姜；偶用：肉豆蔻、砂仁、槟榔、青皮、柴胡、白芷、高良姜、半夏、熟地黄、山茱萸、麦冬、鳖甲、五味子、大黄。

此外，该书在卷 88 治小儿羸瘦诸方篇出 2 个方证。

药用：人参、白术、大枣；或用：肉桂、高良姜、生姜、丁香、藿香、陈皮、诃子、黄芪、茯苓。

（四）与脾脏关系密切的症状证治

1. 口疮

（1）卷 15 治时气口疮、治时气口干诸方等篇 3 个方证

病机：发汗吐下之后表里俱虚，心脾脏热毒上冲。常见满口生疮、烦闷口干；或咽喉不利、头痛心烦。

药用：大青、玄参、犀角、升麻、甘草；或用：胡黄连、栀子、黄柏、苦竹叶、龙胆草、天花粉、麦冬、葛根、生地黄、蜂蜜、射干。

（2）在卷 17、卷 18 治热病烦躁、咽喉肿痛、口疮、大便不通、小便不通等诸方篇目中分别提及热毒在心脾、邪热伏留脾肺、脾肺壅热、热毒攻于心脾、脾胃不和蓄热在内、脾胃干津液少等证治。

值得注意的是，卷 17、卷 18 治热病烦渴、口干等诸方篇目中分别提及脾胃积热、津液枯少等证治。多用天花粉、麦冬、蜂蜜，及生地黄、生芦根、葛根、知母等，已具热病养阴生津治法的雏形。

（3）在卷 36 治口舌生疮、治口疮久不瘥、治口舌干燥、治口吻疮、治唇疮、治紧唇疮、治唇生肿核、治唇口面皱诸方等篇出现 7 张处方。

病机：热乘于心脾、心脾风热积滞、心脾壅热、腑脏虚热乘心脾、脾胃有热、脾胃风热壅滞、脾胃热毒、脾热。

药用：甘草、升麻、玄参、生地黄、羚羊角、黄连；或用：大黄、黄柏、黄芩、栀子、大青、牛黄、苦竹叶、射干、连翘、犀角、薰陆香、细辛、木通、漏芦、牛蒡、麦冬、天冬、芒硝、朱砂、独活、沉香、桑寄生、白蔹、枳壳、松脂、白胶香、蜡、当归、川芎、玉竹、猪脂、黄芪、蜂蜜。

2. 咽喉肿痛

（1）卷 35 治咽喉肿痛、治咽喉不利、治咽喉风毒肿痛、治咽喉疼痛、治咽喉闭塞口噤、治咽喉肿痛语声不出、诸方篇等 10 张处方。

病机：咽喉肿痛皆因热在肺脾,或脾胃热气上冲、热毒在肺脾、脾肺壅毒、脾肺壅热、肺脾风毒上攻、风邪热气搏于脾肺、心脾风热、热毒伏在心脾攻于咽喉、肺脾气滞风冷所伤。

药用：射干、升麻、羚羊角、犀角、玄参、赤芍、生地黄、木香;或用:甘草、茯苓、杏仁、生姜、木通;偶用:大黄、牛黄、牛蒡子、马勃、桔梗、防风、络石藤、竹叶、豉子、黑豆皮、鸡苏苗、蔷薇、半夏、石菖蒲、冰片、附子、肉桂、朱砂、麦冬、蜂蜜、醋、猪膏。

(2)在卷35治咽喉闭塞不通、治咽喉卒肿痛、治咽喉干痛、治咽喉内生疮、治尸咽喉痒痛、治咽喉颈外肿痛等诸方篇中,论及脾肺暴热壅滞、风邪结热居脾、脾胃间热气上冲咽喉、风毒上攻于咽喉等病机。

3. 舌肿

(1)卷11治伤寒舌肿诸方篇6个方证分析

病机：热毒伤于心脾。常见舌肿;偶见咽喉疼痛、多吐痰涎、口内生疮。

药用：甘草、大黄;或用:黄连、黄柏、犀角、升麻、麦冬;偶用:黄芩、龙胆草、牛黄、知母、玄参、生地黄、芒硝、白菊花、竹叶、柴胡、淡竹沥、车前子、黄药子、人参、黑豆、铅霜、羚羊角。

(2)卷36治重舌、治木舌、舌肿强诸方篇3张处方

病机：心脾积热(心脾热毒、心脾壅热),邪热之气,随脉上冲于舌本。

药用：大黄、升麻、射干、玄参、犀角;或用:大青、漏芦、甘草、肉桂、当归。

4. 心腹痛 卷43心痛论、治心腹痛胀满、治心痛不能饮食、治心腹相引痛、治心腹卒胀满、治腹胀肠鸣切痛、治腹内诸气胀满诸方2个处方。

病机：诸脏虚受病,积冷客于脾而乘心络,心下急痛,谓之脾心痛。

证见：心腹冷气、往来疼痛、不能饮食,心腹相引痛,心腹卒胀满,腹胀肠鸣切痛。

药用：人参、白术、大枣;或用:肉桂、丁香、高良姜、草豆蔻、胡椒、诃子、木香、蜂蜜、生姜、陈皮、甘草。

(五)补益

卷98补益方序25张方。

病机：涉及脾肾久虚、脾胃虚弱、脾肾冷气、脾胃气寒、久虚积冷、脾胃不和。

证见：腰体不利、肌肤羸弱、腰膝疼痛、四肢无力、梦泄盗汗、阳道衰绝、心腹虚胀、脐腹多疼、腹胁胀满、不思饮食。

治以：补暖脾肾虚冷、壮腰脚益颜色、强筋骨悦颜色、耐寒暑倍气力。

药用：蜂蜜、附子;或用:温酒、补骨脂、肉桂、木香、肉苁蓉、石斛、沉香、巴戟天、肉豆蔻、诃子、鹿茸、人参、菟丝子、牛膝、硫黄、雀儿、熟地黄、杜仲、荜茇、山药、木瓜、青皮、槟榔、生姜、山茱萸、续断、蛇床子、茯苓、腽肭脐、五味子、泽泻、花椒、柏子仁、萆薢;偶用:麋茸、猪肾、钟乳石、阳起石、朱砂、赤石脂、高良姜、吴茱萸、干姜、艾叶、胡椒、草豆蔻、红豆蔻、荜澄茄、安息香、豆蔻、砂仁、厚朴、陈皮、阿魏、当归、川芎、三棱、覆盆子、胡桃仁、酸枣仁、茯神、刺蒺藜、防风、远志、黄芪、白术、羌活、大黄、牛蒡子。

(六)一些其他章节提及与脾相关的证治

该书还在大多章节提及脾及其相关辨证论治,内容少,主要有:

卷7治肾脏风冷气诸方、治肾脏虚冷气攻腹胁疼痛胀满诸方、治肾脏虚损多唾诸方等篇目中各提及1条兼见脾胃虚弱少思饮食,邪冷之气上攻于脾腹胁疼痛、脾气乏弱不欲饮食等方证。

卷8、卷9伤寒受病日数次第病证、辨太阴病形证、治伤寒四日候等诸方篇目中分别提及伤寒四日足太阴受病及其肠满而嗌干、暴烦下利、呕哕频烦、头疼大渴等证治。卷10至卷12治伤寒谵语、咽喉痛、食毒、干呕、口疮、霍乱、心腹胀痛、厥逆等诸方篇目中分别提及涉脾方证。卷14治伤寒后虚羸、夹劳、劳复等诸方篇目中分别提及涉脾胃气虚不思饮食、肌体羸瘦、四肢无力、劳复等方证。

卷 15 治时气心腹痞满、发黄、大便不通等诸方篇目中分别提及脾胃气虚、湿毒气蓄于脾胃、脾胃有热津液竭等证治。

卷 19 治风痹诸方篇目中分别提及"仲夏遇痹为肌痹,肌痹不已,复遇邪者,则入于脾,其状四肢懈惰,发咳呕吐"。

卷 20、卷 23、卷 24 治风痰、治中风半身不遂、治风冷、治风等诸方篇目中分别提及风痰脾胃冷气吐逆不止、脾胃虚弱半身不遂、治风冷气攻疰肾脾、脾肺风热皮肤瘙痒不止等证治。

卷 32、卷 33 治眼赤烂、治远年风赤眼、治眼生疮、治眼眉骨及头疼痛、治斑豆疮入眼等诸方篇目中分别提及与脾相关病机。

卷 34 口齿论、治牙齿风疳、治牙齿急疳等诸方篇目中分别提及与脾相关病机。

卷 35 治瘿初结、治瘿气咽喉肿塞诸方:忧恚气逆蕴蓄所成,久饮沙石流水毒气不散之所致,搏于肺脾。

卷 37 鼻衄论:脾移热于肝。

卷 38 乳石阴阳体性并草药触动形候论并、治乳石发动口舌生疮、治乳石发动虚热痰饮呕逆、治乳石发动变下痢诸方:硫黄动治主脾肾、白石英动治主胃。心脾壅热;乳石性刚烈,气多炎上,理之伤温,即火转为炽,内煎脾肺,若热遂成其渴。

卷 40 治面上生疮诸方:内热外虚,风湿所乘肺脾。

卷 45 治风毒脚气言语謇涩、治脚气呕逆、治脚气春夏防发诸方篇等,涉及风毒脚气,从下而上,入于脏腑,攻于心脾等病机;以及风毒脚气,夏则弥盛,土地卑湿,但觉昏闷,不欲饮食等症状;用沉香、木瓜、防风、羚羊角、肉桂、熟地黄、生姜、大枣。

卷 50 治气膈心腹痞满、治食噎、治醋咽诸方篇等,涉及脾胃气虚弱气膈、脏冷不理食噎、脾胃虚冷冷气上攻等病机。

卷 54 治水气遍身浮肿、治风水肿、治大腹水肿、治水气身面卒浮肿、治水气心腹鼓胀、治水气小便涩诸方篇中,涉及水气遍身浮肿者,脾肾俱虚;风水肿者,由脾肾气虚弱所为也,汗出当风,风气内入;大腹水肿者肾脾虚弱;肾脾虚弱;脾肾二脏俱虚;脾肾虚弱等病机。

卷 59 治水谷痢、治久冷痢、治休息痢、治痢肠滑下肠垢、治水泻诸方篇中,涉及脾胃大肠虚弱,邪气乘之;脾胃气弱,肠中积有寒气;脾胃虚冷,大肠转泄;脾胃冷极,大肠滑泄;脾未消于水谷,大肠虚寒等病机,及若干复方。

此外,在该书其他章节和妇儿篇目中还散在一些涉脾病机方证。

三、讨论

该书有关脾的论述集中在 5 卷和 26 卷"治脾劳诸方"中。字数约 20 000 字;而全书所有涉及脾的辨证论治字数超出 40 000 字,较 240 年前的《外台秘要》有了大幅度增加;其特点是极大丰富了脾脏虚实诸证及方剂,而脾胃并论的现象仍保留。

1.《太平圣惠方》突出了基础医学 与以往一些方书或典籍相比,《太平圣惠方》突出之处在于,在卷首汇总了基础医学理论,表明作者对医学知识体系的思考与构建。而所论述的内容,则主要是对《内经》以来历代有关理论的汇总、精炼、揉和。

其次,在一个较大的类方集之首,往往还会有类似的基础理论综述;而且这些基础理论,往往更详细,提示作者可能认为这些基础理论对某类方证的引领作用更贴切,且回避了在卷首的重复记载。

再次,在卷 2 基础医学部分介绍了"脾脏用药",如:黄芪、柴胡、附子、枳实、陈皮、人参、木通、厚朴、干姜、六曲、大麦、大枣、黄石脂、槟榔、胡椒。这些药物确在后续众多涉脾方药中多见。这很可能为后世药物归经理论提供了借鉴。

2.《太平圣惠方》突出了脏腑辨证论治的理论与方法　该书突出了脏腑辨证论治,例如把脾常见证治集中于卷 5 介绍;并把脾辨证论治归类至 16 个方面。

(1) 总括三类:脾虚补脾、脾实泻脾、脾气不足。

(2) 脾胃实证包括邪实、实热、寒实三类:① 脾脏中风、脾脏风壅多涎、脾胃冷热气不和;② 脾实热咽喉不利、脾胃壅热呕哕;③ 脾脏冷气攻心腹疼痛、脾脏冷气腹内虚鸣。

(3) 脾胃虚证包括脾胃气虚、脾胃阳虚:① 脾气虚腹胀满、脾胃气虚弱不能饮食、脾胃气虚弱呕吐不下食、脾胃气虚弱肌体羸瘦;② 脾胃气虚冷水谷不化、脾脏虚冷泄痢。

其主要症状如心腹疼痛、腹内虚鸣、腹胀满、呕哕、不能饮食、呕吐不下食、水谷不化、泄痢集中在消化系统功能紊乱和减退;肌体羸瘦、多涎也与此有关,而咽喉不利则延续了《内经》以来脾经循行部位异常的归类。

3.《太平圣惠方》所关注脾脏常见证候及用药特点

(1) 常见证候:《太平圣惠方》有关脾胃气虚、阳虚所致的不能饮食、水谷不化、呕吐证治记述集中。

如前所述,该书在卷 5 脾脏证治的 16 个类别中出现方证数量不同,脾虚补脾 7 个、脾实泻脾 7 个、脾气不足 5 个、中风 9 个、风壅多涎 7 个、脾胃冷热气不和 10 个、脾胃气虚腹胀满 7 个(另妇人心腹胀满 3 个,累计 10 个)、脾胃气虚冷水谷不化 8 个(伤寒后宿食不消 9 个、时气后宿食不消 3 个、虚劳脾胃虚冷食不消 10 个、膈气宿食不消 4 个、痰饮食不消 2 个,累计 36 个)、脾胃气虚弱不能饮食 8 个(伤寒后脾胃气不和 8 个、热病后脾胃虚不思饮食 7 个、虚劳不思食 10 个、痰逆不下食 2 个、痢后不能食 4 个、妇人血风攻脾胃不能食 7 个、小儿脾胃气不和不能饮食 7 个、食治脾胃气弱不下食 11 个,累计 66 个)、脾实热咽喉不利 7 个、脾胃气虚弱呕吐不下食 11 个(虚劳呕逆 5 个、妇人呕吐 9 个、产后呕逆 4 个,累计 29 个)、脾脏冷气攻心腹疼痛 11 个、脾脏冷气腹内虚鸣 6 个、脾胃壅热呕哕 9 个、肌体羸瘦 9 个(小儿羸瘦 2 个,累计 11 个)、脾脏虚冷泄痢 8 个(虚劳兼痢 2 个,累计 10 个)。

以上,脾胃气虚弱不能饮食方证达 66 个、脾胃气虚冷水谷不化 36 个、脾胃气虚弱呕吐不下食 29 个、脾脏冷气攻心腹疼痛 11 个、肌体羸瘦 11 个、脾胃冷热气不和 10 个、脾气虚腹胀满 10 个,表明《太平圣惠方》作者比较关注脾胃气虚、脾胃阳虚,可能也反映了那个年代这类证候比较常见。潜移默化地,这可能会影响后世学术界更关心脾气虚、脾阳虚。

(2) 常用药物:《太平圣惠方》多用白术、人参、陈皮、厚朴、肉桂、生姜、大枣。

以上 34 组类方常见用药统计(指对列入"常见"药物的再统计)结果如下(表 4 - 5~表 4 - 7)。

表 4 - 5　《太平圣惠方》主要涉脾 34 组类方中药物累计出现频率(一)

药　　名	生 姜	白 术	人 参	大 枣	陈 皮	厚 朴	肉 桂
出现频率	24	23	20	20	13	11	10

表 4 - 6　《太平圣惠方》主要涉脾 34 组类方中药物累计出现频率(二)

药　　名	诃子	附子	甘草	茯苓	蜂蜜	干姜	黄芪	丁香	木香	当归
出现频率	9	8	8	8	5	5	4	4	4	3

表 4 - 7　《太平圣惠方》主要涉脾 34 组类方中药物累计出现频率(三)

药　　名	枳 壳	半 夏	槟 榔	草豆蔻	吴茱萸	前 胡	羚羊角	麦 冬
出现频率	2	2	2	2	2	2	2	2

* 以上生姜、大枣出现频率较高主要与采用生姜、大枣煎汤送服药丸有关;而蜂蜜实用频率较高是采用蜜丸剂型。

该用药结果统计与其常见证型吻合。有趣的是,该书半夏的使用不及后世来得普遍。

(3) 关注老年病:在这 16 个与脾相关类方中,出现两个与中风病有关的类方,即"治脾脏中风诸方""治脾脏风壅多涎诸方",与该卷基本不涉及疾病的编排特点不同,提示《太平圣惠方》作者特别关注中风防治经验的总结,这可能反映了宋初京城和皇亲国戚的患者中,中风的发生率有所提高,也提示了宋初该地域人口平均寿命的延长。

4. 在缺乏疾病特效药背景下辨证论治的优势   在《太平圣惠方》年代,许多疾病尚缺乏有效药,例如涉及脾脏证候的"霍乱"常用肉桂、人参、生姜、白术、大枣、诃子;"消渴"常用天花粉、麦冬、知母、黄芩、茯神、甘草;"黄疸"常用犀角、麦冬、甘草、栀子、黄芩、天花粉。这些中药及用量看来主要是用作辨证论治,而非辨病论治。由此提示,在古代很长时间内,辨证论治提供了防治难治病、不治病的一种有效手段。

5. 文化和商贸交流的印迹   以诃子为例,《神农本草经》未载此药,唐《新修本草》新收入此药,诃黎勒:"味苦,温,无毒。主冷气,心腹胀满,下宿物。生交、爱州(古地名,包括今越南北部和中部、中国广西和广东)。"《太平圣惠方》诃子的使用频率非常高,提示这一时期药物的商贸交流活跃,且对一些非产自中原的植物药积累了较多的经验。

6. 对古典医学的选择性继承   《太平圣惠方》收载了大量的方证,充分反映了那个年代临床各学科以中药复方为代表的治疗学成就;同时,对医学知识体系也开展了系统的梳理,其涉及基础医学部分,主要继承了《内经》和《诸病源候论》。但《内经》中富含哲理部分的五运六气、望面色、脉诊等内容,却未见收录;有趣的是,即使作者在卷首脉法叙述中所提及的一些脉学内容,在后面浩繁的汤证中也很少见到,侧面反映了那个年代作者对古典医学的选择性继承。

(方肇勤,杨雯,颜彦)

第六节 《和剂局方》脾的理论

摘要:本文对《和剂局方》有关脾脏相关疾病、证候、病机、治法等开展研究,发现该书非常重视脾的辨证论治,同病异治、异病同治十分普遍;病证多涉及霍乱、痢疾、疟疾,与脘腹疼痛、呕逆泻痢、积聚、秘涩,以及儿童消化不良。该书在脾胃常见证候方面,分别采用单证(如脾胃不和、脾胃虚弱、脾胃虚冷)、兼证(包括脾胃不和兼证类、脾胃虚弱兼证类、脾胃邪实兼证类),以及脾胃与其他脏腑兼证等分类。本文对该书涉及脾胃病变的一些主要症状、治则、异病同治、同病异治予以介绍;并针对该书的学术特点、与中医基础理论相关问题等予以讨论。

《和剂局方》成书于公元 1110 年的北宋,成书后曾一再修订、再版,此后有人将南宋太医助教许洪"指南总论"三卷收入。该书在宋代广为流行,"官府守之以为法,医门传之以为业,病者恃之以立命,世人习之以成俗"(朱丹溪.局方发挥[M].北京:人民卫生出版社,1956)。因而对该书有关中医基础理论论述开展研究,将有助于准确刻画宋代流行的学术内容。本文拟从脾相关论述入手。

一、方法

参见第二章"第六节《和剂局方》心的理论"(详略),本文关注脾。

二、结果

（一）一些基本信息

（1）该书有150多张处方中出现"脾"（或明显与脾相关内容，如中焦证候描述），或个别方名中出现"脾"，占该书788方中的近20％，可见该书脾的证治占有十分重要的地位。

（2）该书有关脾的处方集中在卷3"治一切气（附脾胃、积聚）"，此外在卷6"治积热、治泻痢（附秘涩）"、卷10"治小儿诸疾（附诸汤、诸香）"的论述亦较多。提示：① 一切气（气机逆乱所致脘腹疼痛、吐泻等）、积聚、泻痢、秘涩等与脾脏的关系密切；② 那一历史时期消化不良等脾胃病变发病率高。

（3）该书同病异治、异病同治的辨证论治现象十分普遍，普遍出现一方治疗多病、多证的现象。同病异治如："凡瘴疟病，虽是时行之疾，然老少虚实，受病有浅深，大率不同。有发热不寒，浑身似火，头痛烦渴谵语者；有发寒不热，嘿嘿昏倦，四肢厥冷，脐腹疼痛；有外寒内热；有外热内寒；有寒热相半；有哑不能言者；有吐、有泻、有吐泻俱作，当随证用药。若只言瘴病，一概治之，万一不能取效也。"（附：指南总论）异病同治如，几乎在所有各卷中见有脾脏的论治（仅7卷"治眼目疾、治咽喉口齿"除外）。

（4）该书有关疾病/证候分类与《太平圣惠方》差别较大：大大简化了，例如把伤寒、时气、热病合并论述，统归伤寒；缺少了霍乱、水肿、黄病、尸疰、九虫等内科常见病证门类，而霍乱在该书中出现频率却非常高，分散在各个章节、许多处方的适应证中。可能是作者期望"舍短从长，去繁就简"（附：指南总论）。

（二）与脾脏关系密切的疾病证治

该书中出现频率较高与脾脏相关的疾病有霍乱、痢疾、疟疾。特点是概要介绍病因病机和证候表现，随后出方，少言治法。

1. 霍乱

病因病机：冒暑伏热，引饮过多，脾胃受湿；或脏腑冷热不调，或饮食不节、生冷过度；或起居不节，或露卧湿地、当风取凉等，导致风冷之气，归于三焦，传于脾胃，不能消化水谷，水谷不分，清浊相干，阴阳气逆，真邪相搏，变乱于肠胃之间。

证见：霍乱气逆、心腹刺痛、吐利，或先痛，或先吐，或先利，或吐利俱发；或发热头痛、体疼、虚烦，或筋拘急，或但呕而无物出，或四肢逆冷而脉欲绝，或烦闷昏塞而欲死。出大顺散、香薷散、枇杷叶散等。

药用：厚朴、香薷、甘草；或用：肉桂、干姜、丁香、陈皮、白扁豆、杏仁、枇杷叶、麦冬、白茅根、木瓜。

2. 痢疾

病因病机：皆因饮食失节，动伤脾胃，水谷相拌，运化失宜，留而不利，冷热相搏。冷气相搏其色白，热气相搏其色赤。

证见：脐腹痛泻，里急后重，发歇无时，日夕无度，或赤或白。

治法方药：用温药调和脾胃，次随证治之。出：缚虎丸（砒霜、黄蜡）。

3. 疟疾

病因病机：盖因外邪客于风府，生冷之物内伤脾胃。

证见：发作有时，或先寒后热，或先热后寒，或寒热独作，或连日并发，或间日一发；寒则肢体颤掉，热则举身如烧，头痛恶心，烦渴引饮，气息喘急，咽干，背脊酸疼，肠鸣腹痛，或痰聚胸中，烦满欲呕。

方药：常山饮（常山、草果、知母、高良姜、乌梅、甘草）、胜金丸（常山、槟榔）。

4. 其他疾病

（1）食伤积聚。证见：胸膈胀满，心腹膨胀，噫气吞酸，翻胃。

（2）脾积（或作脾积气、脾积气滞、妇人脾血积气）。证见：胸膈满闷，腹胀肿块，面黄四肢无力，噫气吞酸，酒积不食，干呕不止。

（3）脾劳。证见：骨瘦面黄，肚胀气急，食积。

此外,据不完全统计,该书中在伤寒、中风、瘴疟、癫痫、淋、疳、翻胃、水病、肠道寄生虫、脾毒下血等病证中均出现了脾脏相关证候。

（三）与脾脏关系密切的证候证治

1. 单证

（1）脾胃不和（14处,或作中脘气滞）

证见：脘腹胀痛,饮食减少。或口苦无味,恶心呕逆,肠鸣泄泻,困倦无力；或心腹胁肋胀满刺痛；或胸膈噎塞；或心腹痞闷；或胸满短气；或面色萎黄,肌体瘦弱,怠惰嗜卧；或霍乱,或五噎,或反胃,或膈气。

治则治法：如调气/顺气,补虚进食,健脾暖胃。出：平胃散、分气紫苏饮、白术六一汤、治中汤、人参煮散、枣肉平胃散、和中散、温脾散、白豆蔻散、三倍汤、枣汤、草豆蔻散、四倍散、铁刷汤等。

药用：生姜、甘草、大枣、陈皮、白术、人参、厚朴、干姜、草豆蔻、苍术、诃子、茯苓、青皮、盐；或用：高良姜、白豆蔻、茴香、木香、三棱、草果、大腹皮、藿香、紫苏、川芎、桑白皮、枇杷叶、桔梗、木瓜、五味子。

（2）脾胃虚弱（10处,或作脾胃俱虚、脾胃气弱、脾胃气虚、脾元气虚）

证见：不能饮食/不思饮食,神懒嗜卧,困乏少力,面色萎黄。或日渐瘦弱；或反胃吐食；或呕吐哕逆；或泄泻虚滑；或痞噎、中满；或胸膈痞闷；或胁肋胀满,或心腹刺痛；或腹痛肠鸣；心松气喘；或口苦吞酸。

治则治法：如温补脾胃、养气育神,宽中顺气,醒脾悦色,进饮食；或消宿冷,止吐呕。出：参苓白术散、朴附丸、消食丸、人参藿香汤、肉豆蔻散、钱氏白术散等。

药用：干姜、甘草、人参、肉桂、厚朴、砂仁、诃子、陈皮、白术、苍术、茯苓、神曲、乌头、肉豆蔻、茴香、藿香、木香；或用：附子、丁香、胡椒、甘松、香附、半夏、青皮、莪术、乌梅、小麦、莲子肉、薏苡仁、白扁豆、桔梗。

（3）脾胃虚冷（7处,或作脾胃冷弱,脾元气冷、胃气虚乏）

证见：饮食不进/不思饮食,饮食不消,肢体倦怠/身体沉重,虚损羸瘦,手足厥寒,噫气吞酸,呕逆恶心,呕吐泄利,腹冷泄泻/肠虚积冷/下利清谷。或心膈噎塞,胸膈满闷,胁肋虚胀；或腹中痛,心腹绞痛；或体冷微汗；或霍乱转筋；或小肠及外肾肿痛；或背膊连项拘急疼痛；或利下纯白/久痢赤白/肠滑不禁；脾泄；冷痞；翻胃；或渐成膈气。

治则治法：如温中顺气,进饮食。出：养脾丸、进食散、蟠葱散、浓朴汤、附子理中丸、钟乳健脾丸、大七香丸等。

药用：甘草、肉桂、人参、干姜、生姜、砂仁、陈皮、丁香、大麦、茯苓；或用：附子、高良姜、蜀椒、藿香、甘松、乌药、莪术、延胡索、厚朴、青皮、香附、钟乳石、龙骨、苍术、白术、大枣、葱白、黄连、当归、石斛。

该书脾胃虚弱与脾胃虚冷的描述与论治比较接近,多用温补。

此外,出现频率较低的有：

（4）脾胃伤冷（或作脾胃受寒）。证见：泄泻注下/暴泻不止,呕逆恶心,腹痛肠鸣/心腹疼痛,胸满短气/胸膈不利,手足逆冷,脉微欲绝。治法：温暖脾胃,去寒顺气。

（5）脾胃积冷。证见：中焦不和,心下虚痞,腹中疼痛,胸胁逆满,吐冷痰,饮食不下,噫气吞酸,口苦无味,不思饮食。

（6）脾受湿气。证见：泄利不止,米谷迟化,脐腹刺痛；小儿疳气下痢。

（7）脾热。证见：口甜。

2. 兼证

（1）脾胃不和兼证类

1）脾胃不和,中脘气滞,宿寒留饮,停积不消（5处）

证见：心下虚痞/胸胁逆满/噎塞不通/脾疼/心腹刺痛,口苦失味,不思饮食/饮食减少,哕逆恶心,呕吐吞酸,肠鸣泄利。或头痛烦渴,或倦怠嗜卧/肢体倦怠。

治则治法：温中破痰,开胃健脾,消酒进食。出：理中丸、建中散、新法半夏汤、和气散等。

药用：干姜、陈皮、甘草、人参、白术、盐;或用：肉桂、高良姜、草豆蔻、藿香、草果、厚朴、香附、青皮、半夏、半夏曲、神曲、诃子、茯苓、生姜、大枣。

2) 脾胃不和,中寒上冲(3 处)

证见：胸胁逆满,心下虚痞/疼痛,痰逆恶心,或时呕吐,虚胀五噎,隔塞不通,噫气吞酸,口苦失味,饮食减少,短气羸困。

治则治法：温中逐水去湿等。出：理中汤、小理中汤、十八味丁沉透膈汤等。

药用：人参、生姜、白术、甘草;或用：干姜、丁香、肉豆蔻、砂仁、沉香、香附、草果、厚朴、苍术、神曲、陈皮、大枣、大麦、盐。

3) 脾胃不和,宿滞不化(3 处)

证见：心腹刺痛/胀痛,肠鸣,呕逆恶心,噫痞吞酸,呕吐酸水,干噫食臭,不思饮食,乳食减少,便利不调,或泄泻,大便酸臭。

方出：小独圣丸、挨积丸等。

药用：三棱、巴豆;或用：肉桂、干姜、砂仁、丁香、青皮、当归。

4) 脾胃不和,气滞积聚。证见：心腹胀满,干呕醋心,饮食不下,胸膈噎塞疼痛,酒积面黄,四肢虚肿,行步不能;或脚气转筋,掣痛挛急;或心神恍惚,眠卧不安。

5) 脾气停滞,风湿客搏,脾经受湿,气不流行。证见：头面虚浮,四肢虚肿,腹膨胀,腹胁如鼓,绕脐胀闷,有妨饮食,上气促急;或上攻下注,来去不定。

6) 脾约。证见：小便利数,大便因硬而不渴。

(2) 脾胃虚弱兼证类

1) 脾胃虚弱,内受风寒(8 处)

证见：泄泻注下,水谷不分。或下痢脓血,赤少白多,里急后重,心胁脐腹胀满刺痛,胸膈痞闷,腹中雷鸣,困倦少力/短气倦怠,不思饮食/不入饮食,渐向瘦弱,面黄肌瘦;或哕逆呕吐,呕吐吞酸,痞噎不通,冷热不调。

治则治法：温脾益胃,消谷进食。出：七枣汤、固肠散、藿香半夏散、诃黎勒散、木香散、大温脾丸、万金饮等。

药用：生姜、大枣、甘草、附子、肉桂、肉豆蔻、丁香、木香、陈皮、罂粟壳;或用：乌头、吴茱萸、茴香、砂仁、藿香、厚朴、诃子、半夏、青皮、人参、大麦、当归、桔梗。

2) 脾胃虚弱,久寒积冷(5 处,或作脾虚不磨,中焦积寒)

证见：心气脾痛,心胸痞满/心腹胁肋胀满刺痛,脐腹刺痛,腹中虚鸣,冷痰翻胃,呕吐恶心,噫气吞酸,喜唾咽酸,不思饮/食饮不下/饮食无味,泄泻注下/水谷不化,肌体瘦弱,怠惰嗜卧,形容憔悴,言微气短,面色青黄;或霍乱转筋;或口苦舌涩;或五膈五噎,痃癖疝瘕积聚;或久痛久痢;或积寒久痢,愈而复发。

治则治法：养益脾胃,大进饮食。出：烧脾散、北亭丸、丁香豆蔻散、千金大养脾丸等。

药用：生姜、厚朴、干姜、三棱、砂仁、肉豆蔻;或用：附子、肉桂、高良姜、胡椒、茴香、阿魏、木香、川芎、枳壳、陈皮、神曲、人参、白术、大枣、赤芍、白芍、甘草、硇砂、五味子。

3) 脾胃虚弱,兼有他证。证见：久有伤滞、痰饮不散、三焦痞涩、冷热不调、酒食所伤、寒痰、结聚成癖、受湿等。

(3) 脾胃邪实兼证类

1）饮食生冷，内伤脾胃。证见：泄泻暴下，日夜无度，肠鸣，手足厥寒；或饮酒过度，脐腹痛泄，下痢或赤或白，里急后重，日夜频并；或脾脏伤冷，宿食不消，霍乱吐泻，心腹膨胀，攻刺疼痛；或腹胀气闷，不欲饮食；或腹胁胀满，多吐痰涎。

2）外感风冷，内伤脾胃。证见：呕逆吐泻，不进乳食，久则渐渐羸弱。

3）脾胃宿冷，或胸膈停痰。证见：呕吐恶心，吞酸噫醋，心腹痞满，胁肋刺痛；或胃脘受寒：胸膈痞闷，心腹刺痛，痰逆恶心，寒嗽中满，翻胃吐逆，四肢逆冷；或脾胃停寒：胸满膨胀，吐酸水。

4）酒食所伤。证见：翻胃脾疼，胸膈不快，腹胁胀满，呕吐酸水，日渐羸瘦。

5）胃中客热。证见：牙宣口气，齿龈肿烂，时出脓血，或即饥烦，不欲饮食；或赤目肿痛，口舌生疮，咽喉肿痛。

6）脾胃受湿，瘀热在里，湿热相搏。证见：疸病，身面皆肿，胸满气短，大便不调，小便黄涩，或时身热。

7）脾气停滞，脾经受湿。证见：气虚肿满，头面虚浮，四肢肿满，腹肚膨胀如鼓。

8）妇人脾血久冷，诸般风邪湿毒之气，留滞经络，流注脚手。证见：或发赤肿，行步艰辛，腰腿沉重，脚心吊痛，及上冲腹胁膨胀，胸膈痞闷，不思闷乱。

3. 脾胃与其他脏腑兼证

（1）脾肾虚损（7处，或作真元衰惫、真气不足、元脏不固、诸虚百损）

证见：五劳七伤，头目晕眩，心神恍惚，血气衰微；或中风瘫缓，手足不遂，筋骨拘挛，腰膝沉重，容枯肌瘦，目暗耳聋，口苦舌干，饮食无味；或精滑梦遗，膀胱疝坠，小肠淋沥；或夜多盗汗，久泻久痢，呕吐不食；或八风五痹，一切沉寒痼冷；或妇人崩漏虚损，带下久冷，胎脏无子；或两耳常鸣，脐腹冷痛，头旋目晕，四肢怠倦，泄泻不止；或荣卫不足，腑脏俱伤，积劳虚损，形体羸瘠，短气嗜卧，寒热头痛，手足多冷，面白脱色，小腹拘急；或百节尽疼，夜卧汗多，梦寐惊悸；或失血虚极，心忪面黑；或久病虚损，时发潮热，不进饮食；或夜梦遗精，面色萎黄，脚膝无力，一切病后气不如旧；或忧愁思虑伤动血；或神志俱耗，筋力顿衰，耳内虚鸣，心腹急痛，脉微欲绝；或腰背疼痛，肢体倦怠，面色无光，精神不爽，唇口干燥，眼暗耳鸣，小便滑数，夜多异梦，盗汗失精，日渐羸瘦；或脐腹胀满，心胁刺痛，泄利呕吐自汗，阳气轻微，手足厥冷。

治则治法：养气育神、温暖脾肾；或补益精血，助阳消阴，安心神，定魂魄，延年增寿，起死回生；或助阳消阴，正元气，温脾胃，进饮食。出：震灵丹、四柱散、十四味建中汤、十全大补汤、钟乳白泽丸、正元散等。

药用：人参、生姜、大枣、白术、茯苓、甘草、附子；或用：肉桂、干姜、檀香、乳香、木香、川芎、半夏、陈皮、阳起石、禹余粮、紫石英、赤石脂、代赭石、红豆、熟地黄、麦冬、当归、白芍。

（2）上实下虚（2处，或作脾肾虚损）

证见：上热则头目昏眩，痰实呕逆，胸膈不快，咽喉干燥；下弱则腰脚无力，大便秘涩，里急后重，脐腹冷痛；胸中痰饮，目瞪昏眩，及奔豚气上冲，胸腹连两胁，膨胀刺痛不可忍，气欲绝者，饮食不进，面黄羸瘦，肢体浮肿。

治则治法：调顺荣卫，通利三焦，开膈化痰，和五脏。出：秘传降气汤、黑锡丹。

药用：附子、肉桂、骨碎补、胡芦巴、五加皮、黑锡、硫黄、阳起石、沉香、茴香、草果、桑白皮、紫苏、生姜、甘草等。

（3）其他脾肾兼证

1）脾肾风虚，毒气流注。证见：腿膝酸疼，艰于步履，小便遗沥，大便后重。

2）脾肾俱虚内障。证见：眼目昏暗，视物不明，不肿不痛不赤，亦无翳膜；或见黑花，或有冷泪。

（4）脾肺兼证（脾肺风毒攻冲）。证见：遍身皮肤瘙痒，或生疮疥，或生瘾疹，用手搔时，浸淫成疮，久而不瘥,愈而复作,肩背拘倦,肌肉顽痹;或头面生疮。

（四）脾胃病变的一些主要症状

该书一类处方,在方名之下,先言主症。归纳起来,与脾相关治法主要有:① 心腹疼痛/心脾疼痛(11处)。② 癥瘕疼痛(3处)。③ 中脘不快,心腹胀满。④ 呕吐不已,粥饮汤药不下。⑤ 下痢暴泻。

（五）脾胃病变的治则

该书一类处方,在方名之下,先言治则治法,再言适应证候或疾病。归纳起来,与脾相关治法主要有:① 调中顺气(14处),或调中快气、快脾宽中、快利三焦、调顺三焦、消化滞气,升降阴阳,宽中利膈,散膈脘凝滞,疏导壅滞。② 温和脾胃,调进饮食(9处),或温中快膈化积和气、辟寒邪养正气、去冷消痰宽胸下气,暖元脏、消宿冷、除积冷、除寒湿。③ 健脾进食(5处),或兼固元阳、益气,育神养气、益血育神,补虚损、补虚壮气。④ 暖胃。⑤ 和脾胃,补下元。

（六）脾胃相关病变的异病同治

(1) 不换金正气散。治四时伤寒,瘴疫时气,头疼壮热,腰背拘急;五劳七伤,山岚瘴气,寒热往来,五膈气噎,咳嗽痰涎,行步喘乏;或霍乱吐泻,脏腑虚寒,下痢赤白。

(2) 香薷汤。宽中和气,调荣卫。治饮食不节,饥饱失时,或冷物过多,或硬物壅驻,或食毕便睡,或惊忧恚怒,或劳役动气,便欲饮食,致令脾胃不和,三脘痞滞;内感风冷,外受寒邪,憎寒壮热,遍体疼痛,胸膈满闷;霍乱呕吐,脾疼翻胃;中酒不醒;四时伤寒头痛,得汗即瘥。

（七）脾胃相关病变的同病异治

(1) 霍乱吐泻"有热烦躁而渴者,可服香薷散、五苓散、嘉禾散、参苓白术散、四君子汤。霍乱吐泻后,调理脾胃,可与参苓白术散、嘉禾散、五苓散、四君子汤、调气散之类。渴者,与参苓白术散止之,多服尤佳。出冷汗,手足软者,加金液丹、二气丹、朝真丹。未效者,灸气海。若吐泻定,热药皆止,只用温药理脾"。（附:指南总论）

(2) 痢疾"皆因饮食失调,动伤脾胃,水谷相拌,运化失宜,留而不利,冷热相搏,遂成痢疾。冷气相搏其色白,热气相搏其色赤,治之法,皆用温药调和脾胃,次随证治之"。（附:指南总论）

三、讨论

(1)《和剂局方》在五脏之中十分注重脾胃。例如在目录分类中仅见"脾胃",未见其余各脏;再如收载了大量的与脾胃辨证论治有关方论。这可能与宋代百姓营养不良、寄生虫、消化道病变比较常见有关;而这样的论治特色,还很可能孕育了后世的脾胃学派。

(2) 从该书章节分类看,十分突出证候,而非疾病。通俗易懂,纲举目张,便于该书普及和百姓抓药。此外,还可能与这一历史时期,尚缺少针对一些常见疾病的特效药,而基于证候的辨证论治似乎更有效、更实用。

(3) 如前所述,该书普遍出现一方治疗多病、多证的现象。这可能与收集到的民间验方有关,有了较多的治验,且便于百姓仅携带少量方药出门旅行,"出入道涂,宜将此药随行,缓急服饵"。

(4) 该书的一些论述,反映了那个时代治疗学理论尚不完善,例如钱氏白术散(人参、白术、木香、茯苓、藿香、甘草、干葛)治疗"小儿脾胃久虚,呕吐泄泻,频并不止,津液枯竭,烦渴多躁,但欲饮水,乳食不进,羸困少力,因而失治,变成风痫,不问阴阳虚实,并宜服之"。一旦出现"津液枯竭",明清以降,必然会兼用"养阴生津"等治法方药,而该方组成则缺如。

(5) 如前所述,该书较《太平圣惠方》病证分类有所简化,且一再出现"脾痛""脾疼"等症状名(《太平圣惠方》罕见,恐系民间俗语,指中脘剧痛且出现消化道功能异常症状),这些可能部分反映出两书编写团队的立意异同:或关注学术的完整性、系统性;或关注市场的需求、实用性。这对在疾病谱业已改变的当下，如何针对医疗保健与学术自身发展需求，开展中医基础理论的探索与发展，也是具有启示意义的。

（方肇勤，杨雯，颜彦）

第七节 《圣济总录》脾的理论

摘要： 本研究完整摘录了《圣济总录》所有涉脾论述，予以逐一判读；对出现频率较高的类方，统计其药物出现频率。研究表明，《圣济总录》有关脾的论述集中在卷44～46的"脾脏门"，学术内容较125年前的《太平圣惠方》有了大幅度增加。该书有关脾脏生理系摘要《内经》有关论述；但辨证论治理论却有了大幅增加。本文依据该书编排特点，将不同章节相关内容汇总、分析，分与脾脏关系密切的疾病证治（脾劳、脾肾风劳、中风、消渴、脾痹与肌痹、肉极、痰饮与水气、水肿与虚肿、脾疟、痞气、小儿诸瘅）、与脾脏关系密切的证候证治（脾虚方证分析、脾实方证分析）、与脾脏关系密切的症状证治（腹泻、不能饮食、饥不能食、呕吐、宿食不消、水谷不化、胃脘不适、腹胀满、腹痛、肠鸣、消瘦、舌肿胀、咽喉肿痛、小儿涎液不收）、其他涉及脾胃证治的内容等陈述；发现该书在病证定义、病机阐释、治法论述、处方用药等方面丰富了脾脏辨证论治的理论；探讨了其辨证论治理论与方法的日臻成熟特点，及其对脾脏代表性证候范围的修正；刻画出该书有关津液定义及伤津的论治、对不同学术观点的收载与分析，以及学术的崇古现象。

在我国医学史上，《圣济总录》是一部里程碑似的巨著，其特点是官修，在编撰之际占有当时及前代大量的医学文献，代表着那些年代的医学水准，为研究北宋晚期及以前的中医基础理论提供了可靠且丰富的素材。本文拟从脾及其辨证论治论述入手，对该书进行整理研究。

一、方法

参见第二章"第七节《圣济总录》心的理论"（详略），本文关注脾。

二、结果

该书有关脾的论述集中在卷44～46的"脾脏门"，以及疾病分类中的虚劳、诸风、诸痹门中。字数接近4万字，而该书凡涉脾内容字数接近14万字，较125年前的《太平圣惠方》有了大幅度增加。其特点是对疾病认识的进一步深入，丰富了同病异证的内容，例如把"脾中风"归入诸风门、"脾痹"归入诸痹门；一些古病名专设类别予以介绍，如脾瘅、谷劳，也可能是因于对糖尿病的深刻认识。

（一）脾脏生理

有关论述集中在该书卷44脾脏门的"脾脏统论"中，特点是汇总摘要《内经》有关理论："论曰足太阴脾之经，与胃经相为表里，其属土，其神意与智，其候肌肉，其声歌，其液涎，其臭香，其色黄，用事于长夏，寄王于季月，散百物气泽，坤诸脏腑，以均化为功，又谓之中州。为孤脏以灌四旁者也，其脉缓，虚则补之，实则泻之，以平为期而已。"

（二）与脾脏关系密切的疾病证治

1. 脾劳（卷86虚劳门，16方）

病机：饮食劳倦伤脾。

证见：羸瘦、困倦无力、心腹满胀/痛、不思饮食、滑泄日久；或见：面色萎黄、大便不调、呕逆恶心、腹中虚鸣;偶见:时寒时热、昏愦嗜卧、头眩目暗、风虚上攻、忧恚不乐、虚惊盗汗、唇口干焦、舌本苦直、四肢浮肿。

药用:附子、厚朴、诃子、木香、丁香、陈皮、肉苁蓉、人参、肉桂、干姜、沉香、槟榔、香子、桃仁、茯苓、甘草、补骨脂、巴戟天;或用:鳖甲、肉豆蔻、吴茱萸、川芎、黄芪、白术、苍术、常山、当归、柴胡、羊肾、猪肾、桔梗;偶用:杜仲、羊肝、大枣、龙胆、硫黄、青盐、清酒、草豆蔻、生姜、艾叶、细辛、白芷、胡芦巴、荜茇、全蝎、半夏、麦冬、石斛、乌梅肉、五味子、山茱萸、白芍、童子小便、乳香、郁李仁、豆蔻、莪术、阿魏、花椒、鸡舌香、杏仁、前胡、枳壳、旋覆花、松萝、三棱、牛膝、紫菀、麻子、黄连、知母、竹叶、石膏、白石英、白石脂、木通。

2. 脾肾风劳

(1) 补虚益气(卷185 补益门,3 方):论曰形不足者温之以气,精不足者补之以味,形精相感,气血生化。则营卫循流,不失其度,则真气将耗,虚损之疾,由是而生,治法当补虚益气。

病机:食饮不节,起居靡常,嗜欲之过,元脏气衰、脾肾风劳。

证见:腰脚无力、筋骨疼痛、日加痿瘁;或见:饮食不化、脾泄泻痢、面无颜色。

治法:补元脏、益脾胃、固真气、美颜色。

药用:肉苁蓉、附子、砂仁、沉香;或用:黑狗脊骨并髓、天雄、干姜、巴戟天、补骨脂、菟丝子、肉桂、蒺藜子、熟地黄、当归、阿魏、牛膝、木香、香子、槟榔、枳实、川楝子、山芋、草薢、温酒。

(2) 补虚治风(卷186,5 方)

病机:元气虚损,风邪乘之,脾肾风劳冷气。

证见:下脏风虚、耳内蝉声、心神惊悸、不思饮食、手足颤掉、筋脉拘急;或见:腹中疼痛、频频泄泻及赤白痢。

治法:补元脏、壮筋骨、调脾胃、除诸风。

药用:附子、肉桂、干姜、肉苁蓉、牛膝;或用:巴戟天、白术、木香、香子、温酒、五加皮、石斛、槟榔;偶用:川乌、天雄、硫黄、朱砂、补骨脂、菟丝子、人参、黄芪、黑豆、沉香、川楝子、羌活、桔梗、青皮、砂仁、海桐皮、艾叶、当归、川芎、阿魏、熟地黄、青盐、柏子仁、野菊花、生姜、甘草、大枣。

3. 中风

(1) 中风(卷5 诸风门):论曰风邪中人,以春甲乙得之,为肝风。以夏丙丁得之,为心风。以季夏戊己得之,为脾风。以秋庚辛得之,为肺风。以冬壬癸得之,为肾风。若中其五脏六腑之俞,则各随其证而治之。

(2) 脾中风(卷5 诸风门,15 方)

病机:脾脏中风。

证见:手足不遂、言语謇涩、志意昏浊/恍惚/神昏、四肢缓弱、身体怠惰;或见:口面偏斜、舌强不能语,身体拘急、四肢痿/痛/痹不仁,多汗恶风;偶见:面色黄、不嗜食、口干、发热、心烦气浊、头疼、面热、腹满短气、便利无度、大肠秘涩。

治法:补脾安胃、调气止痛。

药用:人参、温酒、肉桂、独活、羚羊角、附子、麻黄、防风、干姜、槟榔、天麻、川芎、白芍、茯苓、生姜、生地黄;或用:麝香、天南星、秦艽、羌活、防己、木香、巴戟天、黄芪、白术、薏苡仁、茯神、当归、酸枣仁、柏子仁、熟地黄、甘草、朱砂、牛黄;偶用:冰片、乳香、雄黄、天雄、乌蛇肉、僵蚕、全蝎、乌雌鸡、细辛、吴茱萸、白蒺藜、荆芥、威灵仙、羊踯躅、草豆蔻、沉香、藿香、牛膝、丹参、川乌、五加皮、陈皮、诃子、黄芩、石膏、地骨皮、麦冬、天冬、赤芍、大麻仁、大枣、石南。

(3) 中风舌强不语(卷7,1 方)

病机:风客脾脉。

证见：舌强不语、涎潮昏塞、不省人事。

药用：雄黄、朱砂、牛黄、天南星、僵蚕、天麻、麝香、金薄、银薄、薄荷。

（4）中风身体不遂（卷8,1方）

病机：风伤脾胃，四肢无所禀养。

证见：身体不遂、不能言语、精神恍惚。

药用：附子、肉桂、葛根、犀角、地骨皮、白术、独活、川芎、石膏、生姜。

（5）中风半身不遂（卷9,1方）

病机：脾胃虚弱、气血亏耗、风邪内攻。

证见：半身不遂，少气汗出。

药用：狗脊、木鳖子、五灵脂、草乌、温酒。

4. 消渴

（1）消渴统论（卷58消渴门）：脾瘅消中，肾水燥涸，无以上润心肺，内外消铄，饮食不能滋荣。其标有三：消渴（引饮过甚）、消中（不渴而利）、肾消（渴而复利）。此久不愈，能为水肿痈疽之病。服药之外，当以绝嗜欲、薄滋味为本。

（2）脾瘅（卷45脾脏门,11方）

病机：内热中满，转为消渴。

证见：口甘、烦渴引饮；或见：中满；偶见：烦懊、身热、口气、面黄、发黄。

药用：甘草、石膏、犀角、大黄、黄芩、竹叶、白芍、肉桂；或用：知母、麦冬、芒硝、槟榔、茯苓、生姜、蜂蜜；偶用：栀子、木通、生地黄汁、生地黄、赤芍、葛根、天花粉、桑白皮、地骨皮、凝水石、羚羊角、人参、糯米、粳米、麻黄、柴胡、升麻、枇杷叶、前胡、厚朴、半夏、大麻子仁、黄芪、玉竹、兰草、枳壳。

（3）消渴口舌干燥（卷58消渴门,2方）

病机：心脾有热，津液枯耗。

证见：口干唇焦，唯欲饮水。

治法：涤脾积热。

药用：麦冬、黄连、知母、茯苓、石膏、茅根、冬瓜、人参、桑白皮、枇杷叶等。

（4）伤寒烦渴（卷23,1方）

病机：伤寒后体虚，心脾积热；发汗吐下过甚，则亡津液。

证见：口干烦渴。

药用：天花粉、麦冬、铁粉、犀角、黄连、黄芩、桑白皮、地骨皮、茯神、人参、甘草、小麦。

5. 脾痹与肌痹

（1）脾痹（卷19诸痹门,7方）

病机：风寒湿三气杂至，合而为痹。至阴遇此者为肌痹；肌痹不已，复感于邪，内舍于脾，是为脾痹。

证见：四肢懈惰/怠惰/无力、不欲饮食、心腹胀满；或见：关节疼痛、肌肉消瘦、体重、食即欲呕、食则气滞、呕汁；偶见：虚寒、肌热、皮肤不通、发咳、自利。

药用：附子、人参、肉桂、白术、茯苓、甘草、黄芪、细辛、防风、当归、干姜、生姜、酒；或用：独活、半夏、陈皮、沉香、厚朴、枳实、诃子、石斛、大枣、小麦；偶用：川乌、天雄、木香、丁香、花椒、豆蔻、草豆蔻、高良姜、吴茱萸、荜澄茄、麻黄、巴戟天、肉苁蓉、益智仁、山茱萸、白芍、五味子、柏子仁、天花粉、麦冬、石膏、黄芩、茵芋、泽泻、大豆、法曲、桔梗。

（2）肌痹（卷19诸痹门,2方）

病机：风寒湿三气杂至，合而为痹；至阴遇此者则为肌痹。

证见：肌痹淫淫，如鼠走四体，肢体怠堕缓弱，汗大泄，恶风头疼，舌本强，言语謇涩，肉色败，鼻见黄色。

治法：止汗通肉解痹。

药用：麻黄、防风、细辛、附子、肉桂、当归、白术；或用：天麻、独活、川芎、僵蚕、羚羊角、乌蛇肉、牛黄、麝香、朱砂、冰片、人参、甘草、枳实、白芍、石膏、生姜、温酒。

6. 肉极（卷 92 肉极，2 方）

病机：风邪中脾，饮食不生肌肤。

证见：肉极；或见：动则咳、脾胀满、右胁下痛、阴阴引肩背痛、留饮痰癖、大小便不利、少腹痛、膈上寒；肌痹淫淫、如鼠走身上、汗大泄、肉色变、鼻黄色。

治法：解风痹。

药用：附子、白术、生姜；或用：麻黄、细辛、防风、石膏、半夏、茯苓、枳实、人参、甘草。

7. 痰饮与水气

（1）虚劳痰饮（卷 88，6 方）

病机：脾胃虚冷、痰饮不消。

证见：心胸烦闷、呕逆头眩、不思饮食；或见：心腹时痛、四肢乏力、羸瘦。

治法：补暖水脏、和益脾胃。

药用：人参、生姜、白术、半夏、陈皮；或用：木香、黄芪、肉桂、甘草、大枣、茯苓、当归、细辛、前胡、五味子；偶用：附子、干姜、大腹皮、厚朴、沉香、草豆蔻、枳壳、诃子、陈曲、鳖甲、熟地黄、白芍。

（2）三焦有水气（卷 54 三焦门，6 方）

病机：三焦气虚，水聚不行，脾胃气不和。

证见：心腹疼痛、不思饮食、四肢少力；或见：心胸痞闷、两胁胀满、上气喘促、头目昏眩、多痰涎；偶见：咽喉不利、肌体羸瘦、滑泄不止。

治法：和补脾元、通流津液、进饮食。

药用：白术、生姜、甘草、干姜、人参、附子、五味子、豆蔻、砂仁、厚朴、沉香；或用：杜仲、肉桂、桑白皮、薏苡仁、藿香、大腹皮、槟榔、花椒、肉豆蔻、木香、丁香、香子、枇杷叶、随风子、半夏、苍术、青皮、陈皮、黄芪、茯苓、陈曲、谷、大枣、石斛、温酒。

8. 水肿与虚肿

（1）虚劳浮肿（卷 91，2 方）

病机：虚劳脾肾气弱，水液妄行。

证见：身面浮肿，卧即胀满，喘急痰嗽，胸膈痞闷，大小便不利。

药用：桑白皮、防己、猪苓、茯苓、葶苈子、滑石、木通、郁李仁、杏仁、陈皮。

（2）伤寒后身体虚肿（卷 32 脾脏门，2 方）

病机：脾肾气虚，不能制水。

证见：腰脚浮肿、四肢面目浮肿、小便涩喘急。

药用：桑白皮、防己、木通；或用：泽泻、茯苓、陈皮、石韦、大腹皮、槟榔、吴茱萸、郁李仁。

9. 脾疟（卷 36 足太阴脾疟，13 方）

病机：脾寒疟疾。

证见：寒热时作、寒多热少、善呕腹痛；或见：不思食、多汗、肠泄、胸膈痞闷、心腹胀痛、面黄肌瘦、头目昏暗、肢节疼倦、背胛拘急、咳嗽。

药用：陈皮、生姜、甘草、肉桂、厚朴、大枣、温酒、人参、常山、草豆蔻、半夏、乌梅；或用：附子、干姜、槟榔、川芎、白术、鳖甲、阿魏；偶用：川乌、硫黄、独活、麻黄、防风、前胡、柴胡、羌活、青蒿、吴茱萸、苍术、安息香、木香、藿香、荜茇、青皮、大黄、巴豆、牡蛎、蓝淀、干漆、三棱、莱菔子、芜荑仁、白芍、葛根、葱白。

10. 痞气(卷71 积聚门,12方)

病机:积气在胃脘大如盘者,脾积也。久不愈,令人四肢不收,发为黄胆,饮食不为肌肤。

证见:脾积痞气;或见:心腹胀满、胸胁胀满,不思饮食、四肢少力、肢节疼痛、肌瘦减食、烦渴口干、胸膈噎塞、呕哕恶心、大便秘利不定;偶见:气逆昏闷、身黄口干、或时壮热。

药用:陈皮、生姜、三棱、槟榔、青皮、附子、巴豆、肉豆蔻、木香;或用:莪术、半夏、干姜、诃子、砂仁、甘遂、丁香、芦根;偶用:川乌、肉桂、吴茱萸、高良姜、草豆蔻、藿香、芫菁、莎草、牵牛子、防风、三棱、枳实、沉香、枇杷叶、葶苈子、白牵牛、大戟、皂荚、矾石、白术、陈仓米、大枣、糯米、薏苡仁、麦冬、葛根、乌梅、蜂蜜、黄连、茯苓、灯心草。

11. 小儿诸疳(卷173 小儿诸疳,1方)

病机:脾疳(食疳、滑疳)疳在脾,肠胃不和。

证见:腹多筋脉,心腹胀满,乳食难消,啼促气粗,面色萎黄,骨立毛焦;或见:咳逆,胸膈壅闷,下痢酸;偶见:鼻干口燥,爱暗憎明,情意不佳,好吃泥土。

药用:蟾酥、胡黄连、使君子、熊胆、木香、麝香、牛黄、朱砂、大黄、虎睛、荆芥。

(三)与脾脏关系密切的证候证治

1. 脾虚方证分析

(1)脾虚(卷44 脾脏门,29方)

病机:脾气不足,病程久;或积冷不散、阴气伤寒、内寒外热、下焦冷。

证见:心腹胀满疼痛、不思饮食;或见:四肢乏力、羸瘦、四肢厥逆、呕逆恶心、肠鸣、下利滑泄、宿食不消、身重浮肿、腰胯冷疼;偶见:面色青、精神昏闷、夜睡不稳、涕唾稠黏等。

治法:温补脾脏;或顺三焦,化滞气,定腹痛,进饮食。

药用:白术、厚朴、陈皮、干姜、生姜、人参、诃子、甘草、附子、肉桂、茯苓、大枣、丁香、草豆蔻、豆蔻、青皮、高良姜;或用:陈曲、黄芪、麦曲、沉香、吴茱萸、温酒、当归、肉豆蔻、胡椒、槟榔、木香、香子、五味子、荜茇、川芎、益智仁、川乌、半夏、砂仁、大麦、白芍、荜澄茄、石斛、桔梗;偶用:乌药、天雄、苍术、阿魏、三棱、莪术、面曲、红豆、胡芦巴、白芷、川楝子、藿香、马兰花、赤石脂、熟地黄、泽泻、山茱萸、蜂蜜。

可见该书"脾虚"主要关注消化系统的功能障碍及营养不良,以脾阳虚气滞为主。

(2)脾胃虚(卷189 食治脾胃脾虚,14方)

病机:脾胃气弱,或脾胃气虚。

证见:不下饮食、羸瘦、四肢无力;或见:呕吐、食不消化、骨蒸。

药用:生姜、白面、羊肉、鲫鱼、陈皮、葱;或用:猪脾、猪肚、鸡子、羊脊骨、羊骨、猪肝、虎肉、白米、人参、草豆蔻、高良姜、山芋、曲末、粟米、花椒、豆豉。

在此,"脾虚"重点关注的是营养不良,精血不足,未见阴阳偏颇。采用大量的血肉有情之品,如羊肉、鲫鱼、猪脾、猪肚、鸡子、羊脊骨、羊骨、猪肝、虎肉;出方略多于《太平圣惠方》,而内容近似。

综上,该书"脾虚"的内涵有所异同:或脾阳虚,或脾气虚,或脾气虚兼有寒邪内扰,或脾虚所致的精血不足。

2. 脾实方证分析(卷44 脾脏门,9方)

病机:脾气壅实,或脾实热。

证见:心胸腹胁满胀疼痛,唇口咽喉干燥生疮、舌本肿强;或见:头痛头重、面黄目赤、心烦身热,烦闷或渴,不思饮食;偶见:四肢不利、颊疼,大便涩难,泾溲不利,体重不能行,梦歌乐。

药用:茯苓、前胡、枳壳、生姜、甘草、大黄、石膏、麦冬、白芍、大枣;或用:大青、黄芩、细辛、芒硝、半夏、旋覆花、生地黄、柴胡、羚羊角;偶用:龙胆草、杏仁、枳实、栀子、射干、陈皮、黄连、犀角、地骨皮、桑白皮、瓜蒌根、葛根、竹叶、蜂蜜、升麻、茯神、大腹皮、槟榔、桔梗、木香、肉桂。

可见该书"脾实"主要关注消化系统的功能障碍兼有实热表现,是脾实热。但纵观该书,详于脾虚、略于脾实,可能代表了成书年代的学术主流,且对后世产生了影响。

（四）与脾脏关系密切的症状证治

该书卷44～46脾脏门阐述了脾胃的常见证候,可以视为辨证脾胃病证的依据;大多虚实夹杂,虚以脾气虚、脾阳虚为主,邪以风、寒、湿、痰、热、食、虫等多见。

1. 腹泻

（1）脾脏虚冷泄痢（卷44脾脏门,20方）

病机:脾脏/脾胃虚冷;或见脾脏久冷、脾虚、脾胃寒。

证见:泄痢、滑泄、心腹疼痛/脐腹冷疼,不思饮食;或见:泄泻不止、下利青白,呕逆翻胃,腹内虚鸣,面色萎黄、羸瘦、四肢乏力;偶见:壮热。

药用:干姜、附子、肉豆蔻、白术、诃子、陈皮、木香、人参、甘草;或用:草豆蔻、厚朴、茯苓、高良姜、砂仁、丁香、吴茱萸、黄芪、生姜、木瓜、肉桂、当归、豆蔻、硫黄、龙骨、蜂蜜、大枣;偶用:荆芥、花椒、鹿茸、阳起石、天雄、猪肝、陈曲、苍术、荜茇、胡椒、鸡舌香、白石脂、钟乳石、蚌粉、莨菪子、桔梗、五味子、温酒。

（2）濡泻（卷74泄痢门,5方）

病机:寒湿伤脾、脾胃伤湿。

证见:洞泄如水,随气而下;或见:老人冷泻、久泻。

治法:健脾。

药用:厚朴、干姜、黄连、生姜、甘草;或用:肉豆蔻、诃子、吴茱萸、木香、芜荑、人参、白术、川乌。

（3）飧泄（卷74泄痢门,3方）

病机:脾胃气虚,风邪干胃,食不化而泄出。

证见:食不化而泄出;或见:饮食不消、食饮不下,雷鸣腹痛、腹胀。

治法:或温脾止痛进食。

药用:干姜、草豆蔻;或用:肉桂、附子、花椒、高良姜、肉豆蔻、人参、麦曲、陈曲、陈皮、陈米、茯苓、甘草、赤石脂、龙骨、黄连、石斛、当归。

（4）洞泄寒中（卷74泄痢门,9方）

病机:脾胃虚寒、脾胃久寒。

证见:洞泄不止;或见:年高久泻、大肠虚滑,心腹痛、腹胀肠鸣、四肢逆冷。

药用:干姜、附子、肉豆蔻、木香;或用:厚朴、诃子、甘草、白术、陈皮、生姜、槟榔;偶用:川乌、肉桂、草豆蔻、艾叶、硫黄、龙骨、全蝎、砂仁、丁香、枳壳、人参、大枣、白芍、当归、半夏、黄连、地榆。

（5）痢（卷75,2方）

病机:脾胃虚冷。

证见:下痢滑泄;或见:不思饮食、腹痛。

治法:或和阴气,进饮食。

药用:干姜、川乌、诃子、厚朴、草豆蔻、陈皮、青皮、益智仁、白术、生姜、大枣、甘草。

（6）气痢（卷77,2方）

病机:脾毒气痢、脾胃虚冷。

证见:下血如鹅鸭肝;或见:腹痛不止、泄泻气痢。

治法:或浓肠胃,调冷热,补脾气。

药用:诃子;或用:干姜、附子、地榆、阿魏、茜根、柏叶、槟榔、荜茇、枳壳、芜荑仁、当归、白芍、茯苓、白术、黄连、生姜、甘草。

(7) 休息痢(卷77,2方)

病机:脾胃气虚冷。

证见:冷气腹痛不止、大肠转泄、饮食减少、消化水谷、四肢无力。

治法:温暖脾胃、削陈寒痼滞。

药用:肉桂、厚朴;或用:附子、干姜、肉豆蔻、诃子、砂仁、陈皮、没石子、蜂蜜。

(8) 虚劳兼痢(卷91,3方)

病机:虚劳脾胃挟冷,或脾肾虚劳。

证见:久泻不止;或见:不思饮食、肌体羸瘦、冷气攻心。

药用:附子、肉豆蔻、砂仁;或用:花椒、干姜、肉桂、艾叶、诃子、豆蔻、厚朴、陈皮、丁香、荜茇、槟榔、香子、人参、茯苓、当归、温酒、硫黄、阳起石、硝石、玄精石。

(9) 妊娠下痢(卷156,3方)

病机:妊娠饮食过伤,脾胃不和,冷热之气,入于肠间,肠虚则泄。

证见:下痢、脐腹撮痛。

治法:益胃气,思饮食,和调脾胃,保护胎气。

药用:肉豆蔻、大枣;或用:草豆蔻、厚朴、苍术、木香、密陀僧、没药、陈皮、诃子、人参、生姜、甘草、龙骨。

(10) 小儿冷痢(卷178,2方)

病机:脾胃虚弱,清浊不分。

证见:下痢青白,或如凝脂,久不瘥;或见:下黑瘀。

药用:肉豆蔻、龙骨;或用:厚朴、诃子、木香、乳香、芜荑、麝香。

2. 不能饮食

(1) 脾胃不和不能饮食(卷46脾脏门,18方)

病机:脾胃不和。

证见:不能饮食/不思饮食;或见:心胸痞闷/痛闷、腹中刺痛、胸膈满闷、脐腹撮痛、腹中虚鸣、痰唾吐逆、见食吐逆。

治法:温脾胃、调中脏、和气进食。

药用:生姜、厚朴、甘草、肉桂、陈皮、青皮、干姜、白术、人参、草豆蔻、大枣、诃子、木香、半夏、沉香、附子、肉豆蔻、高良姜、茯苓、陈曲;或用:枳实、槟榔、吴茱萸、丁香、三棱、红豆蔻、五味子、大腹皮、麦曲、胡椒、益智仁、桔梗、芜荑;偶用:川乌、紫苏、豆蔻、砂仁、香子、荜澄茄、川楝子、乌药、藿香、苍术、木瓜、当归、川芎、牡丹皮、大麦、蜂蜜、盐。

(2) 脾胃气虚弱不能饮食(卷46脾脏门,21方)

病机:脾胃气虚/久弱/虚冷。

证见:不能/不思饮食;或见:四肢少力、肢体倦怠;偶见:心腹刺痛、胸膈痞闷、食即妨闷、泄利、哕逆恶心、肌体羸瘦、面色萎黄。

治法:补脾胃,进饮食。

药用:人参、甘草、白术、陈皮、生姜、木香、大枣、茯苓、厚朴、肉桂、干姜、砂仁、青皮、益智仁、黄芪;或用:豆蔻、诃子、山芋、陈曲、桔梗、麦曲、附子、高良姜、沉香、香子、当归、三棱、槟榔、草豆蔻、丁香、五味子、生地黄、温酒;偶用:红豆蔻、肉豆蔻、荜茇、细辛、白芷、姜黄、荜澄茄、胡椒、草乌、半夏曲、半夏、藿香、苍术、莪术、大腹、枳壳、川楝子、旋覆花、枇杷叶、木瓜、柴胡、前胡、黑豆、红豆、白芍、面曲、蜂蜜。

(3) 脾虚冷不思饮食(卷187补虚进饮食,12方)

病机:脾元虚冷。

证见：不思饮食;或见：心腹胀满、脐腹撮痛、胸胁痞闷、噎塞、冷气上攻;偶见：四肢怠惰、面色黄黑、肌肤瘦瘁、耳焦枯、精神不乐、阳事弱。

治法：补虚助阳。

药用：人参、附子、肉桂、厚朴、陈皮、青皮、槟榔、白术、茯苓、干姜;或用：砂仁、沉香、木香、半夏、甘草、鹿茸、诃子、生姜、高良姜、肉豆蔻、香子、巴戟天、三棱、莪术、草豆蔻、川楝子、山芋、石斛、大枣;偶用：吴茱萸、天雄、乌药、胡椒、荜茇、菖蒲、豆蔻、枳壳、荜澄茄、芜荑、木瓜、杏仁、郁李仁、川芎、阿魏、桃仁、硫黄、补骨脂、肉苁蓉、艾叶、五味子、乌梅肉、黄连。

（4）小儿脾胃气不和不能饮食（卷 175,9 方）

病机：脾胃气不和;或脾胃虚冷、脾胃气虚。

证见：不能饮食;或见：乳不消化;偶见：憎寒壮热、腹胁妨闷、四肢羸弱、气逆吐利、腹痛腹胀。

药用：人参、陈皮、甘草、茯苓、生姜;或用：白术、黄芪、大枣、诃子、高良姜、厚朴、当归、肉桂;偶用：豆蔻、草豆蔻、木香、丁香、藿香、桔梗、柴胡、杏仁、川芎、枇杷叶、木瓜、生地黄、大黄。

（5）伤寒后不思食（卷 32,9 方）

病机：脾胃气虚;或脾胃虚冷、脾胃有余热、胃气冷、脾肺未和。

证见：不思饮食;或见：呕逆、气满;偶见：四肢乏力、骨节烦疼、腹脏不调、痰壅欲吐、口苦舌干。

药用：人参、生姜、陈皮、白术、厚朴、枇杷叶、甘草;或用：茯苓、诃子、干姜、半夏、柴胡、薤白、枳壳;偶用：附子、肉桂、细辛、草豆蔻、木香、杏仁、前胡、桔梗、豆豉、小麦、大枣、粳米、曲、百合、五味子、乌梅肉、鸡子白。

（6）虚劳不思食（卷 88,4 方）

病机：脾胃虚弱,不能化谷。

证见：不思饮食;或见：脐腹疼痛、心腹胀满、脏气虚逆、四肢怠惰、羸瘦。

治法：补虚壮阳、温脾进食。

药用：人参、干姜、甘草、附子、温酒、香子;或用：巴戟天、肉苁蓉、肉桂、高良姜、吴茱萸、草豆蔻、艾叶、川乌、胡椒、荜茇、陈皮、青皮、木香、诃子、益智仁、茯苓、麦曲、大黄、牛膝。

3. 饥不能食（卷 45 脾脏门　谷劳,1 方）

病机：脾胃气虚,不能传化,谷气不行。

证见：腹满善饥而不能食,怠惰嗜卧,肢体烦重;或见：饮食不消,劳倦气胀,嗜卧不乐。

药用：人参、槟榔、茯苓、陈皮、厚朴、麦曲、白术、吴茱萸、温酒。

4. 呕吐

（1）脾胃气虚弱呕吐不下食（卷 45 脾脏门,20 方）

病机：脾胃气虚/虚冷、胃气不和/气逆。

证见：呕吐、不能饮食;或见：呕逆醋心、呕哕寒痰、脐腹胀痛、积聚不消、留饮停积、面色萎黄;偶见：腰胯冷痛、心下澹澹。

治法：消痰止逆进食。

药用：人参、白术、陈皮、厚朴、生姜、甘草、肉桂、干姜、半夏、大枣、丁香;或用：枇杷叶、茯苓、附子、前胡、槟榔、白茅根、青皮、藿香、豆蔻、诃子、高良姜、吴茱萸、枳壳、枳实、木香、细辛、桔梗、温酒、白芍、木瓜;偶用：肉豆蔻、草豆蔻、艾叶、益智仁、三棱、荜茇、胡椒、麝香、大腹皮、白檀、竹茹、麦曲、川芎、曲、朱砂、山芋、丹参、芦根、覆盆子根、灯心草、柿蒂、茯神。

（2）虚劳呕逆（卷 88,7 方）

病机：虚劳气弱脾胃不和,或虚冷。

证见：呕吐、不思饮食、心腹胀满;或见：水谷不消、胸膈痰壅、四肢怠惰;偶见：口干烦渴、四肢疼痛、

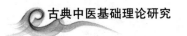

寒痰、多痰。

药用：白术、半夏、生姜、甘草、人参、茯苓、藿香、木香、陈皮、厚朴、枇杷叶、大枣；或用：干姜、白芍、草豆蔻、青皮、肉桂、丁香、沉香、枳壳、杏仁；偶用：附子、肉豆蔻、红豆蔻、荜澄茄、细辛、甘松香、零陵香、豆蔻、槟榔、前胡、桔梗、防风、三棱、牡丹皮、当归、牛膝、知母、木通、麝香、鳖甲、酱、黄芪、薏苡仁、山芋、五味子。

（3）呕逆（卷189食治反胃呕吐,2方）

病机：脾胃气弱，或脾肾气弱。

证见：食即呕逆，或见食呕逆。

药用：生姜；或用：草豆蔻、高良姜、白羊肉、鸡子清、白面。

（4）呕吐（卷63呕吐门,14方）

病机：脾胃虚寒/气虚，其气上逆。

证见：呕吐不止，不思饮食；或见：痰涎壅盛、胸膈痞闷、呕吐酸水、腹中虚鸣、面黄。

治法：消痰下气、调顺脾胃。

药用：生姜、甘草、半夏、肉桂、陈皮、人参、大枣、丁香、厚朴、干姜、槟榔、白术；或用：高良姜、吴茱萸、沉香、肉豆蔻、木香、青皮、草豆蔻、藿香、砂仁、诃子、大腹皮、枳壳、阿魏、茯苓；偶用：附子、薤白、零陵香、胡椒、巴豆、硫黄、没药、荜茇、枇杷叶、川芎、知母、芦根、白芍、温酒、水银、朱砂、莎草根。

（5）伤寒干呕（卷25,2方）

病机：脾胃有热，或心脾虚热。

证见：干呕烦渴，不下食；或见：干呕烦满。

药用：人参、生姜；或用：麦冬、芦根、半夏、茯苓、竹茹、竹叶、粳米、小麦、大枣、甘草。

（6）小儿呕吐（卷176,2方）

病机：脾胃不和。

证见：吐逆不止，腹胀气逆。

药用：人参、生姜、茯苓、藿香、诃子、丁香、半夏、陈皮、葛根、木香、甘草。

（7）小儿哕（卷176,2方）

病机：脾胃虚寒。

证见：哕逆不止，不入乳食。

药用：生姜、木香；或用：人参、白术、山芋、茯苓、草豆蔻、槟榔、青皮、陈皮、肉豆蔻、三棱、丁香。

5. 宿食不消

（1）宿食不消（卷44脾脏门,16方）

病机：脾胃虚寒、胃气不和、宿食不消。

证见：心腹疼痛痞闷、呕哕恶心、不思饮食；或见：留滞成块、面黄瘦弱、大便秘利不定、日渐羸瘦；偶见：壮热憎寒、发热。

治法：化积滞、消酒食、磨气块、取虚积、通和五脏、交通上下。

药用：丁香、生姜、木香、青皮、莪术、肉桂、砂仁、巴豆、三棱、陈皮、干姜、白术、大黄、朱砂、芫花；或用：槟榔、干漆、人参、附子、吴茱萸、豆蔻、甘草、麝香、沉香、半夏、阿魏、乳香、没药、茯苓、莎草根；偶用：肉豆蔻、胡椒、花椒、补骨脂、厚朴、安息香、薰陆香、细辛、诃子、大戟、甘遂、牵牛子、礞石、猪牙皂荚、枳壳、甘松、川乌、柴胡、桔梗、荜澄茄、胆矾、益智仁、全蝎、桃仁、当归、野狼毒、猪牙、五灵脂、五味子、黄芪、陈曲、黑豆。

（2）积聚宿食不消（卷72,2方）

病机：素有积聚，脾胃虚冷。

证见：积聚沉结,宿食不消,噫气食臭,胃胀烦满;或见：翻胃吐逆,恶心干哕。

药用：厚朴、木香、陈皮、人参、茯苓、甘草;或用：干姜、高良姜、生姜、肉豆蔻、草豆蔻、莪术、三棱、诃子、青皮、藿香、益智仁、麦曲、陈曲。

(3)虚劳食不消(卷88,10方)

病机：虚劳脾胃虚冷。

证见：饮食不消;或见：脐腹疼痛、胸膈满闷、食即胀满、羸瘦气逆;偶见：虚烦寒热、腹胀泄利。

治法：温中消食下气。

药用：人参、白术、干姜、厚朴、甘草、肉桂、陈皮、麦曲、温酒;或用：枳壳、当归、附子、大黄、吴茱萸、细辛、陈曲、杏仁;偶用：花椒、苏子、赤石脂、茯神、半夏、槟榔、薏苡仁、桔梗、玄参、麦冬、白芍、茯苓、黄芩。

6. 水谷不化(卷45脾脏门 脾胃气虚冷,11方)

病机：脾胃虚冷,水谷不化。

证见：水谷不化、不思饮食、中脘痞闷;或见：胸膈痞滞、冷气上攻胸膈、脐腹疼痛,食已胀满、痰逆呕哕、肠中虚鸣、吐泻不止。

药用：陈皮、生姜、干姜、白术、厚朴、半夏、大枣、甘草、人参、肉桂、诃子;或用：草豆蔻、砂仁、木香、川乌、枳实、丁香、当归、槟榔、陈曲;偶用：附子、细辛、高良姜、豆蔻、香子、益智仁、枳壳、沉香、胡椒、桔梗、小麦、白扁豆、茯苓、赤石脂、乌梅肉、麦曲。

分析：以药测证,与前"宿食不消"证相比病程短、程度轻、无积聚。

7. 胃脘不适(卷45脾脏门 脾胃冷热不和,9方)

病机：阴阳交争,冷热相搏,脾胃不和。

证见：脾胃冷热相攻、不思饮食;或见：胸膈气闷、心腹虚胀、四肢无力、痰逆。

治法：消痰进食、宽中脘、止痰逆。

药用：生姜、白术、陈皮、甘草、干姜、诃子、大枣、附子、半夏、厚朴、人参、草豆蔻、槟榔、茯苓;或用：肉桂、高良姜、沉香、木香、青皮、莪术、茯苓;偶用：吴茱萸、益智仁、肉豆蔻、藿香叶、枳实、香子、三棱、阿魏、枳壳、甘松、川乌、丁香、茅香花、栀子、大腹皮、桑白皮、郁李仁、五味子、糯米、前胡、枇杷叶、木瓜、麦曲、延胡索、当归、川芎。

8. 腹胀满

(1)脾气虚腹胀满(卷44脾脏门,17方)

病机：脾气虚弱,宿寒留滞,水谷不化。

证见：心腹胀满/膨胀/痞闷/虚满、不思饮食;或见：心腹刺痛/不快/不利、呕逆/噫气、秘泄不常;偶见：肢体疼倦、四肢无力、面色萎黄、结聚癖瘕、日渐羸瘦。

治法：除胀痛、化痰饮、定呕逆、进饮食。

药用：甘草、人参、生姜、肉桂、干姜、白术、丁香、附子、木香、陈皮、厚朴、诃子、大枣、茯苓、陈曲、吴茱萸、草豆蔻、三棱、青皮;或用：肉豆蔻、高良姜、豆蔻、胡椒、香子、桔梗、麦曲、槟榔、荜澄茄、枳壳、当归、大腹皮、山芋;偶用：鹿茸、荜茇、阿魏、禹余粮、益智仁、麝香、半夏、前胡、杏仁、防风、云蓝根、天仙藤、桑白皮、鳖甲、玄参、生地黄、远志、泽泻、釜墨、白盐、禹余粮、草薢、芫荑、紫石英、大麻仁、大麦、温酒、黄芪、麦曲。

(2)上气腹胀(卷67诸气门,2方)

病机：脾胃虚弱,腹内虚胀。

证见：上气腹胀;或见：心腹疼痛,胁肋胀满,时便泄。

药用：肉桂、生姜、诃子;或用：肉豆蔻、豆蔻、干姜、枳壳、陈皮、人参、白术、茯苓。

（3）小儿腹胀（卷175,2方）

病机：腑脏怯弱,风冷客之,搏于正气,升降不调。

证见：虚胀。

药用：胡椒、干姜、肉桂、厚朴、陈皮、甘遂、人参、甘草、茯苓、赤石脂、黄连、龙骨、犀角、全蝎。

9.腹痛

（1）脾脏冷气攻心腹疼痛（卷45脾脏门,20方）

病机：风冷搏于脾脏与正气相击,上冲于心则心痛,下攻于腹则腹痛。

证见：心腹疼痛/胀痛/刺痛、不思饮食;或见：两胁胀满、恶心呕逆;偶见：手足厥冷、霍乱呕吐、面目浮肿、滑泄自利。

治法：散滞气、利胸膈、化痰涎、和脾胃。

药用：木香、肉桂、砂仁、槟榔、生姜、附子、丁香、肉豆蔻、干姜、青皮、吴茱萸、荜澄茄、沉香、人参、茯苓、温酒、甘草、乳香、厚朴、陈皮、巴豆、阿魏、三棱、香子、当归;或用：胡椒、莪术、荜茇、枳壳、白术、白芍、朱砂、川芎、麝香、没药、川乌、高良姜、巴戟天、诃子、石斛、芫花、红豆蔻、川楝子、五味子、大枣、野狼毒、陈曲、益智仁、黄芪、桃仁;偶用：天雄、白芥子、硫黄、补骨脂、草豆蔻、豆蔻、赤石脂、大腹、苍术、木瓜、黄连、黄芩、干漆、鳖甲、地榆、熟地黄、何首乌、黑豆、大羌活、戎盐、莳萝、酒、麦曲、葱白。

分析：该书与《太平圣惠方》不同在于,后者顾及"脏腑气虚,脾胃衰弱",而该书则重在邪实。

（2）脾心痛（卷55心痛门,9方）

病机：脾虚受病,气上乘心。

证见：脾心痛不可忍/刺痛/胀痛/冷痛;或见：绕脐痛;偶见：泄泻不止、吐水、虚冷膈气、霍乱吐泻、汗出。

药用：甘草、吴茱萸、干姜、附子、厚朴、生姜、白术;或用：肉桂、人参、木香、莪术、诃子、陈皮、豆蔻、陈曲、茯苓、青皮;偶用：肉豆蔻、草豆蔻、高良姜、益智仁、枳壳、阿魏、三棱、香子、白芷、神曲、麦曲、大枣、葱花。

10.肠鸣（卷45脾脏门 脾脏冷气腹内虚鸣,13方）

病机：脾虚,冷气与正气相击。

证见：腹胀肠鸣;或见：腹内虚鸣、心腹疼痛/刺痛;偶见：胸膈不利、呕逆恶心、气攻心腹、气块不消、饮食不化、泄泻、四肢冷、憎寒壮热。

药用：陈皮、干姜、生姜、肉桂、木香、厚朴、草豆蔻、槟榔、人参、大枣;或用：半夏、诃子、胡椒、丁香、枳壳、白术、茯苓、甘草、附子、川乌、香子、肉豆蔻、青皮、温酒;偶用：天雄、高良姜、红豆蔻、吴茱萸、乌药、藿香、沉香、三棱、益智仁、当归、川芎、天仙藤、莎草根、芫花、陈曲、大麦、全蝎、阿魏、醋。

11.消瘦（卷46脾脏门 脾胃气虚肌体羸瘦,13方）

病机：脾胃虚弱,气血减耗,无以灌溉形体;或脾胃虚冷、脏腑受湿。

证见：羸瘦、不思饮食;或见：虚肿、面黄肌瘦、四肢倦怠;偶见：腰膝疼痛、寒痰呕逆、脐腹疼痛、大便频数、冷痢不止、吐利无节。

治法：补不足、进饮食、长肌肉、去虚倦。

药用：厚朴、附子、陈皮、人参、沉香、诃子、白术、肉豆蔻、草豆蔻、干姜、生姜、花椒、香子、温酒、大枣;或用：陈曲、茯苓、甘草、吴茱萸、半夏、肉桂、当归、黄芪、砂仁、川芎、山芋;偶用：胡椒、川楝子、阿魏、三棱、藿香、大腹皮、槟榔、苍术、木香、草薢、前胡、防风、独活、葛根、桃仁、白芍、团参、陈粟米、陈仓米、麦曲、五味子、钟乳、硫黄、青盐。

12.舌肿胀（卷30伤寒舌肿胀,6方）

病机：心脾风热上冲,血气壅涩。

证见：舌肿、咽喉中痛；或见：口疮、口吐涎沫、涕唾、不下食。

药用：大黄、生地黄、升麻、甘草、玄参；或用：羚羊角、犀角、黄柏、黄连、大青、芒硝、麦冬、蜂蜜、射干、杏仁、白芷、车前子、竹茹、竹叶、茯苓、当归、鸡苏。

13. 咽喉肿痛（卷122咽喉门，10方）

病机：脾胃有热，风毒乘之，上冲喉咽；或毒热上攻、脾肺壅热。

证见：咽喉肿痛；或见：热塞不通、不利；偶见：舌上结热、语声不出。

药用：甘草、生地黄、射干、半夏、麝香、升麻；或用：桔梗、麻黄、细辛、木通、羚羊角、硼砂、五味子、白芍、朱砂；偶见：马勃、犀角、雄黄、冰片、大黄、地骨皮、麦冬、栀子、络石、竹茹、芒硝、白矾、艾叶、紫苏、薰陆香、鸡舌香、荆芥、紫菀、款冬花、木香、沉香、人参、干姜、生姜、五倍子、蔷薇根、猪脂、黄芪、大枣、肉桂。

14. 小儿涎液不收（卷181小儿涎液不收，6方）

病机：脾肺风热，气不升降，膈脘否滞，乳饮不化，随气上溢。

证见：涎液不收；或见：乳食不下、胸膈痞闷；偶见：心神昏闷、昏昏多睡。

治法：调脾胃，升降其气。

药用：半夏、生姜、甘草；或用：黄芩、防风、枳壳、冰片；偶用：犀角、羚羊角、牛黄、白附子、铅霜、朱砂、芒硝、皂荚子、白矾、牛蒡子、桑白皮、细辛、郁金、薄荷、天竺黄、栀子、人参、蜂蜜。

（五）其他涉及脾胃证治的内容

（1）卷11～18中的风瘙痒、风、风气、风消、劳风、疬风、白驳、恶风、大风癞病；病机涉及脾肺风毒攻皮肤、脾肺风毒攻注、心脾受病、心脾壅滞、风邪热气搏于脾肺经、脾肺二经不利、脾肺风毒攻头面等；治法如通心肺、健脾胃、益肾脏、治脾肺风等。

（2）卷24～33伤寒中的喘、上气、呕哕、心腹胀满、大便不通、兼食毒、夹劳、劳复、宿食不消、咽喉闭塞不通、疟；病机涉及脾胃虚冷、脾胃不和、脾气未顺、脾约、脾虚胃弱、脾虚心热、痰毒壅脾肺、脾脏受热等。

（3）卷38～40霍乱门中的呕吐不止、心腹痛、心腹筑悸、心腹胀、昏塞下利、干霍乱、心烦、逆满、干呕、转筋；病机涉及脾脏有积、脾胃虚冷、脾胃虚弱、脾胃气攻、脾气冷、脾肾久虚、真气暴虚、脾元虚损、三焦不理，以及风冷伤于三焦，传于脾胃。

（4）卷41～57中的肝虚、肝实、心虚、胃反、哕、噫醋、肺虚、肠垢、肾脏积冷气攻心腹疼痛、上焦热结、中焦虚寒、中焦热结、下焦虚寒、胃心痛、腹痛、腹虚胀、久腹胀、腹胀肠鸣痛、腹内结强；病机涉及肝气壅实热刑于脾、心气不足脾乏生气、脾胃气虚、气逆痞满、脾胃挟宿寒、脾气亏乏不能生肺、脾胃虚极、脾肾虚冷、脾肺久壅、脾肾不足、肾虚脾弱、脾弱胃虚、脾胃气不和、脾胃不和、中寒虚胀、寒气在内、脾胃既虚；治法如兼治脾气不和、进饮食、益脾元、逐积冷、暖脾肾、除寒冷温脾等。

（5）卷58～64中的消渴腹胀、暴渴、胃热渴、消渴后成水、消中、急黄、黑疸、女劳疸、黄汗、膈气咽喉噎塞、呕逆不下食、膈气痰结、宿食不消、干呕、留饮、冷痰、留饮宿食；病机涉及饮水过度内溃脾土、心脾壅滞、心脾虚热、脾胃有热、脾土受湿、脾胃热极消谷、脾胃蓄热、脾胃素有湿热、脾胃有湿瘀热伏留、脾胃虚冷、脾积气、脾肺久虚、阴阳不和胃中虚气上逆、三焦壅痞、脾气虚弱气道痞隔、脾胃气不和；治法如温脾胃、除积冷。

（6）卷65～78中的咳嗽、鼻衄、水泻、溏、白滞痢、脓血痢、久痢、痢兼肿、痔；病机涉及脾咳、脾移热于肝、脾胃怯弱水谷不分、脾气衰、脾气不足、脾胃气虚、热与肠中津液相搏、积热蕴结、血化为脓、脾胃虚弱、脾胃虚弱不能制输水气、脾气缓弱、荣卫虚损、肠间诸虫等。

（7）卷79～91中的水肿、水气遍身肿满、脚气呕逆、虚劳、心劳、冷劳、虚劳羸瘦、虚劳心腹痞满、虚劳心腹痛、虚劳积聚；病机涉及脾肾气虚不能制水、土衰不制水气独归于肾传流四肢、脾劳、脾胃久积风冷之气、脾胃冷弱、下焦虚冷、脾肾虚劳、脾胃气滞；治法如心劳病者补脾气以益之、调其饮食适其寒温。

（8）卷103～113中的目热碜痛赤肿、赤脉波贯黑睛、目涩痛、五脏风热眼、目见黑花飞蝇、目生肉、目内生疮、斑豆疮入眼、目生肤翳、钩割针镰;病机涉及脾胃热、脾肺热、津液不能荣润、脾胃热毒、脾肺热熏、脾肾风虚、下元久冷、脾肺不利风热乘之、脾脏毒热熏蒸于上、脾肺热熏、脾胃热毒气熏攻、脾风热壅、脾脏风热、脾胃积热;治法如去脾肺热毒气等。

(9) 卷117～125 中的口疮、口糜、口吻疮、口舌干焦、舌生疮、口臭、唇疮、唇生核、重舌、舌肿强、咽喉闭塞不通、喉痹、马喉痹、咽喉肿痛语声不出、咽喉卒肿痛、咽喉生痈、咽喉生疮、咽干、瘿病咽喉噎塞;病机涉及心脾有热气冲上焦、心脾中热、心脾客热、心脾肠热、心脾经蕴热、心脾蕴热、脾胃客热、脾胃风热、心脾有热、心脾二经受风邪、脾肺不利风邪热毒攻冲咽喉、脾肺蕴积热毒寒邪结于喉间、脾肺不利热毒攻冲、脾肺邪热上抟咽喉、脾肺暴热上攻咽喉、忧恚之气搏于肺脾等。

(10) 卷131～147 中的痈疽发背发渴、诸恶疮、肠风下血、蛊毒;病机涉及饮冷太过胃寒、脾毒脏毒、蛊啖人脾胃等。

(11) 卷150～165 中的妇人风虚劳冷、妇人血积气痛、妊娠恶阻、妊娠痰饮、妊娠胎间水气肌肤浮肿、产后呕逆、产后泄泻、产后下痢、产后肿满;病机涉及脾胃气弱、急猝血气攻心脾、中气壅实、脾胃气虚、风冷之气伤于脾胃、脾胃不和水谷不化、脾胃虚冷、寒湿客搏脾胃等;治法如调脾胃,进饮食。

(12) 卷167～175 中的小儿口噤、小儿啼、小儿食痫、小儿惊痫、急痫、小儿痫瘥、小儿发黄、小儿水气肿满、小儿宿食不消、小儿哺露、小儿丁奚腹大、小儿咳嗽;病机涉及结热舌上、脾胃伤风冷、脾胃气弱、脾疳、急痫、伤于脾胃冷热相搏、脾胃气虚、脾肾禀受不足、脾胃不能传化水谷之气、乳哺不调伤于脾胃致气血减损不荣肌肉、脾胃气弱不能消化、奶食冲脾伤风咳嗽等。

(13) 卷176～182 中的小儿乳癖、癥瘕癖结、赤白痢、血痢、胃风腹胀泄痢、洞泄注下、喉痹、重舌、燕口疮、口疮、紧唇、斑疮入眼、疥、癣;病机涉及乳饮不化聚而成痰、与寒气流于胁下癖聚,脾积气、脾胃不和乳食所伤、脾毒泻血、脾胃气不和、脾胃冷气、风热客于脾肺熏发咽喉、心脾经为邪热所客、脾胃客热上冲口唇、心脾蕴热熏发上焦、脾胃有热熏发于口、脾肺壅热、时气温病、蛲虫、风热客于脾肺、风热湿邪搏于皮肤等。

(14) 卷183～187 中的乳石发口舌疮烂、乳石发呕逆、瘤冷、痰;病机涉及热乘于心脾、热气上攻脾胃不和、脾肾久虚、脾元虚冷、脾胃虚弱米谷不化、下元久冷虚气攻刺心脾;治法如损其脾者调其饮食适其寒温、补虚冷固元脏、补中益气调顺脾元,治痰盛利胸膈、和脾肺气,补虚冷调元气、壮筋骨明耳目、进饮食和脾胃,补益元脏疗一气疾等。

三、讨论

(一) 选择《圣济总录》的依据

据百度有关条目介绍,《圣济总录》于北宋末年政和年间(1111—1118 年)宋徽宗赵佶诏令征集当时民间及医家所献大量医方,又将内府所藏的秘方合在一起,由圣济殿御医整理汇编而成。作者均系成书年代医学界权威学者、占有充分的历代及成书年代的医学资料,例如收录了成书于北宋早期的《太平圣惠方》,而这些资料来源于国家收藏,其质量和版本较为可靠、准确和优良,从而保证了该书具有里程碑似的价值。

(二)《圣济总录》丰富了脾脏的辨证论治理论

1. 病证定义明确　该书收载了大量古今涉脾病证,并对这些病证予以了较为完整的定义、界定,例如:

(1) 濡泻:"《内经》曰:湿胜则濡泻;《甲乙经》曰:寒客下焦,传为濡泻。夫脾为五脏之至阴,其性恶寒湿,今寒湿之气,内客于脾,则不能坤助胃气,腐熟水谷,致清浊不分,水入肠间,虚莫能制,故洞泄如水,随气而下,谓之濡泻。"

(2) 气痢:"由冷气停于肠胃间,致冷热不调,脾胃不和,腹胁虚满,肠鸣腹痛,便痢赤白,名为气痢。

治法宜浓肠胃,调冷热,补脾气。"以及有毒气痢、脾胃虚冷等病机描述,而毒气痢则表明该腹泻病证的严重与难治。

（3）休息痢:"肠中宿挟痼滞,每遇饮食不节,停饮不消,即乍瘥乍发,故取名为休息痢。治疗当加之以治饮消削陈寒痼滞之剂则愈。"

（4）伤寒发黄:"伤寒发黄之状,身体尽变,或如熏黄,或如橘色是也。凡阳明中风,太阳中湿,皆令人发黄。盖由得病无汗,小便不利,寒湿不散,则热结脾胃,腠理闭塞,瘀热之气,与宿谷相搏而郁蒸,不能消散,故大小便结涩不通,令人身体面目,皆变黄色,其病腹满,一身尽疼发热,若其人小腹满急,眼涩疼,鼻骨痛,两膊及项强腰背急者是也……又有急黄者,身体黄甚,猝然而发,心满气喘,命在须臾,故名急黄。有初得病便黄者,或初不知是黄,死后方变黄者,此病亦因脾胃瘀热。本天行时气所作也,宜细辨之,但发热心战者,乃是急黄之候。"

2. 病机阐释丰富　《圣济总录》有关疾病病机阐述方面与《太平圣惠方》类似,即在某一类方之首,对这类病症的病机予以阐述。但一些定义存在异同,如"脾胃冷热不和"。

《太平圣惠方》:"夫脾与胃,合为受载之府,化谷精气,灌溉身形。二气调平,则四肢安畅。若脏腑虚弱,饮食不消,阴阳交争,冷热相搏,故令脾胃不和也。"突出了二气调平、脏腑虚弱,强调了脾胃功能的协调;而《圣济总录》:"论曰体弱之人,谷气不足,脾胃既虚,冷热之气,易为伤动。盖脾胃者,仓廪之官,布化精气,灌养四旁。其气虚弱,则食饮或冷或热,多致不消,使阴阳交争,冷热相搏,故令脾胃不和也。"突出了体弱之人、脾胃既虚、其气虚弱,更为精准。

3. 治法论述细腻　该书对一些方证的治法描述也十分精彩,如:磨脾丸,治三焦气不升降,脾藏衰弱,胃气虚满,不思饮食,旧谷未消,新谷又入,脾胃气弱,不能磨化,谷气减耗,肌肉瘦瘁,面目萎黄,寒湿结瘀,饮气下流,溃伤肝肾,足胫虚浮,怠惰嗜卧,四肢不收。此药服之,并不耗气,可以剖判清浊,交通上下,使脾气和实而能磨化水谷。

这样的治法叙述代表了方剂学方解发展的方向。

4. 处方用药多样　例如在卷44~46脾脏门"脾瘅"中,载有兰草汤、赤芍药汤、葛根汤、竹叶汤、麦冬汤、知母汤、前胡汤、茯苓汤、三和饮子、羚羊角丸、麦冬煎。如"赤芍药汤"治脾瘅藏热、唇焦口气、引饮不止,方用赤芍、生地黄、大黄、甘草。滋阴泻火,至今仍适用。

再如卷5诸风门对"脾中风"的治疗罗列了独活汤、秦艽汤、当归丸、槟榔丸、牛膝酒、茯神丸、人参散、麻黄汤、丹砂散、藿香汤、天麻丸、一字散、独活丸、羚羊角丸等,治疗包括脑血管意外中风的肢体不遂、言语不利等病症。例如一字散(天南星、白附子、天麻、全蝎、沉香、牛黄、乳香、麝香、雄黄)治疗身体怠惰、四肢不举、色黄面热、腹满短气;若急风,豆淋酒化三丸;若头目昏暗,肢体疼痛,温酒嚼下一丸,小儿化半丸服。依据不同患者、证候及其严重程度,调节处方用量。且一方可以治疗多种病症。

（三）《圣济总录》的辨证论治日臻成熟

将腹泻、不能饮食、呕吐、腹痛4个脾脏代表性证候比较,取这些证候中出具多方者予以分析,以反映其集中趋势,具体为:① 腹泻纳入:脾脏虚冷泄痢(20方)、洞泄寒中(9方);② 不能饮食纳入:脾胃不和不能饮食(18方)、脾胃气虚弱不能饮食(21方)、脾虚冷不思饮食(12方)、小儿脾胃气不和不能饮食(9方)、伤寒后不思食(9方);③ 呕吐纳入:脾胃气虚弱呕吐不下食(20方)、虚劳呕逆(7方)、呕吐(14方);④ 腹痛纳入:脾脏冷气攻心腹疼痛(20方)、脾心痛(9方)。取处方分析中常用与或用中药,不用偶用中药(多处方中仅出现1次者)。分析统计结果如下:

（1）4个证候一致出现的药物。温中:附子、肉桂、高良姜、吴茱萸、干姜、生姜、肉豆蔻;行气:豆蔻、木香、丁香、厚朴、诃子、陈皮、槟榔、砂仁;健脾益气:人参、白术、茯苓、甘草、大枣。表明不论脾脏病变如何,温中、行气、健脾益气是其基本治法,针对的是关键病机。

（2）4个证候3次出现的药物。行气:草豆蔻、沉香、枳壳、青皮;益气活血:黄芪、当归、温酒。表明这些行气、益气活血也有较高的使用率。

（3）4个证候2次出现的药物。消积：三棱、莪术、阿魏；行气：胡椒、红豆蔻、大腹皮、枳实、川楝子、桔梗；化痰燥湿：半夏、香子、陈曲；其他：木瓜、枇杷叶、巴戟天、益智仁、山芋、五味子、白芍。在这，消积、行气、化痰燥湿等主要针对邪实。

（4）在4个证候中唯一出现的药物。① 腹泻：硫黄、龙骨、蜂蜜。② 不能饮食：柴胡、薤白、芜荑、麦曲、鹿茸、生地黄、石斛。③ 呕吐：藿香、细辛、前胡、杏仁、白茅根。④ 腹痛：川乌、荜澄茄、荜茇、麝香、乳香、没药、巴豆、川芎、桃仁、芫花、石斛、野狼毒、朱砂。

这些药物或具有针对特殊症状的作用，如藿香、川乌、荜澄茄等；或针对可能存在的阴虚等特殊证候，如生地黄、石斛。

可见，虽然症状表现差异很大，如腹泻、不能饮食、呕吐、腹痛，但其用药却多有近似，究其原因，是针对脾脏病证的核心证候、关键病机，通过辨证论治达到最佳疗效。这样的治疗，显然不是仅仅针对症状、针对病变局部病理病变的，是综合治疗方案与思路。

（四）《圣济总录》修正了脾脏病证的范围

在卷44～46脾脏门中，该书把腹泻、不能饮食、饥不能食、呕吐、宿食不消、水谷不化、口渴、胃脘不适、腹胀满、腹痛、肠鸣、消瘦作为脾脏常见证候介绍，理法方药对应，而且多数证候在该书的其他病证中一再出现、重复，例如腹泻除卷44脾脏门中的脾脏虚冷泄痢外，还分别在卷74、75、77、91、156、178中出现，涉及濡泻、飧泄、洞泄寒中、痢、气痢、休息痢、虚劳兼痢、妊娠下痢、小儿冷痢等，一再列举涉及脾胃病证的辨证论治方法，出具了大量处方。表明该书作者认为，泄泻是脾脏病证的主要表现。

与隋代《诸病源候论》相比，黄疸、水肿、便秘、癃闭、身体手足不随、唇、口、舌、鼻、咽喉等病证未作为脾脏病证的常见症状及其论治介绍，例如卷60黄胆门中的"黄胆统论""黄疸"中虽仍引用《诸病源候论》病机解释，如"脾胃有热，复为风湿所搏""大率多因酒食过度，水谷相并，积于脾胃，复为风湿所搏，热气郁蒸，所以发黄为疸"，但具体方证中却未提及脾相关病机的描述，客观上淡化了这类古典理论。

再如，中风半身不遂，病机仍引用"脾胃虚弱，气血亏耗，风邪内攻，半身不遂"等古训，但处方如"轻骨丹方"用狗脊、木鳖子、五灵脂、草乌，温酒下，看不到健脾益气的常见药物，表现为古典理论与临床治验脱离开来。

这些学术观点的演变，显然反映了该书作者的学术观点与取舍，且对宋元明清产生了一定的影响。

（五）《圣济总录》有关津液定义及伤津的论治

1. 沿用《内经》的概念　例如："水谷精微，化为血气，外荣形体，内充脏腑，脾胃气和，则能行其津液而充养肌肉，若脾胃虚弱，不能运化水谷，则气血减耗，无以灌溉形体，故肌肉不丰而羸瘦也。"（卷46脾胃气虚肌体羸瘦）在这，津液即水谷精微，以精血为主，是《内经》的概念。

2. 与气、血、精等区分开来的概念　但在该书的一些论述中，津液已趋向分化，与笼统的"水谷精微"提法不同，专指体液，而且配套有养阴生津方药，如：

"伤寒热入于脏，流于少阴之经，则肾受病矣，肾水恶燥，热盛则燥，故渴而引饮……若发汗吐下过甚，则亡津液。津液耗多，热气内生，亦令渴也。"（卷23伤寒烦渴）在这把热病与伤津联系起来论述，与后世温病理论已十分近似。

再如，"若肝脏有热，血脉壅燥，则津液不能荣润，故目中干痛而磣涩也。"该证出芦根汤，方用芦根、地黄汁、木通、栀子、桔梗、黄芩、甘草、芒硝（卷106目涩痛）。方用养阴生津的芦根、地黄汁，有论、有法、有方。

至此，与气、血、精等相对区分的津液概念业已形成。

（六）《圣济总录》对不同学术观点的收载与分析

该书还收载了一些涉脾的不同学术观点和理论，例如"膜外气"。

"论曰：诸家方书论水病甚详，未尝有言膜外气者。唐天宝间有徒都子者，始着膜外气方书，本末完具，自成一家，今并编之。然究其义，本于肺受寒邪，传之于肾，肾气虚弱，脾土又衰，不能制水，使水湿散溢于肌肤之间，气攻于腹膜之外，故谓之膜外气。其病令人虚胀，四肢肿满，按之没指是也。徒都子论病本膜外气者，或谓之水病起于他疾，不可常定。或因患疟，或因积劳，或因肾脏中风，或因肺腑伤冷，或因膈上气，或因冲热远行，或因酒肉中所得，始于肺，终于肾；或因咳嗽，或多涕唾，或因蓄聚，冷气壅塞不散，遂使肺脏热气攻心，五脏冷气下化为水，流入膀胱，在大肠膜外。所以脉不能知，针灸不能及。盖人肾为命本，不可虚也。本固即叶茂，本虚即易枯。况四时衰旺，皆乘肾脏之气，肾损即五脏皆衰，是致胃闭而脾不磨，气结而小便涩。"（卷80膜外气）

该书显然观察到不同疾病的结局有水肿病变的时间窗口，并尝试采用"膜外气"的病机予以分析。可能是没有对应的有效治疗方法，后世并未引用。但这一事例映射出我们祖先在常见病防治中的积极探索与思考，是难能可贵的。

（七）《圣济总录》的崇古现象

1. 病机描述仍引用古典医籍　例如卷5诸风门对"脾中风"的定义仍引用了《内经》和《诸病源候论》，如：论曰脾风之状，多汗恶风，身体怠惰，四肢不欲举，色薄微黄，不嗜食。又曰，踞而腹满，身通黄。又曰，熻熻发热，形如醉人，腹中烦重，等。

再如卷19诸痹门对"脾痹"的定义也引用了《内经》和《诸病源候论》，如：论曰，风寒湿三气杂至，合而为痹。又曰，以至阴遇此者为肌痹。肌痹不已，复感于邪，内舍于脾，是为脾痹。其状四肢懈惰，发咳呕汁，上为大塞。《经》所谓诸痹不已，亦益内者如此。

如果综合该书有关病证的辨证论治，难以看到对应这些古典病机的理法方药，是脱节的。之所以保留，更多可能是反映了编者崇古的心态。

2. 古病名一再出现　在该书卷44～46脾脏门中，分类与《太平圣惠方》近似，而论治有所丰富。比较突出的是专辟了《内经》年代的古病名脾瘅、谷劳。在"脾瘅"中，引《内经》有病口甘者，此五气之溢也，名曰脾瘅。夫食入于阴，长气于阳，肥甘之过，令人内热而中满，则阳气盛矣。故单阳为瘅，其证口甘，久而弗治，转为消渴。

又如在该书卷74～77泄痢门中，收载了濡泻、飧泄、洞泄寒中、气痢等古病名，在这些古病名下有证、有法、有方，但其证候表现及辨证论治并未与其他泄痢有太大区别。这4个古病名在《太平圣惠方》中并未收入，提示《太平圣惠方》作者可能已不认可这些古典的理论。

再如该书还编入了脾痹、三焦咳等。对三焦咳的定义为"三焦咳状，咳嗽腹满，不欲食饮，此皆聚于胃，关于肺，使人多涕唾而面浮气逆也。盖三焦之气，以胃气为本，水谷之道路，气之所终始也，今咳而久者，以寒气蕴结，关播胃中，故腹满不食，气逆上行，涕唾多而面目虚浮也。"

在该书中，类似现象很多。提示，《圣济总录》编者很可能收集到类似的脉案素材，其时有大夫仍在沿用这样的概念；或刻意保留《内经》相关理论、概念，并尝试引经据典，融会贯通。这样的现象，与该书卷首收载五运六气一致。

（方肇勤，杨雯，颜彦）

第八节　《普济方》脾的理论

摘要：本研究完整摘录了《普济方》所有涉脾论述，予以逐一判读；对出现频率较高的类方，统计其药物出现频率。研究表明，《普济方》收载了1500余张治脾方剂，重点关注食欲减退、消化障碍、呕吐、腹痛、腹泻等症状，且积累了丰富的治疗经验；也因其处方来源广，不同程度存在良莠不齐、烦冗重复等现象。本文对其中 1 454 张类方按与脾脏关系密切的疾病证治（脾劳、脾瘅、肉极、脾中风、脾痹、脾疟、痰饮、脾虚热病、外感）、与脾脏关系密切的证候证治（脾胃俱虚、脾实热、脾虚冷）、与脾脏关系密切的症状证治（水谷不化、不能饮食、呕吐、腹痛、腹泻、水肿）、杂证（漏浊遗精、三焦虚寒、痼冷、身体疼痛）、治法、其他涉及脾脏的方论等分类；对某一类方，统计其处方数量、证候/病机、症状/体征、治则治法、所有处方的药物的出现频率，希望对读者整体上把握该书治疗脾胃常见病证具体的理法方药有所帮助。该书在各章节附论和方证中记录了明以前有关临床理论与治验，内容丰富；但所收载的中医基础理论内容却不多，且主要综述《内经》内容，反映了《内经》以降中医基础理论发展相对迟缓，且延续到明初。

在我国医学史上，《普济方》十分著名，该著作成书于 1406 年，其特点是官修，在编撰之际占有当时及之前大量的医学文献，代表着那个年代的医学水准，为研究明初及以前中医基础理论提供了可靠且丰富的素材。

本文拟从脾及其辨证论治论述入手，对该书进行整理研究。

一、方法

参见第二章"第八节《普济方》心的理论"（详略），本文关注脾。

二、结果

该书有关脾的论述集中在卷 13"脏腑总论"，以及卷 20～25 的"脾脏门"中。字数超过 100 000 字。此外还分散在诸风、伤寒、热病、诸痹、黄疸、诸疟、食治、妇人诸疾门等。

其中，卷 13 脏腑总论，含：五脏六腑经络论、五脏所主论、五脏病症虚实论，含五脏平脉、五脏病脉、五脏死脉、五脏真脉、五脏色候、五脏声音、五脏臭味、五脏主配、五邪相干、五脏各有身热等，这些章节均包含脾的内容，以摘录《内经》为主。

卷 20～25 脾脏门，含：总论（摘录了包括《内经》在内的大量有关脾的论述，非《内经》内容大多并不精彩、缺乏新的发现和阐发）、脾实热（内容少，提示明初学术界观点转变了）、脾痛、脾实热咽喉不利、脾虚冷、脾脏冷气攻心腹疼痛；脾脏冷气腹内虚鸣、脾气虚腹胀满、脾脏虚冷泄痢、脾劳、谷劳、脾瘅、肉极；兼理脾胃附论、脾胃俱实；脾胃俱虚附论、脾胃虚冷水谷不化；脾胃冷热不和、饮食劳倦；脾胃不和不能饮食、脾胃气虚弱不能饮食、脾胃气虚弱呕吐不下食、脾胃气虚弱肌体羸瘦、脾胃壅热呕哕等。以上方证分类基本延续了《圣济总录》的门类，一些方证分类继承了更为古典的分类，如脾实热、脾痛、脾虚冷、肉极、脾瘅、脾胃俱实、脾胃壅热呕哕等。

分类如下，并按证候/病机、症状/体征、治法、药物出现频率等叙述。

（一）与脾脏关系密切的疾病证治

该书中收录了一些古典已有记载的脾病，如脾劳、脾瘅、肉极、脾中风、脾痹、脾疟等，但收载的方证较少，在 2～40 张，提示截至《普济方》成书的明代早期，这些古典理论已不被普遍认同和引用。

1. 脾劳（卷 21 脾脏门 脾劳，40 方）

证候/病机：脾胃虚冷/劳伤。

证见：四肢无力、羸瘦、肌肤瘦瘁；或见：不思饮食/不能饮食/不入饮食，心腹胀满/胀痛/冷痛/虚冷、腹胁胀满、脐下痛、肠鸣，泄泻/下痢/滑肠/滑泄/、大便不调、里急后重，饮食不消、呕逆恶心、面色萎黄；偶见：时寒时热、壅热燥渴、骨节烦疼、脚膝疼痛、盗汗、虚惊、忧恚不乐、口苦舌涩、干焦、口舌生疮、多吐清水、黄疸、舌干咽喉痛、不能咽唾、气急、欲卧、舌本苦直、多卧少起、白虫长、四肢浮肿、气急。

药用：白术、人参、厚朴、陈皮、附子、茯苓、鳖甲、木香、诃子、当归、甘草、肉桂、生姜、黄芪、桔梗、吴茱萸、丁香、草豆蔻、肉苁蓉、半夏、大枣、白芍；或用：巴戟天、干姜、肉豆蔻、沉香、槟榔、栀子、黄芩、川芎、牛膝、枳壳、柴胡、升麻、茵陈、生地黄、石斛、犀角、细辛、补骨脂、荜茇、艾叶、旋覆花、砂仁、香子、苍术、射干、杏仁、桃仁、前胡、赤芍、麦冬、石膏、猪肝、蜂蜜；偶用：硫黄、胡芦巴、花椒、高良姜、杜仲、茴香、白豆蔻、藿香、五味子、覆盆子、乌梅肉、常山、草果、紫菀、玉竹、乳香、郁李仁、芜荑仁、神曲、松脂、全蝎、天灵盖、猪肚、牛髓、鹿髓、羊髓、羊肾、酥、猪膏、童子小便、龙胆草、黄连、玄参、木通、竹叶、龙骨、鸡舌香、白石英、白石脂、麻子、羌活、清酒。

2. 脾瘅(卷21脾脏门 脾瘅,11方)

证候/病机：脾瘅。肥甘太过,五气之溢。

证见：口甘,烦渴不止/引饮不止、咽干、唇焦；或见：身热、内热、烦懊；偶见：发黄、面黄、中满。

药用：石膏、犀角、黄芩、白芍、甘草；或用：肉桂、麦冬、生地黄、淡竹叶、茯苓、生姜、蜂蜜；偶用：羚羊角、大黄、栀子、知母、地骨皮、凝水石、芒硝、赤芍、天花粉、槟榔、厚朴、升麻、柴胡、前胡、玉竹、麻黄、兰草、人参、黄芪、白粳米、糯米。

3. 肉极(卷21脾脏门 肉极,2方)

证候/病机：肉极脾虚寒；留饮痰癖,热气所加,关格。

证见：右胁下痛,引肩背痛,坐席不安,不能动作,肉变色、肌痹；或见：腹胀满。

药用：半夏、生姜；或用：附子、细辛、麻黄、石膏、射干、杏仁、茯苓、陈皮、人参、白术、甘草。

分析：论治显得勉强,看来发病率不高。

4. 脾中风(卷90诸风门 脾中风,30方)

证候/病机：脾脏中风/风壅；风入脾肝、脾风阴动、肉极虚寒。

证见：舌强语謇、四肢不举/不遂/缓弱、口面㖞斜；或见：神思昏沉/恍惚/昏浊,身体怠惰/不举/拘急/缓弱,关节疼痛/不仁；偶见：胸膈痰涎、发热、恶风头疼、头目昏闷、心胸痰滞、肉热肌痹、多汗、多涎、不下饮食、不嗜饮食、腹满、便利无度、痰滞、睡即多涎、头面微肿、咽喉内涎唾如胶。

治法：补脾安胃、调气止痛等。

药用：附子、人参、防风、独活、肉桂、羚羊角,麻黄、细辛、茯苓、川芎、天麻、干姜、旋覆花、黄芪、半夏、羌活、前胡、当归、甘草；或用：犀角、牛黄、朱砂、酸枣仁、茯神、石膏、白术、桔梗、熟地黄、麦冬,全蝎、蔓荆子、刺蒺藜、威灵仙、天竺黄、柏子仁、巴戟天、防己、秦艽、地骨皮、枳实、枳壳、薏苡仁、牛膝、生姜、槟榔、温酒；偶用：金箔、冰片、白矾、天南星、花椒、荆芥、川乌、藿香、牛蒡子、沉香、木香、大腹皮、大黄、黄芩、桑白皮、生地黄、天冬、沙参、山茱萸、石斛、赤芍、白芍、陈皮、乌雌鸡、泽泻、大枣、黑豆、大麻仁。

5. 脾痹(卷186诸痹门 脾痹,7方)

证候/病机：脾痹、肉极虚寒。

证见：四肢怠惰,关节疼痛、消瘦不仁；或见：心腹胀满、水谷不化、食即欲呕,不欲饮食；偶见：肌肉极热、发咳。

药用：白术、人参、黄芪、甘草、附子、干姜、茯苓；或用：肉桂、吴茱萸、丁香、枳实、当归、石斛；偶用：天雄、荜澄茄、细辛、麻黄、诃子、独活、防风、益智仁、沉香、草豆蔻、厚朴、肉苁蓉、巴戟天、柏子仁、石膏、法曲、半夏、泽泻、小麦、麦冬、温酒。

6. 脾疟

(1)脾虚疟疾(卷198诸疟门 足太阴脾疟,19方)

证候/病机：脾虚寒热为疟。

证见：疟疾寒热,非时发作；或见：肌肉黄瘦、饮食不进、不思饮食、善呕、腹痛肠鸣、大腑不调；偶见：

不渴、多汗、汗出。

药用：甘草、陈皮、常山、厚朴、草果、鳖甲、槟榔；或用：人参、肉桂、知母、青皮、生姜、砒霜、附子、高良姜、藿香、朱砂、乌梅、豆豉；偶用：雄黄、麝香、安息香、干漆、荜茇、砂仁、木香、吴茱萸、草豆蔻、大黄、猪胆、川芎、大腹皮、莱菔子、芜荑仁、青蒿、柴胡、防风、贝母、前胡、苍术、紫苏、白术、牡蛎、阿魏、半夏、黑豆、大豆、大枣、白芍。

（2）脾虚久疟（卷 197 诸疟门 诸疟，11 方）

证候/病机：脾胃虚弱有积、久不克化、遂成寒疟。

证见：疟疾寒热无时、发热不退；或见：喘急、口干咽苦、背脊疼痛、肠鸣腹痛、烦满欲呕。

治法：调理脾胃、调荣卫、避瘴气。

药用：甘草、厚朴、草果、人参、陈皮；或用：苍术、藿香、半夏、茯苓、生姜、绿豆；偶用：砒霜、雄黄、朱砂、黄丹、人言、常山、槟榔、草豆蔻、乌梅、大麻叶、附子、高良姜、麻黄、肉桂、黄连、木香、紫苏、白芷、青皮、柴胡、川芎、紫河车、黄芪、白术、大枣、黑豆。

7. 痰饮　该书涉脾痰饮方证主要有脾虚痰饮、脾胃虚寒痰饮、虚劳痰饮等 27 个方证。

（1）脾虚痰饮（卷 165 痰饮门 一切痰饮，8 方）

证候/病机：脾胃弱/不和、寒痰停积/痰饮。

证见：呕吐恶心、吐痰涎水；或见：胸膈痞满、好食酸物、愦闷乱；偶见：臂痛、咳嗽。

治法：温益脾胃、消饮化痰、顺气进食。

药用：半夏、生姜、茯苓；或用：陈皮、白术、人参；偶用：芒硝、白豆蔻、丁香、砂仁、香附、化橘红、枳壳、神曲、麦曲、赤石脂、甘草、酒。

（2）脾胃虚寒痰饮（卷 164 痰饮门 一切痰饮，11 方）

证候/病机：脾胃宿冷/不足/气弱、停痰留饮。

证见：心腹/腹胁/胸膈等痞满/刺痛/胀满/胀痛/满闷/不快，呕吐恶心/吞酸噫醋，不思饮食/不能食/减食；或见：头眩目晕、心悸；偶见：寒热、好卧、咳嗽。

治法：温脾胃、化痰饮、止呕吐。

药用：半夏、陈皮、甘草、天南星、丁香、干姜、生姜；或用：砂仁、藿香、神曲、青皮；偶用：雄黄、白矾、皂角、寒水石、草果、高良姜、木香、化橘红、豆蔻、肉豆蔻、天麻、人参、粟米、茯苓、白术、厚朴、乌梅、桔梗。

（3）虚劳痰饮（卷 231 虚劳门 虚劳痰饮，8 方）

证候/病机：脾胃虚冷、痰饮不消。

证见：呕吐气逆、不思饮食、头眩；或见：心胸烦满/烦闷、心腹时痛；偶见：四肢乏力/烦疼。

治法：补暖水脏、和益脾胃。

药用：人参、生姜、半夏、陈皮、大枣、肉桂、诃子、茯苓、白术、厚朴、木香、甘草、前胡、鳖甲、黄芪、当归、白芍、草豆蔻、枳壳、五味子；或用：附子、熟地黄、细辛、大腹皮、枇杷叶；偶用：干姜、高良姜、沉香、丁香、豆蔻、白芷、防风、藿香、柴胡、桔梗、泽泻、三棱、槟榔、木通、知母、牡丹皮、麦冬、神曲。

8. 脾虚热病（卷 24 脾脏门 饮食劳倦，20 方）　该书在"饮食劳倦"中收载了补中益气汤、清暑益气汤、升阳顺气汤、参术调中汤、白术附子汤、宽中理气丸、木香调中丸、朱砂安神丸、秘传降气汤、益胃散、妙应丸、解酲汤等。李东垣处方能被及时收录，再次证明了该书的兼收并蓄。

证候/病机：饮食劳倦所伤以致脾胃虚弱。内伤不足，谷气下流，难护营卫，不任风寒，乃生寒热。

证见：身热而烦、烦喘短气、口舌干燥，怠惰嗜卧、身体沉重、腰脚无力；或见：心腹/脐腹/胃脘/胸膈等胀痛/刺痛/满闷/不快/冷痛/膨胀/痞塞，肠鸣下利，不思饮食、饮食迟化、呕逆；偶见：咳嗽气短、气上、短气、多怒、目生内障、汗沾衣、足下痛、两睾多冷、隐隐而痛、妄见鬼状、梦亡人、头目昏眩、小便黄数。

治法：补中益气、清暑益气、宽中理气、升阳顺气。

药用：甘草、陈皮、黄芪、人参、白术、升麻、泽泻、木香；或用：附子、柴胡、黄连、苍术、青皮、当归、白芍、黄柏、厚朴、草豆蔻、猪苓、茯苓、桑白皮、葛根、神曲；偶用：槟榔、三棱、肉豆蔻、豆蔻、胡椒、肉桂、丁香、檀香、藿香、荜澄茄、砂仁、槟榔、荜茇、枳壳、枳实、诃子、桂枝、干姜、细辛、石膏、知母、黄芩、蔓荆子、羌活、独活、防风、木通、麦冬、生地黄、五味子、灯心草、通草、五加皮、益智仁、补骨脂、朱砂、半夏、盐。

9. 外感　该书外感方证有中寒、中暑、中湿等29个方证。而这3类外感热病涉脾证治代表了学术界对外感热病及其防治的较新认识和发展，给后世温病学说吹响了前奏曲。

(1) 中寒（卷117 寒暑湿门 中寒附论，2方）

证候/病机：外感寒邪、内伤生冷、脾胃不和。

证见：憎寒壮热，脐腹虚冷；或见：饮食进退、头目昏痛、肢体拘急。

药用：肉桂、生姜、人参；或用：附子、干姜、高良姜、白附子、天南星、丁香、木香、沉香、苍术、厚朴、草果、藿香、半夏、半夏曲、陈皮、神曲、茯苓、化橘红、白术、当归、胡椒肉、甘草、乌梅。

(2) 中暑（卷117 寒暑湿门 中暑附论，18方）

证候/病机：伤暑、中暑；暑热伤气，内感风冷、冷热不调、饮食不节、清浊相干、霍乱气逆、脾胃受湿、脾胃不和。

证见：发热烦躁、憎寒壮热、寒热交作、头痛体痛、气高而喘、胸满气促、痰喘咳嗽、口干烦渴、晕眩烦渴、昏闷不省、小便黄数、自汗体重、肢体浮肿；胸膈满闷、脾疼翻胃、心腹疼痛、不能饮食、不思饮食、呕哕恶心、大便溏频、四肢困倦、精神短少、嗜卧倦怠、每遇夏月不进饮食、霍乱吐泻转筋。

治法：消暑湿、解伏热、除烦渴、清头目、健脾胃、进饮食。

药用：甘草、香薷、厚朴、白扁豆、人参、茯苓、陈皮、木瓜、半夏、白术、生姜；或用：雄黄、砂仁、丁香、紫苏、葛根、升麻、杏仁、黄连、黄芪、麦冬、五味子、大枣；偶用：硫黄、硝石、白矾、滑石、肉桂、干姜、吴茱萸、姜黄、草果、檀香、青皮、枇杷叶、贯众、黄柏、当归、柴胡、藿香、苍术、泽泻、白茅根、茯神、神曲、白面、山药、白芍、甜瓜、乌梅肉。

(3) 中湿（卷118 寒暑湿门 中湿附论，9方）

证候/病机：中湿伤湿、风寒湿相搏所伤、食寒饮冷、脾中湿热、内伤脾胃、气不宣通、脾胃不和。

证见：头痛恶风、鼻塞身痛、战栗多汗、身体疼痛、腰背强直转侧不能、呕逆吐痰、不思饮食；或见：肢节烦疼，痛不能举、四肢不遂、麻木不仁、肩背沉重、胸膈不利、身重腰冷、四肢肿满、关节烦疼、腹胀喘逆、倦怠浮肿、两脚酸痛、如坐水中、大便溏泄、呕逆恶心、小便赤涩；偶见：眩晕、挛拳掣痛、口噤不知人。

治法：温和中气、退除寒湿等。

药用：白术、生姜、甘草、大枣；或用：附子、苍术、泽泻、羌活、防风、升麻、葛根、防己、肉桂、干姜、丁香、木香、川乌、化橘红、黄芩、苦参、茵陈、知母、葶苈子、桑白皮、当归、人参、黄芪、白米、白芍、茯苓、猪苓、鹿衔草、蜂蜜、酒。

(二) 与脾脏关系密切的证候证治

1. 脾胃俱虚（卷23 脾脏门 脾胃俱虚附论）　与以往历代方书不同，该书专辟这一章节提示：该书作者认为，脾虚是脾胃病变的主要证候，且积累了丰富的治验，方证58个。

证候/病机：脾胃虚弱/虚极/虚寒/久虚/久冷/不和/虚热/虚寒、脾肾虚弱。

证见：心腹绞痛/刺痛/引痛/膨胀/气痞/痞满/痞塞/痞闷、胃脘/腹/小腹痛，不思饮食、全不思食、饮食无味/减少、不能饮食、食不能下、饮食不进、食入即饱、食不消、恶心呕吐、反胃、呕吐痰水/酸水，泄泻虚滑、肠鸣、便利无度、大便不调、霍乱吐泻；或见：面色萎黄、肌瘦、形容憔悴、困倦嗜卧、言微气短，四肢少力、四肢不收、两脚痿软、体重节痛、四肢厥冷；偶见：热厥、寒厥、寒热如疟、恶风/寒、头痛时作/如裂、头目不清、心烦不安、肢节烦疼、身重如山、厉风伤痛、苦肌寒痛、胁下坚硬、心松气喘、心神颠倒、气短上气、面目虚浮、耳鸣、鼻息不通、不闻香臭、额寒脑痛、眼黑头旋、目眩、目不敢开、目中溜火、胸中有寒、时加咳唾、膈咽不通、喘喝闭塞、停饮胁痛、食积不消、食后昏闷、食即汗出、癥瘕块结、呕逆痰甚、不得安卧、面目俱黄、烦躁、口苦舌涩、口干舌干、舌强、酒后多痰、小便频数/闭塞、大便秘结、虚羸少气、四肢虚浮。

治法：补益脾气、和中顺气，暖脾胃，进饮食，生精血、长肌，醒脾悦色，消痰止呕。

药用：人参、陈皮、甘草、白术、干姜、生姜、茯苓、神曲、附子、砂仁、肉桂、丁香、厚朴、麦曲、肉豆蔻、胡椒、柴胡、升麻、木香、半夏、黄芪、茴香；或用：高良姜、吴茱萸、藿香、青皮、羌活、苍术、防风、五味子、黄柏、当归、木瓜、大枣、三棱、莪术、草豆蔻、荜澄茄、槟榔、荜茇、花椒、诃子、益智仁、草果、枳壳、半夏曲、川芎、山药、红豆、白芍、乌梅、独活；偶用：天雄、朱砂、麝香、补骨脂、肉苁蓉、乌药、阿魏、川楝子、豆蔻、莱菔子、没石子、天麻、酸枣仁、生地黄、麦冬、地骨皮、桔梗、猪肝、猪胰、猪皮、乌鸡、陈曲、白扁豆、白面、薏苡仁、泽泻、莲子肉、葱白、白盐、青盐、冬瓜子、灯心草。

以上分类及论述，是以往方书所未见的。反映了作者对脾胃证治的重视。

2. 脾实热（卷20 脾脏门 脾实热） 这一分类提示：① 作者沿袭了明以前的有关分类，但方证少，仅16个，提示南宋以来没有更多经验的积累。② 脾实热主要指以脾实证为主，可以热、可以不热；甚至可以挟虚。③ 口咽舌等涉脾病变分散在五官科章节中，而五官科理法方药已有较大发展。④ 不同章节涉脾方证如：咽喉不利、咽喉肿痛、舌肿等，计57方，加上脾实热16方，共计73方。

证见：心腹心膈腹胁胸痛满/壅滞/胀闷/坚胀，唇口干燥/生疮/渴、不思饮食；或见：口中痰涎、目赤疼、舌强、面黄、泾溲不利、四肢疼痛、头痛、大腹实热；偶见：心烦、身热、颊疼、咽喉不利、烦扰不得卧、热满不歇、卧愦愦痛无常处、头重、气昏、病足寒胫热、忧思过度。

药用：茯苓、大黄、石膏、半夏、枳壳、人参；或用：白术、肉桂、甘草、白芍、羚羊角、陈皮、白芷、升麻、杏仁、黄芩、旋覆花、桔梗、前胡、生地黄、生姜、麦冬、柴胡、蜂蜜；偶用：枳实、栀子、芒硝、细辛、泽泻、黄芪、草果、大腹皮、桑白皮、黄连、厚朴、犀角、大枣、茯神、天花粉、地骨皮、葛根、槟榔、木香、淡竹叶、黑发、羊脂、荆芥、羌活、诃子、麻黄、防风、川芎。

(1) 咽喉不利（卷20 脾脏门 脾实热咽喉不利，7方）

证候/病机：脾实热。

证见：咽喉不利窄塞、肿痛、咽干；或见：烦热、心烦、头痛、舌本强、唇肿、口舌干燥、四肢壅闷、体重不能行步。

药用：升麻、射干、玄参、麦冬、黄芩、柴胡；或用：石膏、犀角、大青、茯苓、赤芍；偶用：羚羊角、龙胆草、地骨皮、牛蒡子、淡竹沥、芒硝、杏仁、络石藤、玉竹、木通、独活、枳壳、诃子、甘草。

(2) 咽喉肿痛（卷63 咽喉门 咽喉肿痛，13方）

该证多属复合病机，主要涉及脾肺。

证候/病机：脾肺积热/壅热；脾胃/脾肺/心脾/风热/毒热上攻咽喉。

证见：咽喉肿痛/疼痛/热塞不通；或见：喉痹、结硬不消、咽喉唇肿、舌本肿胀、满口生疮、口舌糜烂；偶见：口干面热、心烦颊赤、四肢不利。

治法：泻脾、化涎生津。

药用：大黄、甘草、升麻、射干、羚羊角、芒硝、硼砂、薄荷；或用：木通、玄参、生地黄、络石藤、人参、朱砂；偶用：琥珀、冰片、滑石、石膏、白矾、犀角、雄黄、麝香、连翘、桔梗、马勃、半夏、麻黄、细辛、川芎、荆芥、栀子、大青、黄芩、麦冬、肉桂、干姜、白芍、赤芍、五味子、五倍子。

(3) 唇生核（卷300 上部疮门 唇生核，8方）

证候/病机：脾胃热毒/蕴热/风热/热壅滞。

证见：唇上/唇边生核、结硬疼痛；或见：唇生疮、唇口生结核。

药用：升麻、甘草；或用：玄参、麦冬、犀角、龙胆草、黄芩、独活、薏苡仁；偶用：羚羊角、黄连、知母、木通、生地黄、菊花、青竹皮、防己、连翘、赤小豆、葛根、白蔹、漏芦、玉竹、防风、细辛、薰陆香、前胡、沉香、桑寄生、当归、川芎、枳壳、松脂、白胶香、生姜、蜡。

以下方证多属复合病机,主要涉及心脾。

(4) 舌肿(卷139 伤寒门　伤寒舌肿,10方)

证候/病机:热毒伤于心脾;心脾壅热/虚热/热毒/积热上冲,脾肺虚热。

证见:舌肿痛;或见:口内生疮、咽喉疼痛;偶见:多吐痰涎、不下食。

药用:甘草、大黄、升麻、黄连、生地黄、麦冬;或用:犀角、玄参、黄药子;偶用:铅霜、牛黄、黄芩、黄柏、大青、龙胆草、知母、竹叶、竹茹、菊花、淡竹沥、羚羊角、射干、杏仁、白芷、车前子、芒硝、茯苓、鸡苏、柴胡、人参、当归。

(5) 口疮(卷149 时气门　时气口疮,2方)

证候/病机:心脾脏热毒上冲,口舌生疮。

药用:玄参、大青、升麻;或用:生地黄、犀角、黄柏、胡黄连、龙胆草、苦竹叶、射干、甘草。

(6) 口干(卷58 口门　口干,4方)

证候/病机:心脾壅热,热之气乘心脾之经。

证见:口舌干燥、烦渴;或见:唇焦枯无润泽、口臭。

治法:去热毒。

药用:栀子、麦冬、生地黄、甘草、川芎;或用:牛黄、黄连、黄芩、木通、芒硝、阿胶、天冬、竹叶、玉竹、柴胡、麝香、沉香、丁香、薰陆香、木香、羚羊角、黄芪、细辛。

(7) 消渴口舌干燥(卷178 消渴门　消渴口舌干燥,10方)

证候/病机:心脾脏热/实热/壅热、脾胃热,津液枯耗。

证见:烦渴不止、引饮水浆;或见:羸瘦困乏、面赤;偶见:身热头痛、积热黄瘦、发热恶寒、蓄热寒战、膈热呕吐、燥热、风热昏眩、目赤口干、咽喉肿痛、泻痢、蒸热虚汗、肺痿劳嗽。

药用:麦冬、天花粉、知母、甘草、黄芩、石膏、茯神;或用:黄连、寒水石、生地黄、芦根、人参、茯苓、生姜;偶用:大黄、芒硝、滑石、木通、地骨皮、茅根、瞿麦、柴胡、桔梗、砂仁、猪肚、黄芪、白粱米、薏苡仁、白扁豆、山药、莲肉。

(8) 暴渴(卷179 消渴门　暴渴,3方)

证候/病机:心脾壅热/壅滞、脾虚热。

证见:暴渴引饮。

药用:黄连;或用:大黄、麦冬;偶用:黄芩、地骨皮、枇杷叶、天花粉、葛根、茯苓、茯神、泽泻、远志、肉桂、白术、甘草。

3. 脾虚冷(卷20 脾脏门　脾虚冷,51方)　这一分类提示:① 作者沿袭了明以前的有关分类。② 脾虚冷主要指以脾虚证为主,可以阳虚、可以气虚;也可以气虚挟冷气。③ 相比脾实热16个方证,脾虚冷多达51个方证,提示,该书更关注脾虚证的防治。④ 该书其他章节涉及脾虚的方证如羸瘦、脾胃虚损、脾肾虚损等,累计84方,加上脾虚冷51方,共计135方。

证候/病机:脾胃虚寒、脾寒、脾气虚,脾胃不和、冷涩隔聚。

证见:不思饮食、不进饮食、饮食减少/易伤、宿食不消,心腹胀满/刺痛/冷痛、胸膈/两胁/胁下/脐腹/中焦不利痞闷;或见:气逆呕痰/呕逆醋心/呕逆恶心,滑泄下利、肠鸣、羸瘦、四肢乏力、身体沉重,面色萎黄/青黄;偶见:忧愁不乐、心烦、精神昏闷、不得卧、语声忧惧、舌本卷缩、四肢厥逆、喘息不匀、涕唾稠黏、口中如含霜雪。

治法:温脾养胃、快脾挝脾、温中安中,理脾进食、和胃顺气、升降阴阳、和三焦、化宿食、定腹痛、进饮食。

药用:厚朴、附子、人参、陈皮、干姜、甘草、肉桂、诃子、茯苓、生姜、肉豆蔻、吴茱萸、麦曲、草豆蔻、白术、半夏、神曲、木香、砂仁、豆蔻、丁香、川芎、高良姜、当归、大枣；或用：五味子、青皮、荜澄茄、细辛、花椒、胡椒、沉香、荜茇、槟榔、草果、藿香、香子、枳壳、香皮、桔梗、红豆、防风、黄芪、陈曲、白芍、大麻仁、赤石脂、石斛；偶用：大黄、黄柏、独活、羌活、白芷、阿魏、枳实、三棱、莱菔子、枇杷叶、川楝子、乌药、麋茸、胡芦巴、腽肭脐、肉苁蓉、山茱萸、熟地黄、益智仁、大豆、郁李仁、温酒。

（1）赢瘦（卷25 脾脏门 脾胃气虚弱肌体赢瘦，24方）

证候/病机：脾胃气虚/久弱/虚弱/久虚/虚极/虚冷；不能运化、冷热失和、清浊不分、停痰留饮。

证见：肌体赢瘦；或见：四肢无力/倦怠/衰倦/少力/困弱、多卧少起，面色萎黄，不思饮食、不能饮食、全不入食，恶心呕吐、噫醋吞酸，食不消化，心腹/脐腹/腹胁/胁肋/胸膈等疼痛/胀满/气痛/痞满/胀痛，溏泄/不调；偶见：久病赢弱，精神昏闷、短气气促、头目眩重、心中烦愦、颠倒不安、咳逆痰水、腰膝疼痛、足发虚肿、小便频数、妊娠阻病、憎闻食气。

治法：补脾胃、进饮食、长肌肉、去虚倦。

药用：白术、附子、厚朴、肉桂、人参、当归、甘草、黄芪、陈皮、茯苓、干姜、大枣、生姜；或用：花椒、丁香、肉豆蔻、诃子、草豆蔻、木香、半夏、枳壳、五味子、白芍、槟榔、沉香、香子、川芎、桔梗、吴茱萸、砂仁、柴胡、桃仁、牛膝、山芋、陈曲、麦曲、盐、温酒；偶用：钟乳石、硫黄、阿魏、高良姜、胡椒、荜茇、细辛、三棱、莪术、藿香、邪蒿、丁香皮、茴香、白芷、枳实、川楝子、大腹皮、青皮、半夏曲、苍术、防风、独活、前胡、大黄、鳖甲、羊肉、山茱萸、熟地黄、麦冬、石斛、葛根、山药、团参、糯米、陈粟米、山药、陈仓米、神曲、酱、醋。

（2）脾胃虚损（卷218 诸虚门 补虚益气，11方）

证候/病机：脾胃虚损，脾肾虚寒/气虚/风劳，心虚脾弱。

证见：四肢怠倦、赢瘦、饮食不进、饮食无味；或见：心腹/脐腹等疼痛/痞闷、中脘停痰/停寒；偶见：盗汗痰壅、腰膝疼痛、体倦梦遗、白浊滑泄、下寒阴汗、小便滑、月候不匀、赤白崩漏。

治法：温和脾胃、补中益气、进食固精。

药用：附子、人参、白术、茯苓、木香；或用：干姜、川芎、白芷、沉香、白芍、甘草、桔梗；偶用：天雄、肉桂、肉苁蓉、菟丝子、丁香、高良姜、茴香、甘松、藿香、厚朴、枇杷叶、葛根、莲肉、白扁豆、薏苡仁、山药、陈皮、神曲、大枣、生姜、白马茎、黑骨脊、骨髓、当归、熟地黄、饴糖、稷、酒、五味子、五灵脂、槟榔、阿魏、砂仁、蔓荆子、桂花、草薢、杏仁、朱砂。

（3）脾肾虚损（卷220 诸虚门 补虚治风，6方）

证候/病机：元气虚损、脾肾风劳。

证见：腰膝疼痛、虚惫；或见：耳内蝉鸣。

治法：益脾实肾、补元脏、除诸风。

药用：附子、巴戟天、肉苁蓉、白术；或用：人参、黄芪、菟丝子、硫黄、川乌、吴茱萸、花椒、槟榔、青皮、川楝子、香子、刺蒺藜、羌活、桔梗、海桐皮、石斛、牛膝、菊花。

（4）脾肾虚寒（卷219 诸虚门 补壮元阳，5方）

证候/病机：真阳不足、脾肾虚寒、久积虚冷。

证见：赢瘦无力、少思饮食、脐腹疼痛；或见：两胁胀满、胸胁多气；偶见：中风痰厥、寒热往来、骨蒸盗汗、心神不宁、恍惚时惊、咳嗽喘满、呕吐寒涎、久病脾泄、小便滑数、时有白浊。

治法：大补元阳、调顺脾胃。

药用：木香、沉香、石斛；或用：鹿角、鹿角霜、雀儿、附子、天雄、肉桂、巴戟天、补骨脂、覆盆子、蛇床子、硫黄、水银、钟乳石、人参、莲肉、当归、丁香、茴香、胡芦巴、细辛、石菖蒲、木瓜、灵砂。

（5）脾肾虚寒（卷220 诸虚门 补虚调腑脏，18方）

证候/病机：脾肾真元虚损/积冷。

证见：心腹/脐腹/腹肋等闷痛/筑痛/疼痛/满闷/壅胀/痞冷/刺痛；或见：干哕吞酸、全不进食/思食、泄利滑泄、四肢无力;偶见:颜色萎黄、目暗耳焦、痰嗽、腰膝疼痛、身重、行步艰难、腿膝无力、两脚转筋、自汗气急、小便频数、冲任不足、月水愆期、崩漏带下。

治法:暖脾肾、壮腰脚、益颜色、消久积。

药用:附子、肉桂、干姜、木香、厚朴、补骨脂、肉豆蔻、沉香、青皮、石斛;或用:巴戟天、诃子、白术、三棱、豆蔻、荜澄茄、吴茱萸、枳壳、神曲、木瓜、生姜、硫黄;偶用:雀儿、肉苁蓉、菟丝子、牛膝、阳起石、朱砂、磁石、熟艾、高良姜、蓬术、槟榔、花椒、胡椒、荜茇、茴香、川乌、枳实、楮实、香子、黄柏、天南星、半夏、陈皮、麦芽、大枣、甘草、青盐、杏仁、萆薢、芜荑。

(6)脾肾虚寒(卷225诸虚门 补益诸虚,13方)

证候/病机:脾肾久虚积冷/风虚/真阴损伤/不足。

证见:肢节困倦、怠惰嗜卧、羸瘦、腰膝疼痹、面色萎黄;或见:心腹胀满/疼痛、呕吐痰水、饮食减少、小便遗沥、大便后重、吐乳翻胃。

治法:补益脾肾、强筋健骨。

药用:附子、鹿茸、补骨脂、牛膝、人参、肉苁蓉、当归、甘草、茴香;或用:巴戟天、麝香、沉香、白术、茯苓、石斛、生姜;偶用:腽肭脐、杜仲、续断、熟地黄、胡芦巴、韭子、山茱萸、楮实、山药、益智仁、玉竹、木瓜、远志、白芍、朱砂、阳起石、钟乳石、紫石英、禹余粮、赤石脂、代赭石、穿山甲、乳香、没药、五灵脂、丁香、胡椒、槟榔、金铃子、川楝子、青皮、陈皮、柴胡、萆薢、薏苡仁、滑石、萝卜、茄子、大黄、黄芩、温酒。

(7)心脾肾虚(卷224诸虚门 平补,7方)

证候/病机:心脾肾三经不足。

证见:脚肿等。

治法:壮气血、补脾肾、进饮食。

药用:鹿茸、附子、熟地黄、当归、苍术、茯苓;或用:补骨脂、菟丝子、巴戟天、肉苁蓉、桑螵蛸、晚蚕蛾、益智仁、枸杞、吴茱萸、沉香、安息香、丁香、木香、肉豆蔻、白附子、木通。

(三)与脾脏关系密切的症状证治

1. 水谷不化 该书"水谷不化"指摄入后胃脘饱满感或不适持续,妨碍下一顿/后续食欲/进食。食不消、宿食不消与此近似。水谷不化该书以虚证为主,或脾虚,或脾阳虚,或脾气虚挟有风寒。该书在多个章节中专辟涉及脾胃证候的水谷不化,如脾胃虚冷水谷不化、伤寒后宿食不消、虚劳食不消等,累计132方。

(1)脾胃虚冷水谷不化(卷23脾脏门 脾胃虚冷水谷不化,84方)

证候/病机:脾胃虚冷/虚寒/气虚/虚弱/冷弱、脾胃不和/不调/中冷/寒/宿冷/积冷、风劳冷气、宿食留滞、停痰留饮、气积不散、三焦不调、中脘气滞。

证见:宿食不消、水谷不化、不能饮食、不思饮食;或见:呕逆恶心/酸水、呕吐痰水、食即呕逆、噫气/噎膈、冷癖翻胃,吐泻不止,泄泻下痢,里急后重;心腹/中脘/腹/腹胁/胁肋/胸膈等胀满/痞满/胀闷/刺痛/引痛/大痛/撮痛/疼痛/绞痛/痞滞/膨胀/虚痞/痞闷/胀/寒痛/气胀/不快/不利/攻痛/引痛/虚胀/噎痞/疼闷/逆满/满痛,食已腹痛,四肢无力/少力/不收、倦怠嗜卧、乏力短气、面目萎黄、日渐羸瘦、足胫虚浮;偶见:壮热憎寒、发热、喘满气急、咳嗽无时、头痛烦渴、头面黄肿、上虚、自汗、四肢逆冷、口淡舌涩、中酒吐酒。

治法:温养脾胃、宽利胸膈、消化饮食、去冷消痰、开胃进食。

药用:干姜、甘草、肉桂、陈皮、人参、丁香、厚朴、木香、附子、白术、莪术、草豆蔻、半夏、生姜、吴茱萸、青皮、茯苓、三棱、高良姜、砂仁、胡椒、诃子、桔梗、当归、麦曲、大枣;或用:槟榔、豆蔻、神曲、枳实、牵牛、乳香、荜澄茄、沉香、川乌、芫花、细辛、肉豆蔻、巴豆、茴香、大黄、朱砂、乌梅、没药、枳壳、川芎、藿香、荜茇、半夏曲、陈曲、法曲、防风、温酒、五味子、巴豆霜、麝香、干漆、甘松、小麦、补骨脂、盐;偶用:甘遂、礞石、胆矾、雄黄、野狼毒、鳖甲、牙皂、阿魏、蓬术、乌药、大戟、羌活、独活、草果、香子、赤芍、桃仁、穿山甲、玄胡、全蝎、白芍、花椒、檀香、柴胡、白芷、紫苏、化橘红、益智仁、枇杷叶、五灵脂、黄芩、灯心草、薰陆香、莎草根、荷叶、赤石脂、黄芪、蛤蚧、猪肚、狗肉、米、面曲、白扁豆、豆豉、红豆、粟米、小豆、干柿、酥、蜂蜜。

(2)伤寒后宿食不消(卷146 伤寒门 伤寒后宿食不消,10 方)

证候/病机:伤寒后脾胃虚弱/气虚/虚冷,不能克化饮食;脾胃积冷、胸膈气滞。

证见:食不消化/宿食不消,心腹胀满/痛/冷气攻痛,呕吐噫气酸水,不欲/不思饮食;或见:头目昏重、心神虚烦、肠滑、四肢逆冷/不和。

药用:人参、白术、厚朴、甘草、干姜、生姜、诃子、肉桂、陈皮;或用:神曲、槟榔、麦曲、枳壳、草豆蔻、木香、丁香、吴茱萸、大腹皮、茯苓、前胡、郁李仁;偶用:高良姜、红豆蔻、肉豆蔻、三棱、旋覆花、枇杷叶、杏仁、半夏、青皮、五味子、大枣、温酒。

(3)虚劳食不消(卷232 虚劳门 虚劳食不消,19 方)

证候/病机:虚劳,脾胃虚冷/冷弱/气弱/虚弱。

证见:食不消化、宿食不消;或见:不能饮食,吃食即吐,腹胁/脐腹/胸胁/胸膈等气痛/气满/胀满/满闷/烦满/支满/疼痛,四肢少力、羸瘦;偶见:虚烦、面无颜色。

治法:温脾消食下气。

药用:人参、厚朴、肉桂、陈皮、白术、甘草、麦曲、神曲、大枣、吴茱萸、干姜、草豆蔻、诃子、生姜;或用:枳壳、当归、附子、高良姜、丁香、槟榔、半夏、温酒、豆蔻、木香、赤石脂、细辛、杏仁;偶用:花椒、青皮、益智仁、川芎、苏子、食茱萸、茯神、桔梗、硫黄、前胡、紫菀、贝母、大黄、麦冬、玄参、白芍、黄芪、茯苓、薏苡仁。

(4)时气后宿食不消(卷150 时气门 时气宿食不消,3 方)

证候/病机:时气后脾胃气虚/虚冷。

证见:食不消化/宿食不消,心腹虚胀;或见:头目多疼、时发寒热、大肠结燥。

药用:干姜、生姜、人参、白术、大枣、甘草;或用:肉桂、木香;偶用:豆蔻、草豆蔻、槟榔、枳实、枳壳、半夏、陈皮、神曲、麦曲、桔梗。

(5)积聚宿食不消(卷172 积聚门 积聚宿食不消,9 方)

证候/病机:脾胃虚冷/怯弱、食滞中焦。

证见:积聚癥瘕日久,心腹气滞/胀满/疼痛/胀痛/作痛;或见:翻胃吐逆、恶心干呕、噫醋不食;偶见:多困、日渐黄瘦。

药用:三棱、木香、莪术、陈皮、青皮、肉桂;或用:麝香、丁香、益智仁、人参、茯苓、生姜;偶用:朱砂、巴豆、干漆、冰片、阿魏、吴茱萸、高良姜、大腹皮、檀香、沉香、槟榔、藿香、肉豆蔻、诃子、苍术、白术、黄连、麦曲、神曲、酒。

(6)膈气宿食不消(卷250 膈噎门 膈气宿食不消,7 方)

证候/病机:脾胃虚寒/久冷/积冷,胸膈气滞、宿食不消。

证见:心腹虚胀、酒食不消;或见:饮食不快、心胸不利、四肢乏力、瘦弱、面无颜色。

治法:温脾胃、除积冷。

药用:人参、白术、木香、诃子;或用:附子、丁香、沉香、槟榔、砂仁、神曲、茯苓;偶用:朱砂、三棱、莪术、荜澄茄、肉豆蔻、草豆蔻、干姜、大腹皮、厚朴、青皮、陈皮、杏仁、麦曲、黄芪、甘草。

2. 不能饮食(实证类) 该书所述久不能食、不能饮食、饮食减少、不思饮食,程度有所不同,甚至性质亦有差异,但该书将相应证治归类一处,且某张处方的适应证中往往——包含,所以仍归类为一处。

此外,一些方证,虚证不显著,以实证为主,归属此类。主要包括气滞不能饮食、血风攻脾不能食,累计74方。

(1)气滞不能饮食(卷25 脾脏门 脾胃不和不能饮食,67 方)

证候/病机：脾胃之气不和，腹内虚满，不能饮食。脾胃不和/虚寒/气虚/冷热不和，脾虚不磨、元脏气虚、中焦逆胀、三焦壅滞、中脘停饮、肠胃冷湿。

证见：不能饮食、不思饮食/全不思食、饮食减少/无味/不美饮食，心腹/心胸/胁肋/脐腹/腹/腹胁/中脘/胸膈等胀/痛/痞闷/胀满/撮痛/痛闷/满闷/刺痛/虚满/胀痛/逆满/虚胀/不通/虚痞/不快/痞塞/痞满/暴痛/冷痛；或见：恶心、呕吐、反胃、痰逆吞酸、呕哕干呕，饮食不化、口淡无味，腹中雷鸣/虚鸣/肠鸣、泄泻注下、霍乱吐利、面黄肌瘦、懒倦嗜卧、四肢无力；偶见：寒热往来、头目昏眩、停饮目眩、耳鸣耳聋、目中流火、视物昏花、热壅头目、膈咽不通、痰嗽稠黏、口中沃沫、心下急懊、烦躁发渴、四肢满闷、肢节烦疼、不得安卧、上饮下便、饮食多伤、膀胱刺痛、外肾肿痛、癥瘕块硬、带下赤白、产后恶血不止、手足厥冷、小便滑数、心忪、呼吸寒冷、饮酒过伤、身重有痰。

治法：调其饮食，适其寒温；补脾胃、进饮食；健脾和胃、温脾养胃、消食化气、和中顺气、降气快膈、启脾进食。解伤寒、宽胸膈、化癖气、破滞气、化痰饮、消痰逆、止呕吐、去寒湿、治泄泻、生津液、解劳倦。

药用：甘草、陈皮、生姜、白术、人参、木香、肉桂、丁香、厚朴、大枣、青皮、砂仁、半夏、茯苓、肉豆蔻、高良姜、沉香、草豆蔻、豆蔻、神曲、三棱、麦曲、苍术、诃子、藿香、附子；或用：大黄、桔梗、槟榔、草果、枳壳、益智仁、五味子、当归、盐、香附、枳实、吴茱萸、川芎、巴豆、干姜、白芍、茴香、乌梅、荜澄茄、檀香、红豆蔻、紫苏、胡椒、半夏曲、蓬术、芜荑、乌药、枇杷叶、牵牛、黄芪、大腹皮、小麦、丁香；偶用：阳起石、鹿茸、川乌、巴戟天、菟丝子、肉苁蓉、胡芦巴、益智仁、硫黄、钟乳石、姜黄、麝香、花椒、白芷、甘松、香子、细辛、川楝子、桂花、羌活、木瓜、牵牛子、升麻、柴胡、芫花、郁李仁、泽泻、猪苓、木通、滑石、黄芩、芒硝、延胡索、使君子、牡丹皮、白果、葛根、羊腰子、谷芽、白扁豆、炒曲、肉果、石燕子、葱、酒。

分析：本类证候的特点是虚证不突出，以寒邪、饮食等所致气滞为主。

(2) 血风攻脾不能食（卷 318 妇人诸疾门 血风攻脾胃不能食，7 方）：夫脾象于土为中州，意知之脏也。其肝心肺肾皆受脾之精气以荣养焉，脾与胃为表里。

证候/病机：妇人血风冷气攻脾胃，脏腑虚冷。

证见：不能食、不思饮食，腹胁/脐腹疼痛/壅闷；或见：痰逆、呕逆；偶见：四肢少力/烦疼、体瘦。

药用：白术、诃子、肉桂、人参、藿香、川芎；或用：附子、高良姜、食茱萸、木香、豆蔻、枳壳、当归、茯苓；偶用：枇杷叶、丁香、细辛、花椒、草豆蔻、沉香、砂仁、枳实、厚朴、莪术、半夏、陈皮、神曲、茯苓、生姜、天麻。

3. 不能饮食（虚证类） 该书不能饮食病证中以脾虚证为主，包括脾虚不能饮食、脾胃虚冷不思饮食、虚劳不思饮食、伤寒后不思饮食等，累计 140 方。

(1) 脾虚不能饮食（卷 25 脾脏门 脾胃气虚弱不能饮食，61 方）

证候/病机：脾脏不足，胃气内弱，故不能饮食，虽食亦不能化。脾胃气虚/虚弱/虚冷/气冷、妇人脾血久冷，中焦停饮/停寒、久积冷气。

证见：不能/不思饮食、饮食减少、久不能食、口淡无味、宿食不消、食久不化；或见：四肢少力、倦怠嗜卧、肌体羸瘦、积久羸弱、心腹疼痛/胀痛/时痛/刺痛/胀满/痞闷、胸膈/腹胁等膨胀/满闷/胀满/不利/刺痛、食即妨闷、腹内虚鸣、气块、虚冷，恶心呕吐/欲吐、痰逆翻胃、噎塞吞酸，泄泻、滑泄、泄痢不止；偶见：面色萎黄、四肢不和、四肢疼痛，身重、口舌干焦、烦渴喜饮、精神恐悸、身心昏昧、上气顿绝、背心常冷、腰痛。

治法：温补脾胃，进饮食，利胸膈、疗中寒、止腹痛、止吐逆。

药用：白术、甘草、人参、陈皮、生姜、肉桂、厚朴、干姜、木香、大枣、茯苓、高良姜、附子、丁香、肉豆蔻、神曲、青皮、诃子、麦曲、半夏、当归、三棱、沉香、草豆蔻、豆蔻、黄芪；或用：胡椒、莪术、乌梅、荜澄茄、茴香、益智仁、川乌、荜茇、红豆蔻、槟榔、藿香、苍术、木瓜、五味子、细辛、吴茱萸、花椒、砂仁、枳实、旋覆花、草果、生地黄、山茱萸、红豆、炒曲、蜂蜜、羊肉、远志、桔梗、温酒；偶用：麝香、安息香、香子、熟艾、川楝子、大腹皮、巴豆、牵牛、补骨脂、胡芦巴、天麻、赤芍、白芍、枇杷叶、枳壳、熟地黄、麦冬、柴胡、白芷、乌药、前胡、泽泻、猪舌、猪胰、鲫鱼、糯米、大麦、小麦、面、陈仓米、陈曲、山芋、山药、茯神、大豆、黑豆、青盐、豉汁、莳萝、蒜、薤、酱、醋、大麻仁。

（2）脾虚不能饮食（卷258 食治门 食治脾胃气弱不下食，3方）

证候/病机：脾胃气弱。

证见：不能下食/饮食；或见：四肢羸瘦，食即吐、呕逆。

药用：羊肉、食茱萸、生姜；或用：羊肚、白羊肝、高良姜、肉豆蔻、草豆蔻、人参、干姜、陈皮、面、葱、盐。

（3）脾胃虚冷不思饮食（卷222 诸虚门 补虚进饮食，21方）

证候/病机：脾胃虚冷/久虚/虚弱、脾胃不和，脾肾虚冷/冷气。

证见：不思饮食、不进饮食、饮食减少；或见：心腹/脐腹/心胸/胸膈等疼痛/痞闷/胀满/撮痛；偶见：羸瘦无力、面黄耳焦。

治法：温脾肾，进饮食。

药用：附子、沉香、肉桂、人参、厚朴、陈皮、肉豆蔻、茯苓、木香、青皮、高良姜、花椒、白术、甘草；或用：硫黄、补骨脂、巴戟天、胡椒、丁香、槟榔、豆蔻、石斛、砂仁、生姜、莪术、半夏、诃子、葱；偶用：鹿茸、天雄、川乌、肉苁蓉、菟丝子、胡芦巴、钟乳石、阳起石、艾叶、羊肉、羊腰子、猪胰、穿山甲、牛膝、石菖蒲、吴茱萸、荜澄茄、荜茇、檀香、草豆蔻、乌药、川楝子、香子、郁李仁、杏仁、三棱、阿魏、芜荑、乌梅、黄连、大枣、盐。

（4）虚劳不思饮食（卷232 虚劳门 虚劳不思饮食，13方）

证候/病机：虚劳，肾虚脾弱、脾胃虚冷/劳损/气虚/虚弱/不和/不调/宿冷/气冷。

证见：不思/少思饮食；或见：心腹/脐腹/腹胁/疼痛/气满/冷气/胀满/结痛/痞块/刺痛/痞塞、腹内雷鸣，四肢无力、羸瘦、面色萎黄，自泻。

治法：暖脾壮胃，补虚壮阳。

药用：人参、厚朴、甘草、肉桂、干姜、白术、诃子、附子、肉豆蔻、木香、茯苓、大枣；或用：草豆蔻、陈皮、青皮、生姜、吴茱萸、麦曲、温酒、益智仁、丁香、高良姜、枳壳、当归、桔梗、香子、牛膝；偶用：川乌、沉香、荜澄茄、花椒、胡椒、荜茇、藿香、槟榔、枳实、楮实、川芎、乳香、黄芪、山药、食茱萸、巴戟天、肉苁蓉、熟地黄、麦冬、石斛、五味子、神曲、半夏、麝香、大黄。

（5）伤寒后不思饮食（卷146 伤寒门 伤寒后不思饮食，7方）

证候/病机：伤寒后脾胃虚弱/虚冷/余热，不胜谷气，脏腑不调。

证见：不思/不嗜饮食、饮食；或见：四肢乏力、骨节烦疼、痰壅欲吐、口苦舌干。

药用：人参、陈皮、白术、生姜、甘草；或用：厚朴、干姜、大枣、诃子、枇杷叶、枳壳；偶用：肉桂、细辛、黄芪、小麦、豆豉、粳米、半夏、薤白、茯苓、木香、柴胡、桔梗、乌梅肉、五味子、前胡、杏仁、百合。

（6）伤寒后不思饮食（卷257 食治门 食治伤寒诸病，21方）

证候/病机：脾胃气虚/虚冷/不和/气冷。

证见：不能下食、久不思食，四肢无力、日渐羸瘦；或见：痰涎呕吐、见食呕逆、常欲呕吐、食不消化、下赤白痢、腰脐切痛、胀满刺痛。

药用：生姜、白面、羊肉、豆豉、陈皮、鲫鱼、干姜、花椒、米、盐；或用：葱、鸡子、粟米、莳萝、人参、虎肉、猪肚、猪肺、猪肝、猪脾、猪胃、猪肾、肥猪肉、羊脊、羊脊骨、鸡子白、野鸡胸脯肉、蜂蜜、生地黄、半夏、诃子、糯米、面、白粱米、溲面、馄饨、高良姜、胡椒、荜茇、菜、葱白、酱醋、酱末、硫黄、山芋、曲末。

（7）热病后不思饮食（卷153 热病门 热病后脾胃虚不思饮食，8方）

证候/病机：热病后脾胃虚冷/气虚/不和、脾虚发热。

证见：不思饮食；或见：胁下有气、腹肚不调；偶见：四肢疼痛、四肢乏力、骨节烦疼、口干舌苦。

治法：温中和气。

药用：人参、陈皮、生姜、大枣、甘草、厚朴、白术、黄芪；或用：茯苓、草豆蔻、木香、枳壳、诃子、半夏、五味子；偶用：肉桂、高良姜、吴茱萸、沉香、枇杷叶、丁香、前胡、柴胡、桔梗、麦冬、当归、白芍。

（8）痢后脾虚不能食（卷213痢兼渴/下痢不能饮食，6方）

证候/病机：痢后脾胃虚弱/气微，不胜于食。

证见：不能饮食、不思饮食；或见：微下痢，四肢乏力、赢瘦；偶见：五内中冷。

药用：干姜、甘草、肉豆蔻、厚朴；或用：诃子、人参、白术、当归；偶用：乌梅、肉桂、高良姜、丁香、草豆蔻、荜茇、砂仁、木香、枳实、神曲、山药、陈糯米、茯苓、生姜、大枣、猪肝。

4.呕吐（虚证类）　作为脾胃病证的代表性症状，该书不同章节中涉及脾虚呕吐、胃反、脾胃虚寒呕吐、虚劳呕逆等，累计106方。

（1）脾虚呕吐（卷25脾脏门 脾胃气虚弱呕吐不下食，33方）

证候/病机：脾胃虚弱，传化凝滞，膈脘痞满，气道上逆。脾胃气弱/虚弱/不足/虚冷/积冷/宿冷，积滞不消、留饮停积。

证见：呕吐/不止，反胃、食即呕吐、呕吐宿食/寒痰、噫气吞酸，不能饮食、不思饮食；或见：心腹妨闷/常痛、腹胁/脐腹/胸腹/胸膈等气胀/胀痛/气满/痞满/痞结/刺痛/满闷、腹内雷鸣，四肢少力、赢瘦，面无颜色/青黄；偶见：心下澹澹、闷乱不安、气促、涎痰稠黏、欲喘不喘、腰胯冷痛、手足逆冷、瘴疟诸疾、泄泻。

治法：调补。醒脾养胃、温脾胃、止呕吐、化痰饮、消宿冷。

药用：人参、陈皮、生姜、白术、厚朴、半夏、甘草、肉桂、大枣、丁香、干姜、茯苓、藿香、豆蔻、诃子、青皮、高良姜、木香、槟榔、枇杷叶；或用：附子、沉香、草豆蔻、枳壳、枳实、麦曲、吴茱萸、荜茇、细辛、三棱、半夏曲、神曲、白茅根、桔梗、前胡、五味子、白芍、粟米；偶用：麝香、胡椒、白檀香、肉豆蔻、红豆蔻、砂仁、荜澄茄、大腹皮、柿蒂、茅香花、天南星、大黄、牵牛、薤白、益智仁、丹参、川芎、竹茹、防风、黄芪、麦冬、芦根、粳米、茯神、温酒、豆豉、陈曲、红皮。

（2）胃反（卷36胃腑门 胃反，20方）

证候/病机：翻胃多因七情气郁、饮食生冷、喜啖炙爆、饥饱不时，伤损脾胃，积聚冷痰、停积不消。脾胃虚弱/虚寒/虚冷。

证见：呕吐、痰逆恶心、食下即吐/移时即吐、吐逆不止；或见：心腹/胸膈/心膈等刺痛/攻痛/痞闷/胀满/不利，不进饮食、饮食减少、不思饮食；偶见：泄泻、水泻、脾泻、肠滑、积痢。

治法：调养脾胃、快利胸膈。

药用：甘草、丁香、豆蔻、砂仁、陈皮、人参、肉豆蔻、干姜、生姜，附子、木香、高良姜、草果、麦曲；或用：肉桂、荜澄茄、胡椒、半夏、化橘红、白术、神曲；偶用：半夏曲、沉香、厚朴、茴香、前胡、延胡索、木鳖子、三棱、莪术、巴豆、灵砂、杏仁、续断、牛膝、阿胶、麦芽、茯苓、泽泻、陈仓米、谷、大麻仁、白芍、蜂蜜、朱砂、牡蛎、蚌粉、僵蚕、牛涎、胭脂、干饧糟、葱花。

（3）脾虚呕吐（卷260呕吐门 呕吐，11方）

证候/病机：脾胃气虚，水谷不化。

证见：呕吐（反胃吐逆、水米不下、朝食暮吐、暮食朝吐）；或见：恶心、恶阻、吞酸、呕逆、恶闻食气；偶见：宿昔成积、脾胃冷痛、胸腹胀满、不思饮食、饮食不化、面黄腹胀、四肢逆冷。

治法：调顺脾胃、治风安脾。

药用：甘草、生姜、陈皮、人参、白术、半夏、茯苓、大枣；或用：枇杷叶、干姜、槟榔、青皮、川芎；偶用：旋覆花、藿香、沉香、丁香、鸡舌香（母丁香）、砂仁、胡椒、厚朴、木香、灵砂、雄黄、细辛、阿魏、巴豆、五味子、半夏曲、枳壳、黄芪、山药、当归、熟地黄、白芍、知母、芦根。

（4）脾胃虚寒呕吐（卷260 呕吐门 寒呕，11方）

证候/病机：脾胃虚寒、饮食迟化、痰饮停滞。

证见：呕吐（呕吐不止、呕吐痰涎/酸水）；或见：痰盛、胸膈腹胁满闷/痞痛/痞闷；偶见：不思饮食、饮食不化。

药用：生姜、半夏、肉桂、甘草，陈皮、丁香、槟榔、人参、大枣；或用：藿香、干姜、草豆蔻、青皮、厚朴、白术；偶用：附子、高良姜、荜茇、肉豆蔻、零陵香、诃子、大腹皮、牵牛、阿魏、水银、川芎、茯苓。

（5）妇人脾虚呕吐（卷320 妇人诸疾门 呕吐，9方）

证候/病机：妇人脾胃气虚/久虚/虚弱/虚冷/气逆，风冷乘之。

证见：呕吐/欲吐/吐逆不止/食即呕吐；或见：腹胀/冷痛、胸膈不利，不能下食、不思饮食；偶见：四肢乏力。

药用：丁香、白术、厚朴、诃子、肉桂、藿香、豆蔻、当归、川芎、人参；或用：附子、高良姜、沉香、草豆蔻、砂仁、陈皮；偶用：麝香、肉豆蔻、白檀香、零陵香、木香、茅香花、冰片、益母草、莪术、草果、黄芪、茯苓、甘草。

（6）产后脾胃虚寒呕吐（卷355 产后诸疾门 呕吐，6方）

证候/病机：产后脾胃气寒/虚寒/伤冷，不能运化。

证见：呕逆；或见：不下饮食、不思饮食，四肢乏力/微冷，心胸/膈脘/腹等满闷/痞闷/胀。

药用：人参、白术、当归、肉桂、丁香、半夏、陈皮、甘草；或用：附子、木香、厚朴、草豆蔻、前胡；偶用：高良姜、豆蔻、藿香、诃子、槟榔、枳壳、黄芪、茯苓、川芎、赤芍、泽兰叶、生姜。

（7）虚劳呕逆（卷232 虚劳门 虚劳呕逆，11方）

证候/病机：脾胃气弱/气滞/久虚/虚冷/冷弱/气冷/不和。

证见：呕逆/吐逆（食即呕逆、寒痰）；或见：不纳饮食、不欲饮食、不能饮食，心腹胀满、胸膈烦闷，四肢疼痛/少力/怠惰；偶见：烦渴、咳嗽、肠鸣。

药用：人参、白术、半夏、生姜、甘草、陈皮、大枣、厚朴、茯苓、肉桂、藿香、枇杷叶；或用：黄芪、豆蔻、草豆蔻、槟榔、丁香、诃子、木香、干姜、肉豆蔻、前胡、杏仁；偶用：附子、细辛、高良姜、荜澄茄、沉香、甘松、零陵香、红豆蔻、麝香、青皮、枳壳、牛膝、桔梗、食茱萸、苍术、大麦、山芋、茯神、薏苡仁、白芍、石斛、酱。

（8）膈气呕吐（卷250 膈噎门 膈气呕吐酸水，5方）

证候/病机：五膈气，脾胃虚寒/久冷，冷水停积。

证见：呕吐酸水；或见：脐腹胸膈刺痛、食不消化、不能下食、不思饮食；偶见：四肢乏力、四肢不和、面色青黄。

药用：陈皮；或用：肉桂、干姜、木香、槟榔、白术、半夏、附子、高良姜、荜茇、丁香、红豆蔻、草豆蔻、豆蔻、砂仁、诃子、鸡舌香、人参。

5. 呕吐（实证类）　该书实证呕吐病证收载较少，仅脾胃壅热呕哕、风冷乘脾呕哕、恶阻等，累计18方。

（1）脾胃壅热呕哕（卷25 脾脏门 脾胃壅热呕哕，8方）

证候/病机：脾胃壅热/气壅/积热，胸膈烦满，痰饮积聚。

证见：呕哕、见食即吐、良久即吐；或见：不下食、不能食，胸膈烦壅、气满，烦渴不止，心神烦乱、心膈烦躁。

药用：生姜、人参、麦冬、陈皮；或用：枇杷叶、茯苓、芦根、甘草、前胡、竹茹；偶用：犀角、羚羊角、紫苏、半夏、薤白、生地黄、蜂蜜、茅根、木通、黄芪、糯米、粟米、绿豆、茯神、泽泻、豆豉、麻仁、茅香花。

（2）风冷乘脾呕哕（卷206 呕吐门 呕哕，7方）

证候/病机：风冷乘脾胃，脾胃俱虚/虚冷/气冷。

证见：呕哕（哕逆上气/不止、恶心）；或见：腹胀满、不思饮食。

药用：干姜、生姜、木香、陈皮、甘草；或用：附子、高良姜、厚朴、半夏；偶用：砂仁、藿香、草豆蔻、吴茱萸、胡椒、荜茇、肉桂、槟榔、香子、益智仁、羌活、人参、白术、大枣。

（3）恶阻（卷337妊娠诸疾门 恶阻，3方）

证候/病机：中脘宿冷、冷血侵脾。

证见：恶阻呕逆不食、恶闻食气；或见：胸胁满闷、心胸注闷、中满、口中无味；偶见：寒热、四肢烦热、忧怒呕吐食饮。

治法：调脾肺气。

药用：生姜；或用：厚朴、陈皮、细辛、人参、茯苓、甘草；偶用：藿香、干姜、草豆蔻、枳壳、柴胡、半夏、白术、大枣、熟地黄、白芍、川芎。

6.腹痛（实证类）　提示，与脾胃多数证候不同，该书腹痛收载方证以脾胃实证居多，诸如脾痛、脾脏冷气腹痛、积聚腹痛、痃气腹痛、脾胃不和腹痛等，累计151方。

（1）脾痛（卷20脾脏门 脾痛，25方）

证候/病机：冷物伤脾。

证见：脾痛/气痛/冷气疼/痛不可忍；或见：气隔、不进饮食、虚弱。

药用：丁香、高良姜、陈皮、豆蔻、甘草、木香、吴茱萸、胡椒、巴豆、生姜、桃仁、蚌粉；或用：草果、莪术、薤白、枳壳；偶用：川乌、乌药、麝香、沉香、檀香、槟榔、香附、砂仁、青皮、姜黄、三棱、牵牛、荔枝核、穿山甲、肉桂、干姜、石菖蒲、半夏、杏仁、人参、白术、大枣、核桃肉、石莲肉、瓜蒌实、神曲、茯苓、薏苡仁、白扁豆、葱白、芫荽仁、白酒。

（2）脾脏冷气腹痛（卷20脾脏门 脾脏冷气攻心腹疼痛，33方）

证候/病机：脏腑气虚，脾胃衰弱，阳气不足，阴气有余，邪冷之气，内搏于足太阴之经，伏留而不去。脾脏冷气、冷物积滞、脾胃虚弱、胃气不和、脏腑不调，下元久冷、冷水积脾、脾胃伤冷物。

证见：心腹疼痛/攻痛/切痛/刺痛/胀痛/撮痛/阵痛/痛不可忍；或见：心腹满闷、膈脘痞塞、脐腹撮痛、两胁胀满、胸膈不利、积块、胁下气聚不散；呕吐恶心、见食即呕、痰逆、呕吐酸水；不思/不进饮食、饮食不下、饮食无味；霍乱呕吐、脏腑滑利；偶见：四肢无力/厥冷、肌体羸瘦、面色萎黄/浮肿、闷乱烦懊。

治法：和脾胃、散滞气、利胸膈、化痰涎、消酒食、止冷利、定呕逆。

药用：木香、肉桂、人参、附子、干姜、槟榔、砂仁、青皮、厚朴、丁香、陈皮、白术、沉香、诃子、茯苓、三棱、吴茱萸、生姜；或用：高良姜、肉豆蔻、荜茇、荜澄茄、胡椒、川乌、豆蔻、麝香、阿魏、莪术、当归、川楝子、甘草、石斛、乳香、川芎、草豆蔻、鳖甲、益智仁、温酒、白芍；偶用：天雄、硫黄、朱砂、野狼毒、澄茄、大黄、巴豆、芫花、干漆、黄芩、大腹皮、香子、没药、莳萝、桃仁、巴戟天、红豆蔻、半夏、枳壳、黑豆、陈曲、麦曲、五味子、戎盐、葱白、蜂蜜。

（3）冷气腹痛（卷184诸气门 因食热物饮冷水上气，7方）

证候/病机：脾胃虚冷/不和/虚弱、风冷入脾、中脘气痃。

证见：心腹冷气攻刺作痛/胀闷；或见：不思饮食、呕吐痰逆；偶见：休息气痢、冷滑下痢、不禁、劳损虚羸。

治法：温暖脾胃、消滞气、化水谷。

药用：生姜、砂仁；或用：肉桂、丁香、槟榔、羌活、甘草；偶用：附子、干姜、高良姜、肉豆蔻、沉香、乳香、茴香、三棱、草果、白芷、天南星、半夏、陈皮、厚朴、茯苓、神曲、麦曲、羊肝。

（4）积聚腹痛（卷168积聚门 积聚，12方）

证候/病机：脾胃虚弱/伏冷，积饮聚痰。

证见：日久癥瘕，心腹/胸膈等闷痛/痞塞/疼痛/冷痛/暴疼/不快；或见：饮食减少、酒食不消、呕吐吞酸、涎壅;偶见:面黄、咳嗽、头昏、筋脉拘急、血瘕淋带。

治法:消化积滞,快膈化痰,和脾胃进食。

药用:三棱、莪术、木香、丁香、陈皮、槟榔、青皮、大黄;或用:沉香、肉豆蔻、雷丸、百草霜、吴茱萸、高良姜、半夏、生姜、益智仁、硼砂、枳壳;偶用:青礞石、硫黄、雄黄、轻粉、锡胶、川乌、皂角、牵牛、胡椒、天南星、石菖蒲、肉桂、干姜、杜仲、荜澄茄、乳香、阿魏、巴豆、甘遂、芫花、大戟、干漆、藿香、木通、杏仁、豆蔻、芜荑仁、桔梗、枳实、砂仁、当归、甘草、陈仓米、红豆。

(5)痞气腹痛(卷170积聚门 痞气,31方)

证候/病机:胃脘积气、大如盘者、气不升降——脾积。

证见:心腹胀满/痞气/满闷/疼痛/膨胀/胀硬/走痛、覆大如盘、久不愈,胸膈/胸胁等痞闷/满闷/胀满/虚胀/疼痛;或见:腹胀如鼓、青筋浮起,恶心呕吐,不思饮食/水谷不化;偶见:肌瘦减食、身黄身肿、发热盗汗、气逆昏闷、四肢无力、肢节疼痛、烦渴口干、大便不通/泄泻。

药用:莪术、三棱、陈皮、木香、附子、干姜、牵牛、青皮、高良姜、槟榔;或用:甘遂、枳实、半夏、川乌、黄连、白术、甘草、香附、生姜、肉桂、桔梗、花椒、丁香、肉豆蔻、巴豆、芫荑、人参、砂仁、硼砂、芦根、葛根;偶用:吴茱萸、沉香、胡椒、茴香、豆蔻、草豆蔻、大腹皮、藿香、葶苈子、苍术、厚朴、益智仁、薏苡仁、雄黄、白矾、枯矾、芒硝、赤石脂、干漆、木鳖、皂荚、大戟、芫花、穿山甲、大黄、黄芩、生地黄、麦冬、紫菀、茯苓、陈曲、陈仓米、乌梅、防风、诃子、蒸饼、牛脑子、糯米、萝卜、桂花、红花、莎草、温酒、蒜。

(6)脾胃不和腹痛(卷181诸气门 一切气,11方)

证候/病机:脾胃不和、中脘气滞、宿寒留饮。

证见:心腹疼痛/胀满/满闷/痞满,胸膈/胁肋/脐腹/腹胁等痛闷/胀满/冷痛/刺痛/膨胀/饱闷/痞满/疼痛;或见:恶心呕吐,酸水冷涎、不思饮食、饮食不下/迟化;偶见:疝气、酒色、久痢不瘥、小便不通、四肢浮肿。

治法:温补脾胃,消化痞滞、顺理诸气。

药用:陈皮、木香、青皮、沉香、附子、丁香、生姜、甘草;或用:三棱、莪术、豆蔻、厚朴、紫苏、石菖蒲、砂仁、香附、桔梗、肉桂、高良姜、干姜、人参、半夏、当归;偶用:麝香、吴茱萸、草果、姜黄、槟榔、胡芦巴、黑牵牛、楝子肉、杜丁皮、甘松、五加皮、骨碎补、益智仁、乌药、茴香、桑白皮、黄芪、白术、山药、茯苓、半夏曲、白芍、川芎、柴胡。

(7)脾脏冷气腹痛(卷21脾脏门 脾脏冷气腹内虚鸣,19方)

证候/病机:脾虚冷气与正气相击,令腹内虚鸣,甚则腹痛下利。脾脏冷气、脾脏虚冷、脾脏久积冷气。

证见:腹内虚鸣/雷鸣;或见:心腹胀痛/刺痛/攻痛/闷痛/胀满、胸膈不利/胀满/壅滞胀闷、结块,泄泻、宿食不消,不思/不能饮食、饮食不化,虽食不消,醋心呕逆/恶心;偶见:四肢多冷、内寒外热、憎寒壮热、日渐羸瘦。

药用:陈皮、肉桂、干姜、生姜、白术、诃子、木香、吴茱萸、草豆蔻、厚朴、槟榔、枳壳;或用:附子、胡椒、香子、茯苓、桔梗、甘草、高良姜、川乌、半夏、人参;偶用:乌药、肉豆蔻、豆蔻、丁香、青皮、阿魏、当归、三棱、丹参、全蝎、陈曲、麦曲、神曲、大枣、益智仁、芫花、天仙藤、莎草根、醋。

(8)霍乱腹痛(卷202霍乱门 霍乱心腹胀满,7方)

证候/病机:脾胃气虚、伤冷、宿食不消。

证见:霍乱心腹胀满/膨胀/疼刺/烦闷/气痞;或见:不思/不能饮食;偶见:吐泻、四肢逆冷。

药用:人参、白术、肉桂、陈皮;或用:干姜、厚朴、枳壳、诃子、木瓜、大枣;偶用:高良姜、豆蔻、藿香、青皮、当归、川芎、茯苓、甘草、生姜。

(9)脾咳腹痛(卷160咳嗽门 呷嗽,6方)

证候/病机：脾胃虚等。

证见：脾咳(咳引右胁下/肩背痛)；或见：痰壅咳嗽、痰盛呕哕、恶寒、恶热、寒热；偶见：口中如含霜雪、中脘阴阴冷痛、劳咳。

药用：半夏、生姜；或用：桑白皮、桔梗、陈皮；偶用：杏仁、紫菀、款冬花、天南星、麻黄、细辛、干姜、黄芩、五味子、肉桂、胡椒、钟乳石、厚朴、诃子、木香、人参、黄芪、白术、茯苓、甘草。

7. 腹痛(虚证类)　该书以虚证为主的腹痛方证收载较少，主要包括虚劳腹痛、脾虚腹痛、伤寒后脾虚腹痛等，累计80方。

(1) 虚劳腹痛(卷233 虚劳门 虚劳心腹痛,6方)

证候/病机：虚劳、下焦虚冷、脾胃冷弱。

证见：心腹/脐下疼痛/痞满/撮痛；或见：不思饮食、吃食无味，四肢少力/怠惰；偶见：舌涩口干。

治法：兼暖脾肾、顺气思食、补益元藏。

药用：肉桂、青皮、温酒、干姜、木香、厚朴、白术；或用：附子、补骨脂、吴茱萸、生姜、香子、枳壳、桃仁、三棱；偶用：槟榔、乌药、莪术、川楝子、干漆、阿魏、鳖甲、柴胡、人参、陈皮、诃子、大枣、茵陈。

(2) 脾虚腹痛(卷21 脾脏门 脾气虚腹胀满,34方)

证候/病机：脾气虚弱/久虚、脾胃冷气/久冷、三焦不顺、宿寒留滞、大肠不调、毒风在脾。

证见：心腹胀满/胀痛/刺痛/气痛/满闷/胀闷/痞闷、腹胁胀满/刺痛/膨胀/微痛/虚胀/痞满、胸膈不利/满闷、癖瘕气块；或见：不思/不能饮食、饮食不进、宿寒不消、时作呕逆/善噫吞酸、腹内雷鸣、泄泻、秘泄不常，面色萎黄、日渐羸瘦、四肢无力；偶见：浮肿、气急喘满、环脐肿胀、腰重、头昏、舌干眼涩、口舌干涩、喜怒无常、不欲见人、心烦多忘、夜睡不稳、小便秘涩、呕吐痰、或发寒热。

治法：和顺三焦、定呕逆、进食。

药用：白术、人参、附子、甘草、丁香、厚朴、诃子、陈皮、草豆蔻、木香、肉桂、生姜、麦曲、干姜、当归、茯苓、黄芪；或用：吴茱萸、沉香、豆蔻、大枣、高良姜、大腹皮、槟榔、陈曲、泽泻、三棱、荜澄茄、香子、枳实、枳壳、桑白皮、桔梗、禹余粮；偶用：肉豆蔻、青皮、砂仁、胡椒、阿魏、桃仁、大黄、川芎、半夏、莱菔子、杏仁、防风、前胡、紫苏、草薢、葶苈子、远志、玄参、石斛、野狼毒、五味子、天仙藤、益智仁、山芋、白砂糖、大麻仁、鹿茸、鳖甲、白盐、云蓝根。

(3) 脾弱气不和腹痛(卷182 诸气门 一切气,8方)

证候/病机：脾元气弱、气客脾胃、久积阴冷。

证见：心腹胁肋胀满刺痛；或见：呕吐、霍乱、壅逆噎膈；偶见：虚滑泻痢、湿冷泄注、内外感寒、手冷、面色青黄、肌体瘦弱、怠惰嗜卧、脉迟细沉伏。

治法：宽中和气、温脾胃、消宿饮、进饮食。

药用：木香、白术、干姜、陈皮、甘草；或用：附子、沉香、丁香、厚朴、当归、生姜；偶用：川乌、三棱、蜂房、胡芦巴、阿魏、乳香、甘松、高良姜、藿香、砂仁、半夏、茯苓、青皮、天南星、肉桂、益智仁、人参、罗参、山药、扁豆、蝉蜕、薏苡仁、麦曲、桔梗。

(4) 伤寒后脾虚腹痛(卷146 伤寒门 伤寒后脾胃气不和,15方)

证候/病机：伤寒后脾胃不和/虚冷。

证见：饮食减少、不思/不纳饮食，心腹/心膈/腹胁/腹/两胁等满闷/痰逆/气满/妨闷/噎闷，呕吐恶心；或见：寒热、非时战栗、冷汗出、咳噫不止、四肢乏力、头目肢节疼痛、手足虚肿、五种膈、气噎、水泻诸痢。

治法：和气益脾胃。

药用：甘草、陈皮、白术、人参、肉桂、厚朴、干姜、生姜、诃子、草豆蔻、半夏、槟榔、枳壳；或用：附子、高良姜、丁香、木香、大腹皮、茯苓、大枣；偶用：藿香、吴茱萸、细辛、豆蔻、半夏曲、神曲、麦曲、青皮、紫苏、前胡、防风、枇杷叶、桔梗、当归、川芎、大黄。

（5）脾胃冷热不和腹痛（卷24脾脏门 脾胃冷热不和，17方）

证候/病机：脾胃冷热气不和。体弱之人脾胃既虚，冷热之气易为伤动。脾胃宿积、冷热相攻、胸膈虚滞。

证见：心腹/胸膈/腹胁/胁肋等满闷/胀闷/胀满/不利/虚胀/气闷/疼痛；或见：不思/不欲/不能饮食，痰逆、呕逆；偶见：四肢无力。

药用：陈皮、槟榔、白术、甘草、干姜、肉桂、诃子、人参、半夏、茯苓；或用：附子、沉香、木香、草豆蔻、生姜、厚朴、当归、大枣；偶用：川乌、黑姜、三棱、莪术、阿魏、丁香、延胡索、枳壳、香子、大腹皮、川芎、前胡、栀子、桑白皮、木瓜、枇杷叶、肉豆蔻、藿香、豆蔻、黄芪、糯米、神曲、温酒、饴糖、五味子。

8.腹泻 腹泻是脾脏常见证候，往往虚实夹杂。痢疾因其发病特点，历史上早已认识，常作为独立病种论述，或归类腹泻中论述。此外，历史上也早已认识到腹泻的发病机制涉及大肠、小肠，但辨证论治往往仍从脾入手，虚证为主者尤其如此。

该书涉及脾胃病证的腹泻有脾胃虚冷腹泻、脾湿腹泻、脾虚下痢、脾虚寒下痢等，累计157方。

（1）脾胃虚冷腹泻（卷207泄痢门 总论，22方）

证候/病机：脾胃虚弱/冷弱/积冷/气虚/虚热、肠虚积冷、宿寒停积、风冷入客、肠胃受湿。

证见：泄泻（肠滑、虚冷下泄、水泄、冷痢、脾泄、下利清谷、注下、下痢脓血、里急后重、霍乱吐泻）、久患泄泻；或见：腹中/脐腹/心腹/心下等疼痛/胀满/冷气攻冲/胀痛/坚痞/虚满/肠鸣/刺痛/痛不可忍/攒痛，不进饮食、饮食减少、不思饮食，恶心呕吐；偶见：面黄肌瘦、肢体困倦、少气嗜卧、心多嗔怒、口疮、骨痛面黧、腰脚时冷、身热、癃闭淋痛、烦热心躁、自汗无时。

治法：温脾益胃、止泄痢、治腹疼。

药用：人参、甘草、干姜、肉桂、肉豆蔻、白术、茯苓、附子、木香、陈皮、厚朴；或用：罂粟壳、砂仁、吴茱萸、诃子、白芍、生姜、青皮、当归、草豆蔻、神曲、丁香、桔梗、赤石脂、防风、麦曲；偶用：硫黄、阳起石、龙骨、禹余粮、代赭石、紫石英、麝香、犀角、白檀香、乳香、藿香、艾叶、花椒、三棱、乌梅肉、豆蔻、赤芍、补骨脂、高良姜、黄雌鸡、羊肝、乳粉、黄柏、黄连、黄芪、山药、苍术、黑豆、御米壳、大枣、茵陈、紫菀、芜荑、猪苓、泽泻、石斛、麦冬、川芎。

（2）脾胃虚冷腹泻（卷208泄痢门 诸泻，43方）

证候/病机：脾胃气虚/不和/虚弱/虚损/虚寒/受湿/久虚/冷惫、内受风冷、停寒留饮。

证见：泄泻（冷痢、滑泻、虚鸣、暴泻、洞泄、久泄、晨泄、冷泻）；或见：心腹/腹胁等疼痛/疼闷/绞痛/胀满/痞闷/腹痛/膨满，不进饮食、不思饮食、饮食减少，水谷不消，恶心呕吐；偶见：气逆、困倦少力、口苦舌干、日渐瘦弱、怯寒、口内生疮。

治法：壮脾温胃、逐寒去湿、消食止泻。

药用：干姜、生姜、肉豆蔻、木香、附子、白术、厚朴、甘草、诃子、人参、茯苓、赤石脂、陈皮、高良姜、肉桂、茴香、砂仁、神曲；或用：苍术、吴茱萸、补骨脂、胡椒、川乌、硫黄、龙骨、花椒、丁香、大枣、半夏、青皮、白矾、乌梅、益智仁、麦曲、荜茇、黄连、朱砂、白芍、桔梗；偶用：天南星、草豆蔻、罂粟壳、石榴皮、大蒜、藿香、白芷、萆薢、半夏曲、当归、川芎、红豆、葱白、猪肝、羊肉、生地黄、柴胡、远志、紫菀、南白胶香、青盐、芜荑。

（3）脾胃虚冷腹泻（卷21脾脏门 脾脏虚冷泄痢，30方）

证候/病机：脾脏虚冷/久冷/气冷、脾胃气虚、脾胃。

证见：泄痢/滑泄/日夜不止；或见：心腹疼痛/冷痛/撮痛/腹胀/切痛、腹内虚鸣，不思饮食/不能饮食/不下饮食、食不消化，呕逆，四肢乏力，羸瘦；偶见：面色青黄、手足逆冷、四肢壮热、渴。

治法：和胃气、固大肠。

药用：干姜、附子、吴茱萸、白术、肉豆蔻、厚朴、诃子、陈皮、人参、木香、当归、生姜；或用：砂仁、肉桂、花椒、赤石脂、龙骨、甘草、草豆蔻、豆蔻、半夏、茯苓、大枣、盐、白石脂、酱；偶用：鹿茸、阳起石、天雄、硫黄、胡椒、丁香、艾叶、川乌、川芎、苍术、高良姜、青皮、荜茇、黄连、益智仁、莨菪子、桔梗、芜荑、陈曲、阿胶、雌鸡、猪肾、野鸡、葱、鸡舌香。

（4）脾胃虚冷腹泻（卷208泄痢门　飧泄，5方）

证候/病机：脾胃气虚/寒气。

证见：飧泄（水谷痢，水谷不分）；或见：腹内胀痛、腹鸣、食饮不下、饮食不消、呕逆；偶见：困劣。

治法：温脾、止腹痛、进食。

药用：陈皮、砂仁、高良姜、干姜、肉豆蔻、神曲、人参、甘草；或用：草豆蔻、吴茱萸、槟榔、木香、麦曲、茯苓；偶用：藿香、附子、肉桂、荜茇、花椒、丁香、蓬术、升麻、半夏、青皮、红豆、赤石脂、龙骨、黄连、陈米、当归、郁金、石斛、蜂蜜、盐。

（5）脾湿腹泻（卷209泄痢门　濡泻，20方）

证候/病机：湿胜则濡泄。脾胃受湿/虚弱/虚寒/久寒/气寒，寒湿伤脾、湿热乘之。

证见：洞泄注下（滑泄/泄泻/濡泻/滑痢/水泄/暴泄/久痢/肠滑不禁/下痢脓血）；或见：肠鸣、腹/心腹/胸膈等胀痛、痞闷/虚胀/胀满/气逆，不进饮食、不思饮食、食减，呕吐恶心；偶见：胸满气短、困倦少力、手足逆冷、脉欲绝、羸困、浮肿。

治法：健脾，止寒泄、助元气、进饮食。

药用：肉豆蔻、附子、干姜、木香、厚朴、诃子、甘草、白术；或用：川乌、砂仁、陈皮、黄连、白芍、丁香、茴香、龙骨、赤石脂、人参、当归、生姜；偶用：黄柏、地榆、艾叶、硫黄、白矾、罂粟壳、全蝎、肉桂、吴茱萸、胡椒、槟榔、花椒、藿香、苍术、芜荑、益智仁、泽泻、半夏、茯苓、神曲、大枣、陈米、青盐。

（6）脾湿下痢（卷209泄痢门　诸痢，8方）

证候/病机：脾胃受湿/虚耗/气虚/停寒，热毒所渗肠胃。

证见：下痢脓血/臭秽/滑数/不止/里急后重，脐腹绞痛/疼痛/满闷/强急、肠鸣；或见：饮食不入、不思饮食、饮食不消；偶见：寒热时作、口燥烦渴、小便不利、羸瘦、手足冷、脉细、气少虚汗、肢体困倦、嗜卧。

治法：固养脾胃，温中止腹痛。

药用：甘草、干姜、肉豆蔻、陈皮、赤石脂、木香、诃子、当归；或用：黄连、罂粟壳、龙骨、牡蛎、石榴皮、丁香、乳香、厚朴、人参、白术、茯苓、御米壳；偶用：白头翁、地榆、附子、天雄、肉桂、细辛、高良姜、肉苁蓉、藿香、钟乳石、枯矾、矾石、乌鱼骨、五味子、槟榔、砂仁、青皮、枳实、桃仁、白芍、车前子、泽泻、生姜、大枣、远志、桑寄生、阿胶、葛根、柏子仁、石斛。

（7）脾虚下痢（卷210泄痢门　诸痢，6方）

证候/病机：脾胃虚冷/挟风/受湿/气虚、脾寒脏寒。

证见：下痢（不止、肠滑、虚滑、恶痢杂下、脓血）；或见：脐腹撮痛/疼/冷痛；偶见：脾泄。

药用：厚朴、黄连、附子、肉豆蔻、诃子；或用：赤石脂、罂粟壳、当归、干姜、人参、陈皮、大枣；偶用：枯矾、龙骨、肉桂、高良姜、吴茱萸、砂仁、木香、乳香、枳壳、白芍、苍术、白术、茯苓、生姜、甘草、阿胶、五味子、漏兰子。

（8）脾虚寒下痢（卷211泄痢门　冷痢，6方）

证候/病机：脾胃虚冷/气虚/冷。

证见：冷痢（下血脓、不禁、滑泄、不止）；或见：脐腹雷鸣绞痛/疼痛/胀满/刺疼，不思饮食、饮食不消。

治法：和阴气进食等。

药用：干姜、厚朴、陈皮；或用：附子、肉桂、赤石脂、诃子、茯苓、当归、甘草；偶用：钟乳石、黄连、川乌、吴茱萸、花椒、草豆蔻、益智仁、青皮、香子、青蒿、桂枝、人参、白术、猪肚、神曲、麦曲、生姜、大枣、石斛。

(9)脾积下痢(卷211泄痢门 下赤痢白痢,7方)

证候/病机:脾胃有积/虚弱/虚滑/冷结、肠胃冷热相搏。

证见:下痢赤白;或见:腹痛不可忍,不思饮食;偶见:头痛壮热。

药用:干姜;或用:肉豆蔻、罂粟壳、肉桂、厚朴、白芍、甘草;偶用:黄连、大黄、地榆、赤石脂、白善土、草果、附子、煨姜、吴茱萸、诃子、枳实、枳壳、木香、砂仁、人参、赤芍、当归、阿胶、生姜。

(10)脾虚久痢(卷212泄痢门 久痢,6方)

证候/病机:脾胃虚弱/俱冷/虚极。

证见:久痢不止(休息痢、滑泄、肠垢、冷痢、连年不止);或见:不能食、食不消,腹痛肠鸣;偶见:身体足胫面目浮肿、小便反快。

药用:附子、干姜、生姜、人参、茯苓、甘草;或用:大黄、黄柏、黄连、大蒜、赤石脂、龙骨、麝香、鹿茸、肉豆蔻、花椒、大腹皮、当归、乳香、白术、曲末、陈曲、陈皮。

(11)妊娠下痢(卷340妊娠诸疾门 下痢,4方):夫妊娠之人,胞血既闭,脏气不理,脾胃易伤,或恣食腥肥生冷,脾胃停滞,不能克化。

证候/病机:冷热相搏,赤白痢下,胎气不安。

证见:妊娠下痢;或见:肠鸣后重、谷道疼痛、脐腹撮痛。

治法:和调脾胃、保护胎气。

药用:甘草、干姜、肉豆蔻、诃子、木香、陈皮、大枣;或用:黄连、砂仁、龙骨、赤石脂、密陀僧、胡椒、草豆蔻、厚朴、枳壳、乳香、没药、当归、川芎、阿胶、人参、白术、苍术、茯苓、生姜。

9. 水肿 该书中涉及脾病证的水肿方证不多,主要有脾肾虚水肿、脾湿水肿等21方。

(1)脾肾虚水肿(卷191水病门 水肿,5方)

证候/病机:脾肾气虚,不能制水。

证见:水肿;或见:浮肿、阴水、腰以下肿;偶见:喘息奔急,水气盈溢,心腹坚胀,不得正偃,咳。

药用:附子、木香;或用:厚朴、独活、草果、木瓜、葶苈子、商陆、大腹皮、泽泻、防己、茯苓、蜀漆、羌活、荆芥、连翘、半夏、白术、细辛、花椒、茴香、槟榔、干姜、肉豆蔻、生姜、大枣、甘草、天花粉、牡蛎、川芎。

(2)脾肾虚水肿(卷192水病门 诸肿,9方)

证候/病机:脾肾俱虚,水气流溢。

证见:水肿;或见:浮肿、通身肿满、面目手足水肿、腹肿;偶见:喘嗽吐痰、痰气食积、心腹胀满、喘不得卧、胃坚腹满、伤寒感风。

药用:木香、桑白皮、茯苓、陈皮、生姜;或用:大腹皮、大戟、葶苈子、甘遂、人参、白术;偶用:车前子、泽泻、芫花、商陆、黑牵牛、续随子、郁李仁、木通、赤小豆、槟榔、三棱、莪术、花椒、香附、紫苏、羌活、黄芪、附子、肉桂、雄黄、巴戟天、沉香、大蒜。

(3)脾湿水肿(卷193水病门 湿肿,7方)

证候/病机:脾虚受湿、气不宣通、不能制水。

证见:水肿;或见:面目手足浮肿、四肢浮肿、四肢肿满、通身洪肿、腹胀如鼓、虚肿;偶见:喘不得卧、喘满、怔忡、腹胀、肠胃辘辘有声、小便涩少。

药用:葶苈子、茯苓、木香;或用:牵牛、防己、槟榔、白术、陈皮;偶用:附子、甘遂、郁李仁、木通、桑白皮、海金砂、半夏、桔梗、人参、大枣、甘草。

(四)杂证

该书杂证方证还有漏浊遗精、三焦虚寒、瘭冷、身体疼痛等涉脾30个方证。

1. 漏浊遗精（卷 33 肾脏门 肾虚漏浊遗精，5 方）

证候/病机：思虑过度伤脾，心脾不调，脾肾俱虚，脾不摄精/脾精不禁；或脾虚热。

证见：小便白浊淋沥不止、梦泄；或见：手足腰背酸痛、腰痛无力。

治法：和营卫、调脾胃、交媾心肾。

药用：茯苓、厚朴、朱砂；或用：附子、川乌、补骨脂、菟丝子、益智仁、乌药、熟地黄、柏子仁、龙骨、苍术、茴香、川楝子、羊胫炭火。

2. 三焦虚寒（卷 43 三焦腑门 三焦虚寒，8 方）

证候/病机：三焦俱虚、下焦虚寒/虚惫/虚冷/不足、脾肾不足/虚弱/气冷。

证见：不思饮食、饮食不进，心腹/腹胁/胸膈等疼痛、腹内雷鸣，滑泄不止；或见：肌体羸瘦少力。

治法：暖脾肾、和脾胃、逐积冷、去冷痰、调气进食。

药用：干姜、附子、肉桂、沉香、荜茇、木香、诃子、人参；或用：厚朴、香子、甘草；偶用：肉豆蔻、豆蔻、草豆蔻、胡椒、槟榔、砂仁、川楝子、胡桃仁、黄芪、白术、苍术、茯苓、大枣、米、石斛、温酒、羊子。

该证后世往往辨证为"脾肾阳虚"。

3. 痼冷（卷 120 积热痼冷门 痼冷，12 方）

证候/病机：脾肾久弱/冷弱、沉寒痼冷、胸中痰饮。

证见：心腹/心下/腹胁/胸膈等疼痛/绞痛/冷气/逆满/刺痛/痞塞/膨胀、腹中雷鸣、奔豚气上冲；或见：呕逆恶心、吞酸翻胃，霍乱吐利/转筋，泄泻、饮食不进、饮食无味；偶见：猝暴中风、痰潮上膈、言语艰涩、神昏气乱、自汗心忡、怠惰嗜卧、体冷微汗、手足厥寒、腰疼脚弱、肢体浮肿、面黄羸瘦、小便频数、遗泄不禁。

治法：温脾胃、除痼冷、止痛哕、进饮食。

药用：附子、干姜、肉桂、硫黄、厚朴、甘草；或用：黑锡、茴香、白术、半夏、陈皮；偶用：胡芦巴、阳起石、艾叶、高良姜、吴茱萸、胡椒、川乌、沉香、砂仁、丁香、木香、肉豆蔻、川楝子、人参、川芎、当归、牡蛎、钟乳石、云母、秋石、黄砂子、青盐、大黄、生姜。

4. 身体疼痛（卷 154 身体门 身体疼痛，5 方）

证候/病机：水饮停蓄、注于脾脉。

证见：背痛、外连肌肉牵引背脾、时发时止；或见：臂痛不能举手。

药用：生姜、陈皮、茯苓；或用：当归、川芎、木香、枳壳、半夏、温酒、甘草；偶用：芒硝、乌药、没药、独活、白芥子、木鳖子、肉桂、紫苏、苦梗、防风、枳实、大腹子、青皮、白芍、黄芪、白术、大枣。

（五）治法

兼理脾胃（卷 22 脾脏门 兼理脾胃附论）。与以往历代方书不同，专辟这一章节提示该书作者：① 重视脾胃病证，收集的处方多，计 83 方；② 引用了"补肾不如补脾胃"，作为复杂虚证的治疗原则和策略；③ 调理脾胃是辨证论治综合治疗方案中的重要组成，所以予以突出、强调。

证候/病机：脾胃气弱/久虚、脾强胃弱，脾胃不和/不调/闭塞/气滞/不顺/壅滞，脾胃中寒/积寒/积冷/客冷，宿寒留饮停积不消、风冷寒湿邪气宿醒留滞，或脾肾俱虚、脾肺虚冷，肝风刑脾。

证见：心腹疼痛/胀痛/刺痛/绞痛/胀满/暴疼/胀闷/痞满/虚痞/气痞/时痛/结痛，腹中疼痛/胀满/虚满/胀闷/痞满/刺痛/噎塞不通，腹胁疼痛/胀满/膨胀/刺痛，胸膈满闷/虚痞/逆满/胀满/刺痛/噎塞；或见：恶心呕吐/噫气吞酸/呕逆痰水/反胃，饮食不进/不下/减少/不思饮食/饮食无味/迟化，霍乱吐泻/肠鸣泄利/大便不调，肢体瘦弱/倦怠嗜卧，面色萎黄；偶见：血气癥瘕、痰嗽喘息、气促喘急、夜寒无寐、小便频数、上饮下便、手足微冷、四肢浮肿、身重如石、里寒外热、身热不渴、咳嗽无时、口苦失味。

治法：补中益气、温补脾胃，调理脾胃、宽中顺气、调顺三焦、进饮食、长肌肉、充肌壮体，通流营卫、保固精血、止腹痛、止呕逆、疗泄泻、消阴火、消积滞、化痰饮、破癥积、辟风寒湿冷之邪。

药用：陈皮、甘草、人参、白术、厚朴、木香、干姜、生姜、肉桂、青皮、砂仁、附子、茯苓、肉豆蔻、沉香、麦曲、神曲、豆蔻、高良姜、三棱、茴香、苍术、大枣；或用：藿香、半夏、莪术、槟榔、桔梗、益智仁、黄芪、当归、吴茱萸、花椒、草豆蔻、草果、诃子、川芎；偶用：天雄、延胡索、钟乳石、阿魏、斑蝥、麝香、檀香、细辛、荜澄茄、红豆蔻、丁香、荜茇、大腹皮、枳实、香附、香皮、姜黄、香子、僵蚕、升麻、白芷、防风、紫苏、杏仁、泽泻、红豆、大黄、黄连、黄芩、木通、通草、枇杷叶、桑白皮、熟地黄、生地黄、五味子、石斛、木瓜、赤芍、牡蛎、冰片、半夏曲、山药、山芋、陈仓米、粟米、麦芽、萝卜、蜂蜜、麻油、盐。

以上分类及论述，是以往方书所未见的。反映了作者对脾胃证治的重视。

（六）其他涉及脾脏的方论

卷1~4方脉总论，汇总与综述《内经》以来有关脾脏解剖、生理等论述，五脏五行配属与关系，经脉、穴位及其脉诊等内容，一些文献已至金元时期，如："（脾）其形像马蹄，居胃之上，以消磨水谷也。"（五脏像位）

卷5方脉药性总论六经药性，介绍了脾的常用药的药性与功效，如：苍术、白术、白芍、升麻、陈皮、草豆蔻、生姜、高良姜、款冬花、黑附子、陈皮、黄芪、人参等。

卷6五运六气图，依据《内经》及有关五运太过不及六气司天在泉政令灾变、五运时行民病证治论述，绘制了六十年的五运六气图，及其涉脾病证、方药，如苓术汤、白术厚朴汤。

卷8~12运气图，分别绘制了六十年的五运六气图及涉脾内容。

卷13脏腑总论，分别介绍了五脏六腑经络论、五脏所主论、五脏病脉、五脏死脉、五脏真脉、五脏臭味、五脏主配、五邪相干、五脏各有身热等。

卷14~15肝脏门的肝实、肝虚、肝风毒流注入脚膝筋脉疼痛、肝劳等涉脾1论或2方。

卷16~19心脏门的心虚、心烦热、心健忘等涉脾1论或1方。

卷20~24脾脏门的总论、脾胃俱实等涉脾1论或2方。

卷26~28肺脏门的总论、肺虚、肺劳论、气极等涉脾1论或2方。

卷29~32肾脏门的总论、肾虚、肾寒、肾脏积冷气攻心腹疼痛、肾脏虚冷气攻腹胁疼痛胀满、肾虚多唾等涉脾1论或1~4方。

卷35胃腑门的总论、胃实热、胃虚冷、噫酸等涉脾1论或2~5方。

卷37~39大肠腑门的肠风下血、大小便不通、大便秘涩不通等分别涉脾2~4方。

卷43三焦腑门的总论、三焦胀等涉脾1论或3方。

卷47头门的风头旋、膈痰风厥头痛等各涉脾1方。

卷52面门的面疮涉脾1论和1方。

卷58口门的总论涉脾1论。

卷59舌门的总论、重舌、舌肿强等各涉脾1~3方。

卷61~64咽喉门的咽喉生痈、咽喉生疮、咽喉肿塞、语声不出、咽干等涉脾1~4方或1论。

卷65~67牙齿门的总论、急疳等各涉脾1论。

卷71~86眼目门的总论、五脏风热眼、目积年赤、目赤碜痛赤肿、风毒冲目虚热赤痛、目偏视风牵、目涩痛、内障眼、外障眼、目生肤翳、目昏暗、息肉淫肤、目生肉、针眼、斑豆疮入眼、目内生疮、目眵、钩割针镰等涉脾1~3方或1论。

卷87~116诸风门的总论、中风、肝中风、肺中风、卒中风、中风舌强不语、中风身体不遂、中风半身不遂、癫痫、风惊、风邪、风热、风成热中、风痰、风气、风消、风秘、劳风、风、风瘙痒、风瘙瘾疹、恶风、大风眉须堕落、历节风、白驳、诸风难治、诸风杂治等各涉脾1~4方或1论。

卷119~120积热瘤冷门的诸热等涉脾1~5方。

卷121~146伤寒门的伤寒总论、玉函经论生死歌诀、伤寒十劝、动气、小便自利、下利、伤寒方药、伤寒运气精华、歌诀、辨脉法第一、辨伤寒受病日数次第病证、辨太阳病脉证并治法、辨阳明脉证并治、辨太阴脉证并治、辨少阴病脉证并治、辨厥阴病脉证并治、辨霍乱病证并治、辨阴阳易瘥后劳复病证并治、辨不可下病脉证并治、辨可下病脉证并治、伤寒四日候、伤寒六日候、伤寒烦躁、伤寒烦渴、伤寒谵语、伤寒咽喉痛、阴阳毒、阴毒、伤寒头痛、伤寒食毒、伤寒烦喘、伤寒上气、伤寒呕吐、伤寒干呕、伤寒呕哕、伤寒口舌生疮、伤寒霍乱、伤寒心腹痞满、伤寒两感、伤寒发黄、伤寒身体疼痛、伤寒下脓血痢、伤寒大便不通、伤寒后身体虚肿、伤寒后咽喉闭塞不通、伤寒后失音不语、伤寒后夹劳、伤寒后发疟、伤寒后劳复等涉脾内容少，各1～3方，议论主要摘录一些对伤寒经文的注解，少有发挥。

卷148～151时气门的时气发黄、时气大小便不通、时气大便不通、时气劳复、时气瘴疫、时气疫疠、时气杂病等涉脾1～2方或1论。

卷152～153热病门的总论、热病烦躁、热病烦渴、热病心腹胀满、热病咽喉肿痛、热病口干、热病口疮、热病发黄、热病大便不通、热病小便不通等涉脾1～3方或1论。

卷154身体门的总论、腰痛等各涉脾1论。

卷157～160咳嗽门的总论、诸咳嗽、痰嗽、咳逆、咳逆上气等各涉脾1～5方或1论。

卷161喘嗽门的咳嗽上气、咳嗽呕吐等各涉脾1论。

卷163喘门的总论、喘嗽等各涉脾1～2方。

卷164～167痰饮门的总论、留饮、留饮宿食、痰逆不下食、痰饮食不消、寒痰等各涉脾1～3方。

卷168～175积聚门的总论、肥气、伏梁、导引法、积聚心腹胀满、癥瘕、食癥、米癥、久癖、气、癖气、酒癖、食不消成癥癖、癖不能食等各涉脾1～2方或1论。

卷176～180消渴门的总论、辨六经渴病并治、消渴、消中、消肾、胃热渴、消渴饮水过度、消渴饮水腹胀、渴利、消渴后成水病等各涉脾1～4方或1～2论。

卷181～183诸气门的总论、上气、上气胸膈支满等各涉脾1～3方。

卷185～187诸痹门的诸痹、肌痹、腰脚冷痹等各涉脾1～2方。

卷188～190诸血门的总论、伤胃吐血、鼻衄、血妄行、诸失血等涉脾1方。

卷191～194水病门的十水、皮水、水饮、猝浮肿、膜外气、水气心腹鼓胀、水气脚膝浮肿、大腹水肿、水气遍身肿满、水肿小便涩、蛊病、水蛊等各涉脾1～2方或1论。

卷195～196黄疸门的黄疸、诸黄、黄汗、急黄、内黄、黄病小便淋涩、脾黄、行黄、气黄、诸疸、风疸、谷疸、女劳疸等各涉脾1～2方或1论。

卷197～199诸疟门的总论、足阳明胃疟、寒疟、疟发作无时、山岚瘴气疟、痰疟等各涉脾1～5方。

卷200诸疟门的久疟、疟病发渴等各涉脾1～2方。

卷201～203霍乱门的霍乱吐利、霍乱心腹痛、霍乱心下痞逆、霍乱昏塞下利、干湿霍乱、霍乱心烦、霍乱后烦躁卧不安、霍乱逆满、霍乱干呕、霍乱转筋等各涉脾1～4方或1论。

卷204膈噎门的总论、五膈、膈气咽喉噎塞、膈气呕逆不下食、膈气痰结、膈气心腹痞满、五噎等各涉脾1～5方。

卷206呕吐门的总论、气呕、痰呕等各涉脾1～2方或1论。

卷207～213泄痢门的水泻、气痢、水谷痢、蛊痢、冷热痢、赤痢、滞下脓血、休息痢、下痢里急后重、湿、疳等各涉脾1～4方或1论。

卷215小便淋秘门的血淋、小便赤涩、小便利多等各涉脾1方。

卷217～226诸虚门的总论、补虚固精、补虚益血、补虚消痰、补虚治小肠、补虚理腰膝、补虚益精髓、补益诸虚、五痿等各涉脾1～4方或1论。

卷227～234虚劳门的虚劳：涉脾11方，风劳、气劳、热劳、虚劳寒热、虚劳骨热、虚劳上气、虚劳羸瘦、虚劳积聚、虚劳癥瘕、虚劳浮肿等各涉脾1～2方或1论。

卷235～236 劳瘵门的总论、治诸疾药性、骨蒸、骨蒸癖等涉脾议论以综述为主,良莠不齐。

卷237 尸疰门的传尸复连、传尸羸瘦等各涉脾1方或1论。

卷239 诸虫门的诸虫、五脏虫等各涉脾1～3方。

卷240～246 脚气门的一切脚气、一切风寒暑湿脚气、脚气缓弱、脚气肿满、脚气冲心、脚气心腹胀满、脚气呕逆、脚气语言謇涩、脚气大小便不通、脚气变成水肿、江东岭南瘴毒脚气、脚气上生风毒疮等各涉脾1方或1论,个别2方。

卷247～249 疝门的总论、寒疝、小肠气,等各涉脾1～3方。

卷253 诸毒门的解酒毒,涉脾5方。

卷255 杂治门的杂病,涉脾6方。

卷257～259 食治门的总论、食治久新咳嗽、食治水肿病、食治五痔诸疾、食治五脏等各涉脾1方,食治一切痢疾涉脾5方。

卷260～262 乳石门的服石后解散药势、乳石发目昏赤痛、乳石发痰饮呕逆、乳石发口舌生疮、乳石发两脚卒冷两胁腋卒热并口噤、乳石发下痢等各涉脾1方或1论,个别2方。

卷263～266 服饵门的神仙服饵、丹药、服气法等各涉脾1论、或2方、或2法。

卷267 诸汤香煎门的诸汤涉脾2方。

卷275～279 诸疮肿门的诸疮水毒肿、一切恶疮、身体风毒疮、下注疮等各涉脾1论,疥癣涉脾3方。

卷282～289 痈疽门的总论、诸痈疽、附骨痈、诸疽、痈疽发背作寒热、诸发、发背等各涉脾1方、1论,个别2方。

卷293 瘰门,涉脾1论、1方。

卷294 瘿瘤门的瘿病咽喉噎塞有涉脾1论。

卷299～300 上部疮门的口舌疮、口疮、口糜、舌疮、吻疮、唇疮等各涉脾1方、1论,唇紧涉脾8方。

卷311～312 折伤门的诸骨蹉跌、从高坠下等各涉脾1方、1论。

卷313～315 膏药门的总论、颠扑伤折方等各涉脾1方。

卷316～335 妇人诸疾门的中风、风痹手足不遂、血风体痛、伤寒、劳瘵、冷劳、吐血、咳嗽、痰饮、喘满、心腹胀满、两胁胀痛、淋沥、泄泻、下痢、虚损、血风劳气、风虚劳冷、癥瘕、食癥、癖、脚气、杂病、崩中漏下、月水不通、月水不断、血气心腹疼痛、血气小腹疼痛、血分水分肿满等类方等各涉脾1方或1论,个别如心腹胀满等有2～3方。

卷336～343 妊娠诸疾门的胤嗣、便产须知养胎胎教、子烦、心腹痛、心腹胀满、身体肿胀、热病、烦渴、小便不通、疟疾、呕逆不下食、痰饮、安胎、损胎、滑胎等类方各有涉脾1方或1论,个别如心腹痛等各2～3方。

卷345～355 产后诸疾门的产后诸疾、产后调补、产后血风血虚浮肿、产后血邪攻心狂语、中风、两胁胀满、月水不通、月水不调、虚羸、寒热、咳逆、泄泻、下痢、乍见鬼神等类方各涉脾1方或1论,个别有2方。

三、讨论

《普济方》由明太祖第五子周定王朱橚主持,滕硕、刘醇等人执笔汇编而成。该书广泛辑集明代初期及明代以前的医籍,并兼收史传、杂说、道藏、佛典中的有关医学内容。该作者均系成书年代医学界权威,占有充分的历代及成书年代的医学资料,而这些资料来源于国家收藏,其质量和版本较为可靠、准确和优良,从而保证了该书具有里程碑的价值。

1. 版本　本研究《普济方》word版购自淘宝网,并与网上(网址:http://www.taozhy.com/)所下载《普济方》电子版对比,信息较为全面和完整,错误亦较少。但是,该版本仍有大量的扫描后转化word

版本时的内容遗漏,以处方药物为主;而一些插图的缺漏,原不在本研究的范围之内,因此无妨。鉴于该书类方多,即便一些处方出现药物的缺漏,并不影响对其总体用药特征的分析与刻画,因此,本研究未对每一方证逐一校对。但两个版本均自卷358起的儿科、针灸、本草等章节缺失。鉴于尚不构成对本研究总体结果的影响,遂放弃查阅。

2. 脾脏病变的代表性证候及方证

(1) 兼理脾胃、脾胃俱虚、脾实热类、脾虚冷类等类证群、治法累计 349 个方证(占所有方证的 24%)。

(2) 水谷不化、不能饮食(实证类)、不能饮食(虚证类)、呕吐(虚证类)、呕吐(实证类)、腹痛(实证类)、腹痛(虚证类)、腹泻等累计 858 个方证(占所有方证的 59%)。

以上两者合计 1 207 个方证,占所有方证的 83%。

这表明,食欲减退、消化障碍、呕吐、腹痛、腹泻已成为明初学术界最为关注的脾脏病证,且积累了丰富的治疗经验,这与明以前有了很大的区别(表 4-8)。

表 4-8 《普济方》脾有关方证数的比较

证 候 类	方证数	证 候 类	方证数
脾胃俱虚	58	腹泻类	157
脾实热类	73	水肿类	21
脾虚冷类	135	常见脾病类(脾劳、脾瘅、肉极、脾中风、脾痹、脾疟)	120
水谷不化类	132		
不能饮食实证类	74	痰饮类	27
不能饮食虚证类	140	脾虚热病	20
呕吐虚证类	106	外感类(中寒、中暑、中湿)	29
呕吐实证类	18	杂证类(漏浊遗精、三焦虚寒、痼冷、身体疼痛)	30
腹痛实证类	151	兼理脾胃	83
腹痛虚证类	80	总 计	1 454

3.《普济方》方证的特点

(1) 方证收集面广,时间跨度大,多数处方标注了出处。如《肘后方》《千金方》《本事方》《济生拔粹方》(其中医学丛书《济生拔萃方》刊于 1308 年,由元代杜思敬编辑,辑录了金元时期医著,包括:《珍珠囊》《医学发明》《脾胃论》《洁古家珍》《此事难知》《兰室秘藏》《卫生宝鉴》和《杂类名方》等。距《普济方》编撰不到 100 年)等,这类书籍成书年代跨越大,不同的学术观点和用药得以保存。

(2) 因按主要症状分类,病机可近似,因而一些方剂会重复出现在不同章节中,烦冗现象十分明显。

(3) 一些处方与《和剂局方》的特点相似,某张处方具有广泛的适应证;而大多处方的适应证比较单一;某些处方甚至附带有医案。

(4) 因于以上原因,该书所载同一类方不同处方的用药离散度大,提示处方来源的多元性,兼收并蓄,这也成就了该书的优势;相比之下,《太平圣惠方》一些类方的药物组成重复率高,提示其来源可能是某位御医针对某位皇亲国戚的多次复诊处方。

4.《普济方》所涉脾脏的一些临床理论与治验

(1) 强调脾脏证治在伤寒诊疗中的重要性。例如该书载有:"人有五脏,脾主中州。五土既皆居中,故知万物之中,四时之中,七十二候之中,皆以土为主也……天地万物皆以土为要。"(卷 122 伤寒门·玉

函经论生死歌诀上)

（2）关于"补中益气汤"的记载。李东垣的脾胃理论及补中益气汤（黄芪、人参、甘草、白术、升麻、柴胡、陈皮、当归）是唐宋以降具有鲜明特色的中医理论和处方，重在阐发元气虚实分布异常对急性热病发病的影响，而非传统集中关注消化系统及脾经循行路线的病变。该书引《拔粹方》中所引《内外伤辨惑》云：饮食劳倦所伤，必气高身热、烦喘短气、鼻息不调、嗜卧困倦少言，皆为热伤元气耗神故也。宜温甘之剂以补元气泻火也。其初肌肤间，必大热燥闷，心烦而渴，久后则不渴，头痛大作，四肢疼痛，表虚不任风寒，目不欲开。此外还详细阐释了内伤发热与外感在病机方面的差异（卷24脾脏门 饮食劳倦）。录入详细。

（3）有关伤寒食复、劳复等的具体描述。例如："伤寒不思饮食者，不可服温脾胃药。伤寒不思饮食自是常事，终无饿死之理。""伤寒初安不可过饱……脾胃尚弱，食饱不能消化，病即再来，谓之食复。病方好气血尚虚，劳动太早，病即再来，谓之劳复。"（卷122伤寒门 伤寒十劝）

（4）消渴病发病及预后。"夫三消者，本起肾虚或食肥美之所发也……凡三消，肺消、肾消可治，惟有脾消不可治。"（卷176～180消渴门 总论）

（5）治疗消渴泻火生津治疗中消渴的代表方黄连汤。含黄连、黄芩、知母、栀子、石膏、升麻、麦冬、天花粉、茯神、甘草（卷179消渴门 胃热渴）。该治法至今仍适用。

（6）历史名人颜正卿黄疸治验。该书在引用《卫生宝鉴》茯苓栀子茵陈汤中记载："昔元颜正卿，丙寅二月，区区官事劳役，饮食不节，心火乘脾俱黄，微见青色，时下完谷，小便癃闭而来请治之。具说其事，诊其四肢苦烦，脾色必黄，瘀热以行膀胱，身体尽黄，名曰谷疸，此之谓也。栀子、黄芩、黄连、茵陈、汉防己、猪苓、茯苓、泽泻、苍术、白术、枳实、陈皮、青皮。"（卷196黄疸门 谷疸）

5.《普济方》所涉脾脏的一些基础理论 总体上，《普济方》所收载中医基础理论内容不多，且主要综述《内经》内容，反映了《内经》以降中医基础理论发展相对迟缓，且延续到明初。个别涉及中医基础理论的内容如：

（1）脾摄精。该书"卷33肾脏门 肾虚漏浊遗精"提及"脾不摄精""脾精不禁"，提示脾脏具有固摄精关、防止漏浊遗精等的发生。

（2）思虑导致气滞。该书载有"思伤于脾者，其气结"。（卷181～183诸气门 总论）这与学术界思虑伤脾，导致脾虚的主流观点不同，在病机方面有所补充。

（3）对外感热病的再分类。该书在"卷148时气门 总论"一再综述的一些外感热病及其分类：① 时行之气/温疫/天行：气候异常，病无长少，率多相似。② 时行伤寒：春分至秋分，天暴寒，时行寒疫，其病与温及暑病相似。③ 伤寒者，伤寒气而作。伏寒变为温病：立春节后，壮热为病。④ 冬温者，感温气而作。与传统伤寒之说不同。⑤ 寒疫者，暴寒折人。

在以上论述中，开始比较明确地区分温疫与伤寒，对应的处方多有创新，不再一味沿用伤寒方。

（4）收录了"时行"病的传变特征：一日在皮毛、二日在肤、三日在肌、四日在胸、五日/六日入胃。

（方肇勤，杨雯，颜彦）

第九节 《医宗金鉴》脾的理论

摘要：《医宗金鉴》所收载《删补名医方论》等15本医籍中均不同程度涉及脾的理论、证治，其中《删补名医方论》有关脾的方剂大致可以分为脾气虚、脾阳虚、脾寒、脾湿等及其兼证。《医宗金鉴》有关脾脏理论的特点表现为有关脾脏的基础理论融入各个专著中、普遍采用脏腑辨证论治、杂病中有关脾的病证集中为虚证等。最后,本文对选择该书研究的依据、该书在脾基础理论方面未见创新、该书有关临床诊疗和防治方面的进展、该书标志着辨证论治理论与方法的成熟、该书标志着中医方剂学科形成等方面予以了探讨。

《医宗金鉴》成书于1742年的清代,官修,在编撰之际占有当时及前代大量的医学文献,代表着那些年代的医学水准。这为研究古典中医理论与中医基础理论演变和发展提供了可靠且丰富的素材。

本文拟从脾及其辨证论治论述入手,对该典籍进行整理研究,以期探索这一历史时期脾及其辨证论治理论的主流内容与特点。

一、方法

参见第二章"第九节《医宗金鉴》心的理论"(详略),本文关注脾。

二、结果

(一)《医宗金鉴》有关脾理论的分布

1.《订正仲景全书伤寒论注》和《订正仲景全书金匮要略注》(卷1~25) 两书按原著目次编排,其学术特点集中在方解和病机两个方面。

(1) 方解如,五苓散(用白术之燥湿,健脾助土,为之堤防以制水也);十枣汤(选十枣之大而肥者以君之,一以顾其脾胃,一以缓其峻毒);旋覆代赭石汤(生姜、大枣和脾养胃);白虎汤(甘草、粳米调和于中宫,且能土中泻火,稼穑作甘,寒剂得之缓其寒,苦剂得之平其苦,使二味为佐,庶大寒大苦之品,无伤损脾胃之虑也);理中圆(参、术、炙草所以守中州,干姜辛以温中);吴茱萸汤(人参甘温,益阳固本而补中;大枣助胃益脾;生姜呕家圣药)。

(2) 病机如,大陷胸丸(痞连脐旁,脾藏结也);赤石脂禹余粮汤(关门之不紧,仍责在脾);朝食暮吐,脾寒格也,食入即吐,胃热格也;黄芪桂枝五物汤(脾主四肢,四肢者,诸阳之本,逆寒者,阳虚不温四末也);腹满者,脾经入腹,阳虚中满也;溏泄食不化者,此脾虚不能运磨水谷,多见鹜溏飧泄之证也);大病差后,脾胃气虚,不能制约肾水,水溢下焦,故腰以下为肿也;水之在脾者,少气身重也;病水者脾必虚。

2.《删补名医方论》(卷26~33) 该书所占篇幅较大,偏于基础,涉脾方证大致可以分为以下几类:

(1) 脾气虚及其兼证:这类方剂主要针对脾气虚,多以人参、黄芪等为君药,可以兼有气滞、气逆、气陷、邪热及六淫、其他脏腑阴阳气血虚。

1) 四君子汤(人参、白术、茯苓、甘草、生姜、大枣),治面色痿白,言语轻微,四肢无力,脉来虚弱者。以及七味白术散、五味异功散、六君子汤、香砂六君子汤。

2) 香砂六君子汤(人参、白术、茯苓、甘草、陈皮、半夏、砂仁、木香、生姜),治气虚痰饮,呕吐痞闷,脾胃不和,变生诸证者。

3) 归脾汤(人参、龙眼肉、黄芪、甘草、白术、茯苓、木香、当归、酸枣仁、远志、生姜),治思虑伤脾,或健忘怔忡,惊悸盗汗,寤而不寐,或心脾作痛,嗜卧少食,及妇女月经不调。

4) 补中益气汤(黄芪、人参、白术、炙甘草、陈皮、当归、升麻、柴胡、生姜、大枣),治阴虚内热,头痛口渴,表热自汗,不任风寒,脉洪大,心烦不安,四肢困倦,懒于言语,无气以动,动则气高而喘。

5) 人参养荣汤(人参、白术、茯苓、甘草、黄芪、陈皮、当归、熟地黄、白芍、肉桂、远志、五味子、生姜、大枣),治脾肺俱虚,发热恶寒,肢体瘦倦,食少作泻等证。

6) 升阳益胃汤(羌活、独活、防风、柴胡、人参、白术、茯苓、甘草、黄芪、白芍、半夏、黄连、泽泻、陈皮),治脾胃虚,怠惰嗜卧,四肢不收。时值秋燥令行,湿热方退,体重节痛,口干舌燥,饮食无味,大便不调,小便频数,食不消,兼见肺病,洒淅恶寒,惨惨不乐,面色不和。

7) 升阳散火汤(升麻、葛根、独活、羌活、白芍、人参、甘草、柴胡、防风),治脾阴血虚,胃阳气弱,春寒不去,及过食冷物,抑遏少阳清气,郁于脾土之中,四肢发困热,肌热,筋骨间热,表热如火燎于肌肤,扪之烙手,并宜服之。

8) 补脾胃泻阴火升阳汤(黄芪、苍术、甘草、羌活、升麻、柴胡、黄连、黄芩、人参、石膏、生姜、大枣),治饮食伤胃,劳倦伤脾,脾胃一虚,阳气下陷,阴火乘之,时值夏令,当从此治。

9) 资生丸(人参、茯苓、白术、山药、薏苡仁、莲肉、芡实、陈麦蘖、神麴、豆蔻、桔梗、藿香、黄连、砂仁、白扁豆、山楂),治妇人妊娠三月,脾虚呕吐,或胎滑不固。兼丈夫调中养胃,饥能使饱,饱能使饥,神妙难述。

10) 外台茯苓饮(茯苓、人参、白术、枳实、陈皮、生姜),治心胸中有痰饮宿水,自吐出水,复心胸间虚气满不能食,消痰气令能食。

11) 竹叶黄芪汤(淡竹叶、生地黄、黄芪、麦冬、当归、川芎、黄芩、甘草、白芍、人参、半夏、石膏),治消渴,气血虚,胃火盛而作渴。

12) 双和饮(白芍、黄芪、甘草、肉桂、当归、熟地黄、川芎、生姜、大枣),治大病之后,虚劳气乏。补血益气,不热不冷,温而调之。

(2) 脾阳虚及其兼证:这类方剂主要针对脾阳虚,特点是采用附子、肉桂、干姜,多益气温阳并举,可以有兼证。

1) 参附汤(人参、附子),治阴阳气血暴脱等证。

2) 理中汤丸(人参、白术、甘草、干姜),治中气不运,腹中不实,口失滋味,病久不食,脏腑不调,与伤寒直中太阴,自痢不渴,寒多而呕等证。

(3) 脾寒及其兼证:这类方剂主要针对脾寒,特点是采用附子、肉桂、干姜,未见人参、黄芪,祛邪为主;可以有兼证。

1) 白术附子汤(白术、附子、苍术、陈皮、厚朴、半夏、茯苓、猪苓、泽泻、肉桂、生姜),治寒中腹胀满,作涎作清涕;或多溺足下痛,不能任身履地,骨乏无力,喜睡,两丸多冷,时作阴阴而痛,或妄见鬼状,梦亡人,腰背,胛眼,腰脊皆痛。

2) 实脾饮(白术、茯苓、甘草、厚朴、大腹子、草果仁、木香、木瓜、附子、干姜、生姜、大枣),治身重懒食,肢体浮肿,口中不渴,二便不实。

3) 温脾汤(厚朴、干姜、甘草、肉桂、附子、大黄),主治锢冷在肠胃间,泄泻腹痛,宜先取去,然后调治,不可谓虚以养病也。

(4) 脾湿及其兼证:这类方剂主要针对脾湿(含水肿),特点是采用苍术、白术、厚朴、半夏、茯苓、藿香、紫苏等,可以有兼证。

1) 平胃散(苍术、陈皮、厚朴、甘草、生姜),治湿淫于内,脾胃不能克制,有积饮、痞膈、中满者。

2) 枳术丸(白术、枳实),治胃虚湿热,饮食壅滞,心下痞闷。

3) 神术汤(白术、防风、甘草、生姜),主治三时外感寒邪,内伤生冷而发热,及脾泻肠风。

4) 二陈汤(半夏、茯苓、陈皮、甘草、生姜),治肥盛之人,湿痰为患,喘嗽胀满。

5) 藿香正气散(藿香、桔梗、紫苏、白芷、厚朴、大腹皮、半夏、茯苓、陈皮、甘草、生姜、大枣),治外受四时不正之气,内停饮食,头痛寒热,或霍乱吐泄,或作疟疾。

6) 香薷饮(香薷、厚朴、白扁豆),治暑热乘凉饮冷,阳气为阴邪所遏,头痛发热,恶寒烦躁,口渴腹满,吐泻者。

7) 越婢汤(麻黄、石膏、生姜、大枣、甘草),治风水恶风,一身悉肿,脉浮不渴,续自汗出,无大热者。又治里水,一身面目黄肿,其脉沉小便不利,故令病水。假令小便自利,此亡津液,故令渴也。越婢加术汤主之。

8）五苓散（茯苓、猪苓、白术、泽泻、桂枝）附茵陈五苓散，治脉浮小便不利，热微消渴者。发汗已，脉浮数烦渴者。中风发热，六七日不解，而烦，有表里证，渴欲饮水，水入则吐者。

（5）其他脾实证：这类方剂主要针对脾实证。

1）清脾饮（青皮、厚朴、草果、半夏、柴胡、白术、甘草、茯苓、黄芩），治痰积成疟，无表里证者。

2）麻仁丸（麻子、白芍、枳实、大黄、厚朴、杏仁），又名脾约丸，治肠胃燥热，大便秘结，小便数多。

（6）涉脾脏腑兼证：这类方剂主要针对肾、肺病证等，兼有脾证，通常从肾、肺等论治；所引方解多十分精彩。

1）八味地黄丸（熟地黄、山药、山茱萸、茯苓、牡丹皮、泽泻、肉桂、附子，酒下），治命门火衰，不能生土，以致脾胃虚寒，饮食少思，大便不实，或下元衰惫，脐腹疼痛，夜多漩溺等证。集注：欲暖脾胃之阳，必先温命门之火，此肾气丸纳桂，附于滋阴剂中十倍之一，意不在补火，而在微微生火，即生肾气也。

2）资生肾气丸（熟地黄、茯苓、牡丹皮、泽泻、山药、车前子、山茱萸、牛膝、肉桂、附子），治肾虚脾弱，腰重脚肿，小便不利，腹胀喘急，痰盛，已成鼓证，其效如神。

3）四神丸（肉豆蔻、补骨脂、五味子、吴茱萸、大枣、生姜），治脾肾双虚，子后作泻，不思食，不化食。二神丸（四神丸去吴茱萸、五味子）、五味子散（肉豆蔻、补骨脂）。

4）真武汤（白术、茯苓、白芍、附子、生姜），治少阴水气为患，腹痛下痢，四肢沉重疼痛，小便不利；其人或咳或呕，或小便利而下痢者，用此加减。

5）琼玉膏（生地黄、茯苓、白蜜、人参），治虚劳干咳。

6）玉屏风散（防风、黄芪、白术，酒调服），治风邪久留而不散者；自汗不止者亦宜。集注：白术健脾胃，温分肉，培土即以宁风也。

（7）其他涉脾方剂：在这类方剂的适应证中，或在用药中不同程度涉及脾脏，主要有：秦艽升麻汤、独圣散、旋覆代赭石汤、地骨皮饮、四生丸、葛花解醒汤、封髓丹、桂枝加大黄汤、越鞠汤丸、石斛夜光丸、防风通圣散、升麻葛根汤、天水散/益元散/六一散、磁朱丸、仙方活命饮、白虎汤、十枣汤、黄芩汤、赤石脂禹余粮汤、指迷茯苓丸、芍药汤、阿胶散。

3.《编辑四诊心法要诀》（卷34） 该书主要引用与综述《内经》望闻问切等内容，偏于基础。

4.《编辑运气要诀》（卷35） 该书主要引用、分类、简化《内经》五运六气内容，偏于基础。

此后是临床各科：

5.《编辑伤寒心法要诀》（卷36～38） 该书将《伤寒论》部分内容改编成口诀，并展开注释。

6.《编辑杂病心法要诀》（卷39～43） 该书将常见内伤杂病改编成口诀，并予以注释。一些涉脾的病种包括：中风、痹病、痿病、内伤（发热）、虚劳、失血、五脏神情、诸气、痰饮、咳嗽、水肿、诸泄、痢疾、外障病证、内外障治、口舌、心腹诸痛、小便不通、大便燥结、结燥等。涉脾注释主要引用《内经》文字。

在"内伤外感辨似"中收载了补中益气汤、调中益气汤、升阳益胃汤、补脾胃泻阴火升阳汤、升阳散火汤、人参资生丸、清胃理脾汤、理中汤、消食健脾丸、开胃进食汤、平胃散、葛花解醒汤等方证，反映了作者对李东垣学术观点的认同，并扩大了其证治的范围。

7.《编辑妇科心法要诀》（卷44～49） 该书大多妇产科常见病证涉及脾的证治，诸如调经门（不内外因经病、经行泻吐、调经证治、经行发热/时热证治、调经门汇方等）、经闭门（血亏经闭、血枯血亏经闭证治、妇人经断复来、室女师尼寡妇经闭证治等）、崩漏门（崩漏总括、崩漏证治）、带下门（五色带下总括、带下证治）、癥瘕癖诸证门（癥瘕积聚痞血血蛊总括、积聚证治）、嗣育门（受孕分房静养、胎前用药三禁、安胎审宜调治）、胎前诸证门（子肿子气子满脆脚皱脚总括、子肿子气满脆脚皱脚证治、胎不长证治、胎前门汇方）、产后门（呃逆证治、发热证治、惊悸恍惚证治、蓐劳虚羸总括、蓐劳虚羸证治、大便出血、产后门汇方）、乳证门（乳岩证治）、前阴诸证门（阴痛证治、阴疮证治、阴痔证治）、杂证门（梦与鬼交证治)等。

在调经门、经闭门、崩漏门、产后门、乳证门、前阴诸证门、杂证门等中一再出现四君子、异功散、六君汤、香砂六君子、参苓白术散、八珍汤、十全大补汤、七味白术散、归脾汤、逍遥散、理中汤、双和饮、养荣汤等。

8.《编辑幼科杂病心法要诀》(卷50～55)　该书大多儿科常见病证涉及脾的证治,诸如二二四(察色、听声、虎口三关部位脉纹形色)、初生门[眼不开、噤口、撮口、脐风(断脐不慎起脐风)、鹅口、弄舌、重舌、木舌、夜啼]、惊风门(惊风总括、慢惊风、夹热夹痰慢惊、慢脾风)、痫证门(阴痫、食痫)、疳证门(疳证总括、脾疳、疳泻、疳肿胀、肝疳、疳渴、蛔疳、丁奚疳、哺露疳)、吐证门(虚吐)、泻证门(泻证总括、伤乳食泻、惊泻、脾虚泻、飧泻、水泻)、感冒门(感冒夹食)、疟疾门(疟痰疟饮)、咳嗽门(咳嗽总括)、喘证门(喘证总括、马脾风)、痰证门(痰证总括、湿痰)、腹痛门(寒痛)、黄疸门(黄疸总括、阴黄)、水肿门(水肿总括、湿水肿、阴水)、腹胀门(腹胀总括、虚胀)、积滞门(乳滞)、杂证门(囟陷、囟填)等。

在初生门、惊风门、疳证门、吐证门、泻证门、感冒门、痰证门、黄疸门、水肿门、杂证门等有参苓白术散、补中益气汤、四君子汤、理中汤、温中补脾汤、平胃散、二陈汤、柴芍六君子汤、茵陈理中、实脾散、清热泻脾散、泻黄散、醒脾汤、缓肝理脾汤、固真汤、金匮肾气丸等。

9.《编辑痘疹心法要诀》(卷56～59)　该书一些天花常见病证涉及脾的证治,诸如痘出五藏形证、痘主部位、发热逆证、灌浆险证、收靥证治、面部吉凶论(锁眼、抱鼻、锁口、锁唇、无根、水泡、板黄、痘疔)、痘中杂证(惊搐、渴、喘、口喷秽气、不食、泻泄、痒、衄血便血、倦怠、唇、水痘)、男妇年长出痘门(孕妇出痘)、疹门(疹原、咳嗽)。

同病异治方面采用有泻黄散、人参白术散、平胃、补中、保元等。

10.《编辑幼科种痘心法要旨》(卷60)　该书是一本介绍水苗法人痘接种(种苗)的详细临床试验报道,涉及前瞻性试验、回顾性试验、设有不同种苗方法对照、接种方法的标准化等,是一篇颇具现代感的人工免疫文献。其中"不可种""五藏传送之理"等论述中有涉及脾脏的内容,水乳交融。

11.《编辑外科心法要诀》(卷61～76)　该书在十二经循行部位歌、脾经歌、脉分主歌、浮沈脉歌等中,以歌诀方式概要介绍了涉脾经络、脉诊等《内经》理论。

该书大多外科常见病证涉及脾的证治,诸如痈疽(半阴半阳歌、五善歌、七恶歌、辨痒歌)、虚实治法歌、溃疡主治类方、面部(燕窝疮)、项部(瘰历、失荣证)、背部(上中下发背、蜂蜜发、串疽、黄瓜痈)、腰部(缠腰火丹)、眼部(眼胞菌毒、眼丹、针眼、椒疮粟疮、皮翻证)、鼻部(旋耳疮)、口部(大人口破、鹅口疮、口糜)、唇部(反唇疔、锁口疔、唇疽、茧唇)、舌部(重舌、舌疔、舌疳)、喉部(喉闭、弄舌喉风)、胸乳部(脾发疽、其历痈、乳中结核、乳岩)、腹部(幽痈、缓疽)、腋部(腋痈、腋疽、黯疔)、肋部(内发丹毒)、内痈部(脾痈)、臂部(蝼蛄串)、手部(手丫发、蛇头疔、天蛇毒、鹅掌风)、下部(妇人阴疮)、股部(肚门痈、箕门痈)、膝部(膝痈疵疽、膝眼风)、胫部(黄鳅痈、穿踝疽)、足部(脱疽、敦疽、田螺疱)、发无定处(疔疮、黄鼓、流注、瘿瘤、瘰疬、大麻风、杨梅疮、赤白游风、丹毒、疥疮、癣、黄水疮、血风疮、浸淫疮、火赤疮、猫眼疮)、婴儿部(葡萄疫)等。

涉脾病证主要有:脾湿受风、脾胃湿热、脾肺风湿、脾肺燥热、脾肺有热而夹湿、肝肺脾经风湿热等,一些证候采用四君子汤及加减、归脾汤、补中气益汤加减。

12.《编辑眼科心法要诀》(卷77、卷78)　该书在"总纲"介绍了眼部八廓及常见眼病证治,多有涉及脾脏者。

13.《编辑刺灸心法要诀》(卷79～86)　该书综述《内经》为主的经络理论及常用穴主治,并改编成口诀。诸如:十二经表里原络总歌、脾经表里原络穴主治歌、地支十二经流注歌、十二经相传次序歌、十二经起止歌、十二经气血多少歌、周身名位骨度等。

14.《编辑正骨心法要诀》(卷87～90)　该书"头面部"涉脾证候主要为:凌云骨、胸骨、击扑伤后入房伤脾、颠顶骨外治法等。涉脾方剂主要为：正骨紫金丹、大神效活络丹、消瘀散。在"内治杂证法"中，涉脾证候有：胸腹痛闷、伤损出血、烦躁、瘀血泛注、腹痛，用四君子汤、六君子汤、加味归脾汤、二陈汤、八珍汤、参附汤等加减治疗。

（二）《医宗金鉴》有关脾脏理论的特点

1. 有关脾脏的基础理论　该书没有收载类似于《内经》《难经》这样的中医基础理论书籍，仅《名医方论》《四诊心法》《运气》3部医著偏向基础。这可能反映了吴谦等编著团队注重临证实用，以及对现存医学理论体系构建的反思。

然而，在该书大量的歌诀注释中，却频繁引用了《内经》以来的藏象、病因、病机、治法等理论，使有关基础理论融会贯通于临床各学科中。其中一些代表性的内容如：

（1）脾脏生理与常见病理表现。该书关于脾脏证候及相关生理的记载见于《四诊心法》："脾黄善忧，当脐动气，善思食少，倦怠乏力，腹满肠鸣，痛而下利，实则身重，胀满便闭。注：黄者脾之色，故病则面色黄也。忧思者，脾之志，故病则好忧思也。脾之部位在中，故病则当脐有动气也。脾主味，故病则食少也。脾主四肢，故病则倦怠乏力也。脾主腹，故病则腹满肠鸣痛而下利也。此皆脾虚之病也。脾主肉，故实则病身重、腹胀满、便闭也。"简约而实用。值得注意的是，把脾相关胀痛部位下移到了脐腹。

（2）骨度尺寸（刺灸心法）。综述《内经》为主的经络循行路线、经络及其与脏腑联络、经穴及其主治等理论。其中有引自《内经》《难经》《中藏经》涉及部分脾脏解剖、生理等文献；个别内容与现存《内经》版本不同，如："《经》云：（脾）形如刀镰，与胃同膜，而附其上之左俞，当十一椎下，闻声则动，动则磨胃而主运化。"绘声绘色。

（3）病机描述（妇科心法）。如"血者，水谷之精气也……在妇人则化为血，上为乳汁，下为月水。若内伤脾胃，健运失职，饮食减少，血无以生，则经必不调"，涉及生理、病理。又如"经行泄泻，乃脾虚也……经行呕吐，是胃弱也。"

（4）诊断名词规范（杂病心法）。在"心腹诸痛"中对一些疼痛概念予以定义，如"岐骨（左右第七肋软骨会合于胸骨处，其下为剑突）陷处痛，名心痛；横满连胸，名肺心痛；下连胃脘，名胃心痛；连脐，名脾心痛；连腰，名肾心痛；连少腹，名大肠小肠痛"。

2. 普遍采用脏腑辨证论治　该书辨证论治贯穿始终，而非一病、一法。

《妇科心法》在同病异治方面如"崩漏日久，脾伤食少，中气下陷，不能载血者，宜用补中益气汤，升阳益胃汤升举之"（崩漏门）；再如阴突治以逍遥散、补中益气汤、归脾汤（阴痔证治）等。

《外科心法》乳中结核是同病异治的典型：初起气实者，宜服清肝解郁汤（当归、生地黄、白芍、川芎、陈皮、半夏、贝母、茯神、青皮、远志、桔梗、苏叶、栀子、木通、甘草、香附、生姜）；气虚宜服香贝养荣汤；若郁结伤脾，食少不寐者，服归脾汤。外俱用木香饼熨法（生地黄、木香，以热熨斗间日熨之），消之甚效。层层递进，有内服有外敷。

在辨证论治中，一些方剂出现频率高，如补中益气汤、四君子汤、归脾汤等，表明编者团队十分偏好这些方剂，积累了丰富的经验。

3. 杂病中有关脾的病证集中为虚证　与清以前几部典籍不同，《医宗金鉴》杂病中有关脾的病证的论述集中在虚证中，少见实证。这对后世脾的论治影响很大。以《杂病心法》"虚劳治法"篇有关脾的论述为例，该篇出3组类方。

（1）四君子汤、五味异功汤、六君子汤、七味白术散、四兽饮："脾胃气虚四君子，脉软形衰面白黄，倦怠懒言食少气，参苓术草枣姜强。气滞加陈异功散，有痰橘半六君汤，肌热泻渴藿木葛，虚疟六君果梅姜。注：治气虚兼气滞不快，依四君加陈皮，名五味异功散。治气虚兼有痰饮，依四君加橘红、半夏，名六君子汤。治气虚肌热渴泻，依本方加藿香、木香、葛根，名七味白术散。治气虚久疟留连不愈，依六君子汤，加草果、乌梅、生姜，名四兽饮。"

（2）小建中汤、黄芪建中汤、当归建中汤、双和饮："虚劳腹痛小建中，悸衄之血梦失精，手足烦热肢酸痛，芍草饴桂枣姜同，卫虚加耆黄芪建，荣虚当归建中名，温养气血双和饮，三方减饴加地芎。注：诸虚劳极，里急腹痛，宜以小建中汤温和脾胃；并治里虚心悸，衄下亡血，夜梦失精，手足烦热，四肢酸痛，血液亏损等证。是方白芍、甘草、饴糖、中桂、大枣、生姜也。若卫气虚者，加黄芪，名曰黄芪建中汤；若里不急，腹不痛有是证者，则当以温养气血，用双和饮，即此三方减去饴糖，加入熟地、川芎，乃八珍汤减人参、白术、茯苓，加黄芪、中桂，盖以补阴血为主也。"

（3）归脾汤："归脾思虑伤心脾，热烦盗汗悸惊惧，健忘怔忡时恍惚，四君酸远木归耆。注：悸，心自跳动也；惊，目触物骇也。健忘，言事易忘也；怔忡，心冲动甚也；恍惚，心时不明也。方乃四君子，加酸枣仁，远志，木香，当归，黄芪。"

4. 精彩的汤头歌诀注释

（1）中药在方剂配伍中的作用

1）参附汤（注：补后天之气无如人参，补先天之气无如附子）。

2）香砂六君子汤（集注：半夏以疏脾土之湿气，而痰饮可除也；加木香以行三焦之滞气，缩砂以通脾肾之元气，而膹郁可开也）。

3）归脾汤（集注：芪、参、术、苓、草，所以补脾也）。

4）竹叶黄芪汤（集注：人参、黄芪、甘草治烦热之圣药，是补中有泻矣）。

5）藿香正气散（集注：半夏之燥以醒脾，藿香之芬以开胃。名曰正气，谓能正不正之气也）。

6）枳术丸（集注：白术苦甘温，其苦味除胃中之湿热，其甘温补脾家之元气）。

（2）病机及治法分析

1）白术附子汤（注：脾胃之证，有热中，有寒中。热中者，是火乘土位之病，则当上举清阳，下消阴火，故用补中益气、泻阴火升阳等汤；寒中者，水反侮土之病，则当下伐水邪，中燥脾湿）。

2）实脾饮（注：脾胃虚，则土不能制水，水妄行肌表，故身重浮肿。用白术、甘草、生姜、大枣，以实脾胃之虚也；脾胃寒，则中寒不能化水，水停肠胃，故懒食不渴，二便不实。用姜、附、草果，以温脾胃之寒）。

3）麻仁丸（集注：今胃强脾弱，约束津液，不得四布，但输膀胱，小便数而大便硬，故曰脾约）。

（3）不同处方适应证异同比较

1）归脾汤（集注：补中益气与归脾同出保元并加归、术，而有升举胃气、滋补脾阴之不同）。

2）双和饮（注：黄芪建中治虚劳不足，是从脾胃中化生血气。此则直补阴血，兼之温养阳气）。

三、讨论

1. 选择《医宗金鉴》的依据　《医宗金鉴》系由乾隆皇帝诏令太医院右院判名医吴谦主持编纂的一套大型医学丛书。吴谦奉旨后，下令征集全国的各种新旧医书，并挑选精通医学兼通文理的70多位官员共同编修。历时3年，于1742年编辑完成。该书编纂占有充足的历代及成书年代的医学资料，而这些资料来源于国家收藏，其质量和版本均较为可靠，入选书籍百里挑一，从而保证了该书具有里程碑的价值。

2. 该书在脾基础理论方面未见创新　但令人遗憾的是，通读该书，未见有脾脏基础理论方面的创新。

而且该书与唐以来几部重要方书专辟基础理论章节不同，未见藏象生理病理方面著作入选。这可能是受到丛书编纂的限制，亦即在编纂之际未能寻获适宜的中医基础理论书籍。

造成这一现象的另一可能与该书负责人御医吴谦有关，例如该书卷初的《订正仲景全书伤寒论》《订正仲景全书金匮要略注》，与后文《伤寒心法要诀》《杂病心法要诀》部分重复，很不合理。推测这与吴谦注重医学理论的实用性有关，忽略了全书的结构合理性，以及完整的医学知识体系；且在编撰之际，他对这两本著作的校对已接近完成。

3. 该书有关临床诊疗和防治方面的进展　该书记录了18世纪中叶中医学临床学科的发展和方向。其中最为突出的是人痘接种方法的优化。该书专门收载了《幼科种痘心法》(卷60),其编纂方法、思路等与其他章节均具有自《内经》以来几千年的积淀不同,及时报道了中医临床自发现代化人工免疫发展与最新突破,反映了作者对临床实用性新理论、新技术探索和发展的宽容,这是十分难能可贵的。有趣的是,该书在"不可种""五藏传送之理"等论述中有涉及脾的论述,古典与现代理论水乳交融,浑然天成。

再如,在《幼科杂病心法》中记载了有关虎口"关射指射甲者,其纹直射指甲指端,主脾气大败,病危不起"等诊断学知识;在治疗学方面,介绍用巴豆、硫黄末,包药布脐上,令患儿泻下恶水等,丰富了诊疗学理论。

4. 该书标志着辨证论治理论与方法的成熟　该书辨证论治融入临床各个学科,而且出现大量的异病同治现象。如前所述,像归脾汤、四君子汤及其类方、补中益气汤及其类方等频繁出现在内外妇儿各科专科中,遣方用药得心应手、随手拈来,表明其时的临床医家,对一些基本证候、方证形成了普遍的共识。

5. 该书标志着中医方剂学科形成

(1) 该书方剂已成为一门独立的学科。该书把《名医方论》与内外妇儿科并列,不再似《普济方》等以方统内外妇儿科,这对方剂学学科构建、普及,以及中医基础教育、中医学科分化等均具有重要意义。

(2) 方剂组方的合理化。表现为大多处方药味适中,基本方在2~5味药,专方药味多在10来味,几十味药物的大复方和单味药的偏方少了;那些毒副作用较大的中药、缺乏药效中药的组方少了。这透露出那个年代的学者对复方的药效及其副作用有了比较客观的认识,形成了行业的共识。

(3) 方剂数量极大缩减。与《普济方》等录有数以千万计的海量方剂相比,该书《名医方论》所载方剂数量,包括涉脾方剂数量极大缩减了,实现了精挑细选;同时一些基本方、针对脾脏常见证候的方剂在内外妇儿科中却频繁出现,异病同治。

足以印证的是,该书收载的方剂及其理法方药一直沿用至今。

(方肇勤,杨雯,颜彦)

第十节　脾脏理论的摘要与汇总

本节将前文对《内经》(含《黄帝内经素问》《灵枢经》)《难经》《诸病源候论》《外台秘要》《太平圣惠方》《太平惠民和剂局方》《圣济总录》《普济方》《医宗金鉴》等有关脾脏的理论摘要与汇总如下。

一、脾脏解剖与生理

(一) 脾的解剖

《内经》介绍了人体解剖和消化道器官的解剖记录,有"脾与胃以膜相连"的记载。

《难经》记载:"脾重二斤三两,扁广三寸,长五寸,有散膏半斤。"

《医宗金鉴》骨度尺寸引:"《经》云:(脾)形如刀镰,与胃同膜,而附其上之左俞,当十一椎下,闻声则动,动则磨胃而主运化。"

(二) 脾的生理功能及特点

1. 生理功能

(1) 主输布水谷精气。《内经》指出,在胃和肠道所消化分离的水谷精微,主要依赖脾输送至十二经脉及全身:"脾为孤藏,中央土以灌四傍。""四支皆禀气于胃,而不得至经,必因于脾,乃得禀也。""饮入于胃,游溢精气,上输于脾。脾气散精,上归于肺,通调水道,下输膀胱。水精四布,五经并行。"

(2) 主消化。《诸病源候论》形象描述为"磨":"胃受谷而脾磨之。""胃为府,主盛水谷;脾为藏,主消水谷。"

(3) 主体液代谢:即"制水"或"克消水浆",不然会发生水肿、痰饮、腹泻、多尿。《诸病源候论》:"水病者,由肾脾俱虚故也。肾虚不能宣通水气,脾虚又不能制水,故水气盈溢,渗液皮肤,流遍四支,所以通身肿也。""劳伤之人,脾胃虚弱,不能克消水浆,故为痰也。"

(4) 主裹血(《难经》)。

(5) 主摄精。《普济方》提及"脾不摄精""脾精不禁"导致漏浊遗精,提示脾脏具有固摄精关,防止漏浊遗精等的发生。

(6) 主藏意和智(神气之一)。"主藏意""藏意与智"(《内经》)。

(7) 温五脏(《难经》)。

综上,《内经》基于气的理论分属至五脏,比如脾,因而在气的层面上占有重要的比重,对指导针灸导引有利;而后世多基于此而发展为脾脏的具体功能,气的成分淡化了,如:主消化、主体液代谢、主裹血、主摄精、温五脏等,这对指导中药复方的辨证论治及其疗效评价,更为有利。

2.《内经》有关脾在五脏六腑中的相对职能和生理特点

(1) 脾在人体消化系统中占据重要的地位,是其代表。例如:"脾胃者,仓廪之官,五味出焉。大肠者,传道之官,变化出焉。小肠者,受盛之官,化物出焉。""脾胃、大肠、小肠、三焦、膀胱者,仓廪之本,营之居也,名曰器,能化糟粕,转味而入出者也;其华在唇四白,其充在肌,其味甘,其色黄,此至阴之类,通于土气。"鉴于脾胃,主要是脾,为仓廪之官;而唇、肌、甘、黄均指向脾,因此可以理解,这两段经文重点指的是脾。

(2) "五藏六府,心为之主……肺为之相,肝为之将,脾为之卫,肾为之主外。"

(3) "心为阳中之太阳,肺为阴中之少阴,肝为阴中之少阳,脾为阴中之至阴,肾为阴中之太阴。"

综上,《内经》的有关论述从宏观上阐述脏腑理论,带有鲜明的自然哲学的印记;也可能从侧面反映了脏腑理论兴起阶段,学者欲加强其学术地位的作为。这样的原则和思路,显然被传承下来。

3.《内经》有关脾与腑及五官孔窍组织的联系

(1) 脏腑关系:"胃者,脾之腑。"

(2) 脾与唇、舌、味觉的关系密切:"脾主味。""脾气通于口,脾和则口能知五谷矣。""(脾者)视唇、舌好恶,以知吉凶。""口唇者,脾之官也。""唇坚者脾坚……唇上下好者脾端正。"

4. 脾与足太阴等经脉的关系 《内经》详细描述了脾足太阴经的循行路线、络属脏腑及组织器官,这为脾有关生理、病机解释、诊断、治疗等提供了依据。

(1) 足太阴经脉循行路线及与脾的关系:"脾足太阴之脉,起于大指之端,循指内侧白肉际,过核骨后,上内踝前廉,上端内,循胫骨后,交出厥阴之前,上膝股内前廉,入腹属脾络胃,上膈,挟咽,连舌本,散舌下;其支者,复从胃,别上膈,注心中……足太阴之别,名曰公孙,去本节之后一寸,别走阳明;其别者,入络肠胃……脾之大络,名曰大包,出渊腋下三寸,布胸胁。""脾之大络。"

"五藏有六府,六府有十二原,十二原出于四关,四关主治五藏。五藏有疾,当取之十二原,十二原者,五藏之所以禀三百六十五节气味也。五藏有疾也,应出十二原,十二原各有所出,明知其原,睹其应,而知五藏之害矣……阴中之至阴,脾也,其原出于太白,太白二。""脾之原,出于大白。"

(2) 足太阴经脉与足阳明经脉的关系:"足阳明之正,上至髀,人于腹里,属胃,散之脾……足太阴之正,上至髀,合于阳明,与别俱行,上结于咽,贯舌中,此为三合也。"

(3) 营卫等经脉之气的循行路线:《内经》认为,营卫及经脉之气是沿十二经脉及所属脏腑循环不已的,虽然不同章节的描述略有差异:

1）十二经循行传递，如：（手）太阴—手阳明—足阳明—（足）太阴—手少阴—手太阳—足太阳—足少阴—手厥阴（散于胸中，循心主脉）—手少阳—足少阳—足厥阴—手太阴；

2）五脏传递，如：足少阴注于肾—心—肺—肝—脾—肾。

综上，《内经》把脏腑与经脉密切联系起来，且强调脏腑的重要性，反映出该书成书年代学者对基础医学的探索与发展，并尝试克服和弥补经脉理论在阐释人类生理、病理、防治的局限。

（三）自然界对脾的影响

《内经》认为，构成自然界复杂的气，会对人体脏腑产生选择性的影响，比如脾，主要涉及自然界气对脾生理的影响、自然界气对脾病证发生与治疗的影响、饮食石药之气对脾病理影响。

1. 自然界气对脾的影响

（1）自然界气对脾生理的影响

1）"正月二月，天气始方，地气始发，人气在肝。三月四月，天气正方，地气定发，人气在脾。五月六月，天气盛，地气高，人气在头。七月八月，阴气始杀，人气在肺。九月十月，阴气始冰，地气始闭，人气在心。十一月十二月，冰复，地气合，人气在肾。"在这段经文中，月份与脏腑关系与该书其他大多地方有所不同，把暮春与脾联系，而非长夏（六月）。

2）"天气通于肺，地气通于嗌……谷气通于脾，雨气通于肾。六经为川，肠胃为海。"

（2）自然界气对脾病证的影响

1）当自然界气及其异常，会对人体五脏六腑产生选择性的伤害。

"八风发邪，以为经风，触五藏，邪气发病……病在脾……长夏善病洞泄寒中。"

运气学说是对这一现象的系统论述与复杂推演。涉及脾脏的主要有：

"岁木太过，风气流行，脾土受邪。民病飧泄食减，体重烦冤，肠鸣腹支满……化气不政，生气独治……反胁痛而吐甚，冲阳绝者死不治……岁土太过，雨湿流行，肾水受邪。民病腹痛……甚则肌肉痿，足痿不收，行善瘛，脚下痛，饮发中满食减，四支不举。变生得位，藏气伏，化气独治之……病腹满溏泄肠鸣……岁木不及……民病中清，肤胁痛，少腹痛，肠鸣溏泄……脾土受邪……。岁土不及……民病飧泄霍乱，体重腹痛，筋骨繇复，肌肉瞤酸，善怒……复则……胸胁暴痛，下引少腹，善太息……气客于脾，黅谷乃减，民食少失味……土不及……其眚四维，其藏脾，其病内舍心腹，外在肌肉四支。"

"备化之纪……其令湿，其藏脾……卑监之纪……其动疡涌分溃痈肿……其病留满否塞……其病飧泄，邪伤脾也……发生之纪……其动掉眩巅疾……其藏肝脾……其病怒……上徵则其气逆，其病吐利……邪乃伤肝……敦阜之纪……其象长夏，其经足太阴阳明，其藏脾肾……其病腹满四支不举，大风迅至，邪伤脾也……厥阴司天……体重肌肉萎，食减口爽。"

"岁厥阴在泉……民病洒洒振寒，善伸数欠，心痛支满，两胁里急，饮食不下，鬲咽不通，食则呕，腹胀善噫，得后与气，则快然如衰，身体皆重……岁太阴在泉……民病饮积，心痛，耳聋浑浑焞焞，嗌肿喉痹，阴病血见，少腹痛肿，不得小便，病冲头痛，目似脱，项似拔，腰似折，髀不可以回……厥明司天……民病胃脘当心而痛，上支两胁，鬲咽不通，饮食不下，舌本强，食则呕，冷泄腹胀，溏泄瘕水闭，蛰虫不去，病本于脾。冲阳绝，死不治……太阴司天……胕肿骨痛阴痹，阴痹者按之不得，腰脊头项痛，时眩，大便难，阴气不用，饥不欲食，咳唾则有血，心如悬，病本于肾……厥阴之复，少腹坚满，里急暴痛……厥心痛，汗发呕吐，饮食不入，入而复出，筋骨掉眩清厥，甚则入脾，食痹而吐。冲阳绝，死不治……太阴之复，湿变乃举，体重中满，食饮不化，阴气上厥，胸中不便，饮发于中，咳喘有声。"

2）鉴于自然界气的盛衰会对脏腑造成有利或不利的影响，从治疗学角度来说，可以因势利导。

"脾主长夏，足太阴阳明主治，其日戊己；脾苦湿，急食苦以燥之……病在脾，愈在秋，秋不愈，甚于春，春不死，持于夏，起于长夏，禁温食饱食湿地濡衣。脾病者，愈在庚辛，庚辛不愈，加于甲乙，甲乙不死，持于丙丁，起于戊己。脾病者，日映慧，日出甚，下哺静。脾欲缓，急食甘以缓之，用苦泻之，甘补之……脾病者,身重善肌肉痿,足不收行,善瘈脚下痛;虚则腹满肠鸣,飧泄食不化。取其经,太阴阳明少阴血者……脾色黄,宜食咸,大豆豕肉栗藿皆咸。"

综上,《内经》对自然界气对人体脏腑产生选择性的影响,包括两类内容,五运六气,及非五运六气。学术界通常认为富集五运六气的几篇大论是后世加进去的。《内经》以后,在基于中药复方辨证论治探索和实践中,五运六气引用的很少;非五运六气内容,部分被保留,而比较突出的是对不同致病源的探索、揭示,逐渐发展了。

2. 饮食石药之气对脾病理影响   同自然界气一样,直接摄入饮食的气味厚薄多寡,对脏腑也具选择性影响,除以上提及之外,还有:

"味过于酸,肝气以津,脾气乃绝……味过于甘,心气喘满,色黑,肾气不衡。味过于苦,脾气不濡,胃气乃厚。"

"多食酸,则肉胝胎而唇揭;多食甘,则骨痛而发落……心欲苦,肺欲辛,肝欲酸,脾欲甘,肾欲咸。"

"热气慓悍,药气亦然,二者相遇,恐内伤脾。"

(四)脾与五脏的关系及其相关的五行归属

1. 脾与五脏的关系   《内经》中除了普遍存在的脏腑功能相对分工、关联,以及经脉联系络属外,还援用五行理论来概括脏腑间的关系,比如脾脏所生为肺(土生金)、所主为肝(木克土)等,其中部分论述后世已很少引用。

"脾小则藏安,难伤于邪也……脾坚则藏安难伤……脾端正则和利难伤。"

2. 脾及其相关五行归属   《内经》中有不少章节篇幅涉及脾及五脏六腑的五行属性和相对分类。与脾相关的大致可以归类如下(表4-9)。

表 4-9   脾的五行属性及相关分类

五行	藏	府	藏	主	荣	窍	化液	志	恶	伤	伤	病发	病声
土	脾	胃	意	肌/肉	唇	口	涎	思	湿	思—脾	湿甘—肉	舌本	肉歌

五行	藏	脉	所生	其主	所病	变动	五劳所伤	五禁		经脉
土	脾	代	肺	肝	吞	哕	久坐伤肉	甘走肉,肉病无多食甘		多血少气

五行	藏	方位	天	地	时	日	味	色	臭	音	若干关系
土	脾	中央	湿	土	长夏	戊己	甘	黄	香	宫	思伤脾/怒胜思/湿伤肉/风胜湿/甘伤脾

二、脾脏病因理论

有关脾脏的病因,部分内容请参见以上"自然界对脾的影响"。

(一)外感病因

1.《内经》有关外感热病的病因   《内经》多处提及因自然界气候变化所导致的病因,运气异常是其代表。

例如:"是故风者百病之长也,今风寒客于人……弗治,肝传之脾,病名曰脾风,发瘅,腹中热,烦心出黄。"

2.《普济方》对外感热病的再分类与定义   该书在"卷148 时气门 总论"一再综述了一些外感热病及其分类:① 时行之气/温疫/天行:气候异常,病无长少,率多相似。② 时行伤寒:春分至秋分,天暴寒,时行寒疫,其病与温及暑病相似。③ 伤寒者,伤寒气而作。伏寒变为温病:立春节后,壮热为病。④ 冬温者,感温气而作。⑤ 寒疫者,暴寒折人。

在这些论述中,开始比较明确地区分温疫与伤寒,对应的处方多有创新,不再一味沿用伤寒方;而从病原角度看,较之《内经》也有明显的进步。

(二)内伤病因及其他病因

《内经》多处提及饮食异常的病因。《难经》有关脾的病因描述如正经自病:"饮食劳倦则伤脾。"

《内经》提及影响脾的病因还有:"醉以入房,汗出当风。""有所击仆。""有所堕恐……摇体劳苦。"

(三)脏腑相传

1. 外感疾病的脏腑相传　《内经》近似于伤寒的六经相传,借鉴五行学说的推演,后世已罕见引用。例如:

"五藏受气于其所生,传之于其所胜,气舍于其所生,死于其所不胜……肝受气于心,传之于脾,气舍于肾,至肺而死……脾受气于肺,传之于肾,气舍于心,至肝而死。肺受气于肾,传之于肝,气舍于脾,至心而死。肾受气于肝,传之于心,气舍于肺,至脾而死。此皆逆死也。一日一夜五分之,此所以占死生之早暮也。"

"黄帝曰:大气入藏奈何? 岐伯曰:病先发于心,一日而之肺,三日而之肝,五日而之脾,三日不已,死,冬夜半,夏日中。病先发于肺,三日而之肝,一日而之脾,五日而之胃,十日不已,死,冬日入,夏日出。病先发于肝,三日而之脾,五日而之胃,三日而之肾,三日不已,死,冬日入,夏早食。病先发于脾,一日而之胃,二日而之肾,三日而之膂膀胱,十日不已,死,冬人定,夏晏食……诸病以次相传,如是者,皆有死期,不可刺也;间一藏及二三四藏者,乃可刺也。"

2. "时行"病的传变特征　《普济方》:一日在皮毛、二日在肤、三日在肌、四日在胸、五日/六日入胃。

3. 内伤疾病的脏腑相传　《难经》有关脏腑相传近似《内经》记载,后世已罕见引用。如:

"肝之积……肺病传于肝,肝当传脾,脾季夏适王。王者不受邪,肝复欲还肺,肺不肯受,故留结为积。故知肥气以季夏戊己日得之。""肾之积……脾病传肾,肾当传心,心以夏适王,王者不受邪,肾复欲还脾,脾不肯受,故留结为积。故知贲豚以夏丙丁日得之。此五积之要法也。""肝病传脾,脾当传肾,肾以冬适王,王者不受邪,脾复欲还肝,肝不肯受,故留结为积。"

三、脾脏病机理论

凡涉及脾脏的病机,大致可以分为 3 类:疾病病机、证候病机、症状病机。

《内经》一些对病机的描述,十分精彩,朗朗上口,影响至今。如"诸湿肿满,皆属于脾。"

隋代巢元方《诸病源候论》传承《内经》的思路与原则,极大地丰富了脾脏病机理论,并为后世一再引用。与脾脏相关的如下。

(一)疾病病机

1. 外感热病病机

(1)总则:"邪之所凑,其气必虚。"

(2)伤寒/时气/温病的同病异证

1)伤寒病后脾阳虚:"此由初受病时,毒热气盛,多服冷药,以自泻下,病折已后,热势既退,冷气乃动,故使心下愊牢,噫哕食臭,腹内雷鸣而泄利,此由脾胃气虚冷故也。"

2)食复:① 伤寒病后脾虚食复:"伤寒病新瘥,及大病之后,脾胃尚虚,谷气未复,若食猪肉、肠、血、肥鱼及久腻物,必大下利"。② 时气病后脾虚食复:"夫病新瘥者,脾胃尚虚,谷气未复,若即食肥肉、鱼鲙、饼饵、枣、栗之属,则未能消化,停积在于肠胃,使胀满结实,因更发热,复为病者,名曰食复也。"

(3)霍乱:霍乱"由人温凉不调,阴阳清浊二气,有相干乱之时,其乱在于肠胃之间者,因遇饮食而变发,则心腹绞痛。其有先心痛者,则先吐;先腹痛者,则先利;心腹并痛者,则吐利俱发。挟风而实者,身发热头痛体疼而复吐利;虚者,但吐利,心腹刺痛而已。亦有饮酒、食肉、腥脍、生冷过度,因居处不节,或露卧湿地,或当风取凉,而风冷之气,归于三焦,传于脾胃,脾胃得冷则不磨,不磨则水谷不消化,亦令清浊二气相干,脾胃虚弱,便为吐利,水谷不消,则心腹胀满,皆成霍乱"。"阴阳清浊相干,谓之气乱。气乱在肠胃,为霍乱也。多因饮食过度,冒触风冷,冷气入于腹内,脾气得冷则不消水谷,胃气得冷则吐逆,肠气得冷则下利。"

2. 内伤杂病病机　在《内经》年代,许多视为由外邪引发的疾病,后世多归类于内伤杂病(而非外感热病)。此外,《内经》保留了较为古老的经脉病机理论,例如:"太阴有余病肉痹寒中,不足病脾痹,滑则病脾风疝,涩则病积心腹时满。"

(1)痹病:"风寒湿三气杂至,合而为痹也……肌痹不已,复感于邪,内舍于脾。"(《内经》)

(2)厥病:"(热厥)酒入于胃,则络脉满而经脉虚,脾主为胃行其津液者也,阴气虚则阳气入,阳气入则胃不和,胃不和则精气竭,精气竭则不营其四支也。此人必数醉若饱以入房,气聚于脾中不得散,酒气与谷气相薄,热盛于中,故热遍于身内热而溺赤也。夫酒气盛而慓悍,肾气有衰,阳气独胜,故手足为之热也。"(《内经》)

(3)痿病:"脾气热,则胃干而渴,肌肉不仁,发为肉痿。"(《内经》)

(4)咳嗽:"五藏六府皆令人咳,非独肺也……乘至阴(季节)则脾先受之……五藏之久咳,乃移于六府。脾咳不已,则胃受之,胃咳之状,咳而呕,呕甚则长虫出。"(《内经》)

(5)脾瘅:"夫五味入口,藏于胃,脾为之行其精气,津液在脾,故令人口甘也,此肥美之所发也,此人必数食甘美而多肥也,肥者令人内热,甘者令人中满,故其气上溢,转为消渴。"(《内经》)

《诸病源候论》极大丰富了内伤杂病病机:

(6)黄疸:《诸病源候论》所述黄疸病因涉及寒湿、热、温气、伤寒、时行等,病机的关键在"瘀热与宿谷相搏",而病变的部位在脾胃。该书对黄疸病发生的病机主要有这样一些描述。

1)"热搏脾胃。""热入脾胃,热气蕴积与谷气相搏,蒸发于外……此或是伤寒,或时行,或温病,皆由热不时解,所以入胃也。"

2)"瘀热与宿谷相搏。""瘀热在于脾胃"。

3)"由脾胃气实,而外有温气乘之,变生热……胃为水谷之海,热搏水谷气,蕴积成黄。""时气病,湿毒气盛,蓄于脾胃,脾胃有热则新谷郁蒸,不能消化"。

(7)水肿

1)脾虚:"脾虚则不能克制于水。""胃虚不能传化水气,使水气渗溢,经络浸渍府藏。脾得水湿之气,加之则病,脾病则不能制水,故水气独归于肾。"

2)肾脾俱虚:水病"由肾脾俱虚故也"。"由荣卫否涩,肾脾虚弱所为。""水病,由体虚受风湿入皮肤,搏津液,津液否涩,壅滞在内不消,而流溢皮肤。所以然者,肾主水,与膀胱合,膀胱为津液之府,津液不消,则水停蓄。其外候,目下如卧蚕,颈边人迎脉动甚也。脾为土,主克水,而脾候肌肉。肾水停积,脾土衰微,不能消,令水气流溢,浸渍皮肤而肿满。"

3)风邪,类似于荨麻疹:小儿肿满"若皮肤受风,风搏而气致肿者,但虚肿如吹,此风气肿也"。

(8)虚劳

1)脾阳虚:"虚劳,血气衰少,脾胃冷弱,故不消谷也。"

2)脾虚谷劳:"脾胃虚弱,不能传消谷食,使府藏气否塞,其状令人食已则卧,支体烦重而嗜眠是也。"

3)脾虚痰饮:"劳伤之人,脾胃虚弱,不能克消水浆,故为痰也。"

4)羸瘦:"夫羸瘦不生肌肤,皆为脾胃不和,不能饮食,故血气衰弱,不能荣于肌肤。"

5)虚羸:"病瘥之后,血气尚虚,脾胃犹弱,不能传化谷气,以荣身体,故气力虚而羸也。"

6)哺露:"小儿乳哺不调,伤于脾胃,脾胃衰弱,不能饮食,血气减损,不荣肌肉。"

7)大腹丁奚:"小儿丁奚病者,由哺食过度,而脾胃尚弱,不能磨消故也。哺食不消,则水谷之精减损,无以荣其气血,致肌肉消瘠。其病腹大颈小,黄瘦是也。"

8)风虚劳冷:"是人体虚劳,而受于冷也……若劳伤血气,便致虚损,则风冷乘虚而干之,或客于经络,或入于腹内。其经络得风冷,则气血冷涩,不能自温于肌肤也。腹内得风冷,则脾胃弱,不消饮食也。"

(9)痹疽:"少苦消渴,年四十已外,多发痹疽。所以然者,体虚热而荣卫否涩故也。有鬲痰而湿者,年盛必作黄疸,此由脾胃虚热故也。年衰亦发痹疽,腑脏虚热,血气否涩故也。"该论述似不能排除涉及1型糖尿病。

此外,《诸病源候论》对那个年代常见寄生虫病也有详细的描述。

从上可见,到了《诸病源候论》成书年代,对疾病及其分类、不同疾病的病因病机的认识,有了极大的丰富和深刻。

(二)证候病机

《内经》常采用同病异证、异病同治的方式阐释病机。释理多综合经脉、气、脏腑。

1. 实证 "精气并于脾,热气留于胃,胃热则消谷,谷消故善饥;胃气逆上,则胃脘寒,故不嗜食也。"

"皮肤薄而不泽,肉不坚而淖泽,如此则肠胃恶,恶则邪气留止,积聚乃伤。脾胃之间,寒温不次,邪气稍至;稽积留止,大聚乃起。"

"太阴阳明为表里,脾胃脉也……犯贼风虚邪者,阳受之;食饮不节起居不时者,阴受之。阳受之则入六府,阴受之则入五藏。入六府则身热不时卧,上为喘呼;入五藏则膜满闭塞,下为飧泄,久为肠澼……伤于风者,上先受之;伤于湿者,下先受之……(脾病)四支不得禀水谷气,气日以衰,脉道不利,筋骨肌肉,皆无气以生,故不用焉。"

脾足太阴脉"是动则病舌本强,食则呕,胃脘痛,腹胀善噫,得后与气则快然如衰,身体皆重。是主脾所生病者,舌本痛,体不能动摇,食不下,烦心,心下急痛,溏、瘕、泄、水闭、黄疸,不能卧,强立股膝内肿厥,足大指不用"。

"脾气盛则梦歌乐、身体重不举……(厥气)客于脾,则梦见丘陵大泽,坏屋风雨……客于胃,则梦饮食。"

2. 虚证 "脾愁忧而不解则伤意,意伤则悗乱,四肢不举,毛悴色夭,死于春……脾藏营,营舍意,脾气虚则四肢不用,五藏不安,实则腹胀经溲不利。"

"足太阴气绝者则脉不荣肌肉,唇舌者肌肉之本也,脉不荣则肌肉软;肌肉软则舌萎人中满,人中满则唇反,唇反者肉先死,甲笃乙死,木胜土也……(足太阴)厥气上逆则霍乱,实则肠中切痛,虚则鼓胀,取之所别也……脾之大络,名曰大包,出渊腋下三寸,布胸胁。实则身尽痛,虚则百节尽皆纵,此脉若罗络之血者,皆取之脾之大络脉也。"

"脾气虚则梦饮食不足,得其时则梦筑垣盖屋。"

后世不断丰富着病机理论。

3. 脾虚 《医宗金鉴·四诊心法》:"脾黄善忧,当脐动气,善思食少,倦怠乏力,腹满肠鸣,痛而下利,实则身重,胀满便闭。注:黄者脾之色,故病则面色黄也。忧思者,脾之志,故病则好忧思也。脾之部位在中,故病则当脐有动气也。脾主味,故病则食少也。脾主四肢,故病则倦怠乏力也。脾主腹,故病则腹满肠鸣痛而下利也。此皆脾虚之病也。脾主肉,故实则病身重、腹胀满、便闭也。"简约而实用。值得注意的是,把脾相关胀痛部位下移到了脐腹。

4. 脾阳虚 《诸病源候论》在不能食中提及的"脾气冷弱"、胃反中提及的"藏冷则脾不磨"等,脾阳虚的概念跃然纸上。

《医宗金鉴·订正仲景全书伤寒论注》黄芪桂枝五物汤"脾主四肢,四肢者,诸阳之本,逆寒者,阳虚不温四末也;腹满者,脾经入腹,阳虚中满也;溏泄食不化者,此脾虚不能运磨水谷,多见鹜溏飧泄之证也"。

5. 脾气壅实 《太平圣惠方》："夫脾胃之气,候于唇口,通于咽喉,连于舌本。咽喉者水谷之道路,神气之往来。若脾气壅实,则上焦生热,故令头痛心烦,口舌干燥,咽喉不利也。"

6. 脾胃不和 《圣济总录》："论曰体弱之人,谷气不足,脾胃既虚,冷热之气,易为伤动。盖脾胃者,仓廪之官,布化精气,灌养四旁。其气虚弱,则食饮或冷或热,多致不消,使阴阳交争,冷热相搏,故令脾胃不和也。"突出了体弱之人、脾胃既虚、其气虚弱,更为精准。

7. 思虑伤脾 《普济方》载有"思伤于脾者,其气结"。这与学术界思虑伤脾,导致脾虚的主流观点不同,在病机方面有所补充。

此外,《和剂局方》有关脾的病机描述如:脾肾虚损、真元衰惫、真气不足、元脏不固、上实下虚、诸虚百损。这些既是证候名,又扼要反映了病机,被后世普遍采纳。

(三)症状病机

《内经》往往采用对比的方式阐述病机,例如:"(脾)太过则令人四支不举;其不及,则令人九窍不通,名曰重强。"这些思路对后世产生了积极的影响。

《诸病源候论》对症状病机有了详细的描述:

1. 口舌干焦、口干、渴 该书在口舌干焦、热病口干/渴、痢兼渴等病机阐释中,一再提及:津液少、津液竭、津液枯竭、津液竭燥、津液竭少,以及胃干、脾胃干等描述。后世在外感热病中形成共识及对应的理法方药要到明清以后了。

2. 不能食、饮食不消 有虚有实,虚有气虚、阳虚,实有气滞、痰饮、水湿、寒热、宿食、伤寒等。

(1)不能食。"脾胃气弱。""脾胃……虚冷。""脾气冷弱。""脾胃尚虚。""脾不磨也。""脾胃气不和。"

(2)饮食不消。"痰水结聚在胸府、膀胱之间,久而不散,流行于脾胃。脾恶湿,得水则胀,胀则不能消食也。""饮水过多,水气流行,在脾胃之间,脾得湿气,则不能消食,令人噎,则有宿食之气,腹胀满亦壮热,或吞酸,皆其候也。""冷气久乘于脾,脾得湿冷则不能消谷。""癖气停积,乘于脾胃,胃得癖气不能消化。""食过于饱,则脾不能磨消。""风邪外客于皮肤,内有痰饮渍于腑脏,使血气不和,阴阳交争,则寒热往来。其脾胃之气,宿挟虚冷,表虽寒热,而内冷发动。""小儿宿食不消者,脾胃冷故也。""小儿食不可过饱,饱则伤脾,脾伤不能磨消于食,令小儿四肢沈重,身体苦热,面黄腹大是也。"伤寒烦"病脉已解,而反发烦者,病新瘥,又强与谷,脾胃气尚弱,不能消谷,故令微烦,损谷即愈。"卒食病似伤寒"此由脾胃有伏热,因食不消,所以发热,状似伤寒,但言身不疼痛为异也"。

《太平圣惠方》延续了这样的理论,例如阐释"不能饮食"的病机:"夫脾者脏也,胃者腑也,脾胃二气以为表里。胃为水谷之海,主受盛水谷也。脾主磨而消之,则能嗜食。今脾胃俱虚弱,故不能饮食也。"

3. 呕逆、干呕、呕吐、呕哕、胃反、恶心、噫醋 《诸病源候论》指出呕吐系"脾胃虚弱者,石势结滞,乘于脾胃,致令脾胃气不和,不胜于谷,故气逆而呕";"脾胃有邪,谷气不治……气不通";"胃逆则脾胀气逆";"脾胃虚弱,受于风邪所为也。"哕系"脾胃虚,气逆遇冷折之,其气不通",干呕系"吐下之后,脾胃虚极,三焦不理,气否结于心下,气时逆上";"热气在于脾胃……胃中不和,尚有蓄热,热气上熏,则心下否结";胃反系"藏冷则脾不磨";恶心系"心下有停水积饮所为也";噫醋系"上焦有停痰,脾胃有宿冷,故不能消谷"。

4. 腹泻 《诸病源候论》描述了多种腹泻的病机特征。

(1)痈下利、痈发背后下利:"此由寒气,客于经络,折于气血,壅结不通,结成痈肿。发痈而利者,由内热而引饮,取冷太过,冷入肠胃,故令下利也。下利不止,则变呕哕……脾虚肌肉受邪;胃虚则变下利。下利不止,则变呕哕也。"

(2)久痢:"凡水谷利久,肠胃虚,易为冷热。得冷则变白脓,得热则变赤血,若冷热相加,则赤白相杂。利久则变肿满,亦变病蛊,亦令呕哕,皆由利久,脾胃虚所为也。"

（3）痢兼渴："水谷利,津液枯竭,腑脏虚燥则引饮……凡如此者,皆身体浮肿,脾气弱,不能克水故也。"

（4）痢后虚羸："肠胃虚弱,受风冷则下利。利断之后,脾胃尚虚,谷气犹少,不能荣血气,故虚羸也。"

（5）大小便数："脾胃气弱,大小肠偏虚,下焦偏冷,不能制于水谷。"

（6）经行腹泻：《医宗金鉴·妇科心法》："血者,水谷之精气也……在妇人则化为血,上为乳汁,下为月水。若内伤脾胃,健运失职,饮食减少,血无以生,则经必不调。"涉及生理、病理。又如"经行泄泻,乃脾虚也……经行呕吐,是胃弱也。"

5. 便秘、癃闭　《诸病源候论》描述了多种便秘、癃闭的病机特征。

（1）大便不通："脾胃有热……津液竭,则胃干结热在内,大便不通也。""脾胃不和,蓄热在内。""腑脏有热,乘于大肠故也……若三焦五脏不调和,热气归于大肠,热实,故大便燥涩不通也。"

（2）小便不通："热在膀胱,流于小肠,热盛则脾胃干,津液少,故小便不通也。"

6. 腹胀、心腹痛

（1）心腹胀："冷积于府藏之间不散,与脾气相壅。""久心腹胀者,由府藏不调,寒气乘之,入并于心脾。"

（2）心腹痛："足太阴之经,与络俱虚,为寒冷邪气所乘故也。""藏虚而邪气客之,乘于心脾。"

（3）心痛："诸藏虚受病,气乘于心者,亦令心痛,则心下急痛,谓之脾心痛也。""足阳明为胃之经,气虚逆乘心而痛。其状腹胀归于心而痛甚,谓之胃心痛也。"

此外,还有有关唇、口、舌、鼻、咽喉、身体手足不遂、月经不调、带下等症状病机描述的。

四、脾脏防治原则理论

（一）预防原则

依据援用天人相应的理论,《内经》多处阐释了疾病的预防原则,对后世产生了持久的影响。而有关治未病,则荟萃于临床经验。例如：

1.《内经》有关治未病的论述　《内经》提及两处治未病,均介绍的是针刺治疗。

（1）"脾热病者,先头重颊痛,烦心颜青,欲呕身热。热争则腰痛不可用俯仰,腹满泄,两颔痛……脾热病者,鼻先赤……病虽未发,见赤色者刺之,名曰治未病。"指的是见微知著、尽早治疗。

（2）"气之逆顺……上工,刺其未生者也,其次,刺其未盛者也,其次,刺其已衰者也;下工,刺其方袭者也,与其形之盛者也,与其病之与脉相逆者也。故曰:方其盛也,勿敢毁伤,刺其已衰,事必大昌。故曰:上工治未病,不治已病。此之谓也。"指的是见微知著、尽早治疗;以及因势利导。

2.《难经》有关治未病的论述　《难经》治未病却是这样论述的："所谓治未病者,见肝之病,则知肝当传之与脾,故先实其脾气,无令得受肝之邪,故曰治未病焉。"十分著名,东汉末年的《伤寒杂病论》即予以完整引用。追溯上去,有关肝病传脾,以及脾旺不受邪的概念,在《内经》中已一再提及。因此,两者理念是一致的,但《难经》的这一提法却更易于理解,且已不限于针刺治疗,为后世中药复方辨证论治提供了理论依据。

（二）治疗原则

1. 针刺、放血、导引及其相关治则　《内经》有关脾的治疗以针刺、放血及其治则为主。

"凡刺有五,以应五藏……四曰合谷刺;合谷刺者,左右鸡足,针于分肉之间,以取肌痹,此脾之应也。"

"邪在脾胃,则病肌肉痛……皆调于三里。"

"热病嗌干多饮,善惊,卧不能起,取之肤肉,以第六针,五十九,目眦青,索肉于脾,不得索之木,木者肝也……气满胸中喘息,取足太阴大指之端,去爪甲如薤叶,寒则留之,热则疾之,气下乃止。心疝暴痛,取足太阴、厥阴,尽刺去其血络。"

"厥头痛,意善忘,按之不得,取头面左右动脉,后取足太阴……厥心痛,腹胀胸满,心尤痛甚,胃心痛也,取之大都、太白。厥心痛,痛如以锥针刺其心,心痛甚者,脾心痛也,取之然谷、太溪。"

"黄帝问于岐伯曰:愿闻五藏之腧,出于背者。岐伯曰:胸中大腧在杼骨之端……脾腧在十一焦之间……皆挟脊相去三寸所,则欲得而验之,按其处,应在中而痛解,乃其腧也。灸之则可,刺之则不可。气盛则泻之,虚则补之。"

"形有余则腹胀泾溲不利,不足则四支不用……形有余则泻其阳经,不足则补其阳络。"

《难经》有类似的论述:(春刺井,夏刺荥,季夏刺俞,秋刺经,冬刺合)季夏刺俞者,邪在脾。

2. 以中药复方辨证论治为主的治则　自张仲景《伤寒杂病论》起,历代不断丰富着以中药复方辨证论治为主的治则。《和剂局方》是其代表。

(1) 疾病治则治法:霍乱吐泻"霍乱吐泻后,调理脾胃……若吐泻定,热药皆止,只用温药理脾。"(附:指南总论)

(2) 证候治则治法:① 脾胃不和。调气、顺气、补虚进食、健脾暖胃。② 脾胃不和,中脘气滞,宿寒留饮,停积不消。温中破痰,开胃健脾,消酒进食。③ 脾胃不和,中寒上冲。温中逐水去湿等。④ 脾胃虚弱/脾胃俱虚。温补脾胃、养气育神、宽中顺气、醒脾悦色、进饮食,或消宿冷,止吐呕。补益脾气、和中顺气、暖脾胃、进饮食、生精血、长肌、醒脾悦色、消痰止呕。常用:人参、陈皮、甘草、白术、干姜、生姜、白茯苓、神曲、附子、砂仁、肉桂、丁香、厚朴、麦曲、肉豆蔻、胡椒、柴胡、升麻、木香、半夏、黄芪、茴香。⑤ 脾胃虚冷。温中顺气,进饮食。⑥ 兼理脾胃。《普济方》专设这一治则治法,涉及补中益气,温补脾胃,调理脾胃、宽中顺气、进饮食、长肌肉、止腹痛、止呕逆、疗泄泻、消阴火、消积滞、化痰饮、破癥积、辟风寒湿冷之邪。反映了作者对脾胃证治的重视。

(3) 方证治则治法:《和剂局方》在方名之下,先言治则治法,再言适应证候或疾病。归纳起来,与脾相关治法主要有:① 调中顺气,或调中快气、快脾宽中、快利三焦、调顺三焦、消化滞气,升降阴阳,宽中利膈,散膈脘凝滞,疏导壅滞。② 温和脾胃,调进饮食,或温中快膈化积和气、辟寒邪养正气、去冷消痰宽胸下气,暖元脏、消宿冷、除积冷、除寒湿。③ 健脾进食,或兼固元阳、益气,育神养气、益血育神,补虚损、补虚壮气。④ 暖胃。⑤ 和脾胃,补下元。

3. 其他　一些典籍,如《难经》《诸病源候论》延续《内经》理论和思路的治则。例如,治损之法:损其脾者,调其饮食,适其寒温。"脾欲缓,急食甘以缓之;用苦以泻之;甘以补之。""脾气之虚也,则宜补之。"伤寒/时气四日:伤寒/时气"四日,太阴受病……其脉络于脾,主于喉嗌。故得病,四日腹满而嗌干也。其病在胸膈,故可吐而愈。"

附1:关于藏象五行生克的论述

《内经》采用五行的概念主要用来阐释四时五运,以及五运六气;而有关五脏五运生克的内容并不多。

《难经》沿用了《内经》有关五脏五行归属的理论,如脾色黄、臭香、味甘、声歌、液涎等。但在该书有限的文字中,却多次引用了五脏五运生克,例如:

在"脾积"中提及"肝病传脾,脾当传肾,肾以冬适王,王者不受邪,脾复欲还肝,肝不肯受,故留结为积"。

在脾病预后七传者死中,提及心病传肺,肺传肝,肝传脾,脾传肾,肾传心。

在脾病预后间脏者中,提及心病传脾,脾传肺,肺传肾,肾传肝,肝传心,是子母相传,竟而复始,如环无端,故曰生也。

在积的传变中,提及"肺病传于肝,肝当传脾,脾季夏适王。王者不受邪,肝复欲还肺,肺不肯受,故留结为积……脾病传肾,肾当传心,心以夏适王,王者不受邪,肾复欲还脾,脾不肯受,故留结为积"。

在治未病中,提及"见肝之病,则知肝当传之与脾……"

这一现象表明,《难经》作者是比较乐于接受藏象五行生克的理论推演的。

附2:《内经》脾脏理论的特点及对后世的影响

翻阅历代中医药古典文献,普遍引用了《内经》的理论。因而,准确理解和把握《内经》脏腑理论及其特点,对于了解脏腑理论的源流是十分必要的。《内经》有关脾脏理论,具有如下两个鲜明的特点:

(1)《内经》所论述的脾趋向于对一组生理、病理信息的概括:通过对《内经》有关脾论述进行综合分析,可以得到这样的印象,即《内经》所论述的"脾"更趋向于对一组生理、病理信息的概括,脱离了脾脏的解剖组织结构。而解剖未予详尽记述,恰好摆脱了解剖学的羁绊,拓宽了其理论驰骋的空间。概括起来,《内经》脾的概念主要有3方面:

1)脾的生理。输送消化道所分离出的水谷精微至十二经脉及全身,因而在消化系统、能量代谢中占据重要的地位,是仓廪之官。

2)脾的诊法。通过脾生理、足太阴之脉所循行经过的组织器官、皮肤颜色纹理及口唇舌的表现,以及脉诊信息,提供脾的有关诊断信息。

3)脾的病证。主要表现为:腹泻霍乱、里急下痢、腹痛腹满,食减,饮食不下,呕吐善噫;以及咽肿喉痹、心痛支满、胸胁暴痛、少腹痛肿、疝气、少气、四肢不举、身重痿证、浮肿、饮积、痈肿、消瘅、黄疸等。

据此,《内经》脾及其生理病理,按目前的医学理论看,涉及消化系统、内分泌系统、能量代谢等多组织、器官的生理与病理。

《内经》脾的理论在后世得到广泛的引用,并据此探索和发展起来的比较完整脾辨证论治的理法方药、丰富和完善了脏腑辨证理论体系。而《内经》藏象学说恰好提供了其知识的基本骨架、思路、精神和智慧。

(2)脾与其他脏腑经脉组织和自然界的联系

1)脾通过直接接触、经脉、三焦、气机等途径与体内其他脏腑、经络、组织、器官构成密切联系、平衡消长的网络系统。

2)自然界复杂构成的气,会对人体产生正面或负面的影响。其中对于脾影响较大的主要是长夏,暮春土气,或春季木气旺而影响到脾。居处、饮食之气是另一重要影响因素。

值得注意的是,《内经》援用阴阳、五行在互根、联系、消长、生克、互动等概念来解释脾与其他脏腑经脉组织和自然界的联系,这一古典哲学层面的世界观、方法论对脾及藏象理论体系形成具有十分重要的意义,影响至今;而趋向机械套用的藏象生克等论述,后世罕见引用。

附3:《圣济总录》有关脾的防治原则

该书对一些方证的治则治法描述十分精彩,如:磨脾丸,治三焦气不升降,脾藏衰弱,胃气虚满,不思饮食,旧谷未消,新谷又入,脾胃气弱,不能磨化,谷气减耗,肌肉瘦瘁,面目萎黄,寒湿结瘀,饮气下流,渍伤肝肾,足胫虚浮,怠惰嗜卧,四肢不收。此药服之,并不耗气,可以剖判清浊,交通上下,使脾气和实而能磨化水谷。这样的治法叙述代表了方剂学方解发展的方向。

附4:《医宗金鉴》有关脾的防治原则

该书治则治法体现在方解中,大致有几种类型:

(1)中药在方剂配伍中的作用

1)参附汤(注:补后天之气无如人参,补先天之气无如附子)。

2)香砂六君子汤(集注:半夏以疏脾土之湿气,而痰饮可除也;加木香以行三焦之滞气,缩砂以通脾肾之元气,而膜郁可开也)。

3) 归脾汤(集注:芪、参、术、苓、草,所以补脾也)。

4) 竹叶黄芪汤(集注:人参、黄芪、甘草治烦热之圣药,是补中有泻矣)。

5) 藿香正气散(集注:半夏之燥以醒脾,藿香之芬以开胃。名曰正气,谓能正不正之气也)。

6) 枳术丸(集注:白术苦甘温,其苦味除胃中之湿热,其甘温补脾家之元气)。

（2）病机及治法分析

1) 白术附子汤(注:脾胃之证,有热中,有寒中。热中者,是火乘土位之病,则当上举清阳,下消阴火,故用补中益气、泻阴火升阳等汤;寒中者,水反侮土之病,则当下伐水邪,中燥脾湿)。

2) 实脾饮(注:脾胃虚,则土不能制水,水妄行肌表,故身重浮肿。用白术、甘草、生姜、大枣,以实脾胃之虚也;脾胃寒,则中寒不能化水,水停肠胃,故懒食不渴,二便不实。用姜、附、草果,以温脾胃之寒)。

3) 麻仁丸(集注:今胃强脾弱,约束津液,不得四布,但输膀胱,小便数而大便硬,故曰脾约)。

（3）不同处方适应证异同比较

1) 归脾汤(集注:补中益气与归脾同出保元并加归、术,而有升举胃气、滋补脾阴之不同)。

2) 双和饮(注:黄芪建中治虚劳不足,是从脾胃中化生血气。此则直补阴血,兼之温养阳气)。

3) 小建中汤、黄芪建中汤、当归建中汤、双和饮(注:诸虚劳极,里急腹痛,宜以小建中汤温和脾胃)。

（方肇勤,杨雯,颜彦）

第五章

肝脏理论

第一节 《内经》肝的理论

摘要： 本文汇总《内经》中有关肝藏象的论述，从形态功能、四诊概要、肝系病证、治法治则等方面进行分类比较，涉及肝的解剖、生理、阴阳五行归属，与自然界、经络及其他组织的关系，病因病机、病变、针刺疗法、药食疗法等；并就《内经》肝脏理论的内容、特点等进行了初步的探讨，希望能准确反映《内经》及其成书年代肝脏及其相关学术成就。

瞻阅历代代表性方书，可以发现一共同特点，即皆引用《内经》中相关藏象理论，其中尤以脏腑辨证论治分类复杂病证为多，可见《内经》藏象理论对于中医基础理论及临床实践的指导作用透古通今。鉴此，为明确藏象理论相关学术内容，相关脏腑理论学术渊源，本文就五脏之肝为切入点，目别汇分，作一归整，以探其理。

一、方法

参见第二章"第一节《内经》心的理论"（详略），本文关注肝。

二、结果

（一）肝的结构形态

1. 肝的解剖　《内经》未明确提及肝脏的解剖位置，但据"邪在肝则两胁中痛"[L20]"肝小则藏安，无胁下之病；肝大则逼胃迫咽，迫咽则苦膈中，且胁下痛。"[L47]"肺下则居贲迫肝，善胁下痛。"[L47]（注：原作"肺下则居贲迫肺"，据《千金方》校正为"肺下则居贲迫肝"校正。）"肝偏倾则胁下痛也。"[L47]"肝高则上支贲，切胁悗，为息贲。"[L47]"胁骨偏举者肝偏倾也"[L47]等记载，可见肝居胁下，且与胃、贲、膈中等关系密切。

此外，对于肝的坚脆，即肝的质地，《内经》亦有描述，如"肝坚则藏安难伤；肝脆则善病消瘅易伤。"[L47]"胸胁好者肝坚，胁骨弱者肝脆。"[L47]

综合以上论述，提示在《内经》年代已积累有大量肝脏病理解剖的观察记录了。

2. 肝与经络及相关组织的联系

（1）肝经脉及循行路线

1）正经："肝者，足厥阴也。"[L41]"肝足厥阴之脉，起于大指丛毛之际，上循足跗上廉，去内踝一寸，上踝八寸，交出太阴之后，上腘内廉，循股阴入毛中，过阴器，抵小腹，挟胃属肝络胆，上贯膈，布胁肋，循喉咙之后,上入颃颡,连目系,上出额,与督脉会于巅;其支者,从目系下颊里,环唇内;其支者,复从肝别贯膈,上注肺。"[L10]"足厥阴之正,别跗上,上至毛际,合于少阳,与别俱行,此为二合也。"[L11]

2)络脉:"足厥阴之别,名曰蠡沟,去内踝五寸,别走少阳;其别者,径胫上睾,结于茎。其病气逆。"[L10]

3)经筋:"足厥阴之筋,起于大指之上,上结于内踝之前,上循胫,上结内辅之下,上循阴股,结于阴器,络诸筋。"[L13]

(2)肝经与其他经络关系:"(肾足少阴之脉)其直者,从肾上贯肝膈,入肺中,循喉咙,挟舌本。"[L10]"(胆足少阳之脉)络肝"[L10]"(足少阳之别)别走厥阴。"[L10]"(足少阳之正)合于厥阴;别者,入季胁之间,循胸里属胆,散之上肝。"[L11]"小肠者,连睾系,属于脊,贯肝肺,络心系。"[L19]"少阳、厥阴为表里。"[S24,L78]

(3)肝经与宗筋:"肝者筋之合也;筋者聚于阴气。"[L10]"阴者,积筋之所终也。"[L63]"(肝足厥阴之脉)过阴器。"[L10]"(足厥阴之别)结于茎。"[L10]"足厥阴之筋,结于阴器,络诸筋。"[L13]

(4)肝经与相关组织器官的关系:《内经》以经络联系肝与体表上下内外的特定部位,如四肢部位:大指、足跗、内踝、腘内廉、胫、内辅,头面躯干部位:阴股、阴器、睾、茎、毛际、小腹、膈、胁肋、喉咙、颃颡、目系、额、巅、颊里、唇,组织器官:脾、胃、肝、胆、肺、肾、小肠、筋等。通过收集特定部位的表现变化,归纳其联系规律,以反映肝的生理功能及病理变化,提供诊断信息。

3. 肝的生理

(1)生理功能

1)藏血。肝以贮藏血液,调节血量为用。"肝藏血,血舍魂"[L8],"(肝)魂之居……以生血气"[S9],"人卧血归于肝,肝受血而能视,足受血而能步,掌受血而能握,指受血而能摄。"[S10]

2)主疏泄。肝禀木性,具有疏泄之能。"木曰敷和"[S70],"敷和之纪,木德周行,阳舒阴布,五化宣平,其气端,其性随,其用曲直,其化生荣,其类草木,其政发散,其候温和,其令风,其藏肝,肝其畏清"[S70];"东方生风,风生木,其德敷和,其化生荣,其政舒启,其令风,其变振发,其灾散落"[S69]。"(神)在藏为肝,其性为喧,其德为和,其用为动,其色为苍,其化为荣,其虫毛,其政为散,其令宣发,其变摧拉,其眚为陨。"[S67]

3)藏魂。"肝藏魂"[S23],"(肝)魂之居也"[S9]。"随神往来者谓之魂。"[L8]"肝悲哀动中则伤魂,魂伤则狂忘不精"[L50];"魂魄飞扬,使人卧不得安而喜梦。"[L43]"神气舍心,魂魄毕具,乃成为人。"[S5]可见,魂为肝之所藏,是神气的一种。又"肝者,将军之官,谋虑出焉。"[S8,S47,S72,S73,L36,L29]"因思而远慕谓之虑"[L50],"(勇士者)其肝大以坚,其胆满以傍,怒则气盛而胸张,肝举而胆横……此勇士之所由然者也……肝系缓……肝肺虽举,气衰复下,故不能久怒,此怯士之所由然者也。"[L50]从中可知,肝藏魂,运筹帷幄,为将军之官,魂的虚实动静反映在谋虑、勇、怒、梦、悲哀、狂忘等精神、情志等方面。

(2)生理联系

1)肝合胆。"(肝足厥阴之脉)属肝络胆"[L10],"(胆足少阳之脉)络肝属胆"[L10],"肝左者,胆也"[L49],"夫肝者,中之将也,取决于胆"[S47],"肝合胆,胆者,筋其应"[L2,L47],"肝咳不已,则胆受之。"[S38]

2)主筋。"肝主筋"[S23,S9,L49,L78]、"合筋"[L49,S10]、"生筋"[S5,S67]、"养筋"[S70]、"藏筋膜之气"[S18],"肝者,罢极之本……其充在筋。"[S9]"食气入胃,散精于肝,淫气于筋"[S21];"七八,肝气衰,筋不能动"[S1]。肝"荣爪也"[S10],"其华在爪,其充在筋。"[S9]"肝应爪,爪厚色黄者胆厚,爪薄色红者胆薄。爪坚色青者胆急,爪濡色赤者胆缓。爪直色白无约者胆直,爪恶色黑多纹者胆结也。"[L47]鉴于"诸筋者皆属于节"[S10],是故骨节与筋相通,亦与肝关系密切。

3)与五官孔窍组织的联系。"肝气通于目,肝和则目能辨五色矣"[L17];"肝为泪"[S23];"五十岁,肝气始衰,肝叶始薄,胆汁始灭,目始不明。"[L54]

此外,"(肝)咽为之使。"[S47]提示咽部与肝胆经脉关系亦密切。

4)肝与自然。肝与四时:"(肝)通于春气"[S9,S22,L41];"正月二月,天气始方,地气始发,人气在肝。"[S16]"春三月,此谓发陈,天地俱生,万物以荣,夜卧早起,广步于庭,被发缓形,以使志生,生而勿杀,予而勿夺,赏而勿罚,此春气之应,养生之道也。逆之则伤肝,夏为寒变,奉长者少。"[S2]"足之十二经脉,以应十二月……戌者九月,主右足之厥阴;亥者十月,主左足之厥阴。此两阴交尽,故曰厥阴。"[L41]恶风:"肝恶风"[S23]"风伤肝"[S67]"病在肝……禁当风。"[S22]

4. 肝的阴阳五行属性

(1)肝的阴阳相对属性:《内经》所论肝之阴阳属性有别,于人身、脏腑、五味而言,肝之阴阳属性为阴,"言人身之藏府中阴阳,则藏者为阴,府者为阳。肝心脾肺肾五脏皆为阴"[S4],五味阴阳"酸苦涌泄为阴。夫五味入胃,各归所喜,故酸先入肝"[S74];但阴阳之中复有阴阳,因此,"腹为阴,阴中之阳,肝也"[S4]。"阴中之少阳,肝也。"[L1,L41]于四时、五行而言,肝为阳、阳中之少阳,"肝一阳也"[S34]"肝为牡藏。"[L44]肝"为阳中之少阳"[S9]。然未见《内经》提及肝阴、肝阳的概念。

(2)肝的五行相对归属:属木之脏为肝:"五行以东方为甲乙木王春,春者苍色,主肝。肝者,足厥阴也。"[L41]"东方生风,风生木,木生酸,酸生肝"[S5,S67];"天地之间,六合之内,不离于五,人亦应之。"[L64]《内经》五行分类多见,与肝相关者,择要列表如下(表5-1)。

表5-1 肝的五行属性及相关分类

属象	时	日	方位	天	地	色	五味	五臭	音	恶
肝木	春	甲乙	东	风	木	青(苍)	酸	臊	角	风
属象	窍	志	体	华	五声	五腑	藏	变动	脉	化液
肝木	目	怒	筋	爪	呼	胆	魂	握	弦	泣

属象	五劳所伤	五味所禁		五气所病	五精所并	病发	五邪
肝木	久行伤筋	酸走筋,筋病无多食酸		语	并于肝则忧	惊骇	春得秋脉

属象	菜	畜	果	谷	气	性	化	令	变
肝木	韭	鸡(犬)	李	麦(麻)	柔	暄	荣	宣发	摧拉
属象	五实	虫	五数	德	用	政	眚	五星	
肝木	核	毛	八	和	动	散	陨	岁星	

(3)木的生克关系。相生:木生火,水生木。"风生木,木生酸,酸生肝,肝生筋,筋生心。""寒生水,水生咸,咸生肾,肾生骨髓,髓生肝。"[S67]

相克:木克土,金克木。"木得金而伐……土得木而达。"[S25]"肝之合筋也,其荣爪也,其主肺也。脾之合肉也,其荣唇也,其主肝也。"[S10]"肝见庚辛死。"[S18]"在志为怒,怒伤肝,悲胜怒。"[S5,S67]"燥胜风……辛胜酸。"[S5,S67]

胜复:木之胜气金,木之复气为火。"木不及,春有鸣条律畅之化,则秋有雾露清凉之政,春有惨凄残贼之胜,则夏有炎暑燔烁之复。"[S69]

(二)肝的四诊

1. 望诊

(1)望色:青色为肝脏之外荣,验之可辨识脏气盛衰:"青当肝。"[S10]"肝为牡藏,其色青"[L44];"其色苍"[S70];"春甲乙青,中主肝"[S79];又"肝青……皆亦应其经脉之色也"[S57]。络脉之色与脏气相应,络脉青色可能与肝之病变相关。

肝生色:青而光泽,"如翠羽""如以缟裹绀。"[S10]

肝死色:青而枯槁,"如草兹"[S10](死草之色)。

(2)望形态:"青色,小理者肝小,粗理者肝大。广胸反骹者肝高,合胁兔骹者肝下……膺腹好相得者

肝端正,胁骨偏举者肝偏倾也。"[L47]"胸胁好者肝坚,胁骨弱者肝脆。"[L47]

(3) 望面部:"五藏六府肢节之部也,各有部分。""直下者,肝也。"[L49]"肝热病者左颊先赤。"[S32]"肝左者,胆也。"[L49]

(4) 望目(泪)、咽:"五藏常内阅于上七窍也……肝气通于目,肝和则目能辨五色矣。"[L17]"目者,肝之官也"[L37];"肝开窍于目"[S4];"肝目应之"[S54];"肝者……使之候外,欲知坚固,视目小大。"[L29]"肝病者,眦青"[L37];"目……青在肝"[L74],"肝主泣"[L78],"肝为泪。"[S23]是故欲察肝之外候,观泪,亦可。

2. 闻诊 听声音:"五气所病:肝为语"[S23,L78];闻"语"声,以知肝之为病也。嗅气味:"有病胸胁支满者,妨于食,病至则先闻腥臊臭"[S40];"藏精于肝……其臭臊。"[S4]

3. 问诊 "肝气盛则梦怒。"[S17,L43]"肝气虚则梦见菌香生草,得其时则梦伏树下不敢起。"[S80]"厥气……客于肝,则梦山林树木。"[L43]

4. 切诊

(1) 切诊部位

1) 尺肤:"附上,左外以候肝,内以候鬲。"[S17]

2) 两腋:"人有八虚……以候五藏……肝有邪,其气流于两腋。"[L71]

3) 颈项:"病在肝,俞在颈项。"[S4]

(2) 脉诊

1) 三部九候:"下部天,足厥阴也……故下部之天以候肝。"[S20]寸口人迎:"寸口一盛病在厥阴。"[S9]"三脉动于足大指之间"[L9]。

2) 肝脉主时:"春甲乙,中主肝,治七十二日。"[S79]

3) 肝之平脉:"五脉应象:肝脉弦。"[S23]"春脉者肝也,东方木也,万物之所以始生也。故其气来,耎弱轻虚而滑,端直以长,故曰弦。"[S19]"平肝脉来,耎弱招招,如揭长竿末梢。"[S18]"春胃微弦曰平。"[S18]

4) 肝之病脉:"病肝脉来,盈实而滑,如循长竿,曰肝病。死肝脉来,急益劲,如新张弓弦,曰肝死。"[S18]"肝急沉散似肾"[S76];"(春脉)太过则令人善忘,忽忽眩冒而巅疾;其不及则令人胸痛引背,下则两胁胠满。"[S19]"肝脉搏坚而长,色不青,当病坠若搏,因血在胁下,令人喘逆;其耎而散色泽者,当病溢饮,溢饮者渴暴多饮,而易入肌皮肠胃之外也。"[S17]"肝脉小急,病瘰筋挛。肝脉骛暴,有所惊骇,脉不至若瘖,不治自已。"[S48]"脉至如散叶,是肝气予虚也,木叶落而死。"[S48]"肝脉急甚为恶言;微急为肥气,在胁下若复杯。缓甚为善呕,微缓为水瘕痹也。大甚为内痈,善呕衄;微大为肝痹阴缩,咳引小腹。小甚为多饮,微小为消瘅。滑甚为㿉疝,微滑为遗溺。涩甚为溢饮,微涩为瘈挛筋痹。"[L4]"(厥阴)滑则病狐疝风,涩则病少腹积气。"[S64]"寸口大于人迎一倍,病在足厥阴。"[S9,L9,L48]

5) 肝之真藏脉:"真藏脉不得胃气也……肝不弦肾不石。"[S18]"真肝脉至,中外急,如循刀刃责责然,如按琴瑟弦,色青白不泽,毛折,乃死。"[S19]"弦多胃少曰肝病,但弦无胃曰死"[S18];"凡持真脉之藏脉者,肝至悬绝急,十八日死。"[S7]

6) 肝脉兼他脏脉:"肝与肾脉并至,其色苍赤,当病毁伤不见血,已见血,湿若中水也。"[S17]"并沉为石水,并浮为风水,并虚为死,并小弦欲惊。"[S48]"肾脉大急沉,肝脉大结沉,皆为疝。"[S48]"肾脉小急,肝脉小急,心脉小急,不鼓皆为瘕"[S48]。

(三) 肝系病证

1. 病因

(1) 外因

1) 邪气:"筋痹不已,复感于邪,内舍于肝。"[S43]"大气入藏……病先发于肝,三日而之脾,五日而之胃;三日而之肾。三日不已,死。"[L42]

2) 风邪:"东风生于春,病在肝。"[S4]"风从东方来,名曰婴儿风,其伤人也,内舍于肝,外在于筋纽,其

气主为身湿"[L77]；"以春甲乙伤于风者为肝风。"[S42]

3）寒邪："感于寒……乘春则肝先受之。"[S38]

此外，《内经》多处详细推演了五运六气变化引发肝及五脏的病变[S69,S70,S72,S74,S2]。

（2）内因

1）七情内伤。怒："在志为怒，怒伤肝。"[S5,S67,L66]"肝欲平，即勿怒。"[S72]"人或恚怒，气逆上而不下，即伤肝也。"[S73]"怒则肝气乘矣。"[S19]

恐、悲："疾走恐惧，汗出于肝"[S19,S73]；"肝悲哀动中则伤魂，魂伤则狂忘不精，不精则不正当人，阴缩而挛筋，两胁骨不举，毛悴色夭，死于秋。"[L8]

2）饮食、劳逸。饮食不节："味过于酸，肝气以津，脾气乃绝"[S3]；"味过于辛，筋脉沮弛，精神乃央。"[S3]"（酒）其气慓悍，其入于胃中……气上逆，满于胸中，肝浮胆横。"[L50]

劳逸失度："入房太甚，宗筋驰纵，发为筋痿……筋痿者，生于肝使内也。"[S44]"病名血枯……若醉入房中，气竭肝伤，故月事衰少不来也。"[S40]

3）病传。《内经》多出提及五脏病证相传。

心病及肝："肝受气于心。"[S19]"大气入藏……病先发于心……三日而之肝。"[L42]

肺病及肝："脾受气于肺，传之于肾，气舍于心，至肝而死。"[S19]"肺痹……弗治，肺即传而行之肝"[S19]；"大气入藏……病先发于肺，三日而之肝。"[L42]

脾病及肝："心受气于脾，传之于肺，气舍于肝，至肾而死。"[S19]"脾移寒于肝，痈肿筋挛……脾移热于肝，则为惊衄。"[S37]

肾病及肝："肺受气于肾，传之于肝，气舍于脾，至心而死。"[S19]"肾移寒于肝，痈肿少气。"[S37]

肝病及心："肝移寒于心，狂隔中。"[S37]"肝移热于心，则死。"[S37]

肝病及肾："肾受气于肝，传之于心，气舍于肺，至脾而死。"[S19]

（3）不内外因。外伤："有所堕恐，喘出于肝，淫气害脾。"[S21]"有所堕坠，恶血留内，若有所大怒，气上而不下，积于胁下，则伤肝。"[L4]

2.　病机　邪伤肝："邪在肝，则两胁中痛，寒中，恶血在内，行善掣，节时脚肿。"[L20]"肝有邪，其气流于两腋。"[L71]"诸风掉眩，皆属于肝。"[S74]"淫气乏竭，痹聚在肝。"[S43]

虚实："肝气虚则恐，实则怒。"[L8]"五精所并……并于肝则忧……虚而相并者也。"[S23,L78]

"厥阴所谓癫疝，妇人少腹肿者，厥阴者辰也，三月阳中之阴，邪在中，故曰癫疝少腹肿也。所谓腰脊痛不可以俯仰者，三月一振荣华，万物一俯而不仰也。所谓癫癃疝肤胀者，曰阴亦盛而脉胀不通，故曰癫癃疝也。所谓甚则嗌干热中者，阴阳相薄而热，故嗌干也。"[S49]"厥阴为阖……阖折即气绝而喜悲。"[L5]"少阳有余病筋痹胁满，不足病肝痹。"[S64]

3.　病证

（1）涉肝疾病：《内经》记载了那个年代大量的与肝相关疾病和病名。

1）肝痹："（肝痹）夜卧则惊，多饮数小便，上为引如怀"[S43]；"肝痹……胁痛出食。"[S19]"青，脉之至也，长而左右弹，有积气在心下支胠，名曰肝痹……腰痛足清头痛。"[S10]"少阳不足病肝痹。"[S64]"肝痹，得之寒湿，与疝同法。"[S10]

2）肝雍："肝雍，两胠满，卧则惊，不得小便。"[S48]

3）肝疟："肝疟者，令人色苍苍然，太息，其状若死者。"[S36]

4）肝咳："肝咳之状，咳则两胁下痛，甚则不可以转，转则两胠下满。"[S38]

5）肝厥："（肝厥）一名曰厥，胁痛出食。"[S19]

6）煎厥："阳气不治则阳气不得出，肝气当治而未得，故善怒，善怒者名曰煎厥。"[S49]

7）肝心痛："厥心痛，色苍苍如死状，终日不得太息，肝心痛也。"[L24]

8) 肝胀："（肝胀）胁下满而痛引少腹。"[L35]

9) 肝风疝："（少阳）滑则病肝风疝。"[S64]

10) 肝热病："（肝热病）小便先黄，腹痛多卧身热，热争则狂言及惊，胁满痛，手足躁，不得安卧，庚辛甚，甲乙大汗，气逆则庚辛死。"[S32]

11) 足厥阴疟："（足厥阴疟）令人腰痛少腹满，小便不利如癃状，非癃也，数便，意恐惧气不足，腹中悒悒。"[S36]

12) 痹："足厥阴之筋……其病足大指支，内踝之前痛，内辅痛，阴股痛转筋，阴器不用，伤于内则不起，伤于寒则阴缩入，伤于热则纵挺不收……命日季秋痹也。"[L13]

13) 眩晕："徇蒙招尤，目冥耳聋，下实上虚，过在足少阳、厥阴，甚则入肝。"[S10]

14) 腰痛："厥阴之脉令人腰痛，腰中如张弓弩弦……其病令人善言默默然不慧。"[S41]

15) 肠澼："心肝澼亦下血"[S48]，"肝脉小缓为肠澼。"[S48]

16) 伤寒："今夫热病者，皆伤寒之类也……伤寒……六日厥阴受之，厥阴脉循阴器而络于肝，故烦满而囊缩……其不两感于寒者，十二日厥阴病衰，囊纵少腹微下，大气皆去，病日已矣……两感于寒者……三日则少阳与厥阴俱病，则耳聋囊缩而厥，水浆不入，不知人，六日死。"[S31]

（2）涉肝证候

1) 肝实："两胁下痛引少腹，令人善怒。"[S22]

2) 肝虚："虚则目䀮䀮无所见，耳无所闻，善恐如人将捕之。"[S22]

3) 肝热："肝热者色苍而爪枯。"[S44]"肝气热，则胆泄口苦筋膜干，筋膜干则筋急而挛，发为筋痿。"[S44]

4) 肝风："肝风之状，多汗恶风，善悲，色微苍，嗌干善怒，时憎女子，诊在目下，其色青。"[S42]

5) 肝满："肝满肾满肺满皆实，即为肿。"[S48]

6) 寒客厥阴："寒气客于厥阴之脉，厥阴之脉者，络阴器系于肝，寒气客于脉中，则血泣脉急，故胁肋与少腹相引痛矣。"[S39]

7) 邪客厥阴："邪客于足厥阴之络，令人卒疝痛暴痛。"[S63]

8) 厥阴气逆："足厥阴之别……其病气逆则睪肿卒疝，实则挺长，虚则暴痒。"[L10]

9) 汗证："一阴至，厥阴之治也，真虚痟心，厥气留薄，发为白汗。"[S21]

（3）涉肝症状

1) 肝病态："肝大则逼胃迫咽，迫咽则苦膈中，且胁下痛。""肝高则上支贲，切胁悗，为息贲。""肝下则逼胃，胁下空，胁下空则易受邪。""肝脆则善病消瘅易伤。""肝偏倾则胁下痛也。"[L47]"肝所生病者，胸满呕逆飧泄，狐疝遗溺闭癃。"[L10]

2) "肝病头目眩胁支满。"[S65]"肝病……三日体重身痛，五日而胀，三日腰脊少腹痛胫酸。"[S65]

（4）肝经病变：而基于经脉理论的病证及其传变，《内经》也多有记载。

1) 病变："肝足厥阴之脉……是动则病腰痛不可以俯仰，丈夫㿉疝，妇人少腹肿，甚则嗌干，面尘脱色。"[L10]

2) 有余："厥阴有余病阴痹。"[S64]

3) 不足：厥阴"不足病生热痹。"[S64]

4) 厥逆："厥阴之厥，则少腹肿痛，腹胀泾溲不利，好卧屈膝，阴缩肿，䯒内热……厥阴厥逆，挛腰痛，虚满前闭谵言。"[S45]

5) 气绝："足厥阴气绝则筋绝，厥阴者肝脉也，肝者筋之合也，筋者聚于阴气，而脉络于舌本也，故脉弗荣则筋急，筋急则引舌与卵，故唇青舌卷卵缩则筋先死，庚笃辛死，金胜木也。"[L10]

6) 病危："厥阴终者，中热嗌干，喜溺心烦，甚则舌卷卵上缩而终矣。"[S16,L9]

4. 预后　在以上列举的经文中多有涉及预后判断的，此外还有："病在肝，愈于夏，夏不愈，甚于秋，秋不死,持于冬,起于春,禁当风。"[S22]"肝病者,愈在丙丁,丙丁不愈,加于庚辛,庚辛不死,持于壬癸,起于甲乙。"[S22]"肝病者,平旦慧,下晡甚,夜半静。"[S22]"见庚辛死"[S18]等记载。

（四）治法治则

"热病面青脑痛,手足躁,取之筋间……于四逆,筋躄目浸,索筋于肝。"[L23]

《内经》关于肝系病证疗法的论述不多,以针刺疗法为主,其他治法较少。

1. 针刺疗法

（1）治则:"（肝足厥阴之脉)诸病,盛则泻之,虚则补之,热则疾之,寒则留之,陷下则灸之,不盛不虚,以经取之。盛者寸口大一倍于人迎,虚者寸口反小于人迎也。"[L10]"刺厥阴出血恶气也。"[S24,L78]

（2）刺法

1）明辨经络:"春者木始治,肝气始生,肝气急,其风疾,经脉常深,其气少,不能深入,故取络脉分肉间。"[S61]

2）关刺:"关刺者,直刺左右,尽筋上,以取筋痹,慎无出血,此肝之应也,或曰渊刺,一曰岂刺。"[L7]

3）对侧取穴:"邪客于足厥阴之络……左取右,右取左。"[S63]

4）操作要领:"足厥阴深一分,留二呼。"[L12]

（3）注意事项:"刺脉无伤筋,筋伤则内动肝,肝动则春病热而筋弛。"[S50]"刺中肝,五日死,其动为语。"[S52]"刺五藏……中肝五日死,其动为语。"[S64]

2. 食药宜忌

（1）饮食:"肝苦急,急食甘以缓之。"[S22]"肝欲散,急食辛以散之,用辛补之,酸泻之。"[S22]"肝病者,宜食麻犬肉李韭……肝色青,宜食甘,秔米饭牛肉枣葵皆甘。"[L56]

（2）药物:"（血枯)气竭肝伤……以四乌鲗骨一藘茹二物并合之,丸以雀卵,大如小豆,以五丸为后饭,饮以鲍鱼汁,利肠中及伤肝也。"[S40]

（3）药食结合:"一阴至,厥阴之治也……调食和药。"[S21]

（4）饮食禁忌:"五味所禁:酸走筋,筋病无多食酸。"[S23]"肝病禁辛。"[L56]

三、讨论

1. 关于肝的结构与功能　《内经》有关肝脏解剖论述不详,依据其散在描述的大小、高下、坚脆、端正、偏倾等,及其多处提及胁下、胁骨、切胁、逼胃、膈中、膺腹等,可推测出肝脏解剖位置、毗邻关系:居胁下,旁邻于膈中、胆、胃等,与现代解剖接近。

《内经》描述肝脏的功能,大致分两个层次:其一,肝藏血、肝主筋、肝藏魂等这是对肝脏功能的具体刻画;其二,或以阴阳、五行刻画,抽象至一定高度,俯视五脏间关系、五脏与形体、自然的关系,及其生长化收藏;五行中以木论肝,肝木相应,疏泄、通达、和平、宣畅等形象地概括了肝脏的生理和病理特点。

2. 关于肝的四诊　《内经》通过四诊途径,收集辨证资料,谨察肝之形能,以望诊及切诊论述居多,"能合脉色,可以万全"。[S10]肝之望诊以肝生理及其经脉所联系的组织器官、皮肤颜色纹理及目咽颈的表现,提供与肝相关的诊断信息。肝之切诊以脉诊为主,通过肝之平脉、病脉、真脏脉的形态特征、有胃特点等的描述,提供与肝有关的辨证信息。可见,《内经》诊法突出望诊及切诊,构成了中国传统医学诊断方法的自身特点,影响至今,而切诊之三部九候法因其以"天地至数"为理论基础,后世引用较少。

3. 关于肝系病证

（1）病因病机:《内经》对于肝证的病因认识从气候时令转变、外邪侵袭,情绪、饮食劳逸失度及外伤等方面进行论述,内容丰富。

《内经》着重于论述疾病传变及精气盛衰的发病特点,以确立肝证病机,其意义有二:一是为指导治疗方案,二是为判断预后,以决死生。

（2）辨证特点：《内经》虽未形成系统的辨证论治体系，但其辨证思想已初见端倪。肝系辨证可分为三类：肝气辨证，肝脏辨证，及肝脉辨证。

肝气辨证以肝气盛衰、异常对肝病证分类；肝脏辨证以肝的虚实寒热对肝病证分类；而肝脉辨证则以脉列证，显得较为古朴。

（3）肝系疾病：《内经》对肝系疾病进行了生动的描绘，以病的方式进行临床诊疗的探索，较客观地反映了当时对于这些疾病的认识水平，例如肝系疾病主要可见嗌干、太息、出食、呕逆、飧泄；小便不利、阴器不用；少腹满、胸满、两胠下满、胁下满；转筋、徇蒙招尤、虚满前闭、目冥耳聋、谵言、好卧、多饮、足清、下血、苦膈中、疼痛（头痛、目痛、腰痛、两胁下痛、阴股痛、内辅痛、足大指支、内踝之前痛等）等消化道、泌尿系统、呼吸系统等症状。

4. 关于肝的治法治则　《内经》于长期医疗实践中，通过认识肝疾病发生发展的普遍规律，总结肝的疾病特征，以此归纳出肝疾病治疗的实践方法，包括针刺疗法、药食疗法等，将针刺疗法的补泻原则、刺法、注意事项等进行了详细的论述；且阐述了根据五味与五脏特定关系指导下所形成的药治与食养方法；关于肝病的间甚预后亦有一定的叙述。

此外，《内经》对肝经针刺治疗描述得十分清晰、生动，例如：肝气急"取络脉分肉间"。[S61]"刺厥阴之脉，在腨踵鱼腹之外，循之累累然，乃刺之。"[S41]"刺厥阴出血恶气也"[S24,L7]等等。

（杨雯，方肇勤，颜彦）

第二节　《难经》肝的理论

摘要：本文通过比较《难经》与《内经》之间的区别与联系，主要从肝脏解剖、肝的属性、肝的功能、肝的脉诊、肝病治则治法、预后等方面基于原文进行梳理，并就《难经》肝理论的实践意义、发展特点及其对后世的影响进行了初步探讨。

《难经》以《内经》为旨，设为问答，阐发己见，约其词而博其义。虽其论述以脉理为主，然不乏藏象理论的释义，主要集中于32～47难、53～56难、62～68难，研究脏腑的结构、功能、病证虚实、治疗方法等。为展现《内经》有关藏象学说的传承面貌，特以《难经》为本，从肝的角度切入，目别汇分，作一归整。《难经》在肝脏的生理功能、生理联系、五行属性等多沿袭《内经》，亦有对其有所补充及继承发挥者。故列举之，以探其义。

一、方法

参见第二章"第二节《难经》有关心的理论"（详略），本文关注肝。

二、结果

（一）肝的解剖与生理

1. 解剖

（1）形态："肝独有两叶"[41n]"（肝）左三叶，右四叶，凡七叶。"[42n]

（2）重量："肝重四斤四两"[42n]，按东汉衡器换算约为1 062.5 g。

（3）肝胆位置关系："胆在肝之短叶间。"[42n]

2. 功能　肝主筋："肝者，筋之合也。筋者，聚于阴器而络于舌本。"[24n]沿袭《内经》的论述。

此外,该书有关肝藏魂、开窍于目、肝与胆的关系、肝脉、五行归属等与《内经》近似。

（二）肝的诊法

1. 脉形成与诊断的机制 "呼出心与肺,吸入肾与肝,呼吸之间,脾也其脉在中。"[4n]"人吸者随阴入,呼者因阳出。今吸不能至肾,至肝而还,故知一脏无气者,肾气先尽也。"[11n]

2. 肝脉特征 "肾肝俱沉,何以别之? 然:牢而长者肝也。"[4n]肝脉弦等特征同《内经》。

3. 按脉指力的量化 "如十二菽之重,与筋平者,肝部也。"[5n]

4. 肝脉分表里 "春脉弦……其气来实强,是谓太过,病在外;气来虚微,是谓不及,病在内。"[15n]

5. 脏腑兼证脉象 "假令心脉急甚者,肝邪干心也。"[10n]

6. 脉诊预后 "春脉弦,反者为病。何谓反……益实而滑,如循长竿曰病;急而劲益强,如新张弓弦曰死……弦多胃气少曰病;但弦无胃气曰死。"[15n]

7. 望诊 "肝主色"[40n]若疾病发生,则可见相应颜色的变化,如"假令心病,何以知中风得之? 然:其色当赤。何以言之? 肝主色,自入为青,入心为赤,入脾为黄,入肺为白,入肾为黑。肝为心邪,故知当赤色。其病身热,胁下满痛,其脉浮大而弦"。[49n]

（三）肝的病因

1. 正经自病 "恚怒气逆,上而不下则伤肝……是正经之自病也。"[49n]

2. 五邪病因 "(中风)肝主色,自入为青","(伤暑)入肝为臊臭","(饮食劳倦)入肝为酸","(伤寒)入肝为呼","(中湿)入肝为泣"。[49n]

（四）肝的病证

1. 肝病特征表现 脉证特征:"假令得肝脉,其外证:善洁,面青,善怒;其内证:脐左有动气,按之牢若痛;其病:四肢满,闭淋(癃),溲便难,转筋。有是者肝也,无是者非也。"[16n]

肝病:"假令肝病,色青者肝也,臊臭者肝也,喜酸者肝也,喜呼者肝也,喜泣者,肝也。其病众多,不可尽言也。四时有数,而并系于春、夏、秋、冬者也。"[74n]

2. 肝积 "肝之积,名曰肥气,在左胁下,如覆杯,有头足。久不愈,令人发咳逆,疟,连岁不已。"[56n]

3. 肝病预后 "诊病若闭目不欲见人者,脉当得肝脉强急而长,反得肺脉浮短而涩者,死也。"[17n]沿袭了《内经》以脉诊察的原则,提出脉证相符为顺,脉证相逆以五行相克理论阐发其机制。

七传死:"七传者,传其所胜也……假令心病传肺,肺传肝,肝传脾,脾传肾,肾传心,一脏不再伤,故言七传者死也。间脏者,传其所生也。"[53n]

间传生:"假令心病传脾,脾传肺,肺传肾,肾传肝,肝传心,是母子相传,竟而复始,如环无端,故曰生也。"[53n]

4. 疾病传变 病传所胜:"肺病传于肝,肝当传脾,脾季夏适王,王者不受邪,肝复欲还肺,肺不肯受,故留结为积……肝病传脾,脾当传肾,肾以冬适王,王者不受邪,脾复欲还肝,肝不肯受,故留结为积……心病传肺,肺当传肝,肝以春适王,王者不受邪,肺复欲还心,心不肯受,故留结为积……脾病传肾,肾当传心,心以夏适王,王者不受邪,肾复欲还脾,脾不肯受,故留结为积。"[53n]

母子传变:"假令心脉急甚者,肝邪干心也。"[10n]

（五）肝病治法

1. 治疗原则 "损其肝者,缓其中。"[14n]

2. 预防原则 "所谓治未病者,见肝之病,则知肝当传之与脾,故先实其脾气,无令得受肝之邪,故曰治未病焉。中工者,见肝之病,不晓相传,但一心治肝,故曰治已病也。"[70n]

3. 泻南补北法 治疗肝实肺虚(相克关系):"曰:《经》言,东方实,西方虚;泻南方,补北方,何谓也? 然:金、木、水、火、土,当更相平。东方木也,西方金也。木欲实,金当平之;火欲实,水当平之;土欲实,木当平之;金欲实,火当平之;水欲实,土当平之。东方肝也,则知肝实;西方肺也,则知肺虚。泻南方火,补北方水。南方火，火者，木之子也；北方水，水者，木之母也。水胜火。子能令母实，母能令子虚，故泻火补水，欲令金不得平木也。《经》曰：不能治其虚，何问其余，此之谓也。"[75n]

4. 针刺法则　因时针刺。

(1)"春夏各致一阴，秋冬各致一阳者，何谓也？然：春夏温，必致一阴者，初下针，沉之至肾肝之部，得气，引持之阴也。"[70n]

(2)"《经》言春刺井……何谓也……春刺井者，邪在肝"。[74n]而《内经》所言"藏主冬，冬刺井；色主春，春刺荥"，两者描述不同，推测其中有一版本有误。

5. 误治与禁忌　"五脏脉已绝于内者，肾肝气已绝于内也，而医反补其心肺；五脏脉已绝于外者，心肺气已绝于外也，而医反补其肾肝。阳绝补阴，阴绝补阳，是谓实实虚虚，损不足而益有余。如此死者，医杀之耳。"[12n]

损不足而益有余："曰：《经》言，无实实虚虚，损不足而益有余，是寸口脉耶？将病自有虚实耶？其损益奈何？然：是病，非谓寸口脉也，谓病自有虚实也。假令肝实而肺虚，肝者木也，肺者金也，金木当更相平，当知金平木。假令肺实而肝虚，微少气，用针不补其肝，而反重实其肺，故曰实实虚虚，损不足而益有余。此者，中工之所害也。"[81n]

《难经》有两处通过治肝失当借以说明"损不足而益有余"的危害，提示作者对此的重视。

三、讨论

1. 对《内经》有所补充　突出表现在以下几个方面。

(1)在解剖方面，《难经》记载了那个年代肝脏解剖有关记录，补充了《内经》的未逮。

(2)在肝与脉形成的机制方面，较《内经》有所发挥，这一观点被《太平圣惠方》引用，可见被后世所认同。

(3)脉证按脉强度的量化方面："如十二菽之重，与筋平者，肝部也。"[5n]对《内经》有所补充。

2. 对《内经》有所继承与发挥　突出表现在以下几个方面。

(1)对"肝主筋"的筋部位描述。

(2)对脏腑五行分类的思辨，"肝青象木，肺白象金。肝得水而沉，木得水而浮；肺得水而浮，金得水而沉。其意何也……肺熟而复沉，肝熟而复浮者，何也？"[33n]

(3)对《内经》有关肝脉病证脉证理论融会贯通、深入浅出的阐述。

3. 大多论述与《内经》相似　《难经》大多论述与《内经》近似，如脉诊、病因、疾病传变、肝的病证、肝经络、治疗原则等。其区别在于更为简约、易读。

4. 其他

(1)《难经》肝病病因论述，涉及伤寒、情志、饮食劳倦、湿邪等，提示成书之际的常见病证。

(2)有关肝脉、肝病及其治疗等论述，涉及自然四时变化，继承了《内经》"天人合一"的观点。

(3)有关肝的病证，较《内经》大幅简化，仅见"肥气"一证，提示该书更倾向于基础理论的探究。

(4)该书中标注了一些引文的出处，如《十变》(已佚)、《经》言"等，具有一定的文献研究价值。

(杨雯，方肇勤，颜彦)

第三节　《诸病源候论》肝的理论

摘要：《诸病源候论》丰富了肝脏的生理功能理论，阐明肝不藏血的相关病机；丰富了与肝相关证候与症状病机理论，对中风、虚劳、伤寒/热病、咳嗽、积聚、水病、血病、疟病、痹证、狼瘘等同病异证，以及目病证、四肢拘挛、背偻、胁痛、胸胁痛、胸胁支满等,其他还涉及呕逆、吐、痢,妇人病(月水不通、带下青、漏下青),风惊恐、狂病、恶酒、汗血等,对这些常见肝的症状病机有了详细的刻画。因其全面系统的病因病机理论,对后世医学具有极其重要的指导价值。

唐以后历代名家,论述病因病机多考源于《诸病源候论》,如唐代《千金方》《外台秘要》引用内容颇多,宋代《太平圣惠方》参照其分类法,明代《普济方》亦沿用该书体例等。其中,以藏象病机援引者为多,可见该书对于脏腑病机理论的发展,具有重要的推动作用。鉴此,为明确该书脏腑理论相关学术内容,较之《内经》又有何突破,就五脏之肝为切入点,作一归整,以探其理。

一、方法

参见第二章"第三节《诸病源候论》心的理论"(详略),本文关注肝。

二、结果

(一) 肝脏生理

《诸病源候论》关于肝生理、脉象等描述多与《内经》同,但肝的藏血功能涉及范围有所扩展,如目病(目茫茫、目黑、目晕等),血病(吐血、呕血、唾血),月水不通,汗血等疾病的发生机制均与肝藏血功能失调有关等。

1. 肝的功能

(1) 肝藏血

1) 与组织官窍的联系。筋:"肝藏血而候筋。"(虚劳)目:"肝候于目而藏血。血则荣养于目。"(虚劳)若血虚则伤目,如"肝藏血,候应于目,产则血虚,肝气不足,故目瞑也。"(妇人产后病)

2) 与其他脏腑功能上的联系。心:"心肝又俱主于血。"(血病)"肝藏血,心之液为汗。言肝心俱伤于邪,故血从肤腠而出也。"(血病)"肝藏血,而心主血脉,心之液为汗。肝是木,心是火,母子也。"(妇人杂病)"肝藏血,心主血脉。产则营损肝心,伤动血气。"(妇人产后病)肺:"肺主气而开窍于鼻,肝藏血。血之与气,相随而行,俱荣于脏腑。"(虚劳)肾:"肝主筋而藏血,肾主骨而生髓。虚劳损血耗髓,故伤筋骨也。"(虚劳)《病源》提及关于肝藏血的功能22处,病证涉及虚劳、腰背病、伤寒、血病、目病、鼻衄、妇人病等,可见肝藏血功能的重要性。

(2) 肝藏魂:"肝为魂"。(风)"肝之神为魂,而藏血,虚热则魂神不定,故惊也。"(鼻病)"肝藏魂,悲哀动中则伤魂,魂伤则狂忘不精明,不敢正当人,阴缩而挛筋,两胁骨不举。毛瘁色夭,死于秋。"(风)这些论述与《内经》观点一致。

2. 五行归属　"肝象木,旺于春;其脉弦,其神魂,其候目,其华在爪,其充在筋,其声呼,其臭臊,其味酸,其液泣,其色青,其藏血,足厥阴其经也,与胆合。"(脏腑病)与《内经》观点一致。

肝色主青:"肝色青"(黄病),"肝脏之色青,带下青者,是肝脏虚损"(妇人杂病),"肝脏之色青,漏下青者,是肝脏之虚损,故漏下而挟青色也。"(妇人杂病)

"(存念肝气青)出周其身,又兼辟邪鬼。"(温病)"延年之道……(存念肝气青)出周其身,又兼辟邪鬼。"(疫)此肝气青与鬼神相关,篇章涉及温病及疫,可见当时对一些传染病预防还处于探索之中。

3. 五行的生克乘侮　"夫五脏者,肝象木,心象火,脾象土,肺象金,肾象水。其气更休更旺,互虚互实。自相乘克,内生于病,此为正经自病,非外邪伤之也。"(脏腑病)

木生火:"反得弦而长,是肝乘心,母归子,虽病当愈。"(脏腑病)《脉经》云:心乘肝则吐痢。心,火也;肝,木也;火木,子母也。火乘于木,子扶母也,此为二脏偏实也。"(痢)"肝藏血,而心主血脉,心之液为汗。

肝是木,心是火,母子也。"^(妇人杂病)

木克土:"反得弦而急,是肝之乘脾,木之克土,为大逆,十死不治。"^(脏腑病)"《经》云:脾移热于肝,则为惊衄。脾,土也,肝,木也。木本克土,今脾热,为土气翻盛,逆往乘木,是木之虚,不能制土,故受脾之移热也。"^(鼻病)

金克木:"反得弦而长者,是肝之乘肺,木之陵金,为微邪,虽病当愈。"^(脏腑病)

水生木:"反得弦细长者,是肝之乘肾,子之扶母,为实邪,虽病自愈。"^(脏腑病)

五行相克传变:"肺病当传肝,肝当传脾,脾季夏适王,王者不受邪,肝复欲还肺,肺不肯受,故留结为积,故知之肥气季夏得之也。"^(积聚)"肝病当传脾,脾当传肾,肾冬适王,旺者不受邪,脾欲复远肝,肝不肯受,故留结为积,故知痞气以冬得之也。"^(积聚)"心病当传肺,肺当传肝,肝以春适旺,旺者不受邪,肺欲复还心,心不肯受,故留结为积,故知息贲以春得之。"^(积聚)

《病源》关于五行生克乘侮用于病机的阐述,与《内经》基本一致。涉及病证见于妇人杂病、痢、鼻病等篇章,可见五行理论在当时医学界理论阐释方面或被引用。

4. 与组织官窍的关系

(1) 肝主筋:"肝主筋而藏血。"^(腰背病)"肝藏血而候筋。"^(虚劳)"肝主筋而藏血,肾主骨而生髓。虚劳损血耗髓,故伤筋骨也。"^(虚劳)

"足厥阴,肝之经也。肝通主诸筋,王在春。"^(风)

"若筋屈不已,又遇于邪,则移变入肝。"^(风)"筋痹不已,又遇邪者,则移入肝。"^(风)

(2) 肝开窍于目:《病源》提及肝与目的关系35处,病证涉及虚劳、解散、伤寒、时气、热病、温病、妇人妊娠、小儿杂病等,如"肝候于目而藏血。血则荣养于目。"^(虚劳)"目,是脏腑阴阳之精华,宗脉之所聚,上液之道,肝之外候。"^(目病)"目,肝之外候也。肝藏血,足厥阴也,其脉起足大趾之聚毛,入连于目系。"^(目病)

(3) 眉睫:"(毒虫)若食人肝,眉睫堕落。"^(风)"毒虫若食人肝者,眉睫堕落。"^(风)《病源》两处提及毒虫伤肝,则眉睫堕落。

5. 与情志的关系 "肝虚则恐,足厥阴为肝之经,与胆合;足少阳为胆之经,主决断众事。"^(风)

"《养生方·导引法》云:肝脏病者,愁忧不乐,悲思嗔怒,头旋眼痛,呵气出而愈。"^(五脏六腑病诸候)

6. 与四时的关系 "病在肝,愈于夏;夏不愈,甚于秋;秋不死,待于冬;起于春。于日:愈在丙丁;丙丁不愈,加于庚辛;庚辛不死,待于壬癸;起于甲乙。于时:平旦慧,下哺甚,夜半静。禁当风。"^(五脏六腑病诸候)引用《内经》。

"《养生方》云:春三月,此谓发陈,天地俱生,万物以荣。夜卧早起,阔步于庭。被发缓形,以使春志生。生而勿杀,与而勿夺,赏而勿罚,此春气之应也;养生之道也。逆之则伤于肝,夏变为寒,则奉长生者少。"^(五脏六腑病诸候)亦引用《内经》。

7. 肝脉 "肝部,左手关上是也。平肝脉来,绰绰如按琴瑟之弦,如揭长竿末梢,曰肝平。春以胃气为本。春,肝木王,其脉弦细而长,是平脉也。反得微涩而短者,是肺之乘肝,金之克木,大逆,十死不治……病肝脉来,盛实而滑,如循长竿,曰肝病;死肝脉来,急益劲,如新张弓弦,曰肝死;真肝脉至,中外急,如循刀刃赜赜然,如新张弓弦。色青白不泽,毛折乃死。"^(五脏六腑病诸候)引用《内经》。

(二) 疾病及其同病异证

1. 病机总纲 《病源》于《内经》的基础上总结肝之病证,区分肝虚实病机。

肝气实:"肝气盛,为血有余,则病目赤,两胁下痛引小腹,善怒。气逆则头眩,耳聋不聪,颊肿,是肝气之实也,则宜泻之。"^(五脏六腑病诸候)

肝气虚:"肝气不足,则病目不明,两胁拘急,筋挛,不得太息,爪甲枯,面青,善悲恐,如人将捕之,是肝气之虚也,则宜补之。"^(五脏六腑病诸候)

2. 中风的同病异证 "肝中风,但踞坐,不得低头,若绕两目连额上,色微有青,唇青面黄者可治,急灸肝俞百壮;若大青黑,面一黄一白者,是肝已伤,不可复治,数日而死。"(风,妇人杂病,妇人妊娠,妇人产后)

3. 虚劳的同病异证

(1) 肝劳:"肝劳者,面目干黑,口苦,精神不守,恐畏不能独卧,目视不明。"(虚劳)

(2) 肝伤:"(七伤)大怒气逆伤肝,肝伤,少血目暗。"(虚劳)

(3) 肝劳血虚:"肝候于目而藏血。血则荣养于目。腑脏劳伤,血气俱虚,五脏气不足,不能荣于目,故令目暗也。"(虚劳)

(4) 损血伤筋:"肝藏血而候筋。虚劳损血,不能荣养于筋,致使筋气极虚;又为寒邪所侵,故筋挛也。"(虚劳)

(5) 损血耗髓:"肝主筋而藏血,肾主骨而生髓。虚劳损血耗髓,故伤筋骨也。"(虚劳)

(6) 筋蒸:"六筋蒸,甲焦。"(虚劳)

4. 伤寒/热病的同病异证

(1) 肝热:"若其人先苦身热嗌干,而小腹绕脐痛,腹下满,狂言默默,恶风欲呕者,此肝热也。"(伤寒)

(2) 肝热病:"肝热病者,小便先黄,腹痛多卧,身热。热争则狂言及惊,胁满痛,手足躁,不安卧。"(热病)

5. 咳嗽的同病异证

(1) 乘春肝咳:"乘春则肝先受之,肝咳之状,咳则两胁下痛,甚则不可以转侧,两胠下满。"(咳嗽)

(2) 肝咳:"四曰肝咳,咳而引胁下痛是也。"(咳嗽)"肝咳不已,则胆受之,胆咳之状,咳呕胆汁。"(咳嗽)

6. 积聚的同病异证　"肝之积,名曰肥气。在左胁下,如覆杯,有头足,久不愈,令人发痎疟,连岁月不已。"(积聚)检索《内经》:"肝脉……微急为肥气,在胁下,若覆杯。"可见《病源》对于疟母的描述更加具体细致,体现了病证实践观察的发展。

7. 水病的同病异证

(1) 水病危症:"水病有五不可治:第一唇黑伤肝。"(水肿)

(2) 青水(十水之一):"(十水)青水者,先从面目,肿遍一身,其根在肝。"(水肿)

8. 血病的同病异证

(1) 吐血:"夫吐血者,皆由大虚损及饮酒、劳损所致也。但肺者,五脏上盖也,心肝又俱主于血。"(血病)

(2) 唾血:"唾血者,由伤损肺所为。肺者,为五脏上盖,易为伤损,若为热气所加,则唾血……胁下痛,唾鲜血者,此伤肝。"(血病)

此外,因肝藏血,鼻衄的发生亦与肝有一定的联系。

9. 疟的同病异证

(1) 肝疟:"肝疟,令人色苍苍然,太息,其状若死者,刺足厥阴见血。""肝病为疟者,令人色苍苍然,气息喘闷,战掉,状如死者。若人本来少于悲患,忽尔嗔怒,出言反常,乍宽乍急,言未竟,以手向眼,如有所思,若不即病,祸必至矣。此肝病声之候也,其人若虚,则为寒风所伤;若实,则为热气所损。阳则泻之,阴则补之。"(疟)

(2) 足厥阴疟:"足厥阴疟,令人腰痛,少腹满,小便不利,如癃状非癃也,数小便,意恐惧,气不足,肠中悒悒,刺足厥阴。"(疟)

10. 痹证的同病异证　肝痹:"痹者,风寒湿三气杂至,合而成痹。其状:肌肉顽厚,或疼痛。由人体虚,腠理开,故受风邪也……其以春遇痹为筋痹,则筋屈。筋痹不已,又遇邪者,则移入肝。其状:夜卧则惊,饮多,小便数。"(风痹)肝痹的发生机制多与筋痹传变相关,其病机、症状描述与《内经》大致相同。

11. 痢　"呕逆吐痢者,由肠胃虚,邪气并之,脏腑之气自相乘克也。《脉经》云:心乘肝则吐痢。心,火也;肝,木也;火木,子母也。火乘于木,子扶母也,此为二脏偏实也。大肠,金也;胃,土也;金土,母子也。大肠虚则金气衰微,不能扶土,致令胃气虚弱,此两腑偏虚也。木性克土,火性克金,是为火木相扶,心肝俱盛;而金畏于火,土畏于木,则为肠胃皆弱。肠虚弱则泄痢,胃虚弱则呕吐,故呕逆而复吐痢也。"(痢)

小儿洞泄下痢:"亦变眼痛生障,下焦偏冷,热结上焦,熏于肝故也。"(小儿杂病)

12. 瘘的同病异证　狼瘘(九瘘之一):"狼瘘者,年少之时,不自谨慎,或大怒,气上不下之所生也。始发之时,在于颈项,有根,出缺盆,上转连耳本。其根在肝。"(瘘)隋以前医家多将皮肤病的病因归为风邪或邪热,而《诸病源候论》进一步阐明此病亦与情志失调等相关。

(三)症状病机

1. 四肢拘挛、胁痛、胸胁痛、胸胁支满、背偻

(1)四肢拘挛,不得屈伸:"此由体虚腠理开,风邪在于筋故也。春遇痹,为筋痹,则筋屈,邪客关机,则使筋挛。邪客于足太阳之络,令人肩背拘急也。足厥阴,肝之经也。肝通主诸筋,王在春。其经络虚,遇风邪则伤于筋,使四肢拘挛,不得屈伸。"(虚劳)

(2)胁痛:"邪客于足少阳之络,令人胁痛,咳,汗出。阴气击于肝,寒气客于脉中,则血泣脉急,引胁与小腹。"(腰背病)

(3)胸胁痛:"胸胁痛者,由胆与肝及肾之支脉虚,为寒气所乘故也。足少阳胆之经也,其支脉从目兑贯目,下行至胸,循胁里。足厥阴肝之经也,其脉起足大指丛毛,上循入腹,贯膈,布胁肋。足少阴肾之经也,其支脉从肺出,络心,注胸中。此三经之支脉,并循行胸胁,邪气乘于胸胁,故伤其经脉。邪气之与正气交击,故令胸胁相引而急痛也。"(心腹痛)

(4)胸胁支满:"肺之积气,在于右胁;肝之积气,在于左胁。二脏虚实不和,气蓄于内,故胸胁支满。"(气病)

(5)背偻:"肝主筋而藏血。血为阴,气为阳。阳气,精则养神,柔则养筋。阴阳和同,则气血调适,共相荣养也,邪不能伤。若虚则受风,风寒搏于脊膂之筋,冷则挛急,故令背偻。"(腰背病)

2. 目病　《诸病源候论》首载目病专篇,体现了当时专病分类的思想。又肝开窍于目,目病的发生多与肝功能失调有关,主要可分为五类。

(1)风热袭肝

1)目风赤:"目者,肝之窍,风热在内乘肝,其气外冲于目,故见风泪出,目睑眦赤。"(目)

2)目涩:"目,肝之外候也,腑脏之精华,宗脉之所聚,上液之道。若悲哀内动腑脏,则液道开而泣下,其液竭者,则目涩。又风邪内乘其腑脏,外传于液道,亦令泣下而数欠,泣竭则目涩。若腑脏劳热,热气乘于肝,而冲发于目,则目热而涩也,甚则赤痛。"(目)

3)目飞血:"目,肝之外候也。肝藏血,足厥阴也,其脉起足大趾之聚毛,入连于目系。其经脉之血气虚,而为风热所乘,故血脉生于白睛之上,谓之飞血。"(目)

4)割目后除痛止血:"夫目生淫肤息肉,其根皆从目眦染渐而起。五脏六腑之精华,上注于目。目,宗脉之所聚,肝之外候也。肝藏血。十二经脉,有起内眦、兑眦者,风热气乘其脏腑,脏腑生热,热气熏肝,冲发于目,热搏血结,故生淫肤息肉。割之而伤经脉者,则令痛不止,血出不住,即须方药除疗之。"(目)眼科手术记载。

(2)肝气热

1)目赤痛:"凡人肝气通于目。言肝气有热,热冲于目,故令赤痛。"(目)

2)目眵瞙:类似于结膜炎,"目,是腑脏之精华,肝之外候。夫目,上液之道,腑脏有热,气熏于肝,冲发于目眦睑,使液道热涩,滞结成眵瞙也。"(目)

3)目疱疮:"目,肝之候也。五脏六腑之精华,上荣于目,腑脏有热,气乘于肝,冲发于目,热气结聚,故睛上生疱疮也。"(目)

4）目内有疔：可能为眼部肿瘤，"目，肝之外候也。脏腑热盛，热乘于肝，气冲于目，热气结聚，而目内变生状如疔也。"（目）

（3）肝虚（气虚、血虚）

1）目风肿（类似麦粒肿）："目为肝之外候，肝虚不足，为冷热之气所干，故气上冲于目，外复遇风所击，冷热相搏而令睑内结肿，或如杏核大，或如酸枣之状。肿而因风所发，故谓之风肿。"（目）

2）目风泪出："目为肝之外候，若被风邪伤肝，肝气不足，故令目泪出。"（目）

3）目肤翳覆瞳子："此言肝脏不足，为风热之气所干，故于目睛上生翳，翳久不散，渐渐长，侵覆瞳子。"（目）

4）目晕："五脏六腑之精华，皆上注于目，目为肝之外候。肝藏血，血气不足，则肝虚，致受风邪，风邪搏于精气，故精气聚生于白睛之上，绕于黑睛之际，精彩昏浊，黑白不明审，谓之目晕。"（目）

5）热毒伤目："肝开窍于目。肝气虚，热乘虚上冲于目，故目赤痛；重者生疮翳、白膜、息肉。"（伤寒、时气病、温病、热病）

6）目不能远视：类似近视性屈光不正。"夫目不能远视者，由目为肝之外候，腑脏之精华，若劳伤腑脏，肝气不足，兼受风邪，使精华之气衰弱，故不能远视。"（目）

7）目暗不明："《养生方》云：恣乐伤魂，魂通于目，损于肝，则目暗。"（目）

8）目黑："目黑者，肝虚故也。目是脏腑之精华，肝之外候，而肝藏血。腑脏虚损，血气不足，故肝虚不能荣于目，致精彩不分明，故目黑。"（目）

9）产后目瞑："目不痛不肿，但视物不明，谓之目瞑。肝藏血，候应于目，产则血虚，肝气不足，故目瞑也。"（妇人产后）

（4）痰饮渍肝

1）目赤痛："肝气通于目。脏内客热，与胸膈痰饮相搏，熏渍于肝，肝热气冲发于目，故令目赤痛也。"（小儿杂病）

2）目珠管："目是五脏六腑之精华，宗脉之所聚，肝之外候也。肝藏血，若腑脏气血调和，则目精彩明净；若风热痰饮渍于脏腑，使肝脏血气蕴积，冲发于眼，津液变生结聚，状如珠管。"（目）

3）目珠子脱出："目，是脏腑阴阳之精华，宗脉之所聚，上液之道，肝之外候。凡人风热痰饮渍于脏腑，阴阳不和，肝气蕴积生热，热冲于目，使目睛疼痛，热气冲击其珠子，故令脱出。"（目）

4）目眇：类似于偏盲，"目者，腑脏之精华，宗脉之所聚，肝之外候也。风邪停饮在于脏腑，侵于肝气，上冲于眼，则生翳障、管珠、息肉。其经络有偏虚者，翳障则偏覆一瞳子，故偏不见物，谓之眇目。"（目）

5）目青盲："眼无障翳，而不见物，谓之青盲。此由小儿脏内有停饮而无热，但有饮水积渍于肝也。目是五脏之精华，肝之外候也。肝气通于目，为停饮所渍，脏气不宣和，精华不明审，故不赤痛，亦无障翳，而不见物，故名青盲也。"（小儿杂病）

（5）痰热熏肝

1）目茫茫："夫目是五脏六腑之精华，宗脉之所聚，肝之外候也。腑脏虚损，为风邪痰热所乘，气传于肝，上冲于目，故令视瞻不分明，谓之茫茫也。凡目病，若肝气不足，兼胸膈风痰劳热，则目不能远视，视物则茫茫漠漠也。"（目）

2）眼障翳："眼是腑脏之精华，肝之外候，而肝气通于眼也。小儿腑脏痰热，熏渍于肝，冲发于眼，初只热痛，热气蕴积，变生障翳。热气轻者，止生白翳结聚，小者如黍粟，大者如麻豆。随其轻重，轻者止生一翳，重者乃至两三翳也。"（小儿杂病）

3）目痛："将适失宜，饮食乖度，裹内生痰热，痰热之气熏肝，肝候目，故目无所见而疼痛。"（解散）

3.月水不通、带下青、漏下青

（1）月水不通："醉以入房，则纳气竭绝，伤肝，使月事衰少不来也。所以尔者，肝藏于血，劳伤过度，血气枯竭于内也。"^(妇人杂病)侧面描绘了汉代妇女有饮酒的现象。

（2）带下青："然五脏皆禀血气，其色则随脏而不同。肝脏之色青，带下青者，是肝脏虚损，故带下而挟青色。"^(妇人杂病)

（3）漏下青："五脏皆禀血气，肝脏之色青，漏下青者，是肝脏之虚损，故漏下而挟青色也。"^(妇人杂病)

4．汗血的同症异病

（1）汗血："汗血者，肝心二脏虚故也。肝藏血，而心主血脉，心之液为汗。肝是木，心是火，母子也。血之行，内在腑脏，外通经络。劳伤肝心，其血脉虚者，随液发为汗而出也。"^(妇人杂病)

（2）产后汗血："肝藏血，心主血脉。产则营损肝心，伤动血气。血为阴，阴虚面阳气乘之，即令汗血。此为阴气大虚，血气伤动，故因汗血出，乃至毙人。"^(产后病)

（3）汗血："肝藏血，心之液为汗。言肝心俱伤于邪，故血从肤腠而出也。"^(血病)

5．狂病、恶酒的同症异病　狂病、恶酒两者皆表现为失去常性，与肝所主思维活动异常相关，然两者病因、伴随症状皆不同，当有所别。

（1）狂病："狂病者，由风邪入并于阳所为也。风邪入血，使人阴阳二气虚实不调，若一实一虚，则令血气相并。气并于阳，则为狂发，或欲走，或自高贤，称神圣是也。又肝藏魂，悲哀动中则伤魂，魂伤则狂忘不精明，不敢正当人，阴缩而挛筋，两胁骨不举。毛瘁色夭，死于秋。"^(风)病性阴阳虚实分类已产生。

（2）恶酒："酒者，水谷之精也，其气慓悍而有大毒。入于胃则胃胀气逆，上逆于胸，内蘸于肝胆，故令肝浮胆横，而狂悖变怒，失于常性，故云恶酒也。"^(蛊)

6．风惊恐　"风惊恐者，由体虚受风，入乘脏腑。其状，如人将捕之。心虚则惊，肝虚则恐。足厥阴为肝之经，与胆合；足少阳为胆之经，主决断众事。心肝虚而受风邪，胆气又弱，而为风所乘，恐如人捕之。"^(风)多因感受风邪而致病，病机关键为体虚受风，入乘脏腑，临床多以情志失常为病理表现。

（四）涉及肝的复合病机

（1）肾肝损伤："夫虚劳多伤于肾。肾主唾，肝藏血，胃为水谷之海。胃气逆则呕，肾肝损伤，故因呕逆唾血也。"^(虚劳)

（2）血虚气逆："肺主气而开窍于鼻，肝藏血。血之与气，相随而行，俱荣于脏腑。今劳伤之人，血虚气逆，故衄。衄者，鼻出血也。"^(虚劳)

（3）呕血："夫心者，主血；肝者，藏血。愁忧思虑则伤心，恚怒气逆，上而不下则伤肝。肝心二脏伤，故血流散不止，气逆则呕而出血。"^(血病)

（五）肝病证的治疗方法

《诸病源候论》所论以病因病机为主，治疗方法多以导引法为主，如治疗目风泪出引《养生方·导引法》："踞坐，伸右脚，两手抱左膝头，伸腰，以鼻纳气，自极七息，展右足着外。除难屈伸拜起，去胫中痛痹、风目耳聋。"^(目)亦是眼病以导引法治疗之首载，是为防治疾病的一大特色。

其他疗法如灸法、中药疗法亦简略提及，例如：

（1）灸："肝中风，但踞坐，不得低头，若绕两目连额上，色微有青，唇青面黄者可治，急灸肝俞百壮。"^(风)

（2）中药："紫石英对人参，其治主心肝，通至腰脚。"^(解散)

三、讨论

1．《诸病源候论》丰富了肝脏的生理功能理论　《诸病源候论》关于肝脏的生理功能发展，主要体现在肝藏血功能失常的病变表现方面。

（1）藏血不足，如"目黑者，肝虚故也。目是脏腑之精华，肝之外候，而肝藏血。腑脏虚损，血气不足，故肝虚不能荣于目，致精彩不分明，故目黑。"^(目)"醉以入房，则纳气竭绝，伤肝，使月事衰少不来。所以尔者，肝藏于血，劳伤过度，血气枯竭于内也。"^(目)

（2）藏血失职，如"夫心者，主血；肝者，藏血。愁忧思虑则伤心，恚怒气逆，上而不下则伤肝。肝心二脏伤，故血流散不止，气逆则呕而出血。"^(血病)

2.《诸病源候论》丰富了肝脏病变相关证候与症状病机理论

（1）证候病机。《诸病源候论》记载与肝密切相关同病异证主要中风、虚劳、伤寒/热病、咳嗽、积聚、水病、血病、疟病、痹证、狼瘘等，其中虚劳的篇章内容涉及证候较多，包括肝劳、肝劳血虚、损血伤筋、损血耗髓、筋蒸、肾肝损伤、血虚气逆、肝气盛等，病因多以气、血虚为主，病变部位主要累及心、肝、肾。可见虚劳致病的广延性。

（2）症状病机。《诸病源候论》在《内经》症状病机的基础上有所发展，描述更为具体且形象。所涉症状集中于目病证，例如目风赤、目涩、目飞血候等，以及四肢拘挛、背偻、胁痛、胸胁痛、胸胁支满等，其他还涉及呕逆吐痢，妇人病（月水不通、带下青、漏下青），风惊恐、狂病、恶酒、汗血等。其中目病证与肝联系密切，篇幅描述较多，病机特点以风热侵肝、痰饮渍肝、痰热熏肝、肝气热、肝气血虚等为主。

综上所述，《诸病源候论》对于病机的阐述多以脏腑学说为核心，进行了较为深入的阐发，诸多疾病皆有详细的观察与系统的论述。

（杨雯，方肇勤，颜彦）

第四节　《外台秘要》肝的理论

摘要：《外台秘要》在卷首未阐述基础理论，也未单列五脏病证，其中病因病机多援引《内经》《诸病源候论》《删繁方》等；有关肝的生理多集中于卷16、21、33、38，涉及肝的解剖、五行理论、生理功能及生理联系；有关肝的辨证论治多集中于卷4、16、21、26、35、38，涉及肝劳、筋极、目病、寄生虫、肝痈、肝瘅等。

《外台秘要》引用文献广博，集战国至唐初的大量医学文献，如《内经》《诸病源候论》《千金方》《集验方》等。其所论述之病证涵盖广泛，涉及病因病机、养生导引、方药治疗及艾灸等，为研究古典中医理论与中医基础理论演变和发展提供了可靠且丰富的素材。鉴此，本文以肝为切入点，作一归整，以探其理。

一、方法

参见第二章"第四节《外台秘要》心的理论"（详略），本文关注肝。

二、结果

（一）肝脏生理

该书卷16、21、33、38涉及肝的生理。

1. 肝的解剖位置与五行　"五行五脏，皆互相生。肝虽处中，而为脏首，位在甲乙，怀养怀仁，故应春而王也，为心之母，余脏循而次生焉。"

2. 生理功能　"肝主筋及血。""肝藏血。"

3. 生理联系

（1）与组织官窍的联系。肝与目的关系："目者脏腑之精华，肝之外候也……又肝开窍于目""谢道人曰：《五行》云：肝者，眼家之根本。"

肝主筋："（《删繁》）肝应筋，筋与肝合""（《千金》）肝主筋及血。""肝者，筋之合也。筋者聚于阴器，而脉络于舌本。"

（2）与其他脏腑的联系："足厥阴为肝之经，与胆合。"

（3）肝之经络："厥阴脉循阴器、络于肝。""足厥阴，肝之经也，其脉起足大指聚毛，上循入腹，贯膈，布胁肋。""《千金》足厥阴内属于肝。"

（二）肝的诊法

（1）脉诊部位："诊其左手关上，肝脉也。沉为阴，阴实者肝实也，苦肉动转筋。"

（2）涉及肝的证候表现，如肝病之候："若人本来少于悲恚，忽尔嗔怒，出言反常，乍宽乍急，言未讫，以手向眼，如有所思，若不即病，祸必至矣，此肝病声之候也。"

（三）病因

1. 饮食不当　"辛多即伤肝。"

"煮讫，出金银碗，其铛内煮乳黄浊水弃之，勿令人服，服必损人咽喉，伤人肝肺，令人头痛，兼复下利不止。"

"张文仲：又凡物肝脏自不可轻啖，自死者弥勿食之……又食生肝中毒。"

服石："正阳本自浮升，石力更藏阳气，客主两阳并蒸肺肝，故患渴也。"

2. 毒虫　"毒虫若食人肝，眉睫堕落。"

（四）病机

1. 疾病的传变　"苏游论曰……肺既受已，次传于肝。肝初受气，两目膜膜，面无血色，常欲颦眉，视不及远，目常干涩，又时赤痛，或复睛黄，朝暮瞢瞪，常欲合眼，及至于卧。睡还不著。肝即受已。次传于脾。"

"肝咳不已，则胆受之。"

2. 肝膈痞满　"或食陈臭生酸之物，贮于胃腑，胃腑不受，推诸脏，诸脏不受，即肝膈痞满，或为胪胀而坚积，便发心痛，亦非心自然而痛，为秽触神气也。"

3. 复合病机

（1）涉及肝肾。热上肝膈，腰肾冷极："又若腰痛欲折，两目欲脱者，为热上肝膈，腰肾冷极故也。"

肾肝虚热："实则为痛，浮则为肿也。若兼肾肝虚热，遂成疽成瘘矣……心洪肺浮，肝弦肾沉。若肺肝心俱至，即发痈疽。"

（2）涉及心肝。木气搏心："脏者，藏也，为不能含藏阳气，使阳气妄出发则日虚，若独肝家有风，即木气搏心故痛，亦非真心痛，若真心痛，只得半日而死，为心不受邪故也。"

心肝虚弱："因石增热，心肝虚弱，不能传阳至下焦，遂被正阳俱跻，变成嗽矣。或为发背，或作痈头也。"

（3）涉及肝肺。肝肺热："《近效》消渴肝肺热，焦枯消瘦，或寒热口干，日夜饮水，小便如脂，不止欲死。"

肺萎倚肝："肺主皮毛，皮毛遇寒即栗而粟起，其肺嗽亦萎，倚著肝，而成痈。"

（4）涉及多脏腑。涉及肝心肺："肺母火也，性惯受温而恶寒，心火更炎，上蒸其肺，肺金被火伤，则叶萎倚着于肝，肺发痒即嗽。或因石增热，心肝虚弱，不能传阳至下焦，遂被正阳俱跻，变成嗽矣。或为发背，或作痈头也。夫言恶寒则何以知也？肺主皮毛，皮毛遇寒即慄而粟起，其肺嗽亦萎，倚着肝，而成痈，亦由木能扣金兴鸣也。凡如此，先食养肺，抑心肝虚热，和其肾即愈矣。"

涉及肝胃肾："服石之人，体常多热，热即引饮，饥复加餐，水谷既伤，胃腑失度，土既衰损，木必来乘，故曰肝入胃即泄，或单下而不吐，是肝乘之盛也。木既克土，克过必宣，二气俱虚，而肝必怒，阳气既乏，则发转筋变吐，加肾肝之病也。"

涉及肝胆肾："胸胁痛者，由胆与肝及肾之支脉虚，为寒气所乘故也。"

（五）肝脏常见疾病及辨证论治

1. 卷十六涉及肝的辨证论治

（1）肝劳：包括肝劳论、肝实热方2首、肝劳虚热方4首、肝劳虚寒方5首。

1）肝劳论。《删繁》论曰："凡肝劳病者，补心气以益之，心旺则感于肝矣。人逆春气，则足少阳不生，而肝气内变。顺之则生，逆之则死，顺之则治，逆之则乱，反顺为逆，是谓关格，病则生矣。所以肝恐不止则伤精，精伤则面离色，目青盲而无所见，毛悴色夭，死于秋。"肝劳或因逆春气，而致肝气内变所引起。

2）肝劳实热方二首。引《删繁》《深师》方论。病机：肝劳实热或肝气实；证见：闷怒、精神不守、恐畏不能独卧、目视无明、气逆上不下、胸中满塞，或目赤若黄、胁下急、小便难。常用：半夏、生姜；或用：麻黄、芍药、杜蘅、枳实、细辛、杏仁、乌梅、松萝、淡竹叶、人参、炙甘草、黄芩、大枣。

根据证候特点，以有无精神症状分类：一为闷怒、精神不守、恐畏不能独卧、目视无明、气逆上不下、胸中满塞；二为目赤若黄、胁下急、小便难。两者皆可见气机不畅的表现。

3）肝劳虚热方四首。引《删繁》方论。病机：肝劳虚热，或肝劳热；证见：两目为赤、热气胸里炎炎、闭塞不开、烦闷宛转，或热闷炎炎不止、精神不守、关格不通、气逆上胸，或恐畏不安、闷怒不能独卧、感激惆怅、志气错越、不得安守，或邪气热眼。常用：干姜、淡竹叶、芒硝；或用：前胡、大青、细辛、秦皮、决明子、栀子、黄芩、车前子、石膏、柴胡、泽泻、升麻、玄参、生地黄、茯苓、远志、防风、人参、柏子仁、龙骨、牡蛎、大枣、炙甘草、蜂蜜。治疗眼赤者亦可用灸法：灸当容百壮。

肝劳虚热之证候以热炎炎、烦闷、气机不畅为主。根据证候主证可分为三类：一以目赤为主要临床表现，二为关格不通，三为恐畏不安。

4）肝劳虚寒方五首。引《删繁》方论。病机：肝劳虚寒，或肝气虚寒。据精神眩忘、关格劳涩、睢睢不见物、骨节疼痛、胁痛等证候，可分为5类。① 证见：眩忘、咳唾、忧恚内伤、面离色、目青盲。药用：硫黄、干姜、吴茱萸、人参、当归、防风、礜石、川乌、肉桂、天雄、炙甘草、花椒、皂荚、枳实、细辛、野菊花、蜂蜜、温酒。② 证见：关格劳涩、闭塞不通、毛悴色夭。药用：猪膏、生姜汁、酒。③ 证见：眼青盲、睢睢不见物。外用：珍珠、蜂蜜、鲤鱼胆。④ 证见：劳损、口苦、骨节疼痛、筋挛缩、烦闷。药用：虎骨、干姜、川芎、地骨皮、白术、猪椒根、五加皮、枳实、丹参、生地黄、清酒。⑤ 证见：胁下痛、胀满气急、眼昏浊、视不明。药用：生姜、附子、槟榔、茯苓、桔梗、陈皮、肉桂、白术、吴茱萸；气喘者加川芎、半夏、炙甘草。

综合所描述的证候，肝劳的诊断标准应为精神症状（恐畏、精神不守等）、目青盲而无所见、毛悴色夭等，分为"实热""虚热""虚寒"三种，以"肝气内变"为病机变化，治疗原则为补心益肝。

（2）筋极：包括：筋极论、筋实极方4首、筋虚极方2首、筋虚胞转方2首。

1）筋极论。引《删繁》《千金》论："凡筋极者，主肝也；肝应筋，筋与肝合；肝有病从筋生。又曰：以春遇病为筋痹，筋痹不已，复感于邪，内舍于肝，阳气入于内，阴气出于外。凡阴气外出，出则虚，虚则筋虚，筋虚则善悲，色青苍白，见于眼下。而伤寒则筋不能动，十指爪皆痛，数好转筋，其源以春甲乙日得之于伤风，风在筋为肝虚风也。若阳气内发，发则实，实则筋实，筋实则善怒嗌干；伤热则咳，咳则胁下痛，不能转侧，又脚下筋满痛，故曰肝实风也。然则因其轻而扬之，因其重而减之，因其衰而彰之，审其阴阳，以别柔刚；阳病疗阴，阴病疗阳。善疗病者，病在皮毛肌肤筋脉而疗之，次疗六腑；若至五脏，则半死半生矣。扁鹊曰：筋绝不治，九日死。何以知之？手足爪甲青黑，呼骂口不息，筋应足厥阴，足厥阴气绝于筋，则筋缩引卵与舌。足厥阴者。肝脉也。肝者，筋之合也。筋者聚于阴器，而脉络于舌本，故脉不营则筋急，筋急则引卵与舌。故唇青舌卷卵缩则筋先死，庚笃辛死，金胜木，医之拱手也。"

此段论述，涵盖了筋极病证的病因病机、治则预后，且详细描述了肝与筋的生理、病理联系，扩展了《内经》"肝生筋"的内容。

2）筋实极方四首。引《删繁》方论。根据好怒、咳、脚下满痛、爪甲色黑等证候主证分为4类。① 证见：好怒、口干燥、好嗔、身躁不定。治法：调筋止怒定气。药用：黄芪、川芎、白柘皮、白术、通草、白芍、炙甘草、肉桂、大枣、石膏、竹叶。② 证见：咳、咳则两胁下缩痛、痛甚则不可动转。药用：陈皮、白术、石膏、肉桂、细辛、当归、茯苓、豆豉。③ 证见：两脚下满而痛、不得远行、脚心如割筋断折、痛不可忍。药用：丹参、川芎、杜仲、续断、地骨皮、通草、当归、生地黄、麦冬、禹余粮、麻黄、炙甘草、肉桂、牛膝、生姜、牡蛎、升麻、井华水。④ 证见：手足爪甲或青，或黄，或黑乌黯，四肢筋急、烦满。药用：生地黄汁、葛根汁、玄参汁、大黄、栀子、升麻、麻黄、犀角、石膏、白芍。

3) 筋虚极方二首。引《删繁》方论。根据病机分类，分为筋痹、伤风两类。① 筋痹。证见：好悲思、颜色苍白、四肢嘘吸、脚手拘挛、伸动缩急、腹中转痛。药用五加皮、枳刺、猪椒根皮、丹参、肉桂、当归、炙甘草、天雄、花椒、白鲜皮、通草、川芎、干姜、薏苡仁、大麻仁等。② 伤风，为风所伤。证见：入筋缩挛、腰背不伸、强直苦痛，或为脚气。药用：牛膝、防风、甘李根皮、丹参、前胡、石斛、杜仲、秦艽、续断、鳖甲、陈皮、大麻仁。

4) 筋虚胞转方二首。引《删繁》方论。证见：筋虚实暴损绝极，或因霍乱转筋腹满痛，或因服药吐利过度、脚手虚转、肠胞转痛，此为筋绝危证。常用：白术，或用人参、厚朴、葱白、辣蓼、通草、栀子、黄芩、茯苓、榆白皮、豆豉。

综合所描述的证候，筋极多因春遇病、伤寒等，引起"阴气外出"或"阳气内发"，分为"肝虚风"与"肝实风"，临床证候多与筋的病变为主，主要分为"筋实极"与"筋虚极"。因"筋实"用药生地黄汁、生玄参汁、地骨皮、犀甲等，可能兼有阴虚。

2. 其他卷册中涉及肝的辨证论治　在卷 4、26、35、38 中，涉及肝的辨证论治，包括杂黄疸方 3 首、五脏虫方 7 首、小儿将息衣裳浓薄致生诸痫及诸疾方并灸法 28 首、石发热目赤方 11 首、石发后变霍乱及转筋方 16 首等。

(1) 杂黄疸方三首。肝瘅，引《古今录验》方论："肝瘅，胃热饮多，水激肝，白术主之。"

(2) 五脏虫方七首。肝劳，引《千金》方论："肝劳，生长虫在肝为病，令人恐畏不安，眼中赤。"治以鸡子、东行茱萸根、腊、干漆、粳米粉。

(3) 小儿将息衣裳浓薄致生诸痫及诸疾方并灸法二十八首。肝痫，引《千金》方论："肝痫之为病，面青，目反视，手足摇。灸阳明、太阴各三炷。"

(4) 石发热目赤方一十首。肝风病因病机："凡人五脏尽有风，而发有高下，动有浅深，则肾风发脚气，肝风目泪而暗……若加于热，亦随脏观候。即肝风胁满而怒，喜静，加之热，即目漠漠而暗，若石气兼之，则赤而益痛，或生胬肉，及肿而烂速，可随轻重泻之，不然丧明矣。《经》曰：肝王则目赤。若兼石，则冬慎勿食热，热既不散，遂成伏气，遇春必发，预宜法防之。即非石药之过，岂不惜哉！黄帝曰：形受味，精受气。皆为饮食寒温呼吸之召也。诸脏仿此。"

证见：眼赤、闭目不开、烦闷热、胸中澹澹。治法：泻肝。常用：细辛、栀子、石膏；或用：大黄、黄连、炙甘草、黄芩、生姜、半夏、槐子、前胡、大青、秦皮、干姜、决明子、黄芩、淡竹叶、车前草、豆豉、朴硝。

(5) 石发后变霍乱及转筋方一十六首。病机："服石之人，体常多热，热即引饮，饥复加餐，水谷既伤，胃腑失度，土既衰损，木必来乘，故曰肝入胃即泄，或单下而不吐，是肝乘之盛也。木既克土，克过必宣，二气俱虚，而肝必怒，阳气既乏，则发转筋变吐，加肾肝之病也。宜速止之，仍温足而兼复调以五味，其病必痊矣。"

3. 其他卷册中涉及肝的证候论述

(1) 涉及肝的证候表现

1) 肝心痛："厥心痛，色苍苍如死灰状，不得太息者，肝心痛也。"

2) 肝咳、厥阴咳："乘春则肝先受之，肝咳之状，咳则两胁下痛，甚则不可转侧，两胠下满……四曰肝咳，咳而引胁下痛是也……十曰厥阴咳，咳而引舌本是也……脉微大，为肝痹，咳引少腹。"

3) 肝积："肝之积，名曰肥气。在左胁下，如覆杯，有头足，久不愈，令人发痎疟，连岁月不已……诊得肝积脉,弦而细。两胁下痛,邪走心下,足胫寒,胁痛引小腹,男子积疝也,女子病淋也。身无膏泽,喜转筋,爪甲枯黑,春瘥秋剧,色青也。"

4）肝中风:"肝中风,但踞坐,不得低头。"

5）肝厥:"深师竹沥汤,疗卒中恶风噎倒闷,口噤不能语,肝厥。"

6）筋痹:"此由体虚腠理开,风邪在于筋故也。春遇痹,为筋痹,则筋屈,邪客关机,则使筋挛。邪客于足太阳之络,令人肩背拘急也。足厥阴,肝之经也。肝通主诸筋,王在春。其经络虚,遇风邪则伤于筋,使四肢拘挛,不得屈伸。诊其脉,急细如弦者,筋急足挛也。若筋屈不已,又遇于邪,则移变入肝。其病状,夜卧则惊,小便数。"

7）青水:"肿从面起,名为青水。其根在肝……第一之水,先从面目,肿遍一身,名曰青水,其根在肝。"

（2）其他疾病涉及肝脏病变的证候表现

1）痰饮:"水在于肝,胁下支满,嚏而痛。"

2）传尸之疾:"苏游论曰……肺既受已,次传于肝。肝初受气,两目膜膜,面无血色,常欲颦眉,视不及远,目常干涩,又时赤痛,或复睛黄,朝暮瞢瞢,常欲合眼,及至于卧,睡还不著。"

3）风惊恐:"风惊恐者,由体虚受风。入乘腑脏。其状如人将捕之。心虚则惊,肝虚则恐。"

4）痈疽:"又发于颈者,名曰夭疽。其状大而赤黑,不急疗,则热气下入渊腋,前伤任脉,内熏肝肺,十余日死。"

此外,伤寒、天行病、肝疟、足厥阴疟、胸胁痛、髓虚实、风四肢拘挛不得屈伸、痈疽、痈疽发背等病证亦涉及肝的论述,其病机阐述多与《病源》同。

（六）肝脏常见证候及辨证论治

其他卷册中涉及肝的证候论述如:

（1）髓虚实:"《删繁》论曰:髓虚者,脑痛不安;髓实者,勇悍。凡髓虚实之应,主于肝胆。"

（2）下焦热:"下焦如渎,起胃下管,别回肠,注于膀胱而渗入焉,故水谷常并居于胃中,成糟粕而俱下于大肠,主足阳明,灌渗津液,合膀胱主出不主入,别于清浊,主肝肾之病也。若实则大小便不通利,气逆不续,吐呕不禁,故曰走哺,若虚则大小便不止,津液气绝,人饮酒亦入胃,谷未熟而小便独先下者,何也,盖酒者熟谷之液也,其气悍以滑,故后谷入而先谷出也,所以热则泻于肝,寒则补于肾。"

（七）肝脏常见症状及辨证论治

卷二十一涉及肝的辨证论治,包括目赤痛方21首、目中风肿方5首、眼暗令明方14首、青盲及盲方6首、晕翳方4首、生肤息肉方8首、目风泪出方6首、肝气不足方2首、肝实目痛方2首、眼杂疗方20首。

1. 目赤痛方二十一首　引《病源》:"凡人肝气通于目,言肝气有热,热冲于目,故令赤痛。"

引《延年》方论。病机:肝中客热。证见:眼赤热、不能得好瘥。药用:黄连、秦皮。

2. 目中风肿方五首　病机引《病源》:"目为肝之外候,肝虚不足,为冷热所干,故气上冲于目,外复遇风冷所击,冷热相搏而令睑内结肿,或如杏核大,或如酸枣之状。肿而因风所发,故谓之风肿。"

3. 眼暗令明方一十四首　引《千金》方论。病机:肝风热。证见:眼暗。灸治:当灸肝俞五百壮、穴在名堂部中。方用:除风汤丸散数十剂。

肝劳,引《千金》:"其读书、博弈等过度患目者,名曰肝劳。若欲疗之,非三年闭目不视,不可得瘥。徒自泻肝,及作诸疗,终是无效也。"

引《删繁》方论。病机:肝虚寒。证见:目䀮䀮视物不明、谛视生花。药用防风、细辛、川芎、白鲜皮、独活、炙甘草、陈皮、大枣、甘竹叶、蜂蜜。

4. 青盲及盲方六首　引《病源》:"青盲者,谓眼本无异,瞳子黑白分明,直不见物耳,但五脏六腑之精气,皆上注于目。若脏虚有风邪痰饮乘之,有热则赤痛,无热但内生障,是腑脏血气不荣于睛,故外状不异,只不见物而已,是谓之青盲。"

肝脏病,引《深师》方论。证见:眼青盲、内或生障、恶风赤痛。药用:干姜、甘遂、肉桂、茯苓、附子、黄连、炙甘草、当归、干漆、贝齿、猪苓、白术、生地黄、丹参、防风、黄芪、酒。

引《深师》方论。病机:肝气乏少。证见:眼视眈眈、面目青、眼中眵泪、不见光明。药用:细辛、柏实、玉竹、炙甘草、羊肝、酒。

5. 晕翳 引《病源》论:"五脏六腑之精华,皆上注于目,目为肝之外候,肝藏血,血气不足,则肝虚,致受风邪,风邪博于精气,故精气聚生于白睛之上,绕于黑睛之际,精彩昏浊,黑白不明审,谓之目晕。"

6. 生肤息肉方八首 引《删繁》方论。病机:肝热不止冲眼。证见:眦赤脉息肉、闭痛不开、但热势彭彭不歇、及目睛黄。药用:干蓝、车前子、苦竹叶、秦皮、细辛、决明子、玉竹、栀子、升麻、白芍、芒硝。

7. 目风泪 《病源》论:"目为肝之外候,若被风邪伤肝,肝气不足,故令目泪出。"

8. 肝气不足方二首 引《千金翼》方论。病机:肝气不足。证见:两胁拘急痛、寒热、目不明、爪甲枯、口面青,并妇人心痛,乳痛,膝胫热,消渴。常用:炙甘草、肉桂;或用防风、川乌、大枣、细辛、柏子仁、茯苓、玉竹、黄芩、人参。

9. 肝实目痛方二首 引《删繁》方论。病机:肝实热。证见:目痛、胸满急塞。胸满急塞为主者,治以前胡、秦皮、细辛、栀子、黄芩、升麻、玉竹、决明子、芒硝、苦竹叶、车前草;眼痛热不止为主者,治以生地黄汁、玄参汁、蜂蜜、车前草汁、升麻、细辛、白芍、栀子。鉴于"实热"药用生地黄汁、玄参汁,可能兼有阴虚火旺。

10. 眼杂疗方二十首 引《删繁》方论。病机:肝阳气伏,邪热。证见:喘逆闷恐、眼视无明、狂悸、非意而言。药用:麻黄、大青、栀子、人参、玄参、升麻、茯苓、知母、石膏、生姜、白芍、葛根、竹沥。

引《近效》方论。病机:肝膈实热、肾脏已虚、热风,或虚热。证见:暴赤、睑烂生疮,或碜或疼,或痒或痛,久患虚热,远视不明,喻若隔绢看花,或服石乳发动,冷热泪出、白睛赤红肿胀、泪裹眼珠。药用:竹叶、葛根、地骨皮、茅苇、炙甘草、车前子。

(八) 肝病证的其他治疗方法

《外台》以方证结合论述,治疗方法以方药、灸法、导引法等为主。如:① 中药:"崔氏:牛黄益肝胆。"② 灸:"《删繁》疗转筋十指。筋挛急不得屈伸。灸法。"③ 灸手踝:骨上七壮良。④ 导引法:"《养生方导引法》云:踞坐,伸右脚,两手抱左膝头,生腰,以鼻纳气,自极七息,展右足著外。除难屈伸拜起,胫中疼痹。"

(九) 肝病预后

"肝中风……若绕两目连额色微有青,唇青面黄者可疗,急灸肝俞百壮。若大青黑,面一黄一白,是肝已伤,不可复疗,数日而死。"

三、讨论

1. 关于肝的基础理论 《外台秘要》之编撰以先论病因病机、次言养生导引、再论方药治疗或艾灸等为法。且该书未编排相应章节以阐述基础理论,亦未单列五脏病证。故有关肝的基础理论论述散见于各个篇章,以卷2、3、7、13、15、16、33、38为主,涉及肝的解剖、五行生克、生理功能及生理联系等。现就其肝脏基础理论之论述特征予以列举,以探其义。

(1) 肝生理的论述援引以《病源》《删繁》《千金》为主。

(2) "肝藏血"生理功能的运用见于伤寒衄血、妊娠一月、晕目病3处,论述篇幅较《病源》删减颇多。

(3) "肝主筋"阐释着墨颇多,以"筋极论"一篇论之,涉及五行、经络、病因病机、治法预后等方面。

(4) 重视肝与目的生理联系,眼疾24门论述中10门皆与肝相关。涉及病证目赤痛、目中风肿、眼暗、青盲、晕翳、生肤息肉、目风泪出、肝实目痛等,其病机特点以肝热、肝虚(气虚、血虚)、肝风热、肝实热、肝虚寒、肝阳气伏、肝劳等,较之《病源》有所发展。

(5) 五行理论主要运用于疾病传变、复合病机的论述,其篇幅较之《内经》《病源》删减颇多。

2. 关于肝的辨证论治特点

(1) 证候辨证:《外台秘要》采取证候辨证的方式,阐释疾病的表现及方药治疗。其中关于肝的辨证论治主要体现于肝劳、筋极、目病等的论述,肝劳、筋极以寒热虚实病机分类,而目病则以疾病表现分类,病机方面多援引《删繁》《病源》等。

(2) 用药特点:在该书主要涉肝方证中出现 34 个处方。对这些处方药味出现频率统计如下(表5-2~5-4)。

表5-2　《外台秘要》主要涉肝方证34个处方中药物累计出现频率(一)

药　　名	炙甘草	细辛	肉桂	栀子	白术	生姜	干姜	茯苓	升麻
出现频率	14	12	9	8	8	7	7	7	7

表5-3　《外台秘要》主要涉肝方证34个处方中药物累计出现频率(二)

药名	白芍	人参	生地黄	黄芩	石膏	川芎	防风	大枣	秦皮	当归	丹参	酒	半夏	淡竹叶	芒硝	前胡	决明子	玄参
出现频率	6	6	6	6	6	6	6	5	5	5	5	5	4	4	4	4	4	4

表5-4　《外台秘要》主要涉肝方证34个处方中药物累计出现频率(三)

药　　名	陈皮	玉竹	通草	麻黄	枳实	大青	车前子	蜂蜜	地骨皮	黄连	车前草	葛根
出现频率	4	4	4	3	3	3	3	3	3	3	3	3

1) 出现频率最高的主要是 2 类:辛香走串、温中散寒(细辛、肉桂、干姜、生姜)、健脾和中(白术、茯苓、炙甘草);以及泻肝(栀子)、疏风(升麻)。

2) 出现频率较高的主要是 6 类:泻肝(黄芩、决明子、秦皮、防风)、泻火(石膏、芒硝、淡竹叶、通草)、清热滋阴(生地黄、玄参、玉竹)、养血活血(当归、白芍、丹参、川芎)、益气和中(人参、大枣、酒)、化痰(半夏、陈皮、前胡)。

3) 出现频率偏低的主要是 4 类:清热(大青、地骨皮、黄连、葛根)、行气(麻黄、枳实)、利湿(车前子、车前草)、养胃(蜂蜜)。

4) 其他如黄芩、柏子仁、牡蛎、吴茱萸、川乌、天雄、五加皮、附子、黄芪、杜仲、续断、牛膝、大黄、白鲜皮、大麻仁、香豉、竹叶、苦竹叶、杜蘅、杏仁、乌梅、松萝、柴胡、泽泻、远志、龙骨、硫黄、礜石、花椒、皂荚、野菊花、猪膏、珍珠、鲤鱼胆、虎骨、猪椒根、猪椒根皮、槟榔、桔梗、白栖皮、麦冬、禹余粮、犀甲、枳刺、薏苡仁、甘李根皮、石斛、秦艽、鳖甲、厚朴、葱白、辣蓼、榆白皮、独活、蜂蜜、茺苤、鸡子、东行茱萸根、腊、干漆、粳米粉、干蓝、甘遂、干漆、贝齿、猪苓、柏实、羊肝、知母、竹沥、槐子、豆豉、朴硝、甘竹叶、井华水、清白饮。以上诸药运用多为对症处方或经验用药。

(3) 论治特点

1) 从五脏相互作用论治:"肺主皮毛,皮毛遇寒即慄而粟起,其肺嗽亦菱,倚着肝,而成痈,亦由木能扣金兴鸣也。凡如此,先食养肺,抑心肝虚热,和其肾即愈矣。"

2) 从日常护理饮食调摄:"服石之人……则发转筋变吐,加肾肝之病也。宜速止之,仍温足而兼复调以五味,其病必痊矣。"

3）注重不同年龄层的治疗调摄：《千金》论曰："凡人年四十五十以后，渐觉眼暗，至六十以后，还渐目明。疗之法：五十以前可服泻肝汤，五十以后不可泻肝。目中病可敷石胆散等药，无病不可辄敷散，但补肝而已。目病，肝中有风热，令人眼暗者，当灸肝俞五百壮，穴在名堂部中，及服除风汤丸散数十剂，当愈也。"

3. 关于病证论述特色之举隅

（1）同一病证（肝咳）引用不同文献。《病源》："乘春则肝先受之，肝咳之状，咳则两胁下痛，甚则不可转侧，两胠下满……肝咳不已，则胆受之……四曰肝咳，咳而引胁下痛是也……十曰厥阴咳，咳而引舌本是也……脉微大，为肝痹，咳引少腹。"

《千金》："十咳……咳引胁下痛，谓之肝咳……咳而引舌本，谓之厥阴咳……肝咳，灸足太冲……厥阴咳灸手太陵。"

《古今录验》："肝咳者，其状左胁痛，甚者不得转侧。肝咳经久不已，传入胆，其状咳则清苦。"

以上论述反映了那个年代对肝咳认识的异同。

（2）同一病名不同病因（肝劳）。虚损："凡肝劳病者，补心气以益之，心旺则感于肝矣。人逆春气，则足少阳不生，而肝气内变，顺之则生，逆之则死，顺之则治，逆之则乱，反顺为逆，是谓关格，病则生矣。所以肝恐不止则伤精，精伤则面离色，目青盲而无所见，毛悴色夭，死于秋。"

过度用目："其读书、博弈等过度患目者，名曰肝劳。若饮疗之，非三年闭目不视，不可得瘥，徒自泻肝，及作诸疗，终是无效也。"

寄生虫："肝劳，生长虫在肝为病，令人恐畏不安，眼中赤。"

（3）病证鉴别。是否为真心痛："脏者，藏也，为不能含藏阳气，使阳气妥出发则日虚，若独肝家有风，即木气搏心故痛，亦非真心痛，若真心痛，只得半日而死，为心不受邪故也。"

（4）认识的前瞻性。"张文仲：又凡物肝脏自不可轻啖，自死者弥勿食之……又食生肝中毒。"这是对于食物安全警示的较早记载。

（杨雯，方肇勤，颜彦）

第五节 《太平圣惠方》肝的理论

摘要：本研究完整摘录了《太平圣惠方》所有涉肝方证论述，予以逐一判读；对出现频率较高的类方，统计其药物出现频率。研究发现，有关肝的藏象理论多集中于卷 3、26、32、37、55、86，涉及肝脏生理、病机、治则；肝脏病证分类治肝虚补肝、治肝实泻肝、治肝气不足，肝虚证，肝实证以及肝的病证肝劳、肝黄、肝痹等。

《太平圣惠方》成书于 992 年，基础医学内容集中于卷 1～7，内容涉及脉诊、脏腑生理、病证方治等。且形成了五脏分卷论述的特点，突出了藏象及脏腑辨证论治，可见该书对于藏象证治的重视。鉴此，为明确藏象理论相关学术内容，较之前代著作又有何发展。为便于研究，现就五脏之肝为切入点，作一归整，以探其理。

一、方法

参见第二章"第五节《太平圣惠方》心的理论"（详略），本文关注肝。

二、结果

（一）肝脏生理

《太平圣惠方》有关肝生理、病因病机等描述集中于卷3肝脏论,多与《黄帝内经》《诸病源候论》相似。卷32、33所论述的眼病,其中涉及肝的生理有所发展。

1. 肝的功能

（1）藏血:"又人卧血归于肝,肝受血而能视。"

（2）与其他脏腑的功能联系:"目者静气之余,心之主,肝之官也……眼归甲乙,木乃应肝。心气通而肝气和,眼无其疾,心气滞而肝气乏。"

2. 肝与组织官窍的关系　"足厥阴是其经,与胆足少阳合。胆与腑主表。"

总管、眼带:"总管于肝,眼带虽系于肝。"

风轮:"肝生风,眼有风轮也,虽有其名,形状难晓,与水轮相辅也。"

"五十岁,肝气衰,肝叶始薄,胆汁减少,目则不明……七八肝气衰,筋不能动,天癸竭。"

3. 五行阴阳的归属　阴阳:"肝气通于目,左目属甲为阳,右目属乙为阴。"此类论述与证治实践相关性少,故今已少用。

五行:"东方生风,风生木,木生酸,酸生肝,肝生筋,筋生心,肝主目。其在天为玄,在人为道,在地为化,化生五味,道生智,玄生神。神在天为风,在地为木,在体为筋,在藏为肝,在色为苍,在音为角,在声为呼,在变动为握,在窍为目,在味为酸,在志为怒。在臭为臊,在液为泪,在虫为毛,在性为仁,其华在爪,其充在筋,其神为魂。两精相搏谓之神。随神往来谓之魂。魂者。神气之辅弼也……故肝者木也,王于春。"

4. 肝脉　"春肝脉来,弦而长者,平脉也,反得微涩而短者。是肺之乘肝。金之克木。为大逆。不可治也。反得浮大而洪者,是心之乘肝,子之克母,虽病当愈。反得大而缓者,是脾之乘肝,土之畏木,虽病不死。反得沉濡而滑者,是肾之乘肝,母之克子,其病可治"。

（二）与肝脏关系密切的疾病证治

1. 肝脏中风（卷3治中风诸方,15方）

病机:腠理开疏,肝气不足,风邪所伤。

证见:四肢拘急不利/疼痛/抽掣,身体/头项强直,肢节/脚膝疼痛无力,起卧艰难,行履不稳,举脚不知高下,手足缓弱无力,行步艰难;筋脉拘急/挛急,或舒缓;言语謇涩,舌强,口眼喎斜、不正;头目旋眩晕;目多冷泪;神思昏愦、昏沉,精神不定,心神烦热,少得眠卧,烦躁,心惊悸闷。

药用:生姜、防风、羚羊角、川芎、独活、犀角、附子、肉桂、酸枣仁、麻黄、炙甘草、枳壳、防己、羌活、当归、蔓荆子、野菊花、天麻、茯神、细辛、人参、牛黄、黄芩、黄芪、萆薢、竹沥、荆沥、冰片、僵蚕、乌蛇、麝香、豆淋酒;或用:茯苓、麦冬、木通、升麻、秦艽、山药、牛膝、茵芋、薏苡仁、柏子仁、石膏、白术、鹿角胶、白鲜皮、桑螵蛸、全蝎、朱砂、天雄、天麻、蜂蜜;偶用:玉竹、玄参、朴硝、桑白皮、枸杞子、生地黄、前胡、旋覆花、赤芍、五加皮、龙齿、荆芥、生姜汁、葛根汁、地骨皮、阿胶、蝉蜕、乳香、白花蛇、天南星、淡竹叶、薄荷、温酒。

2. 肝劳（卷26治肝劳诸方,9方）　该章仅1处提及寄生虫;肝劳的病症描述与《外台秘要》相似,见有寒热虚实兼证,但不再以"肝劳虚寒""肝劳虚热""肝劳实热"分类。

病机:实热、虚热、虚寒、风劳,或有虫在肝。

证见:胁痛、两胁虚满、胀满气急;筋脉拘急、挛缩,不得喘息;四肢羸瘦,或四肢烦疼、肢节疼痛,腰膝冷疼;胸里炎炎/满闷;易怒、精神不守、恐畏、不能独卧、志气错乱;头眩多忘、忧恚不足;烦闷宛转;目视不明,眼中赤脉,两目赤涩;头目不利;体多青色;面目青黄;昏不思饮食。

治法：泻肝除热。

药用：炙甘草、肉桂、细辛、防风、柏子仁、枳实、生地黄、茯苓、山茱萸、酸枣仁、生姜、蜂蜜；或用：柴胡、羚羊角、麦冬、鳖甲、五味子、半夏、赤芍、人参、远志、茯神、五加皮、温酒；偶用：决明子、栀子、黄芩、车前子、石膏、槟榔、桔梗、陈皮、白术、桃仁、前胡、杏仁、龙骨、牡蛎、犀角、羌活、鹿茸、牛膝、熟地黄、菟丝子、山药、天雄、花椒、巴戟、野菊花、虎胫骨、猪椒根、丹参、川芎、地骨皮、鸡子、吴茱萸根、蜡、粳米、竹叶、大枣、清酒、粥。

3. 肝积（卷48 治肝积气诸方，10 方）

病机：肺病传肝，肝当传脾，脾以仲夏适王；王者不受邪，肝复欲还肺，肺不肯受，故留结为积。

证见：肥气在左胁下，似覆杯，有头足，咽酸吐水，面目萎黄，胸膈不利；结聚成块，心腹妨实，不欲饮食；按之坚，脉候弦而紧，肌体萎瘦，坚牢疼痛，食少体瘦；令人羸瘦，发寒热；结聚不散，腹胁胀满；结固不散，腹胁急疼；经年不散，天阴即疼痛。

药用：鳖甲、木香、大黄、生姜、三棱、防葵、桃仁、硼砂；或用：枳壳、槟榔、吴茱萸、肉桂、诃子、川乌、干漆；偶用：蓬蘽根、牡丹皮、赤芍、白术、郁李仁、枳实、当归、干姜、雄黄、青皮、麝香、牵牛子、芫花、附子、醋。

4. 肝黄（卷55 治三十六种黄证证候点烙论并方，2 方）

病机：肝黄。

证见：面色青，四肢拘急，口舌干燥，言语謇涩，面目不利，爪甲青色；若背上浮肿，腹胁胀满者，难治。

药用：柴胡、炙甘草、羚羊角；或用：决明子、车前子、犀角、栀子、黄芩、升麻、龙胆草、淡竹叶。

5. 肝疟（卷52 治五脏疟诸方，3 方）

病机：肝热。

证见：若人本来少于悲恚，忽尔嗔怒，出言反常，乍宽乍急，言犹未终，以手向眼，如有所思；心烦头疼，寒热不止，肌肤消瘦，不能下食；颜色苍苍，颤掉气喘，变成劳疟，积年不瘥。

药用：知母、常山、鳖甲、石膏、乌梅、虎头骨、香豉、炙甘草、温酒；或用：地骨皮、升麻、犀角、人参、麦冬、柴胡、蜀漆、苦参、麝香、桃仁、朱砂、龙骨、肉桂、蜂蜜。

6. 一些其他章节提及与肝相关的病名及描述

（1）肝嗽："肝嗽之状，嗽则两胁下痛，甚则不可转动，两胁下满……乘春则肝受之……肝嗽不已则胆受之……又有十种嗽……四曰肝嗽，嗽而引胁下痛。"（卷46 咳嗽论）"肝嗽者，其状左胁下痛，甚则不能转侧。"（卷96 食治咳嗽诸方）

（2）肝疽、肝痈："期门隐隐而痛者，肝疽也。上肉微起者，肝痈也。"（卷61 辨痈疽证候好恶法）

（3）肝痫："肝痫之为病，面青目反视，手足动摇。"（卷85 治小儿一切痫诸方）

（4）肝疳："凡五疳者，一曰肝疳。其候摇头揉目，白膜遮睛，流汗遍身，合面而卧，目中涩痒，肉色青黄，发竖头焦，筋青脑热，腹中积聚，下痢频多。久而不瘥，转甚羸瘦，此是肝疳。亦名风疳也。"（卷86 小儿五疳论）"凡小儿肝脏疳，若目睛带青脉，左胁下硬，多吐涎沫，眼角左右有黑气所冲，不可治也。"（卷86 小儿五疳不可治候论）

（三）与肝脏关系密切的证候证治

1. 肝虚

（1）治肝虚补肝诸方（卷3，7 方）

概述：夫肝虚则生寒，寒则苦胁下坚胀，寒热，腹满，不欲饮食，悒悒情不乐，如人将捕之，视物不明，眼生黑花，口苦，头疼，关节不利，筋脉挛缩，爪甲干枯，喜悲恐，不得大息，诊其脉沉细滑者，此是肝虚之候也。

病机：肝/肝脏/肝气虚寒，或肝虚，或肝脏风虚。

证见：两胁胀满、疼痛，筋脉拘急不利、急痛、不得大息；四肢厥逆、不利；腰膝小腹痛；背膊酸疼，胸膈虚烦、不利；或羸瘦无力、面色青黄、口噤、心腹痛、头目昏疼、不利，心烦头眩、视物不明。

药用：细辛、防风、柏子仁、肉桂、枳壳、川芎、前胡；或用：炙甘草、白术、茯苓、附子、人参、黄芪、羚羊角、酸枣仁、茯神、独活、当归、五味子、野菊花、熟地黄、决明子；偶用：鳖甲、犀角、桔梗、槟榔、桃仁、陈皮、木香、吴茱萸、山药、山茱萸、冰片、羌活、麝香、沙参、车前子、枸杞子、代赭实、覆盆子、石斛、鹿茸、沉香、枳实。

鉴于处方中多见细辛、肉桂，且 7 个方证中 5 个涉及肝虚寒，可见肝虚证以虚寒为主。此外亦有风虚、虚，其对虚证的分类不似后世明确。

（2）治肝气不足诸方（卷 3,5 方）

概述：肝脏虚损、气血不荣、内伤寒冷，致使两胁胀满、筋脉拘急、四肢厥冷、心腹疼痛、眼目昏暗、手足常青、胸中不利、不能大息者，是肝气不足之候也。

病机：肝气不足，或肝脏不足，或伴有虚寒。

证见：两胁胀满、筋脉拘急不遂、不得喘息；或左肋妨胀、胸胁下痛胀满、气急，两胁虚胀、筋脉不利；或眼目不利、目昏浊、视物不明；或热气冲上、泪出、疼痛、四肢少力、不思饮食、恐惧、面色青白。

药用：茯苓、五味子、炙甘草、白术、防风、细辛、柏子仁、桃仁、肉桂、沉香、鳖甲、枳实、酸枣仁、川芎；或用：山茱萸、蔓荆子、枳壳、前胡、黄芩、生地黄、桔梗、槟榔、陈皮、泽泻、麦冬、黄芪、覆盆子、当归、决明子、人参、羌活、野菊花、枸杞子、车前子。

鉴于处方中多见茯苓、炙甘草、白术等健脾益气药，可见肝气不足证多从脾论治。此外，"肝虚补肝诸方"之罗列方证以肝虚寒为主，"肝气不足方诸证"以肝气虚为主。

2. 肝实（卷 3 治肝实泻肝诸方,6 方）

概述：肝实则生热，热则阳气盛，致心下坚满，两胁痛引小腹，忿忿如怒，气逆头眩，目痛，眼眦赤，生息肉；悒悒先寒而后热，颈直背强，筋急，不得屈伸；诊其脉浮大而数者，此是肝气实也。

病机：肝实热，或肝气壅实、阳毒所攻。

证见：胸满闷、心烦、心膈虚烦，头疼目眩，头目昏疼，眼目赤疼；或四肢不利、项强、梦怒惊恐、大肠不利。

药用：大黄、细辛、黄芩、羚羊角、决明子、炙甘草、前胡、茯苓、栀子、野菊花；或用：秦皮、薏仁、防风、细辛、枳壳、升麻、车前子、犀角、玉竹、射干、人参、白鲜皮、沙参、柴胡、玄参、地骨皮、羌活、石膏、蔓荆子、芒硝、黄连、马牙硝、冰片、麝香。

3. 肝风

（1）治肝脏风毒流注脚膝筋脉疼痛诸方（卷 3,8 方）

概述：肝主于筋，而藏于血，脏腑和平，荣卫调适，表里充实，则邪不能侵也。若肝气久虚，肾脏衰/寒冷，则风邪乘虚，乃攻搏于筋脉，流注脚膝，故令疼痛也。

病机：肝脏风毒。

证见：筋脉拘急、挛急、不利，疼痛不可忍，或行履不得、行立无力、四肢缓弱无力、脚膝疼痛，大便秘涩、心胸壅闷、心神烦闷。

药用：当归、防风、海桐皮、羚羊角、川芎、酸枣仁、羌活、肉桂、牛膝、独活、木香、赤芍、附子、生姜；或用：五加皮、槟榔、枳壳、茯苓、天麻、石斛、淫羊藿、细辛、炙甘草、薏苡仁、犀角、大黄、虎胫骨、萆薢、侧子、茵芋、温酒；偶用：漏芦、威灵仙、郁李仁、木通、山茱萸、野菊花、黄芩、骨碎补、桑寄生、麝香、黑豆、石南、麻黄、天麻、乌蛇、野葛、蛇衔、川乌、桔梗、花椒、干姜、巴豆、升麻、雄黄。

（2）治肝风冷转筋诸方（卷 3,10 方）

概述：夫转筋者，肝脏气虚，风冷搏于筋故也。手足之三阴三阳之筋，皆起于手足指，而并络于身。

若血气不足,阴阳虚者,风冷邪气,中于筋,随所中之处,筋则转动,故谓之转筋也。

病机:肝虚风冷,或肝虚、肝风冷、肝风虚。

证见:转筋不止或两脚转筋或转筋入腹,闷绝,体冷,四肢厥冷,手足逆冷。

药用:木瓜、肉桂、高良姜、生姜、附子、豆蔻、沉香、木香、青皮、鸡粪、盐、热酒;或用:鸡舌香、吴茱萸、草豆蔻、丁香、槟榔、胡椒、当归、炙甘草、艾叶、诃子、人参、肉豆蔻、厚朴、白术、杉木节、花椒、蒴藋、赤蓼、醋。

(3)治肝风筋脉抽掣疼痛诸方(卷3,9方)

概述:夫肝含于血,而主于筋。肝血既虚,不能荣养,致风邪所侵,搏于筋脉,荣卫虚弱,气血不行,故令筋脉抽掣疼痛也。

病机:肝脏风毒流注,或肝脏风,上焦虚热。

证见:筋脉抽掣,急痛,头目眩闷,四肢无力,口眼偏斜,腹下坚满,关节疼痛,背膊疼痛,心神烦,不得睡卧,不欲饮食,身强语涩,肢节不利。

药用:肉桂、防风、酸枣仁、川芎、羌活、茯苓、当归、炙甘草、麻黄、生姜;或用:侧子、羚羊角、五加皮、温酒、薏苡仁、天麻、丹参、赤芍、茯神、牛膝、独活、附子、枳壳;偶用:防己、桑白皮、白术、萆薢、柏子仁、枳实、前胡、细辛、刺蒺藜、野菊花、石膏、杏仁、白蔹、天雄、人参、黄松节、天麻、海桐皮、漏芦、淫羊藿、木香、天南星、乌蛇、桑螵蛸、槐胶、桃胶、麝香、全蝎、荆子、朱砂、薄荷、蜂蜜。

(4)治肝风筋脉拘挛诸方(卷3,15方)

概述:夫足厥阴肝之经,肝主诸筋。其气虚弱,则风邪外侵,搏于筋脉,流入经络,则关机不利,故令筋脉拘挛也。

病机:肝风。

证见:筋脉拘挛,四肢烦疼、无力,心神烦不得睡,目暗,湿痹,急痛,不可转侧,心胸壅,气喘促,百骨节疼痛,不欲饮食,不可屈伸,脚膝疼痛,恍惚,或多喜忘,有时恐怖,骨髓疼痛,举体不仁,瘦弱。

药用:川芎、附子、酸枣仁、防风、炙甘草、麻黄、赤芍、蜂蜜、生姜、羚羊角、羌活、当归、肉桂、牛膝、独活、温酒、人参、细辛、茯苓、犀角、干姜;或用:桑白皮、茯神、茵芋、蔓荆子、萆薢、朱砂、丹参、黄芪、白术、虎胫骨、五加皮、防己、麦冬、薏苡仁、石斛、天麻、白僵蚕、清酒;偶用:升麻、栀子、枳壳、野菊花、石南、沙参、天雄、漏芦、刺蒺藜、天麻、地骨皮、黄芩、葛根、侧子、半夏、杏仁、大黄、柏子仁、龟甲、琥珀、海桐皮、白及、淫羊藿、巴戟天、木香、杜仲、熟地黄、醋、桃嫩枝、柳嫩枝、桑嫩枝、麝香、远志、白芥子、安息香、藁本、白芷、沉香、补骨脂、槟榔、乌蛇、桃仁、大枣、竹沥。

4.治肝壅热头目不利诸方(卷3,5方)

概述:夫头者,诸阳之会也。眼者,肝之窍也。脏腑壅滞,阴阳不和,风热搏于诸阳之经,攻于肝脏,则上冲于目,而入于脑,则头目不利也。

病机:肝脏壅热。

证见:头目不利,口干,胸膈,心膈烦躁,体痛,多渴,体热,恍惚。

药用:炙甘草、麦冬、羚羊角、枳壳、黄芩、升麻、蜂蜜;或用:石膏、前胡、柴胡、车前子、犀角、栀子、大黄、竹叶、野菊花、地骨皮、赤芍、沙参、蔓荆子、天花粉、生地黄、茯神、黄连、牛黄、冰片。

5.治肝气逆面青多怒诸方(卷3,4方)

概述:夫肝属木,其色青,肝含血,其主怒,邪热伤于肝,伏留不除,则肝气壅实,实则气逆,故令面青多怒也。

病机:肝气逆。

证见:四肢沉重,不欲见人,面青多怒,多恐;胸膈烦滞,心神不安,心烦。

药用:羚羊角、茯神、龙骨、人参、玉竹、远志、沙参、酸枣仁;或用:茯苓、紫菀、薏苡仁、麦冬、五味子、虎头骨、柏子仁、知母、桃仁、小草、野菊花、枳实、犀角、桔梗、桑白皮、大腹皮。

（四）与肝脏关系密切的症状证治

1. 目暗

（1）治虚劳目暗诸方（卷30,5方）

病机：脏腑已有劳伤，肝肾风虚或肝气乏弱。

证见：头昏目暗，眼漠漠昏暗，不能久视，四肢少力不收，筋骨疼痛。

药用：羚羊角、黄芪、防风、茯苓、山茱萸、云母、远志、细辛；或用：柴胡、人参、附子、泽泻、覆盆子、决明子、车前子、青葙子、炙甘草、枳实、钟乳石、兔肝、玄参、地肤子、生地黄、温酒、蜂蜜、粥。

（2）治眼昏暗诸方（卷33,13方）

病机：肝藏风热或肝虚或肝风多泪，或肝肾风虚。

证见：眼目昏暗，并加涩痛，久视无力，四肢无力。

药用：温酒、蜂蜜、决明子、车前子、菟丝子、地肤子、蔓荆子、青葙子、羚羊角、生地黄；或用：野菊花、玄参、茯神、防风、大黄、刺蒺藜、肉桂；偶用：茺蔚子、萤火虫、细辛、甜瓜子、覆盆子、熟地黄、川芎、犀角、黄芩、栀子、炙甘草、兔肝、地骨皮、枳壳、龙齿、苦参、麦冬、面曲、乌梅丸、牡荆子、枸杞子、柏子仁、蕤仁、蓝子、黄连、槐子、磁石、黄芪、山药、黄精、白犬胆、竹叶、粥。

（3）治眼睕睕诸方（卷33,3方）

病机：肝藏风虚或风热，或肝气虚乏。

证见：眼目昏暗睕睕，视物不明，眼中炙泪；或欲成青盲，面目青。

药用：细辛、炙甘草、枳壳、蕤仁、野菊花、防风；或用：山药、山茱萸、人参、枸杞子、茯神、川芎、覆盆子、柏子仁、羊子肝、兔肝、蓝实、决明子、青葙子、黄连、地肤子、大黄、茺蔚子、车前子、羚羊角、生地黄、茯苓、鲤鱼胆、大枣、温酒、蜂蜜、粥。

2. 目赤

（1）治眼赤诸方（卷32,3方）

病机：肝脏久积风热或肝脏热极。

证见：两眼赤痛，涩痛泪不止，头重心烦，四肢不利，风湿痒，心膈壅滞，头目常疼。

药用：茯神、车前子、野菊花、决明子、防风、栀子、枳壳；或用：羚羊角、羌活、赤芍、蔓荆子、子芩、升麻、麦冬、柴胡、炙甘草、石决明、黄连、玄参、地骨皮、黄芩、独活、青葙子、秦艽、五加皮、玉竹、沙参、蕤仁、大黄、茺蔚子、人乳汁、古字钱、蜂蜜、薄荷。

（2）治眼赤烂诸方（卷32,2方）

病机：肝脏风热或肝肺壅热。

证见：眼目赤烂肿痛。

药用：胡黄连、炙甘草、冰片；或用：牛黄、朱砂、天竹黄、赤芍、玄参、犀角、羚羊角、细辛、野菊花、车前子、决明子、柴胡、升麻、大黄、黄连、黄柏、竹叶、蜂蜜、灯心草、淡竹叶。

（3）治眼赤肿痛诸方（卷32,2方）

病机：肝脏风毒上冲或肝肺篇热毒。

证见：眼赤肿痛，开张不得，头额疼痛或并白翳。

药用：羚羊角、玉竹、野菊花、防风；或用：牛黄、细辛、川芎、玄参、赤芍、黄芩、栀子、炙甘草、泽泻、大黄、木通。

（4）治热毒攻眼诸方（卷32,3方）

病机：肝脏壅热毒攻。

证见：眼赤涩痛，头痛，烦渴，生赤脉肿，或生白翳，或涩痛，视物不明。

药用：秦皮、黄连、大黄、决明子、升麻、淡竹叶；或用：大麻仁、玄参、诃子、车前子、石膏、犀角、柴胡、葛根、黄芩、炙甘草、赤芍、枳壳、前胡、芒硝、栀子。

（5）治小儿眼赤痛诸方（卷89,7方）

病机：肝脏风毒上冲，或肝脏壅热，肝心壅热。

证见：眼赤痛，开张不得，头额疼痛。

药用：炙甘草、牛黄、黄连、栀子、羚羊角、赤芍、黄芩、冰片、升麻、犀角、大黄、朱砂、珍珠、玉竹、竹叶；或用：防风、野菊花、玄参、麦冬、地骨皮、马牙硝、天竹黄、川芎、当归、青葙子、熊胆、轻粉、蔓荆子、生地黄汁、蜂蜜。

（6）治眼赤脉冲贯黑睛诸方（卷33,1方）

病机：肝脏壅热。

证见：目中生赤脉，冲贯黑睛，赤痛不止。

药用：黄连、白矾灰、轻粉、井盐、硼砂、胡黄、古字钱、淡浆水。

3. 眼生他物

（1）治眼生胬肉诸方（卷32,1方）

病机：肝脏壅热，风毒所攻。

证见：眼赤肿痛，生胬肉侵睛。

药用：前胡、防风、独活、玄参、栀子、车前子、黄芩、野菊花、炙甘草、桔梗、地肤子、细辛。

（2）眼生疮

1）治眼生疮诸方（卷32,2方）

病机：肝热冲眼或肝脏风热。

证见：生疮肿痛。

药用：黄连、决明子、栀子、黄芩、炙甘草；或用：赤芍、蕤仁、木通、柴胡、升麻、车前子、防风、羚羊角、马牙硝、玄参、竹叶。

2）治小儿缘目生疮诸方（卷89,1方）

病机：肝热冲眼。

证见：小儿缘目生疮。

药用：黄连、赤芍、蕤仁、木通、决明子、栀子、黄芩、炙甘草、竹叶。

（3）治针眼诸方（卷32,1方）

病机：肝膈虚热。

证见：生针眼肿。

药用：羚羊角、茯神、防风、麦冬、地骨皮、枳实、蕤仁、炙甘草。

（4）治小儿眼生翳膜诸方（卷89,2方）

病机：小儿腑脏痰热，熏渍于肝，冲发于眼。

证见：初只目热痛，热气蕴积，变生障翳。热气轻者，止生白翳，结聚小者如黍粟，大者如麻豆，随其轻重，轻者止生一翳，重者乃至两三翳也。若不生翳，而生白障者，是疾重极，遍覆黑睛，满眼悉白，则失明。

药用：炙甘草；或用：车前子、防风、野菊花、人参、蒺藜子、青葙子、栀子、黄连、黄芩、升麻、玉竹、玄参、犀角、淡竹叶。

4. 目疼

（1）治眼眉骨及头疼痛诸方（卷32,2方）

病机：肝壅风热。

证见：眼眉骨连头疼痛，心神烦躁，大小便难，胸膈烦满，不欲食。

药用：石膏；或用：羚羊角、柴胡、赤芍、黄芩、川芎、芒硝、枳壳、大黄、羌活、防风、野菊花、藁本、旋覆花、蔓荆子、炙甘草、竹叶、生姜。

（2）治眼睛疼痛诸方（卷32，3方）

病机：肝气上壅，或肝膈壅热，肝脏壅毒气上攻。

证见：眼疼赤涩睛痛，及腹胁滞闷，心神烦热，体热。

药用：黄芩、炙甘草、升麻、枳壳、防风、地骨皮、石膏；或用：细辛、川芎、当归、丹参、赤芍、槟榔、大黄、羚羊角、茯神、麦冬、蕤仁、犀角、芒硝、玄参、茯苓、羌活、桑白皮、决明子、柴胡、生地黄汁、淡竹叶、黑豆。

（3）治眼涩痛诸方（卷32，3方）

病机：肝心壅热，或肝心风热，壅滞所致，肝中久热。

证见：眼涩痛，连头额遍疼。

药用：野菊花、防风、决明子、栀子、车前子、玄参、炙甘草、淡竹叶；或用：升麻、地骨皮、柴胡、麦冬、羚羊角、黄芩、蔓荆子、赤芍、马牙硝、黄连、牵牛子、枸杞子、熊胆、牛胆汁、猪胆。

（4）食治眼痛诸方（卷97，2方）

病机：肝脏虚弱，或风虚。

证见：眼暗，远视无力。

药用：猪肝、葱白、鸡子、乌鸡肝、豉汁、粥。

5. 其他目部症状

（1）眼泪出（卷32治眼风泪诸方，4方）

病机：肝气不足，风热所乘，或肝脏风虚或肝脏壅毒。

证见：目视眈眈，眼目昏暗，热泪出不止，或时多冷泪。

药用：川芎、细辛、野菊花、旋覆花、车前子、杏仁；或用：白芷、肉桂、乌蛇、犀角、玄参、苦参、丹参、沙参、槟榔、牵牛子、大黄、前胡、黄柏、知母、白鲜皮、槐子、赤芍、冰片、青葙子、人参、茯苓、羌活、天麻、防风、石决明、黄芪、牛黄、麝香、曾青、蕤仁、温酒、淡竹叶、熟艾。

（2）目睛肿胀（卷33治眼白睛肿胀诸方，2方）

病机：肝肺大热。

证见：眼白睛胀，或兼有日夜疼痛、心胸多闷，或盖覆瞳仁、疼痛。

治法：清肺利肝。

药用：羚羊角、大黄、炙甘草、桑白皮、栀子；或用：茯苓、木通、甜葶苈、郁李仁、防风、赤芍、黄芩、枳壳、防己、杏仁、大青、生地黄。

（3）目痒（卷32治目痒急诸方，1方）

病机：肝风气上热下冷。

证见：眼睑瞳子痒急，揉之不止。

药用：羚羊角、枸杞子、菟丝子、茯苓、细辛、地肤子、肉桂、独活、秦艽、蓝实、川芎、玉竹、车前子、炙甘草、防风、蜂蜜、粥。

（4）目偏视（卷33治眼偏视诸方，3方）

病机：肝气虚，风邪入于目。

证见：目不正，眼偏视。

药用：蔓荆子、防风、羚羊角、酸枣仁、野菊花、决明子、炙甘草、车前子；或用：独活、茯神、细辛、前胡、桑白皮、牛黄、朱砂、冰片、犀角、天麻、槐子、人参、川芎、黄芪、槐子仁、覆盆子、柏子仁、茺蔚子、牛蒡子、刺蒺藜、竹叶、温酒、蜂蜜。

（5）眼见黑花（卷33治眼见黑花诸方，2方）

病机：肝肾风虚攻上。

证见：眼见黑花不散。

药用：蜂蜜、决明子、野菊花、生地黄、车前子、防风、蔓荆子、川芎、栀子、细辛、茯苓、玄参、山药、磁石、神曲、朱砂、桑枝、温酒。

6. 其他目部疾患

（1）眼内障（卷33治眼内障诸方，6方）

病机：肝脏风毒、上焦客热或肝虚，肝肾风虚或肝肾久虚，肝肺风热壅滞。

证见：黑风内障，昏暗不见物；或绿风内障，见红白黑花，头额偏疼，渐渐昏暗，不见物者；或眼目昏暗，渐成内障。

药用：车前子、羚羊角、决明子、野菊花、人参、炙甘草、蜂蜜、防风、空青、石决明、犀角；或用：升麻、黄芩、覆盆子、槐子、蔓荆子；偶用：旋覆花、石膏、杏仁、茯苓、枸杞子、羌活、玄参、楮实子、吴蓝子、独活、栀子、阳起石、麦冬、虎睛、珍珠、玉竹、细辛、川芎、赤芍、青葙子、薤仁、前胡、防己、黄连、芜蔚子、枳实、大黄、胡黄连、朱砂、枳壳、黄芪、菟丝子、生姜、竹叶、温酒。

（2）血灌瞳仁（卷33治眼血灌瞳仁诸方，1方）

病机：肝心积热。

证见：血灌瞳仁，肿痛。

药用：生地黄、蒲黄、犀角、黄连、黄芩、玄参、升麻、大黄、炙甘草。

（3）蟹目（卷33治蟹目诸方，1方）

病机：脏腑壅滞，肝有积热，上冲于目。

证见：蟹睛疼痛，黑睛上生黑珠子，如蟹之目或有如豆者。

药用：防风、远志、人参、桔梗、细辛、赤芍、羚羊角、炙甘草、黄芩。

此外，其他涉肝的目病篇目，如卷32治眼风赤诸方、治眼暴赤诸方、治风毒攻眼诸方、治丹石毒上攻眼目诸方、治远年风赤眼诸方、治眼睑垂肿诸方、治睑生风粟诸方、治睑肿硬诸方；卷33治眼卒生翳膜诸方、治眼生珠管诸方、治目珠子突出诸方、治眼脓漏诸方等亦提及与肝相关的论述，以肝的生理病机为主。

（五）其他章节提及与肝相关的证治

卷14治伤寒后腰脚疼痛诸方提及：肝肾风虚，毒气壅滞，大小肠秘涩，气攻腰脚，疼痛妨闷方证。

卷21治风腰脚疼痛冷痹诸方提及：肝肾藏风毒流注，腰脚疼痛冷痹，及筋骨拘急，行李不得方证。

卷23治中风半身不遂诸方提及2条方证：中风半身不遂，身体筋脉挛急，肝心壅滞；肝肾久虚，外中风毒，半身不遂，肢节挛急，腰间酸疼，渐觉羸瘦。治风热诸方提及1条方证：风热攻于肝心，语涩烦躁，或四肢拘急。

卷44治腰脚疼痛诸方提及：肝肾风毒，攻注腰脚，骨髓疼痛，不可屈伸，及历节风等方证。

卷45治脚气春夏防发诸方提及3条方证：肝肾风虚，脾气乏弱或肝肾气虚等。

卷66治瘰结核诸方提及：心膈久积热毒，肝气滞留，致项生瘰疬结核。治热毒瘰诸方提及2个方证：肝膈热毒盛，肝肺风毒。

卷69治妇人中风口噤诸方提及2条方证：妇人中风，心胸痰壅，口噤不能语，肝气厥不识人；治妇人中风，咽中气塞壅闷，口噤不语，肝厥不识人。

卷83治小儿风热诸方提及：小儿肝肺风壅。致心膈不利。痰嗽。大麻仁散方。

卷86治小儿风痦诸方提及：小儿风痦者，由肝脏壅热，乳食不调之所致也，或小儿肝肺风热，心脾壅滞,体瘦壮热,致成风疳。

卷 89 治小儿行迟诸方、治小儿手拳不展诸方提及:小儿行迟者,是肝肾气不足,致骨气虚弱,筋脉无力,故行迟也;小儿手拳不展,是肝气不足,内伤风邪。

（六）肝病的其他治则与用药

1. 缓其中 "损于肺者益其气……损于肝者缓其中,损于肾者益其精,此损至之法也。""缓其中"之义原文中未有具体说明,结合《内经》所言"见肝之病,知肝传脾,当先实脾"及"肝苦急,急食甘以缓之",此治则可能是指从脾论治。

2. 肝脏药用 蕤仁、空青、石胆、决明子、青葙子、曾青、升麻、冰片、玄参、栀子、枸杞子、龙胆草、苦参、车前子、菊花、礜石、海螵蛸、兔肝、酸枣仁、花椒、黄连、蔓荆子、竹沥、熊胆、青羊肝、阿胶、细辛、青石脂。

三、讨论

1.《太平圣惠方》关于肝生理的论述特点 该书卷 1 以论述与脉学相关的基本理论为主,卷 2 以与药物相关的基本理论及使用规范等为主。卷 3～7 以《千金要方》和《外台秘要》为蓝本,采用"按脏腑病证"的分类方法和"先论后方"的编写体例,理论概述采用《诸病源候论》的模式,集中论述与五脏相关的基础理论及辨证论治,其中肝脏的论述集中于卷 3,其生理功能多引用《黄帝内经》,病因病机引《诸病源候论》。在基础理论阐释方面虽未见显著发展,不过其所载的理、法、方、药相互结合的阐述理念,使基础理论与临床实践衔接起来,如"肝藏血"与肝所主"筋""目"病位的发生在疾病的治疗上的联系。

此外,卷 32 眼病中关于肝目的记载有所发展:"总管于肝,眼带虽系于肝。"于《外台秘要》"肝管"更细分眼部结构与肝的联系。可见当时对于眼部组织结构的认识进展。

2.《太平圣惠方》突出了脏腑辨证论治的理论与方法 在简要引用了《内经》肝的五行归类和特征及病脉后,《病源》肝的病机,其余内容大致可以分为以下 3 类。

（1）总论"治肝虚补肝""治肝实泻肝""治肝气不足"。

（2）肝虚证包括肝气虚证与肝血虚证:肝脏中风、肝风筋脉拘挛、肝脏风毒流注脚膝筋脉疼痛、肝风冷转筋、肝风筋脉抽掣疼痛。

（3）肝实证包括肝气郁滞证与肝火上扰证。主要症状为胁下坚胀,关节不利,筋脉挛缩,爪甲干枯,目疼或目视不明,口苦,头疼,忿忿如怒,不欲饮食等。筋脉挛缩、关节不利、爪甲干枯、目疼或目视不明与肝所联系组织官窍相关;胁下坚胀、头痛与《内经》所述经脉循行异常归类;口苦与累及肝之腑相关;不欲饮食多与五行肝木克脾土有关。在此,作者把该著成书前通常认为与肝关系密切的一些疾病如黄疸、肝劳、筋极等剥离出去,提示其抽象出肝脏常见证治的学术观点。

3.《太平圣惠方》所关注肝脏常见证候及用药特点

（1）常见证候:《圣惠方》卷 5 集中记述了与肝脏相关的常见证候,以虚实分类。涉及肝实证的类方方证有治肝实泻肝诸方篇 6 个方证分析、治肝壅热头目不利诸方篇 5 个方证分析、治肝气逆面青多怒诸方篇 4 个方证分析,共 11 个方证。涉及肝虚的类方方证包括治肝虚补肝诸方篇 7 个方证分析、治肝气不足诸方篇 5 个方证分析、治肝脏中风诸方篇 15 个方证分析、治肝脏风毒流注脚膝筋脉疼痛诸方篇 8 个方证分析、治肝风冷转筋诸方篇 10 个方证分析、治肝风筋脉抽掣疼痛诸方篇 9 方证分析、治肝风筋脉拘挛诸方篇 15 方证分析,共 69 个方证。肝实证与肝虚证比例约为 1:6,提示该书编撰时期偏重于关注肝虚证,如肝虚、肝虚寒、肝风虚等,未见充分细化,亦未见以气、血、阴、阳来分类。在治疗上,处方中不乏治疗血虚、阴虚者,如治肝实泻肝诸方篇运用沙参、玄参、地骨皮等。

（2）常用药物:《圣惠方》多用防风、羚羊角、川芎、甘草、肉桂、酸枣仁、附子、生姜。

以上 10 组类方常见用药统计结果如下(表 5-5～表 5-8)。

表 5-5 《太平圣惠方》主要涉肝 10 组类方中药物累计出现频率(一)

药　名	防　风	羚羊角	川　芎	炙甘草	肉　桂	酸枣仁	附　子	生　姜
出现频率	40	38	34	33	32	32	28	28

表 5-6 《太平圣惠方》主要涉肝 10 组类方中药物累计出现频率(二)

药　名	当　归	独　活	羌　活	枳　壳	细　辛	犀　角	人　参	茯　苓	麻　黄
出现频率	25	22	22	21	21	19	17	17	17

表 5-7 《太平圣惠方》主要涉肝 10 组类方中药物累计出现频率(三)

药　名	野菊花	茯　神	黄　芩	赤　芍	牛　膝	前　胡	白　术	蜂　蜜
出现频率	16	15	14	14	13	12	12	12

表 5-8 《太平圣惠方》主要涉肝 10 组类方中药物累计出现频率(四)

药　名	柏子仁	大　黄	蔓荆子	温　酒	麦　冬	天　麻
出现频率	11	11	11	11	10	10

注: 以上生姜出现频率较高主要与采用生姜煎汤送服药丸有关;而蜂蜜实用频率较高是采用蜂蜜丸剂型。

从防风、羚羊角、川芎高频率使用的情况来看,"风"为《圣惠方》中肝脏的主要证候特点。

(3) 关注风证:涉肝方证 10 组中 5 组涉及"风"证,可分为内风(肝中风)、外风(肝脏风毒、肝风冷)。与《内经》生理所言"东方生风,风生木……"及病理所言"诸风掉眩皆属于肝"相符,足见风证与肝脏的关系密切。亦见基础理论的实践运用。

4.《太平圣惠方》所涉肝之目病 该书关于目病的论述主要集中于卷 32、33,共 48 篇,其中涉肝方证为 21 篇,包括目暗、眼赤、眼生翳肉、眼风泪、眼生疮、针眼、眼涩痛、目痒、眼眉骨及头疼痛、眼内障、血灌瞳仁、蟹目、眼偏视、眼见黑花等证候,病机涉及肝气乏弱、肝藏风热、肝风、肝脏风毒上冲、肝脏热极、肝膈虚热等,复合病机涉及肝肾风虚、肝肺壅热、肝心壅热等,较之《外台》有了大幅度增加,其特点是极大丰富了肝目诸证及方剂。

(杨雯,方肇勤,颜彦)

第六节 《和剂局方》肝的理论

摘要:《和剂局方》有关肝的辨证论治思想清晰可见,病证涉及中风、痹证、目病等,其中目病证候的病机包括肝经不足、肝经蕴热、肝气风毒、肝脏积热、逆损肝气、肝有风热等,以及肝肾兼证的病机,如肝肾虚热、肝肾不足、肝肾俱虚、肝肾风虚、肝肾风毒等。本文就肝脏病变的主要症状、用药规律等予以梳理,并与《外台秘要》《太平圣惠方》等予以比较,以反映其继承发展的特征。同时,还就该书所涉学术特点、与中医基础理论相关问题等予以探讨。

《和剂局方》(简称《局方》)以实用、便利病家为主旨,成书于北宋(公元 1110 年),宋政府广为推行,是我国医学史上第一部由国家颁行的中成药专书和配方手册。书中所载多系当时广为普及、流行之病证。其中肝系相关病证的方剂散见各篇章（"肝"的字频数48处）：卷7治眼疾、治咽喉啮，此外卷1治诸风（附脚气），卷5治诸虚（附骨蒸），卷10治小儿诸疾（附诸汤、诸香）等。本文就其所涉证候、辨证分型、用药规律等方面作一归整，以期从方证角度探讨宋时期中医基础理论与医学实践相结合的发展面貌。

一、方法

参见第二章"第六节《和剂局方》心的理论"（详略），本文关注肝。

二、结果

（一）《和剂局方》有关肝脏理论

《和剂局方》以病证对方剂分节论述，未单独设章节论述基础理论。直接阐述肝理论者见卷1惊气丸，引《素问》之言"阳厥狂怒，治以铁粉"，以及依据五行相克之理"金克木之意"来论证"肝邪大盛，铁粉能制伏之"。可知，当时基础理论的阐述仍以引用《内经》为主。间接见于病证阐述中的基础理论，如：肝色青，与其他组织官窍的联系以"目"为主，其症状的发生多与肝之经络循行相关，与其他脏腑的联系以肝肾最为密切，肝的病因病机以风、热、虚等为多见。可见，《局方》以临床实践为核心，将中医基础理论内化于辨证论治中，如中风、疳证的脏腑辨证，以及目病的辨证分型等。

（二）与肝脏关系密切的疾病证治

1. 肝风　《局方》记载肝风病证集中于卷1，分别见于龙虎丹，排风汤，及追风散等章节。

病因病机：肝脏久虚，血气衰弱，风毒之气上攻。

证见：鼻闷眼瞤，偏风口眼喎斜，节风肢节断续；发则面青心闷，吐逆呕沫，胁满头眩重，耳不闻人声，偏枯筋急，曲拳而卧；头痛，头眩目晕、心忡烦热，百节酸疼，脑昏目痛，鼻塞声重，项背拘急，皮肤瘙痒，面上游风，状若虫行。类似癫痫、脑血管意外等病证。证候涉及：头、脑、面，鼻、目、口、耳、肢节、胁、筋、项背、皮肤、心等肝经循行部位；其中，涉及症状与肝理论相关者：面青（青为肝之色）。

药用：防风、肉桂、独活、川乌、川芎、僵蚕、羌活、天麻、白芷、雄黄、地龙、甘草；或用：白鲜皮、当归、白芍、杏仁、白术、麻黄、茯苓、生姜、荆芥、石膏、白附子、全蝎、天南星、乳香、草乌、没药、黑牵牛、藿香叶、牛膝、硫黄、天竺黄、细辛、半夏、附子、何首乌、柴胡、桔梗、寒水石、小茴香、甘松、五灵脂、菊花、砂仁、牙硝、木香、水银、麝香、干姜、朱砂、刺蒺藜、乌蛇、冰片、薄荷、酒。

可见，该书对于肝风病证的治疗以祛风（防风、独活、川乌、川芎、僵蚕、羌活、天麻、白芷、雄黄）、温通（肉桂），兼以健脾益气（甘草）为主。

总之，这类证候属于古代中风一类。《内经》及《诸病源候论》所论述肝风的病证范围主要归属于古代中风病证方面；《外台秘要》所论述肝风的病证增加了服石病因；《太平圣惠方》所论述肝风的病证多有延展，涉及内风及外风，病证多与"头目""筋"相关；而《局方》较之先前著作关于肝风的病证范围，仍多归属于古代中风病证范畴，但较为重视急症、常见病症，而慢性病症删减颇多。

2. 肝疳

证见：摇头揉目，白膜遮睛，流汗遍身，合面而卧，目中涩痒，肉色青黄，发立头焦，筋青脑热，腹中积聚，下痢频多，久而不痊，转甚羸瘦。描述与《太平圣惠方》相同。症状波及头/脑、目、发、筋、腹等，多为肝之经络循行部位，及青色。

方药：五疳保童丸（黄连、白鳝头、龙胆草、雄黄、青皮、五倍子、夜明砂、蟾头、苦楝根、天浆子、胡黄连、麝香、青黛、熊胆、芦荟）。与《太平圣惠方》中治疗证候"乳食不成肌肤，心腹胀满，或时下痢，壮热昏沉，眼涩口干，爱吃生冷，毛发干竖，揉鼻多嚏，日渐羸瘦"中的方剂五疳丸（黄连、白鳝鱼、龙胆草、雄黄、青皮、五倍子、夜明砂、蟾头、苦楝根、天浆子、胡黄连、麝香、青黛、熊胆、芦荟、虾蟆灰、蜗牛）近似；少了虾蟆灰及蜗牛两味药物,改白鳝鱼为白鳝头。该方兼治五种疳症:心疳、肝疳、脾疳、肺疳、肾疳;并在《太平圣惠方》的基础上,通过临床经验总结,将小儿五疳的治疗方药简化为一种,其简便实用的思想可见一斑。

（三）与肝脏关系密切的证候证治

《局方》中肝与其他脏腑的病机联系以肾为主,病机涉及肝肾虚热、肝肾不足、肝肾俱虚、肝肾风虚、肝肾风毒。方出:鹿茸四斤丸、明睛地黄丸、乳香宣经丸、驻景丸、菊睛丸、骨碎补丸、四生散。

治法以补肝肾(牛膝、菟丝子、熟地黄)、补肾阳(肉苁蓉)、祛风(防风、威灵仙)为主;根据症状类型统计示联合致病部位多发生于筋骨及眼部,可见当时筋骨气力不足的病证多从肝肾论治。

药用:温酒、牛膝、熟地黄、肉苁蓉、蜂蜜、菟丝子、防风、威灵仙、白附子、盐;或用:天麻、鹿茸、生地黄、杜仲、木瓜、石斛、枳壳、杏仁、川楝子、牵牛子、乌药、小茴香、陈皮、草薢、乳香、川乌、五灵脂、车前子、枸杞子、巴戟天、野菊花、荆芥、骨碎补、砂仁、地龙、没药、自然铜、草乌、半夏、黄芪、羌活、刺蒺藜、薄荷。

（四）与肝脏关系密切的症状证治

目为肝之窍,肝的病变多反映于目,目的病变多从肝论治。《局方》卷7"治眼目疾"篇记载24首治疗目疾的方剂,其中与肝相关者15首,分别为:锦鸠丸、镇肝丸、春雪膏、流气饮、汤泡散、秘传羊肝丸、明睛地黄丸、草龙胆散、蝉花散、菩萨散、决明散、还睛丸、拨云丸、菊花散、密蒙花散,足见肝与目的联系紧密。涉及肝的辨证可分为7类:肝经不足、肝虚、逆损肝气、肝经蕴热、肝脏积热、肝有风热、肝气风毒,可见其证候特点多与虚、热、风相关。

证见:目泪出、目痛、视物失常、目暗、目涩、赤肿、生翳膜、目痒、出眵、羞明;或见:昏眩、睑眦赤烂、瘀肉攀睛、目暴赤、瞻视、头旋、两太阳穴疼。

药用:防风、刺蒺藜、菊花、羌活、甘草、木贼、蔓荆子、蜂蜜;或用:黄连、细辛、密蒙花、荆芥、茯苓、温酒、柴胡、玄参、川芎、黄芩、苍术、蝉蜕、决明子、蕤仁、青葙子、赤芍;偶用:瞿麦、牡蛎、肉桂、甘菊花、斑鸠、羯羊肝、地肤子、人参、茺蔚子、远志、地骨皮、山药、车前子、柏子仁、菊花、冰片、大黄、牛蒡子、栀子、当归、白羊肝、生地黄、熟地黄、牛膝、石斛、枳壳、杏仁、龙胆草、谷精草、白术、菟丝子、石决明、菊花苗、薄荷、冷酒、温浆水、盐。

三、讨论

中医基础理论将人的知识、环境的知识、疾病的知识联在一起并将之系统化,其理论知识是否恰当往往取决于临床实践的运用。《局方》在继承前贤的基础上予以创新发挥,在以经验为主的疾病观的基础上,基于观察和试验,采用一方治诸病的方式。《局方》以病证为纲进行分类,所涉及门类达22种,此种分类方式既便于方剂按病证门类进行检索,又便于掌握每一类成药的运用范围,较之《太平圣惠方》的分类方式更为便捷实用。且《局方》中关于症状的描绘简洁清晰,是一部实用性很强的临床诊疗指南,对读者医学思维形成潜移默化的影响。

此外,《局方》卷1惊气丸中记载有若干医案:"(惊气丸)此方,戊申年军中一人犯法,褫衣将受刃,得释,神失如痴,与一粒服讫而寐,及觉,疾已失。江东提辖张载阳妻避寇,失心数年,受此方,不终剂而愈。又,巡检黄彦妻狂厥逾年,授此方去附子加铁粉,不终剂而愈。"侧面反映了宋朝时期对于医案记载的逐渐重视。最早的医案专著《伤寒九十论》也是在此时期所作。

《局方》中所引用《素问》"阳厥狂怒,治以铁粉",其内容于王冰版本中未见,可见其时《内经》有不同版本。

（杨雯,方肇勤,颜彦）

第七节 《圣济总录》肝的理论

摘要：本研究完整摘录了《圣济总录》所有涉肝论述，予以逐一判读；对出现频率较高的类方，统计其药物出现频率。研究表明，《圣济总录》有关肝的论述集中在 41～42 卷的"肝脏门"，学术内容较 125 年前的《太平圣惠方》有了大幅度增加。该书有关肝脏生理系摘要《内经》有关论述；但辨证论治理论却有了大幅增加。本文依据该书编排及内容分为：肝脏生理、与肝脏关系密切的疾病证治（肝劳、中风、煎厥、薄厥、肝痹与筋痹、肝疟、肝胀、肝着、肥气、肝黄、肝疳、筋极、疹筋、癫疝、肝心痛、风狂）、与肝脏关系密切的证候证治（肝虚方证分析、肝实方证分析）、与肝脏关系密切的症状证治（筋脉抽掣疼痛、筋急、腰膝不利、肝气逆面青多怒、风头旋、唾血、汗血）、与肝相关组织器官证治（肝虚眼、肝实眼、视物昏暗、目赤肿痛、斑翳胬肉、其他目疾、食治目病、耳病）、其他证治涉及肝脏的内容等介绍；发现该书在病证定义、病机阐释、处方用药等方面丰富了肝脏辨证论治的理论；本文还探讨了该书肝脏病证的承袭与发展等。

传统中医基础理论发展多奠基于辨证论治与临床经验总结，藏象学说是辨证论治的理论基础。研究中医基础理论应始于古典中医理论，《圣济总录》属其一。

《圣济总录》是北宋时期的官修著作，由赵佶领衔编撰并作序。该书收载了诸多前贤著作，如《内经》《甲乙经》《难经》《伤寒杂病论》《千金方》《诸病源候论》《外台秘要》等，是重要的文献资料。其内容涵盖了北宋百余年间的医方与各科医学成就，兼及医学理论及其他非药物疗法等，可谓是一本医学全书。且其所载之医方方名、组成药物、炮制方法及各方的剂型、服用等内容详实。其诸病之论说多引用为先，编撰者自行论述于后，将理法方药切实融合，贴近临床。因此，该书充分反映了北宋期间的医学进步，为后世研究医学理论及临床实践提供了宝贵素材。

本文拟从肝及其辨证论治论述入手，对该书进行整理研究，以期探索藏象理论的发展过程及中医理论体系的形成与演进。

一、方法

参见第二章"第七节《圣济总录》心的理论"（详略），本文关注肝。

二、结果

该书有关肝的论述集中在卷 41～42 的"肝脏门"，以及疾病分类中的虚劳、诸风、诸痹门、眼目门中。字数近 4 万字，而该书凡涉肝内容字数接近 7 万字，较 125 年前的《太平圣惠方》有了大幅度增加。其特点是对疾病认识的进一步深入，丰富了同病异证的内容，例如把"肝中风"归入诸风门、"肝痹"归入诸痹门。

（一）肝脏生理

集中在该书卷 41 肝脏门的"肝脏统论"中，特点是汇总摘要《内经》有关理论："论曰肝与胆合，故足厥阴之经与足少阳之经为表里。其象木，其主春，其脉弦，其神魂，其养筋，其候目，其声呼，其臭臊，其液泣，其味酸。气盛则为血有余，故目赤，两胁下痛引少腹，善怒，甚者气逆头眩，耳聋颊肿，皆肝实之证也。气虚则为血不足，故目昏，两胁拘急筋挛，不得太息，爪甲枯，面青，善悲恐，如人将捕之，皆肝虚之证也。实则泻，虚则补。脉耎为不可汗，脉弱为不可下，要当量其虚实，审其平脉而施治法。其大概如此。"

（二）与肝脏关系密切的疾病证治

1. 肝劳

（1）肝劳（卷86虚劳门，12方）

病机：虚寒、实热/虚热、肝气不足、肝伤、肝虚劳损。

证见：筋风类（筋脉拘急）、胸胁类（两胁满，胸中满塞）、闷痛类（胁痛、关节疼痛）；或见：目类（眼昏、视物不明、目眩、目赤难开）、遗忘（喜忘）、情志症类（精神不守、忧恚不常、胸中烦闷、闷怒、恐畏不能独卧、烦闷宛转、恐畏不安、精神闷怒、不能独卧、志气错越、狂忘、常多恐惧）、口味（口苦）、饮食（不思饮食），以及关格不通、肌瘦、毛悴少色、面色青白、咳唾痰涎。

药用：细辛、茯苓、防风、肉桂、甘草、枳实、干姜、生姜、蜂蜜；或用：柴胡、当归、羌活、升麻、秦艽、黄芪、鳖甲、黄芩、白附子、桔梗、陈皮、半夏、白芍、淡竹叶、熟地黄、青葙子、人参、野菊花、龙骨、栀子、川芎、芒硝、竹叶、大枣、温酒；偶用：天冬、酸枣仁、杜仲、鹿茸、牛膝、天麻、黄明胶、山茱萸、泽泻、葛根、玄参、生地黄、猪膏、生姜汁、槟榔、附子、麻黄、杜蘅、杏仁、乌梅肉、松萝、牡丹皮、荆芥、硫黄、白矾、川乌、天雄、花椒、皂荚、前胡、大青、秦皮、决明子、车前子、石膏、远志、柏子仁、牡蛎、虎骨、地骨皮、猪椒根、五加皮、枳壳、丹参、茯神、羚羊角、朱砂、清酒。

（2）肝劳生长虫（卷99九虫门，1方）

证见：肝劳见长虫、恐畏不安、眼中赤。

药用：吴茱萸根、蜡、鸡子、粳米。

2. 中风

（1）中风（卷5诸风门）。论曰：风邪中人，以春甲乙得之，为肝风……若中其五脏六腑之俞，则各随其证而治之。

（2）肝中风（卷5诸风门，11方）

病机：肝脏中风。

证见：筋脉/筋络拘挛/不利、四肢挛痹、手足不遂/或缓或急、肢体弛缓不收、肢体不遂、筋肉抽掣、身体强直、口喎、头目瞤动、手足麻痹、项背强。或见：头痛、筋脉疼痛、骨痛、目眩、视物不明、旋晕，头目昏眩、烦闷；偶见：手足少力、四肢无力、皮肤瘙痒。

治法：补虚损，益元阳。

药用：川芎、防风、肉桂、人参、天麻、蜂蜜、温酒、羌活、白附子、独活、白芍、酸枣仁、羚羊角、天南星、全蝎；或用：麻黄、黄芩、当归、蔓荆子、牛膝、犀角、地骨皮、前胡、玄参、雄黄、川乌、天雄、木香、朱砂、冰片、麝香、附子、地榆、威灵仙、白鲜皮、荆芥、竹沥；偶用：石膏、甘草、杏仁、鹿角胶、薏苡仁、乌蛇、柏子仁、升麻、葛根、知母、款冬花、百合、茯神、续断、茵芋、僵蚕、苦参、细辛、石菖蒲、天麻、藁本、陈皮、白芷、藿香叶、蝉蜕、山茱萸、秦艽、山芋、白蔹、干姜、狗脊、干漆、半夏、甜瓜子、生姜、豆淋酒。

（3）中风身体不遂（卷8，1方）

病机：上焦虚烦，肝心风热。

证见：手足不遂。

药用：犀角、防风、枳壳、独活、肉桂、秦艽、当归、白芍、茯苓、牛膝、黑豆、淫羊藿、葛根、人参、生姜、竹沥。

（4）风腰脚不遂（卷8，1方）

病机：肝肾气虚，风邪攻之。

证见：腰脚运用不能相续。

药用：五灵脂、天麻、川乌、草乌、枫香脂、地龙、乳香、没药、木鳖子、海桐皮、黑豆、全蝎、狼毒、牛膝、朱砂、薄荷叶、附子、当归、自然铜、骨碎补、虎骨、冰片、麝香、生姜汁、葱白汁。

3. 煎厥(卷 41,5 方)

病机:阳气张大、肝精不守,以致少气或气逆。

证见:善怒;或见:头目昏愦,视听不明/昏塞,动作烦劳,精神不守。

药用:远志、人参、防风、茯神、生地黄、龙骨、犀角、柏子仁、茯苓;或用:白芍、麦冬、陈皮、白术、山芋、山茱萸、肉桂、天雄、细辛、枳实、野菊花、甘草、羚羊角、五味子、玉竹、沙参、酸枣仁、牡蛎、虎头骨、桃仁、小草、生姜、大枣、蜂蜜。

4. 薄厥(卷 41,3 方)

病机:恚怒气逆伤肝。

证见:胸中菀结,或至呕血者。

药用:大枣、陈皮、麦冬、生地黄、甘草、生姜;或用:茯苓、人参、桔梗、白芍、槟榔、黄芪、茯神、肉桂、当归、天冬、五味子、阿胶。

5. 肝痹与筋痹

(1) 肝痹(卷 19 诸痹门,8 方)

病机:论曰,《内经》谓风寒湿三气杂至,合而为痹。又曰:以春遇此者为筋痹。又曰:筋痹不已,复感于邪,内舍于肝。

证见:筋脉不利、拘挛急痛;或见:上气烦满、气逆、不得喘息,胸胁引痛、疝瘕、四逆、抢心腹痛、两胁下满、两胁胀满,目不明,头目昏塞,夜卧多惊,胸膈虚烦、惊悸、神思不安,四肢少力/不利/不随。

治法:镇肝去邪;缓筋脉,去邪毒,调营卫;补肝。

药用:防风、甘草、细辛、羌活、人参、酸枣仁、黄芪、茯神、五味子、茯苓、温酒、大枣;或用:薏苡仁、蔓荆子、木瓜、牛膝、杜仲、熟地黄、川芎、秦艽、朱砂、萆薢、附子、独活、柏子仁、山茱萸、前胡;偶用:荆芥、白术、天麻、没药、乳香、川乌、肉桂、桃仁、枳壳、五加皮、羚羊角、丹参、石斛、续断、陈皮、大麻仁、远志、生姜、蜂蜜。

(2) 筋痹(卷 19 诸痹门,4 方)

病机:论曰,《内经》曰,风寒湿三气杂至,合而为痹。又曰:以春遇此者为筋痹。

证见:筋脉拘急。或见:不得喘息,疝瘕四逆,抢心腹痛,两胁下满,目不明,头目昏塞,胸膈虚烦、多惊悸、神思不安,四肢少力/不利。

药用:甘草、防风、细辛、大枣;或用:茯神、酸枣仁、黄芪、人参、五味子、茯苓、柏子仁、山茱萸;偶用:熟地黄、远志、朱砂、川乌、蕤仁、桃仁、蔓荆子、枳壳、川芎、独活、羚羊角、前胡、肉桂、温酒。

6. 肝疟

(1) 足厥阴肝疟(卷 36 疟病门,6 方)

病机:邪气客之。

证见:颜色苍苍,颤掉气喘;或见:积年不瘥/久不瘥;心烦头疼,寒热不止,肌肉消瘦,不下食;小便不利如癃。

药用:鳖甲、知母、甘草、乌梅、升麻、蜂蜜、常山、石膏、犀角、豆豉、温酒;或用:苦参、香豉、蜀漆、桃仁、虎头骨;偶用:细辛、玉竹、木香、羚羊角、玄参、猪苓、槟榔、麝香、朱砂、龙骨、肉桂、地骨皮、人参、麦冬、柴胡、栀子、白芍、木通、生地黄、大黄、芒硝。

(2) 伤寒后变成疟(卷 33 伤寒门,1 方)

病机:邪热客于足厥阴经所成。

证见:颜色苍苍战掉,或似热劳。

药用:鳖甲、蜀漆、知母、乌梅、苦参、常山、玉竹、豆豉、石膏、细辛、甘草、蜂蜜、温酒。

7. 肝胀(卷 41 肝脏门,6 方)

病机:肝受邪气(以寒邪、风邪为多)。

证见：两胁下痛、牵连少腹、胸胁胀满；或见：筋脉拘急，四肢厥逆，筋脉不利，背髀拘急，浑身疼痛，面多青黄，口淡无味，饮食减少。

药用：肉桂、白术、茯苓、附子、温酒、防风、桔梗、独活、当归、山茱萸、五味子、酸枣仁、大枣、蜂蜜；或用：柏子仁、细辛、鳖甲、枳壳、犀角、甘草、白附子、槟榔、母姜、陈皮、吴茱萸、沉香、巴戟天、硇砂、补骨脂、肉苁蓉、全蝎、木香、青皮、薇香子、牛膝、川楝子、赤芍、石菖蒲、蜀漆、朱砂、紫石英、柴胡、山芋、川芎、生地黄、木瓜、黄芪、覆盆子、熟地黄。

8. 肝着（卷41肝脏门，5方）

病机：肝气虚寒，或风寒乘之，邪着胸中。

证见：胸上欲人蹈之者；或见：先未苦时，但欲饮热者是也，或伴有胁满筋急，不得太息。

药用：肉桂、生姜、当归、防风、柏子仁、细辛、甘草、陈皮、桔梗、枳实、茯苓、大枣、薤白；或用：附子、槟榔、白术、川芎、枳壳、桃仁、山茱萸、青木香、白芍、厚朴、瓜蒌。

9. 肥气（卷71积聚门 肥气，3方）

病机：积气在左胁下，如覆杯，有头足，名曰肥气。肝之积也，肝藏血，故阴多而阳少，病为气积。

证见：肥气，结硬不散，或久不已，变疟，令人热多寒少，小便赤涩。

药用：大黄、木香、麦冬、蜂蜜；或用：酸枣仁、薏苡仁、苏子、木通、黄芪、枳壳、升麻、茯苓、石韦、三棱、附子、吴茱萸、陈皮、花椒、鳖甲、生姜、荆芥。

10. 肝黄（卷61黄病门 三十六黄，2方）

证见：患者齿黄，目如丹赤，口燥热渴，气力虚劣，身体青黄。

药用：人粪、青蒿汁、生姜汁、知母、柴胡、茵陈、甘草、常山、鳖甲、猪脂。

11. 肝疳（卷173小儿诸疳，1方）

病机：在肝为风疳。

证见：摇头揉目，白膜遮睛，色青黄，毛焦发立，筋青脑热，覆面而卧，腹有积聚，时下痢，身体自汗，久不愈，转加羸瘦。

药用：蟾酥、胡黄连、使君子、熊胆、木香、麝香、牛黄、朱砂、大黄、虎睛、荆芥。

此外，卷172小儿惊疳、卷173小儿疳䘌亦载有关肝疳的证治，肝疳目中生疮，甘草汤、肝疳盐汤。

12. 筋极（卷92筋极，1方）

病机：肝经风虚。

证见：筋极急痛。

治法：壮筋骨。

药用：肉苁蓉、菟丝子、牛膝、白术、细辛、何首乌、续断、枸杞子、山芋、菖蒲、车前子、巴戟天、菊花、补骨脂、远志、地骨皮、覆盆子、熟地黄、蜂蜜、温酒。

13. 疹筋（卷42肝脏门，6方）

病机：肝气虚寒，或肝虚，或肝气不足，或肝风。

证见：脉数、筋脉急见/不利、腹胁妨闷/腹满膜胀/腹肋急痛/腹急胁肋胀满/左胁妨胀、筋见于外、成疹不已，或伴有心腹壅滞、不思饮食。

药用：肉桂、茯苓、防风、白术、当归、柏子仁、生姜；或用：酸枣仁、萆薢、川芎、细辛、附子、黄芪、五味子、沉香、枳实、大枣；偶用：薏苡仁、海桐皮、桃仁、甘草、山茱萸、蔓荆子、槟榔、枳壳、楮实子、覆盆子、石斛、鹿茸、熟地黄、羌活、麻黄、侧子、丹参、羚羊角、前胡、鳖甲、生地黄、蜂蜜、温酒。

14. 癫疝（卷182小儿癫疝，1方）

病机：肝经虚弱。

证见：筋脉缓纵，气脉下坠，阴器肿大，久成癫疝。

药用：香虫、轻粉、胡黄连。

15. 肝心痛（卷 55 心痛门 肝心痛，4 方）

病机：肝虚受邪，传为心痛。

证见：心痛，色苍苍然如死灰状，不得太息／经时一太息，四肢厥逆。

药用：当归、茯苓、细辛、白术、川芎、肉桂、附子、木香、生姜、大枣；或用：防风、柏子仁、槟榔、枳壳、桃仁、前胡、陈皮、人参、吴茱萸、紫菀、桔梗、郁李仁、野狐粪、姜黄、槟榔、蜂蜜、温酒。

16. 风狂（卷 14，1 方）

病机：肝心风热，气虚不足。

证见：中风邪发狂，惊恚瘛疭。

药用：金箔、轻粉、人参。

（三）与肝脏关系密切的证候证治

1. 肝虚方证分析（卷 41 肝脏门，19 方）

病机：肝元虚冷，或肝元气虚，或肝元虚风上攻。

证见：筋风类（肩背拘急、背项紧急、筋急、霍乱转筋、手足麻痹）、痞满类（腹胁胀满、胁下坚、腹满）、痛症类（头痛、背痛、肢节疼痛、头目肿疼、筋脉疼痛）、目类（眼昏气浊、瞻视不明、眼生黑花、眼目多泪、羞明、目睛眩疼、眼暗）、耳类（耳内虚鸣）、头类（头旋、头目昏眩、头目昏闷）、情志类（悒悒不乐）、青色（面多青黄）；或见：四肢劳倦、手足无力、四肢筋脉、多困少力、饮食减少／不消／不进、泄泻不止；偶见或时寒热、口内生疮、口苦、口无滋味。

治法：补顺三焦，通肝气；或通利七窍；或壮筋骨，明耳目，进饮食。

药用：蜂蜜、盐、沉香、肉苁蓉、牛膝、甘草、温酒、大枣；或用：白附子、补骨脂、全蝎、青皮、干姜、桔梗、吴茱萸、犀角、柏子仁、菊花、藿香、远志、熟地黄、厚朴、荜澄茄、草薢、苍术、决明子、羚羊角、生姜；偶用：硇砂、蘹香子、川楝子、荜茇、胡椒、槟榔、陈皮、茵陈、柴胡、紫参、白芍、芫荑、黑豆、车前子、白芷、桑寄生、鹿茸、地骨皮、覆盆子、磁石、豆蔻、茯苓、肉豆蔻、独活、山茱萸、续断、狗脊、细辛、木瓜、硫黄、山芋、谷精草、石决明、木贼、荆芥、旋覆花、枸杞子、桑叶、蛇蜕、空青、栀子、龙胆草、夏枯草、莎草根、白羊肝、羊腰子、半夏、葱白、醋。

可见该书"肝虚"以发生于"筋""目"的病变为多见。以肝阳虚气滞为主。

2. 肝实方证分析（卷 41 肝脏门，17 方）

病机：肝实风壅，或肝脏壅热。

证见：筋风类（四肢拘倦、筋脉拘急疼痛）、胁症类（胸膈满闷、两胁胀满气急、两胁下非时气动、每动左胁下有声、右胁相应、胁下结块、腹内引痛）、痛症类（体痛、头目疼痛）、目类（眼目昏涩、翳膜遮睛、瘾涩难视、头目不利、眼昏、两眼赤涩疼痛）、情志类（胸膈烦躁、心膈烦闷、睡卧不安、头重心烦）；或见：喉嗌干燥不利、唇皮焦赤、四肢淫泺、食已即吐、大小便赤热／赤涩、大便黄赤、积血从大便下、如腐烂瘀血之类、日渐胃脘结块、使人心腹满闷；偶见：忽觉背寒、饮食减少。

药用：羌活、甘草、大黄、荆芥、防风、麦冬、羚羊角、黄芩、栀子、独活、木香、当归、野菊花、柴胡、连翘、牡丹皮、刺蒺藜、蜂蜜；或用：黄芪、枳壳、赤芍、麻黄、鳖甲、犀角、川芎、郁李仁、石膏、车前子、生地黄、虎杖、肉桂、人参、半夏、升麻、酸枣仁、鸡苏、牵牛子、射干、薄荷、竹叶、生姜；偶用：熟地黄、天麻、石菖蒲、藁本、没药、威灵仙、乌药、蝉蜕、青葙子、青皮、升麻、木贼、芒硝、荷叶、秦艽、茯苓、桔梗、槟榔、五味子、陈皮、白术、蔓荆子、决明子、茯神、天花粉、葛根、茯苓、朱砂、冰片、恶实、茵陈、杏仁、白芍、牛膝、细辛、狼毒、芫花、石决明、附子、黄连、生地黄、米泔水、葱。

可见该书"肝实"以胁下满胀症状多见兼有实热。

（四）与肝脏关系密切的症状证治

1. 筋脉抽掣疼痛（卷41,7方）

病机：肝气虚弱、风邪外侵,肝脏风毒流注。

证见：筋脉抽掣疼痛；或见：伴有四肢拘急、百节麻木、身体疼痛、头目昏眩,或四肢无力,或不得屈伸、恍惚多忘、或时恐怖,或肢节不利。

药用：牛膝、酸枣仁、肉桂、甘草、温酒、附子、麻黄；或用：独活、萆薢、人参、羚羊角、赤芍、薏苡仁、防风、干姜、生姜、蜂蜜；偶用：细辛、白附子、黄芩、茵芋、防己、乌喙、槟榔、防葵、槐胶、泽漆、木瓜、续随子、天麻、茯苓、川芎、枸杞子、海桐皮、白芷、苦参、茯神、远志、乳香、当归、僵蚕、补骨脂、芥草、全蝎、柏子仁、石斛、薄荷、大枣。

2. 筋急（卷42,9方）

病机：肝脏风毒气注,或肝脏风气,或肝虚血不足,或肝元虚风上攻,或肝虚劳损。

证见：筋急（手臂头项、肩髆腰足、脚膝、四肢）；或见：攻刺疼痛、或转筋舒展不能、或行履不得/行步艰难,或身体强直,或背髆劳倦,或四肢虚肿,或伴有头目旋运、黑花昏暗,头目昏闷,呕逆减食。

药用：川芎、羌活、附子、牛膝、防风、酸枣仁、独活、天麻、麻黄、人参、萆薢、海桐皮、肉桂、刺蒺藜、当归、石斛、黑豆、熟地黄、木瓜；或用：白附子、全蝎、白花蛇、枸杞、白芷、甘草、乳香、石南、乌蛇、茯苓、茵芋、生地黄、羚羊角、虎骨、干姜、地骨皮、白术、猪椒根、五加皮、枳壳、丹参、薏苡仁、石膏、柏子仁、野菊花、蔓荆子、草乌、荆芥、恶实。

3. 腰膝不利（卷186补益门 补虚理腰膝,4方）

病机：肾肝虚损/久虚/虚寒。

证见：腰膝无力疼痛/不利,及妇人虚冷,赤白带下；肌肤羸弱憔悴,渐成劳疾；四肢倦闷,腹胁冷痛；腰膝风痹,皮肤不仁,或下注步履艰难。

治法：壮筋骨；悦颜色,耐寒暑,倍力,补精益髓；壮筋力,和气血,补暖；温养肝肾,调顺气血,补虚排邪；益心气,清头目,定神魂。

药用：肉桂、附子、肉苁蓉、木瓜、硇砂、羌活、牛膝、蜂蜜、温酒；或用：胡芦巴、补骨脂、巴戟天、沉香、黄芪；偶用：菊花、地骨皮、骨碎补、吴茱萸、胡椒、荜澄茄、诃子、人参、干姜、甘草、石斛、山茱萸、续断、钟乳石、熟地黄、茯苓、泽泻、菟丝子、蛇床子、山芋、鹿茸、杜仲、羊肾、雄雀、木香、蘹香子、川楝子、椒红、青皮、槟榔、虎胫骨、桔梗、酸枣仁、茯神、石菖蒲、远志、川芎、萆薢、防风、羚羊角、盐、酒。

4. 肝气逆面青多怒（卷41,6方）

病机：肝气壅逆,或肝脏实热,或邪热客于肝经,或肝约血聚。

证见：面青多怒；或见：手足拘急、胁下苦满、头旋目运、目视昏暗、或时眩冒,胁痛,身体不能屈伸,肢体沉重、甚者恍惚狂言、心神不安,口多涎、小便黄赤,烦躁。

药用：甘草、秦艽、当归、麻黄、细辛、防风；或用：黄芩、防己、肉桂、干姜、升麻、茯苓、附子、人参、桔梗、白术、麝香；偶用：竹沥、葛根、杏仁、半夏、独活、远志、白芍、石膏、荆芥、牡丹皮、川芎、蔓荆子、柴胡、羌活、鳖甲、天灵盖、沉香、连翘、天冬、吴茱萸、生地黄、花椒、川乌、白芷、山茱萸、前胡、五味子、槐胶、牛黄、羚羊角、石龙子、蜈蚣、朱砂、全蝎、䗪蟲、芫青、虻虫、蟅虫、巴豆、木香、生姜、大枣、温酒、糯米。

5. 风头旋（卷17,1方）

病机：诸阳受风,肝气不清。

证见：头目旋晕,目视昏暗。

药用：川芎、野菊花、羌活、防风、细辛、僵蚕、草决明、旋覆花、蝉蜕、密蒙花、天麻、荆芥、甘草。

6. 唾血（卷69吐血门,4方）

病机：忧恚气逆,肝气不足；或恚怒伤肝；或肺肝内伤。

证见：唾血不止，血色鲜血，或伴有烦满，胁下痛，胸胁疼痛。

药用：生地黄；或用阿胶、矾石、干姜、肉桂、皂荚、桔梗、附子、甘草、蜂蜜。

7. 汗血（卷69吐血门，1方）

病机：肝心伤邪。

证见：血汗。

药用：人参、肉桂、甘草、白术、赤芍、黄芩、川芎、当归、竹茹。

（五）与肝相关组织器官证治

1. 肝虚眼（卷102眼目门，15方）

病机：肝肾久虚、肝虚、肝气不足、肝虚受风/中风/血弱/风毒气、肝虚寒。

证见：眼目昏暗/昏涩/目久昏暗/视物昏暗，目视不明，视物不远，黑白不明，伴有多泪涩痛、时多冷泪，泪出翳生，翳晕侵睛，或睛昏浊、睛轮昏暗涩痛、翳晕时聚时散、变为内障、两眼内恶翳遮睛，睑赤痒痛，风泪隐涩难开、目赤肿痛，眼睛疼，风眩目如欲脱、视物不得，眉间疼重；或见：胁下痛胀满气急，伴有头痛、胸中客热、心烦闷、两胁拘急痛，寒热，手足瘛疭。

药用：蜂蜜、细辛、车前子、防风、茯苓、甘草、菊花、青葙子、菟丝子、五味子、肉桂、蕤仁、人参、升麻、决明子、柏子仁；或用：枸杞子、旋覆花、芜蔚子、前胡、附子、曾青、川芎、石决明、栀子、大枣、羌活、温酒、生姜；偶用：香附、藁本、小椒、苍术、薄荷、蝉蜕、蛇蜕、牛蒡子、巴戟天、生地黄、泽泻、柴胡、白芍、乌豆、黄连、枳壳、苦参、五加皮、玄参、独活、桑白皮、茯神、麦冬、羚羊角、葛根、酸枣仁、地骨皮、槟榔、陈皮、桔梗、吴茱萸、白术、生麻油、酥、莲子草汁、淡竹叶、长石、槐子、盐花、芒硝、玉竹、大青、吴蓝、薏苡仁、乌麻仁、菴蔄子、牡荆子、蛇床子、山芋、熟地黄、肉苁蓉、知母、冰片、牛黄、天麻、麝香、黄芪、竹叶、竹沥、半夏、莲子汁、芝麻、陈粟米。

2. 肝实眼（卷102眼目门，20方）

病机：肝脏风热，或肝实热，或肝气实。

证见：目赤肿痛、痒痛/疼痛/干涩，或眼热痛不止，目眦热痛、时多热泪、羞明畏日泪出，目痛如刺、目生赤脉息肉、碜痛/涩痛；或见：眼目昏暗/不明、生障翳、淫肤息肉、眼常昏浊、视物不明；胁下妨痛、筋脉酸疼。

药用：黄连、栀子、细辛、大黄、决明子、车前子、菊花、蜂蜜、黄芩、升麻、人参、玄参、甘草、柴胡、秦皮、竹叶、防风、茯苓、枳壳；或用：青葙子、地骨皮、蕤仁、川芎、白芍、羚羊角、桔梗、石膏、苦竹叶、车前叶、苦参、芒硝、麦冬；偶用：地肤子、远志、芜蔚子、蔓荆子、山药、柏子仁、前胡、密蒙花、刺蒺藜、当归、生地黄汁、车前汁、薏苡仁、伏翼、大青、蔷薇根皮、黄柏、射干、大麻仁、诃子、肉桂、羌活、瓜蒌、牛黄、独活、白附子、漏芦、木香、全蝎、槟榔、石决明、蒺藜子、犀角、木通、龙胆草、玉竹、大枣、薄荷。

3. 视物昏暗

（1）肾肝虚眼黑暗（卷102眼目门，25方）

病机：肝肾气虚、风毒上攻；肝肾虚（久虚、俱虚、气虚、风虚），肝肾不足；肝虚膈热，肝虚，肝气不足。

证见：眼目昏暗/黑暗/翳膜昏暗；或见：或似蝇翅（飞蝇）/虚花，渐生翳障/内障/翳/障蔽，或远视不明/视物不明/不能远视/久不见物，或冲风泪下，或冷泪时出，或多泪；目赤肿痛；两眼赤痒、肿痛昏涩、迎风多泪，及有胬肉，内外障，青盲攀睛，翳膜；或伴有两胁满痛、筋脉拘急、不得喘息、面多青色，或伴有耳聋。

药用：蜂蜜、车前子、防风、菟丝子、茯苓、熟地黄、人参、青葙子、细辛、肉桂、决明子、五味子、麦冬、黄芩、泽泻、温酒、盐、石决明、肉苁蓉、甘草、黄连、芜蔚子、地肤子、枸杞子、附子、青盐、花椒、山茱萸、山芋；或用：磁石、玉竹、升麻、槐子、苦参、川芎、巴戟天、苍术、木贼、羌活、阳起石、生姜、兔肝、地骨皮、玄参、黄芪、续断、柏子仁、远志、蔓荆子、恶实、杏仁、葶苈子；偶用：白芷、陈皮、栀子、厚朴、冰片、黄柏、乳香、海螵蛸、生地黄、空青、珍珠、犀角、羚羊角、防己、前胡、虎睛、川楝子、蘹香子、野菊花、白术、当归、沙参、柴胡、秦艽、独活、牛膝、陈曲、杜仲、桑寄生、桃仁、钟乳石、鹿茸、石斛、云母、石榴、羊子肝、玄精石、干姜、硫黄、猪肾、酸枣仁、赤芍、木香、雄雀、温浆水、鸡子白、大枣、陈粟米、羊胆汁。

（2）目昏暗（卷108眼目门，8方）

病机：肝肾不足/气虚/久虚/风，或肝虚，或肝脏风热。

证见：目暗/昏暗，或伴有隐涩疼痛/肿痛，或视物不明，变成内障。

药用：花椒、苍术、决明子、青葙子、甘草、黄连；或用：胡黄连、熟地黄、草决明、黑豆、牛胆、羌活、青盐、恶实、荆实、木贼、野菊花、羚羊角、川芎、犀角、玄参、黄芩、茯苓、栀子、菊花、防风、刺蒺藜、牛蒡子、空青、马蹄、茯神、枳壳、大黄、地肤子、龙胆草、车前子、麻子、兔肝、竹叶、蜂蜜、陈米、獭猪肝。

（3）目晕（卷108眼目门，5方）

病机：肝血不足，风邪乘虚，搏于精气，或生虚热；肝虚风邪。

证见：两目晕翳，疼痛不可忍；浮翳，晕上黑睛，疼痛磣涩；目睛生晕；目晕瞻视不明；眼输昏浊，黑白不明，发为目晕。

药用：甘草、细辛、羌活、防风、温酒；或用：川芎、枸杞子、荆芥、苍术、蝉蜕、石膏、旋覆花、菊花、犀角、黄连、秦皮、竹茹、栀子、大黄、刺蒺藜、芒硝、蔓荆子、蛇蜕、山芋、山茱萸、白芍、升麻、蜂蜜。

（4）目䀮䀮（卷108眼目门，2方）

病机：肝虚寒。

证见：目暗，视物不明，并生黑花。

药用：防风、川芎、甘草、独活、细辛、前胡、人参、白鲜皮、陈皮、茯苓。

（5）目见黑花飞蝇（卷109眼目门，8方）

病机：肝肾气虚/虚风/毒风/风气。

证见：眼生黑花，或如水浪，或时见飞蝇，或昏暗视物不明；或见：或生翳晕；或伴有头目不利，睛疼隐涩。

药用：蜂蜜、盐、花椒、羌活、蝉蜕、野菊花、荆芥、苍术、细辛、白附子、温酒；或用：宿鸠、羊肝、蔓荆子、楮实子、淫羊藿、木贼、蒺藜子、空青、青盐、槐子、木香、附子、牛酥、鹅脂、冰片、朱砂、墨旱莲、磁石、神曲、川芎、玉竹、犀角、羚羊角、枸杞子、巴戟天、旋覆花、兔肝、黄连、菊花、地骨皮、龙齿、车前子、青葙子、防风、柴胡、石决明、白芍、桔梗、车前子、茺蔚子、熟地黄、莲草汁、腊茶、竹叶。

（6）目青盲（卷112眼目门，4方）

病机：肝脏热/虚寒，或肝肾虚。

证见：目赤，瞻视漠漠，积年青盲不见物；目赤，视物昏暗，渐成青盲；目青盲，视物多不明，渐生障翳；茫茫不见物。

药用：甘草、升麻、决明子、黄芩、栀子、细辛、柴胡；或用：泽泻、杏仁、大黄、枳实、白芍、人参、茯苓、黄柏、白术、桑白皮、青葙子、麦冬、玄参、白杨树皮、黄连、犀角、地骨皮、防风、白鲜皮、陈皮、川芎、独活、前胡、珍珠、鲤鱼胆、蜂蜜、生姜、芒硝、大枣。

（7）将变内障眼（卷112眼目门，3方）

病机：肝虚，或肝虚劳、兼膀胱久积虚冷。

证见：雀目，恐变成内障；目眩见花不明，渐成内障；眼昏暗，将变成内障。

药用：大黄、车前子、细辛、黄芩、五味子、防风、茯苓、蜂蜜；或用：茺蔚子、玄参、黄芪、石斛、鹿茸、牡丹皮、酸枣仁、覆盆子、生地黄、杏仁、茺蔚子、青葙子、枸杞子、菟丝子、决明子、山芋、地骨皮、柏子仁、甘草、人参、黄连、温酒、黑豆。

4. 目赤肿痛

（1）目赤肿痛（卷103眼目门，3方）

病机：肝脏风毒上冲，或肝经邪热攻眼，或热毒乘肝。

证见：眼赤肿痛难开、头额偏疼，或赤涩肿痛、畏日羞明；或睚眵赤肿、碜涩疼痛。

药用：栀子、黄连、甘草、竹叶；或用：羚羊角、细辛、野菊花、玉竹、川芎、人参、赤芍、白芍、黄芩、防风、大黄、龙胆草、郁金、黄柏、柴胡、决明子、青葙子、肉桂、升麻、芒硝。

（2）目热碜痛赤肿（卷 103 眼目门，7 方）

病机：肝脏风热，或肝经积热上攻；肝肾虚热/风热。

证见：眼目赤烂，肿痛碜涩；或见：伴有生胬肉，或泪出昏暗。

药用：决明子、黄连、冰片、甘草、白芍、芒硝、大黄；或用：玄参、细辛、车前子、柴胡、栀子、黄芩、乳香、灯心草、大枣、轻粉、玉竹、铅丹、升麻、竹叶；偶用：牛黄、朱砂、天竺黄、赤芍、犀角、羚羊角、野菊花、胡黄连、木通、枳壳、甜竹叶、人参、龙胆草、秦皮、苦竹叶、泽泻、生地黄、熟地黄、青葙子、当归、青盐、密陀僧、石决明、硇砂、硼砂、蜂蜜、麝香、黄柏、杏仁、蔓荆子、恶实、淡竹沥、温浆水。

（3）暴赤眼（卷 104 眼目门，2 方）

病机：肝脏风热，或肝心壅热。

证见：目暴赤，隐涩肿痛。

药用：栀子、羚羊角、防风、野菊花、蔓荆子、赤芍、玉竹、大麻仁、麦冬、芒硝、犀角、黄芩、瞿麦、黄连、车前子、木通、大黄、柴胡、青葙子。

（4）风毒冲目虚热赤痛（卷 104 眼目门，1 方）

病机：肝虚风热上冲。

证见：目暗赤痛。

药用：柴胡、升麻、车前子、决明子、栀子、黄芩、黄连、甘草、防风、羚羊角、芒硝。

（5）目风赤（卷 104 眼目门，1 方）

病机：肝虚风热。

证见：眼赤暗。

药用：柴胡、车前子、决明子、栀子、黄芩、防风、羚羊角、大麻仁、黄连、甘草、芒硝。

（6）目飞血赤脉（卷 105 眼目门，3 方）

病机：肝膈风壅、上攻眼目，或肝热，或肝心热上冲。

证见：飞血赤脉（赤脉散见于白精之上）。

药用：黄连、菊花、刺蒺藜、川芎、防风、木香、甘草、芒硝、蜂蜜、杏仁、轻粉。

（7）赤脉冲贯黑睛（卷 105 眼目门，2 方）

病机：肝热，或肝肺壅热。

证见：赤脉冲睛；或眼生胬肉，赤脉涩痛，及赤眼障翳，目睛痒痛羞明，及小儿风疳，烁阳眼赤。

药用：芒硝；或用：前胡、升麻、菊花、细辛、栀子、大黄、秦皮、决明子、玉竹、苦竹叶、羚羊角、昨叶荷草、生地黄、郁金、甘草、何首乌、竹叶、蜂蜜、淡竹叶、黑豆。

（8）目风肿（卷 106 眼目门，1 方）

病机：肝脏壅热。

证见：睑肉风肿（类似睑腺炎）。

药用：黄连、防风、恶实。

（9）目睛疼痛（卷 106 眼目门，2 方）

病机：肝气上壅。

证见：目睛疼痛如脱，或伴有腹胁滞闷。

药用：升麻、枳壳；或用：前胡、决明子、防风、车前子、野菊花、黄连、细辛、苦参、芒硝、川芎、当归、丹参、赤芍、黄芩、槟榔、大黄、甘草。

（10）目涩痛（卷106眼目门，6方）

病机：肝脏风热/肝热，或肝肺风热。

证见：目涩痛/碜痛/干涩，目赤，昏暗视物不明。

药用：黄连、防风、野菊花、甘草；或用：玉竹、旋覆花、升麻、决明子、秦皮、栀子、麦冬、羚羊角、玄参、黄芩、蔓荆子、赤芍、硇砂、乳香、杏仁、铜绿、轻粉、青古老钱、冰片、滑石、艾灰、石决明、井泉石、石膏、菊花、密蒙花、楮实子、刺蒺藜、蛇蜕、芒硝。

（11）目痒急及赤痛（卷107眼目门，4方）

病机：肝心风热邪毒，或肝风邪热，或风毒乘于肝经，或肝气壅滞、热毒不得宣通。

证见：目赤痒，或痛痒不定，或目急痒痛。

药用：玉竹、茯苓、升麻、防风、黄连、荆芥；或用：红雪、麦冬、秦皮、淡竹叶、野菊花、地骨皮、柴胡、木通、羌活、刺蒺藜、甘草、当归、赤芍、芒硝。

（12）五脏风热眼（卷107眼目门，7方）

病机：肝热/风热，或肝心风热，或肝肺热毒风/实热/热毒攻眼，或肝肾风气久积，客于目不散。

证见：多见目干涩昏痛/碜痛难开，或目赤，或目生白翳，或白睛肿起。

药用：防风、决明子、黄连、玉竹、车前子、青葙子、甘草、川芎、槟榔、陈皮、桔梗、细辛、羚羊角、茯神、升麻、木通、芒硝、蜂蜜；或用：茯苓、白术、肉桂、蒺蔾子、兔肝、蔓荆子、黄芩、麦冬、枳壳、玄参、犀角、龙胆草、沙参、紫菀、百合、白鲜皮、独活、生地黄、羖羊角、泽泻、大黄、桑白皮、旋覆花、野菊花、温浆水。

（13）目风泪出（卷107眼目门，4方）

病机：肝虚，或肝肾风虚，或心肝脏风热。

证见：目风泪出；或见：伴有目昏、久视无力、涓涓泪下、兼头风目碜痛，或生翳膜。

药用：枳壳、蜂蜜；或用：兔肝、防风、黄连、地骨皮、麦冬、决明子、茯神、苦参、秦皮、大黄、野菊花、车前子、龙齿、珍珠、丹参、贝齿、干姜、白芷、细辛、五味子、石决明、茺蔚子、熟地黄、玉竹、羌活、黄芪、甘草、刺蒺藜、川芎、盐、温浆水。

（14）伤寒后余毒攻眼（卷32伤寒门，2方）

病机：伤寒后肝气实热，或肝虚。

证见：目中碜痛，或生翳晕；或目暗，视物不明，或见黑花。

治法：凉肝经，以消热毒。

药用：犀角、瞿麦、黄芩、黄连、木通、栀子、大黄、车前子、人参、防风、川芎、甘草、茯神、独活、前胡、细辛、菊花、竹叶。

（15）小儿目赤痛（卷181小儿门，2方）

病机：肝热。

证见：眼赤疼痛。

治法：凉膈退热。

药用：甘草、蛤粉、连翘、白药子、白附子、白芍、防风、大黄、羌活。

（16）乳石发目昏赤痛（卷183乳石发动门，3方）

病机：乳石发，热上肝膈，或热气冲肝。

证见：闭目不开，烦闷热气，胸中澹澹；腰痛欲折，两目欲脱；目痛如刺。

药用：前胡、栀子、干姜、车前叶、淡竹叶、大青、秦皮、决明子、细辛、黄芩、石膏、黄连、玉竹、甘草。

（17）目眵瞙（卷113眼目门，1方）

病机：风热冲肝。

证见：眵瞙（俗称眼屎）。

药用：羚羊角、犀角、防风、牛膝、羌活、桑白皮、五味子、生地黄、刺蒺藜、白芍。

(18) 丹石毒上攻目(卷108眼目门,2方)

病机：丹石毒上攻,或风热眼,兼丹石发动。

证见：目赤/赤痛;或见:伴有烦闷、热气、胸中澹澹。

药用：前胡、大青、黄芩、细辛、决明子;或用:秦皮、干蓝、栀子、石膏、大黄、桑白皮、甘草、羚羊角、枳壳、黄连、芒硝、车前叶、竹叶。

(19) 目内生疮(卷110眼目门,3方)

病机：肝肺热毒,或肝心热毒,或肝虚风痒。

证见：生疮赤痛/碜痛,泪多。

药用：黄芩、黄连;或用:车前子、决明子、菊花、秦皮、地骨皮、羚羊角、玉竹、栀子、生地黄、秦艽、青葙子、茯苓、升麻、犀角、木通、大黄、瞿麦、胡粉、冰片、蜂蜜、竹叶、芒硝。

(20) 蟹目(卷106眼目门,2方)

病机：肝经积热。

证见：可能是虹膜及睫状体发生病变。生黑珠子如蟹目状,疼痛。

药用：防风、远志、人参、细辛、黄芩、桔梗;或用:白芍、羚羊角、赤芍、甘草。

5. 斑翳胬肉

(1) 目生丁翳(卷111眼目门,2方)

病机：肝心毒热,或肝膈中风毒。

证见：类似虹膜前粘连斑翳。丁翳入黑睛,状如银丁。

药用：青葙子、蓝实、枳壳、大黄、菊花、甘草、草决明、黄连、茺蔚子、细辛、麻黄、车前子、鲤鱼胆、鸡胆、羚羊角、升麻、黄芪、犀角、玉竹、玄参、蜂蜜、芒硝、竹沥。

(2) 目生胬肉(卷109眼目门,3方)

病机：肝脏壅热,或肝肺热盛。

证见：目赤痛,生胬肉满急;目中生胬肉,冲贯黑睛,赤痛不可止。

药用：胡黄连;或用:升麻、玉竹、车前子、前胡、秦皮、细辛、决明子、栀子、黄芩、苦竹叶、野菊花、黄连、白矾灰、轻粉、井盐、硇砂、白龙、密陀僧、蜂蜜、芒硝。

(3) 小儿眼生翳膜(卷181小儿门,4方)

病机：肝受病,肝脏热/热毒/壅热。

证见：目昏渐生翳膜,散漫侵睛,因此失明;眼生翳膜,或生血轮肿胀;目生丁翳/疮翳。

药用：甘草、防风、车前子、野菊花、黄连、黄芩;或用:龙胆草、钩藤、土瓜根、茯神、桑白皮、人参、蒺藜子、青葙子、栀子、升麻、玉竹、玄参、犀角、川芎、当归、大黄、大枣、淡竹叶、桑枝、蜂蜜。

6. 其他目疾

(1) 眼眉骨及头痛(卷108眼目门,2方)

病机：肝心壅热,或肝脏受风、胸膈痰饮。

证见：目睛疼痛,牵连眉额;头目俱痛,渐生翳障。

药用：天麻、川芎、细辛、独活、荆芥;或用:鸡苏、人参、甘草、犀角、旋覆花、牵牛子、天南星、藁本、菊花、蜂蜜、生姜汁。

(2) 倒睫拳挛(卷110眼目门,1方)

病机：风热冲肝。

证见：眼睑内翻或眼睑之睫毛倒插,目多倒睫。

药用：防风、野菊花、旋覆花、决明子、麦冬、栀子、玉竹、升麻、秦皮、黄连、甘草。

（3）坠睛（卷106眼目门，1方）

病机：眼因贼风所吹，血脉受寒，贯冲瞳仁，风寒气随眼带牵拽。

证见：类似麻痹性斜视。眼白睛肿胀，日夜疼痛，心胸多闷。

治法：洗肺利肝。

药用：羚羊角、茯苓、木通、葶苈子、郁李仁、防风、桑白皮、甘草、赤芍、黄芩、枳壳、防己、大黄、杏仁。

（4）目珠子突出（卷106眼目门，4方）

病机：肝肺风热/热毒攻眼，或肝肺热甚/大热。

证见：白睛肿胀，盖复瞳仁/黑睛，或时疼痛。

药用：玉竹、羚羊角、黄连、桑白皮；或用：犀角、黄芩、防风、地肤子、甘草、麦冬、木通、旋覆花、升麻、茯神、大青、栀子、羖羊角、大黄。

（5）目偏视风牵（卷107眼目门，1方）。

病机：肝风。

证见：类似麻痹性斜视。目睛不正，视物偏斜。

药用：防风、菊花、蒺藜子、恶实。

7. 食治目病（卷190食治门，3方）

（1）目肿暗（肝肾气虚，风热上攻）。药用：兔肝、米。

（2）目热赤痛，视物不明。肝气益睛。药用：青羊肝。

（3）目赤痛，眽眽不见物（肝膈风热）。药用：苦竹叶、粳米、石膏、砂糖。

8. 耳病（卷187补虚明耳目，2方）

病机：肝肾气虚。

证见：耳目不聪明，及一切冷气，腹胁疼痛。

治法：补肝益肾，平养心气，聪耳明目。

药用：肉苁蓉、牛膝、温酒；或用：菟丝子、木瓜、附子、麋角、花椒、肉豆蔻仁、补骨脂、楮实子、巴戟天、木香、鹿茸、肉桂、蛇床子、槟榔、干姜、覆盆子、远志、五味子、续断、山茱萸、蜂蜜、盐。

（六）其他证治涉及肝脏的内容

（1）卷7~18中的瘫痪、风惊恐、恶风：病机涉及肝肾经虚、风邪迫肝、五脏虫食肝。

（2）卷32~52中的伤寒后余毒攻眼、胆虚、胆虚不眠、胆热多睡、肾脏风毒流注腰脚：病机涉及伤寒瘥后，余毒未尽，内乘于肝；肝脏胆寒、肝胆俱虚、热气上熏；肝肾气虚，风邪攻注。治宜凉肝经，以消热毒；补肝、去胆寒、和气，泄热益胆。

（3）卷57~70中的胁肋痛、咳嗽、吐血、呕血、鼻衄，病机涉及足厥阴经虚，寒气乘之也；肝咳、肝移于胆；恚怒气逆伤于肝则损肝、脾移热于肝。

（4）卷93~94中的血蒸、传尸骨蒸、阴疝，病机涉及肝气虚，肺病不已，次传于肝；肾水涸竭，无以滋荣肝气。治宜泻邪气之实，补肝经之虚。

（5）卷108~109中的时气后患目、息肉淫肤、目睑生风粟、眼睑肿硬、目生花翳、眼裣、目生息肉肿核黄膜：病机涉及肝心肺余热；脾肺有热，蕴积不散，传播肝经，流注血脉，上冲于目；上焦积热，肝经有风，传于心肺，冲发目眦睑肉之间；肝肺积热，上冲于目；肝肺实热、冲发眼目，肝肺热；脏腑风热毒气，熏发于肝，血气结滞；治宜慎饮食，戒房室；钩割镰。

（6）卷109中的目赤肿硬，泪出难开，疼痛不可忍，先患一目，次相牵引，渐生翳膜，不能见物；目风牵睑者，初患之时，乍好乍恶，发歇不定，泪出不止；睑生风粟：病机涉及膈中积热，肝脏风毒上冲；胃气受风，肝膈积热，风热毒气；心肺壅毒，肝家有风。治宜先镰洗除去毒血，次服药攻治；急宜镰之，散去瘀血，及熨烙服药治疗；镰出恶血，除去根本。

（7）卷126～127中的瘰疬结核、瘰疬有脓、诸瘰疬，病机涉及风热毒气蕴积肝经，热气内结搏聚于肝等。

（8）卷172～183中的小儿胎风、小儿吐血、小儿眼生翳膜、小儿目赤痛、小儿癫疝、乳石发目昏赤痛；病机涉及子在胞胎，禀受不足；小儿阳气盛壮，上焦有热，伏于肝心二脏；腑脏积蓄邪热熏渍肝经，肝经受热；禀受之初，肝经虚弱；痰热并蓄，熏蒸于肝。

（9）其他涉及肝的证治：大风出；骨痹；痞气、息贲；十水；风毒脚气；虚劳之五劳；风劳；阴疝肿缩；控睾；大便秘涩；遁尸；目赤烂、目积年赤、目血灌瞳仁、坠睛；目风眼寒；雀目；远年障翳；内障眼（针后用药）；痈疽统论；下注疮；小儿中风（卷18、20、卷71～174）。

此外，涉及肝的生理以论证病证的内容包括：卷8中风四肢拘挛不得屈伸、卷14风狂、卷15风厥、卷29伤寒鼻衄、卷154妊娠统论、卷163产后短气；涉及肝的治则预后的内容见于卷4平治/按摩；卷79水肿统论；卷89虚劳羸瘦；卷181小儿语迟；卷185补益统论。

三、讨论

1.《圣济总录》丰富了肝脏的辨证论治

（1）病证定义明确：该书收载了大量古今涉肝病证，并对这些病证予以了较为完整的定义、界定，例如：

肝胀："论曰：肝胀之状，《千金》谓胁下满而痛引少腹。盖足厥阴之经，起于大指，抵少腹，侠胃，上贯膈，布胁肋。《脉经》曰：肝病者，必两胁下痛引少腹是也。夫肝受邪，则令气血不通，故令胁下胀满，引少腹而痛也。"

肝着："论曰：肝着之状，《千金》谓病人常欲蹈其胸上，先未苦时，但欲饮热者是也。夫食气入胃，散精于肝，淫气于筋。今风寒客于肝经，不能散精，气血凝留，故着于胸上，其未苦时，但欲饮热者，盖血得温则行，遇寒则涩也。"

（2）病机阐释丰富：《圣济总录》有关疾病病机阐述方面与《太平圣惠方》类似，即在某一类方之首，对这类病症的病机予以阐述。但一些定义存在异同，如"肝气逆面青多怒"：《太平圣惠方》："夫肝属木，其色青。肝含血，其主怒。邪热伤于肝，伏留不除，则肝气壅实，实则气逆，故令面青多怒也。"以"邪热"作为形成"气逆"的主要因素；而《圣济总录》："论曰：肝在色为青，在志为怒，故其气逆则面青多怒。盖本藏气逆于内，干之而出，则多怒而面青也。"则以"（邪）干之"而致"气逆"出，未限定"气逆"的成因。

（3）处方用药多样：卷5诸风门对"肝中风"的治疗罗列了石膏汤、排风羌活散、升麻汤、白鲜皮汤、雄黄丸、犀角丸、天麻丸、羌活散、天雄散、丹砂丸、天麻丸等，治疗包括脑血管意外中风的头目、肢体运动障碍等病症。

如卷41肝脏门中治疗"肝虚"的处方有沉香煎丸、荜茇丸、槟榔汤、烧肝散、柏子仁丸、黄芪汤、鹿茸丸、沉香煮散、羚羊角散、地黄丸、苍术丸、荜澄茄丸、谷精散、全蝎丸、四圣散、犀角散、补肝散、人参饮。其中四圣散（白附子、刺蒺藜、羌活、黄芪）的治疗方法为壮筋骨，明耳目，进饮食；亦可治肾脏风攻注，体现了一方多治。且此方至今仍广泛运用于临床。

再如卷41肝脏门中治疗"肝实"之一的泻肝散（荆芥、连翘、羌活、牡丹皮、黄芩、杏仁、当归、白芍、栀子、鸡苏、虎杖、麻黄、大黄）治肝脏积热，气昏血涩，或因食酸物过多，肝中血积不散，气血俱病，两胁下非时气动，每动左胁下有声，右胁相应，日渐胃脘结块，使人心腹满闷，上冲咽喉头目不利，睡卧不安，如虫所啮；服此药数日后，如病势不减，可服用射干散（射干、肉桂、牛膝、牡丹皮、鳖甲、牵牛子、大黄、荆芥、细辛、半夏、狼毒、芫花），亦包括治疗肝中积血，从大便下，如腐烂瘀血之类，若一二服内如毒已下，即不用服。若服前药已瘥，更不用服后方。其展现了根据病势随证处方的特点，亦描述了停药的原则。

（4）同一方名不同证治：该书中不乏以治疗法则命名方剂的现象，因此会出现同一方名治疗不同病证的情况,如以"泻肝"之法治疗病证的"泻肝汤"。"泻肝汤"治疗与肝病证相关者共6处(其中3处组方相同),病证皆具热象。

卷41肝脏门中治疗"肝实"治肝脏积热,气昏血涩,组方:荆芥、连翘、羌活、牡丹皮、黄芩、杏仁、当归、白芍、栀子、鸡苏、虎杖、麻黄、大黄。

卷102眼目门中的肝虚眼、肝实眼及卷103眼目门中的目赤肿痛,皆治积热不散,目赤肿痛,或生障翳,组方:柴胡、白芍、决明子、青葙子、肉桂、升麻、栀子、竹叶、芒硝。

卷109眼目门中的息肉淫肤治目赤痛,生胬肉满急,组方:升麻、蕤仁、车前子、前胡、秦皮、细辛、决明子、栀子、黄芩、苦竹叶、菊花、芒硝。

卷110眼目门中的雀目,组方:黄芩、防风、白芍、桔梗、大黄、芒硝。

2.《圣济总录》的辨证论治日臻成熟　将肝胀、肝着的肝脏代表性证候比较,取这些证候中出具多方者予以分析,以反映其集中趋势。

(1)2个病证一致出现的药物如下。温中:附子、肉桂、细辛;健脾:白术、甘草、茯苓、防风;行气:槟榔、川芎、枳壳;补血:当归。补肝/养肝/缓肝:山茱萸、酸枣仁、柏子仁。表明肝脏病证的治疗原则以温中、行气、健脾为主,再根据病证需要配以补肝之品。可见当时即使他脏受病,健脾是治疗的关键。遵循"脾胃和则诸脏安"的治疗法则。

(2)2个证候2次出现的药物如下。滋阴/养阴:生地黄、熟地黄、五味子、鳖甲;理气/下气:桔梗、陈皮、沉香、枳实、桃仁;祛风:独活、白附子、全蝎、木瓜;补肝/养肝:牛膝、覆盆子;健脾益气:黄芪、茯苓。表明肝脏病机多见阴虚、气虚、气逆,或易受风邪等。

(3)在2个证候中唯一出现的药物如下。① 肝胀:犀角、母姜、吴茱萸、巴戟天、硇砂、补骨脂、肉苁蓉、青皮、薇香子、川楝子、赤芍、石菖蒲、蜀漆、朱砂、紫石英、柴胡、山芋。② 肝着:木香、青木香、白芍、厚朴、瓜蒌。

这些药物或具有针对特殊症状的作用,如蜀漆、硇砂、山芋等。

可知肝脏常见病证如肝胀、肝着等,但其所运用的处方原则多一致。究其缘由,是其通过诊察肝脏疾病的主要证候及核心病机,将理论、治法、处方、用药等紧密结合而达到最佳疗效。其治法全面,主证次证兼顾,揭示了当时的辨证论治思想已取得长足进步。

3.《圣济总录》关于肝脏病证的承袭与发展

(1)修正了肝脏病证的范围:《圣济总录》较之《太平圣惠方》于肝脏门一章中,在生理方面,"肝脏统论"减少了近一半的内容,所收载的多与临床实践相关,运用较多的是"肝藏血"的功能及肝与筋、目、怒的关联;而减少了如角音、性仁等社会心理概念,以及"道生玄,玄生神"等玄学方面,及有关真脏脉的论述等方面的内容。在病机方面,不再以"肝实""肝虚""肝气不足"分类,而简化为"肝实""肝虚"。在病证方面,增加了肝胀、肝着、煎厥、薄厥、疹筋等病证,扩展了肝脏的病证范围;并将《太平圣惠方》中以症状分论的部分章节,归整分类,改善了其分类条目过细的现象,如"治肝风冷转筋诸方"归类入"肝病筋急","治肝脏风毒流注脚膝诸方""治肝风筋脉拘挛诸方"及"治肝风筋脉抽掣疼痛诸方"归类入"肝风筋脉抽掣疼痛","治肝脏热头目不利诸方"归类入"肝实",不再单独讨论;且将"治肝脏中风诸方"归入至"诸风门",使病证分类更为清晰。

(2)肝精:"肝精"一词于《圣济总录》卷41中首见,"治动作劳烦,阳气张大,肝精不守,善怒少气,头目昏愦,病名煎厥"(方见山芋、生地黄、防风、茯神、山茱萸、肉桂、天雄、远志、细辛、枳实、菊花、甘草)。应属肝脏精气,后世著作肝肾精并称者较多。

(3)肝痹与筋痹:《太平圣惠方》于风痹及筋极的统论中提到"筋痹"及关于肝的病机,但于所论方证中未论及。《圣济总录》在此基础上,将痹证以脏腑分论,单独论述筋痹与肝痹,体现了其辨证论治的进一步发展。在整理研究肝痹与筋痹的方证中发现,筋痹涉肝的方证与肝痹中的四种方证论述一致,如症状、病机及方药名称相同,方剂茯神散及防风汤的药物组成、炮制方法及服药禁忌等同,其余两方补肝汤及细辛汤也只存有药物加减的细微差异。由此推测,因肝与筋于生理病理中的关系密切,在疾病归类中可能导致划分标准不明确的情况。

(4)涉肝之目病:目病主要集中于卷102～113,共61篇,其中涉肝方证为32篇,较之《太平圣惠方》多18篇:①《圣济总录》仅见:按病机分类:肝虚眼、肝实眼、肾肝虚眼黑暗、风毒冲目虚热赤痛、五脏风热眼;按病证分类:目晕、目热碜痛赤肿、目飞血赤脉、倒睫拳挛、目眵䁾。② 两者皆有:目昏暗、目生胬肉、目风泪出、目内生疮、目见黑花飞蝇、蟹目、目偏视风牵、眼眉骨及头痛、目痒急及赤痛、目风赤、目涩痛、将变内障眼。③《圣济总录》涉及肝的方证,但《太平圣惠方》仅涉及肝的论述者:目䀮䀮、目青盲、目生丁翳、暴赤眼、赤脉冲贯黑睛、目珠子突出、目赤肿痛、丹石毒上攻目、目睛疼痛、目风肿。④《太平圣惠方》涉及肝的方证,但《圣济总录》仅涉及肝的论述者:血灌瞳仁、针眼。⑤《圣济总录》涉及肝的治法,《太平圣惠方》未提及与肝相关者:坠睛。

其病机涉及① 肝虚类:肝虚寒、肝虚热、肝气不足、肝虚受风/中风/风毒气/风热/风痒、肝血弱、肝血不足、肝虚劳、肝虚膈热;② 肝实类:肝气实/上壅/壅滞、肝脏热/实热/热毒/壅热/风热/风邪热、肝膈风热/风壅/中风毒、肝经邪热/积热、风毒乘于肝经、乳石发热上肝膈、热气冲肝、风痰、痰饮、痰热渍肝;③ 脏腑复合病机:肝肾虚/久虚/俱虚/气虚、肝肾不足,肝肾风虚/肝肾毒风/肝肾风气、肝肾虚热/风热、心肝热/风热/壅热/热毒、肝肺热/壅热/风热/热甚(盛)/大热/热毒。

在病机方面,《诸病源候论》涉肝目之病机,主要包括风热袭肝、肝气热、肝虚(气虚、血虚)、痰饮渍肝、痰热熏肝五种,《圣济总录》较之《诸病源候论》有了长足的发展;在病证方面,较之《外台秘要》《太平圣惠方》有了大幅度增加,并记载有"钩割针镰"及"熨烙"两门手术疗法,极大丰富了肝目诸证及治法。

4.《圣济总录》的崇古现象　病机描述仍引用古典医籍。

例如卷5诸风门对"肝中风"的定义仍引用了《内经》和《诸病源候论》,如:"论曰:《内经》谓以春甲乙中风为肝风。肝风之状,多汗恶风,善悲,嗌干善怒,时憎女子者……有但踞坐,不得低头,绕两目连额色微青,唇青面黄者。"

再如卷第19诸痹门对"肝痹"的定义也引用了《内经》和《诸病源候论》,如:"论曰:《内经》谓风、寒、湿三气杂至,合而为痹。又曰:以春遇此者为筋痹。又曰:筋痹不已,复感于邪,内舍于肝。盖五脏皆有合,病久而不去者,内舍于其合。肝之合,筋也,故筋痹不已。复感于邪,则舍于肝也。其证夜卧则惊,多饮,小便数,上为引如怀者是也。"

这些病证所收载的病机于所列方证中并无切实关联,其理论与临床实践脱离。之所以仍援引相关前贤著作,可能反映了编者崇古的心态。

(杨雯,方肇勤,颜彦)

第八节　《普济方》肝的理论

摘要: 本研究完整摘录了《普济方》所有涉肝论述,予以逐一判读;对出现频率较高的类方,统计其药物出现频率。研究表明,《普济方》收载了700余张治肝相关病证方剂,且积累了丰富的治疗经验;但也因其处方来源广,不同程度存在良莠不齐、烦冗重复等现象。本文对其中613张类方按肝脏疾病、证候、症状予以分类;对某一类方,统计其处方数量、证候/病机、症状/体征、治则治法、所有处方中药物出现的频率。研究发现,该书较为完整地记录了明以前有关临床理论与治验,内容丰富。

《普济方》约成于1406年，共426卷，由明朱橚撰，教授滕硕、长史刘醇等协编。据《四库全书提要》载："凡1960论、2175类、778法、61739方、239图"，并评价其书为"采摭繁富，编次详析，自古经方更无赅备于是者"，不仅博引历代各家方书，如《圣济总录》《圣惠方》《御药院方》《医方集成》《危氏方》《龙木论》《千金方》《神效方》《直指方》《瑞竹堂方》《朱氏家藏方》《仁存方》《医方集成》《传信适用方》《三因方》《海上方》《经验济世方》等，并兼收其他传记杂说以及道藏佛书等有关记载，如《清净经》《内丹诀》等，对于所述病证均有论有方，保存了大量明以前失散的文献，为后代学者提供了丰富的研究资料。中华人民共和国成立后，人民卫生出版社对其进行整理修订，化繁为简，并于1959年将其分10册出版发行，使今人用起来更加简明方便。

本文拟从肝及其辨证论治论述入手，对该书进行整理研究，以期探索明初以前肝理论的发展面貌。

一、方法

参见第二章"第八节《普济方》心的理论"（详略），本文关注肝。

二、结果

该书有关肝的论述集中在卷14~15的肝脏门。在卷71~86眼目门，卷89诸风门、卷198诸疟门、卷217~226诸虚门等章节中内容亦较丰富。此外还分散在身体门、寒暑湿门、积热痼冷门、伤寒门、时气门、喘门、痰饮门、积聚门、消渴门、诸痹门、诸血门、水病门、黄疸门、咳嗽门、食治门、婴孩门、婴孩头眼耳鼻门、乳石门、妇人诸疾门、针灸门等。

为了便于研读、比较，兹按疾病、证候、症状分类如下，并在每一类下按证候/病机、症状/体征、治法、药物出现频率等叙述。

（一）肝的形态、重量

《普济方》对于肝形态、肝重量、肝胆位置关系的认识与《难经》相同："肝……于五行为木。故其体状有枝叶也……有七叶。左三叶属甲为阳，右四叶属乙为阴。""肝……重四斤四两。""胆者……在肝之短叶间。"亦有与《难经》不同的记载，如"王冰曰：肝有六大叶，一小叶，如木甲坼之状。"

（二）肝脏基本理论

关于肝的病机、生理、脉诊、方药等论述多承袭《内经》《难经》《诸病源候论》《素问病机气宜保命集》《仁斋直指方论》《内经知要》《备急千金要方》《本草纲目》《蜀本草》等。其涉及的理论学说与五行学说、道学、易学、天文等有关。

（三）与肝脏关系密切的疾病证治

该类疾病提及肝脏证治者共计177张方证，内容丰富，涉及肝胀、肝着、薄厥、肝劳、肝厥、煎厥、疹筋、筋极、肝中风、肥气、肝痹、肝疟等疾病。

1. 肝胀（卷14肝脏门，4方）

病机：肝/肝脏/肝经受邪气，或肝脏风寒。

证见：两胁胀痛满、痛连小腹，筋脉背膊拘急、不利，面色青黄、口噤。

药用：白术、山茱萸、独活、酸枣仁、五味子、茯苓、肉桂、大枣、温酒；或用：生地黄、熟地黄、紫石英、柏子仁、鳖甲、枳壳、朱砂、犀角、细辛、覆盆子、附子、石菖蒲、柴胡、赤芍、黄芪、桔梗、山芋、当归、甘草、木瓜、防风、茯神、川芎、蜀漆、蜂蜜。

2. 肝着（卷14肝脏门，5方）

病机：肝气虚寒，或肝经不足、风寒乘之。

证见：两胁下满，筋急或拘痛，不得太息，常欲蹈其胸上；或伴有四肢厥逆，心腹痛，及腹胁痞闷、筋见于外。

药用：生姜、甘草、防风、附子、川芎、酸枣仁、肉桂、柏子仁、细辛、赤芍、牛膝、桑白皮;或用:当归、槟榔、枳壳、薏苡仁、干姜、羌活、羚羊角、麻黄、桃仁、陈皮、桔梗、枳实、大枣、薤白、茯苓;偶用:白术、茵芋、白及、野菊花、防己、侧子、独活、五加皮、黄芪、草薢、石斛、升麻、栀子、白芥子、安息香、沉香、补骨脂、朱砂、无灰酒、山茱萸、青木香、白芍、瓜蒌、厚朴、蜂蜜、温酒。

3. 薄厥(卷15肝脏门,3方)

病机:恚怒气逆伤肝。

证见:呕血,衄,烦闷。

药用:陈皮、生地黄、大枣、生姜;或用:黄芪、茯神、麦冬、肉桂、当归、天冬、五味子、茯苓、人参、桔梗、白芍、槟榔、阿胶、甘草。

4. 肝劳(卷15肝脏门,23方)

病机:肝劳,或肝脏风劳、肝劳不足、肝劳热(实热、虚热)、肝劳虚寒,或生长虫。

证见:筋脉拘急、挛缩、羸弱,不得喘息;胁痛胀满,气急、气闷;肢节、关节疼痛,肌瘦少力、四肢羸瘦、浑身痿痹;面青,体多青色,毛悴少色;忧患不当,烦闷宛转、善忘、闷怒、精神不安,恐畏不能独卧、志气错越;关格不通;胸中满烦闷;头旋目晕、目眩、眼昏、头目不利,两目赤涩、目视不明、眼中赤脉、难开;不思饮食;时见胸里炎炎,两脚虚满、四肢烦疼、腰膝冷痛,狂妄,欲睡还觉,口中多涎,咳唾痰涎,小便黄赤。

治法:下气除热,或泻肝除热、调气下热。

药用:甘草、细辛、肉桂、茯苓、生姜、防风、枳实、鳖甲、人参、干姜、蜂蜜、酸枣仁、柴胡、当归、羌活、山茱萸、半夏、生地黄、温酒;或用:秦艽、野菊花、柏子仁、茯神、羚羊角、麦冬、栀子、川芎、吴茱萸、竹叶、天冬、升麻、黄芪、鹿茸、牛膝、天雄、赤芍、桔梗、陈皮、白术、五加皮、熟地黄、远志、决明子、车前子、石膏、白芍、牡丹皮、青葙子、白附子、荆芥、杏仁、淡竹叶、前胡、黄芩、芒硝、龙骨、朱砂、大枣;偶用:杜仲、天麻、黄白胶、硫黄、白矾、川乌、花椒、皂荚、桃仁、五味子、槟榔、菟丝子、巴戟天、山药、虎胫骨、丹参、地骨皮、麻黄、杜蘅、乌梅肉、松罗、大青、秦皮、牡蛎、冰片、化橘红、续断、泽泻、葛根、玄参、鸡子、蜡、粳米、干漆、猪膏、蔓荆子、天灵盖、沉香、连翘、独活、枇杷叶、清酒、乳香、仓米。

5. 肝厥

(1) 肝厥(卷15肝脏门,2方)

证见:头晕,或状如痫疾、不醒、呕吐、醒后头虚晕、发热。

治法:清头目。

药用:钩藤、石膏、甘草、生姜;或用:野菊花、人参、茯苓、防风、陈皮、麦冬、半夏、麻黄、葛根、半夏曲、柴胡、枳壳、大枣。

(2) 风口噤(卷92诸风门,2方)

证见:卒中恶风,噎倒闷,口噤不能语。

药用:甘草、防风、防己、白术、生姜、肉桂、附子、人参、细辛、秦艽;或用:竹沥、葛根、菊花、白芍、当归、通草、茯苓、玄参、枫寄生、麻黄、黄芩、茵芋。

(3) 中风口噤(卷316妇人诸疾门,2方)

病机:肝气厥。

证见:妇人中风,心胸痰壅,口噤不能语,不识人;偶见咽中气塞壅闷,或加针灸不知痛。

药用:防风、防己、白术、附子、细辛、肉桂、秦艽;或用:羚羊角、枳壳、当归、木通、茯苓、野菊花、葛根、枫树寄生、麻黄、人参、黄芩、茵芋、甘草。

6. 煎厥(卷15肝脏门,5方)

病机:煎厥气逆;或阳气张大,肝精不守;或阳气内郁,肝气不治。

证见:少气,善怒,头目昏愦,精神不守,动作烦劳。

药用：远志、防风、茯神、人参、生地黄、甘草、龙骨、柏子仁、犀角、茯苓；或用：山芋、山茱萸、肉桂、天雄、细辛、枳实、野菊花、白芍、麦冬、陈皮、白术、羚羊角、五味子、玉竹、沙参、酸枣仁、牡蛎、虎头骨、桃仁、生姜、大枣、蜂蜜、粥。

7. 疹筋（卷 15 肝脏门，13 方）

病机：肝脏风毒气、注于臂头项肩膊腰足；或肝风/风气，或肝肾二脏受风，或肝虚、肝虚血不足，或肝气不足，或肝虚寒。

证见：四肢筋脉拳急、攻刺疼痛，筋脉不利，腹急筋见，筋急腹满，筋急项强、不可转侧，筋急转筋、舒展不能，腹肋急痛，背膊劳倦，头昏项颈紧急疼痛；胁肋胀满，左胁妨胀；四肢虚肿，身体强直、脚膝少力、行步艰难，羸瘦无力；头目旋晕；黑花昏暗；面色青黄；口眼偏斜；呕逆减食，不思饮食。

药用：羌活、川芎、肉桂、酸枣仁、附子、防风、茯苓、萆薢、当归、木瓜、野菊花、白术；或用：牛膝、麻黄、海桐皮、乳香、薏苡仁、柏子仁、没药、熟地黄、黄芪、五味子、沉香、枳实；偶用：天麻、白附子、全蝎、枸杞子、白花蛇、人参、白芷、刺蒺藜、甘草、嫩桃柳、嫩桑枝、野菊叶、石膏、黄连、决明子、朱砂、独活、蔓荆子、恶实、草乌、荆芥、楮实子、覆盆子、石斛、鹿茸、侧子、丹参、羚羊角、前胡、鳖甲、生地黄汁、茵陈、秫米、曲。

8. 筋极

（1）筋极（卷 15 肝脏门，8 方）

病机：筋极，或兼风冷所伤。

证见：身体/肢节/四肢拘急痛，胁肋胀痛，挛痹不仁，挛缩疼痛，不可转动，行履不得，指节筋脉不利；时有头项强直，爪甲多青，多怒，口干热燥不已。

治法：益筋骨、除四肢疼痛，或调脉解烦，或养血。

药用：酸枣仁、牛膝、五加皮、羚羊角、防风、温酒、蜂蜜、羌活、川芎、萆薢、天雄、肉桂、当归、天麻；或用：鹿角胶、薏苡仁、麻黄、茵芋、石斛、木香、茯苓、槟榔、甘草、山茱萸、熟地黄；偶用：人参、白附子、秦艽、乌蛇肉、犀角、侧子、地骨皮、海桐皮、淫羊藿、杜仲、虎胫骨、巴戟天、附子、生地黄、酥、桑枝、陈皮、续断、天南星、白花蛇、僵蚕、全蝎、蜂儿、干姜、顽荆、枸杞子、地肤子、白术、干漆、蛴螬、车前子、山芋、泽泻、桃仁、枳实、黄芪、石膏、木通、赤芍、黄芩、柘白皮、柏子仁、荆芥、生姜、豆淋酒、清酒。

（2）筋实极（卷 15 肝脏门，8 方）

证见：四肢筋急、闷满；胁肋胀痛，足下满痛，两脚下满、满而痛不得远行、脚心如割、筋断折痛、不可忍者；咳而两胁下痛，不可转动；手足爪甲或青或黄，或黑乌黯；多怒，烦躁不定，口干，手足爪甲，或青或黄，或黑乌黯；时见头项强急。

治法：调筋止怒，定气极。

药用：甘草、生姜、川芎、石膏、当归、升麻、麻黄、生地黄、白芍；或用：肉桂、黄芪、大黄、栀子、犀角、白术、五加皮、防风、枳实、玄参、羚羊角、茯苓、大枣；偶用：丹参、杜仲、续断、地骨皮、通草、麦冬、禹余粮、牡蛎、天冬、醇酒、蜂蜜、鹿髓、牛膝、石斛、茯神、枳壳、葛根、赤芍、白柘皮、木通、酸枣仁、槟榔、桃仁、羌活、秦艽、陈皮、细辛、香豉、温酒、竹叶。

（3）筋虚极（卷 15 肝脏门，11 方）

病机：筋虚极，或筋绝，或肝经风虚，或感于寒湿。

证见：筋不能转、十指爪皆痛、数转筋，甚则舌卷、唇青、卵缩，筋绝，脚手拘挛、伸动缩急、腹中绞痛、转痛，或便欲绝，胞转脐下急满痛，四肢嘘吸；好悲思；不能饮食；颜色/唇/面苍白，或色青；时有胻脉疼急，筋痹，腰脊不能伸、苦痛，为脚气者，骨冷。

治法：益筋骨，除四肢疼痛。

药用：牛膝、当归、白术、五加皮、人参、丹参、川芎、续断、酸枣仁、生姜、温酒、蜂蜜；或用：防风、细辛、花椒、黄芪、山茱萸、杜仲、天雄、石斛、茯苓、薏苡仁、陈皮、甘草、柏子仁、没药、清酒；偶用：茯神、桔梗、生地黄、熟地黄、山药、钟乳石、矾石、麻黄、大枣、乌麻、肉苁蓉、菟丝子、何首乌、枸杞子、巴戟天、山芋、石菖蒲、车前子、菊花、补骨脂、远志、地骨皮、覆盆子、肉桂、羌活、天麻、鹿角胶、木香、槟榔、枳刺、大麻仁、干姜、白鲜皮、通草、甘李根皮、前胡、秦艽、鳖甲、火麻仁、木瓜、虎骨、虎胫骨、桑寄生、踯躅花、附子、草乌、川乌、木通、栀子、黄芩、榆白皮、厚朴、蓼子、蟹脑足髓、荆芥、葱白。

9. 肝中风（卷89诸风门，32方）

病机：肝中风，或肝脏中风、肝虚中风、肝经虚、肝虚寒、肝肾虚/气虚、风在肝脾，或肝元风壅、侵伤脾气。

证见：筋脉拘急不利/瞤动/舒缓；口眼㖞斜，言语謇涩，牙关紧急，或舌强、神思昏愦、精神不定、心神烦热、少得眠卧、卧则魂散而不守、状若惊悸、心惊悸闷、冲心烦闷、心膈烦壅；手足拘挛/麻痹/缓弱无力、脚膝疼痛无力、脚膝缓弱、起卧艰难、行履不稳、行步艰难、踞坐不得；四肢挛痹、四肢缓弱无力/疼痛/抽掣/逆冷、肢体拘急/弛缓不收/不遂/或缓或急、身体强直、骨痛项背倦；头目旋眩、头目瞤动、头项强直、头面烦疼、面目青黑、面多赤色、面上浮肿；目眩视物不明、目多冷泪、遗失便利、小便淋涩不通，或大便多秘，或昏不知人事，或皮肤瘙痒等。

治法：补肝元，行荣卫，养气血；或补虚损，益元阳。

药用：防风、川芎、独活、羚羊角、天麻、羌活、酸枣仁、附子、生姜、犀角、人参、蜂蜜、麻黄、当归、甘草、牛膝、朱砂、白附子、肉桂、黄芩、茯神、蔓荆子、温酒、冰片、防己、天雄、茵芋、全蝎、麝香、枳壳；或用：野菊花、僵蚕、乌蛇、细辛、天南星、白鲜皮、竹沥、柏子仁、茯苓、秦艽、鹿角胶、牛黄、白术、草薢、木香、前胡、薏苡仁、地骨皮、山药、黄芪、杜仲、石膏、荆沥、白芍、木通、玄参、荆芥、升麻、豆淋酒、桑螵蛸、地榆、桂枝、赤芍、威灵仙、龙齿、干姜、桑白皮、藿香、雄黄、山茱萸、续断、枸杞子、熟地黄、麦冬、川乌、葛根、薄荷；偶用：乳香、侧子、阿胶、蝉蜕、白花蛇肉、苦参、石菖蒲、陈皮、藁本、旋覆花、菵蕅根、大枣、羊踯躅、白芷、蝉蜕、巴戟天、五味子、菟丝子、肉苁蓉、石斛、丹参、牛蒡根、大麻子、山芋、白蔹、狗脊、干漆、玉竹、淡竹叶、杏仁、知母、百合、款冬花、犀角、生地黄、芒硝、珍珠、珍珠母、沉香、甜瓜子、五加皮、半夏、刺蒺藜、三棱、芫花、槟榔、滑石、灯心草、茅根、金银花、无灰酒、盐。

10. 肥气（卷170积聚门，7方）

证见：积在左胁下，如覆杯，有头足，如龟鳖状，不愈令人发咳逆痎疟、或热疟，间日作，令人热多寒少，小便赤涩；时见结硬不散，遇病作则两边手足头面昏肿。

药用：蜂蜜、当归、大黄、麦冬、木香、肉桂、人参、川乌、巴豆、莪术、三棱、甘草、茯苓、生姜、醋；或用：酸枣仁、薏苡仁、苏子、木通、黄芪、枳壳、升麻、坐拿草、细辛、麝香、青皮、苍术、蛇含石、铁孕粉、石韦、附子、吴茱萸、陈皮、花椒、鳖甲、葛根、白芍、麻黄、侧子、防风、枳实、羌活、厚朴、黄连、柴胡、干姜、皂角、广茂、昆布、茯神、石菖蒲、荆芥。

11. 肝痹（卷89诸风门，9方）

证见：筋脉挛急，或拘急、筋脉缓；眠卧多惊、惊悸、神思不安，胸胁引痛、两胁胀、不得喘急，或四肢少力/不利/不遂，或疝瘕四逆、抢心腹疼，或目不明、头目昏塞、胸膈气烦、上气烦满。

治法：镇肝去邪；去邪毒，调营卫。

药用：防风、细辛、甘草、茯苓、大枣、人参、酸枣仁、黄芪、茯神、五味子、羌活、柏子仁、山茱萸、温酒；或用：杜仲、熟地黄、川芎、秦艽、朱砂、蔓荆子、木瓜、草薢、独活、前胡、川乌、薏苡仁、肉桂、牛膝；偶用：桃仁、枳壳、五加皮、羚羊角、附子、丹参、石斛、续断、陈皮、大麻仁、荆芥、白术、远志、天麻、没药、乳香、蕤仁、生姜、蜂蜜。

12. 肝疟（卷198诸疟门，8方）

证见：色苍苍，颤掉气喘，久不瘥；或久热劳，微动如疟，变成痨疟，积年不差；或伴有心烦头疼，寒热不止,肌肉消瘦,不下食,小便不利如癃;呕逆,脉弦小紧,间日频日,发作无时;伤寒热结在里,腹满谵言,烦渴,大小便涩,并疾气寒热。

药用:鳖甲、知母、乌梅肉、甘草、升麻、蜂蜜、常山、石膏、犀角;或用:苦参、香豉、豆豉、桃仁、蜀漆叶、柴胡、大黄、白芍、半夏、生姜;偶用:细辛、玉竹、朱砂、龙骨、虎骨、虎头骨、肉桂、麝香、地骨皮、人参、麦冬、木香、羚羊角、玄参、猪苓、槟榔、栀子、木通、生地黄、芒硝、黄芩、枳实、茯苓、青皮、陈皮、枳壳、桔梗、大枣、粥。

(四)与肝脏关系密切的证候证治

1. 肝实(卷14肝脏门,32方)

病机:肝/肝脏实热/积热、肝气实热/肝劳实热,或肝邪热,或肝/肝脏实/壅实、肝气实/壅盛/壅实;或肝脏风壅,或肝实风壅,或肝壅盛,或肝积气滞。

证见:目赤若黄,两眼赤涩疼痛,目视物无明,目痛,眼目昏涩;胁下急/结块/非时气动,两胁胀满,胁痛;心烦,虚烦,睡卧不安,闷恐,梦怒,虚惊或惊恐,四肢烦闷;好生悲怒、忿忿悲怒、自惊恐,狂悸,精神昏闷;胸中满闷/烦闷,胸膈满闷,胸里炎炎;头目不利/昏眩,头疼目眩;小便难/黄赤/赤涩热,大肠不利。或见气急,喘逆满闷;食已即吐,饮食减少,赢瘦、少气;肢节不利,项强/痉急,背膊劳倦,筋脉拘急/疼痛,及臂上脚内疼痛;腹内引痛,大腹常热;忽觉背寒,唇破焦赤;痰癖,喉嗌干燥不利,四肢淫泺,或秘或壅;头重;发热;口舌生疮。

治法:或利胸膈。

药用:羌活、甘草、黄芩、大黄、栀子、防风、荆芥、生姜、细辛、升麻、决明子、茯苓、当归、麦冬、柴胡、连翘、野菊花、麻黄、射干、独活、羚羊角、白芍、人参;或用:半夏、芒硝、枳壳、石膏、玄参、前胡、牡丹皮、肉桂、刺蒺藜、大枣、犀角、蜂蜜、黄芪、薄荷、赤芍、鳖甲、淡竹叶、生地黄、酸枣仁、秦皮、薏仁、木香、车前子、川芎、郁李仁、菊花、黄连、冰片、杏仁、鸡苏、虎杖、大青、茯神、葛根、知母、竹叶、白术、玉竹、陈皮、丹参、地骨皮、秦艽、附子、蔓荆子、牵牛子、葱、盐;偶用:天麻、藁本、没药、威灵、乌药、石菖蒲、蝉蜕、麝香、狼毒、芫花、远志、桔梗、槟榔、五味子、竹沥、葛根、茵陈、白鲜皮、沙参、恶实、车前草、干蓝、青葙子、青皮、车前叶、柏子仁、黑豆、侧子、枳实、天花粉、朱砂、荷叶、乳香、牛膝、熟地黄、桂枝。

2. 肝虚

(1)肝虚(卷14肝脏门,45方)

病机:肝虚(肝元气虚/虚损、肝气不足/伤胆/虚损、肝脏不足),或肝虚寒(肝元虚冷、肝脏虚寒/虚冷、肝气生寒/虚寒、肝经受寒),或肝虚为风邪所干(肝脏风虚、肝元风虚),或肝气不定,或肝肾虚,或肝肾虚风,或心肝气亏损。

证见:左胁偏痛久,或两胁虚胀疼痛、筋脉不遂、左胁妨胀,胁下痛/胀满,气急,两胁满、筋急、不得太息,胁下坚,胁偏痛,筋萎脚弱,腹胁胀满;胁连腹/肩背/项背/筋脉拘急;或四肢倦怠/厥逆/不利/冷发/少力,抢心腹痛,或肢体、肢节疼痛;或脚膝少力,关节骨疼痛,腰膝小腹痛,或霍乱转筋,手足麻痹;眼暗、视物不明、谛视生花,眼目不利,眼青盲,眼有黑花,目眊眊昏、风泪出、遇风寒偏甚,目赤;宿食不消,饮食进退、泄泻不止,腹满不欲食,饮食不进/减少;胸膈不利、虚烦,心烦头眩,头目不利/昏闷疼,头脑昏重;面色青黄/青白/青惨,面目多浮;口无滋味,口苦,口内生疮,口噤,口面青;精神不快、恒恒不乐,烦闷,恐惧,卧则魂散而不守、状若惊悸;时见耳鸣、耳聋,大便失血,多困少力。

治法:补肝,或补肝肾、敛肝气,或壮筋骨、明耳目,或通利九窍。

药用:防风、川芎、甘草、茯苓、人参、五味子、白术、细辛、黄芪、当归、附子、羌活、生姜、蜂蜜、大枣、盐、沉香、山茱萸、野菊花、刺蒺藜、柏子仁、前胡、酸枣仁、羚羊角、肉桂、牛膝、独活、决明子、枸杞子、木香、厚朴、桔梗、石斛、巴戟天、枳壳、肉苁蓉、菟丝子、干姜、熟地黄、犀角、温酒;或用:陈皮、地骨皮、吴茱萸、萆薢、桃仁、茯神、枳实、木瓜、车前子、粥;偶用:山药、五加皮、青皮、丹参、藿香、鹿茸、远志、覆盆子、补骨脂、苍术、沙参、半夏、鳖甲、槟榔、生地黄、全蝎、白附子、白芍、天麻、蔓荆子；偶用：天雄、大黄、贯众、陈麦面、大麦蘖、豆蔻、荜澄茄、肉豆蔻、白芷、桑寄生、磁石、冰片、麝香、柏仁、茵陈、柴胡、紫参、芜荑、白羊肝、葱白、续断、狗脊、谷精草、石决明、木贼草、荆芥、旋覆花、桑叶、蛇蜕、珍珠母、龙齿、白鲜皮、小茴香、泽泻、麦冬、虎骨、川乌、蔓子、麻豆、硫黄、空青、栀子、龙胆草、羊腰子、高良姜、珍珠、鲤鱼胆、乌梅、钟乳石、羊脊髓、青盐、赤蓼茎叶、松脂、曲末、硇砂、藿香子、川楝子、白石英、紫石英、大枣、桂枝、杜仲、黄松节、荜茇、胡椒、牡丹皮、麻黄、牵牛子、射干、朱砂、金银花、薄荷、甘竹叶、粟米。

（2）肝肾虚

1）总论（卷217诸虚门，2方）

病机：肝肾俱虚。

治法：收敛精气，补真阳，平虚汗；或补阴养阳，充悦肤胃，进美饮食。

药用：五味子、肉苁蓉、菟丝子；或用：益智仁、巴戟天、人参、骨碎补、小茴香、白术、覆盆子、龙骨、熟地黄、牡蛎、蛇床子、远志、青盐、温酒。

2）补虚益气（卷218诸虚门，2方）

病机：肾肝俱冷虚。

证见：眼目昏花，饮食少进。

治法：收敛精气，补真助阳，充悦肌肤，进美饮食。

药用：五味子、巴戟天、肉苁蓉、菟丝子、人参、白术、熟地黄、覆盆子、茴香、牡蛎、龙骨、骨碎补、益智仁、苍术、枸杞子、蜂蜜、大枣、盐、酒。

3）补虚明耳目（卷221诸虚门，2方）

病机：肝肾虚气。

证见：耳目不聪明，腹胁疼痛，及一切冷气。

治法：补肝益肾，补壮筋骨，平养心气，聪明耳目。

药用：巴戟天、肉苁蓉、牛膝；或用：菟丝子、木瓜、附子、鹿茸、红椒、麋角、肉豆蔻、补骨脂、木香、楮实子、肉桂、槟榔、干姜、蛇床子、覆盆子、远志、五味子、续断、山茱萸。

4）补虚理腰膝（卷221诸虚门，3方）

病机：肝肾久虚，或肾肝虚损。

证见：腰膝不利，肌肤羸弱憔悴，渐成劳疾；或腰膝风痹、皮肤不仁、下注，步履艰难、腰膝无力疼痛，妇人虚冷、赤白带下。

治法：强筋骨、悦颜色、补精益髓，或养肝肾、调顺血气、补虚排邪。

药用：牛膝、蜂蜜、温酒、石斛、熟地黄、附子、黄芪、肉苁蓉；或用：山茱萸、续断、沉香、钟乳石、肉桂、茯苓、泽泻、菟丝子、蛇床子、山芋、鹿茸、巴戟天、杜仲、补骨脂、木瓜、菊花、地骨皮、骨碎补、吴茱萸、胡椒、荜澄茄、虎胫骨、桔梗、酸枣仁、茯神、羌活、石菖蒲、远志、川芎、萆薢、防风、羚羊角、盐。

5）平补（卷224诸虚门，5方）

病机：肝肾虚。

证见：眼昏黑花，迎风有泪，头晕耳鸣；或肾风下疰，腰脚沉重，筋骨酸疼，步履无力，阴汗盗汗，湿痒生疮。

治法：收敛精气，补真壮阳，充悦肌肤，进美饮食，或滋养肝肾，益心血，利足膝；镇心肾，养肝益五脏，调顺三焦。

药用：菟丝子、肉苁蓉、当归、茯苓、五味子、鹿茸、蜂蜜、盐、温酒、牛膝、熟地黄、山茱萸、覆盆子、巴戟天、枸杞子、附子；或用：川芎、石斛、续断、肉桂、防风、杜仲、人参、白术、益智仁、小茴香、骨碎补、龙骨、牡蛎、山药、牡丹皮、泽泻、补骨脂、苍术、石枣、生地黄、沉香、麝香。

6）补虚益精（卷 226 诸虚门·五痿,2 方）

病机：肾肝损。

证见：骨痿不能起于床,筋缓不能收持。

治法：益精缓中。

药用：牛膝、草薢、杜仲、肉苁蓉、防风、菟丝子、刺蒺藜、肉桂；或用：胡芦巴、补骨脂、猪腰子。

此外还有四季补益、补虚益精髓、补益诸虚等对应的肾病证治。

3. 肝风

（1）肝风筋脉拘挛（卷 14 肝脏门,15 方）

证见：筋脉拘挛、不得屈伸、不可转侧,骨节、四肢、脚膝疼痛,四肢无力；或伴有心膈痰壅、不欲饮食、心胸壅喘促,心神虚烦,恍惚、多喜怒、恐怖,目暗。

治法：益血长肥肉、除瘦弱、悦颜色。

药用：川芎、酸枣仁、防风、附子、甘草、羚羊角、麻黄、赤芍、牛膝、羌活、当归、肉桂、人参、独活、茯苓、细辛、干姜、朱砂；或用：茯神、茵芋、草薢、薏苡仁、犀角、桑白皮、天麻、黄芪、白术、虎胫骨、五加皮、蔓荆子、石斛、防己、麦冬、僵蚕；偶用：石南、沙参、天雄、漏芦、刺蒺藜、地骨皮、龟板、琥珀、淫羊藿、巴戟天、木香、丹参、杜仲、熟地黄、白附子、蜂蜜、酥、桃嫩枝、柳嫩枝、桑嫩枝、白芷、藁本、乌蛇、黄芩、葛根、半夏、杏仁、大黄、远志、麝香、白及、枳壳、野菊花、侧子、柏子仁、升麻、栀子、白芥子、安息香、沉香、补骨脂、槟榔、桃仁。

（2）肝风冷转筋（卷 15 肝脏门,11 方）

病机：肝风冷/虚冷/虚风冷。

证见：转筋入腹,或脚转筋不止；手足厥冷,挛急疼痛。

药用：木瓜、肉桂、高良姜、附子；或用：木香、肉豆蔻、豆蔻、沉香、青皮、陈皮；偶用：熟地黄、诃子、人参、厚朴、白术、当归、甘草、鸡舌香、吴茱萸、草豆蔻、丁香、槟榔、杉木节、花椒、蒴藋、蓼叶、鸡粪、胡椒、独头蒜、热酒、食盐。

（3）肝风筋脉抽掣疼痛（卷 15 肝脏门,15 方）

病机：肝/肝脏风；或肝脏风毒流注、上焦虚热,肝脏风冷、毒气攻注,肝气虚弱、风邪外侵、搏于筋脉、流入经络,肝气攻注。

证见：筋脉抽掣疼痛,伴有肢节不利,四肢拘急、无力,百节麻,关节、背膊疼痛,不得屈伸,不得睡卧；时见身强,语涩,头目昏眩闷,不欲食,心神烦,恍惚多忘,恐怖,胁下坚满。

药用：酸枣仁、生姜、甘草、防风、牛膝、麻黄、肉桂、川芎、附子、温酒、独活、赤芍、当归、薏苡仁、天麻、人参、羚羊角、羌活、茯苓、五加皮、茯神、蜂蜜；或用：草薢、细辛、防己、槐胶、全蝎、柏子仁、侧子、海桐皮、枳壳、干姜、热酒、薄荷；偶用：白附子、黄芩、茵芋、天南星、乌蛇、桑螵蛸、桃胶、麝香、朱砂、蔓荆子、桑白皮、枳实、前胡、刺蒺藜、石膏、天雄、杏仁、漏芦、淫羊藿、木香、乌喙、槟榔、防葵、泽漆、木瓜、续随子、枸杞子、白芷、苦参、石斛、赤茯神、远志、僵蚕、乳香、丹参、野菊花、白蔹、黄松节、补骨脂、莽草、大枣、葱白、盐、竹沥。

（4）肝风毒流注入脚膝筋脉疼痛（卷 15 肝脏门,13 方）

病机：肝脏风毒/风/风壅。时见肝肾脾虚,受风寒暑湿之气,流注经络；或肝元风气。

证见：筋脉拘急疼痛不利,伴有四肢缓弱无力、行履不得；或脚膝疼痛、憎寒壮热、或肿或痹发作不时,或多肿痒或在两膝肿痛,状似膝风,或细小少力；时见两胁下沉重、牵引腰背、卷曲不安,心胸壅闷、心神烦闷,大腑或秘或泻,小便或赤或白、下多白浊。

治法：疏风调气,利四肢。

药用：当归、羌活、海桐皮、防风、独活、木香、牛膝、酸枣仁、羚羊角、川芎、附子、茯苓、赤芍、槟榔、生姜;或用:肉桂、石斛、五加皮、甘草、萆薢、麻黄、茵芋、天麻、温酒、盐、淫羊藿、细辛、枳壳、虎胫骨、黑豆、石南、乌蛇、犀角、大黄、薏苡仁、威灵仙、黄芪、陈皮、葛根;偶用:山茱萸、野菊花、骨碎补、侧子、桑寄生、麝香、野葛、蛇衔、川乌、桔梗、花椒、干姜、巴豆、升麻、雄黄、枳实、大麻仁、郁李仁、木通、漏芦、黄芩、茯神、葶苈子、续断、苍术、青皮、乌药、木瓜、刺蒺藜、大腹皮、沉香、桃仁、山药、五味子、龟板、白鲜皮、肉苁蓉、荆芥、连翘、薄荷、栀子、牡丹皮、白芍、僵蚕、牵牛子、黄精、热酒。

4. **肝气逆面青多怒(卷14肝脏门,10方)**

病机:肝气逆,或肝壅血聚,或肝脏实热、血气壅滞,或邪热客于肝经、气逆。

证见:面青多怒;手足拘急;肢体沉重;多恐怒,怒已胁痛,时欲嗔怒,甚者恍惚狂言、心神不安,不欲见人;或心烦,胸膈烦滞;胁下苦满,或时眩冒,目视昏暗,旋目运,口多涎。

治法:或养肝气。

药用:甘草、秦艽、当归、人参、羚羊角、桔梗、细辛、麻黄、防风、茯苓、茯神、干姜、附子、白术、五味子、黄芩、肉桂、升麻、远志、沙参、酸枣仁、玉竹、龙骨、朱砂、麝香;或用:天冬、花椒、川乌、白芷、山茱萸、前胡、竹沥、葛根、杏仁、半夏、独活、防己、白芍、石膏、槐胶、蜈蚣、牛黄、石龙子、全蝎、蜚蠊、芫青、蜚虻、蟅虫、巴豆、荆芥、牡丹皮、川芎、蔓荆子、柴胡、羌活、鳖甲、天灵盖、沉香、连翘、柏子仁、虎胫骨、知母、犀角、桃仁、野菊花、枳实、桑白皮、大腹皮、吴茱萸、生地黄、紫菀、薏苡仁、麦冬、小麦、温酒、木香、生姜、大枣、糯米。

5. **肝壅头目不利(卷15肝脏门,6方)**

病机:肝脏壅热。

证见:头目不利、昏眩,心胸、心膈烦躁烦闷;偶见多渴、口干,体热痛,恍惚,四肢拘卷。

药用:甘草、黄芩、麦冬、枳壳、石膏、羚羊角、蜂蜜、前胡、犀角、栀子、车前子、升麻、柴胡、赤芍、大黄、竹叶;或用:沙参、蔓荆子、天花粉、朱砂、野菊花、地骨皮、生地黄、温浆水。

(五)与肝脏关系密切的症状证治

1. **头旋**

(1)**风眩头痛(卷317妇人诸疾门,3方)**

病机:肝脏久虚。

证见:头眩目晕,心忪烦热,百节疼痛,脑昏目痛,鼻塞身重,项背拘急,皮肤瘙痒,面上游风,状若虫行;或头项强痛,不可转侧。

治法:清头目,利咽膈,消风化痰。

药用:没药、乳香;或用:川乌、防风、石膏、川芎、甘草、荆芥、僵蚕、天南星、羌活、天麻、地龙、白附子、全蝎、白芷、草乌、雄黄、朱砂、黑豆、麝香、木瓜、生地黄、酒。

(2)**头目旋晕(卷341妊娠诸疾门,4方)**

病机:妊娠肝脏热毒,或肝经风热,胎气伤肝脏。

证见:头旋目晕,视物不见,腮项肿核;或妊妇将临月,两眼忽然失明,灯火不见,头痛目晕,项腮肿满,不能转颈;或眼晕生花,呕逆,背项拘急。

治法:泻肝。

药用:防风、荆芥、石膏、羌活、川芎、白芷、甘草;或用:野菊花、羚羊角、大豆黄卷、当归、天冬、知母、茺蔚子、五味子、茯苓、人参、麦冬、大黄、黄芩、细辛、芒硝、玄参、桔梗、茵陈、菊花、螺粉、阿胶、木香、白术、生姜。

此外还有风头旋证治。

2. **咳嗽(卷160咳嗽门·五脏诸嗽,2方)**

病机:肝咳。

证见：肝咳之状，咳则两胁痛，甚则不可转侧，转侧则两胁下痞满，恶风脉浮，目赤头痛，或两胁下满。

药用：甘草、生姜；或用：射干、麻黄、五味子、半夏、款冬花、木香、贝母、杏仁、陈皮。

3. 唾血（卷190诸血门，2方）

病机：肝气不足，或肺肝内伤。

证见：忧恚气逆，唾血不止。

药用：矾石、生地黄、干姜、肉桂、皂荚、桔梗、附子、阿胶、蜂蜜。

4. 腰痛（卷154身体门，2方）

病机：郁怒伤肝，或肝气不足。

证见：腰痛，或两胁疼痛。

药用：生姜、半夏、肉桂、木瓜、当归、川芎、牛膝、细辛、石菖蒲、酸枣仁、甘草、枳实、白芍、雀脑、人参、大枣、酒、盐。

（六）眼目病证

肝开窍于目；依据五轮学说，凡涉黑睛病变归肝论治。该书眼疾患提及肝脏证治者共计436张方证，内容详实。

1. 眼目涉肝疾病证治

（1）内外障眼

1）内外障眼（卷78眼目门，2方）

证见：圆翳、水障翳。

治法：补肝、通肝。

药用：甘草、熟地黄、茯苓、野菊花、细辛、白芍、柏子仁、防风、柴胡、栀子、刺蒺藜、枳壳、荆芥、车前子、牛蒡子、苦竹叶。

2）内障眼（卷79眼目门，12方）

病机：肝肾久虚/风虚，或肝肺风热壅滞，肝脏风毒/虚/风。

证见：眼目昏暗，渐成内障；或绿风内障、惊震内障、滑翳内障、散翳内障、黑风内障、乌风内障；时见红白黑花，头额偏疼，渐渐昏暗，不见物者。

治法：补肝、镇肝、凉肝。

药用：人参、防风、车前子、细辛、决明子、羚羊角、茯苓、蜂蜜、黄芩、茺蔚子、玄参、野菊花、桔梗、石决明、甘草、羌活、麦冬、升麻、空青、蔓荆子、川芎、槐子、大黄、覆盆子；或用：阳起石、犀角、珍珠、虎睛、玉竹、赤芍、青葙子、前胡、防己、黄连、枳实、石膏、杏仁、生姜、独活、吴蓝子、栀子、山药、柏子仁、知母、黄芪、枳壳、菟丝子、五味子、枸杞子、楮实子、白芍、温浆水、温酒、竹叶。

3）外障眼（卷79眼目门，3方）

证见：旋螺尖起外障，或瞳仁干缺外障，或辘轳转关外障。

治法：泻肝、镇肝。

药用：细辛、黄芩、知母；或用：大黄、车前子、芒硝、桔梗、茺蔚子、麦冬、人参、茯苓；偶用：黄芪、地骨皮、玄参、山药、石决明、五味子、天冬、防风、羌活、蜂蜜。

4）将变内障眼（卷79眼目门，4方）

病机：肝虚/虚劳。

证见：眼昏暗、见花不明，将变成内障。或雷头风变内障，或雀目恐变成内障。

治法：补肝、泻肝。

药用：防风、五味子、黄芩、大黄、茺蔚子、车前子、细辛、桔梗、芒硝、蜂蜜；或用：杏仁、青葙子、枸杞子、茯苓、决明子、生地黄、菟丝子、山芋、地骨皮、柏子仁、甘草、人参、黄连、黄芪、石斛、鹿茸、牡丹皮、酸枣仁、覆盆子、白芍、酒。

此外还有瘢疮入眼外障证治。

（2）蟹目（卷82眼目门，2方）

病机：肝经积热。

证见：黑睛上生黑珠子，如蟹目状，疼痛外障。

治法：泻肝补胆。

药用：玄参、地骨皮、车前子、芒硝、茺蔚子、大黄、知母、防风、远志、黄芩、桔梗、人参、细辛、白芍。

（3）雀目（卷83眼目门，8方）

病机：肝虚，或肝热，或肝心热毒。

证见：雀目；或目生疮、碜痛，或泪多出。

治法：镇肝、补肝、泻肝。

药用：黄芩、车前子、大黄、防风、石决明、细辛、茺蔚子、人参、茯苓、玄参、芒硝、栀子、决明子、木通、竹叶、玉竹；或用：山药、柏子仁、五味子、黑豆、赤芍、白芍、桔梗、蛤粉、青葙子、牛肝、鸡肝、兔肝、犀角、黄连、瞿麦、甘草、冰片、胡粉、酥、蜂蜜、盐花、酸浆水。

（4）眼疾杂治（卷85～86眼目门，7方）

病机：肝经不足、风邪内乘/客热风壅，或肝热，或脾胃有痰饮渍浸于肝。

证见：一切眼患，如不睹光明、眼暗泪出、怕日羞明、隐涩痒痛、瞻视茫茫、渐生翳膜、睛疼睑烂、时行暴赤。

治法：泻肝。

药用：甘草、野菊花、大黄、当归、刺蒺藜、黄连、黄芩、栀子、防风、川芎；或用：白芷、赤芍、羌活、细辛、荆芥、木贼、草决明、蜂蜜；偶用：神曲、朱砂、磁石、黑牵牛、淡竹叶、滑石、车前子、升麻、桑白皮、知母、连翘、旋覆花、柴胡、独活、生地黄、枳壳、紫苏子、石膏、石决明、地龙皮、花椒、苍术、谷精草、地骨皮、蝉蜕、薏仁、瞿麦、牡蛎、肉桂、白茯苓、蔓荆子、斑鸠、羖羊肝、芍药、葛根、熟地黄、密蒙花、夜明砂、温酒。

此外，卷80～86还有目生花翳、目珠子突出、目睑肿硬、目生管、目睑生风粟、钩割针镰、熨烙等，亦涉及肝的病机。

2. 眼目涉肝证候证治

（1）肝虚眼

1）卷71眼目门，56方

病机：肝虚/肝脏虚风，或肝气/肝经不足、内受风热或风邪内乘上攻，或肝虚积热，或肝虚风热、兼肝肾风毒，或肝虚寒，或肝虚血弱，或肝受风毒，或肝脏虚血弱、不能上助目力，或肝虚受风或中风。

证见：两目昏暗，视物不明，常见黑花，冲风泪下，隐涩难开，堆眵多泪，怕日羞明，时发肿赤，或生障翳，视物漠漠，不能远见；远年或积年赤眼肿疼、或暴赤眼，至赤烂胎烂，或赤兼翳膜、眦烂眶痛。时见睑生风粟，或痒或痛，或倒睫拳毛、眼眩赤烂，或翳晕侵睛，或睛昏浊、黑白不明，或睛轮昏暗、涩痛翳晕、时聚时散；或妇人血风眼，时行暴赤、眼胞紫黑，或久患偏正头风，牵引两目渐觉细小，或眼白俱赤、日夜如鸡啄、生浮翳；或兼有筋脉、两胁拘急、两胁满痛、不得喘息、气急、疼痛寒热；或兼大便不通；或兼有手足疮痹，面多青色，头疼、胸中客热、心烦闷。

治法：补肝，清益心肝、明目退翳；或镇肝明目，兼大补肾脏以添目力，补肝益肾、驱邪明目。

药用：细辛、防风、蜂蜜、甘草、黄连、车前子、茯苓、薏仁、人参、决明子、羌活、五味子、青葙子、柏子仁、野菊花、玄参、黄芩、茺蔚子、菟丝子、熟地黄、冰片、川芎、木贼草、杏仁、大黄、蔓荆子、刺蒺藜、当归、菊花、肉桂、青盐、温酒；或用：白术、地骨皮、柴胡、枸杞子、石决明、茯神、枳壳、赤芍、石胆、盐绿、轻粉、盐、苦参、远志、地肤子、山芋、肉苁蓉、牛黄、曾青、天麻、麝香、芦荟、琥珀、生地黄、旋覆花、苍术、没药、乌豆、知母、桔梗、附子、乳香、朱砂、白芷、秦皮、牛膝、独活、荆芥、牛蒡子、羚羊角、芒硝、白芍、黄柏、熊胆、乳汁、熟艾、大枣、黑豆；偶用：山药、薏苡仁、乌麻仁、菴蕳子、蛇床子、黄芪、冬瓜子、牡荆子、芜菁子、蓼蒾根、全蝎、楮叶、桑叶、褚实、蝉蜕、泽泻、羖羊肝、山茱萸、桃仁、槟榔、陈皮、吴茱萸、生姜、半夏、石斛、栀子、紫苏、蝉蜕、铜青、薄荷叶、巴戟天、花椒、五加皮、桑白皮、麦冬、荆沥、升麻、葛根、前胡、酸枣仁、恶实、醋石榴、淡竹叶、滑石、冰片、老蚌壳、古铜钱、食盐、酽醋、石膏、藁本、胡黄连、黎汁、空青、野马乜脂、鹅脂、沙参、丹参、紫参、珊瑚、玉、紫贝、鸡子壳、蛇衔草、生乌麻油、鸡粪、乱发、盐、构树皮、谷精草、豆豉、井中苔、井泉石、生驴脂、铅丹、硼砂、印成盐、硇砂、青钱、蛔虫、生油、生猪脂、胡粉、香附、古文钱、冷酒、豆淋酒、竹沥、醋、竹叶、石菖蒲。

2）食治眼痛（卷 258 食治门，2 方）

病机：肝脏虚弱，或肝脏风虚。

证见：远视无力，或眼暗。

治法：补肝。

食药常用：猪肝、葱白、鸡子、乌鸡肝、米、豉。

（2）肝实眼（卷 72 眼目门，28 方）

病机：肝热/实热、肝脏实热、肝气实。

证见：目痛如刺、肿痛、碜痛/涩痛，渐生淫肤息肉，目生赤脉、痛闭不能开、热势彭彭、目赤干涩、痛痒，目暗不明、眼目昏暗、时多热泪、翳膜遮睛、赤肿、隐涩难视；目睛黄，白睛红多、眵泪无疼痛、而隐涩难开、眼昏花不明，目赤羞明、隐痛生疮；或兼有胸满急塞，胁下妨闷，筋脉酸痛。

治法：除肝家热，明目，去热毒气。

药用：细辛、栀子、大黄、甘草、车前子、黄连、黄芩、升麻、决明子、秦皮、防风、蜂蜜、苦竹叶、玄参、菊花、柴胡、人参、蕤仁；或用：枳壳、芒硝、荆芥、野菊花、石膏、木香、桔梗、茯苓、前胡、羚羊角、羌活、白芍、龙胆草、苦参、刺蒺藜、竹叶、淡浆水；偶用：牛黄、独活、白附子、漏芦、全蝎、槟榔、胡黄连、地骨皮、川芎、瓜蒌、淡竹叶、犀角、木通、干蓝、茵陈、楮实子、生地黄、大麻仁、诃子、石决明、蕲葇子、薏苡仁、伏翼、大青、蔷薇根皮、射干、黄柏、麦冬、玉竹、郁李仁、羖羊肝、田螺、盐花、黄芪、蔓荆子、当归、白芷、木贼草、大枣、荆沥、井花水、暖浆水、薄荷。

（3）肾肝虚眼黑暗（卷 72 眼目门，48 方）

病机：肾虚血弱、肝经不足、风毒上攻，或肾肝风虚，或肝肾虚/气虚/久虚/不足/俱虚、肝肾两经俱虚；肝脏气虚、风毒上攻；或肝虚膈热、肝虚积热、上攻眼目；或肾水枯乏、肝气不足、上攻眼目；或肾肝虚气上攻、肾脏空冷、肝膈浮热、元脏虚冷、久虚。

证见：目昏暗/黑暗，视物不明，或见黑花飞蝇，或渐成障蔽，不能远视，瞻视漠漠，迎风有泪，目赤肿痛；昏涩眵泪羞明，风毒眼睑赤生粟，隐涩疼痛，妇人血风注眼、久患烂沿、翳膜遮睛、拳毛倒睫，或瞳仁带青，或暴赤眼，或有胬肉，或伴有耳聋，或兼有体弱。

治法：补肝肾，增目力；补暖水脏明目；明目、调气、进食。

药用：蜂蜜、菟丝子、枸杞子、盐、车前子、肉苁蓉、温酒、巴戟天、防风、茯苓、五味子、青葙子、青盐、磁石、人参、熟地黄、麦冬、细辛、决明子、附子、当归、地肤子、黄芪、野菊花、苍术、黄连、泽泻、羌活、杏仁、肉桂、石决明、兔肝、柏子仁、远志、鹿茸、沉香、覆盆子、黄芩、甘草、芜蔚子、牛膝；或用：蕤仁、乳香、地骨皮、生地黄、玄参、川芎、山芋、菊花、楮实子、花椒、酸枣仁、木香、羚羊角、槐子、山茱萸、川乌、枳壳、刺蒺藜、苦参、沙苑蒺藜、葶苈子、续断、蘹香子、藁本、木贼草、干姜、白术、升麻、莲子、玉竹、黑牵牛、石斛；偶用：白芷、陈皮、栀子花、生姜、厚朴、冰片、黄柏、海螵蛸、天冬、罗参、犀角、香附、秦艽、沙参、陈面、独活、杜仲、桑寄生、黄菊花、山鸡子、家鸡子、补骨脂、羊腰子、石钟乳、云母、水银、炉甘石、童便、雄黄、白丁香、麝香、轻粉、黄丹、芒硝、铜绿、土粉、枯白矾、硼砂、小椒、蝉蜕、蛇蜕、薄荷叶、恶实、蔓荆子、川楝子、雄雀、猪肾、羊肝、旋覆花、无灰酒、朱砂、神曲、赤芍、石菖蒲、米、豆豉、草乌、小乌豆、薏苡仁、青木香、大黄、青皮、白芍、阳起石、山药、柴胡、荆芥、天麻、苦竹叶、陈粟米、无灰酒。

（4）五脏风热眼（卷72眼目门，12方）

病机：肝热/风热，或肝胆风热，或肝心风热，或肝肾风气、久积客于目，或肝脏热毒上攻、肝肺热毒或实热。

证见：目昏、久视无力，目赤肿干涩、碜痛难开；时见白睛重起，或目生白翳，或小儿眼生障晕不能视物。

治法：除肝脏邪气，安中利五脏，益目睛。

药用：防风、黄连、甘草、决明子、青葙子、羌活、细辛、川芎、羚羊角、玉竹；或用：茯神、麦冬、桔梗、玄参、槟榔、升麻、大黄、荆芥、蔓荆子、车前子、黄芩、菊花、陈皮、白术、木通、芒硝、茯苓、蜂蜜；偶用：蕤仁、野菊花、枳壳、犀角、生地黄、龙胆草、沙参、紫菀、百合、栀子、赤芍、白芷、蒺藜子、兔肝、肉桂、白鲜皮、独活、桑白皮、旋覆花、泽泻、淡豆豉、猪肝、人参、地骨皮、珍珠、刺蒺藜、牛蒡子、连翘、葱叶、粥、齑。

（5）风毒冲目虚热赤痛（卷75眼目门，14方）

病机：肝经蕴热、风毒之气内搏，或肝虚，或肝脏热毒/壅热/受风毒，或肝气风毒，或肝热风毒，或肝经为风热所冲，或肝肾风毒热气上冲，或肝胆壅实。

证见：目暗赤痛、涩痛、视物不明、翳膜遮睛、赤肿疼痛、隐涩难开、多生眵泪、羞明；或暴作赤目、肿痛难开，攀睛胬肉，赤烂多年，目两眦肉努出；时见兼有头疼烦渴。

治法：明利头目，洗肝去风。

药用：防风、甘草、羌活、黄连、刺蒺藜、黄芩、栀子、野菊花、蜂蜜、川芎、荆芥、决明子、升麻、大黄、薄荷、蝉蜕；或用：谷精草、草决明、密蒙花、木贼草、柴胡、淡竹叶、当归、麦冬、木贼；偶用：蔓荆子、车前子、羚羊角、芒硝、赤芍、秦皮、枳壳、前胡、没药、肉桂、朱砂、熟地黄、石膏、犀角、葛根、蝉蜕、石菖蒲、枸杞子、远志、牛蒡子、杏仁、白羊子肝、白芍、苍术、旋覆花、石决明、淫羊藿、青葙子、细辛、羖羊肝、荆芩、花椒、盐。

（6）目风涉肝证候

1）风目赤（卷75眼目门，3方）

病机：肝虚风热，或肝肾虚。

证见：目赤痛，视物昏暗，渐成青盲。

药用：黄芩、甘草、升麻、栀子、柴胡、黄连、麦冬；或用：玄参、白杨树皮、犀角、决明子、地骨皮、车前子、防风、羚羊角、芒硝、菊花、人参。

2）目风泪出（卷76眼目门，9方）

病机：肝脏风虚，或肝肾风虚、肝虚、肝脏壅毒、心肝脏风。

证见：眼目昏暗，热泪出不止，久视无力，目视䀮䀮，或生翳膜；时见头风痛。

药用：野菊花、川芎、白芷、细辛、蕤仁、蜂蜜、温酒、苦参、杏仁、大黄、枳壳、五味子；或用：犀角、玄参、沙参、车前子、旋覆花、知母、牵牛子、黄柏、槟榔、前胡、白鲜皮、槐子、白芍、兔肝、防风、黄连、地骨皮、麦冬、决明子、茯神、秦皮、龙齿、石决明、茺蔚子、熟地黄、乌蛇、肉桂、羌活、黄芪、甘草、刺蒺藜、白术、珍珠、朱砂、干姜、贝齿、熟艾、酸枣仁、苦竹叶、盐。

3）目偏视风牵（卷76眼目门，4方）

病机：肝脏风热，或肝虚风邪，或风邪攻肝。

证见：眼偏视，或牵射瞳仁，目睛不正。

药用：防风、野菊花、蔓荆子、羚羊角、刺蒺藜、车前子、酸枣仁、槐子、甘草、牛黄、冰片、朱砂、犀角、天麻、人参、川芎、决明子、黄芪、独活、茯苓、细辛、前胡、桑白皮、覆盆子、柏子仁、茺蔚子、牛蒡子、恶实、蜂蜜、温酒。

4）目偏视通睛（卷364婴孩头眼耳鼻门，2方）

病机：肝脏风热，或肝受惊风。

证见：偏视；或婴儿双眼睛通者，欲观东边，则见西，若振掉头脑，则睛方转。

药用：牛黄、犀角、甘草、人参、防风、野菊花、天麻、槐子、川芎、车前子、决明子、蔓荆子、黄芪、朱砂、冰片、羚羊角、金箔、银箔、竹叶、薄荷、蜂蜜。

此外还有目风肿、目风眼寒证治。

（7）时气后患目（卷76眼目门，2方）

证见：赤眼外障。

治法：泻肝。

药用：大黄、桔梗、知母、黄芩、玄参、茺蔚子、羌活、细辛、石决明、车前子、芒硝、羚羊角、防风。

（8）丹石毒上攻眼（卷86眼目门，2方）

病机：丹石发动。

证见：目赤痛，及风热眼，目赤烦闷。

药用：前胡、黄芩、细辛、大青、栀子、大黄、决明子、甘草、桑白皮、羚羊角、枳壳、黄连、秦皮、石膏、干盐、竹叶、车前叶、芒硝。

（9）虚劳目暗（卷234眼目门，6方）

病机：肝肾风虚，或肝气乏弱、肝脏风虚。

证见：眼膜昏暗，不能久视、无力、头昏；或伴有四肢不收，少力，筋骨疼痛。

治法：益肝明目。

药用：黄芪、防风、茯苓、羚羊角、人参、决明子、车前子、枳壳、麦冬、山茱萸、蔓荆子；或用：兔肝、玄参、地骨皮、熟地黄、生地黄、野菊花、柴胡、附子、泽泻、覆盆子、青葙子、甘草、羌活、黄芩、当归、五味子、薏苡仁、钟乳石、云母、远志、神曲、细辛、磁石、朱砂、地肤子、蜂蜜、温酒。

（10）乳石发目昏赤痛（卷261乳石门，3方）

病机：热上肝膈，或热气冲肝。

证见：目赤闭目不开、两目欲脱者，或目痛如刺者；烦闷热气、胸中澹澹，或腰痛欲折。

药用：前胡、栀子、干姜、淡竹叶、车前叶、大青、秦皮、决明子、细辛、黄芩、石膏、芒硝、黄连、玉竹、甘草。

（11）热毒攻眼

1）伤寒后热毒攻眼（卷134伤寒门，4方）

病机：伤寒热毒在肝。

证见：目中磣痛，或生翳晕，目暗、视物不明，见黑花；忽生赤翳/白，或肤肿起/赤痛，不得视光；眼外浮肿，如吹汁出，生膜覆珠子；筋脉疼痛，神昏不欲见人，两胁胀满，不思饮食。

药用：黄芩、大黄、人参、甘草、独活、犀角、瞿麦、黄连、木通、栀子、车前子、防风、川芎、茯神、前胡、细辛、菊花、秦皮、常山、升麻、白芍、白薇、枳实、薄荷、荆芥、羌活、牡丹皮、连翘、芒硝、牵牛、半夏。

2）时气热毒攻眼（卷150时气门，2方）

病机：时气热攻于肝脏，或时气肝脏虚热。

证见：眼昏赤痛。

药用：甘草、防风、地骨皮、茯苓、升麻、玄参、黄芩、栀子、羌活、桑白皮、决明子、石膏、羚羊角、麦冬、枳壳、蕤仁、竹叶、黑豆、蜂蜜。

此外还有热病热毒攻眼证治。

3. 眼目涉肝症状证治

（1）目赤

1）目赤肿痛（卷 71 眼目门，31 方）

病机：肝虚/气虚、下元不足、肝血不足，或肝脏风毒、肝经邪热、肝风虚热、邪气入肝。

证见：眼赤、当风眼泪；赤涩肿痛难开，生翳障，目赤暗痛、热病后失明者，眼睛疼，羞明怕日、气翳退障，眼目昏花，生眵泪、久视不明，兼有头额偏痛。

治法：养肝益精，滋荣目力。

药用：蜂蜜、车前子、防风、白芍、当归、野菊花、栀子、甘草、黄连、枸杞子、菟丝子、茯苓、地骨皮、熟地黄、玉竹、温酒、盐；或用：羚羊角、细辛、川芎、人参、赤芍、黄芩、蔓荆子、决明子、大黄、龙胆草、郁金、黄柏、夏枯草、香附、牝牛胆、黑豆、牛膝、黄芪、附子、生地黄、楮实子、青羊肝、酒、生姜、大枣、淡浆水、无灰酒。

2）目赤肿痛（卷 363 婴孩头眼耳鼻门，13 方）

病机：小儿肝脏风热，或肝脏风毒上冲、肝脏壅热、膈中有热、心肝壅热、肝热、肝脏久积风热、热毒所攻。

证见：赤肿疼痛，或开张不得、隐涩不开、生赤膜或白膜、遍睛四边、暴遮黑睛、多致失明、多泪、暴赤，或目睛偏视、伴有头额疼痛。

治法：凉膈退热，或消热翳。

药用：甘草、牛黄、黄连、栀子、大黄、防风、羚羊角、赤芍、当归、黄芩、羌活、珍珠、升麻；或用：犀角、芒硝、朱砂、玄参、冰片、麦冬；偶用：胡黄连、天竺黄、川芎、玉竹、野菊花、地骨皮、决明子、柴胡、石膏、枳壳、生地黄、熟地黄、蝉蜕、木贼草、谷精草、刺蒺藜、沙菀蒺藜、羊肝、木通、黑豆、芙蓉叶、天花粉、连翘、白药子、白附子、龙胆草、青葙子、蔓荆子、熊胆、轻粉、青黛、大豆、黄柏。

3）目赤痛（卷 73 眼目门，11 方）

病机：肝热、肝脏受热/热极，或肝脏久积风热，或肝虚风，或肝经风热，或肝膈风热，或肝心风热。

证见：目赤痛，或涩痛，或疼痛如脱，或疼痛如刺不得开，或碜痛，视物不明、眈眈不见物，或泪不止；时兼有头目常疼，头重心烦，四肢不利。

治法：泻肝，或明目、补肝气。

药用：防风、黄连、野菊花、决明子、车前子、枳壳、黄芩、升麻、芒硝、玄参、茯神、大黄、茺蔚子、蔓荆子、羚羊角、甘草、砂糖；或用：前胡、细辛、苦参、石决明、地骨皮、栀子、独活、青葙子、秦艽、五加皮、玉竹、沙参、羌活、赤芍、麦冬、柴胡、密蒙花、桔梗、粳米、石膏、苦竹叶、冰片、硼砂、竹沥、秦皮、黄柏、五倍子、猪肝、酱醋、人乳汁、古字铜钱、蜂蜜、薄荷。

4）暴赤眼（卷 74 眼目门，5 方）

病机：肝脏风热，或肝心壅热。

证见：暴赤肿，隐涩疼痛；时见生翳膜外障、疼连眶睑、眦赤烂、瘀肉侵睛、时多热泪。

药用：羚羊角、栀子、柴胡、黄芩、甘草、赤芍、防风、羌活、茯苓、车前子、蜂蜜、蔓荆子、野菊花、玉竹、升麻、大麻仁、麦冬、芒硝、犀角、瞿麦、黄连、木通、大黄、青葙子、竹叶、石决明、决明子、山药、细辛、五味子、人参、藁本、地骨皮、石膏、刺蒺藜、龙胆草、温酒。

5）目积年赤（卷 74 眼目门，5 方）

病机：肝经积热，或肝肺热毒。

证见：目赤肿痛，时见生障、并白翳。

治法：泻肝。

药用：栀子、柴胡、白芍、青葙子、决明子、肉桂、升麻、竹叶、芒硝、羚羊角、玉竹、野菊花、泽泻、大黄、木通、黄连、乳香、灯心草、大枣、轻粉、杏仁、冰片、川芎、槐蛾、荆芥、甘草、生地黄、粳米。

6）目赤磣痛赤肿（卷74眼目门,7方）

病机：肝热,或肝脏风热、热毒乘肝、肝肾虚热/风热。

证见：赤痛赤肿磣痛,时见赤烂、泪出昏暗、磣出胬肉、堆眵。

治法：泻肝。

药用：决明子、黄连、栀子、芒硝、大黄、甘草、玄参、柴胡、羚羊角、升麻、黄芩、白芍、胡黄连、车前子、细辛、冰片、铅丹、蕤仁、蜂蜜;或用：泽泻、赤芍、防风、枳壳、生地黄、熟地黄、青葙子、当归、青盐、密陀僧、石决明、乳香、硇砂、硼砂、灯心草、大枣、麝香、轻粉、朱砂、蔓荆子、恶实、牛黄、天竺黄、野菊花、犀角、苦竹叶、木通、甜竹叶、秦皮、黄柏、竹沥、人参、温浆水、荆芥、腊茶。

此外还有目赤烂证治。

（2）目生异物

1）目生肤翳（卷80眼目门,3方）

病机：肝热,或足厥阴肝经火。

证见：生翳,气翳细点,生花涩痛。

治法：退翳明目,去肝热。

药用：防风、生地黄、蜂蜜、地骨皮、甘草、枸杞子、泽泻、肉桂;或用：熟地黄、决明子、蕤仁、茯苓、麦冬、茺蔚子、五味子、青葙子、细辛、车前子、菟丝子、黄芩、杏仁、兔肝、楮白皮、楮实子、枳壳、石蟹、牛膝、补骨脂、木贼草、野菊花、羌活、独活、人参、黄芪、白术、陈皮、知母、柴胡、白芍、当归。

2）目生钉翳（卷80眼目门,3方）

病机：肝心毒热,或肝膈热毒,肝膈中风毒。

证见：眼生钉翳,钉翳入黑睛。

药用：升麻、玉竹、玄参、犀角、甘草、青葙子、蓝实、枳壳、大黄、菊花、草决明、黄连、茺蔚子、细辛、麻黄、车前子、鲤鱼胆、鸡胆、羚羊角、决明子、地骨皮、柴胡、黄芪、芒硝、竹沥、蜂蜜。

3）眼生翳膜（卷364婴孩头眼耳鼻门,8方）

病机：小儿肝脏壅热/热毒,或肝热。

证见：眼生翳障,或生血轮肿胀、白翳、丁翳;或目昏,渐生翳膜,散漫侵睛;或翳膜羞明,不见物。

治法：退翳膜。

药用：甘草、防风、栀子、黄连、车前子、蜂蜜;或用：野菊花、胡黄连、人参、蒺藜子、青葙子、川芎、决明子、当归、大黄、紫参、冰片、钩藤、土瓜根、茯神、桑白皮、芒硝、珍珠、牛黄、羌活、刺蒺藜、黄芩、升麻、玉竹、玄参、犀角、蒲黄、白及、黄柏、赤小豆、夜明砂、蛤粉、谷精草、狒猪肝、淡竹叶、灯心草、桑枝、麦冬、大枣、荆芥、薄荷。

4）目生胬肉（卷82眼目门,2方）

病机：肝脏壅热,风毒所攻。

证见：眼赤肿痛,生胬肉侵睛。

治法：泻肝。

药用：细辛、前胡、野菊花、黄芩、防风、独活、玄参、栀子、车前子、甘草、桔梗、地肤子、升麻、蕤仁、车前子、秦皮、决明子、苦竹叶、芒硝。

5）目内生疮（卷85眼目门,2方）

病机：肝肺热毒,或肝脏风热。

证见：生疮赤肿痛。

药用：栀子、升麻、羚羊角、黄芩、黄连、车前子;或用：决明子、菊花、秦皮、玉竹、生地黄、秦艽、地骨皮、青葙子、茯苓、柴胡、防风、甘草、芒硝、玄参、生姜、大枣、蜂蜜。

此外还有卒生翳膜、远年障翳、息肉淫肤、针眼、眼睑生赘、缘目生疮等证治。

（3）白睛肿胀（卷76眼目门，5方）

病机：肝肺大热/风热/热毒攻眼。

证见：白睛肿胀，盖覆瞳仁，疼痛。

药用：羚羊角、大黄、栀子、玉竹、白芍、防风、甘草、枳壳、犀角、木通、玄参、青葙子、竹叶、芒硝、桑白皮、藁本、天麻、细辛、白芷、石决明、车前子、木通、旋覆花、升麻、茯神、大青、生地黄汁、黄连。

（4）目睛疼痛（卷76眼目门，5方）

病机：肝壅热，或肝脏壅，肝气上壅。

证见：眼睛赤涩疼痛，甚或疼痛如脱，或兼有心神烦热、心躁体热、腹胁滞闷。

药用：防风、黄芩、甘草、枳壳、升麻、细辛、地骨皮、石膏、芒硝、川芎、茯苓、羚羊角、茯神、麦冬、薏仁、犀角、生地黄汁、玄参、桑白皮、羌活、决明子、柴胡、淡竹叶、黑豆、丹参、当归、赤芍、槟榔、大黄、前胡、车前子、野菊花、黄连、苦参、人参、五味子、藁本、茺蔚子、生姜。

（5）目涩痛（卷77眼目门，9方）

病机：肝心壅热，或肝热/久热/热壅，或肝肺风热。

证见：目中干涩，碜痛，视物不明。

药用：防风、黄连、甘草、野菊花、决明子、玄参、升麻、羚羊角、栀子、黄芩、车前子、地骨皮、柴胡、麦冬、石膏、冰片；或用：生地黄、玉竹、淡竹叶、旋覆花、秦皮、硇砂、乳香、杏仁、竹叶、枸杞子、熊胆、牛胆、猪胆、牵牛子、芒硝、铜绿、轻粉、滑石、古老钱、艾灰、白芍、蔓荆子、犀角、细辛、川芎、密蒙花、枳实、刺蒺藜、蛇蜕、石决明、井泉石、木炭灰。

（6）目痒急及赤痛（卷77眼目门，5方）

病机：肝风气，上热下冷，或肝心风热，风毒乘于肝经，肝寒滞。

证见：眼睑瞳仁痒，或涩赤痛痒不定，目急痒痛。

药用：玉竹、防风、茯苓、升麻、秦皮、黄连、甘草、荆芥、地骨皮；或用：羚羊角、枸杞子、菟丝子、细辛、地肤子、肉桂、独活、秦艽、蓝实、川芎、车前子、野菊花、柴胡、木通、芒硝、竹叶、红雪、麦冬、羌活、刺蒺藜、赤芍、当归、蜂蜜。

（7）目飞血赤脉（卷77眼目门，3方）

病机：肝膈风壅，或肝心热上冲。

证见：飞血赤脉。

药用：黄连、轻粉；或用：菊花、川芎、防风、刺蒺藜、木香、甘草、鹅梨、杏仁。

（8）目血灌瞳仁（卷77眼目门，3方）

病机：肝经积热，或肝心积热，肝风盛。

证见：血灌瞳仁，昏涩肿痛，逆顺生翳，羞明多泪，或睑肿、睛痛、眼黑。

治法：泻肝。

药用：黄芩、玄参、甘草、桔梗、生地黄、蜂蜜；或用：密蒙花、羌活、菊花、刺蒺藜、草决明、车前子、龙胆草、蒲黄、犀角、黄连、升麻、麦冬、大黄、细辛、芒硝、赤芍、川芎、防风、荆芥、当归、牵牛、薄荷。

（9）赤脉波贯黑睛（卷77眼目门，3方）

病机：肝实热，或肝脏壅热，或肝肺壅热。

证见：目生赤脉，冲贯黑睛，赤痛不止；时见眼生胬肉，赤脉涩痛，及眼障翳膜，目睛痒痛羞明，及小儿风疳，烁阳眼赤。

药用：蜂蜜、前胡、升麻、秦皮、决明子、薏仁、菊花、细辛、栀子、苦竹叶、芒硝、大黄、黄连、曾青、地骨皮、颗盐、古钱、羚羊角、昨叶何草、生地黄、郁金、甘草、何首乌、淡竹叶、黑豆。

（10）目昏暗（卷81眼目门，28方）

病机：肝虚肝风，或心肝二经、蕴积风邪，并肾脏虚耗，肝肾气虚/不足/久虚/风虚/风毒，肝脏风热、肾经虚冷、水候不升、不能上荫肝木，肝血不足，劳伤肝气，肝虚寒。

证见：眼暗，视物不明，眼目昏花，久视无力；或多泪，肿痛，赤涩痛痒无时；变成内障、目失明、生翳膜，兼见四肢无力。

治法：补肝、祛暗明目，或泻肝，养肝，益血脉镇肝。

药用：蜂蜜、决明子、车前子、青葙子、地肤子、防风、菟丝子、细辛、萤火虫、茯苓、茺蔚子、肉桂、大黄、黄连、羚羊角、蔓荆子、温酒、黄芩、麦冬、蕤仁、兔肝、茯神、野菊花、甘草、苍术、刺蒺藜；或用：杏仁、枸杞子、五味子、生地黄、山药、柏子仁、熟地黄、人参、蓝子、甜瓜子、覆盆子、玄参、枳壳、川芎、荆芥、当归、羌活、花椒、木贼草；或用：葶苈子、泽泻、面曲、乌梅肉、牡荆子、阿胶、贝母、百部、远志、杜仲、瓜子、胡黄连、龙齿、地骨皮、苦参、犀角、栀子、竹叶、空青、龙胆草、苦竹根、半夏、干蓝、枳实、白术、天麻、川乌、乌药、石斛、牵牛、磁石、黄芪、白芍、楮实子、青盐、恶实、荆实、槐子、旋覆花、密蒙花、石决明、蝉蜕、青羊肝、蓼子、珍珠、鲤鱼胆、黑豆、牛胆、黄精、芜菁子、冬瓜子、醋、白犬胆、朱砂、薄荷、生姜、清酒、苦酒。

（11）目见黑花飞蝇（卷81眼目门，14方）

病机：肝肾风虚、下元久冷；或肝肾气虚，肝肾毒风攻冲/虚风上攻，肺肝风热凝滞，肾水衰虚、肝经邪热。

证见：眼生黑花，或如水浪，见黑花飞蝇、如油星，或睛涩肿痛、痒不可忍；或伴有昏暗，生翳晕，视物不见，迎风泪出；时见头额偏疼，头目不利。

药用：蜂蜜、羌活、野菊花、车前子、防风、盐、川芎、熟地黄、附子、磁石、花椒、蝉蜕、荆芥、苍术、刺蒺藜、冰片、石决明、蔓荆子、细辛、犀角、羚羊角、茺蔚子、旋覆花；或用：黄芪、人参、沉香、肉桂、肉苁蓉、石菖蒲、当归、补骨脂、白附子、覆盆子、五味子、干姜、大羊肾、宿鸠、羊肝、楮实子、淫羊藿、木贼草、兔肝、黄连、地骨皮、青葙子、柴胡、玉竹、决明子、独活、吴蓝子、栀子、甘草、空青、青盐、槐子、木香、朱砂、牛酥、鹅脂、墨旱莲、旧铧铁、白芍、桔梗、芒硝、水萝卜、枸杞子、巴戟天、神曲、夜明砂、知母、酸枣仁、青桐子花、黄土、温酒、竹叶。

（12）目晕（卷81眼目门，4方）

病机：肝血不足、风邪乘虚；或虚热、肝虚血弱、肝虚。

证见：两目晕翳/晕上黑睛；或疼痛不可忍，暗轮昏浊，瞻视不明。

药用：蔓荆子、甘草、细辛、温酒；或用：川芎、枸杞子、荆芥、苍术、蝉蜕、石膏、旋覆花、菊花、羌活、犀角、黄连、秦皮、竹茹、栀子、大黄、山芋、防风、山茱萸、白芍、升麻、蛇蜕、蜂蜜。

（13）目青盲（卷83眼目门，6方）

病机：肝脏热，或肝气攻眼，或肝虚。

证见：眼青盲，伴有无所见物，或视物多不明，恶风赤痛，目睛失明，赤涩多眼泪。

治法：补肝。

药用：决明子、甘草、细辛、白术、青葙子、黄连、防风、茯苓、蜂蜜；或用：泽泻、升麻、杏仁、大黄、黄芩、枳实、白芍、栀子、人参、黄柏、柴胡、桑白皮、芒硝、干姜、丹参、生地黄、陈皮、黄芪、玉竹、肉桂、附子、当归、干漆、贝齿、猪苓、地肤子、刺蒺藜、覆盆子、菟丝子、茺蔚子、蓝子、萤火虫、车前子、甜瓜子、白鲜皮、花椒、野菊花、温酒、大枣、生姜。

（14）目眈眈（卷85眼目门，7方）

病机：肝气虚，或肝/肝气虚寒、肝脏风热、肝脏风虚、肝脾所损。

证见：两目眈眈，视物不明，眼目昏花，视物并生黑花，或欲成青盲、面目青、眼中多泪。

药用：甘草、细辛、防风、川芎、茯苓、玉竹、枳壳、野菊花、车前子、兔肝、柏子仁、枸杞子、山药、鲤鱼胆、人参；或用：蓝实、决明子、青葙子、大黄、黄连、地肤子、茺蔚子、羚羊角、生地黄、五味子、菟丝子、山茱萸、覆盆子、白鲜皮、羌活、陈皮、竹叶、大枣、珍珠、蜂蜜、黄鱼胆、独活、前胡、羊子肝。

（15）眼眉骨及头痛（卷84眼目门，5方）

病机：肝心壅热，或肝脏受风/壅风热/壅热，肝肺热盛。

证见：眼眉骨连头疼痛；或目中生胬肉、冲贯黑睛、赤痛不可止，渐生翳障，伴心神烦躁，大小便难。

药用：川芎、天麻、独活、细辛、荆芥、胡黄连、鸡苏、人参、甘草、犀角、旋覆花、牵牛子、天南星、藁本、菊花、羚羊角、赤芍、黄芩、芒硝、大黄、枳壳、柴胡、石膏、竹叶、白矾、轻粉、井盐、黄连、硇砂、冰片、密陀僧、蜂蜜、黑豆、生姜。

此外还有眯目、倒睫拳挛、目眵矇等证治。

（七）其他涉及治肝的食药

卷5方脉药性总论：空青法木，色青而主肝（药性总论），白芍，白补赤散，泻肝补脾胃；草龙胆苦纯阳，泻肝热止眼睛疼；山茱萸酸阴中之阳，温肝；足厥阴肝经，柴胡（六经药性）。

卷13脏腑总论·五脏臭味：肝，其臭臊，其味酸，谷以麦为养，果以李为助，菜以葵为充，肉以犬为益，药以空青为治，合而服之，以补精益气。

卷257食治门·总论：韭：味辛酸温涩无毒，辛归心，宜肝，可久食；白麻子：味甘平无毒，宜肝，补中益气，肥健不老；小麦：味甘微寒无毒，养肝气，去客热，止烦渴。

卷327妇人诸疾门·杂病：（四物汤）川芎：和血泄肝木也，如血虚头痛，非芎不能除，乃通肝经之药也。

卷425针灸门·肝脏用药：蕤仁（温/微寒）、空青（大寒）、石胆（寒）、决明子（平/微寒）、青葙子（微寒）、曾青（小寒）、升麻（平/微寒）、冰片（平/微寒）、玄参（微寒）、栀子（寒/大寒）、枸杞子（微寒）、苦参（寒）、车前子（寒）、菊花（平）、矾石（大热/生温/熟热）、海螵蛸（微寒）、兔肝（寒/平）、酸枣仁（平）、花椒（生温/熟寒）、黄连（寒/微寒）、蔓荆子（温）、竹沥（大寒）、熊胆（寒）、青羊胆（温）、阿胶（平/微温）、细辛（温）、青石脂（平）。

（八）其他涉及肝脏的方论

该书有关肝脏的生理、病理、疾病、证候、诊断、治疗等还散见于诸多卷册中，诸如：

卷1～3方脉总论，论述包括经脉、生理、病理、诊法、疾病传变，以及与其他脏腑的关系，主要引《内经》论述。

卷6～12五运六气图，主要汇总《内经》的论述。而比较具有特色是，该书在运气学说中附录了相应的理法方药。例如在卷6五运六气图·五运时行民病证治中，在记述"凡六庚年坚成之纪，岁金太过，燥气流行，肝木受邪，民病两胁小腹痛，目赤，眦疡……"后摘录了牛膝木瓜汤（治肝虚，遇岁气燥湿更甚，胁连小腹拘急疼痛、耳聋目赤、咳逆、肩背连尻阴股膝髀腨胻皆痛，用牛膝、木瓜、白芍、杜仲、枸杞子、黄松节、菟丝子、天麻、甘草等），使得持五运六气学说者，可以择方施治。

卷13脏腑总论，主要引述《内经》关于肝的生理、病机、诊法等。

在卷14～43心脏门、脾脏门、肺脏门、肾脏门、胆腑门、大肠腑门、小肠腑门、三焦腑门，以及卷44～64头门、舌门、咽喉门等间或涉及肝脏兼证的病机、治法、方药，但数量少。

卷87～153诸风门、寒暑湿门、积热痼冷门、伤寒门、时气门、热病门已有少量涉肝方证。

卷154～250身体门、咳嗽门、喘门、痰饮门、积聚门、消渴门、诸气门、诸痹门、诸血门、水病门、黄疸门、诸疟门、霍乱门、呕吐门、泄痢门、诸虚门、虚劳门、劳瘵门、尸疰门、脚气门、癫疝门等的部分篇目也偶涉肝脏方证。

卷253～312诸毒门、杂治门、乳石门、服饵门、诸疮肿门、痈疽门、瘰疬门、上部疮门、下部疮门、伤损止痛生肌、折伤门等的部分篇目也偶涉肝脏方证。

卷316～404妇人诸疾门、妊娠诸疾门、产后诸疾门、婴孩门、婴孩头眼耳鼻门、婴孩诸风门、婴孩伤寒门、婴孩惊风门、婴孩一切痫门、婴孩诸疳门、婴孩诸热疮肿门、婴孩咳嗽喘门、婴孩大小便淋秘门、婴孩诸血痔疾门、婴孩癖积胀满门、婴孩下痢门、婴孩诸疝诸虫、婴孩杂病门、婴孩痘疹门、婴孩痘疹门疮疹入眼等的部分篇目也偶涉肝脏方证。

卷409～424针灸门也偶涉肝脏方证。

三、讨论

1.《普济方》成书背景 《普济方》编撰者朱橚所处的时代,是一个较为动荡的时期,自然灾害及战事频繁,1381—1461年发生10次水灾。

朱橚所在的开封一藩,历史悠久,科学传统由来已久。明初周藩全部开支及应用之物由国家供应,因此朱橚身为藩王,具有充足的财力作为研究后盾。朱橚的政治生涯并不顺遂,而在医学、植物学领域多有建树,其参与编写的医学典籍有《保生余录》《魁本袖珍方大全》《周府袖珍方》《救荒本草》《普济方》等影响深远。

2.《普济方》所涉肝脏基础理论未见进展 该书有关肝脏的生理、病理、病机、证候、治法等集中在卷1～3方脉总论,但主要引自《内经》相关论述。在此后的各个卷册中,凡论述某一病证论治,开篇往往有定义、发病、病机、诊法等概述,但仍主要引自《内经》《难经》《诸病源候论》等相关论述,未有相关新的阐释与发展。

3. 肝脏病变的代表性证候及方证

(1) 肝脏常见疾病证治。方证比较集中的依次为:肝中风、肥气、筋极、肝劳(表5-9),提示这几个疾病发病率高,且积累了较为丰富的治疗方法。

表5-9 《普济方》肝脏疾病有关方证数的比较

疾 病 类	方 证 数	疾 病 类	方 证 数
肝中风	32	肝疟	9
肥 气	32	肝厥	7
筋 极	27	肝胀	5
肝 劳	23	煎厥	5
肝 着	13	薄厥	3
疹 筋	13	总 计	177
肝 痹	9		

(2) 肝脏常见证候证治。方证比较集中的依次为:肝虚类、肝风类、肝实类(表5-10),提示这几个证候的发病率高,且积累了较为丰富的治疗方法。

表5-10 《普济方》肝脏常见证候方证数的比较

证 候 类	方 证 数	证 候 类	方 证 数
肝虚证治(肝气不足、肝虚寒、肝肾虚)	66	肝气逆证治	10
肝风证治	46	肝壅证治	6
肝实证治	32	总 计	160

（3）肝脏常见症状证治。方证比较集中的依次为：眼目病证，风旋等（表5-11），提示这几个症状的发病率高，且积累了较为丰富的治疗方法。

表5-11　《普济方》肝脏有关症状方证数的比较

症　状　类	方证数
眼目病证（肝虚眼、肝实眼、肾肝虚眼黑暗、五脏风热眼、风毒冲目虚热赤痛、目风、丹石毒上攻眼、虚劳目暗、乳石发目昏赤痛、热毒攻眼；目赤、目生异物、白睛肿胀、目睛疼痛、目涩痛、目痒急及赤痛、目飞血赤脉、目血灌瞳仁、赤脉波贯黑睛、目昏暗、目见黑花飞蝇、目晕、眯目、目青盲、倒睫拳挛、眼眉骨及头痛、目眵䁾、目眩；内外障眼、蟹目、雀目及其他眼疾）	436
头旋（风头旋、风眩头痛、头目旋晕）	8
腰痛	2
咳嗽	2
唾血	2
总计	450

4. 关于肝脏病证的承袭与发展

（1）修正了肝脏病证的范围：《普济方》较之《太平圣惠方》《圣济总录》于肝脏门一章中，在"肝脏总论"方面，《普济方》论述字数约为3 000余字，大大超过了《太平圣惠方》500余字与《圣济总录》近200字数，可见《普济方》收载内容之详具，涉及肝脏生理（如肝藏血、五行相应五脏等）、病理、诊法、证候、针灸，亦涉及道学、玄学、社会心理因素等方面。在肝脏病机方面沿袭《圣济总录》，仍以"肝实""肝虚"分类。在病证方面（表5-12），增加了肝厥，且将《圣济总录》虚劳门中的筋极、肝劳归类入肝脏门，扩展了肝脏的病证范围；其对于肝脏病证的分类，并没有照《圣济总录》化简的趋势，而更趋于细化分类条目；不过其亦有简化分类的情况，如将《圣济总录》中的"疹筋"归为"肝病筋急"，不再单独讨论；《太平圣惠方》肝中风归为肝脏门，《普济方》《圣济总录》皆归为诸风门；肝风毒流注入脚膝筋脉疼痛中的石南方是圣济总录中肝病筋急的方子，可见普济方的编撰者还是有所思考，归类上有所修正的。

表5-12　《太平圣惠方》《圣济总录》《普济方》肝脏门病证归类情况

《太平圣惠方》	《圣济总录》	《普济方》
治肝实泻肝诸方	肝　实	肝　实
治肝虚补肝诸方	肝　虚	肝　虚
治肝气不足诸方	肝　胀	肝　胀
治肝脏中风诸方	肝　着	肝　着
治肝风筋脉抽掣疼痛诸方	肝风筋脉抽掣疼痛	肝风筋脉抽掣疼痛
治肝气逆面青多怒诸方	肝气逆面青多怒	肝气逆面青多怒
治肝壅头目不利诸方	薄　厥	肝壅头目不利
治肝风冷转筋诸方	煎　厥	肝风冷转筋
治肝风筋脉拘挛诸方	肝病筋急	肝风筋脉拘挛
治肝风毒流注入脚膝筋脉疼痛诸方	疹　筋	肝风毒流注入脚膝筋脉疼痛
		薄　厥
		煎　厥

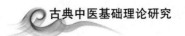

《太平圣惠方》	《圣济总录》	《普济方》
治肝风毒流注入脚膝筋脉疼痛诸方	疹 筋	肝 劳
		肝 厥
		肝病筋急
		筋 极
		筋实极
		筋虚极
10	10	18

《普济方》18个病证多沿袭《太平圣惠方》《圣济总录》：如关于肝劳的论述沿用《圣济总录》《太平圣惠方》，方证沿用《圣济总录》12首中的9首，《太平圣惠方》9首中的7首；关于煎厥、薄厥的论述及方证基本沿用《圣济总录》；关于肝风筋脉抽掣疼痛论述沿用《圣济总录》，方证沿用《圣济总录》中的7首，《太平圣惠方》9首中的8首；关于肝胀论述沿袭《圣济总录》，方证引用5首中的4首；肝气逆面青多怒论述沿用《太平圣惠方》《圣济总录》，方证引用《圣济总录》10首中6首，《太平圣惠方》4首中的3首；肝壅头目不利、肝风冷转筋中论述及方证基本沿用《太平圣惠方》；肝风毒流注入脚膝筋脉疼痛论述及方证基本沿用《太平圣惠方》；筋极论述沿用《太平圣惠方》，方证沿用8首中的7首；《普济方》将《圣济总录》筋极中的筋实与筋虚进行了分类，其筋极中筋虚类的8首方证全部收入于《普济方》中，筋极中的筋实类收入了《圣济总录》6首中的4首；肝实论述沿用《太平圣惠方》《圣济总录》，方证沿用《圣济总录》17首中的13首，《太平圣惠方》中的6首；肝虚论述沿用《太平圣惠方》《圣济总录》，方证沿用《圣济总录》18首中的9首，沿用《太平圣惠方》中肝气不足篇及肝虚补肝篇中的9首；肝着论述、方证沿用《圣济总录》，肝风筋脉拘挛论述、方证沿用《太平圣惠方》。

（2）涉肝之目病：《普济方》目病主要集中于卷71~86眼目门，共66篇，其中涉肝方证为48篇，较之《圣济总录》36篇，多了12篇。关于眼目门病证的分类标准基本沿用《圣济总录》，并在此基础上扩展了涉肝的方证数（表5-13）。《普济方》在于眼科方面的发展主要体现在内外障眼病，《普济方》将内障眼病的三个时期（将变内障眼，内障眼，内障眼针后用药）分而论述，较之《太平圣惠方》《圣济总录》更为清晰；并增加了对于外障眼病的论述，丰富了内外障眼病的诊治。

表5-13 《太平圣惠方》《圣济总录》《普济方》眼目门涉肝方证数

涉肝之目病（眼目门）	《太平圣惠方》涉肝方证数	《圣济总录》涉肝方证数	《普济方》涉肝方证数
肝虚眼	/	15	56
肝实眼	/	20	28
肾肝虚眼黑暗	/	25	48
五脏风热眼	/	7	12
风毒冲目虚热赤痛	/	1	14
风目赤	•	1	3
目风肿	/	1	1
目风眼寒	/	•	1
目风泪出	4	4	9

涉肝之目病（眼目门）	《太平圣惠方》涉肝方证数	《圣济总录》涉肝方证数	《普济方》涉肝方证数
目偏视风牵	3	1	4
时气后患目	/	•	2
丹石毒上攻眼	•	2	2
目赤肿痛	2	3	31
目赤痛	3	6	11
目赤烂	2	•	1
暴赤眼	•	2	5
目积年赤	•	•	5
目赤磣痛赤肿	/	7	7
目生肤翳	○	○	3
目生钉翳	原文缺失	2	3
卒生翳膜	•	/	1
远年障翳	○	•	1
息肉淫肤	/	•	1
目生胬肉	1	3	2
针眼	1	○	1
目内生疮	2	3	2
白睛肿胀	2	4	5
目睛疼痛	3	2	5
目涩痛	3	6	9
目痒急及赤痛	1	4	5
目飞血赤脉	/	3	3
目血灌瞳仁	1	•	3
赤脉波贯黑睛	1	2	3
目昏暗	13	8	28
目见黑花飞蝇	2	8	14
目晕	/	5	4
眯目	○	○	1
目青盲	○	4	6
倒睫拳挛	/	1	1
眼眉骨及头痛	2	2	5
目眵瞙	/	1	1
目䀮	3	2	7
内外障眼	/	/	2

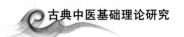

涉肝之目病（眼目门）	《太平圣惠方》涉肝方证数	《圣济总录》涉肝方证数	《普济方》涉肝方证数
内障眼	6	/	12
内障眼针后用药	/	•	○
外障眼	/	/	3
将变内障眼	/	3	4
蟹　目	1	2	2
雀　目	○	3	8
坠　睛	○	1	○
目珠子突出	•	4	•
热毒攻眼	3	/	/
风毒攻眼	•	/	/
眼睑垂肿（缓）	•	○	○
睑生风粟	•	•	•
睑肿硬	•	•	•
眼生珠管	•	•	•
眼脓漏	•	○	○
总　计	59	168	385

注："•"表示涉及肝的生理病理等论述,但无相应涉肝方证;"○"表示此证候未论及与肝相关者;"/"表示未论及相关证候。

5.《普济方》的社会医学价值

(1) 因时制宜：注重节气与用药的规律,因时制宜的原则。如,黄芪汤(出《护命方》)治肝元虚冷,多因少力,口无滋味,耳鸣,眼暗,面色青黄,精神不快。黄芪、防风、石斛、当归、白芷、藿香、沉香、五味子、羌活、肉桂、木香、川芎、刺蒺藜、桑寄生、附子、白术。右剉如麻豆,每服三钱,水一盏,枣一枚,掰破,煎一两沸,去滓,空心食前温服,但卯酉之年,六庚之岁,宜吃此方,惟丁卯之年,反吃凉肝药,其余方见在诸杂方。

(2) 医案记载：医案的特点论述以肝的基础理论为主,对于药物的运用理论论述较少。如："《本事方》云：绍兴癸丑,予待次四明,有董生者,患神气不宁,每卧则魂飞扬,觉身在床,而魂神离体,惊悸多魇,通夕无寐,更数医而不效,予为诊视;询之曰：医作何病治? 董曰：众皆以为心病? 予曰：以脉言之,肝经受邪,非心病也。肝经因虚邪虚气袭之,肝脏藏魂者也,游魂为变,平人肝不受邪,故则魂归于肝,神静而得寐,今肝有邪,魂不得归,是以卧则魂若离体也。肝主怒,小怒则剧。董欣曰：前此未之闻,虽未服药,已觉沉疴去体矣,愿求药法。予曰：公且持此说,与众医言所治之方,而徐质之。阅旬日复至云：医遍议古今方书,无与心相对者,故予处以珍珠丸,独活汤,此二方,服一月,而病悉除,此方大抵以珍珠母为君,龙齿佐之,珍珠入肝经为第一,龙齿入肝,同类故也。龙齿、虎睛定魄,各言类也,东方苍龙,属肝而藏魄,西方白虎,血也,属肺而藏魂,龙能变化,故魂游而不定,虎能专静,故魂止而有守,予谓治魂不宁者,宜以虎睛,治魂飞扬者,宜以龙齿,万物有成理而不说,亦在夫人达之而已。"

(3) 文献价值：对于收入方药有与之前的方药组成有所对比,体现了其文献价值。如："豆淋酒侧子丸(《圣惠方》)治肝脏风毒,流注脚膝,筋脉拘急,疼痛,及四肢缓弱无力,行履不得。黑豆、侧子、石南、牛膝、防风、石斛、肉桂、萆薢、麻黄、羌活、海桐皮、茯苓、茵芋、独活、天麻、当归、乌蛇。上为细散,以黑豆煎和,捣一二百杵,丸如梧桐子大,每服食前,温酒下三十万,忌猪肉毒鱼等,一名石南丸,有附子无册子。"

(杨雯,方肇勤,颜彦)

第九节 《医宗金鉴》肝的理论

摘要:《医宗金鉴》所收载《删补名医方论》等15本医籍中均不同程度涉及肝的理论、证治,其中《删补名医方论》有关肝的方剂大致可以分为肝虚、肝火、肝风等及其兼证等。《医宗金鉴》有关肝脏的基础理论的阐述多见于各个专著之中,普遍采用脏腑辨证论治虚劳、胁痛等方面。本文对该书对历代纷繁的涉肝理法方药予以整理和精选、该书在肝基础理论方面有所承袭与发展、分类体系特点、眼病涉肝方证的发展等方面予以了探讨。

《医宗金鉴》成书于1742年,共90卷,由太医院右院判吴谦、刘裕铎等编撰。全书论述了医经、伤寒、四诊、运气、方论、杂病、妇科、幼科、外科、眼科、痘疹与种痘、正骨、刺灸等,囊括了中医基础理论、诊法、方药、临证各科施治等诸多内容,全面而系统;且其文献收载广博,遍及古今;这些均为研究古典中医理论与中医基础理论演变和发展提供了可靠且丰富的素材。

本文拟从肝及其辨证论治论述入手,对该书进行整理研究,以期探索清代肝理论发展面貌。

一、方法

参见第二章"第九节《医宗金鉴》心的理论"(详略),本文关注肝。

二、结果

(一)《订正仲景全书伤寒论注》《订正仲景全书金匮要略注》(卷1~25)

1.《订正仲景全书伤寒论注》 该篇普遍采用脏腑辨证论治注释伤寒六经辨证论治,与肝有关的如下。

病胁下素有痞,连在脐旁,痛引少腹,入阴筋者,此名藏结,死。程知:自胁入阴筋,肝藏结也。(辨太阳病脉证并治上篇)

伤寒若吐、若下后不解,不大便五、六日……惕而不安。程知:动惕不安,肝欲绝也。(辨阳明病脉证并治全篇)

少阳之为病,口苦,咽干,目眩也。吴人驹:肝主目,故病则目眩也。(辨少阳病脉证并治全篇)

伤寒热少厥微……若厥而呕,胸胁烦满者,其后必便血。王肯堂:肝主血,故后必便血。(辨厥阴病脉证并治全篇)

四逆散方解:君柴胡以疏肝之阳,臣芍药以泻肝之阴,佐甘草以缓肝之气,使枳实以破肝之逆,三物得柴胡,能外走少阳之阳,内走厥阴之阴,则肝胆疏泄之性遂,而厥可通也。(辨少阴病脉证并治全篇)

2.《订正仲景全书金匮要略注》 该篇仍普遍采用脏腑病机、复方配伍等注释内伤杂病辨证论治,与肝有关的如下。

见肝之病,知肝传脾,当先实脾。徐彬:假如肝经之病,肝木胜脾土,知邪必传脾经,治宜实脾为先,此脾未病而先实之,所谓治未病也。(藏府经络先后病脉证第一)

百合病者,百脉一宗,悉致其病也。意欲食复不能食,常默默然……沈明宗:若邪淫于胸中连及上

脘,则意欲食,复不能食,走于肝肾,故常默默。(百合狐惑阴阳毒病脉证并治第三)

胁下偏痛,发热,其脉紧弦,此寒也,宜温药下之,以大黄附子汤。注解:腹满而痛,脾实邪也;胁下满痛,肝实邪也;发热若脉数大,胃热实邪也。今脉紧弦,脾寒实邪也,当以温药下之,故以大黄附子汤(大黄、附子、细辛)下其寒实。方中佐细辛者,以散其肝邪,此下肝脾寒实之法也。(腹满寒疝宿食病脉证并治第十)

肝着常见:其人常欲蹈其胸上,先未苦时,但欲饮热。注解:肝着者,为肝气着而不行,致胸痞塞不快也。故其人常欲按摩其胸,以疏通其气也。其先未曾痞塞苦时,但欲饮热者,乃寒气为病也。(五藏风寒积聚病脉证并治第十一)

(二)《删补名医方论》(卷26~33)

1. 肝虚及其兼证

(1)地骨皮饮(当归、熟地黄、川芎、白芍、地骨皮、牡丹皮),治阴虚火旺,骨蒸发热,日静夜剧者;妇人热入血室,胎前发热者。柯琴:(阳邪)乘入厥阴肝部,当地骨皮饮以凉补之,血有所藏而火自安也。四物汤为肝家滋阴调血之剂,加地骨皮清志中之火以安肾,补其母也;加牡丹皮清神中之火以凉心,泻其子也。二皮凉而润,但清肝火不伤脾胃,与四物加知柏之湿润而苦寒者不同也……地骨皮饮,治阳邪之乘于肝藏者也,客者除之,勿纵寇以遗患也。

(2)四物汤(当归、熟地黄、川芎、白芍),治一切血虚、血热、血燥诸证。柯琴:调血者,当求之于肝也,是方乃肝经调血之专剂。

(3)酸枣仁汤(酸枣仁、甘草、知母、茯苓、川芎),治虚劳,虚烦不得眠。罗谦甫:枣仁酸平,应少阳木化而治肝,极者宜收宜补,用酸枣仁至二升,以生心血、养肝血,所谓以酸收之,以酸补之是也。顾肝郁欲散,散以川芎之辛散,使辅枣仁通肝调荣,又所谓以辛补之也。肝急欲缓,缓以甘草之甘缓,使防川芎疏泄过急,此所谓以土葆之也。然终恐劳极则火发,伤阴阳旺,阳分不行于阴,而仍不得眠,故佐知母崇阴水以制火,茯苓利阳水以平阴,将水壮而魂自宁,火清而神且静矣。此治虚劳肝极之神方也。

(4)逍遥散(芍药、当归、白术、茯苓、甘草、柴胡、煨姜、薄荷),治肝家血虚火旺,头痛目眩烦赤,口苦倦怠烦渴,抑郁不乐,两胁作痛,寒热,小腹重坠,妇人经水不调,脉弦大而虚。赵羽皇:盖肝性急善怒,其气上行则顺,下行则郁,郁则火动而诸病生矣。故发于上,则头眩、耳鸣而或为目赤。发于中,则胸满、胁痛而或作吞酸。发于下,则少腹疼疝而或溲溺不利。发于外,则寒热往来,似疟非疟。凡此诸证,何莫非肝郁之象乎……方用白术、茯苓者,助土德以升木也;当归、芍药者,益荣血以养肝也。

(5)石斛夜光丸(天冬、菟丝子、人参、茯苓、野菊花、山药、麦冬、熟地黄、肉苁蓉、青葙子、生地黄、枸杞子、羚羊角、决明子、石斛、杏仁、刺蒺藜、川芎、炙甘草、黄连、防风、枳壳、犀角、牛膝),治神水宽大渐散,昏如雾露,空中有黑花,及睹物成二,神水淡绿,淡白色者。罗谦甫:若肾肝虚,则阴弱不能敛精以升养神水于内。脾肺虚,则阳衰不能摄阴而浮散神光于外,以致神水宽大,睹物成二。此其治法,其营在肝,其主在肾,其合在脾,能合肾脾之阴而使肝达之,则必能归精于两眸,而继明如昼夜矣。是方先补肾肝,以二冬、二地、菟丝、枸杞、五味、牛膝、苁蓉群队滋阴之品,以之强阴填精,敛气安神养血,此壮水之主,亦所以生水也,复以人参、炙甘草、茯苓、山药培补中宫,使调和阴阳也。佐之以刺蒺藜、野菊花、川芎、枳壳、防风行肝达气,青葙、决明子解结散滞,黄连、犀角、羚羊角清火泻热。

2. 肝火及其兼证

(1)龙胆泻肝汤(龙胆草、黄芩、栀子、泽泻、木通、车前子、当归、柴胡、甘草、生地黄),治胁痛口苦,耳聋耳肿,筋痿阴湿,热痒阴肿,白浊溲血。注释:胁痛口苦,耳聋耳肿,乃胆经之为病也。筋痿阴湿,热痒阴肿,白浊溲血,乃肝经之为病也。故用龙胆草泻肝胆之火,以柴胡为肝使,以甘草缓肝急,佐以芩、栀、通、泽、车前辈大利前阴,使诸湿热有所从出也。然皆泻肝之品,若使病尽去,恐肝亦伤矣,故又加当归、生地补血以养肝。盖肝为藏血之藏,补血即所以补肝也。而妙在泻肝之剂,反作补肝之药,寓有战胜抚绥之义矣。

（2）左金丸（黄连、吴茱萸）。胡天锡：治肝藏火实，左胁作痛。此泻肝火之正剂。肝之治有数种：水衰而木无以生，地黄丸，乙癸同源是也；土衰而木无以植，参苓甘草剂，缓肝培土是也；本经血虚有火，用逍遥散清火；血虚无水，用四物汤养阴。至于补火之法，亦下同乎肾；而泻火之治，则上类乎心。左金丸独用黄连为君，从实则泻子之法，以直折其上炎之势；吴茱萸从类相求，引热下行，并以辛燥开其肝郁，惩其扞格，故以为佐。然必本气实而土不虚者，庶可相宜。左金者，木从左而制从金也。

（3）当归龙荟丸（当归、黄连、黄芩、龙胆草、栀子、大黄、芦荟、青黛、木香、黄柏、麝香、神曲），治肝经实火，头晕目眩，耳聋耳鸣，惊悸搐溺，躁扰狂越，大便秘结，小便涩滞，或胸胁作痛，阴囊肿胀，凡属肝经实火，皆宜服之。汪昂：肝木为生火之本，肝火盛则诸经之火相因而起，为病不止一端矣。故以当归、芦荟、龙胆草、青黛直入本经气血两途，先平其甚者，而诸经之火，无不渐平矣；佐以黄芩泻肺火，黄连泻心火，黄柏泻肾火，大黄泻肠胃火，栀子泻三焦火，备举大苦大寒而直折之，使上、中、下三焦之火，悉从大、小二便利出；稍加木香、麝香者，取其调气开窍灵通周至也。然非实火不可轻投。

（4）妙香散（山药、人参、黄芪、远志、茯苓、茯神、桔梗、甘草、朱砂、麝香、木香），治梦遗失精，惊悸郁结。汪昂：相火寄于肝胆，肾之阴虚则精不藏，肝之阳强则气不固，故精脱而成梦矣。

3. 肝风及其兼证

（1）防风通圣散（防风、川芎、当归、白芍、大黄、薄荷、麻黄、连翘、芒硝、石膏、黄芩、桔梗、滑石、甘草、荆芥、白术、栀子、生姜）。吴崑：风之为患，肝木主之，川芎、归、芍，和肝血也。

（2）凉膈散（连翘、大黄、黄芩、薄荷、甘草、栀子、芒硝、竹叶），治肝经风热，张洁古减去硝、黄，加桔梗为之舟楫，浮而上行。

（3）泻青丸（龙胆草、栀子、大黄、川芎、当归、羌活、防风、竹叶），治肝火风热，不能安卧，多惊多怒，目赤肿痛，及小儿急惊抽搐。注释：龙胆草直入肝经，以泻其火，佐栀子、大黄，使其所泻之火，从大、小二便而出，是治火之标也；肝主风，风能生火，治肝不治风，非其治也，故用羌活、防风散肝之风，即所以散肝之火，是治火之本也；肝之情欲散，故用川芎之辛以散之；肝之质喜滋，故用当归之濡以润之。是于泻肝之中，寓有养肝之意。泻肝者，泻肝之病也；养肝者，悦肝之神也。盖肝木主春，乃阳升发动之始，万物生化之源，不可伤也。

（4）羌活愈风汤（羌活、炙甘草、防风、黄芪、蔓荆子、地骨皮、川芎、细辛、枳壳、人参、麻黄、知母、野菊花、薄荷、枸杞子、当归、独活、白芷、杜仲、秦艽、柴胡、半夏、厚朴、熟地黄、防己、白芍、黄芩、茯苓、石膏、生地黄、苍术、肉桂、前胡、生姜），治年近四旬，营卫不足，肝肾虚弱，风中经络，精神恍惚，语言不清，半身不遂，手足麻木，筋骨无力；或手足枯瘦浮肿，或手足筋挛不收。

4. 涉及肝脏兼证　这类方剂主要针对肾病证等、兼有肝证，从肾论治为主、兼从肝治。

（1）封髓丹（黄柏、砂仁、甘草），治梦遗、失精及与鬼交。赵羽皇：盖肾为坚藏，多虚少实，因肝木为子，偏喜疏泄母气，厥阴之火一动，精即随之外溢。况肝又藏魂，神魂不摄，宜其夜卧鬼交精泄之证作矣……水火交摄，精有不安其位者乎？佐以甘草，以甘能缓急，泻诸火与肝火之内扰，且能使水土合为一家，以妙封藏之固。

（2）虎潜丸（龟甲、黄柏、知母、熟地黄、牛膝、芍药、锁阳、虎骨、当归、陈皮、羯羊肉），治肾阴不足，筋骨痿软，不能步履。王又原：因高源之水不下，母虚而子亦虚，肝脏之血不归，子病而母愈病，故用知母清肺原，归芍养肝血，使归于肾。

（3）二神丸（补骨脂、肉豆蔻）、五味子散（五味子、吴茱萸）。柯琴：治黎明泄泻，因阳气当至而不至，虚邪得以留而不去，故作泻于黎明。其由有四：一为少阳气虚无以发陈，故五味子散，君五味子之酸温，以收坎宫耗散之火，使少火生气以培土也，佐吴茱萸之辛温，以顺肝木欲散之势，为水气开滋生之路，以奉春生也。按：命门无火，不能为中宫腐熟水谷之用；肾气不固，谁复司其闭藏之职。故木气才萌，不疏泄而亦疏泄矣。虽是木邪干土,亦实肾之侮脾也。此际当脾肾双补,固涩平肝。故以补骨脂温肾,肉豆蔻补脾,五味子收涩,吴茱萸泻肝。肾暖而气蒸,肝平而脾旺,关门闭而水谷腐矣。

5. 其他涉肝论述的方剂

(1) 四生丸(荷叶法震,入肝家而和藏血摄血之用)。

(2) 朱砂安神丸(心血足则肝得所藏,而魂自安)。

(3) 补中益气汤(可以补肝木,郁则达之也)。

(4) 补脾胃泻阴火升阳汤(本脉兼见四肢满、闭、淋、溲便难、转筋一二证,此肝之脾胃病也,当加风药以泻肝木)。

(5) 六味地黄丸(肾虚不能藏精,坎宫之火无所附而妄行,下无以奉肝木升生之令,上绝其肺金生化之源)。

(6) 八味地黄丸(《千金方》于八味外,更加玄参之咸寒,以助熟地黄而滋肾;加芍药之酸寒,助牡丹皮以滋肝)。

(7) 竹叶黄芪汤(竹叶助芍药清肝胆之火)。

(8) 独圣散(方用灵脂之甘温走肝,生用则行血;蒲黄辛平入肝,生用则破血)。

(9) 当归四逆加吴茱萸生姜汤(君以当归者,厥阴主肝为血室也……肝之志苦急,肝之神欲散,甘辛并举,则志遂而神悦,未有厥阴神志遂悦,而脉微不出,手足不温者也)。

(10) 药物禁忌:神术汤(肝胆之相火往来,少阴之水火相射者,不得以燥剂该摄也)。

(11) 其他还有如吴茱萸汤、乌梅丸等涉及肝的病机。

(三)《四诊心法要诀》(卷34)

该篇主要引用与综述崔紫虚《四言脉诀》、李时珍《濒湖脉诀》,以及《内经》中的望闻问切等内容。

(四)《运气要诀》(卷35)

该篇"阐《素问》五运六气之理,盖运气虽不可拘泥,亦不可竟废,故次于诊法。"对于《内经》五运六气的内容有所分类、简化。

(五)《伤寒心法要诀》(卷36~38)

该篇将《伤寒论》部分内容改编成口诀,并展开注释。

(六)《杂病心法要诀》(卷39~43)

该书将常见内伤杂病改编成口诀,并予以注释。其中涉肝的方证主要包括虚劳、胁痛等病证中提及涉肝病机。

1. 虚劳 定义:虚者,阴阳、气血、荣卫、精神、骨髓、津液不足;损者,外而皮、脉、肉、筋、骨,内而肺、心、脾、肝、肾消损;劳者,谓虚损日久,留连不愈。

(1) 调肝养血宜四物汤,药用当归、川芎、白芍、熟地黄。

(2) 补肝汤,治肝虚损,筋缓不能自收持,目暗䀮䀮无所见。药用当归、川芎、白芍、熟地黄、酸枣仁、炙甘草、木瓜。

(3) 逍遥散,药用白术、茯苓、当归、白芍、柴胡、薄荷、甘草。加减:肝气热,依本方加炒栀子、牡丹皮,名加味逍遥散;肝气滞加陈皮;肝气郁加川芎、香附;肝气郁热,加吴茱萸、炒黄连;惟薄荷只可少许为引,不宜多用。

2. 胁痛

(1) 柴胡疏肝散,治肝实太息难转侧,药用柴胡、白芍、甘草、香附、枳壳、陈皮、川芎。

(2) 逍遥散,治肝虚作痛引肩胸。

(3) 左金丸,治肝虚,药用吴茱萸、黄连。

(4) 当归龙荟丸,治肝实火旺,药用当归、黄连、黄芩、龙胆草、栀子、大黄、芦荟、青黛、木香、黄柏、麝香。

3. 其他 该篇在中风、痹病、痿病、内伤外感辨似、失血、痰饮、疝、内外障、口舌、心腹诸痛等病证中提及涉肝病机,但多未出方。

(七)《妇科心法要诀》(卷44～49)

该篇涉肝的妇产科常见病证不多,主要有:

(1) 经行发热。逍遥散治脾虚肝热,以理脾而清肝,药用当归、白芍、茯苓、柴胡、炙甘草、白术。

(2) 妇人经断复来。因怒气伤肝,肝不藏血,忧思伤脾,脾不摄血者,治以逍遥散、归脾汤(人参、茯苓、白术、炙甘草、当归、黄芪、酸枣仁、远志、木香)二方斟酌用之。

(3) 经闭。逍遥散加香附、泽兰、牡丹皮、生地黄、郁金、栀子、黄芩,治郁热,以和肝理脾、清心开郁,其经自通。

(4) 崩漏。恚怒伤肝者,治以逍遥散加香附,青皮平之。

(5) 子痫。系肝、心二经风热所致。治以羚羊角散(防风、独活、杏仁、酸枣仁、五加皮、甘草、薏苡仁、茯苓、木香、羚羊角);抽搐甚者用钩藤汤(钩藤、桑寄生、人参、茯神、当归、桔梗)。

(6) 胎不安小产堕胎。暴怒、房劳伤肝肾,以致胎动不安者,治以逍遥散、地黄汤治之。

(7) 产后胁痛。因气血瘀滞,干犯肝经。在左多属血,在右多属气。血宜延胡索散,气宜四君子汤(人参、白术、茯苓、甘草)加柴胡、青皮。若因去血过多而痛者,为虚痛,宜八珍汤(四君子汤加当归、熟地黄、川芎、白芍)加肉桂以补其荣血,自愈。

(8) 产后腰痛。因产时风冷乘之,瘀血滞于肝经,产后腰疼下注两股皆痛者,治以佛手散(当归、川芎)加独活、肉桂、续断、牛膝、防风、桑寄生,以温散而行之。

(9) 血崩。因暴怒伤肝血妄行者,治以逍遥散加栀子、生地黄、白茅根以清之。

(10) 乳岩。因抑郁不舒,或性急多怒,损伤肝脾所致,治以十六味流气饮(当归、白芍、人参、黄芪、川芎、防风、紫苏、白芷、枳壳、桔梗、甘草、槟榔、乌药、厚朴、肉桂、木通);外用木香、生地黄捣饼,以热器熨之,且不时以青皮、甘草为末,煎浓姜汤调服。

(11) 阴肿。因肝、心二经火盛,湿热下流所致,治以龙胆泻肝汤(生地黄、木通、甘草、车前子、泽泻、黄芩、当归、栀子、龙胆草)。

(12) 阴痛。由郁热伤损肝脾,湿热下注所致,治以逍遥散加牡丹皮、栀子。

(13) 热入血室:① 经断:血室肝主之,肝与胆为表里,胆因肝受邪而病寒热,治以小柴胡汤(柴胡、黄芩、半夏、人参、甘草);② 结胸:热入血室,由肝实,刺期门;不能刺者,治以清热行血汤(桃仁、红花、牡丹皮、五灵脂、生地黄、甘草、穿山甲、赤芍)。

其他,该书在带下、积聚、阴疮、臁疮等病证中提及涉肝病机,但多未出方。

(八)《幼科杂病心法要诀》(卷50～55)

该篇儿科诊法有关察色、听声多引《内经》论述。涉肝较多的疾病方证如下。

1. 内钓

病机:肝藏素病,外受寒冷。

常见:粪青抽搐者,作止有时也。伛偻腹痛者,曲腰而痛也。口吐涎沫,证虽与惊痫相类,但目有红丝血点。

方药:① 瘛疭甚者,钩藤饮(人参、全蝎、羚羊角、天麻、炙甘草、钩藤);② 急啼腹痛者,木香丸(没药、木香、小茴香、钩藤、全蝎、乳香、大蒜);③ 肢冷甲青,唇口黑者,养藏散(当归、沉香、木香、肉桂、川芎、丁香)。

2. 惊风

(1) 急惊风

病机:肝热。

常见：暴发壮热，烦急面红唇赤，痰壅气促，牙关噤急，二便秘涩。

方药：泻青丸（龙胆草、栀子、大黄、羌活、防风、川芎、竹叶、薄荷）。

（2）慢惊风

病机：脾虚肝旺。

常见：发时缓缓搐搦，时作时止，面色淡黄，或青白相兼，身必温和，昏睡眼合，或睡卧露睛，脉来迟缓，神气惨惨，大便青色。

方药：缓肝理脾汤（桂枝、人参、茯苓、白芍、白术、陈皮、山药、扁豆、炙甘草、生姜、大枣）。

（3）夹热夹痰慢惊

病机：脾虚肝旺痰盛。

常见：咽喉气粗，身热心烦。

方药：青州白丸子（川乌、生半夏、天南星、白附子），柴芍六子君汤（人参、白术、茯苓、陈皮、半夏、炙甘草、柴胡、白芍、钩藤、生姜、大枣）。

3. 阳痫

病机：肝经热。

常见：发时身热自汗，仰卧面赤，脉象洪数，牙关噤急，或啼叫不已，口吐涎沫。

方药：泻清丸（龙胆草、栀子、大黄、羌活、防风、川芎、竹叶、薄荷）。

4. 肝疳

常见：面目爪甲皆青，眼生眵泪，隐涩难睁，摇头揉目，合面睡卧，耳疮流脓，腹大青筋，身体羸瘦，燥渴烦急，粪青如苔。

方药：① 先清其热：治以柴胡清肝散（银柴胡、栀子、连翘、生地黄、胡黄连、赤芍、龙胆草、青皮、甘草）、芦荟肥儿丸（五谷虫、芦荟、胡黄连、黄连、银柴胡、扁豆、山药、山楂、虾蟆、肉豆蔻、槟榔、使君子、神曲、麦芽、鹤虱、芜荑、朱砂、麝香）；② 病势稍退：治以加味逍遥散（茯苓、白术、当归、白芍、柴胡、薄荷、炙甘草、牡丹皮、栀子、生姜、大枣）抑肝扶脾汤（人参、白术、黄连、柴胡、茯苓、青皮、陈皮、白芥子、龙胆草、山楂、神曲、炙甘草）。

5. 眼疳

常见：发时痒涩赤烂，眼胞肿疼，白睛生翳，渐渐遮满，不时流泪，羞明闭目。

方药：① 疏解：治以泻肝散（生地黄、当归、赤芍、川芎、连翘、栀子、龙胆草、大黄、羌活、甘草、防风）；② 消翳：治以清热退翳汤（栀子、胡黄连、木贼草、生地黄、羚羊角、龙胆草、银柴胡、蝉蜕、赤芍、甘草、菊花、刺蒺藜）；③ 日久不瘥：治以加味逍遥散（茯苓、白术、当归、白芍、柴胡、薄荷、炙甘草、牡丹皮、栀子）、羊肝散（青羊肝、人参、羌活、白术、蛤粉）。

6. 五硬

病机：肝木乘脾，食少气弱。

常见：仰头取气，难以动摇，气壅疼痛，连胸膈间，手心、足心冰凉而硬。

方药：加味六君子汤（人参、白术、炮姜、陈皮、半夏、茯苓、炙甘草、升麻、柴胡、肉桂）。

7. 囟填

病机：肝气盛。

常见：囟门肿起。

方药：泻青丸（龙胆草、栀子、大黄、羌活、防风、川芎）。

其他，该篇在盘肠气痛、慢脾风、惊痫、泻证、暑证、疝证等病证中亦提及涉肝病机。

（九）《痘疹心法要诀》（卷56～59）

该篇关于天花病证的脏腑辨证论治涉及痘出五藏形证、痘主部位、面部吉凶、痘疔、惊搐等。涉肝方证主要集中在发热：证见发惊搐者,肝心有热,治以升麻葛根汤(升麻、葛根、赤芍、甘草)加荆芥、防风、钩藤、黄连、羚羊角。另,该书在发热逆证等病证中提及涉肝病机。

（十）《幼科种痘心法要旨》(卷60)

该篇在五藏传送之理中介绍了水苗种法及其涉肝传变机制。

（十一）《外科心法要诀》(卷61～76)

该篇在十二经循行部位歌(胸腹脊背歌、肝经歌)、脉诀(脉分主歌、浮沉脉歌)、十二经气血多少歌等中,以歌诀方式概要介绍了涉肝的经络、脉诊等《内经》理论,该书在颈部疾患、腰部疾患、眼部疾患、耳部疾患、肋部疾患、肝痈、肾囊风、疾患发无定处等病症中涉肝方证较为集中。

1. 颈部疾患

（1）瘰疬

1）筋瘰,肝伤恚忿,血虚不能荣筋。证见核坚筋缩,推之不移。初服舒肝溃坚汤(夏枯草、僵蚕、香附、石决明、当归、白芍、陈皮、柴胡、川芎、穿山甲、红花、姜黄、甘草);次服香贝养荣汤(白术、人参、茯苓、陈皮、熟地黄、川芎、当归、贝母、香附、白芍、桔梗、甘草、生姜、大枣)。

2）治男妇小儿忧思气郁,瘰疬坚硬,肝旺血燥,治以夏枯草膏(夏枯草、当归、白芍、玄参、乌药、浙贝母、僵蚕、昆布、桔梗、陈皮、川芎、甘草、香附、红花、蜂蜜)。

3）瘰疬溃后：血虚肝热,证见疮口出血,或红脓者。治以逍遥散。

（2）上石疽

病机：肝经郁结,气血凝滞经络。

证见：此疽生于颈项两旁,形如桃李,皮色如常,坚硬如石,臖痛不热。

方药：舒肝溃坚汤(夏枯草、僵蚕、香附、石决明、当归、白芍、陈皮、柴胡、川芎、穿山甲、红花、姜黄、甘草)。

2. 腰部疾患　缠腰火丹(蛇串疮)。

（1）肝心二经风火,证见累累珠形,干者色红赤,形如云片,上起风粟,作痒发热。治以龙胆泻肝汤(龙胆草、连翘、生地黄、泽泻、车前子、木通、黄芩、黄连、当归、栀子、甘草、生大黄)。

（2）肝火妄动,生于腰肋,治以内服柴胡清肝汤(柴胡、生地黄、当归、赤芍、川芎、连翘、牛蒡子、黄芩、栀子、天花粉、甘草、防风);其间小疱,用线针穿破,外用柏叶散(侧柏叶、蚯蚓粪、黄柏、大黄、雄黄、赤小豆、轻粉)敷之。

3. 眼部疾患漏睛疮

证见：此证生于目大眦,发于太阳膀胱经睛明穴。其穴之处,系藏泪之所,初起如豆如枣,红肿疼痛,疮势虽小,根源甚深。溃破出黏白脓者顺;出青黑脓或如膏者险。

病机：肝热风湿。

方药：内服疏风清肝汤(当归、赤芍、荆芥、防风、川芎、菊花、栀子、薄荷、柴胡、连翘、金银花、甘草、灯心草);溃后,外用黄灵药,捻入疮口,兼贴万应膏(川乌、草乌、生地黄、白蔹、白及、象皮、肉桂、白芷、当归、赤芍、羌活、苦参、土木鳖、穿山甲、乌药、甘草、独活、玄参、定粉、大黄)。

4. 耳部疾患

（1）耳疳

证见：耳内闷肿出脓,因脓色不一,而名亦各殊。如出黑色臭脓者,名耳疳;出青脓者,名震耳;出白脓者,名缠耳;出黄脓者,名聤耳。

1）内服。胃湿与肝火相兼：治以柴胡清肝汤(柴胡、生地黄、当归、赤芍、川芎、连翘、牛蒡子、黄芩、栀子、天花粉、甘草、防风);气实火盛：治以龙胆泻肝汤;风耳出红脓,偏于肝经血热：治以四物汤加牡丹皮、石菖蒲。

2) 外用。脓净换滴耳油（核桃仁研烂，拧油去渣）。

（2）耳衄

病机：上焦血热。

证见：耳窍中时流鲜血。

方药：肝脉弦数者，治以柴胡清肝汤（柴胡、生地黄、当归、赤芍、川芎、连翘、牛蒡子、黄芩、栀子、天花粉、甘草、防风）。

（3）耳痔、耳蕈、耳挺

病机：肝经怒火、肾经相火、胃经积火凝结。

证见：此三证皆生耳内，微肿闷疼，色红皮破，不当触犯偶犯之，痛引脑巅。耳痔形如樱桃，亦有形如羊奶者；耳蕈形类初生麻菇，头大蒂小；耳挺形若枣核，细条而长，努出耳外。

方药：内服栀子清肝汤（栀子、川芎、当归、柴胡、白芍、牡丹皮、甘草、石膏、牛蒡子、黄芩、黄连）；外点硇砂散（硇砂、轻粉、雄黄、冰片），渐渐消化。

5. 肋部疾患

（1）肋疽：初如梅李，渐大如盅，色紫焮痛，连及肩肘；由肝经火毒郁怒结聚而成。治以双解贵金丸（大黄、白芷），透脓散（黄芪、穿山甲、川芎、当归、皂角），香砂六君子汤（人参、白术、茯苓、甘草、藿香、陈皮、半夏、砂仁、生姜）。

（2）胁痈/疽：初如梅李，渐长如碗如盆，色红，焮痛，高肿，二七溃破，脓稠为痈；若坚硬平塌，漫肿木痛，不红不热，月余溃破稀脓为疽；皆由肝、胆怒火凝结而成。治以急服柴胡清肝汤解郁泻火。

6. 肝痈

证见：此证始发期门穴，必隐痛微肿，令人两肤胀满胁痛，侧卧则惊，便溺艰难。

病机：愤郁气逆。

方药：初服复元通气散，次服柴胡清肝汤。

7. 肾囊风

病机：肝经湿热，风邪外袭皮里。

证见：初起干燥痒极，喜浴热汤，甚起疙瘩，形如赤粟，麻痒，搔破浸淫脂水，皮热痛如火燎。

方药：内服蛇床子汤（威灵仙、蛇床子、当归、砂仁、土大黄、苦参、老葱头）、龙胆泻肝汤，外用狼毒膏（狼毒、花椒、硫黄、槟榔、文蛤、蛇床子、大风子、枯白矾、公猪胆汁、香油）。

8. 疾患发无定处

（1）瘿瘤

病机：肝统筋，怒气动肝，则火盛血燥，致生筋瘿、筋瘤。

证见：瘿瘤二证，发于皮肤血肉筋骨之处。

治法：清肝解郁，养血舒筋。

方药：治以清肝芦荟丸（当归、生地黄、白芍、川芎、黄连、青皮、海粉、牙皂、甘草、昆布、芦荟）。

（2）枯筋箭

病机：肝失血养，以致筋气外发。

证见：初起如赤豆，枯则微槁，日久破裂，钻出筋头，蓬松枯槁，如花之蕊，多生于手、足、胸乳之间。

外用：月白珍珠散（青罐花、轻粉、珍珠）；药线（芫花、壁钱）。

（3）翻花疮

症状：生疮溃后，胬肉自疮口突出，其状如菌，头大蒂小，愈努愈翻，虽不大痛、大痒，误有触损，流血不住。

病机：肝虚、怒气血燥。

方药：内服逍遥散。外用：乌梅、轻粉、马齿苋、猪脂。

（4）血痣

证见：初起如痣色红，渐大如豆。

病机：由肝经怒火、郁血而成。

方药：凉血地黄汤（生地黄、黄连、当归、甘草、栀子、玄参、黄芩）。外用：花蕊石散（花蕊石、草乌、天南星、白芷、厚朴、紫苏、羌活、没药、轻粉、龙骨、细辛、檀香、苏木、乳香、蛇含石、当归、真香、麝香）、冰蛳散（硇砂、大田螺、冰片、砒霜）、月白珍珠撒、太乙膏。

9. 其他　此外，该书在痈疽总论歌及在诸多病证中多选用逍遥散等治肝代表方。

（十二）《眼科心法要诀》（卷76～78）

1. 目睛疾患

（1）圆翳内障

证见：黑睛上一点青白，宛如油点浮于水面。暗处视之，其翳青白而大；明处看之，其形差小。

病机：肝风上冲，脑脂下注。

方药：虚者用羚羊角饮子（羚羊角、车前子、细辛、人参、黄芩、防风、知母），清其虚热；实者宜防风散（防风、黄芩、桔梗、芒硝、大黄、茺蔚子、玄参、细辛、知母、车前子），泄其热邪。

（2）冰翳内障

证见：瞳色坚实，白亮如冰之状，其睛内有白色隐隐透出于外。

病机：肝热肺风合邪，上攻入目。

方药：冰翳还睛丸（人参、五味子、防风、知母、细辛、黄芩、桔梗、车前子、玄参、生地黄、茺蔚子、蜂蜜）。

（3）沉翳内障

证见：白藏在黑睛之内，向日细看，方见其白，疼痛则昼轻夜重。

病机：肝经劳热，脑中热气流下。

方药：沉翳羚羊饮（车前子、羚羊角、大黄、防风、黄芩、玄参、茺蔚子）、皂荚丸方（蛇蜕、蝉蜕、白术、龙胆草、元精石、当归、菊花、川芎、人参、茯苓、木贼、连翘、赤芍、獖猪爪、刺猬皮、穿山甲、谷精草、牙皂、杏仁、淫羊藿、猪肝）。

（4）枣花内障

证见：风轮傍边，白睛之内，映出白翳，如枣花锯齿之状，久则变为瞳神细小。

病机：怒伤肝胆，令脑邪热冲入目中。

方药：枣花翳还睛散（车前子、知母、茺蔚子、人参、防风、玄参、黄芩、茯苓）、坠翳丸（石决明、麝香、青鱼胆、鲤鱼胆、青羊胆、牛胆、熊胆）。

（5）赤膜下垂

证见：初患之时，气轮上边起赤膜一片，垂至风轮，下覆瞳仁，泪流痛痒。

病机：肝、肺之热，冲于眼内。

方药：羚羊饮（羚羊角、知母、黄芩、玄参、桔梗、柴胡、栀子、茺蔚子）。

（6）蟹睛

证见：乌睛努出如豆如珠，形似蟹睛，疼痛极甚，涩泪羞明。初起为实，硬而极痛；久则为虚，软而不疼。

病机：肝、胆积热冲睛，肾中虚热注目。

方药：实者治以泻肝汤（车前子、地骨皮、芒硝、大黄、知母、玄参、柴胡、茺蔚子）；虚者以镇肾决明丸（五味子、知母、生地黄、山药、菟丝子、细辛、石决明）。

（7）旋螺外障

证见：气轮之内乌珠色变青白，如螺蛳之壳，其色初青久黑，其形尖圆。

病机：肝经积热亢极，瘀血凝滞所致。

方药：轻者治以泻脑汤（防风、细辛、桔梗、赤芍、天冬、五味子、茺蔚子）；重者治以泻肝饮子（芒硝、大黄、桔梗、柴胡、黄芩、知母、细辛、车前子）。

（8）花翳白陷

证见：黑睛生翳，风轮四围渐起，中间低陷，其翳状如枣花鱼鳞之形，乌睛或白或带微黄。

病机：肺肝积热，风邪上冲于脑。

方药：知母饮子（防风、桔梗、知母、芒硝、大黄、茯苓、细辛、茺蔚子）。

（9）黑翳如珠

证见：黑翳如珠之证，黑睛上有黑翳，圆如珠子之形，泪出羞涩难开，疼痛极甚。

病机：肝、肾虚热风邪。

方药：通明补肾丸（石决明、人参、生地黄、桔梗、车前子、茺蔚子、白芍、细辛、大黄）。

（10）钉翳根深

证见：睛中翳黑，硬如钉子之形，其证疼痛赤涩，泪出羞明。

病机：肝、心毒热，上攻睛瞳。

治法：清泻毒热。

方药：除热饮子（知母、桔梗、芒硝、大黄、茺蔚子、玄参、黄芩、防风）。

（11）冰瑕翳深

证见：翳色青白如冰，横贯乌睛，其证或痒或疼，发歇无时，眵黏泪出，白睛赤脉。

病机：肝经热。

方药：茺蔚散（茺蔚子、芒硝、大黄、细辛、玄参、赤芍、知母、枳壳、防风）；外点石燕丹。

（12）玉翳浮满

证见：初起时，或疼痛，黑睛上翳如玉色，遮盖瞳仁。

病机：肝经热极，风热冲脑。

治法：除风热，消翳膜。

方药：洗刀散（防风通圣散加羌活、独活、细辛、刺蒺藜、玄参、木贼、决明子、蝉蜕、蔓荆子、青葙子）。

（13）膜入水轮

证见：黑白睛上生疮而起，愈后疮痕不没，渐生翳膜，侵入水轮。

病机：肝经积热，大肠燥滞，邪热上逆。

治法：清降其热。

方药：退热饮子（大黄、茺蔚子、玄参、细辛、防风、五味子、桔梗、黄芩）。

（14）混睛

证见：初起白睛湿赤，渐生赤脉，遮漫乌睛，或白或赤漫珠一色，白忌光滑如苔，赤忌赤脉外散，其证初起则先痒后痛，渐致磣涩泪出，羞明隐痛，视物昏蒙。

病机：肝藏毒风与瘀血上凝。

方药：地黄散（生地黄、熟地黄、刺蒺藜、当归、甘草、木通、黄连、木贼草、犀角、羌活、玄参、大黄、谷精草、羊肝汁）；外点摩障灵光膏（黄连、黄丹、当归、麝香、乳香、轻粉、矿砂、丁香、冰片、海螵蛸、炉甘石、白蜜）。

外治：劆洗去瘀。

（15）行经目痛

证见：女子遇经行之际，眼目涩痛，头疼眩晕，肿涩难开，生翳于黑睛上，或如粟米，或花翳白陷。

病机：经行去血过多，肝经虚损。

方药：当归补血汤（薄荷、羌活、茺蔚子、柴胡、刺蒺藜、菊花、防风、甘草、生地黄、当归、白芍、川芎）。

2. 瞳仁疾患

（1）瞳仁外观异常

1）滑翳内障

证见：瞳心内一点如水银珠子之状，微含黄色，不痒不疼，无泪而遮蔽瞳神，渐渐失明，后则左右相牵俱损。

病机：肝风冲上，脑脂流下。

治法：清散虚热，下实热。

方药：滑翳补肝汤（茯苓、桔梗、茺蔚子、黄芩、防风、川芎、知母），滑翳决明丸（石决明、车前子、五味子、细辛、大黄、茯苓、知母、茺蔚子、玄参、防风、黄芩、蜂蜜）。

2）横翳（剑脊翳）内障

证见：自瞳仁中映出于外如剑脊，中高边薄，横格于瞳仁中心，色白如银。

病机：内虚肝邪胃热，上冲于脑，脑脂下流入眼。

方药：横翳还睛丸（石决明、车前子、生地黄、黄芩、防风、细辛、五味子、玄参、人参）、七宝散（车前子、胡黄连、丹砂、石决明、甘草、犀角、羚羊角）。

3）散翳

证见：翳从瞳仁内透出，散如鳞点之状，乍青乍白，胞内起粟而烂，瞳仁痛楚。

外治：金针拨其内翳。

方药：散翳还睛散（人参、五味子、桔梗、车前子、茯苓、细辛、防风）、散翳补肝散方（当归、木贼、防风、熟地黄、白芍、川芎）。

4）偃月内障

证见：瞳神内上半边有白气一湾，隐隐似新月之状，复垂向下。

病机：肝肾俱劳。

方药：偃月通明散（防风、黄芩、人参、茯苓、细辛、茺蔚子）、五胆偃月坠翳丸（石决明、麝香、青鱼胆、鲤鱼胆、青羊胆、牛胆、熊胆）。

5）白翳黄心内障

证见：四边皆白，中心一点微黄色，隐在黑珠内，映出珠外，大小眦头微带赤色，频频下泪涩痛。

病机：肺肝风热，流入于眼。

方药：坠翳散（石决明、茺蔚子、人参、菊花、车前子、防风）。

6）瞳仁干缺内障

证见：初患之时，忽因疼痛难忍，细看瞳仁现出缺形，或左或右，或上或下，缺而不圆，瞳仁之色，黑白不定。

病机：色白乃脑脂流下为患；色黑则胆热肝虚。

方药：色白治以泻肝汤（黄芩、地骨皮、麦冬、知母、赤芍、茺蔚子、玄参）；色黑治以镇肝丸（山药、五味子、人参、茯苓、石决明、细辛、车前子）。

7）血灌瞳仁

证见：目睛疼痛，瞳仁如血灌红色。

病机：肝血热耗，胆汁皆亏，血因火迫，灌入瞳中。

方药：止痛没药散（没药、芒硝、大黄、血竭）、大黄当归散（大黄、当归、木贼、黄芩、栀子、菊花、苏木、红花）。

8) 辘轳转关

证见：二目睛珠旋转不定，与辘轳相同，轻则瞳仁偏斜，重则瞳仁反背。

病机：肝经风邪壅盛。

治法：疏散风邪。

方药：钩藤饮（钩藤、全蝎、川芎、人参、防风、麻黄、天麻、僵蚕、甘草）、天门冬饮（赤茯苓、羌活、天冬、五味子、人参、知母、茺蔚子、防风）。

9) 小儿疳眼

证见：肿痛难开，隐涩泪多，渐生白膜，云翳遮睛，外则捫眉咬甲揉鼻，喜合面而卧，不喜抬头。

病机：饮食伤脾，久则肝热上冲。

方药：四味肥儿丸（神曲、麦芽、芜荑、黄连）。

10) 瞳神缩小

证见：瞳神渐渐缩小如簪脚，其则如针。其证视物不甚昏，惟觉羞明隐涩。

病机：淫欲劳伤精血，亏损肾、肝二经。

治法：壮水以制阳。

方药：清肾抑阳丸（黄柏、黄连、决明子、茯苓、当归、生地黄、白芍、独活、知母、枸杞子、寒水石）。

(2) 视物异常疾患

1) 雀目内障

证见：患时暮暗朝明，多痒多涩，发作不常，或明或暗，夜中惟能视直下之物，而不能视上。

病机：肝风邪火上冲于目。

治法：清虚热，泻其实邪。

方药：洗肝散（车前子、柴胡、黄芩、细辛、玄参、茺蔚子、黑豆）、雀目泻肝汤（芒硝、大黄、白芍、桔梗、黄芩、防风）。

2) 高风内障

证见：两眼至天晚不明，天晓复明。

病机：肝有积热，肾经虚损。

方药：高风补肝散（羚羊角、细辛、羌活、茯苓、楮实子、人参、玄参、车前子、石斛、夏枯草、防风）、高风还睛丸（石决明、人参、细辛、茺蔚子、知母、茯苓、川芎、木香）。

3. 胞睑疾患

(1) 睑硬睛疼

证见：睑硬睛疼，初患之时，时觉疼胀，久则睑胞肿硬，睛珠疼痛。

病机：膈中积热，肝经风毒，上冲于目。

方药：内服凉膈散（芒硝、大黄、车前子、玄参、黄芩、知母、栀子、茺蔚子）；外用：煨肿膏（轻粉、黄蜡、代赭石、磁石、黄柏、麻油）。

(2) 鸡冠蚬肉

证见：起于睥眦之内，或青或赤，如鸡冠蚬肉之形，渐渐而长，从大眦侵及风轮，久则掩及全目。

病机：脾胃积热，肝风上冲。

方药：抽风汤（桔梗、芒硝、大黄、车前子、玄参、细辛、黄芩、防风）、茺蔚丸（黄芩、石决明、玄参、大黄、茯苓、山药、生地黄、茺蔚子）。外治：钩割。

(3) 神祟疼痛

证见：平素无病，忽然发动，睑皮火热，睛珠如刺，极痛难当。

病机：肺、肝风热，上攻于眼。

方药：酒调洗肝散方(朴硝、大黄、桔梗、栀子、黄芩、知母、玄参)。外点：石燕丹(炉甘石、硼砂、石燕、琥珀、朱砂、鹰屎白、冰片、麝香)。

(4)倒睫拳毛

证见：由皮松弦紧,故拳毛倒入,内刺睛珠,碜涩难开,眼胞赤烂,痒而兼疼。

病机：脾热肝风,合邪上壅。

治法：内清邪热,外散风邪。

方药：细辛汤(知母、茺蔚子、玄参、大黄、细辛、防风、桔梗、羚羊角)。

(5)风牵睑出

证见：睑皮翻出向外,上、下胞睑俱赤,眵泪淋漓。

病机：胃经积热,肝有风邪。

治法：清热散邪。

方药：黄芪汤(黄芪、茺蔚子、地骨皮、防风、黄芩、茯苓、甘草、大黄)。

外治：劙洗去瘀。

4. 其他

(1)暴赤生翳

证见：赤肿生翳,痒痛难当,时流热泪羞明。

病机：心、肝二经风热,上壅攻目。

治法：清内热。

方药：芦根饮子(芦根、玄参、黄连、芒硝、大黄、黄芩、防风)、镇肝丸(藁本、石决明、细辛、山药、人参、茯苓、车前子、五味子、羌活)。

(2)眼痒

证见：在睑边眦内,甚则痒连睛珠,痒极难忍。

病机：肝、胆二经风邪冲发。

治法：疏散风邪。

方药：驱风一字散(荆芥、防风、羌活、川乌、川芎);外用洗方：广大重明汤(防风、菊花、龙胆草、甘草、细辛)。

(3)冲风泪出

证见：见风泪出,初起则冬月甚,夏月轻,久则冬夏皆然。

病机：肝藏虚风邪热。

方药：肝虚泪冷不赤不痛,治以止泪补肝散(当归、白芍、刺蒺藜、川芎、熟地黄、木贼、防风);肝实泪热肿赤疼痛,治以川芎茶调散(荆芥、薄荷、甘草、木贼、防风、羌活、石决明、菊花、石膏、川芎)。

(4)肝虚积热证

证见：时发时歇,初则红肿疼痛,涩泪难开,久则渐重,遂生翳膜,视物昏暗。

病因病机：肝虚积热。

方药：青葙丸(菟丝子、茺蔚子、生地黄、青葙子、防风、五味子、玄参、柴胡、泽泻、细辛、车前子、茯苓)。

(5)干涩昏花

证见：目觉干涩不爽,视物昏花。

病机：肝、肾俱伤。

方药：四物五子丸方(车前子、覆盆子、枸杞子、菟丝子、当归、熟地黄、川芎、白芍、地肤子)。

另,该书在五轮主五藏病歌、八廓所属歌、八廓主六腑命门包络病歌、内因为病歌、内障初患久变五风歌、乌风不足歌、雷头风歌、惊振内障歌、外障总名歌、小儿青盲、产后病目等,介绍了眼部五轮、八廓及常见眼病证治,多有涉及肝脏者。

(十三)《刺灸心法要诀》(卷 79～86)

该篇综述《内经》《难经》为主的经络理论及常用穴主治,并改编成口诀,诸如:十二经表里原络总歌、胆经表里原络主治歌等,设计肝经脉、解剖等。

(十四)《正骨心法要旨》(卷 87～90)

该书涉及肝的内外伤的有:

(1) 伤损出血:肝火炽盛,血热错经而妄行;加味逍遥散(白术、茯苓、当归、白芍、柴胡、薄荷、栀子、牡丹皮)清热养血。

(2) 瘀血泛注:肝、脾郁火。急用葱熨法,内服小柴胡汤(柴胡、黄芩、半夏、人参、甘草)以清肝火。

(3) 筋骨间作痛:肝肾之气伤也,治以六味地黄丸(熟地黄、山茱萸、山药、牡丹皮、泽泻、茯苓)。

(4) 胸腹痛闷:如畏手摸者,肝经血滞也,用四物汤加柴胡、栀子、桃仁、红花;若胸胁闷痛,发热晡热,肝经血伤也,用加味逍遥散(白术、茯苓、当归、白芍、柴胡、薄荷、栀子、牡丹皮);若胸胁闷痛,饮食少思,肝脾气伤也,用四君子汤(人参、白术、茯苓、甘草)加芎、归、柴、栀、牡丹皮;若胸腹胀满,饮食少思,肝脾气滞也,用六君子汤(人参、白术、茯苓、甘草、陈皮、半夏)加柴胡、川芎、当归。

(5) 伤损胁肋胀痛之证,如大便通利,喘咳吐痰者,肝火侮肺也,用小柴胡汤(柴胡、黄芩、半夏、人参、甘草)加青皮、栀子清之。

(6) 伤损腹痛之证,若下而胸胁反痛,肝血伤也,用四君子汤(人参、白术、茯苓、甘草)加川芎、当归补之。

(7) 伤损而少腹引阴茎作痛者,乃瘀血不行,兼肝郁火所致。宜用小柴胡汤(柴胡、黄芩、半夏、人参、甘草)加大黄、黄连、栀子服之。

(8) 伤损作呕,因忿怒而肝伤者,用小柴胡汤加栀子、茯苓。

另,恶血已留复因怒伤肝、击扑损伤脉色经义、伤损内证涉及肝的病机、生理、肝脉等,多引自《内经》。

三、讨论

1. 选择《医宗金鉴》的依据 《医宗金鉴》编撰人员的入选标准严格,医学造诣深厚,编撰严谨,收载文献广博,版本可靠。该书针对当时所存在的"医术驳杂,人不知宗"的现象,予以"分门聚类,删其驳杂,采其精粹,发其余蕴,补其未备",代表了当时主流的医学观点,且作为当时的医学教材,影响广泛。

2. 该书在肝基础理论方面的承袭与发展

(1) 有关肝基础理论的新解

1) 明确提出肝具有疏泄之性,功能表现在疏泄水液方面,"肝胆疏泄之性遂";"肝喜冲逆而主疏泄,水液随之而上下也"。

2) 提出了肝具有条达之性,"肝自郁则失其条达之性"。

3) 肝主血的功能主要表现在纳血与藏血,且肝为藏血之所,与血室联系紧密,"血室者冲脉也,下居腹内,厥阴肝之所主也"。

4) 情绪可直接影响到解剖含义上的肝脏,"诸畜兽临杀之时,心有所惊,肝有所忿,食之俱不利"。

5) 提出了眉属肝的理论,但因其与临床实践的关系紧密度不高,故现较少运用。"眉属肝而横长,故属木也。"

(2) 有关肝基础理论的保留与扬弃的特点

1) 该书有关肝基础理论的论述未单列章节讨论,主要见于各篇章的注解论述中,运用《内经》中有关肝的生理、病机、脉诊等予以阐发,如五行生克乘侮等理论,而有关于音律、道家等方面的理论删减颇多。

可见当时编撰者较为注重临床实践。

2）肝的病机论述趋于简化，主要以肝虚、肝实、肝火（热）、肝郁、肝风等为主。

3）注重肝藏血、肝主筋理论与临床实践的联系。

3.《医宗金鉴》中眼科涉肝方面的发展　《眼科心法要诀》中眼病证共 88 首歌诀，较之《普济方》66 篇有所发展，主要以症状为各歌诀的篇名，其中涉肝的方证为 37 首歌诀，涉及脏腑证候命名的仅论及肝，"肝虚积热歌"，可见眼病与肝的联系较之其他脏腑更为密切。在方证数目上较之《普济方》简略了许多，基本上每首歌诀所附方证数为 1～2 个，内服方剂与外用方药均有所涉猎。关于眼科生理病理的论述较之《普济方》更为清晰，并将眼病分类为内障和外障，其分类标准主要是依据病因病机以及症状表现（表 5 - 14）。此外，眼科对于病因的认识分为内因、外因、不内外因，但在病证分类时，仅分为两类：内障、外障，未列不内外因的眼科病证分类，病因与病证的分类没有一一对应，可见当时对于病证的病因认识仍存有一定的局限性。

表 5 - 14　眼部病证内障与外障的区别

	内　障　病	外　障　病
病因	七情过伤（喜、怒、忧、思、悲、恐、惊）	六淫（风、寒、暑、湿、燥、火）
病机	藏府内损，精不注	内热召邪乘隙入
证候	不红不肿，瞳仁色变，而其先失明	赤、痛、肿、涩、眵、泪、翳膜遮睛

4.《医宗金鉴》中肝脏解剖的记载　该书关于肝脏解剖的内容引《经》论："肝居膈下，上着脊之九椎下"；又引《难经》论："肝重二斤四两，左三叶右四叶，凡七叶，肝之为藏，其治在左，其藏在右胁右肾之前，并胃着脊之第九椎。"《难经》原书已佚，今所传本，皆是各家的注本，多以《王翰林集注黄帝八十一难经》为主，其所载肝的解剖内容"肝重四斤四两，左三叶，右四叶，凡七叶，主藏魂"，与《医宗金鉴》所引《难经》的内容有所出入。

（杨雯，方肇勤，颜彦）

第十节　肝脏理论的摘要与汇总

本节将前文对《内经》（含《黄帝内经素问》《灵枢经》）《难经》《诸病源候论》《外台秘要》《太平圣惠方》《太平惠民和剂局方》《圣济总录》《普济方》《医宗金鉴》等有关肝脏的理论摘要与汇总如下。

一、肝脏解剖与生理

（一）肝脏形态结构和解剖位置

《内经》未明确提及肝脏的解剖位置，但据相关原文内容，可推知肝居胁下，且与胃、贲、膈中等关系密切。《难经》：肝有两叶（左三叶、右四叶，共七叶），四斤四两（按东汉衡器换算约为 1 062.5 g），肝之短叶间有胆。《普济方》："肝在膈下，体状有枝叶。"《医宗金鉴》："肝居膈下，上着脊之九椎下……在右胁右肾之前，并胃着脊之第九椎。"

（二）肝脏基本属性

1. 肝脏阴阳相对属性

（1）肝属阴。《内经》：按脏腑、五味，肝为阴，属阴中少阳，经脉称足厥阴。《普济方》：阴中之少阳、厥阴、纯阴。

（2）肝属阳。《内经》：按五行、四时，肝为阳，属阳中少阳。《普济方》：阳中之少阳；"筋者肝之合也，日中至夜，天之阳，阳中之阴"。

（3）肝属阴阳。《难经》：(肝)释其微阳，而吸其微阴之气。《普济方》：肝有七叶，左三叶属甲为阳、右四叶属乙为阴。

《内经》中肝的阴阳相应属性不一，历代以脏之阴及经脉之足厥阴为共识。其他种阴阳比类方式在临床实践中少见。

2. 肝脏五行相对归属　《内经》：肝属木。

《难经》：非纯木。欲以解释"肝得水而沉……肝熟而复浮者"相矛盾的现象。

在《内经》肝的五行比类中，以与临床相关度较高的论述一直沿袭至清代，如声、色、臭、味、液等，与术数相关的五行类比至清代已不再出现；而以五行生克乘侮来阐释疾病传变规律的方式，一直沿袭至清代，将肝与其他脏腑组织相互关联，用以阐释与肝相关疾病的病机，为疾病论治的方式提供了一条思路。

（三）肝脏生理特性

1. 肝为将军之官出谋虑　《内经》："肝者，将军之官，谋虑出焉。"

《圣济总录》将其与情志失调相联系："肝为将军之官，谋虑出焉。故病则恐惧不足也。"《普济方》亦有相关记载。

2. 肝生于左　《内经》："肝生于左，肺藏于右。"历代与肝肺左右相关的论述有以下几个方面。

（1）从四时之气而言，《内经》："春气始于左，秋气始于右"；《外台秘要》："春左胁、秋右胁。"《医宗金鉴》："春在左胁者肝主升也，秋在右胁者肺主降也。"

（2）从木的方位而言，《内经》："欲将入于疫室，先想青气自肝而出，左行于东，化作林木。"《普济方》："(肝)其位居于左，以应东方苍龙之木。"《医宗金鉴》："以左颊候肝者，以木位居左故也。""(左金丸)左金者，木从左而制从金也。"

（3）从面部望诊位置而言，《内经》："肝热病者。左颊赤……肺热病者右颊先赤。"历代皆有沿袭。

（4）从尺肤诊部位而言，《内经》："左外以候肝"，历代皆有沿袭。

（5）从肝相关发病部位在左而言（表5-15）。

表5-15　肝病证发病部位在左相关记载

书　名	肝病证	与左相关的发病部位	9部医著相关论述
《难经》	肝积	左胁下	《诸病源候论》《外台秘要》《圣济总录》《普济方》皆有相关论述
《难经》	肝脉内证	脐左有动气	《圣济总录》："肝虚之状，脐左有动气"。 《普济方》：①"脐左有动气者，肝家病"；②"肝内证，脐之左有动气……肝气不治，正气内虚，气动于脐之左也"；③"动气在左，肝之动也，下之损脾。而肝气益胜"； 《医宗金鉴》："脐之上下左右，四藏之位也。四藏之气，不安其位故动也……动气在左，肝气不治，肺不恒德"
《外台秘要》	肝咳	左胁痛	《圣济总录》《普济方》皆有相关论述。 注：《内经》《诸病源候论》为"两胁下痛"
《太平圣惠方》	肝脏疳(小儿)	若目睛带青脉，左胁下硬	《普济方》有相关论述
《普济方》	绿风内障	肝脏只因先患左，肺家右眼作先锋	其他8部医著未有相关论述
《普济方》	中风	(风)若中于肝者，左胁偏痛	

（6）从解剖部位的推演。《普济方》："肝生于左,肺藏于右,心位在上,肾处在下,左右上下四脏居焉。"《医宗金鉴》："肝之部位在左,故病则左胁有动气而胁疼也。"此外,《医宗金鉴》还有脏右治左的说法:"肝之为藏,其治在左,其藏在右胁右肾之前。"

（7）从导引气息运转方式而言。《诸病源候论》："（《养生方·导引法》）卒左胁痛,念肝为青龙,左目中魂神,将五营兵千乘万骑、从甲寅直符吏,入右胁下取病去。"

以上,关于"肝生于左"的直接沿袭论述者历代鲜有。因其在左右方位概念上与肝解剖位置之右相左,故而历代对于其实质含义的阐释多从肝气的功能属性角度着手,脱离了肝脏的具体解剖部位。

3. **肝性条达** 《内经》："土得木而达。""郁之甚者治之奈何……木郁达之"。《医宗金鉴》："肝性条达,气行于胸侧""肝自郁则失其条达之性""木郁达之,顺其性""遂其曲直之性"。这一解释被普遍接受。

4. **罢极之本** 《内经》："（肝为）罢极之本。"《普济方》沿袭之。《医宗金鉴》："罢极必伤肝……烦劳则精绝。"该书将"罢极"与"烦劳"相对,"罢极"即"疲极"。

5. **肝寄相火** 《医宗金鉴》："相火寄居于厥阴之藏""相火寄于肝胆",相火异常可见于精泄病证。

6. **肝恶风** 《内经》："肝恶风。"风邪易袭肝,"诸风掉眩,皆属于肝"。历代皆有沿袭。如《普济方》:"肝之恶风者何,风则筋燥急""风寒湿三毒,各随所喜而入,风喜入肝,病多在筋"。

（四）肝脏生理功能

1. **肝藏血** 《内经》:肝藏血。历代皆有沿袭。《医宗金鉴》称"肝纳血"。主要涉及以下几个方面:

（1）调节血液在体内的分布。《内经》:"人卧血归于肝,肝受血而能视,足受血而能步,掌受血而能握,指受血而能摄。"这该与"肝行血"有关,《普济方》:"心主血,肝行血,荣卫四体如环无端,灌注百脉,余者为月候,以时而行。"

（2）肝藏血的功能

1) 参与人体身形的构建。《内经》:"心藏神……肝藏血……而此成形。"

2) 目视、足步、掌握、指摄。这与"肝生血气"有关。《内经》:"肝……其充在筋,以生血气。"《普济方》亦有相关论述,主要体现在月事上:"治肺气胜实,相刑于肝,木得金刑不能生血,月候或少或多,或前或后。""久视伤血,血生肝,故勤书则伤肝而目昏。"

3) 舍魂。《内经》:"肝藏血,血舍魂。"

4) 滋养肝。《医宗金鉴》:"肝木之所以郁……一为血少不能养肝也……当归、芍药者,益荣血以养肝也。"

（3）与其他脏腑协同作用

1) 肝与心。《诸病源候论》:"心肝又俱主于血。""肝藏血,心主血脉。产则营损肝心,伤动血气。"《医宗金鉴》:"心血足则肝得所藏,而魂自安。"

2) 肝与肺。《诸病源候论》:"肺主气而开窍于鼻,肝藏血。血之与气,相随而行,俱荣于脏腑。"

（4）与肝经的关系。《医宗金鉴》:"厥阴主肝为血室",多与肝经血瘀的发生机理相关。

值得注意的是,《难经》《和剂局方》均未见有关于肝与血关系的内容。

2. **肝藏魂** 《内经》:肝藏魂。历代皆有沿袭。主要涉及以下几个方面。

（1）魂系神气的一种。《内经》:"神气舍心,魂魄毕具,乃成为人。""两精相搏谓之神,随神往来者谓之魂。"《太平圣惠方》:"魂者,神气之辅弼也。"

（2）魂与肝的关系密切。《诸病源候论》:"肝之神为魂,而藏血。"

（3）魂与睡眠相关。《普济方》:"游魂为变,平人肝不受邪,故则魂归于肝,神静而得寐。今肝有邪,魂不得归,是以卧则魂若离体也。"

（4）魂与情绪的关系。《内经》:"肝悲哀动中则伤魂。"《圣济总录》:"肝藏魂,其病为惊骇。"

3. 肝主疏泄　"疏泄"一词,首见于《素问·五常政大论》:"发生之纪,是谓启陈,土疏泄,苍气达……"此"疏泄"与五运六气之土相关,未明确表明与肝有关。《太平圣惠方》所言"疏泄"与腠理相关,"夫摊缓者,此皆由肝肾久虚,气血不足,腠理疏泄,风邪易侵,肝主于筋,肾主于骨,肝肾中风,筋骨缓弱,故名摊缓也。"《圣济总录》所言之"疏泄",一与《素问》同;另一与治法有关:"(小儿疮疹)疹痘疾未攻皮毛穴出者,便可以服饵,匀和脏腑,疏泄遂下药,按仓公论云……若疹已结在皮毛穴处,微微出,即不可疏泄也,或疹出太盛窦穴脓水者,却可疏利也,或未与疏转,即宜急服紫草汤剂。"《难经》《外台秘要》《和剂局方》未找到与疏泄相关的记载。

《医宗金鉴》引"朱震亨云:司疏泄者肝也",应该是对《内经》"土得木而达""郁之甚者治之奈何……木郁达之"的相似提法,与"郁"相对,与木的舒展、调达相似。

《医宗金鉴》有关肝主疏泄在病机、治则方面主要体现在以下几个方面。

(1) 疏泄受郁、肝郁。"(肝着)肝主疏泄,着则气郁不伸,常欲人蹈其胸上,以舒其气;又以寒气固结于中,欲饮热以胜其寒也。""顾肝郁欲散,散以川芎之辛散。"

(2) 促进水液的运行。"肝之府在胁,而气连少腹,肝之水不行,则腹大不能转侧,胁下腹痛也。时时津液微生,小便续通者,肝喜冲逆而主疏泄,水液随之而上下也。"

(3) 疏泄肾气。"盖肾为坚藏,多虚少实,因肝木为子,偏喜疏泄母气,厥阴之火一动,精即随之外溢。""命门无火,不能为中宫腐熟水谷之用;肾气不固,谁复司其闭藏之职,故木气才萌,不疏泄而亦疏泄矣。"

(五) 肝脏与其他脏腑组织器官的关系

1. 肝与胆的关系

(1) 互为表里。出自《内经》,历代皆有沿袭。

(2) 位置相邻。《内经》:"肝左者,胆也。"

(3) 肝有赖于胆气。《普济方》:"肝为五脏之一也,受胆之气乃能生长。"

(4) 情志方面相互影响。《普济方》:"肝主谋虑,胆主决断,汁计二合,是中清之府。肝或决于胆,志或不决为之怒。""肝虚则胆薄,故不时而有如人将捕之惊也。"

(5) 治疗上相互依傍。《医宗金鉴》:"肝与胆合,刺肝俞所以泻胆也""胆寒补肝而和阴"。

2. 肝与组织孔窍的关系

(1) 肝主筋。《内经》:肝生筋、养筋、藏筋膜之气。

(2) 肝与爪。《内经》:肝荣爪。

(3) 肝与目。《内经》:开窍于目。

(4) 肝与胁肋。《内经》:肝足厥阴之脉,布胁肋。

以上理论成为历代医家的共识。此外,还有与泪、咽、眉相关的记载。

(六) 肝脏与经脉

《内经》对肝经的循行、络属、与其他经脉的关系,以及病因、病机、治法等有详细的描述,而后世引用较多的是肝经的循行、络属、与其他经脉的关系,而病因、病机、治法等则重在脏腑。此外,《诸病源候论》《外台秘要》摘录了妊娠1月与肝经的生理功能相互联系的论述。

(七) 肝脏与自然界的联系

《内经》:肝主春。

《内经》还将自然界运气与临床病证发病与诊治相结合。《圣济总录》《普济方》《医宗金鉴》多有引用,并加以系统化、配图,使《内经》运气理论更便于理解和运用。但《难经》《诸病源候论》《外台秘要》《太平圣惠方》《和剂局方》等却未引用《内经》的运气理论,提示历代对此存在分歧。

二、肝脏病因理论

（一）外因

1. 外感病邪　《内经》中外感病邪对肝有病理影响的，以寒、风为主。寒邪多与肝咳等的发生有关，风邪多与肝风（中风病）等的发生有关。历代皆有沿袭。

《难经》谓五邪（饮食劳倦、中风、伤暑、伤寒、中湿），伤肝时在色、臭、味、声、液方面有所变化，其中有关饮食劳倦与肝之酸味相关的论述，历代皆有沿袭；其他四种后世不再沿用。

2. 气候异常　《内经》影响肝病变的气候因素，主要反映在逆四时（以春为主），"逆春气，则少阳不生，肝气内变"，历代皆有沿袭。

此外，还有与五运六气相关的气候致病因素。《圣济总录》《普济方》《医宗金鉴》多有引用，但《难经》《诸病源候论》《外台秘要》《太平圣惠方》《和剂局方》等却未引用，提示历代对此存在分歧。

（二）内因

《内经》中情志异常对肝有病理是影响的，以怒、恐为主，主要体现直接影响肝脏或肝气，如"人或恚怒，气逆上而不下，即伤肝也""疾走恐惧，汗出于肝"。历代皆有沿袭。

（三）不内外因

1. 饮食失宜　《内经》中饮食失宜对肝有病理影响的，以五味偏嗜（味过于酸）、过度饮酒为主。历代皆有沿袭。

此外，还有关于饮食中毒的相关记载，如《普济方》："夫狼瘘者，由寒暑不调，饮食有毒，或大怒气上不下之所生也，始发之时，在于颈项，有根出缺盆，上转连耳本，其根在肝也。"

2. 外伤　《内经》："有所堕坠，恶血留内，有所大怒，气上而不下，积于胁下，则伤肝。"

3. 治疗失当

（1）医过。针刺失误：《内经》："刺中肝，五日死，其动为语。""刺脉无伤筋，筋伤则内动肝，肝动则春病热而筋弛。"治法不当：《内经》："少气善怒者，阳气不治，阳气不治，则阳气不得出，肝气当治而未得，故善怒。善怒者，名曰煎厥。"

（2）治疗延误。《内经》："发于颈，名曰天疽。其痈大以赤黑，不急治，则热气下入渊腋，前伤任脉，内熏肝肺，熏肝肺，十余日而死矣。"

4. 寄生虫　《外台秘要》记载了蛲虫伤肝的相关病因论述。《太平圣惠方》《圣济总录》《普济方》沿袭之。

（四）其他

1. 地域因素　《内经》影响肝病变的地域因素，主要反映在方位上，"东风生于春，病在肝，俞在颈项"。"东方青色，入通于肝……其病发惊骇"。历代皆有沿袭。

2. 既往病史　如：① 过度饮酒诱发。《内经》："病名血枯，此得之年少时，有所大脱血，若醉入房，中气竭，肝伤，故月事衰少不来也。"② 遇邪诱发。《内经》："筋痹不已，复感于邪，内舍于肝。"

综上，《内经》有关肝脏病因理论，历代以沿袭为主，未见显著发展。

三、肝脏病机理论

（一）肝脏生理功能失调

1. 肝藏血功能异常　关于肝藏血功能失调的相关记载，主要见于《诸病源候论》，涉及诸多病证，如虚劳病中的伤筋骨、筋挛、目暗、呕逆唾血、呕血、鼻衄，伤寒病中的衄血，腰背病中的背偻，血病中的吐血、唾血、呕血、汗血，目病中的目珠管、目飞血、目黑、目晕、割目后除痛止血，鼻病中的鼻衄不止、鼻大衄、鼻久衄，妇人杂病中的汗血，妇人将产病中的汗血，妇人产后病中的产后目瞑、月事衰少等。历代皆

在此基础上有所承袭与发展,例如:

(1)《外台秘要》主要见于伤寒衄血,其论述多引用《诸病源候论》,然未列与肝病机相关的方证。

(2)《太平圣惠方》《圣济总录》《普济方》在《诸病源候论》基础上,发展了方证治疗,如唾血、吐血、鼻衄等病证。

(3)《医宗金鉴》一从厥阴是血室的角度论述肝藏血的功能失调,如"(产后七八日)少腹坚痛者,以肝藏血,少腹为肝经部分,故血必结于此,则坚痛亦在此。""心主血,脾统血,肝藏血,故产后瘀血停滞,三经皆受其病,以致心腹瘀痛。""(当归生姜羊肉汤)疝属肝病,肝藏血,其经布胁肋,腹胁并痛者,血气寒而凝涩也。"二从情志失调与肝藏血功能失调的关系,如"因怒气伤肝,肝不藏血",可引起妇女经断;暴怒甚者可引起血妄行(崩漏)。

2. 肝藏魂功能异常　历代关于"伤魂"的论述,主要反映在狂忘、睡不安、多梦、惊骇等精神、情志等方面,可引起风狂病证。亦与目暗病证,鼻衄、衄不止等出血病证,心狂病证,以及五劳七伤病证的发生有关。

3. 肝主疏泄功能异常　从肝郁、气郁角度论述肝病变的机制,从明清开始较为普遍,如下所述。

(1)《普济方》,"以蓄怒伤肝,气郁所致,名曰肝疟。""燥金胜乘肝则肝气郁,肝气郁则血气壅,血气壅则上下不通,故燥结于里,寻至失明。"

(2)《医宗金鉴》,"肝木之所以郁……一为土虚不能升木也,一为血少不能养肝也。"

(二)肝脏气血阴阳失调

《内经》中肝自身气血阴阳失调主要体现在肝气盛、肝气虚、肝气热上,多反映在情志异常、筋骨病变、胁下病变、目部病变等方面。历代多在此基础上有所发挥。

(1)从历代对于病证表现方面观察描述方式来看,自《诸病源候论》始,其刻画逐渐细致、内容日趋丰富,主要体现在肝病证的证候描述中,涉及肝虚、肝实、肝寒、肝风、肝火、肝气逆等证候。

(2)《内经》论述肝脏疾病主要从症状角度着手。自《诸病源候论》始,病机理论逐渐融入肝脏疾病的论述中,丰富了肝脏疾病的临床理论。后世皆有沿袭,如《外台秘要》肝劳病机即有肝实热、肝劳虚热、肝劳虚寒等,肝眼病病机有肝热、肝气不足、肝阳气伏、肝膈实热等;此外,还体现在其他病证中,如真心痛病机有肝家有风、木气搏心等。

(3)从肝脏疾病所使用的药物频率来看,以药推知。从肝证候角度而言,肝虚证候多使用甘草、茯苓,从中可推知,宋、明、清时期皆有从健脾益气的角度来治疗肝虚证候的治疗思路;对于肝气实证候的治疗方法以清热(如使用甘草、大黄、黄芩、栀子等药物治疗)和祛风(如使用羌活、羚羊角、防风等药物治疗)为主,从中可知,宋明时期关于肝气实证候的证候特点以热、风为主。从肝脏疾病的角度而言(表5-16),以此推知,肝脏病机特点以风多见。

表5-16　肝病证病机特点举要

病证名	方证数目及出处	常用药物使用频率及治法	病机特点
肝痹	《圣济总录》8方 《普济方》9方	防风(64%) 甘草、细辛(53%) 治法:以疏风为主	肝受邪气(以风邪为多)
肝胀	《圣济总录》6方 《普济方》4方	白术(70%) 肉桂(60%) 茯苓(50%) 治法:以疏风散寒祛湿为主	肝受邪气(以寒邪、风邪为多)

病 证 名	方证数目及出处	常用药物使用频率及治法	病 机 特 点
足厥阴肝疟	《太平圣惠方》3 方 《圣济总录》6 方 《普济方》8 方	鳖甲(71%) 淡豆豉(65%) 乌梅(59%) 知母、甘草(53%) 治法:以散结清热为主	肝热(虚热)
肝积(肥气)	《太平圣惠方》10 方 《圣济总录》3 方 《普济方》7 方	鳖甲(100%) 治法:以散结为主 大黄、木香、麦冬(67%) 治法:以理气祛湿为主 当归(43%) 治法:以活血为主	《太平圣惠方》《圣济总录》: 肝气阻滞 《普济方》:肝血阻滞
煎 厥	《圣济总录》5 方 《普济方》5 方	远志(100%) 防风、茯神、人参(60%) 治法:以安神祛湿、补气为主	阳气张大、肝精不守,以致少 气或气逆。
肝心痛	《圣济总录》4 方	当归(75%) 治法:以活血为主	胸膈气滞
肝中风	《太平圣惠方》15 方 《和剂局方》3 方 《圣济总录》11 方 《普济方》32 方	防风(66%) 川芎(61%) 治法:以祛风、疏通筋络为主	肝风
肝 着	《圣济总录》5 方 《普济方》5 方	肉桂、生姜(60%) 治法:以温通散寒为止	肝气虚寒,或肝经不足、风寒 乘之

以上可知,肝生理功能的临床应用不局限于肝病证,从历代相关论述情况来看,在其他病证中运用到的程度较高,如指导着血证、精神病证等病证的临床治疗;而肝病证的发生机制多从肝自身气血阴阳失调上来论述,多与肝的生理特性"肝恶风"相关,正如《内经》病机十九条所言,"诸风掉眩,皆属于肝"。

(三)肝脏经络气血阴阳失调

《内经》有关肝经络气血阴阳失调的病机,主要体现在以下两个方面。

(1) 气机逆乱,"厥阴厥逆,急挛腰痛,虚满前闭,谵言,治主病者……"

(2) 气血盛衰及对肝的影响,"徇蒙招尤,目冥耳聋,下实上虚,过在足少阳、厥阴,甚则入肝"。

从以上可推知,《内经》时期肝经络的病机内容丰富,指导着针灸疗法的临床运用,是当时肝病证的主流治疗方式;自《诸病源候论》后,如《外台秘要》《太平圣惠方》等此类官修医著,有关肝经络病机的内容逐渐减少,提示了肝病证所采取的针灸治疗方式在唐以后逐渐淡出了主流舞台。

(四)肝脏病机与其他病机关系

《内经》中其他病变机制与肝相关的病机阐述,主要体现在以下几个方面。

1. 体内邪气与正气相争影响及肝而产生的病理表现 邪盛在肝脏及肝经络。"邪在肝,则两胁中痛,寒中,恶血在内,行善掣,节时脚肿";"淫气乏竭,痹聚在肝";"(厥气)客于肝,则梦山林树木";"肝有邪,其气留于两腋";"邪客于足厥阴之络,令人卒疝痛暴痛"。

2. 体内气血失调影响及肝而产生的病理表现 精气病机:"(精气)并于肝则忧……是谓五并,虚而相并者也/五精之气,并于藏也。"后世鲜有沿袭。

3. 外感病影响及肾而产生的病理表现

(1) 伤寒病影响肾脏及肾经,"(伤寒)六日厥阴受之,厥阴脉循阴器而络于肝,故烦满而囊缩"。

(2) 热病/时气/温病影响肝脏及肝经。"肝热病者,小便先黄,腹痛多卧身热。"《诸病源候论》在此基础上,补充了热病/时气/温病等的相关论述,如"(时气六日)厥阴受病。厥阴脉循阴器络于肝,故得病六日,烦满而阴缩"。后世皆有沿袭。

(3) 六气伤及肝:"风从东方来,名曰婴儿风,其伤人也,内舍于肝,外在于筋纽,其气主为身湿。"

(4) 内风、外风影响及肝:"诸风掉眩,皆属于肝。"历代皆有沿袭。

(五) 肝脏疾病的传变及转归

1. 肝脏疾病的传变　五脏病位传变,《内经》提及的有以下几种情况。

心病及肝:"肝受气于心。""大气入藏……病先发于心……三日而之肝。"

肺病及肝:"脾受气于肺,传之于肾,气舍于心,至肝而死。""肺痹……弗治,肺即传而行之肝";"大气入藏……病先发于肺,三日而之肝。"

脾病及肝:"心受气于脾,传之于肺,气舍于肝,至肾而死。""脾移寒于肝,痈肿筋挛……脾移热于肝,则为惊衄。"

肾病及肝:"肺受气于肾,传之于肝,气舍于脾,至心而死。""肾移寒于肝,痈肿少气。"

肝病及心:"肝移寒于心,狂隔中。""肝移热于心,则死。"

肝病及肾:"肾受气于肝,传之于心,气舍于肺,至脾而死。"

但后世罕见引用,且缺少对应的治法方药。

2. 肝脏疾病的转归

(1) 根据症状表现反映疾病的转归情况,《诸病源候论》中有相关记载,如:"肝中风,但踞坐,不得低头,若绕两目连额上,色微有青,唇青面黄者可治,急灸肝俞百壮;若大青黑,面一黄一白者,是肝已伤,不可复治,数日而死。"历代皆有沿袭。

(2) 根据节律(年、日)的变化,疾病会产生相应的转归情况。

1) 年节律(四时、天干),"病在肝,愈于夏,夏不愈,甚于秋,秋不死,持于冬,起于春,禁当风。肝病者,愈在丙丁,丙丁不愈,加于庚辛,庚辛不死,持于壬癸,起于甲乙"。历代皆有沿袭。

2) 日节律,"肝病者,平旦慧,下晡甚,夜半静"。关于肝病的日节律,历代鲜有沿袭。

综上,有关肝脏病机理论历代多以《内经》《诸病源候论》为基础来沿袭及发展;而后世以复方辨证论治方面的发展突出。

四、肝脏防治原则理论

(一) 肝脏病证的预防原则

1. 未病先防　《内经》根据自然节气的规律,提出了养护肝脏的方式,如"春三月,此谓发陈,天地俱生,万物以荣,夜卧早起,广步于庭,被发缓形,以使志生,生而勿杀,予而勿夺,赏而勿罚,此春气之应,养生之道也。"历代皆有沿袭。

2. 既病防变　《内经》中有从饮食禁忌的角度防止肝病变的相关记载,如"肝病禁辛",此类观念,历代亦皆有沿袭。

(二) 肝脏病证的治则

1. 治病求本　关于治病求本的治疗理念,历代皆秉持《内经》,并贯彻之,以虚实补泻为主,如"肝气盛……则宜泻之;肝气不足……则宜补之"。(《诸病源候论》)"(肾病)虚则补之,实则泻之"。(《圣济总录》)

2. 调整阴阳　《难经》提出肝病证的治疗法则:"损其肝者,缓其中,此治损之法也。"后世皆有所沿袭。

3. 因时制宜　《内经》提出了肝顺应四时的相关年节律,如"正月二月,天气始方,地气始发,人气在肝"。《难经》在此基础上发展了针对肝病证的针刺疗法,如"春刺井者,邪在肝"。后世皆有沿袭。

此外,《外台秘要》引《千金要方》中有关于"因人制宜"治疗理念的记载,主要反映在年龄上:"凡人年四十五十以后,渐觉眼暗,至六十以后,还渐目明。疗之法:五十以前可服泻肝汤,五十以后不可泻肝。"

4. 五行推演 根据五行运转规律的特点,以指导疾病的治疗,如下所述。

(1)肝脏与五味:《内经》中有相关记载,如"肝欲散,急食辛以散之,用辛补之,酸泻之";"肝病者,宜食麻犬肉李韭";"五味各走其所喜,谷味酸,先走肝";"酸走筋,筋病无多食酸",历代皆有沿袭。

(2)肝脏与五行属象(粳米、牛肉、枣、葵):《内经》中有相关记载,如"(肝宜食)粳米、牛肉、枣、葵皆甘……五谷为养,五果为助,五畜为益,五菜为充,气味合而服之,以补精益气"。历代皆有所沿袭。

(3)肝脏与五行的生克规律:关于五行"母子相生"规律运用于治疗的理念,主要体现在肝劳病上,如《外台秘要》所载:"(肝劳病)补心气以益之,心旺则感于肝。"后世皆有沿袭。

关于五行相克规律运用于防病理念上,如《难经》:"见肝之病,则知肝当传之与脾,故先实其脾气,无令得受肝之邪,故曰治未病焉。"《医宗金鉴》在此基础上,加以阐释:"假如肝经之病,肝木胜脾土,知邪必传脾经,治宜实脾为先,此脾未病而先实之,所谓治未病也。"

(三)肝脏病证的治法

明清时期多从肝脏生理功能的角度定立治法,如下所述。

1. 肝藏血

(1)从肝治血病。《普济方》:"病在血调之络(肝主血,血病治在肝,调之络)。"涉及病证有大衄、鼻久衄、呕血等。

(2)指导用药。一是补血即补肝,《医宗金鉴》:"(龙胆泻肝汤)当归、生地补血以养肝。盖肝为藏血之藏,补血即所以补肝也。""(乌梅丸)桂枝、当归,是肝藏血,求其所属。"二是血归于肝,"(虎潜丸)当归、芍药,肝血有归"。

(3)指导针刺治疗。《医宗金鉴》:"期门……肝之募也。肝纳血,故刺期门,所以泻血分之实热也。"

2. 肝藏魂 指导用药:"(酸枣仁汤治虚劳,虚烦不得眠)肝藏魂,人卧则血归于肝。"

3. 肝主疏泄 指导用药,《普济方》:"夜间服截药,以达夫肝郁。"《医宗金鉴》:"逍遥散治肝火之郁于本藏者也,木郁达之,顺其性也。"

综上,有关肝脏病证的防治理念,历代多以《内经》《诸病源候论》为基础来沿袭及发展,促使了肝脏病证防治理念的日臻完善。

（杨雯,方肇勤,颜彦）

第六章

肾 脏 理 论

--------------------------------------〜⊱❦⊰〜--------------------------------------

第一节 《内经》肾的理论

摘要: 本文将《内经》中有关肾藏象论述按肾的形态功能、基本属性、生理特性、生理功能、四诊概要,肾与自然界、经络及其他脏腑组织器官的联系,肾系疾病等对《内经》所有肾的相关论述进行系统整理、分类。勾画出《内经》肾脏腑理论的相关概念内涵、论述特点等,以期准确反映《内经》时代肾脏腑理论的学术成就。

本文以中医理论奠基之作《内经》为始,以肾为切入点,系统整理并探讨《内经》肾理论的学术成就,着重于肾藏象学说基础理论的分类阐述,反映肾脏理论早期的面貌及其学术成就。

一、方法

参见第二章"第一节《内经》心的理论"(详略),本文关注肾。

二、结果

(一)肾及其经络的形态与功能

1. 肾的解剖 《内经》已言明肾的位置在腰部,"腰者肾之府"[S17],但关于肾脏的形状、体积、坚脆、颜色等具体解剖描述未见记载。

2. 肾经脉 《内经》对肾经的循行、络属,及其与其他经脉的关系等有详细的描绘,这对解释与肾相关生理、病理提供了依据。

(1)肾经脉及循行路线

1)正经:"肾足少阴之脉,起于小指之下,邪走足心,出于然谷之下,循内踝之后,别入跟中,以上腨内,出腘内廉,上股内后廉,贯脊属肾络膀胱;其直者,从肾上贯肝膈,入肺中,循喉咙,挟舌本;其支者,从肺出络心,注胸中。"[L10]"足少阴之正,至腘中,别走太阳而合,上至肾,当十四顀,出属带脉;直者,系舌本,复出于项,合于太阳。"[L11]"足之少阴,上系于舌,络于横骨,终于会厌。"[L69]"足少阴之本,在内踝下上三寸中,标在背腧与舌下两脉也。"[L52]"少阳(阴)属肾,肾上连肺,故将两藏。"[L2]"肾出于涌泉,涌泉者,足心也,为井木;溜于然谷,然谷,然骨之下者也,为荥;注于太溪,太溪,内踝之后,跟骨之上,陷中者也,为腧;行于复留,复留,上内踝二寸,动而不休,为经;入于阴谷,阴谷,辅骨之后,大筋之下,小筋之上也,按之应手,屈膝而得之,为合,足少阴经也。"[L2]"少阴为枢"[S6,L5],"少阴根于涌泉,结于廉泉。"[L5]"肾也,

其原出于太溪,太溪二。"[L1]

2) 络脉:"少阴之阴,名曰枢儒,上下同法,视其部中有浮络者,皆少阴之络也。"[S56]提示少阴经中足少阴肾经的阴络与皮部的关系,为皮肤肌表分属部位之一。

3) 经筋:"足少阴之筋,起于小指之下,并足太阴之筋邪走内踝之下,结于踵,与太阳之筋合而上结于内辅之下,并太阴之筋而上循阴股,结于阴器,循脊内挟膂,上至项,结于枕骨,与足太阳之筋合。"[L13]

4) 经别:"足少阴之别,名曰大钟,当踝后,绕跟,别走太阳;其别者,并经上走于心包下,外贯腰脊。"[L10]"蹻脉者,少阴之别,起于然骨之后,上内踝之上,直上循阴股入阴,上循胸里入缺盆,上出人迎之前,入頄属目内眦,合于太阳,阳蹻而上行,气并相还则为濡目。"[L17]

(2) 肾经与其他经络关系

膀胱足太阳之脉:"(膀胱足太阳之脉)其直者……络肾,属膀胱。"[L10]"足太阳之正……属于膀胱,散之肾。"[L11]"足太阳与少阴为表里。"[S24,L78]"足太阳之别,名曰飞阳……别走少阴。"[L10]

冲脉:"冲脉者,十二经之海也,与少阴之大络,起于肾下,出于气街,循阴股内廉,邪入腘中,循胫骨内廉,并少阴之经,下入内踝之后,入足下。"[L62]"冲脉者,起于气街,并少阴之经,侠脐上行,至胸中而散。"[S60]

督脉:"督脉者,起于少腹,以下骨中央,女子入系廷孔,其孔,溺孔之端也,其络循阴器合篡间,绕篡后,别绕臀,至少阴与巨阳中络者,合少阴上股内后廉,贯脊属肾,与太阳起于目内眦……侠脊抵腰中,入循膂络肾;其男子循茎下至篡,与女子……督脉生病治督脉,治在骨上。"[S60]

胞络:"(人有重身,九月而瘖)胞络者系于肾。少阴之脉,贯肾系舌本,故不能言。"[S47]胞络之义,张介宾注为冲任之络,吴崑注为子室中之支络。

3. 肾的生理

(1) 肾的生理功能

1) 主封藏:"(肾)万物之所以合藏也。"[S19]"肾者,主蛰封藏之本,精之处也。"[S9]肾之封藏,以藏精气为主。肾所藏精气主要有四类:① 五藏六府之精:"肾者主水,受五藏六府之精而藏之,故五藏盛,乃能泻。"[S1]"九十岁,肾气焦,四藏经脉空虚。"[L54]② 骨髓之气:主人体骨骼生长衰老。"藏真下于肾,肾藏骨髓之气也。"[S18,S44],"丈夫八岁,肾气实,发长齿更。"[S1]"三七/三八,肾气平均,故真牙生而长极。"[S1]"五八,肾气衰……齿焦。"[S1]"八八,则齿发去。"[S1]③ 生殖之精:"藏精于肾"[S4]"二八,肾气盛,天癸至,精气溢泻,阴阳和,故能有子。"[S1]"此其天寿过度,气脉常通,而肾气有余也。此虽有子,男不过尽八八,女不过尽七七,而天地之精气皆竭矣。"[S1]④ 志:"肾藏志"[S23,S62],"肾藏精志"[L78],"肾藏精,精舍志"[L8]。"志伤则喜忘其前言"[L8]。

2) 主骨生髓:"肾主骨"[S23,L78]"合骨也。"[L49]"在体为骨"[S5]"其充在骨"[S9]"肾应骨。"[L47]肾主骨包含三层含义:① 骨与髓的关系:"肾主身之骨髓"[S44]、"肾生骨髓"[S5,S67];"骨者髓之府"[S17]、"髓者骨之充也。"[S81]"肾不生则髓不能满。"[S34]② 精、髓与脑的关系:"人始生,先成精,精成而脑髓生"[L10];"诸髓者皆属于脑"[S10],"脑为髓之海"[L33]。③ 骨:"北方黑色,入通于肾……是以知病之在骨也"[S4]。肾之病变多表现于骨骼方面。

3) 主水:"肾者主水"[S1,S34],主要体现以下两个方面:① "肾者水藏,主津液。"[S34]提示体液与肾的关系最为密切,肾主津液。该论述部分是从五脏阴阳属性理论推演所得的:"地气(注:应为阴气,'积阴为地'[S5])上者属于肾,而生水液也,故曰至阴"[S61]"肾者至阴也,至阴者盛水也。"[S61]"水宗者积水也,积水者至阴也,至阴者肾之精也。"[S81]"北方生寒,寒生水"[S5,S67]"肾者至阴也,至阴者盛水也。"[S61]这些论述反映了《内经》的推理逻辑。② 肾对体液的调控:"肾者胃之关也,关门不利,故聚水而从其类也。"[S61]"宗精之水所以不出者,是精持之也,辅之裹之,故水不行也。"[S81]"夫水之精为志,火之精为神,水火相感,神志俱悲,是以目之水生也。"[S81]"肾俞五十七穴,积阴之所聚也,水所从出入也。"[S61]《灵枢》在解释津液代谢和运行异常发生机制时,对五脏分工有所涉及,"五藏六府,心为之主,耳为之听,目为之候,肺为之相,肝为之将,脾为之卫,肾为之主外。"[L36]这里的"肾为之主外"可能与"关门"有一定联系。

此外,在五脏与五液、雨露的相对划分方面,肾与唾、泪,及自然界的雨关系密切:"五脏化液……肾为唾"[S23,L78];"夫人涕泣俱出而相从者,所属之类也。"[S81]

4)与睡眠关系密切:《内经》认为在五脏之中,肾与睡眠、困倦等发生的关系密切,这主要通过卫气的动态内外分布来实现。① 卫气行于阴分由肾始:"卫气者……昼日行于阳,夜行于阴,常从足少阴之分间,行于五藏六府。"[L71]"人气……阳尽于阴,阴受气矣。其始入于阴,常从足少阴注于肾,肾注于心,心注于肺,肺注于肝,肝注于脾,脾复注于肾为周。"[L76]② 卫气调控人之"欠":"人之欠者……卫气昼日行于阳,夜半则行于阴。阴者主夜,夜者卧。阳者主上,阴者主下。故阴气积于下,阳气未尽,阳引而上,阴引而下,阴阳相引,故数欠。阳气尽,阴气盛,则目瞑;阴气尽而阳气盛,则寤矣。"[L28]又"肾主为欠"[L28],故肾与卫气在调控"欠"之功能上有一定的联系。

5)主内:"肾治于里"[S52],推测是对人体功能调控五脏功能的相对划分,出自《素问·刺禁论》"藏有要害,不可不察,肝生于左,肺藏于右,心部于表,肾治于里,脾为之使,胃为之市。"[S52]

(2)肾与其他脏腑组织的生理联系

1)肾合膀胱:"肾合膀胱,膀胱者,津液之府也。"[L2]"足太阳之正……属于膀胱,散之肾……足少阴之正……合于太阳,此为一合。成以诸阴之别,皆为正也。"[L11]"足太阳与少阴为表里。"[S24,L78]

2)肾合三焦:"肾合三焦、膀胱。"[L47]"三焦者,决渎之官,水道出焉。"[S72]

3)肾与孔窍组织的关系:"开窍于二阴"[S4],"肾主耳……在窍为耳"[S5],"肾气通于耳,肾和则耳能闻五音矣。"[L17]"耳者肾之官也。"[L37]"开窍于二阴。"[S4]此外,肾亦与发、齿等关系密切。

(3)肾与自然界的关系:"肾主冬"[S22]"通于冬气。"[S9]"北风生于冬"[S4]"十一月、十二月,冰复,地气合,人气在肾。"[S16]

"冬三月,此谓闭藏。水冰地坼,无扰乎阳,早卧晚起,必待日光,使志若伏若匿,若有私意,若已有得,去寒就温,无泄皮肤,使气亟夺,此冬气之应,养藏之道也。"[S2]

"雨气通于肾"[S5]。

4. 肾的阴阳五行属性

(1)肾的阴阳相对属性:《内经》所论肾的阴阳属性为阴,"(肾)为阴。"[S4]"肾为牝藏"[L44]阴阳之中复有阴阳,"腹为阴,阴中之阴,肾也。"[S4]于经络而言为少阴,"太阴之后,名曰少阴,少阴根起于涌泉,名曰阴中之少阴。"[S6]"(肾)为阴中之少阴"[S9]"太阳少阴为表里,是谓足之阴阳也。"[L78]于五脏而言为太阴,"阴中之太阴,肾也。"[L1]"肾为阴中之太阴。"[L41]阴的程度分级为至阴,"肾者至阴也。"[S61]

(2)肾的五行相对归属:肾为属水之脏,"其类水"[S4]"北方生寒,寒生水,水生咸,咸生肾。"[S5,S67]"天地之间,六合之内,不离于五,人亦应之。"[L64]《内经》五行分类多见,与肾相关者,择要列表如下(表6-1)。

表6-1 与肾相关五行属性的分类

属象	时	日	方位	天	地	色	五味	五臭	音	恶
肾水	冬	壬癸	北方	寒	水	黑	咸	腐	羽	燥
属象	窍	志	体	华	五声	五腑	藏	变动	脉	化液
肾水	二阴/耳	恐	骨	发	呻	膀胱	志	栗	石	唾
属象	五劳所伤	五味所禁		五气所病		五精所并	病在	五邪		经脉
肾水	久立伤骨	甘		欠、嚏		并于肾则恐	溪	冬得长夏脉		少血多气

续表

属象	菜	畜	果	谷	气	性	化	令	变
肾水	葱	彘（猪）	栗	豆	坚	凛	肃	霰雪	凝冽
属象	五实	虫	五数	德	用	政	眚	五星	
肾水	濡	鳞	六	寒	藏	静	冰雹	辰星	

注：[S4,S5,S22,S23,S24,S67,S70,L44,L56,L65,L78]。

（3）五行生克关系的推演。相生：金生水，水生木，"肺生皮毛，皮毛生肾。"[S5,S67]"髓生肝"。[S5,S67]相克：土克水，水克火，"心之合脉也，其荣色也，其主肾也。"[S10]"肾之合骨也，其荣发也，其主脾也。"[S10]"思胜恐"[S5,S67]"甘胜咸"[S5,S67]。相乘："因而喜大虚则肾气乘矣。"[S19]相恶："肾恶燥"[S23,L78]"肾苦燥"[S22]。

（二）肾的四诊

1. 望诊

（1）望色：色乃气之华，验之可辨脏气之盛衰。"黑为肾"[L49,L56,L44,L74]"色味当五藏，黑当肾"[S10]"足少阴，藏肾，色黑。"[L65]"肾黑……应其经脉之色也。"[S57]络脉之色与脏气相应。

肾生色：色黑而光泽，"如乌羽"[S10]"如以缟裹紫"[S10,S70]。

肾死色：色黑黄而晦暗无光，"如炲"[S10]。

（2）望皮肤纹理："黑色，小理者肾小，粗理者肾大。"[L47]

（3）望面部："五藏六府肢节之部也，各有部分。"[L49]"挟大肠者，肾也。当肾者，脐也。"[L49]"肾乘心，心先病，肾为应，色皆如是。"[L49]"肾热病者颐先赤。"[S32]"肾病者，颧与颜黑。"[L37]"肾风之状……其色炲……诊在颐上，其色黑。"[S42]"肾足少阴之脉……面如漆柴"[L10]。

（4）望耳："肾者主为外，使之远听，视耳好恶，以知其性。"[L29]"高耳者肾高，耳后陷者肾下。耳坚者肾坚，耳薄不坚者肾脆。耳好前居牙车者肾端正，耳偏高者肾偏倾也。"[L47]

2. 闻诊　听声音："肾为欠为嚏"[S23,L78]。嗅气味："（肾）其臭腐。"[S4]

3. 问诊　"肾气虚则使人梦见舟船溺人，得其时则梦伏水中，若有畏恐。"[S80]"肾气盛则梦腰脊两解不属。"[L43]"厥气……客于肾，则梦临渊，没居水中。"[L43]梦之境，人所不同，需询问方可得知。然言所梦之物与疾病相关，其效度有待考证，然其所呈现的问诊方式，展现了当时的诊病思路。

4. 切诊

（1）切诊部位。三部九候："（下部）地以候肾"[S20]，"下部地，足少阴也。"[S20]尺肤："尺外以候肾"[S17]。寸口人迎："（寸口）二盛病在少阴"[S9]。

（2）脉诊

1）肾脉法："三脉动于足大指之间……少阴在下。"[L9]

2）肾脉主时："冬脉如营……冬脉者肾也……故其气来沉以搏，故曰营，反此者病。"[S19]"所谓逆四时者……冬得脾脉。"[S19]

3）肾之平脉："冬胃微石曰平"[S18]"平肾脉来，喘喘累累如钩，按之而坚，曰肾平，冬以胃气为本。"[S18]

4）肾之病脉："病肾脉来，如引葛，按之益坚，曰肾病。"[S18]① 肾脉相应病证病机："脉至如偃刀，偃刀者浮之小急，按之坚大急，五藏菀熟，寒热独并于肾也，如此其人不得坐，立春而死。"[S48]② 肾脉相应气机失调病证："其气来如弹石者，此谓太过，病在外……太过则令人解㑊，脊脉痛而少气不欲言。"[S19]"其去如数者，此谓不及，病在中……其不及则令人心悬如病饥，眇中清，脊中痛，少腹满，小便变。"[S19]"脉至如省客，省客者脉塞而鼓，是肾气予不足也，悬去枣华而死。"[S48]"夫浮而弦者，是肾不足也。沉而石者，是肾气内著也。"[S76]③ 肾脉相应病证："肾脉急甚为骨癫疾；微急为沉厥奔豚，足不收，不得前后。缓甚为折

431

脊;微缓为洞,洞者,食不化,下嗌还出。大甚为阴痿;微大为石水,起脐已以下至小腹腄腄然,上至胃脘,死不治。小甚为洞泄,微小为消瘅。滑甚为癃癀;微滑为骨痿,坐不能起,起则目无所见。涩甚为大痈,微涩为不月沉痔。"[L4]"肾脉小搏沉,为肠澼下血,血温身热者死。"[S48]"肾脉搏坚而长,其色黄而赤者,当病折腰。"[S17]"黑脉之至也,上坚而大,有积气在小腹与阴,名曰肾痹,得之沐浴清水而卧。"[S10]④ 肾脉相应经络病证:"有脉俱沉细数者,少阴厥也。"[S17]"少阴……滑则病肺风疝,涩则病积溲血。"[S64]"二阴搏至,肾沉不浮也。"[S21]"脉口二盛,病在足少阴。"[L9]"寸口二倍,病在足少阴。"[L48]"太阳……滑则病肾风疝,涩则病积善时巅疾。"[S64]"有病厥者……冬诊之,右脉固当沉紧,此应四时,左脉浮而迟,此逆四时,在左当主病在肾,颇关在肺,当腰痛也……少阴脉贯肾络肺,今得肺脉,肾为之病,故肾为腰痛之病也。"[S46]"肾足少阴之脉……盛者寸口大再倍于人迎,虚者寸口反小于人迎也。"[L10]⑤ 肾之真藏脉:"石多胃少曰肾病,但石无胃曰死。"[S18]"肾见戊己死,是谓真藏见皆死。"[S18]"真肾脉至,搏而绝,如指弹石辟辟然,色黑黄不泽,毛折,乃死。"[S19]"所谓脉不得胃气者……肾不石也。"[S18]"凡持真脉之脏脉者……肾至悬绝,七日死。"[S7]⑥ 肾死之脉:"死肾脉来,发如夺索,辟辟如弹石,曰肾死。"[S18]

5)肾脉兼他脏脉相应病证:"肝与肾脉并至,其色苍赤,当病毁伤不见血,已见血,湿若中水也。"[S17]"肾脉小急,肝脉小急,心脉小急,不鼓皆为瘕。"[S48]"肾肝并沉为石水,并浮为风水,并虚为死,并小弦欲惊。"[S48]"肾脉大急沉,肝脉大急沉,皆为疝。"[S48]

（三）肾系病证

1. 病因

（1）过用致病

1）过恐:"在志为恐。恐伤肾。"[S5,S67]

2）过劳。一为用力过度:"夜行则喘出于肾,淫气病肺。"[S21]"持重远行,汗出于肾。"[S21]"因而强力,肾气乃伤,高骨乃坏。"[S3]"有所远行劳倦,逢大热而渴,渴则阳气内伐,内伐则热舍于肾。"[S44]"勇而劳甚则肾汗出。"[S61]二为用力、房劳过度,"有所用力举重,若入房过度,汗出浴水,则伤肾。"[L4]"用力过度,若入房汗出浴,则伤肾。"[L66]

3）饮食不节:"味过于咸,大骨气劳,短肌,心气抑。"[S3]"味过于甘,心气喘满,色黑,肾气不衡。"[S3]"多食甘,则骨痛而发落。"[S10]

可见肾系病证病因关于过用致病的描述与西医学的应激相关。

（2）外伤

"人有所堕坠,恶血留内,腹中满胀,不得前后……下伤少阴之络。"[S63]"度水跌仆,喘出于肾与骨。当是之时,勇者气行则已,怯者则着而为病也。"[S21]

2. 病机

（1）脏腑病机

1）气机失调:"咳嗽烦冤者,是肾气之逆也。"[S76]

2）虚实:"肾病者,腹大胫肿,喘咳身重,寝汗出憎风,虚则胸中痛,大腹小腹痛,清厥意不乐。"[S22]"肾气虚则厥,实则胀"[L8],"肝虚肾虚脾虚,皆令人体重烦冤。"[S76]"内夺而厥,则为瘖俳,此肾虚也。"[S49]"怯然少气者,是水道不行,形气消索也。"[S76]"夫酒气盛而慓悍,肾气有衰,阳气独胜,故手足为之热也。"[S4]"是人者,素肾气胜,以水为事,太阳气衰,肾脂枯不长,肾者水也,而生于骨,肾不生,则髓不能满,故寒甚至骨也。"[S34]"肾孤藏也,一水不能胜二火。"[S34]"肾盛怒而不止则伤志,志伤则喜忘其前言,腰脊不可以俯仰屈伸,毛悴色夭,死于季夏。"[L8]"髓海有余,则轻劲多力,自过其度;髓海不足,则脑转耳鸣,胫酸眩冒,目无所见,懈怠安卧。"[L33]

3）邪犯肾脏。① 内邪:"邪在肾,则病骨痛阴痹。阴痹者,按之而不得,腹胀腰痛,大便难,肩背颈项痛,时眩。"[L20]"肾有邪,其气留于两腘。"[L71]② 外邪:"感于寒则受病,微则为咳,甚者为泄、为痛。乘冬则肾先受之。"[S38]"湿气大来,土之胜也,寒水受邪,肾病生焉。"[S74]"以冬壬癸中于邪者为肾风。"[S42]"风从北方来,名曰大刚风,其伤人也,内舍于肾,外在于骨与肩背之膂筋,其气主为寒也。"[L77]"淫气遗溺,痹聚在肾。"[S43]"北风生于冬,病在肾。"[S4]"冬伤于寒,春必温病。"[S3]"冬伤于寒,春生瘅热。"[L74]"逆冬气,则少阴不藏,肾气独沉。"[S2]"冬三月……逆之则伤肾,春为痿厥,奉生者少。"[S2]"骨痹不已,复感于邪,内舍于肾。"[S43]③ 兼内外邪:"诸寒收引,皆属于肾。"[S74]

4)脏腑形态、质量、位置失常:"肾小则藏安难伤;肾大则善病腰痛,不可以俯仰,易伤以邪。肾高则苦背膂痛,不可以俯仰;肾下则腰尻痛,不可以俯仰,为狐疝。肾坚则不病腰背痛;肾脆则善病消瘅易伤。肾端正则和利难伤;肾偏倾则苦腰尻痛也。"[L47]

(2)精气病机:"(精气)并肾则恐。"[L78]

(3)经络病机

1)气机失调:"一阳独啸,少阳厥也,阳并于上,四脉争张,气归于肾。"[S21]"蹻脉者,少阴之别……气不荣则目不合。"[L17]"少阴有余病皮痹隐轸,不足病肺痹。"[S64]"二阴二阳皆交至,病在肾,骂詈妄行,巅疾为狂。"[S79]("所谓二阳者,阳明也。"[S79]二阴为少阴。)"肾且绝,惋惋日暮,从容不出,人事不殷。"[S75]"肾雍,脚下至少腹满,胫有大小,髀胻大跛,易偏枯。"[S48]"肾足少阴之脉……是动则病饥不欲食,面如漆柴,咳唾则有血,喝喝而喘,坐而欲起,目䀮䀮如无所见,心如悬若饥状,气不足则善恐,心惕惕如人将捕之,是为骨厥。是主肾所生病者,口热舌干,咽肿上气,嗌干及痛,烦心心痛,黄疸肠澼,脊股内后廉痛,痿厥嗜卧,足下热而痛。"[L10]"足少阴之别……其病气逆则烦闷。"[L10]"少阴气至则啮舌。"[L28]"足少阴气绝则骨枯,少阴者冬脉也,伏行而濡骨髓者也,故骨不濡则肉不能著也,骨肉不相亲则肉软却,肉软却故齿长而垢发无泽,发无泽者骨先死,戊笃己死,土胜水也。"[L10]"少阴终者,面黑齿长而垢,腹胀闭塞,上下不通而终矣。"[S16,L9]

2)虚实:"是以头痛巅疾,下虚上实,过在足少阴、巨阳,甚则入肾。"[S10]"肝满肾满肺满皆实,即为肿。"[S48]"足少阴之别……实则闭癃,虚则腰痛。"[L10]

3)邪犯经络:"邪客于足少阴之络,令人卒心痛暴胀,胸胁支满。"[S63]"邪客于足少阴之络,令人嗌痛不可内食,无故善怒,气上走贲上……嗌中肿,不能内唾,时不能出唾者。"[S63]

此外,《内经》多处详细推演了五运六气病机变化所引发肾及五脏的病变[S2,S69,S70,S72,S74]。

3. 疾病的传变与转归

(1)病位传变

1)依五行生克乘侮次序传变。① 相胜传:"肾传之心,病筋脉相引而急,病名曰瘛。"[S19]"肾因传之心,心即复反传而行之肺,发寒热。"[S19]"二阴一阳,病出于肾,阴气客游于心。"[S79]"脾传之肾,病名曰疝瘕。"[S19]② 相侮传:"肾之脾谓之辟阴。"[S7]"肾移热于脾,传为虚,肠澼,死,不可治。"[S37]③ 相生传:"肺之肾谓之重阴。"[S7]"肺移寒于肾,为涌水。"[S37]"肺移热于肾,传为柔痓。"[S37]"肾移寒于肝,痈肿少气。"[S37]④ 生克乘侮传:"五藏受气于其所生,传之于其所胜,气舍于其所生,死于其所不胜……肝受气于心,传之于脾,气舍于肾,至肺而死。心受气于脾,传之于肺,气舍于肝,至肾而死。脾受气于肺,传之于肾,气舍于心,至肝而死。肺受气于肾,传之于肝,气舍于脾,至心而死。肾受气于肝,传之于心,气舍于肺,至脾而死。"[S19]

2)脏腑受邪传变:"大气入藏……病先发于肝……三日而之肾……病先发于膀胱,五日而之肾……病先发于肾,三日而之膂膀胱。"[L42]"肾病少腹腰脊痛胻酸,三日背胛筋痛小便闭,三日腹胀,三日两胁支痛,三日不已死。"[S65]"肾咳不已,则膀胱受之,膀胱咳状,咳而遗溺。"[S38]

3)经络表里传变:"太阳之脉……与厥阴脉争见者,死期不过三日,其热病内连肾。"[S32]

(2)疾病的转归

1)时令与转归的关系:"病在肾,愈在春,春不愈,甚于长夏,长夏不死,持于秋,起于冬,禁犯焠㶼热食温炙衣。肾病者,愈在甲乙,甲乙不愈,甚于戊己,戊己不死,持于庚辛,起于壬癸。肾病者,夜半慧,四季甚,下晡静。"[S22]

2）正气与转归的关系:"肾小则藏安难伤……肾偏倾则苦腰尻痛也……凡此诸变者,持则安,减则病也。"[L47]

3）转归的相关症状表现:"腰者肾之府,转摇不能,肾将惫矣。"[S17]"不能久立,行则振掉,骨将惫矣。"[S17]

4．病证

（1）外感病证

1）温疟:"温疟者,得之冬中于风,寒气藏于骨髓之中,至春则阳气大发,邪气不能自出,因遇大暑,脑髓烁,肌肉消,腠理发泄,或有所用力,邪气与汗皆出,此病藏于肾,其气先从内出之于外也。如是者,阴虚而阳盛,阳盛则热矣,衰则气复反入,入则阳虚,阳虚则寒矣,故先热而后寒,名曰温疟。"[S35]

2）伤寒:"（伤寒）五日少阴受之,少阴脉贯肾络于肺,系舌本,故口燥舌干而渴。"[S31]"（其不两感于寒者）十一日少阴病衰,渴止不满,舌干已而嚏。"[S31]"两感于寒者,病一日则巨阳与少阴俱病,则头痛口干而烦满。"[S31]

3）骨寒热病:"骨寒热者,病无所安,汗注不休。齿未槁,取其少阴于阴股之络;齿已槁,死不治。骨厥亦然。"[L21]

4）疟:"肾疟者,令人洒洒然,腰脊痛宛转,大便难,目眴眴然,手足寒。"[S36]"足少阴之疟,令人呕吐甚,多寒热,热多寒少,欲闭户牖而处,其病难已。"[S36]

5）痹证:① 仲秋痹:"足少阴之筋……其病足下转筋,及所过而结者皆痛及转筋。病在此者主痫瘛及痉,在外者不能俯,在内者不能仰。故阳病者腰反折不能俯,阴病者不能仰……此筋折纽,纽发数甚者,死不治,名曰仲秋痹也。"[L13]② 肾痹:"肾痹者,善胀,尻以代踵,脊以代头。"[S43]"太阳……不足病肾痹。"[S64]③ 骨痹:"肾者水也,而生于骨,肾不生,则髓不能满,故寒甚至骨也……不能冻栗,病名曰骨痹,是人当挛节也。"[S34]"骨痹,举节不用而痛,汗注烦心。"[L21]"太阳有余病骨痹身重。"[S64]④ 瘛:"肾传之心,病筋脉相引而急,病名曰瘛……"[S19]

6）肾风/风水:"有病肾风者,面胕疣然壅,害于言……至必少气时热,时热从胸背上至头,汗出手热,口干苦渴,小便黄,目下肿,腹中鸣,身重难以行,月事不来,烦而不能食,不能正偃,正偃则咳甚,病名曰风水。"[S33]"肾风之状,多汗恶风,面疣然浮肿,脊痛不能正立,其色炲,隐曲不利,诊在颐上,其色黑。"[S42]"有病疣然如有水状,切其脉大紧,身无痛者,形不瘦,不能食,食少……病生在肾,名为肾风。肾风而不能食善惊,惊已心气痿者死。"[S47]"勇而劳甚则肾汗出,肾汗出逢于风,内不得入于藏府,外不得越于皮肤,客于玄府,行于皮里,传为胕肿,本之于肾,名曰风水。"[S61]

7）涌水:"肺移寒于肾,为涌水。涌水者,按腹不坚,水气客于大肠,疾行则鸣濯濯如囊裹浆,水之病也。"[S37]

（2）内伤病证。肾热病:"肾热病者,先腰痛骱酸,苦渴数饮身热,热争则项痛而强,骱寒且酸,足下热,不欲言,其逆则项痛员员淡淡然,戊己甚,壬癸大汗,气逆则戊己死。"[S32]"肾热者色黑而齿槁。"[S44]

1）肾咳:"肾咳之状,咳则腰背相引而痛,甚则咳涎。"[S38]

2）肾心痛:"厥心痛,与背相控,善瘛,如从后触其心,伛偻者,肾心痛也。"[L24]

3）肾胀:"肾胀者,腹满引背央央然,腰髀痛。"[L35]

4）水肿/腹水:"故水病下为胕肿大腹,上为喘呼,不得卧者,标本俱病。故肺为喘呼,肾为水肿,肺为逆不得卧,分为相输,俱受者水气之所留也。"[S61]"肾者胃之关也,关门不利,故聚水而从其类也。上下溢于皮肤,故为胕肿。胕肿者,聚水而生病也。"[S61]"肺者太阴也,少阴者冬脉也,故其本在肾,其末在肺,皆积水也。"[S61]

5）喘："夫水（注：杨上善注为水气客于津液）者循津液而流也,肾者水藏,主津液,主卧与喘也。"[S34]

6）骨痿："肾气热,则腰脊不举,骨枯而髓减,发为骨痿。"[S44]"有所远行劳倦,逢大热而渴,渴则阳气内伐,内伐则热舍于肾,肾者水藏也,今水不胜火,则骨枯而髓虚,故足不任身,发为骨痿……骨痿者,生于大热也。"[S44]

7）腰痛："足少阴令人腰痛,痛引脊内廉。"[S41]"少阴所谓腰痛者,少阴者肾也,十月万物阳气皆伤,故腰痛也。"[S49]

8）厥证："少阴之厥,则口干溺赤,腹满心痛。"[S45]"少阴厥逆,虚满呕变,下泄清,治主病者。"[S45]"内夺而厥……少阴不至者,厥也。"[S49]"巨阳主气,故先受邪,少阴与其为表里也,得热则上从之,从之则厥也。"[S33]

9）疝瘕/蛊："脾传之肾,病名曰疝瘕,少腹冤热而痛,出白,一名曰蛊。"[S19]

10）溪："入通于肾……藏精于肾,故病在溪。"[S4]

此外,耳病、前阴病亦与肾的关系密切。

（四）治则治法

《内经》关于肾系病证疗法的论述不多,以针刺疗法为主,其他治法较少。

1. 针灸

（1）治则："肾足少阴之脉……为此诸病,盛则泻之,虚则补之,热则疾之,寒则留之,陷下则灸之,不盛不虚,以经取之。灸则强食生肉,缓带被发,大杖重履而步。"[L10]

（2）刺法

1）"冬取井荥,春不鼽衄"[S61]："冬者水始治,肾方闭,阳气衰少,阴气坚盛,巨阳伏沉,阳脉乃去,故取井以下阴逆,取荥以实阳气。"[S61]

2）操作方法："足少阴深二分,留三呼。"[L12]

3）针刺部位："冬病在阴。"[S4]"刺少阴出气恶血。"[S24,L78]"病在肾,俞在腰股。"[S4]

4）输刺："五曰输刺;输刺者,直入直出,深内之至骨,以取骨痹,此肾之应也。"[L7]

5）阴刺："十曰阴刺;阴刺者,左右率刺之,以治寒厥,中寒厥,足踝后少阴也。"[L7]

6）燔针劫刺："足少阴之筋……其病……治在燔针劫刺,以知为数,以痛为输。"[L13]

7）对侧取穴："邪客于足少阴之络……左取右,右取左。"[S63]

（3）注意事项："中肾者七日死。"[S10]"刺足少阴脉,重虚出血,为舌难以言。"[S52]"刺筋无伤骨,骨伤则内动肾,肾动则冬病胀腰痛。刺骨无伤髓,髓伤则销铄䯊酸,体解㑊然不去矣。"[S50]"中肾六日死,其动为嚏欠。"[S64,S52]"所谓从者,鬲与脾肾之处,不知者反之。"[S16]

2. 食疗宜忌　《内经》中有关食疗法多以五行学说来解释五味对于肾疾病的宜忌,主要体现于五谷、五菜、五果、五畜中的五种性味。

（1）饮食适宜："咸入肾"[S23,S74,L78]"谷味咸,先走肾。"[L56]"肾欲咸"[S10]"肾苦燥,急食辛以润之,开腠理,致津液,通气也。"[S22]"肾欲坚,急食苦以坚之,用苦补之,咸泻之。"[S22]"肾色黑,宜食辛,黄黍鸡肉桃葱皆辛。"[S22,L56]"肾病者,宜食大豆黄卷猪肉栗藿。"[L56]

（2）饮食禁忌："咸走血,血病无多食咸。"[S23]"肾病禁甘"[L56]"禁犯焠㿺热食"[S22]"多食甘,则骨痛而发落。"[S10]"味过于咸,大骨气劳,短肌,心气抑。味过于甘,心气喘满,色黑,肾气不衡。"[S3]

此外,肾病治疗还提及导引,"所有自来肾有久病者,可以寅时面向南,净神不乱,思闭气不息七遍,以引颈咽气顺之,如咽甚硬物,如此七遍后,饵舌下津令无数。"[S72]

三、讨论

1. 关于肾的基础理论　根据《内经》有关肾理论的论述,可将肾概念的含义及其范畴从以下9个角度进行概括联系,一从实质器官的角度而言,肾是指脏器、属五脏之一;二从经络的角度而言,肾是指足少阴肾经,属十二经脉之一;三从生理活动的角度而言,肾是指肾气、肾精、肾精气、肾经气,参与人体生命活动的维系与运转;四从中医四诊的角度而言,以脉诊言:肾是指肾脉,以望诊言:肾是指挟大肠,在面部望诊中的位置;五从肾疾病的角度而言,肾是指肾病、肾证、肾邪;六从官职比类而言,肾是作强之官,具有伎巧的特点;七从五行阴阳归属的角度而言,肾属阴,具有水的属性;八从与其他脏腑组织官窍的联系而言,肾与骨、膀胱、三焦、耳、二阴、齿、发关系密切,主要体现在人体的生理活动及病理变化上;九从与自然界的联系而言,肾与季节之冬,与自然现象的雨、水,与气候之湿关系紧密,主要反映在人体的生理活动及病理变化上。

(1) 组织结构:《内经》未见肾解剖的记载,而经络循行的描述十分详细:一则以肾经络联系其他脏腑组织,如脊(䯏、脊、腰脊)、喉咙、舌、会厌、项、枕骨、顑、目内眦、膀胱、肝膈、肺、心(心包)、阴股、阴器、缺盆等;二则以肾经络联系其他经络,如冲脉、督脉、胞络、带脉、膀胱经等;三则以肾经络及卫气运行分布解释睡眠哈欠等。

(2) 功能:《内经》从概括联系及具体论述两个层面描述肾的功能,其一以肾主封藏、主骨、主水等具体刻画说明肾的生理功能;其二以阴阳五行比类联系肾与形体官窍、自然四时等属象,概括说明肾的功能及病理特点。

肾主封藏之所及,包括藏生殖之精、藏五藏六府之精、藏志、藏骨髓之气等方面的生理作用,为肾生理功能的高度概括,故曰:"肾者,作强之官,伎巧出焉。"[S8]表现在三个方面:一是主人体生殖与骨骼发育成长的作用;二是为人体生命活动提供给养;三是调节思维活动,主要是记忆力方面。

肾主水的含义丰富,包括:① 调节水液、体液代谢、司水之出入。如肾为"胃之关""开窍于二阴"。② 制约阳气。如"今水不胜火,则骨枯而髓虚"[S44]"肾孤藏也,一水不能胜二火"[S34]。③ 肾功能失调可致水聚为患,如"胕肿""涌水""肾风"等病证。④ 因其生理病理特点在五行中归类为水。

(3) 病因病机:《内经》阐述肾病机大致从四个方面进行,一是通过肾经、肾脏气机盛衰、虚实变化等,如是动病、气逆、气至、气绝、肾气逆、肾气虚实、肾热病、肾移寒于脾等。二是通过某一病证的发生、发展,如"肾胀者,腹满引背央央然,腰髀痛。"[L35]三是通过某一症状的发生、发展,如"诸寒收引,皆属于肾。"[S74]四是根据可能存在的肾脏形态(推测早先有病理解剖依据),如"肾小则藏安难伤;肾大则善病腰痛,不可以俯仰"[L47]。

(4) 治法治则:《内经》以诊断和辨证为理论指导,对肾疾病的发生发展变化进行分析总结,从而归纳出肾疾病治疗的实践方法,体现于针刺法及食疗法等中,包括治疗禁忌、治疗方法等,如多从本经取穴以治疗肾疾病,"刺筋无伤骨"[S50]"肾病禁甘"[L56]等。

2. 关于肾的诊法与辨证

(1) 诊法及特点:《内经》通过望、闻、问、切等诊法,推断肾之形能,以充实辨证资料,其中以望诊及切诊堪为丰赡。肾之望诊包括察色(生色、死色、血络之色)、望皮肤纹理、面部、耳、唾液等,其中通过观察耳的外部特征以认识肾脏的内景观,体现了当时意象推求的思维方式,例如,"高耳者肾高,耳后陷者肾下。耳坚者肾坚,耳薄不坚者肾脆。耳好前居牙车者肾端正,耳偏高者肾偏倾也"。[L47]肾之切诊以脉诊为主,通过肾之平脉、病脉、真脏脉的形态特征、有胃特点等的描述,提供与肾相关的辨证信息,体现了全息思维模式,其中以具体形象的方式刻画了同一脉位所表现症状不同,如"肾脉急甚为骨癫疾;微急为沉厥奔豚,足不收,不得前后。缓甚为折脊;微缓为洞,洞者,食不化,下嗌还出"[L4]。

(2) 肾系病证:《内经》以一个病一个病的方式对肾系疾病进行了生动的描绘,较客观地反映了当时对于这些疾病的认识水平,具有一定的观察及经验总结能力。

肾系疾病常见症状和体征有:目眗眗然、目眄眄如无所见,时眩、齿槁、齿长而垢、啮舌、舌干已而嚏、嗌干、嗌(咽)肿、不能内唾、时不能出唾者;偏枯、肉软却、身重难以行、不能正偃、骱酸,足下转筋,清厥,痛痹、痉;腹胀,大便难、不能食、饥不欲食,呕吐,下泄清;喘咳身重,咳嗽烦冤,咳唾则有血,咳涎,喘;腹大胫肿、面胕瘲然壅、脚下至少腹满、胕肿、目下肿,痝俳,小便黄、溺赤、闭癃,腹胀闭,胸胁支满;疼痛(腰痛、背脊痛、尻痛、髀痛、脊股内后廉痛、肩背颈项痛、胸中痛,大腹小腹少腹痛、嗌痛、头痛心痛、骨痛等);月事不来;狐疝,消瘅,温疟,黄疸,肠澼,骨痹、骨痿、骨枯、痿厥等消化道、泌尿系统、内分泌系统、呼吸系统、风湿性疾病等症状和体征。

《内经》所载杂病纷呈,多以脏腑分证、经络分证等呈列,肾系分证属其一,如肾痹、肾疟、肾胀,足少阴之疟、疝瘕、厥、仲秋痹等;又提及伤寒六经分证之少阴经传变,如"伤寒一日……五日少阴受之"[S31]。

3.《内经》时期肾脏腑理论的学术成就 《内经》的成书非一人一时所作,约由战国至秦汉期间陆续汇集而成。这一时期社会格局动荡、经济繁荣,各诸侯列强为巩固自己的霸权位置,遂招贤纳士,一大批学富五车的饱学之士汇集其中,学术思想交流活跃,出现了百家争鸣的现象,为《内经》的编撰创造了一定的条件。有关肾脏腑理论的学术成就主要有:

(1)总结了秦汉以前的古典肾脏腑理论。

(2)为肾脏腑理论的建立奠定了夯实的理论基础。

(3)汲取了古代哲学、天文学、地理学等学科的先进思想和研究成果,从直接临床观察与间接观察类比取象的角度,对肾的生理活动及病理变化规律进行了总结。直接临床观察包括对肾的脏器解剖观察,以及长期对生、长、壮、老、已等生命活动过程及疾病表现过程的观察;间接观察类比取象是指以阴阳五行理论为间接观察的工具,将人体之外,如自然界等与人体之内的肾相互关联,试图突破当时因科学研究条件的局限性所造成的对肾相关概念进行诠释分析时所受到的限制,从而所采取的一种探索方式。这种探索方式一直沿袭至今,被历代诸多医家所演绎。其对展现脏腑理论的原始面貌至关重要。

(杨雯,方肇勤,颜彦)

第二节 《难经》肾的理论

摘要:《难经》在较大程度上缩减了《内经》肾藏象理论,而沿袭"肾水""肾主液""肾藏精志"等基本论述,发挥了脉学、五行、"天人相应"等理论,补充了肾脏结构、"肾间动气""左肾右命门"等理论,进一步丰富了肾脏结构。因《难经》是释义《内经》的论著,且后世医家注疏者众,故其对中医基础理论的研究具有一定的指导价值。

《难经》以《内经》为旨,设为问答,阐发己见,约其词而博其义。虽其论述以脉理为主,然不乏藏象理论的释义,主要集中于32～47难,53～56难、62～68难,研究脏腑的结构、功能、病证虚实、治疗方法等。为展现《内经》有关藏象学说的传承面貌,以《难经》为本,从肾的角度切入,目别汇分,作一归整,以探其理。

一、方法

参见第二章"第二节《难经》有关心的理论"(详略),本文关注肾。

二、结果

《难经》中涉及肾脏论述散见于23个"难"中。

(一)肾的解剖与生理

1. 解剖 个数:"肾有两枚。"[42n]重量:"肾有两枚,重一斤一两。"[42n]其重量根据北京博物馆里的汉代司农铜权(司农是东汉国家最高的管理农业的行政部门,它所制定的标准的衡重器具称"司农铜权"),1 斤=250 g、1 两=15.625 g,则一斤一两为 265.625 g。现代肾脏解剖重量约为 130～150 g,此处 265.625 g 所指肾的重量应为两个肾的重量。

2. 功能

(1) 肾藏精志:"肾藏精与志也。"[34n]"主藏志"。[42n]

(2) 肾间动气:肾间动气是原气、三焦气所生之源,五脏六腑、十二经脉之根本:"脐下肾间动气者,人之生命也,十二经之根本也,故名曰原。三焦者,原气之别使也,主通行三气,经历于五脏六腑。原者,三焦之尊号也,故所止辄为原。五脏六腑之有病者,皆取其原也。"[66n]"曰:寸口脉平而死者,何谓也?然:诸十二经脉者,皆系于生气之原。所谓生气之原者,谓十二经之根本也,谓肾间动气也。此五脏六腑之本,十二经脉之根。"[8n]

肾间动气还具有司呼吸、抗御病邪之能:"肾间动气……呼吸之门,三焦之原。一名守邪之神。"[8n]

(3) 肾气通于命门:"脏各有一耳,肾独有两者,何也?然:肾两者,非皆肾也。其左者为肾,右者为命门。命门者,诸神精之所舍,原气之所系;男子以藏精,女子以系胞。故知肾有一也。"[36n]"曰:《经》言腑有五,脏有六者,何也?然:六腑者,正有五腑也。五脏亦有六脏者,谓肾有两脏也。其左为肾,右为命门。命门者,谓精神之所舍也;男子以藏精,女子以系胞,其气与肾通,故言脏有六也。"[39n]

(4) 肾与呼吸的关系:"曰:脉有阴阳之法,何谓也?然:呼出心与肺,吸入肾与肝,呼吸之间,脾也其脉在中。浮者阳也,沉者阴也,故曰阴阳也。"[4n]"曰:《经》言脉不满五十动而一止,一脏无气者,何脏也?然:人吸者随阴入,呼者因阳出。今吸不能至肾,至肝而还,故知一脏无气者,肾气先尽也。"[11n]

(5) "肾主液。"[40n]

(6) 肾气通于耳:"曰:五脏之气,于何发起,通于何许,可晓以不?然:五脏者,常内阅于上七窍也。故……肾气通于耳,耳和则知五音矣。"[37n]"曰:《经》言,肝主色,心主臭,脾主味,肺主声,肾主液。鼻者,肺之候,而反知香臭。耳者,肾之候,而反闻声,其意何也?然:肺者,西方金也,金生于巳,巳者南方火,火者心,心主臭,故令鼻知香臭;肾者,北方水也,水生于申,申者西方金,金者肺,肺主声,故令耳闻声。"[40n]此处以十二地支配五脏来解释肾闻声的生理功能。

3. 脏腑关系 "膀胱者,肾之腑。"[35n]

4. 经络 "肾之原,出于太溪。"[66n]

5. 五行归属 "肾色黑,其臭腐,其味咸,其声呻,其液唾。是五脏声、色、臭、味、液也。"[34n]"冬脉石者,肾北方水也。"[15n]

(二) 肾的诊法

1. 脉形特点 "冬脉……脉来上大下兑,濡滑如雀之喙,曰平……冬脉微石,曰平……冬以胃气为本。"[15n]

2. 脉分阴阳 "肾肝俱沉,何以别之?然……按之濡,举指来实者肾也……是阴阳之法也。"[4n]

3. 脉分轻重 "曰:脉有轻重,何谓也?然……按之至骨,举指来疾者,肾部也。"[5n]

4. 脉分四时 "冬脉石者,肾北方水也,万物之所藏也,盛冬之时,水凝如石,故其脉之来,沉濡而滑,故曰石。此四时之脉也。"[15n]

5. 脉诊病因 "心脉沉甚者,肾邪干心也。"[10n]

6. 脉诊表里 "冬脉石,反者为病。其气来实强,是谓太过,病在外;气来虚微,是谓不及,病在内。"[15n]

7. 脉诊预后 "冬脉石,反者为病……啄啄连属,其中微曲,曰病;来如解索,去如弹石,曰死。冬脉……石多胃气少,曰病;但石无胃气,曰死。"[15n]

"肾间动气……故气者,人之根本也,根绝则茎叶枯矣。寸口脉平而死者,生气独绝于内也。"[8n]

（三）肾的病因

1. 正经自病　"久坐湿地,强力入水则伤肾。是正经之自病也。"[49n]

2. 五邪病因　五邪伤及五脏的病因及伤及肾时在色、臭、味、声、液方面的变化:"(中风)入肾为黑。"[49n]"(伤暑)入肾为腐臭。"[49n]"(饮食劳倦)入肾为咸。"[49n]"(伤寒)入肾为呻。"[49n]"(中湿)肾主液,入肝为泣,入心为汗,入脾为涎,入肺为涕,自入为唾。故知肾邪入心,为汗出不可止也。"[49n]

（四）肾的病证与病机

1. 肾病特征表现

(1)脉证相应:"假令得肾脉,其外证:面黑,善恐欠;其内证:脐下有动气,按之牢若痛。其病:逆气,小腹急痛,泄如下重,足胫寒而逆。有是者肾也,无是者非也。"[16n]

(2)"中湿……肾主液……故知肾邪入心,为汗出不可止也。其病身热,而小腹痛,足胫寒而逆,其脉沉濡而大。此五邪之法也。"[49n]

2. 肾积　"肾之积,名曰贲豚,发于少腹,上至心下,若豚状,或上或下无时。久不已,令人喘逆,骨痿少气。"[56n]

3. 足少阴气绝　"足少阴气绝,则骨枯。少阴者,冬脉也,伏行而濡于骨髓。故骨髓不濡,即肉不着骨;骨肉不相亲,即肉濡而却;肉濡而却,故齿长而枯,发无润泽;无润泽者,骨先死。戊日笃,己日死。"[24n]

4. 肾病预后　七传者死(病传所胜):"七传者,传其所胜也……心病传肺,肺传肝,肝传脾,脾传肾,肾传心,一脏不再伤,故言七传者死也。"[53n]

间脏者生(母子相传):"间脏者,传其所生也。假令心病传脾,脾传肺,肺传肾,肾传肝,肝传心,是母子相传,竟而复始,如环无端,故曰生也。"[53n]

5. 疾病传变:病传所胜　"心之积……以秋庚辛日得之。何以言之?肾病传心,心当传肺,肺以秋适王,王者不受邪,心复欲还肾,肾不肯受,故留结为积。"[56n]

"脾之积……以冬壬癸日得之。何以言之?肝病传脾,脾当传肾,肾以冬适王,王者不受邪,脾复欲还肝,肝不肯受,故留结为积。"[56n]

"肾之积……以夏丙丁日得之。何以言之?脾病传肾,肾当传心,心以夏适王,王者不受邪,肾复欲还脾,脾不肯受,故留结为积。故知贲豚以夏丙丁日得之。"[56n]

（五）肾病治法

1. 治疗原则　"损其肾者,益其精,此治损之法也。"[14n]

2. 针刺法则　"春夏温,必致一阴者,初下针,沉之至肾肝之部,得气,引持之阴也。"[70n]"冬刺合者,邪在肾。"[74n]

3. 误治与禁忌　"曰:《经》言五脏脉已绝于内,用针者反实其外;五脏脉已绝于外,用针者反实其内。内外之绝,何以别之?然:五脏脉已绝于内者,肾肝气已绝于内也,而医反补其心肺;五脏脉已绝于外者,心肺气已绝于外也,而医反补其肾肝。阳绝补阴,阴绝补阳,是谓实实虚虚,损不足而益有余。如此死者,医杀之耳。"[12n]

三、讨论

本文通过与《内经》相较,整理与研究肾藏象理论的发展面貌。

1. 与《内经》有所补充者

(1)解剖:《难经》就《内经》所未言的肾脏解剖内容予以补充,指出了肾的个数及重量,然肾的形态、位置及颜色未提及。反映了我国战国晚期至汉代的解剖概况,是较早有关人体解剖学的文献资料。

(2)功能:《内经》阐述肾的功能以"藏精气""藏志"及"主水液"等为主。《难经》承袭"主液""肾气通于耳"等功能。

《难经》补充了肾与呼吸的关系，从脉搏角度切入，论证呼吸与肾的关系密切。后世医家可能以此为基，把肾的这一功能称为"纳气"。

《难经》延展了"肾藏精气"的功能，提出"肾间动气""左肾右命门"等概念。古人通过解剖观察知肾有两枚而他脏皆一，通过"肾间动气""左肾右命门"等概念来探索肾的解剖意义与功能意义的关系。

2. 与《内经》有所继承发挥者

（1）五行学说：《难经》继承《内经》五行学说，沿袭北方水、色黑、臭腐、味咸、声呻、液唾等属象，运用于解释五脏疾病的病因病机、传变规律及治疗方法，使五行学说日臻丰富，为后世一些学者所引用。

（2）脉学：《难经》关于脉学的阐述多注重刻画脉之形态、诊脉部位及轻重、"四时脉""脉证相参"等，病证方面主要涉及积聚病脉等，在脉与症状结合的内容上较之《内经》删减颇多，其精简的描述方式易于普及。

（3）"天人相应"：就肾脉、肾病、针刺治疗等的论述，涉及自然四时变化，体现了其对《内经》"天人合一"观点的继承。

3. 病因病证与《内经》的异同

（1）就肾病病因的论述，多涉及伤寒、情志、饮食劳倦、湿邪等，侧面展现了成书年代常见病证。

（2）就肾病证的论述，较《内经》简化诸多。有病名者仅见"肾积"一证，侧面反映了战国晚期至汉代"积"的多发。

（杨雯，方肇勤，颜彦）

第三节 《诸病源候论》肾的理论

摘要：《诸病源候论》丰富了肾脏的生理功能理论，阐明了肾制精，肾传导、温制水液、津液，肾气通于阴等的相关病机；极大丰富了与肾相关证候与症状的病机理论，对中风、虚劳、消渴、淋证、水肿、腰痛病、伤寒/热病、时气病、疟、咳嗽、黄疸、积聚、霍乱、水注、心痛、痹、痿等同病异证，以及二便不调，精液失调，阴器失常，气息不调，耳病等，其他还涉及头发失养（白发、头发黄、头发不生），妇人病（带下黑、漏下黑、妊娠恶阻），脚中如锥刺、脚破、脚气、手脚热、膝冷、髀枢痛、胸胁痛，瘰疬瘘、瘿等常见肾的症状病机有了详尽的刻画。因其全面系统的病因病机理论，对后世医学具有极其重要的指导价值。

唐以后历代名家，论述病因病机多考源于《诸病源候论》，如唐代《千金方》《外台秘要》引用内容颇多；宋代《太平圣惠方》参照其分类法；明代《普济方》亦沿用本书体例等。其中，以脏腑病机援引者为多，可见该书对于脏腑病机理论的发展，产生了重要的学术影响。为明确脏腑理论相关学术内容，较之《内经》又有何突破。为便于研究，现就肾为切入点，作一归整，以探其理。

一、方法

参见第二章"第三节《诸病源候论》心的理论"（详略），本文关注肾。

二、结果

（一）肾脏生理
该书对《内经》理论的丰富与发展，主要表现为以下几个方面。

1. 肾所藏精的来源 "肾藏精,精者血之所成也。"^(虚劳)较之《内经》简化了,且道明了精与血的关系。

2. 肾与组织官窍的关系 "肾主骨髓,而脑为髓海。"^(小儿)

肾气通于耳:"肾为足少阴之经而藏精,气通于耳。"^(耳)"足少阴,肾之经,宗脉之所聚,其气通于耳。"^(耳)"耳聋者,风冷伤于肾。肾气通于耳,劳伤肾气,风冷客之,邪与正气相搏,使经气不通。"^(妇人杂病)

肾气通于阴:"肾藏精,其气通于阴。"^(虚劳)

"肾主腰脚。"^(虚劳)

"肾主腰脊。"^(妇人产后)"夫腰痛,皆由伤肾气所为。"^(腰背病)"肾经虚则受风冷,内有积水,风水相搏,浸积于肾,肾气内着,不能宣通,故令腰痛。"^(腰背病)"(风湿腰痛)风湿乘虚搏于肾经。"^(腰背病)"肾主腰脚,其经贯肾络脊。"^(腰背病)

3. 肾的功能

(1) 肾藏精

1) 主生殖:"妇人以肾系胞。"^(妇人产后)"肾为阴,主开闭,左为胞门,右为子户,主定月水,生子之道。胞门、子户,主子精,神气所出入……禁闭子精。"^(妇人杂病)

2) 主生长发育:"肾主骨髓,而脑为髓海;肾气不成,则髓脑不足,不能结成,故头颅开解也。"^(小儿)

3) "肾虚不复能制精液。若精液竭,则诸病生矣。"^(消渴)这里的"精液"近似"精气"。

(2) 肾主水:肾具有:"宣通水气"^(水肿)"宣通水液"^(脚气)"传其水液"^(小儿)。不然:"夫水之病,皆由肾虚所为。"^(水肿)"水病无不由脾肾虚所为也。"^(水肿)

肾虚不能制水则:

1) "浸溢皮肤,而身体肿满。"^(水肿)"(肿满)肾脾二脏俱虚也。"^(小儿)"(肿满)肾气不能宣通水液。"^(脚气)

2) "上乘于肺……上气而咳嗽也。"^(水肿)

3) "(心悸)水不下宣,与气俱上乘心。"^(霍乱)

4) "(消渴)随饮小便。"^(消渴)

5) "诸淋者,由肾虚膀胱热故也。"^(淋)"肾虚不能制其小便,故成淋。"^(淋)

6) "肾主水,水结则化为石……肾虚则不能制石,故淋而出石。"^(妇人杂病)

此外,还有"汗湿。"^(虚劳)

(3) 肾开窍于二阴:"肾主水而开窍在阴,阴为溲便之道。"^(虚劳)功能有:

1) 生殖功能:"肾开窍于阴,若劳伤于肾,肾虚不能荣于阴器,故萎弱也。"^(虚劳)

2) 尿液生成与排泄:"肾气通于阴。阴,津液下流之道也。"^(淋)"肾主水,肾气下通于阴。小便者,水液之余也。"^(小便)

3) 固摄尿液:"(小便不禁)肾虚下焦冷,不能温制其水液。"^(小便)"肾虚胞冷,不能温制于小便。"^(妇人妊娠)

4) 固摄精液:"肾藏精,今虚弱不能制于精,故因见闻而精溢出也。"^(虚劳)

5) 固摄肥液:"(膏淋)肾虚不能制于肥液。"^(淋)

(4) 肾主唾液:"肾之液上为唾。"^(心痛)

(5) 肾恶燥及肾燥:把肾与津液联系起来:"(伤寒渴)肾恶燥,故渴而引饮。"^(伤寒)"(伤寒、时气、温病渴)热气入于肾脏,肾脏恶燥,热盛则肾燥。"^(伤寒、时气、温病)"(渴利)肾气虚耗,下焦生热,热则肾燥,燥则渴。"^(消渴)"(金疮渴)津液不足,肾脏虚燥。"^(金疮)

(二) 疾病及同病异证

1. 中风的同病异证 "肾中风,踞而腰痛,视胁左右,未有黄色如饼粢大者可治,急灸肾俞百壮;若齿黄赤,鬓发直,面土色者,不可复治。"^(风、妇人杂病、妇人妊娠、妇人产后、小儿)

2. 虚劳的同病异证

（1）肾劳："肾劳者，背难以俯仰，小便不利，色赤黄而有余沥，茎内痛，阴湿，囊生疮，小腹满急。"^{（虚劳）}

（2）七伤："强力举重，久坐湿地伤肾，肾伤，少精，腰背痛，厥逆下冷。"^{（虚劳）}

（3）肾虚里急："虚劳则肾气不足，伤于冲脉。冲脉为阴脉之海，起于关元，关元穴在脐下，随腹直上至咽喉。劳伤内损，故腹里拘急也。"^{（虚劳）}

（4）肾虚伤筋骨："肝主筋而藏血，肾主骨而生髓。虚劳损血耗髓，故伤筋骨也。"^{（虚劳）}

（5）骨蒸："骨蒸，其根在肾，旦起体凉，日晚即热，烦躁，寝不能安，食无味，小便赤黄，忽忽烦乱，细喘无力，腰疼，两足逆冷，手心常热。蒸盛过，伤内则变为疳，食人五脏。"^{（虚劳）}肾蒸："肾蒸，两耳焦。"^{（虚劳）}

（6）肾虚凝唾："虚劳则津液减少，肾气不足故也。肾液为唾，上焦生热，热冲咽喉，故唾凝结也。"^{（虚劳）}

（7）肝肾损伤："夫虚劳多伤于肾。肾主唾，肝藏血，胃为水谷之海。胃气逆则呕，肾肝损伤，故因呕逆唾血也。"^{（虚劳）}

（8）肾虚耳聋："肾候于耳。劳伤则肾气虚，风邪入于肾经，则令人耳聋而鸣。若膀胱有停水，浸渍于肾，则耳聋而气满。"^{（虚劳）}

（9）劳聋："足少阴，肾之经，宗脉之所聚。其气通于耳。劳伤于肾，宗脉则虚损，血气不足，故为劳聋。劳聋为病，因劳则甚。有时将适得所，血气平和，其聋则轻。"^{（耳）}

（10）久聋："足少阴，肾之经，宗脉之所聚。其气通于耳。劳伤于肾，宗脉虚损，血气不足，为风邪所乘，故成耳聋。劳伤甚者，血气虚极，风邪停滞，故为久聋。"^{（耳）}

（11）解颅："解颅者，其状小儿年大，囟应合而不合，头缝开解是也。由肾气不成故也。肾主骨髓，而脑为髓海；肾气不成，则髓脑不足，不能结成，故头颅开解也。"^{（小儿）}

（12）偏枯："夫劳损之人，体虚易伤风邪。风邪乘虚客于半身，留在肌肤，未即发作，因饮水，水未消散，即劳于肾，风水相搏，乘虚偏发，风邪留止，血气不行，故半身手足枯细，为偏枯也。"^{（虚劳）}

3. 消渴的同病异证　消渴的病机描述："夫消渴者，渴不止，小便多是也。由少服五石诸丸散，积经年岁，石势结于肾中，使人下焦虚热。及至年衰，血气减少，不复能制于石。石势独盛，则肾为之燥，故引水而不小便也。其病变多发痈疽，此坐热气，留于经络不引，血气壅涩，故成痈脓。"^{（消渴）}

（1）渴利："渴利者，随饮小便故也。由少时服乳石，石热盛时，房室过度，致令肾气虚耗，下焦生热，热则肾燥，燥则渴，然肾虚又不得传制水液，故随饮小便。以其病变，多发痈疽。以其内热，小便利故也，小便利则津液竭，津液竭则经络涩，经络涩则荣卫不行，荣卫不行，则热气留滞，故成痈疽脓。"^{（消渴）}

（2）渴利后发疮："渴利之病，随饮小便也。此谓服石药之人，房室过度，肾气虚耗故也。下焦生热，热则肾燥，肾燥则渴。然肾虚又不能制水，故小便利。其渴利虽瘥，热犹未尽，发于皮肤，皮肤先有风湿，湿热相搏，所以生疮。"^{（消渴）}

（3）内消："内消病者，不渴而小便多是也。由少服五石，石热结于肾，内热之所作也。所以服石之人，小便利者，石性归肾，肾得石则实，实则消水浆，故利。利多不得润养五脏，脏衰则生诸病。由肾盛之时，不惜其气，恣意快情，致使虚耗，石热孤盛，则作消利，故不渴而小便。"^{（消渴）}

（4）解散渴：夫服石之人，石劳归于肾，而势冲腑脏，腑脏既热，津液竭燥，肾恶燥，故渴而引饮也。^{（解散）}

（5）伤寒渴："伤寒渴者，由热气入于脏，流于少阴之经。少阴主肾，肾恶燥，故渴而引饮。厥阴，渴欲饮水者，与之愈。"^{（伤寒）}

（6）伤寒病后渴："此谓经发汗、吐、下以后，腑脏空虚，津液竭绝，肾家有余热，故渴。"^{（伤寒）}

（7）伤寒病后渴利："此谓大渴饮水，而小便多也。其人先患劳损，大病之后，肾气虚则热，热乘之则肾燥，肾燥则渴，渴则引水，肾虚则不能制水，故饮水数升，小便亦数升，名曰渴利也。"^{（伤寒）}

（8）时气渴：热气入于肾脏,肾恶燥,热气盛,则肾燥,肾燥故渴而引饮也。^(时气)

（9）温病渴：热气入于肾脏,肾脏恶燥,热盛则肾燥,肾燥则渴引饮。^(温病)

（10）金疮渴：夫金疮失血,则经络空竭,津液不足,肾脏虚燥,故渴也。^(金疮)

（11）产后渴利："渴利者,渴而引饮,随饮随小便,而谓之渴利也。膀胱与肾为表里,膀胱为津液之府。妇人以肾系胞,产则血水俱下,伤损肾与膀胱之气,津液竭燥,故令渴也。而肾气下通于阴,肾虚则不能制水,故小便数,是为渴利也。"^(妇人产后)

4. 淋的同病异证　淋证的病机："诸淋者,由肾虚膀胱热故也。膀胱与肾为表里,俱主水。水入小肠,下于胞,行于阴,为溲便也。肾气通于阴,阴,津液下流之道也。若饮食不节,喜怒不时,虚实不调,则腑脏不和,致肾虚而膀胱热也。膀胱,津液之府,热则津液内溢而流于睾,水道不通,水不上不下,停积于胞,肾虚则小便数,膀胱热则水下涩。数而且涩,则淋沥不宣,故谓之为淋。其状,小便出少起数,小腹弦急,痛引于齐。"^(淋、妇人杂病、小儿)

（1）石淋："石淋者,淋而出石也。肾主水,水结则化为石,故肾客沙石。肾虚为热所乘,热则成淋。其病之状,小便则茎里痛,尿不能卒出,痛引少腹,膀胱里急,沙石从小便道出。甚者塞痛,令闷绝。"^(淋、小儿)"淋而出石,谓之石淋。肾主水,水结则化为石,故肾客沙石。肾为热所乘,则成淋,肾虚则不能制石,故淋而出石。细者如麻如豆,大者亦有结如皂荚核状者,发则塞痛闷绝,石出乃歇息。"^(妇人杂病)

（2）气淋："气淋者,肾虚膀胱热,气胀所为也。膀胱与肾为表里,膀胱热,热气流入于胞,热则生实,令胞纳气胀,则小腹满,肾虚不能制其小便,故成淋。其状：膀胱小腹皆满,尿涩,常有余沥是也。亦曰气癃。诊其少阴脉数者,男子则气淋。"^(淋、小儿)

（3）膏淋："膏淋者,淋而有肥,状似膏,故谓之膏淋,亦曰肉淋。此肾虚不能制于肥液,故与小便俱出也。"^(淋)

（4）劳淋："劳淋者,谓劳伤肾气,而生热成淋也。肾气通于阴。其状：尿留茎内,数起不出,引小腹痛,小便不利,劳倦即发也。"^(淋)

（5）热淋："热淋者,三焦有热,气搏于肾,流入于胞而成淋也。其状：小便赤涩。亦有宿病淋,今得热而发者,其热甚则变尿血。亦有小便后如似小豆羹汁状者,蓄作有时也。"^(淋、小儿)"夫服散石,石势归于肾,若肾气宿虚者,今因石热,而又将适失度,虚热相搏,热乘于肾。肾主水,水行小肠,入胞为小便。肾虚则小便数,热结则小便涩,涩则茎内痛,故淋沥不快也。"^(解散)

（6）寒淋："寒淋者,其病状,先寒战,然后尿是也。由肾气虚弱,下焦受于冷气,入胞与正气交争,寒气胜则战寒而成淋,正气胜则战寒解,故得小便也。"^(淋)

（7）妊娠患子淋："淋者,肾虚膀胱热也。肾虚不能制水,则小便数也;膀胱热则水行涩,涩而且数,淋沥不宣。妊娠之人,胞系于肾,肾患虚热成淋,故谓子淋也。"^(妇人妊娠)

5. 水肿的同病异证　水肿的病机描述："肾者主水,脾胃俱主土,土性克水。脾与胃合,相为表里。胃为水谷之海,今胃虚不能传化水气,使水气渗溢经络,浸渍腑脏。脾得水湿之气,加之则病,脾病则不能制水,故水气独归于肾。三焦不泻,经脉闭塞,故水气溢于皮肤而令肿也。其状：目里上微肿,如新卧起之状,颈脉动,时咳,股间冷,以手按肿处,随手而起,如物里水之状,口苦舌干,不得正偃,偃则咳清水;不得卧,卧则惊,惊则咳甚;小便黄涩是也。"^(水肿)

（1）水的同病异证

1）风水："风水病者,由脾肾气虚弱所为也。肾劳则虚,虚则汗出,汗出逢风,风气内入,还客于肾,脾虚又不能制于水,故水散溢皮肤,又与风湿相搏,故云风水也。令人身浮肿,如里水之状,颈脉动,时咳,按肿上凹而不起也,骨节疼痛而恶风是也。"^(水肿)

2）十水："黑水者,先从脚趺肿,其根在肾。"^(水肿)

3）石水："肾主水,肾虚则水气妄行,不根据经络,停聚结在脐间,小腹肿大,硬如石,故云石水。其候

引胁下胀痛,而不喘是也。"^(水肿)

4) 皮水:"肺主于皮毛,肾主于水。肾虚则水妄行,流溢于皮肤,故令身体面目悉肿,按之没指,而无汗也。腹如故而不满,亦不渴,四肢重而不恶风是也。"^(水肿)

5) 水分:"水分者,言肾气虚弱,不能制水,令水气分散,流布四肢,故云水分。但四肢皮肤虚肿,聂聂而动者,名水分也。"^(水肿)

6) 毛水:"夫水之病,皆由肾虚所为,肾虚则水流散经络,始溢皮毛。今此毛水者,乃肺家停积之水,流溢于外。肺主皮毛,故余经未伤,皮毛先肿,因名毛水也。"^(水肿)

7) 疸水:"水病无不由脾肾虚所为。脾肾虚则水妄行,盈溢皮肤而令身体肿满。此疸水者,言脾胃有热,热气流于膀胱,使小便涩而身面尽黄,腹满如水状,因名疸水也。"^(水肿)

8) 水癥:"水癥者,由经络痞涩,水气停聚,在于心下,肾经又虚,不能宣利溲便,致令水气结聚,而成形,在于心腹之间,抑按作水声,但欲饮而不用食,遍身虚肿是也。"^(水肿)

(2) 肿的同病异证

1) 浮肿:"肾主水,脾主土。若脾虚则不能克制于水,肾虚则水气流溢,散于皮肤,故令身体浮肿。若气血俱涩,则多变为水病也。"^(虚劳)

2) 通身肿:"水病者,由肾脾俱虚故也。肾虚不能宣通水气,脾虚又不能制水,故水气盈溢,渗液皮肤,流遍四肢,所以通身肿。令人上气,体重,小便黄涩,肿处按之随手而起是也。"^(水肿)

3) 大腹水肿:"夫水肿病者,皆由荣卫痞涩,肾脾虚弱所为。而大腹水肿者,或因大病之后,或积虚劳损,或新热食竟,入于水,自渍及浴,令水气不散,流溢肠外,三焦闭塞,小便不通,水气结聚于内,乃腹大而肿。故四肢小,阴下湿,手足逆冷,腰痛,上气,咳嗽,烦疼。"^(水肿)

4) 身面卒洪肿:"身面卒洪肿者,亦水病之候,肾脾虚弱所为。肾主水,肾虚故水妄行;脾主土,脾虚不能克制水,故水流溢,散于皮肤,令身体卒然洪肿,股间寒,足胕是也。"^(水肿)

5) 水肿从脚起:"肾者阴气,主于水而又主腰脚。肾虚则腰脚血气不足,水之流溢,先从虚而入,故腰脚先肿也。"^(水肿)

6) 肿满水气:"水病,由体虚受风湿,入皮肤,搏津液,津液痞涩,壅滞在内不消,而流溢皮肤。所以然者,肾主水,与膀胱合,膀胱为津液之府,津液不消,则水停蓄。其外候,目下如卧蚕,颈边人迎脉动甚也。脾为土,主克水,而脾候肌肉。肾水停积,脾土衰微,不能消,令水气流溢,浸渍皮肤而肿满。"^(妇人杂病)

7) 脚气肿满:"此由风湿毒气,搏于肾经。肾主于水,今为邪所搏,则肾气不能宣通水液,水液不传于小肠,致壅溢腑脏,腑脏既浸渍,溢于皮肤之间,故肿满也。"^(脚气)

8) 风气肿:"小儿肿满,由将养不调,肾脾二脏俱虚也。肾主水,其气下通于阴;脾主土,候肌肉而克水。肾虚不能传其水液,脾虚不能克制于水,故水气流溢于皮肤,故令肿满。其挟水肿者,即皮薄如熟李之状也;若皮肤受风,风搏于气致肿者,但虚肿如吹,此风气肿也。"^(小儿)

6. **腰痛的同病异证** 腰痛的病机阐述:"肾主腰脚。肾经虚损,风冷乘之,故腰痛也。又,邪客于足太阴之络,令人腰痛引少腹,不可以仰息。"^(腰背病)

(1) 少阴腰痛:"一曰少阴,少阴申也,七月万物阳气伤,是以腰痛……三曰肾虚,役用伤肾,是以痛。"^(腰背病)

(2) 肾虚腰痛:"三曰肾虚,役用伤肾,是以痛。"^(腰背病)

(3) 风湿腰痛:"劳伤肾气,经络既虚,或因卧湿当风,而风湿乘虚搏于肾经,与血气相击而腰痛,故云风湿腰痛。"^(腰背病)

(4) 肾着腰痛:"肾主腰脚,肾经虚则受风冷,内有积水,风水相搏,浸积于肾,肾气内着,不能宣通,故令腰痛。其病状,身重腰冷,腹重如带五千钱,如坐于水,形状如水,不渴,小便自利,饮食如故。久久变为水病,肾湿故也。"^(腰背病)

(5) 卒腰痛:"夫劳伤之人,肾气虚损,而肾主腰脚,其经贯肾络脊,风邪乘虚卒入肾经,故卒然而患腰痛。"^(腰背病)

(6) 久腰痛:"夫腰痛,皆由伤肾气所为。肾虚受于风邪,风邪停积于肾经,与血气相击,久而不散,故久腰痛。"^(腰背病)

(7) 臀腰:"臀腰者,谓卒然伤损于腰而致痛也。此由损血搏于背脊所为,久不已,令人气息乏少,面无颜色,损肾故也。"^(腰背病)

(8) 腰痛不得俯仰:"肾主腰脚,而三阴三阳、十二经、八脉,有贯肾络于腰脊者。劳损于肾,动伤经络,又为风冷所侵,血气击搏,故腰痛也。阳病者,不能俯;阴病者,不能仰,阴阳俱受邪气者,故令腰痛而不能俯仰。"^(腰背病)

(9) 腰脚疼痛:"肾气不足,受风邪之所为也。劳伤则肾虚,虚则受于风冷,风冷与真气交争,故腰脚疼。"^(腰背病)

(10) 脚热腰痛:"肾主腰脚。服石,热归于肾,若将适失度,发动石热,气乘腰脚,石与血气相击,故脚热腰痛也。其状:脚烦热而腰挛痛。"^(解散)

(11) 妊娠腰痛:"肾主腰脚,因劳损伤动,其经虚,则风冷乘之,故腰痛。妇人肾以系胞,妊娠而腰痛甚者,多堕胎也。"^(妇人妊娠)

(12) 妊娠腰腹痛:"肾主腰脚,其经虚,风冷客之,则腰痛;冷气乘虚入腹,则腹痛。故令腰腹相引而痛不止,多动胎。腰痛甚者,则胎堕也。"^(妇人妊娠)

(13) 产难腰腹痛:"产妇腹痛而腰不痛者,未产也;若腹痛连腰甚者,即产。所以然者,肾候于腰,胞系于肾故也。"^(妇人产后)

(14) 产后腰痛:"肾主腰脚,而妇人以肾系胞。产则劳伤,肾气损动,胞络虚,未平复,面风冷客之,冷气乘腰者,则令腰痛也。若寒冷邪气连滞腰脊,则痛久不已。后有娠,喜堕胎。所以然者,胞系肾,肾主腰脊也。"^(妇人产后)

7. 伤寒/热病/时气的同病异证

(1) "(伤寒)五日少阴受之,少阴脉贯肾络肺,系舌本,故口热舌干而渴。""伤寒五日,少阴受病。少阴者,肾之经也,其脉贯肾络肺,系于舌。故得病五日,口热舌干,渴而引饮也。其病在腹,故可下而愈。"^(伤寒)

(2) 肾热:"若其人先苦嗌干,内热连足胫,腹满大便难,小便赤黄,腰脊痛者,此肾热也。"^(伤寒)

(3) 肾热病:"肾热病者,先腰痛胫酸,苦渴数饮,身热,热争则项痛而强,胫寒且酸,足下热,不欲言,其项痛淖澹,戊己甚,壬癸大汗,气逆则戊己死。"^(热病)"肾热病者,颐先赤。凡病虽未发,见其赤色者刺之,名曰治未病。"^(热病)

(4) "时气病五日,少阴受病。少阴脉贯肾络肺系于舌,故得病五日,口热舌干而引饮。其病在腹,故可下而愈。"^(时气)

8. 疟的同病异证

(1) 足少阴疟:"足少阴疟,令人吐呕甚,久寒热,热多寒少,欲闭户而处,其病难止。"^(疟)

(2) 肾疟:"肾疟,令人洒洒,腰脊痛宛转,大便难,目眩然,手足寒,刺足太阳、少阴……肾病为疟者,令人凄凄然,腰脊痛而宛转,大便涩,自掉不定,手足而寒。若人本来不喜不怒,忽然謇而好怒,反于常性,此肾已伤,虽未发觉,是其候也。见人未言而前开口笑,还闭口不声,举手闸极腹,此是肾病声之候。虚实表里,浮沉清浊,宜以察之,逐以治之。"^(疟)

(3) 温疟:"温疟者,得之冬中于风寒,寒气藏于骨髓之中,至春则阳气大发,邪气不能出,因遇大暑,脑髓烁,脉肉消释,腠理发泄,因有所用力,邪气与汗偕出。此病藏于肾,其气先从内出之于外,如此则阴虚而阳盛,则热。衰则气复反入,入则阳虚,阳虚则寒矣。故先热而后寒,名曰温疟。"^(疟)

9. 咳嗽的同病异证

(1) 肾咳:"八曰肾咳,咳则耳聋无所闻,引腰、脐中是也。"(咳嗽)"乘冬则肾先受之,肾咳之状,咳则腰背相引而痛,甚则咳逆。此五脏之咳也……肾咳不已,则膀胱受之。"(咳嗽)

(2) 水肿咳逆上气:"肾主水,肺主气。肾虚不能制水,故水妄行,浸溢皮肤,而身体肿满。流散不已,上乘于肺,肺得水而浮,浮则上气而咳嗽也。"(水肿)

(3) 妊娠咳嗽:"五脏六腑亦皆有咳嗽,各以其时感于寒,而为咳嗽也。秋则肺受之,冬则肾受之。"(妇人妊娠)

10. 黄疸的同病异证

(1) 五色黄:"其人身热发黑黄,视其唇黑眼黄,舌下脉黑者是,此由脾移热于肾,肾色黑也,故其身热而发黑黄也。"(疸)

(2) 九疸:"三曰肾疸。"(疸)

11. 积聚的同病异证　肾积:"肾之积,名曰贲。发于少腹,上至心下,若贲走之状,上下无时。久不愈,令人喘逆,骨痿少气。以夏丙丁得之,何以言之? 脾病当传肾,肾当传心,心夏适旺,旺者不受邪,肾欲复还脾,脾不肯受,故留结为积,故知贲以夏得之。此为五积也。"(积聚)

12. 霍乱的同病异证　霍乱心腹筑悸:"冷热不调,饮食不节,使人阴阳清浊之气相干,而变乱于肠胃之间,则成霍乱。霍乱而心腹筑悸者,由吐下之后,三焦五脏不和,而水气上乘于心故也。肾主水,其气通于阴,吐下三焦五脏不和,故肾气亦虚,不能制水,水不下宣,与气俱上乘心。其状起齐下,上从腹至心,气筑筑然而悸动不定也。"(霍乱)

13. 水注的同病异证　水注:"注者住也,言其病连滞停住,死又注易傍人也。人肾虚受邪,不能通传水液故也。肾与膀胱合,俱主水,膀胱为津液之腑,肾气下通于阴,若肾气平和,则能通传水液,若虚则不能通传。脾与胃合,俱主土,胃为水谷之海,脾候身之肌肉,土性本克水,今肾不能通传,则水气盛溢,致令脾胃翻弱,不能克水,故水气流散四肢,内溃五脏,令人身体虚肿,腹内鼓胀,淹滞积久,乍瘥乍甚,故谓之水注。"(霍乱)

14. 心痛的同病异证　肾心痛:"肾之经,足少阴是也,与膀胱合;膀胱之经,足太阳是也。此二经俱虚而逆,逆气乘心而痛者,其状下重,不自收持,苦泄寒中,为肾心痛也。"(心痛)

15. 痹的同病异证

(1) 骨痹:"冬遇痹者为骨痹,则骨重不可举,不随而痛。骨痹不已,又遇邪者,则移入于肾,其状喜胀。"(风)"《养生方》云:因汗入水,即成骨痹。"(风)

(2) 癫病:"夫病之生,多从风起……纵横脾肾,蔽诸毛腠理,壅塞难通,因兹气血精髓乖离,久而不治,令人顽痹。"(风)

16. 痉的同病异证　伤寒痉:"痉之为病,身热足寒,项颈强,恶寒,时头热,面目热,摇头,卒口噤,背直身体反张是也。此由肺移热于肾,传而为痉。痉有刚柔,太阳病,发热无汗,而反恶寒,为刚痉;发热汗出而恶寒,为柔痉。诊其脉沉细,此为痉也。"(伤寒)

(三) 症状病机阐述

1. 二便不调　涉及下焦虚冷、胞内有客热、肾气虚冷、解散小便不通、膀胱与肾俱虚、肾气虚弱、膀胱与肾俱有热等。

(1) 小便利:"此由下焦虚冷故也。肾主水,与膀胱为表里;膀胱主藏津液。肾气衰弱,不能制于津液,胞内虚冷,水下不禁,故小便利也。"(虚劳)"小便利多者,由膀胱虚寒,胞滑故也。肾为脏;膀胱,肾之腑也,其为表里,俱主水。"(小便)"小便利者,肾虚胞冷,不能温制于小便,故小便利也。"(妇人妊娠)

(2) 小便数:"小便数者,膀胱与肾俱虚,而有客热乘之故也。肾与膀胱为表里,俱主水,肾气下通于阴。此二经既虚,致受于客热。虚则不能制水,故令数小便热则水行涩,涩则小便不快,故令数起也。"(小便、妇人杂病)"肾与膀胱合,俱主水,肾气通于阴。肾虚而生热,热则小便涩,虚则小便数,虚热相搏,虽数起而不宣快也。"(妇人妊娠、小儿)

(3)小便不通:"夫服散石者,石势归于肾,而内生热,热结小肠,胞内痞涩,故小便不通。"(解散)"肾主水。劳伤之人,肾气虚弱,不能藏水,胞内虚冷,故小便后水液不止,而有余沥。"(虚劳)"小便不通,由膀胱与肾俱有热故也。肾主水,膀胱为津液之腑,此二经为表里;而水行于小肠,入胞者为小便。肾与膀胱既热,热入于胞,热气大盛,故结涩,令小便不通,小腹胀满气急。甚者,水气上逆,令心急腹满,乃至于死。"(小便)"水行于小肠,入胞为小便。肾与膀胱俱主水,此二经为脏腑,若内生大热,热气入小肠及胞,胞内热,故小便不通,令小腹胀满,气喘息也。"(妇人杂病)"小便不通利者,肾与膀胱热故也。此二经为表里,俱主水。水行于小肠,入胞为小便,热气在其脏腑,水气则涩,故小便不通利也。"(小儿)

(4)小便难:"膀胱,津液之腑,肾主水,二经共为表里。水行于小肠,入于胞而为溲便,今胞内有客热,热则水液涩,故小便难。"(虚劳)"小便难者,此是肾与膀胱热故也。此二经为表里,俱主水,水行于小肠,入胞为小便。热气在于脏腑,水气则涩,其热势微,故但小便难也。"(小便)

(5)小便不利:"肾与膀胱为表里,俱主水。水行小肠,入胞为小便。热搏其脏,热气蕴积,水行则涩,故小便不利也。"(妇人杂病)"肾与膀胱合,俱主水,水行入胞为小便。脏腑有热,热入于胞,故令小便不利也。"(妇人妊娠)

(6)小便不禁:"小便不禁者,肾气虚,下焦受冷也。肾主水,其气下通于阴。肾虚下焦冷,不能温制其水液,故小便不禁也。"(小便)

(7)小便白:"劳伤于肾,肾气虚冷故也。肾主水而开窍在阴,阴为溲便之道。胞冷肾损,故小便白而混浊。"(虚劳)"肾气下通于阴,腑既虚寒,不能温其脏,故小便白而多。其至夜尿偏甚者,则内阴气生是也。"(小便)

(8)遗尿:"遗尿者,此由膀胱虚冷,不能约于水故也。膀胱为足太阳,肾为足少阴,二经为表里。肾主水,肾气下通于阴。小便者,水液之余也。膀胱为津液之腑,腑既虚冷,阳气衰弱,不能约于水,故令遗尿也。"(小便、妇人杂病、小儿)

(9)尿床:"夫人有于眠睡不觉尿出者,是其禀质阴气偏盛,阳气偏虚者,则膀胱肾气俱冷,不能温制于水,则小便多,或不禁而遗尿。膀胱,足太阳也,为肾之腑。肾为足少阴,为脏,与膀胱合,俱主水。凡人之阴阳,日入而阳气尽则阴受气,至夜半阴阳大会,气交则卧睡。小便者,水液之余也,从膀胱入于胞为小便,夜卧则阳气衰伏,不能制于阴,所以阴气独发,水下不禁,故于眠睡而不觉尿出也。"(小便)

(10)大便难:"邪在肾,亦令大便难。所以尔者,肾脏受邪,虚而不能制小便,则小便利,津液枯燥,肠胃干涩,故大便难。"(大便病诸候)

2.精液失调

(1)少精:"肾主骨髓,而藏于精。虚劳肾气虚弱,故精液少也。"(虚劳)

(2)尿精:"肾气衰弱故也。肾藏精,其气通于阴。劳伤肾虚,不能藏于精,故因小便而精液出也。"(虚劳)

(3)溢精(失精):"肾气虚弱,故精溢也。见闻感触,则动肾气,肾藏精,今虚弱不能制于精,故因见闻而精溢出也。"(虚劳)"肾虚为邪所乘,邪客于阴,则梦交接。肾藏精,今肾虚不能制精,因梦感动而泄也。"(虚劳)"邪热乘于肾,则阴气虚,阴气虚则梦交通。肾藏精,今肾虚不能制于精,故因梦而泄。"(伤寒)"此劳伤肾气故也。肾藏精,精者血之所成也。虚劳则生七伤六极,气血俱损,肾家偏虚,不能藏精,故精血俱出也。"(虚劳)"肾气虚损,不能藏精,故精漏失。其病小腹弦急,阴头寒,目眶痛,发落。"(虚劳)"肾与膀胱合,而肾藏精。若劳动膀胱,伤损肾气,则表里俱虚,不收制于精,故失精也。"(妇人杂病)"强中病者,茎长兴盛不痿,精液自出是也。由少服五石,五石热住于肾中,下焦虚热,少壮之时,血气尚丰,能制于五石,及至年衰,血气减少,肾虚不复能制精液。若精液竭,则诸病生矣。"(消渴)

3. 阴器失常

(1) 阴萎弱:"阴阳俱虚弱故也。肾主精髓,开窍于阴。今阴虚阳弱,血气不能相荣,故使阴冷也。久不已,则阴萎弱。"^(虚劳)"肾开窍于阴,若劳伤于肾,肾虚不能荣于阴器,故萎弱也。诊其脉,瞥瞥如羹上肥,阳气微;连连如蜘蛛丝,阴气衰。阴阳衰微,而风邪入于肾经,故阴不起,或引小腹痛也。"^(虚劳)

(2) 阴痛:"肾气虚损,为风邪所侵,邪气流入于肾经,与阴气相击,真邪交争,故令阴痛。但冷者唯痛,挟热则肿。"^(虚劳)

(3) 阴肿:"此由风热客于肾经,肾经流于阴器,肾虚不能宣散,故致肿也。""(虚劳)此由肾脏虚所致。肾气通于阴,今肾为热邪所伤,毒气下流,故令阴肿。"^(时气)"足少阴为肾之经,其气下通于阴。小儿有少阴之经虚而受风邪者,邪气冲于阴,与血气相搏结,则阴肿也。"^(妇人产后)

(4) 阴下痒湿:"大虚劳损,肾气不足,故阴冷,汗液自泄,风邪乘之,则瘙痒。"^(虚劳)

(5) 阴疮:"肾荣于阴器,肾气虚,不能制津液,则汗湿,虚则为风邪所乘,邪客腠理,而正气不泄,邪正相干,在于皮肤,故痒。搔之则生疮。"^(虚劳)

(6) 癀瘘:"癀病之状,阴核肿大,有时小歇,歇时终大于常。劳冷阴雨便发,发则胀大,使人腰背挛急,身体恶寒,骨节沉重。此病由于损肾也。足少阴之经,肾之脉也,其气下通于阴;阴,宗脉之所聚,积阴之气也。劳伤举重,伤于少阴之经,其气下冲于阴,气胀不通,故成疾也。"^(瘘)

4. 胸胁髀枢膝脚异常

(1) 脚中有物牢如石如刀锥所刺:"言脚下有结物,牢硬如石,痛如锥刀所刺。此由肾经虚,风毒之气伤之,与血气相击,故痛而结硬不散。"^(四肢)

(2) 脚破:"脚破者,脚心坼开也,世谓之脚破。脚心肾脉所出,由肾气虚,风邪客于腠理,致使津液不荣,故坼破也。"^(四肢)

(3) 伤寒病后脚气:"此谓风毒湿气,滞于肾经。肾主腰脚,今肾既湿,故脚弱而肿。其人小肠有余热,即小便不利,则气上,脚弱而气上,故为脚气也。"^(伤寒)

(4) 手脚热:"夫酒气盛而悍,肾气有衰,阳气独胜,故手脚为之热。"^(冷热)

(5) 膝冷:"肾弱髓虚,为风冷所搏故也。肾居下焦,主腰脚,其气荣润骨髓。今肾虚受风寒,故令膝冷也。久不已,则脚酸疼屈弱。"^(虚劳)

(6) 髀枢痛:"劳伤血气,肤腠虚疏,而受风冷故也。肾主腰脚,肾虚弱则为风邪所乘,风冷客于髀枢之间,故痛也。"^(虚劳)

(7) 胸胁痛:"胸胁痛者,由胆与肝及肾之支脉虚,为寒气所乘故也。足少阳胆之经也,其支脉从目兑贯目,下行至胸,循胁里。足厥阴肝之经也,其脉起足大指丛毛,上循入腹,贯膈,布胁肋。足少阴肾之经也,其支脉从肺出,络心,注胸中。此三经之支脉,并循行胸胁,邪气乘于胸胁,故伤其经脉。邪气之与正气交击,故令胸胁相引而急痛也。"^(胸胁)

5. 气息不调

(1) 贲豚气:"夫贲豚气者,肾之积气。起于惊恐、忧思所生。若惊恐,则伤神,心藏神也。忧思则伤志,肾藏志也。神志伤动,气积于肾,而气下上游走,如豚之奔,故曰贲豚。其气乘心,若心中踊踊如事所惊,如人所恐,五脏不定,食饮辄呕,气满胸中,狂痴不定,妄言妄见,此惊恐贲豚之状。若气满支心,心下闷乱,不欲闻人声,休作有时,乍瘥乍极,吸吸短气,手足厥逆,内烦结痛,温温欲呕,此忧思贲豚之状。"^(气病)

(2) 逆气:"不得卧,卧而喘者,是水气之客。夫水者,循津液而流也;肾者水脏,主津液,津液主卧而喘。"^(气病)

(3) 伤寒喘:"伤寒太阳病,下之微喘者,外未解故也。夫发汗后,饮水多者必喘,以水停心下,肾气乘心故喘也。以水灌之,亦令喘也。"^(伤寒)

6. 耳病

(1) 耳聋:"肾为足少阴之经而藏精,气通于耳。耳,宗脉之所聚也。若精气调和,则肾脏强盛,耳闻五音。若劳伤血气,兼受风邪,损于肾脏而精脱,精脱者,则耳聋。然五脏六腑、十二经脉,有络于耳者,其阴阳经气有相并时,并则有脏气逆,名之为厥,厥气相搏,入于耳之脉,则令聋。其肾病精脱耳聋者,候颊颧,其色黑。手少阳之脉动,而气厥逆,而耳聋者,其候耳内辉辉也。手太阳厥而聋者,其候聋而耳纳气满。"^(耳)"耳聋者,风冷伤于肾。肾气通于耳,劳伤肾气,风冷客之,邪与正气相搏,使经气不通。"^(妇人杂病)"肾气通耳,而妇人以肾系胞。因产血气伤损,则肾气虚,其经为风邪所乘,故令耳聋也。"^(妇人产后)

(2) 耳风聋:"足少阴,肾之经,宗脉之所聚,其气通于耳。其经脉虚,风邪乘之,风入于耳之脉,使经气痞塞不宣,故为风聋。风随气脉,行于头脑,则聋而时头痛,故谓之风聋。"^(耳)

(3) 耳鸣:"肾气通于耳,足少阴,肾之经,宗脉之所聚。劳动经血,而血气不足,宗脉虚,风邪乘虚随脉入耳,与气相击,故为耳鸣。"^(耳)

(4) 聤耳:"耳者,宗脉之所聚,肾气之所通。足少阴,肾之经也。劳伤血气,热乘虚也,入于其经,邪随血气至耳,热气聚则生脓汁,故谓之聤耳。"^(耳)"耳,宗脉之所聚,肾气之所通。小儿肾脏盛,而有热者,热气上冲于耳,津液壅结,即生脓汁。亦有因沐浴,水入耳内,而不倾沥令尽,水湿停积,搏于血气,蕴结成热,亦令脓汁出。皆为之聤耳,久不瘥,即变成聋也。"^(小儿)

(5) 耳疼痛:"凡患耳中策策痛者,皆是风入于肾之经也。不治,流入肾,则卒然变脊强背直成痉也。若因痛而肿,生痈疖,脓溃邪气歇,则不成痉。所以然者,足少阴为肾之经,宗脉之所聚,其气通于耳。上焦有风邪,入于头脑,流至耳内,与气相击,故耳中痛。耳为肾候,其气相通,肾候腰脊,主骨髓,故邪流入肾,脊强背直。"^(耳)

(6) 耳疮:"足少阴为肾之经,其气通于耳。其经虚,风热乘之,随脉入于耳,与血气相搏,故耳生疮。"^(耳)

(7) 耳聋风肿:"耳聋风肿者,风邪搏于肾气故也。肾气通于耳,邪搏其经,血气壅涩,不得宣发,故结肿也。"^(妇人杂病)

7. 数欠、失欠颌车蹉

(1) 数欠:"肾主欠,而肾为阴也。阳气主上,阴气主下。其阴积于下者,而阳未尽,阳引而上,阴引而下,阴阳相引,二气交争,而挟有风者,欠则风动,风动与气相击,故欠数。"^(唇口)

(2) 失欠颌车蹉:"肾主欠,阴阳之气丁引则欠。诸阳之筋脉,有循颌车者,欠则动于筋脉,筋脉挟有风邪,邪因欠发,其急疾,故令失欠颌车蹉也。"^(唇口)

8. 白发、头发黄、头发不生

(1) 白发:"足少阴肾之经也,肾主骨髓,其华在发。若血气盛,则肾气强,肾气强,则骨髓充满,故发润而黑;若血气虚,则肾气弱,肾气弱,则骨髓枯竭,故发变白也。其烫熨针石,别有正方,补养宣导,今附于后。"^(毛发)

(2) 头发黄:"足少阴为肾之经,其血气华于发。若血气不足,则不能润悦于发,故发黄也。"^(小儿)

(3) 头发不生:"足少阴为肾之经,其华在发。小儿有禀性少阴之血气不足,即发疏薄不生。亦有因头疮而秃落不生者,皆由伤损其气血,血气损少,不能荣于发也。"^(小儿)

9. 带下黑、漏下黑、妊娠恶阻

(1) 带下黑:"肾脏之色黑,带下黑者,是肾脏虚损,故带下而挟黑色也。"^(妇人杂病)

(2) 漏下黑:"肾脏之色黑,漏下黑者,是肾脏之虚损,故漏下而挟黑色也。"^(妇人杂病)

(3) 妊娠恶阻:"恶阻病者,心中愦闷,头眩,四肢烦疼,懈惰不欲执作,恶闻食气,欲啖咸酸果实,多睡少起,世云恶食,又云恶字是也。乃至三四月日以上,大剧者,不能自胜举也。此由妇人元本虚羸,血气不足,肾气又弱,兼当风饮冷太过,心下有痰水挟之,而有娠也。"^(妇人杂病)

10. 瘰疬瘘、瘿

(1) 瘰疬瘘："瘰疬瘘者,因强力入水,坐湿地,或新沐浴,汗入头中,流在颈上之所生也。始发之时,在其颈项,恒有脓,使人寒热。其根在肾。"(瘘)

(2) 瘿："瘿病者,是气结所成。其状,颈下及皮宽然,忧恚思虑,动于肾气,肾气逆,结宕所生。又,诸山州县人,饮沙水多者,沙搏于气,结颈下,亦成瘿也。"(妇人杂病)

11. 梦　虚劳喜梦："肾气盛则梦腰脊两解不属。"(虚劳)"客于肾,则梦见临深,没于水中。"(虚劳)

（四）肾病证的治疗方法

《诸病源候论》所论以病因病机为主,治疗方法多以导引法为主,如治疗虚劳膝冷引《养生方·导引法》："两手反向拓席,一足跪,坐上,一足屈如,仰面,看气道众处散适,极势振四七。左右亦然。始两足向前双踏,极势二七。去胸腹病,膝冷脐闷。"(虚劳)

其他疗法如灸法、中药疗法亦简略提及,例如:

灸："肾中风,踞而腰痛,视胁左右,未有黄色如饼粢大者可治,急灸肾俞百壮;若齿黄赤,鬓发直,面土色者,不可复治。"(风)

中药："硫黄对防风,又对细辛,其治主脾肾,通腰脚。"(解散)"白石英对附子,其治主胃,通至脾肾。"(解散)

关于预防治疗的思想亦略有提及,如水病的防治引《养生方》："十一月,勿食经夏自死肉脯,内动于肾,喜成水病。又云:人卧,勿以脚悬踏高处,不久遂致成肾水也。"(水肿)

三、讨论

1. 《诸病源候论》丰富了肾脏的生理功能理论　《诸病源候论》发展了《内经》有关"肾藏精""肾主水"等理论,主要表现为,一是"藏精"功能包涵"制精",如"肾虚不复能制精液。若精液竭,则诸病生矣。"(消渴)二是"主水"功能包涵"传制""宣导"水液,制约水(液)、津液等,亦有温制水液的功能,虽未提及"肾阳"的概念,但体现了肾具有温煦的作用。

且《病源》数次提及"肾气通于阴"的生理功能。"阴"一方面是指"阴器""溲便之道""宗脉之所聚,积阴之气""胞门、子户""津液下流之道"等器官组织描述;另一方面是指主司月水、生子、子精的通道开闭等功能描述,如"肾为阴,主开闭,左为胞门,右为子户,主定月水,生子之道。胞门、子户,主子精,神气所出入,合于中黄门、玉门四边,主持关元,禁闭子精。"(妇人杂病)其中所述"左为胞门,右为子户",一则提示肾与月水、生子、孕育胎儿密切相关,其中孕育胎儿的功能亦称为"肾主续缕",如"足少阴者,肾之脉,肾主续缕。九月之时,儿脉续缕皆成,故足少阴养之"。(妇人妊娠)

2. 《诸病源候论》丰富了肾脏病变相关证候与症状病机理论

(1) 证候病机。《诸病源候论》记载与肾密切相关同病异证的主要有中风、虚劳、消渴、淋证、水肿、腰痛病、伤寒/热病、时气病、疟、咳嗽、黄疸、积聚、霍乱、水注、心痛、痹、瘿等,其中虚劳、消渴、淋、水肿、腰痛病的篇章内容涉及证候较多,虚劳病因多为肾气不足等,消渴多因下焦虚热、肾燥引饮、肾虚水泛等,淋证多因肾虚膀胱热、肾客沙石、肾虚不制肥液、下焦虚冷、肾虚热,水肿多因脾肾气虚、肾虚水结、肾虚水泛、风邪袭脾肾,腰痛病多因肾经虚损、风冷乘之,病变部位主要累及脾、肾、膀胱。可见肾致病的广泛性。

(2) 症状病机。《诸病源候论》在《内经》症状病机的基础上有所发展,描述更为具体且形象。所涉症状集中于泌尿系统、生殖系统、呼吸系统、五官科、妇科、外科等,如二便不调、精液失调、阴器失常、气息不调、耳病等,其他还涉及头发失养(白发、头发黄、头发不生)、妇人病(带下黑、漏下黑、妊娠恶阻),脚中如锥刺、脚破、脚气、手脚热、膝冷、髀枢痛、胸胁痛、瘰疬瘘、瘿等,病机特点以肾气虚弱、肾气虚冷、肾虚风侵、风热/邪热客肾、肾气乘心、膀胱肾俱虚/俱热、下焦虚冷、胞内有客热等为主。

3.《诸病源候论》阐释病机的一些特点

（1）肾虚热：该书于子淋、热淋、小便数等病机阐述中论及肾虚热病机，明晰了肾热病机的虚实之分，发《内经》所未发。

（2）肾气乘心："夫贲豚气者，肾之积气。起于惊恐、忧思所生。若惊恐，则伤神，心藏神也。忧思则伤志，肾藏志也。神志伤动，气积于肾，而气下上游走，如豚之奔，故曰贲豚。其气乘心，若心中踊踊如事所惊，如人所恐，五脏不定，食饮辄呕，气满胸中，狂痴不定，妄言妄见，此惊恐贲豚之状。若气满支心，心下闷乱，不欲闻人声，休作有时，乍瘥乍极，吸吸短气，手足厥逆，内烦结痛，温温欲呕，此忧思贲豚之状。"（气病）"肾气亦虚，不能制水，水不下宣，与气俱上乘心。其状起齐下，上从腹至心，气筑筑然而悸动不定也。"（霍乱）"伤寒太阳病，下之微喘者，外未解故也。夫发汗后，饮水多者必喘，以水停心下，肾气乘心故喘也。以水灌之，亦令喘也。"（伤寒）

（3）妊娠恶阻病机解释："此由妇人元本虚羸，血气不足，肾气又弱，兼当风饮冷太过，心下有痰水挟之……"（妇人杂病）

（4）贲豚气病机解释："夫贲豚气者，肾之积气。起于惊恐、忧思所生。若惊恐，则伤神，心藏神也。忧思则伤志，肾藏志也。神志伤动，气积于肾，而气下上游走，如豚之奔，故曰贲豚。"（气病）

（5）头发黄："足少阴为肾之经，其血气华于发。若血气不足，则不能润悦于发，故发黄也。"（小儿）阐释了肾、血两者与发的关系。

（6）温疟伏邪所藏部位："温疟者，得之冬中于风寒，寒气藏于骨髓之中……此病藏于肾。"（疟）

4.《诸病源候论》可能涉及的病种记载

（1）地方性甲状腺肿："诸山州县人，饮沙水多者，沙搏于气，结颈下，亦成瘿也。"（妇人杂病）

（2）鸡眼及发作："脚下有结物，牢硬如石，痛如锥刀所刺。此由肾经虚，风毒之气伤之，与血气相击，故痛而结硬不散。"（四肢）

（3）前列腺炎："肾气虚弱，故精溢也。见闻感触，则动肾气，肾藏精，今虚弱不能制于精，故因见闻而精溢出也。"（虚劳）

（4）水注，一种传染性水肿疾病："注者住也，言其病连滞停住，死又注易傍人也……今肾不能通传，则水气盛溢，致令脾胃翻弱，不能克水，故水气流散四肢，内溃五脏，令人身体虚肿，腹内鼓胀，淹滞积久，乍瘥乍甚，故谓之水注。"（霍乱）

（杨雯，方肇勤，颜彦）

第四节　《外台秘要》肾的理论

摘要：《外台秘要》在卷首未阐述基础理论，也未单列五脏病证，其中病因病机多援引《内经》《诸病源候论》《删繁方》等；有关肾的辨证论治多集中于卷4、11、16、17、18、23、26、35、37，涉及肾劳、骨极、肾着、肾虚腰痛、肾痈、肾痹、腰肾脓水、肾虚疝气脚气等。

《外台秘要》引用文献广博，集隋代至唐初的大量医学文献，如《内经》《诸病源候论》《千金方》《集验方》等。其所论述之病证涵盖广泛，涉及病因病机、养生导引、方药治疗及艾灸等，为研究古典中医基础理论演变和发展提供了可靠且丰富的素材。鉴此，以五脏之肾为切入点，作一归整，以探其理。

一、方法

参见第二章"第四节《外台秘要》心的理论"（详略），本文关注肾。

二、结果

（一）肾脏生理

《外台秘要》有关肾生理、病因病机等描述多源自《内经》《诸病源候论》。其中涉及肾的生理包括："少阴主肾""肾恶燥""肾主水而关窍在阴，阴为尿便之道。""肾气通于耳，足少阴肾之经，宗脉之所聚。""膀胱与肾俱象水，膀胱为肾之腑，主藏津液，肾之液上为唾，肾气下通于阴，若腑脏和平，则水液下流宣利。""肾应骨。骨与肾合。""牙齿是骨之所终，髓之所养。""肾藏志。"

有关肾生理在《内经》基础上有所发挥者，如下：

（1）肾之精气滋养骨髓、脂膏、血肉，亦可化生小便："若腰肾气盛，则上蒸精气，气则下入骨髓，其次以为脂膏，其次为血肉也，上余别为小便。"

（2）肾与生殖功能关系密切："妇人胞胎之数，皆在阴里，万物皆从生渊深，血脉精气所从行，肾为阴，阴主开闭，左为胞门，右为子户，主定月水，生子之道，胞门主于子精，精神气所出入，合于中黄门、玉门四边，主持关元，禁闭子精。"

（3）肾主续缕："又妊娠九月，足少阴脉养，不可针灸其经，足少阴内属于肾，肾主续缕，九月之时儿脉续缕皆成，无处湿冷，无著炙衣。"

（二）肾脏常见疾病及辨证论治

1. 卷16涉及肾的辨证论治

（1）肾劳

1）肾劳论一首。引《删繁》论："凡肾劳病者，补肝气以益之，肝王则感于肾矣。人逆冬气，则足少阴不藏，肾气沉浊。顺之则生，逆之则死，顺之则治，逆之则乱，反顺为逆，是谓关格，病则生矣。"

2）肾劳实热方二首。引《删繁》方论。病机：肾劳实热、肾实热。证见：以少腹胀满为主证，兼有小便黄赤、末有余沥、数而少、茎中痛、阴囊生疮，或四肢正黑、耳聋、梦腰脊离解及伏水、气急等。常用：生地黄、生地黄汁、栀子、黄芩、石膏、淡竹叶、榆白皮、白芍、通草、石韦、滑石、磁石、大黄、茯苓、芒硝、石菖蒲、玄参、细辛、炙甘草。

根据证候特点，可分为两种证候，一种表现为小便及生殖器的异常；另一种以耳聋、气急为主，两者均可见少腹胀满。此证候虽名"实热"，但用药涉生地黄、玄参，以药测证，可能还兼有阴虚。

3）肾劳虚寒方二首。引《删繁》方论。病机：肾劳虚寒、肾虚寒损。证见：关格塞、腰背强直、饮食减少、日日气力羸，或耳鸣好唾、欠呿委顿。常用：羊肾、白术、肉桂；或用人参、炙甘草、陈皮、茯苓、杜仲、生姜、猪肾、薤白、磁石、黄芪、干姜。

4）肾劳热方二首。包含两类证候：① 引《千金》《删繁》《肘后》方论。病机：肾劳热。证见：阴囊生疮。药用麻黄根、硫黄、米粉。② 引《删繁》方论。病机：劳热。证见：四肢肿急、少腹满痛、颜色黑黄、关格不通。药用：鳖甲、麻黄、升麻、前胡、羚羊角、桑白皮、薤白、香豉、黄芩。

（2）骨极

1）骨极论一首。引《删繁》论："凡骨极者，主肾也。肾应骨，骨与肾合。又曰：以冬遇病为骨痹，骨痹不已，复感于邪，内舍于肾，耳鸣见黑色，是其候也。凡肾病则骨极，牙齿苦痛，手足痛疼，不能久立，屈伸不利，身痹脑髓酸。以冬壬癸日中邪伤风为肾风，风历骨，故曰骨极。若气阴，阴则虚，虚则寒，寒则面肿垢黑，腰脊痛，不能久立，屈伸不利，其气衰则发堕齿槁，腰背相引而痛，痛甚则咳唾。若气阳，阳则实，实则热，热则面色炱，隐曲膀胱不通，牙齿脑髓苦痛，手足酸痛，耳鸣色黑，是骨极之至也。须精别阴阳，审其清浊，知其分部，视其喘息。善疗病者，病始于皮毛肌肤筋脉，即须疗之。若入六腑五脏，则半生半死矣。扁鹊曰：骨绝不治，齿而切痛，伸缩不得，十日死。骨应足少阴，少阴气绝则骨枯。足少阴者，冬脉也；伏行而濡滑骨髓者也。故骨不濡，则肉不能著骨也。骨肉不相亲，则肉濡而却，故齿长而垢，发无泽，则骨先死。戊笃己死,土胜水,医所不能疗。"

2) 骨极实方四首。包括四种证候:① 引《删繁》方论。病机:肾实热。证见:色炙、隐曲膀胱不通、大便壅塞、四肢满急。药用大枣、大黄、大戟、炙甘草、甘遂、黄芩、芫花、芒硝、荛花。② 引《千金》方论。病机:肾热。证见:膀胱不通、大小便闭塞、面颜枯黑、耳鸣虚热。药用:大黄、黄芩、芒硝、栀子、炙甘草。③ 引《千金》方论。病机:骨实。证见:酸疼、苦烦热。药用:葛根汁、生地黄汁、麦冬汁、蜂蜜等。以药测证,可能兼有阴虚。④ 证见:骨髓中疼。药用:白芍、生地黄、虎骨等。

3) 骨极虚方七首。引《删繁》《千金》方论。病机:骨极虚寒,或骨虚,或虚劳冷,或虚劳。证见:主肾病见面肿垢黑、腰脊痛不能久立、屈伸不利、梦寐惊悸、上气、少腹里急、痛引腰、腰脊四肢常苦寒冷、大小便或白;或主膀胱寒见酸疼不安、好倦;或骨节痛、无力;或体疼。常用:酒、生地黄;或用羊肾、芍药、麦冬、当归、干姜、五味子、人参、茯苓、甘草、川芎、远志、黄芩、肉桂、大枣、桑螵蛸、虎骨、米、曲、豉、天冬等。或灸法:第十八椎名曰小肠俞,主小便不利,少腹胀满虚乏;两边各一寸五分,随年壮灸之,主骨极(扁鹊);骨髓冷疼痛:灸上廉七十壮,三里下三寸穴。

综合所描述的证候,骨极多因冬遇病、伤风等,引起"气阴虚"或"气阳实","骨极实"与"骨极虚"。"骨极实"又分为"肾实热"与"肾热","骨极虚"以虚寒为主。

2. 卷11涉及肾的辨证论治

(1) 消渴方一十七首。引《养生法》论:"解衣惝卧,伸腰膜少腹。五息止。引肾去消渴,利阴阳。解衣者,使无挂碍。惝卧者,无外想,使气易行。伸腰者,使肾无逼蹙。膜者,大努使气满少腹者,摄腹牵气使五息即止之。引肾者,引水来咽喉,润上部,去消渴枯槁病。利阴阳者,饶气力也。"

(2)《近效极要》热中小便多渐瘦方四首。引《古今录验》方论。病机:肾消虚冷。证见:脚瘦细,小便数、赤色似血。药用:麦冬、蒺藜子、炙甘草、干姜、肉桂、生地黄、续断。

(3) 消中消渴肾消方八首。引《病源》论:"内消病者,不渴而小便多是也。由少服五石,热结于肾,内热之所作也。所以服石之人,小便利者,石性归肾,肾得石则实,实则消水浆,故利。利多则不得润养五脏,脏衰则生诸病焉。由肾盛之时,不惜真气,恣意快情,数使虚耗,石热孤盛。则作消中,故不渴而小便多也。"引《古今录验》论:"三渴饮水不能多,但腿肿脚先瘦小,阴痿弱,数小便者,此是肾消病也,特忌房劳。"

1) 引《千金》方论。病机:肾消渴。证见:小便数。药用:黄芪、瓜蒌、麦冬、茯神、人参、炙甘草、黄连、知母、生地黄、石膏、菟丝、肉苁蓉、牛胆汁、茅根汁、蜂蜜。

2) 引《千金》方论。病机:肾气不足,虚损消渴。证见:小便数,腰痛。药用:羊肾、远志、人参、泽泻、生地黄、肉桂、当归、龙骨、炙甘草、麦冬、五味子、茯苓、川芎、黄芩、生姜、大枣。

3) 引《千金》方论。病机:消渴肾消。证见:脉细弱。药用:阿胶、干姜、麻子、远志、附子、人参、炙甘草。

4) 引《千金》方论。病机:肾消。证见:夜尿七八升。药用:鹿角。

(4) 渴后小便多恐生诸疮方二首。引《病源》论:"渴利之病,随饮小便也。此谓服石之人,房室过度,肾气虚耗故也。下焦生热,热则肾燥,肾燥则渴。然肾虚又不能制水,故小便利也。其渴利虽瘥,热犹未尽,发于皮肤,皮肤先有风湿,湿热相搏,所以生疮也。"

引《近效》方论。病机:肾虚热。证见:恐、渴、小便多。治法:除风湿、理石毒、止小便、去皮肤疮、调中。药用:升麻、玄参、炙甘草、知母、茯苓、牡蛎、漏芦、枳实、菝葜、黄连。

(5) 强中生诸病方六首。引《病源》论:"夫强中病者,茎长兴盛不痿,精液自出是也。由少服五石,石热住于肾中,下焦虚热,少壮之时,血气尚丰,能制于石,及至年衰,血气减少,肾虚不能制精液也。若精液竭,则诸病生矣。"

引《千金》论:"夫人生放恣者众。盛壮之时不自慎惜,快情纵态,极意房中,稍至年长,肾气虚竭,百病滋生。又年少虑不能房,多服石散,真气既尽,石气孤立,唯有虚耗,唇口干焦,精液自泄,或小便赤黄,大便干实,或渴而且利,日夜一石以来,或渴而不利,或不渴而利,所食之物,皆作小便,此皆由房室不节之所致也。""又平人夏月喜渴者,由心旺也。心旺便汗出,汗出则肾中虚燥,故令渴而小便少也。冬月不汗出,故小便多而数也。此皆是平人之候,名曰肾渴。但小便利,而不饮水者,名肾实也。经曰:肾实则消,消者不渴而利是也。所以服石之人,其于小便利者,石性归肾,肾得石则实,实则能消水浆故利,利多则不得润养五脏,脏衰则生诸病也。"

1) 引《千金》方论。病机:消渴之后,即作痈疽,皆由石热。证见:强中之病、茎长兴盛不痿、精液自出。治法:制肾中石热。药用:猪肾、大豆、茅苊、人参、茯神、磁石、知母、葛根、黄芩、瓜蒌、炙甘草、石膏。

2) 引《千金》方论。病机:岭南山瘴气,兼风热毒气入肾中,变成寒热。证见:脚弱虚满而渴。药用:黄连、生瓜蒌汁、生地黄汁、羊乳、大麦。

(6)《近效》祠部李郎中消渴方一首。论曰:"消渴者,原其发动,此则肾虚所致,每发即小便至甜,医者多不知其痰,所以古方论亦阙而不言,今略陈其要。按《洪范》稼穑作甘。以物理推之,淋飧醋酒作脯法,须臾即皆能甜也,足明人食之后,滋味皆甜,流在膀胱,若腰肾气盛,则上蒸精气,气则下入骨髓,其次以为脂膏,其次为血肉也,上余别为小便,故小便色黄,血之余也。臊气者,五脏之气。咸润者,则下味也。腰肾既虚冷,则不能蒸于上,谷气则尽下为小便者也。故甘味不变,其色清冷,则肌肤枯槁也。由如乳母,谷气上泄,皆为乳汁。消渴疾者,下泄为小便,此皆精气不实于内,则便羸瘦也。"

病机:肾虚。药用:生地黄、山药、茯苓、山茱萸、泽泻、牡丹皮、附子、肉桂、蜂蜜、酒。

3. 卷17涉及肾的辨证论治 肾着腰痛方二首。

引《病源》论:"肾主腰脚,肾经虚则受风冷,内有积水,风水相搏,浸渍于肾,肾气内著,不能宣通,故令腰痛。其病之状,身重腰冷痛,腹重如带五千钱,状如坐水中,形状如水,不渴,小便自利,饮食如故。久久变为水病,肾湿故也。"

引《古今录验》《经心录》方论。病机:肾着。证见:其人身体重、从腰以下冷、如坐水中、形状如水不渴、小便自利、食饮如故;或从作劳汗出,衣里冷湿,久之故得也,腰以下冷痛,腹重如带五千钱。常用:炙甘草、干姜、白术、茯苓;或用肉桂、泽泻、牛膝、杜仲、酒。

4. 其他卷册中涉及肾的辨证论治 在卷4、5、6、7、18、19、20、23、26、27、31、35、37、38中,涉及肾的辨证论治,包括诸黄方13首、杂黄疸方3首、五脏及胃疟方6首、灸诸胀满及结气法22首、霍乱(霍乱脐上筑方3首、霍乱不止及洞下泄痢方8首)、脚气(脚气论23首、大法春秋宜服散汤方6首、脚气冲心烦闷方22首、脚气肿满29首、许仁则疗脚气方3首)、十水方3首、九瘘方31首、杂疗痔方5首、疝(寒疝积聚方4首、疝气及癫方6首)、许仁则小便数多方4首、古今诸家煎方6首、小儿将息衣裳浓薄致生诸痫及诸疾方并灸法28首、饮酒发热诸候将息补饵论并法10条、饵寒食五石诸杂石等解散论并法49条、石发后变霍乱及转筋方16首。

(1) 诸黄方一十三首:引《救急》方论。病机:肾黄。证见:小便不通,气急心闷。药用:丁香、瓜蒂、赤小豆。

(2) 杂黄疸方三首:引《古今录验》方论。"肾瘅,其人唇干,葶苈子主之,熬。"葶苈子性寒,可见肾瘅病机有热。

(3) 五脏及胃疟方六首:引《病源》方论。① 肾疟:"令人凄凄然,腰脊痛而宛转,大便涩,身掉不定,手足寒。若人本来不喜不怒,忽然謇而好嗔怒,反于常性,此肾已伤,虽未发觉,是其候也。见人未言而前开口笑,还闭口不声,举手爪栅腹,此肾病声之候也。虚实表里,浮沉清浊,宜以察之,逐而疗之。"② 足少阴疟:"令人闷,吐呕甚,多寒热,热多寒少,欲闭户而处,其病难止。"

肾热发为疟,引《千金》方论。证见:令人凄凄然腰脊痛、宛转、大便难、目眴眴然、手足寒;药用:常山、乌梅、香豉、淡竹叶、葱白。刺法引《病源》：刺足太阳、少阴。

（4）灸诸胀满及结气法二十二首：引《千金》论："胀满肾冷，瘕聚泄痢。灸天枢百壮。"

（5）霍乱（霍乱脐上筑方三首、霍乱不止及洞下泄痢方八首）

1）引仲景论。病机：肾气动。证见：霍乱脐上筑。药用：人参、炙甘草、肉桂、干姜。

2）引《删繁》方论。病机：肾气虚。证见：霍乱洞泄不止，脐上筑筑。药用：人参、干姜、炙甘草、茯苓、陈皮、肉桂、黄芪。

（6）脚气（脚气论二十三首、大法春秋宜服散汤方六首、脚气冲心烦闷方二十二首、脚气肿满方二十九首、许仁则疗脚气方三首）

1）脚气论。① 引苏长史论："脚气之为病，本因肾虚，多中肥溢肌肤者，无问男女。若瘦而劳苦，肌肤薄实，皮肤厚紧者，纵患亦无死忧。一瘥已后，又不可久立蒸湿等地，多饮酒食面，心情忧愤，亦使发动。"② 引许仁则论："此病有数种，有饮气下流以成脚气，饮气即水气之渐。亦有肾气先虚，暑月承热以冷水洗脚，湿气不散，亦成脚气。亦有肾气既虚，诸事不节，因居卑湿，湿气上冲，亦成脚气。此诸脚气，皆令人脚胫大，脚趺肿重，闷甚上冲，心腹满闷，短气。中间有干湿二脚气者，湿者脚肿，干者脚不肿，渐觉枯燥，皮肤甲错，须细察之。"

2）脚气肿满。① 引《病源》方论。"此由风湿毒气，搏于肾经。肾主水，今为邪所搏，则肾气不能宣通水液，水液不传于小肠，致水气拥溢腑脏，浸渍皮肤，故肿满也。"② 引《千金翼》方论。证见：腰脊膝脚浮肿不随；治以温肾；药用：茯苓、干姜、泽泻、肉桂。病机：腰肾膀胱宿水及痰饮；药用：桃花、温清酒。

3）脚气痹弱。引《千金》方论。① 病机：风虚。证见：面青黑土色，不见日月光，脚气痹弱。辨脏腑证：准经面青黑主肾，不见日月光主肝。治法：补肾治肝。药用：肉苁蓉、川乌、钟乳石、山药、续断、黄芪、麦冬、五味子、泽泻、远志、菟丝子、细辛、龙胆草、秦艽、石韦、柏子仁、牛膝、杜仲、石菖蒲、蛇床子、山茱萸、防风、白术、干姜、生地黄、茯苓、附子、石斛、炙甘草、天雄、萆薢、人参、菊花、酒。② 病机：五劳七伤，肾气不足，受风湿，或风虚。证见：脚弱，手足拘急挛疼，痹不能行动，脚趺肿上膝，少腹坚如绳约，气息常如忧患，不能食饮。药用：石斛、秦艽、山茱萸、蜀椒、五味子、麻黄、桔梗、前胡、白芷、白术、附子、独活、天冬、肉桂、川乌、人参、天雄、干姜、防风、细辛、杜仲、莽草、当归、酒。

4）脚气冲心。引《广济》方论。病机：肾虚风。证见：脚气冲心、时时心闷、气急欲绝、疝气下坠、小便数、膝冷腰疼、四肢无力。药用：射干、昆布、通草、犀角、杏仁、防己、茯苓、青木香、旋覆花、白头翁、独活、葶苈子、蜂蜜。

（7）十水方三首。引《古今录验》方论："第五之水，先从足趺肿，名曰黑水，其根在肾，连翘主之。"

（8）九瘘方三十五首

1）蚍蜉瘘，引《集验》方论："始发于颈，初得之如伤寒，此得之因饮食中有蚍蜉毒不去，其根在肾，礜石主之，防风为佐。"

2）瘰疬瘘，引《集验》方论："始发于颈，有根，初苦痛，瘰疬觉之，使人寒热，得之新沐头湿结发，汗流入于颈所致，其根在肾，雌黄主之，芍药为佐。"

（9）杂疗痔方五首。引《删繁》方论。病机：肾劳虚，或酒醉当风所损、肾脏病所为酒痔。证见：肛门肿、生疮，因酒劳伤发、泻清血、肛门疼痛。药用：蜂房、槐白皮、川楝子、桃仁、白芷、赤小豆、猪膏、酒。

（10）疝（寒疝积聚方四首、疝气及癞方六首）

1）引《集验》方论；病机：肾冷及疼疝气滞。外用灌肛门：盐花、浆水。

2）引《广济》方论；病机：肾虚疝气。证见：腰膝冷疼、阴囊肿痒。药用：狐阴、木香、刺蒺藜、腽肭脐、昆布、牛膝、菟丝子、桃仁、石斛、槟榔、蜂蜜、酒。

（11）许仁则小便数多方四首。引许仁则论："此病有二种，一者小便多而渴，饮食渐加，肌肉渐减，乏气力，少颜色，此是消渴。一者小便虽数而不至多，又不渴，食饮亦不异常，或不至多能食，但稍遇天寒冷即小便多，更无别候，此是虚冷所致。大都两种俱缘肾气膀胱冷。渴不瘥，便能杀人。肾虚腰冷，无所为害，若候知是消渴，小便数，宜依后菝葜等八味汤、黄芪等十四味丸，并竹根等十味饮，小麦面等十四味煎，以次服之方。"常用：菝葜；或用土瓜根、黄芪、地骨皮、五味子、人参、石膏、牡蛎、乌梅、筋竹根、白茅根、芦根、白蜜、瓜蒌；偶用黄连、苦参、玄参、龙骨、鹿茸、桑螵蛸、生姜、小麦、竹沥、小麦面、葛根、胡麻、蜂蜜、麦冬汁、冬瓜汁、生姜汁、牛乳。

(12) 古今诸家煎方六首。引《广济》方论。"鹿角胶煎，疗五劳七伤，四肢沉重，百事不任，怯怯无力，昏昏欲睡，身无润泽，腰疼顽痹，脚弱不便，不能久立，胸胁胀满，腹中雷鸣，春夏手足烦热，秋冬腰膝冷疼，心悸健忘，肾气不理，五脏风虚，并悉疗之方。"药用：鹿角胶、苏子汁、生地黄汁、生姜汁、酥、蜂蜜。

(13) 小儿将息衣裳浓薄致生诸痫及诸疾方并灸法二十八首。肾痫，引《广济》方论。证见：面黑、正直视不摇如尸状。灸法：灸心下二寸二分三壮，又灸肘下动脉各二壮。

(14) 饮酒发热诸候将息补饵论并法一十条。引《古今录验》方论："饮酒则石势敷行经络，气力强溢，肾气坚王，即顿为阳事。阳事过多，便肾虚，肾虚则上热，热盛则心下满，口干燥，饮随呕吐，胃腑不和。"

病机：饮后阳多，肾虚发热，积日不食，胃中虚热，饮食不已，气入百脉，心脏虚盛，令人失常法。药用：鸡心、酸枣仁、人参、茯神、白芍、白薇、枳实、知母、甘草、瓜蒌、生地黄。

(15) 饵寒食五石诸杂石等解散论并法四十九条。引《小品》方论。病机：热上肝膈，腰肾冷极。证见：腰痛欲折，两目欲脱。药用：黄连、炙甘草、玉竹、朴硝。

(16) 石发后变霍乱及转筋方一十六首。病机：肾气虚。证见：霍乱，吐多者必转筋，不渴即脐上筑者，先疗其筑。药用：人参、肉桂、炙甘草、干姜、白术。

此外，伤寒、天行病、肾疟、肺劳、足太阴疟、温疟、霍乱、胀满、下焦热病、呕逆吐、心痛、心腹胀、胸胁痛、寒疝、痰饮、咳嗽、消渴、虚劳、二便失常证、阴部失常证、积聚、贲豚气、传尸、中风、癫疾、阴部病、腰痛、水肿、耳聋、淋证、癫病、痈疽发背、石发等病证亦涉及肾的辨证论治，其病机阐述多与《病源》同。

5. 其他卷册中涉及肾的病名

(1) 肾心痛

1) 引《病源》论："肾之经，足少阴是也，与膀胱合；膀胱之经，足太阳是也。此二经俱虚而逆，逆气乘心而痛者，其状下重，不自收持，持苦泄，寒中，为肾心痛也。"(卷7心痛方八首)

2) 引《小品》论："又凡厥心痛，与背相引，喜瘈疭，如物从后触其心，身伛偻者，肾心痛也。"(卷7诸虫心痛方一十八首)

(2) 肾咳

1) 引《病源》论："乘冬则肾先受之，肾咳之状，咳则腰背相引而痛，甚则咳逆。""肾咳不已，则膀胱受之。""肾咳，咳则耳聋无所闻，引腰并脐中是也。"(卷9咳嗽方三首)

2) 引《千金》论："咳则耳无所闻，引腰并脐中，谓之肾咳""肾咳灸足太溪。"(卷9十咳方六首)

3) 引《古今录验》论："肾咳者，其状引腰背痛，甚则咳涎。肾咳经久不已，传入膀胱。"(卷9杂疗咳嗽方三首)

(3) 肾积。引《病源》论："肾之积，名曰贲豚。发于少腹，上至心下，若豚贲走之状，上下无时。久不愈，令人喘逆，骨痿少气。以夏丙丁日得之，何以言之？脾病当传肾，肾当传心，心以夏适王，王者不受邪，肾欲复还脾，脾不肯受，故留结为积，故知贲豚以夏丙丁日得之也。""诊得肾积脉，沉而急，苦脊与腰相引痛，饥则见，饱则减。病腰痛，少腹里急，口干，咽肿伤烂，目茫茫，骨中寒，主髓厥，喜忘，色黑也。"(卷12积聚方五首)

(4) 贲豚。引《病源》论："夫贲豚者，肾之积气也。起于惊恐，忧思所生也。若惊恐则伤神，心藏神也。忧思则伤志，肾藏志也。神志伤动，气积于肾，而气下上游走，如豚之贲，故曰贲豚。其气乘心，若心中踊踊如车所惊，如人所恐，五脏不定，食饮辄呕，气满胸中，狂痴不定，妄言妄见，此惊恐奔豚之状也。

若气满支心,心下烦乱,不欲闻人声,休作有时,乍瘥乍剧,吸吸短气,手足厥逆,内烦结痛,温温欲呕,此忧思贲豚之状也。诊其脉来祝祝者,病贲豚也。肾脉微急,沉厥,贲豚也,其足不收,不得前后。"

引师论:"病如奔豚者,气从少腹起,上冲喉咽,发作欲死,复还生,皆从惊恐得之,肾间有脓故也。"

(5)肾中风。引《病源》论:"肾中风,踞而腰痛,视胁左右,未有黄色如饼粢大者可疗,急灸肾俞百壮。若齿黄赤,须发直,面土色者,不可复疗。"(卷14中风及诸风方一十四首)

(三)肾脏常见证候及辨证论治

1. 卷16涉及肾的肾热方三首 包含三种证候。

(1)引《删繁》方论。病机:肾热。证见:四肢肿急,有蛲虫,虫生在肾为病。药用:贯众、干漆、吴茱萸、芫荑、胡粉、槐皮、杏仁、井花水。

(2)引《千金》方论。病机:肾热。证见:好忘、耳听无闻、四肢满急、腰背动转强直。药用:柴胡、茯苓、泽泻、黄芩、磁石、升麻、杏仁、大青、芒硝、生地黄、羚羊角、淡竹叶。

(3)引《千金》方论。病机:肾热。证见:小便黄赤不出,出如栀子汁、黄柏汁,每欲小便即茎头痛。药用:榆白皮、滑石、黄芩、瞿麦、通草、石韦、冬葵子、车前草。

该书把"肾热"归类于"肾劳",可能是与肾劳虚寒相对而言。

2. 卷17涉及肾的辨证论治

(1)肾虚腰痛方七首:引《小品》《备急》《必效》《古今验录》方论。

病因:卧冷湿地、当风所得不时瘥,久久流入脚膝。

病机:肾虚,肾气虚弱。

证见:以腰痛为主证;兼见冷痹疼弱重滞,或偏枯、腰脚疼挛、脚重急痛;或少气、少腹急、小便清冷沥滴、阴弱寒冷、阴下湿痒;或短气、身重;或髀膝有风冷、耳鸣、食饮无味,并有冷气。

治法:调中,补筋脉不足。

药用:酒、肉桂、续断、生地黄、人参;或用草薢、白术、炙甘草、鹿茸、杜仲、茯苓、防风、蜂蜜;偶用牡丹皮、麦冬、山药、附子、干姜、棘刺、阿胶、桑寄生、独活、川芎、牛膝、细辛、秦艽、当归、白芍、蒴藋叶、泽泻、山茱萸、肉苁蓉、五味子、石斛、巴戟天、磁石。

根据证候阴弱寒冷、小便清冷沥滴、脚膝冷痹、髀膝有风冷、冷气等,及热性药物附子、干姜、肉苁蓉、鹿茸等,该肾虚腰痛应兼有虚寒/阳虚。

(2)虚劳补益方九首:引崔氏方论。

病机:肾脏虚劳。

治法:补益。

药用:羊肾、黄芪、干姜、当归、炙甘草、黄芩、远志、五味子、白芍、泽泻、人参、茯苓、大枣、肉桂、防风、麦冬、生地黄。

(3)肾气不足方六首:引《深师》《小品》《古今验录》《经心录》方论。

病机:肾气不足,大虚、内不足,阳气衰/不足,风痹虚损,风虚劳冷。

证见:心中悒悒而乱、目视肮肮、心悬少气、耳聋、目前如星火、消疽痔、一身悉痒、骨中痛、少腹拘急、乏气咽干、唾如胶、颜色黑;或消渴引饮、小便过多、腰背疼痛;或小便数、嘘嗡焦燋引水浆、膀胱引急;或丈夫腰脚疼、惙惙诸不足、腰背痛、耳鸣、小便余沥;或耳无所闻。

治法:补肾,或泻肾。

药用:肉桂、羊肾、茯苓、人参、生地黄、大枣、五味子、泽泻、干姜、川芎、附子、当归;或用生姜、猪肾、远志、炙甘草、麦冬、牡丹皮、磁石、大豆;偶用防风、玄参、桑螵蛸、黄芩、芍药、鸡内金、黄连、龙骨、芒硝、矾石、细辛、石斛、肉苁蓉、狗脊、黄芪、山茱萸、山药、牡荆子、蜂蜜、酒。

以方测证兼有阴阳两虚,夹杂有风、寒、热等邪气。

（四）肾脏常见症状及辨证论治

卷17涉及肾的辨证论治有：

（1）腰脚疼痛方三首

1）引《病源》论："肾气不足。受风邪之所为也。劳伤则肾虚，虚则受于风冷，风冷与真气交争，故腰脚疼痛也。"

2）引《广济》方论。病机：腰肾虚冷。证见：脚膝疼痛，胸膈中风气，重听。药用：石斛、五味子、牡丹皮、肉桂、白术、丹参、磁石、白芍、槟榔、枳实、通草、蜂蜜、酒。

（2）腰肾脓水方二首：腰肾病，引《必效》《深师》方论。证见：腰疼、下脓水。药用：牛膝、槟榔仁、防己、牵牛子、石盐、干姜、杏仁、酱瓣、酒。

三、讨论

（1）该书在卷首未阐述基础理论，也未单列五脏病证，其中有关肾的生理、病因病机多援引《黄帝内经》《诸病源候论》《删繁方》等，未见显著增加；有关肾的辨证论治多集中于卷4、16、17、18、23、26、35、37，包括肾劳、骨极、肾虚腰痛、肾痛、肾瘅、腰肾脓水、肾虚疝气脚气等，论述涉及病因病机、养生导引、方药治疗及艾灸等。提示此一时期，临床实践治疗发展迅速。

（2）该书所描述肾的病症，一些后世已分别归属膀胱、脾胃证治，提示所引用资料部分收载于年代较早的文献，对病证的分类和辨识尚未达到后世水准，比如明清时代。

（3）该书辨证用药分类不似后世清晰，往往补泻温清并用，提示部分来源于一些医家的经验方。而在治疗"肾劳实热"采用生地黄、玄参，"骨实极"证候采用葛根汁、生地黄汁等，以药测证，病证可能兼有阴虚，或阴虚火旺。

（4）用药特点：在该书主要涉肾方证中出现67个处方。对这些处方药味出现频率统计如下（表6-2～表6-4）。

表6-2 《外台秘要》主要涉肾方证67个处方中药物累计出现频率（一）

药名	炙甘草	肉桂	人参	生地黄	酒	茯苓	干姜	五味子	泽泻	麦冬	白术	黄芩	羊肾	蜂蜜
出现频率	23	22	22	22	22	19	18	12	11	11	10	10	9	9

表6-3 《外台秘要》主要涉肾方证67个处方中药物累计出现频率（二）

药名	黄芪	大枣	白芍	当归	附子	生姜	远志	防风	杜仲	磁石	川芎	瓜蒌	黄连	牡丹皮	石斛
出现频率	8	8	8	8	8	7	7	7	6	6	6	6	6	6	6

表6-4 《外台秘要》主要涉肾方证67个处方中药物累计出现频率（三）

药名	续断	山茱萸	牛膝	猪肾	杏仁	芒硝	知母	石膏	肉苁蓉	菝葜	山药	细辛
出现频率	5	5	5	4	4	4	4	4	4	4	4	4

1）出现频率最高的主要是5类：温中散寒（肉桂、干姜、酒），健脾益气（人参、炙甘草、当归、蜂蜜），清热解毒（黄芩、生地黄、麦冬），利水渗湿（泽泻、茯苓），补肾益精（羊肾、五味子），这5类药物可能反映

了当时肾脏致病多由于寒邪、湿热之邪或素体本虚、营养不良等引起。

2) 出现频率较高的主要是 5 类：补肾(杜仲、附子)，健脾益气(白术、黄芪、生姜、大枣)，活血养血(川芎、当归、牡丹皮、白芍)，祛湿(防风、黄连)，清热化痰(远志、瓜蒌)。

3) 出现频率较低的主要是 3 类：补肾益精(续断、山茱萸、肉苁蓉、牛膝、薯蓣、鹿茸、猪肾、山药)，辛香行气(菝葜、细辛)，清热(芒硝、知母、石膏)。

4) 其他出现频率 3 次的如：升麻、通草、葛根、桑螵蛸、茯神、白茅根、龙骨、玄参、牡蛎、枳实、大豆、萆薢、鹿茸、独活、秦艽、乌梅;出现频率 2 次的如：陈皮、薤白、麻黄、前胡、羚羊角、香豉、淡竹叶、大黄、虎骨、天冬、蒺藜子、菟丝子、阿胶、槟榔仁、防己、川乌、葶苈子、赤小豆、桃仁、土瓜根、地骨皮、筋竹根、芦根;出现频率 1 次的如：麻黄根、石硫黄、米粉、鳖甲、桑白皮、贯众、干漆、吴茱萸、芜荑、胡粉、槐皮、井花水、柴胡、大青、榆白皮、滑石、瞿麦、石韦、冬葵子、车前草、大戟、甘遂、芫花、荛花、栀子、蜂蜜、菟丝、牛胆汁、麻子、鹿角胶、鹿角、漏芦、茅苞、羊乳、棘刺、桑寄生、蒴藋叶、巴戟天、丹参、磁毛石、牵牛子、石盐、酱瓣、桑螵蛸、鸡内金、矾石、狗脊、牡荆子、丁香、瓜蒂、常山、葱白、桃花、钟乳石、龙胆草、石韦、柏子仁、菖蒲、蛇床子、天雄、菊花、花椒、桔梗、白芷、天雄、莽草、射干、昆布、犀角、青木香、旋覆花、白头翁、连翘、磬石、雌黄、蜂房、槐白皮、川楝子、白芷、猪膏、盐花、浆水、狐阴、木香、腽肭脐、昆布、槟榔、苦参、小麦、竹沥、小麦面、胡麻、冬瓜汁、牛乳、紫苏子汁、黄牛酥、鸡心、酸枣、白薇、玉竹、朴硝、米、曲、豉。以上诸药运用多为对症处方或经验用药。

(杨雯,方肇勤,颜彦)

第五节 《太平圣惠方》肾的理论

摘要：本研究完整摘录了《外台秘要》所有涉肾方证论述,予以逐一判读;对出现频率较高的类方,统计其药物出现频率。研究发现,有关肾的藏象理论多集中于卷 3、26、53、55、86 涉及肾脏生理、病机、治则;肾脏病证分类治肾虚补肾、治肾实泻肾、治肾气不足,以及肾的病证肾劳、消肾、肾黄、肾痹等。

《太平圣惠方》成书于 992 年,基础医学内容集中于卷 1～7,内容涉及脉诊、脏腑生理、病证方治等。且形成了五脏分卷论述的特点,突出了藏象及脏腑辨证论治,可见该书对于藏象证治的重视。现就五脏之肾为切入点,作一归整,以探其理。

一、方法

参见第二章"第五节《太平圣惠方》心的理论"(详略),本文关注肾。

二、结果

(一) 肾脏生理

《太平圣惠方》有关肾生理、病因病机等描述集中于卷 7 肾脏论,卷 34 亦略提及肾的生理,综合了《内经》《难经》及《诸病源候论》,并有所发展。

1. 肾脏的解剖　肾有两个："夫肾脏者,足少阴之经也,左则为肾,右为命门。"

2. 有关肾藏精气论述的发展

(1) 肾舍神精,为元气之根："肾与命门者,神精之所舍。元气之所系也。""肾主耳……其在神精与志,骨髓之液谓之精,意有所存谓之志。""夫肾脏者,元气之根,神精所舍。若其气虚弱,则阴气有余,阳气不足。""(肾脏)若其气强实,则骨髓满溢,故令肌体充盛也。"

(2) 肾气贯小肠:"夫肾者内藏于精,精含于志,与膀胱为表里,俱主于水液,其气贯于小肠,而通于阴。"

3. 肾与组织官窍的关系　肾主牙齿:"牙齿是骨之余。""夫牙齿者,肾之所主。""夫齿者骨之所终,髓之所养。"

4. 肾与自然的关系　"九十岁,肾气焦竭,根本萎枯,经脉空虚,是以不听。"

该书其他有关肾及肾气在人生长壮老已中的变化、肾的五行归属、肾与其他脏腑的联系、肾的五行的生克乘侮、肾脏的功能等摘录自《内经》。

(二) 与肾脏关系密切的疾病证治

1. 肾脏中风(卷7治肾脏中风诸方,6方)

概述:夫肾气虚弱,风邪所侵,则踞而腰疼,不得俛仰;或则冷痹,或则偏枯;两耳虚鸣、语声浑浊、面多浮肿、骨节酸疼、志意沉昏、喜恐好忘、肌色黧黑、身体沉重、多汗恶风、隐曲不利,此是肾中风之候也。

病机:肾虚、肾脏气虚。

证见:腰脊疼痛/酸痛,或伴有不得俛仰、不可转侧,卧踞而腰痛,腰背强直疼痛;脚膝缓弱疼痹、或偏枯、麻痹无力、两脚冷痹、缓弱不遂、顽痹不仁;腰脚缓弱、举体乏力;四肢拘急、骨节酸疼、身体沉重、肌体羸瘦;头昏、头旋、头目昏疼、脐腹虚冷、耳聋、耳鸣、两耳虚鸣、视听不聪、语音混浊、语音謇急、语声謇涩、言语不利、颜色苍黑、面无颜色、面色萎黑、颜色不泽,志意不定/不乐/昏沉。

药用:当归、牛膝、独活、附子、萆薢、防风、丹参、肉桂、天雄、石菖蒲、天麻、野菊花、麻黄、杜仲、生姜、温酒;或用:川芎、黄芪、细辛、白术、枳壳、炙甘草、石龙芮、羌活、海桐皮、茵芋、麝香、全蝎、肉苁蓉、蜂蜜;偶用:山茱萸、茯神、五味子、人参、侧子、防己、羚羊角、五加皮、石南、羊踯躅、狗脊、桑螵蛸、白花蛇、安息香、补骨脂、淫羊藿、雄黄、巴戟天、鹿茸、石斛、磁石。

2. 肾劳(卷26治肾劳诸方,11方)

(1) 肾劳

概述:夫肾劳病者,补肝气以益之,肝王则感肾,其人逆冬气,则足少阴不生,肾气独沉,顺之则疗,逆之则乱,反顺为逆,是谓关格,病则生矣。

病机:肾劳虚损、热、实热、虚寒,或有虫在肾。

证见:腰脊疼痛、不可俛仰屈伸,或腰脊痛、不能久立、屈伸不利,或腰脊疼痛无力;腰脚酸疼、或疼痛,腰背转动强难,小腹里急、痛引腰脊、腰疼少力;四肢满急、肿满、胀满,四肢烦疼、四肢苦寒、肢节苦痛,四体痹疼;小腹急痛、冷痛、心腹胀满,耳听无声、耳聋、耳鸣;目暗眈眈,颜色黑黄、面黑、面肿垢黑,小便滑数、小便赤色、尿有余沥、小便余沥、阴湿萎弱、小便或白浊,大便不利,多梦、见大水,腰脊离解,心中恍惚、夜卧多梦、多语惊悸、恒多不乐、常有恚怒;时见虚损羸乏、咳逆短气、骨间热、口干、食不得味、多吐酸水、关格不通、卧多盗汗。

治法:添精补髓、益气养神,驻颜,调血脉,令人轻健。

药用:肉桂、黄芪、茯苓、牛膝、杜仲、熟地黄、五味子、磁石、川芎、人参、肉苁蓉、羚羊角、炙甘草、当归、续断、远志、附子、石斛、菟丝子、温酒、生姜;或用:山药、沉香、防风、蛇床子、鹿茸、蜂蜜、泽泻、鳖甲、生地黄、五加皮、枳壳、石菖蒲、白芍、麦冬、巴戟天、覆盆子、山茱萸、车前子、羊肾;偶用:丹参、赤芍、防己、前胡、桑白皮、大麻仁、木通、玄参、桑螵蛸、地骨皮、天冬、柏子仁、石龙芮、萆薢、天雄、石南、无灰酒、枸杞子、茯神、补骨脂、木香、阳起石、贯众、干漆、吴茱萸、杏仁、芜荑、胡粉、槐白皮、淡竹茹。

该章节肾劳的病症描述与《外台秘要》相似,见有寒热虚实兼证;但不再以"肾劳虚寒""肾劳实热""肾劳热"分类;关于寄生虫的内容不在同一卷中,而是记载于卷57中:"治肾热,四肢肿急,有蛲虫如菜中虫,生于肾中为病。"

（2）治虚劳不足诸方(卷27,3方)

病机：脾肾气寒,或肾气不足,或肾脏伤绝。

证见：饥不欲食,面色黑,少气不足；或梦与鬼交,心多松悸,头目昏闷,四肢少力。

药用：五味子、附子、肉桂；或用：黄芪、杜仲、肉苁蓉、熟地黄、山茱萸、车前子、人参、牛膝、远志、茯苓、山药、菟丝子、温酒；偶用：磁石、白石英、白术、钟乳石、龙骨、枸杞子、防风、石菖蒲、石斛、麋茸、鹿茸、巴戟天、花椒、蛇床子、白羊肾、蜂蜜。

（3）食治五劳七伤诸方(卷97,4方)

病机：下焦虚冷,或肾气虚冷、肾气不足。

证见：小便遗精,或大肠泄痢、腰膝疼痛、小便遗沥。

药用：附子、干姜、白面；或用：肉苁蓉、肉桂、花椒、蜂蜜、诃子、羊肉、大枣；偶用：酥、黄牛乳、神曲、五味子、菟丝子、羊髓、胡椒、时萝、荜茇、芜荑、砂仁、羊骨髓、黄牛酥、羊肾、嫩枸杞叶、葱白、粳米、生姜。

（4）补益虚损于诸肉中蒸煮石英及取汁作食治法(卷97,2方)

病机：肾气不足,或肾气虚损。

证见：阳道衰弱,或阴萎,周痹风湿,肢节中痛不可持物。

药用：白石英、磁石、紫石英、猪肾、肉苁蓉、枸杞叶。

3. 肾积气(卷48治肾积气诸方,11方)

概述：夫肾之积名曰奔豚,发于小腹,上至心下,若豚走之状,上下无时,久不愈,令人喘逆,发骨痿少气,以夏丙丁日得之,何以言之? 脾病传肾,肾当传心,心以夏适王,王者不受邪,肾欲复还脾,脾不肯受,故留结为积,故知奔豚以夏得之也。又曰,奔豚气者,是肾之积气也,起于惊恐忧思所生,若惊恐则伤神,心藏神也,忧思则伤志。肾藏志也,神志伤动,气积于肾,而气下上游走如豚之奔,故曰奔豚。其气乘心,若心中踊踊如车所惊,如人所恐,五脏不定,食饮辄呕,气满胸中,狂痴不定,妄言妄见,此惊恐奔豚之状也。若气满支心,心下闷乱,不欲闻人声,休作有时,乍瘥乍剧,翕翕短气,手足厥逆者,奔豚也,其足不收,不得前后,皆从惊得之,肾间由脓故也。

病机：肾藏志也,神志伤动,气积于肾,而气下上游走如豚之奔。

证见：从小腹起,上至心下,妨胀壅闷,胃中短气,坐卧不安；或脐腹胀痛,翕翕短气,发作有时,四肢疼闷；或小腹胀硬,心中满闷；或上冲心胸闷乱,脐腹胀痛,饮食辄呕；或上攻心胸,喘闷胀满；或膨胀疼痛,面色唇口青黑,四肢不和；或小腹积聚疼痛,或时上攻,心胸壅闷；或在小腹,积聚成块,发歇疼痛；或逆上冲心满闷,脐腹虚胀；或气在心胸,迫满闷乱；或上下冲走闷乱,面青。

药用：槟榔、吴茱萸、木香、肉桂、温酒、青皮、桃仁、附子、蘹香子、生姜；或用：牵牛子、沉香、诃子、甘李根、半夏、人参、干姜、硇砂、童子小便；偶用：茯苓、大腹皮、高良姜、当归、刺蒺藜、麝香、白术、木瓜、莪术、杉木节、郁李仁、硫黄、肉豆蔻、铜青、阿魏、全蝎、防葵、诃子、酒、盐。

4. 消肾(卷53治消肾诸方,13方)

概述："三名消肾,此盖由少年服乳石热药,耽嗜酒肉荤辛,热面炙煿,荒淫色欲,不能将理,致使津液竭,元气衰虚,热毒积聚于心肺,腥膻并伤于胃腑,脾中受热,小脏干枯,四体尫羸,精神恍惚,口苦舌干,日加燥渴……三则饮水随饮便下,小便味甘而白浊,腰腿消瘦者,消肾也。"治消肾诸方："夫消肾者,是肾脏虚惫,膀胱冷损,脾胃气衰,客邪热毒转炽,纵然食物,不作肌肤,腿胫消细,骨节酸疼,小便滑数,故曰消肾也,凡人处生,放恣者众,盛壮之时,不自慎惜,极意房中,稍至年长,肾气虚弱,百病既生,又年少惧不能房,多服石散,而取极情,遂致过度,真气既尽,石气孤立,唯有虚耗,唇口干焦,精液自泄,或小便白浊,大便干实,或渴而且利,或渴而不利,或不渴而利,所食之物,皆作小便,肾气消损,故名消肾也。"(卷53三消论)"若渴饮水不绝,甚者腿膝瘦弱,小便浊,有脂膏,名曰消肾。"(卷96食治三消诸方)

病机：肾气虚损，或因消中之后，胃热入肾，消烁肾脂，令肾枯燥，下元虚损。

证见：小便滑数/无度/不禁，或色白、味如饧糖，羸瘦、乏力，心神虚烦、发渴、不思饮食、腿膝消细、困乏；伴有口干、皮肤干燥、唇干眼涩；腰膝痛、脚弱阴萎。

药用：黄芪、蜂蜜、熟地黄、茯苓、麦冬、龙骨、桑螵蛸、人参、泽泻、粥、鸡肶胵、炙甘草、肉桂、牛膝、五味子、牡丹皮、牡蛎；或用：枸杞子、玄参、天花粉、肉苁蓉、山茱萸、磁石、赤石脂、鹿茸、菟丝子、远志、当归、黄连、萆薢、石斛、地骨皮、附子、山药、车前子、黄芩、温酒；偶用：川芎、覆盆子、蛇床子、巴戟天、韭子、禹余粮、补骨脂、白石英、白芍、生地黄、枳壳、石膏、黄丹、土瓜根、羊肾。

5. 肾黄（卷55肾黄证候，3方）

概述：肾黄者，面色青黄，腰背疼痛，耳中飕飕，百般声响，脚膝无力，多唾呕逆，不能下食，悲而不乐。若两脚浮肿齿黑如大豆者，难治。烙肾俞二穴、膀胱俞二穴、章门二穴、魂舍二穴、百会穴、三里二穴及两足心。

证见：面色青黄，腰背疼痛，耳中飕飕，百般声响，脚膝无力；或多唾呕逆、不能下食、悲而不乐；若两脚浮肿齿黑如大豆者则病重。

药用：附子、干姜、生地黄、莴苣子、蔓荆子。

6. 一些其他章节提及与肾相关的病名及描述

(1) 肾心痛（卷43心痛论）："肾之经足少阴是也，与膀胱合，膀胱之经，足太阳是也，此二经俱虚，而气逆乘心而痛者，其状下重，时苦泄寒中，为也。"

(2) 肾嗽（卷46咳嗽论）："乘冬则肾受之，肾嗽之状，嗽则腰背相引而痛，甚则嗽而唾，此五脏之嗽也……肾嗽不已则膀胱受之……八曰肾嗽，嗽则耳聋无所闻。引腰脐中是也。"

(3) 肾积（卷48积聚论）："诊得肾积，脉沉而急，苦脊与腰相引，饥则见，饱则减，病腰痛，小腹里急，口干咽肿，赤痛，目视盳盳，骨中寒，主髓厥喜忘，其色黑。"

(4) 肾痈（卷63治一切痈疽发背通用膏药诸方）："疽疮风肿……肾痈、马坠磕破骨损，贴之即效。"

(5) 肾疳（卷86小儿五疳论）："五曰肾疳。其候，肌骨消瘦，齿龈生疮，寒热作时，口鼻干燥，脑热如火，脚冷如冰，吐逆既增，乳食减少，泻痢频并，下部开张，肛门不收，疳疮痒痛，此是肾疳，亦名急疳也，今以一方同疗之，故曰五疳也。"卷86小儿五疳不可治候论："肾脏疳，若爱食酸咸，饮水无度，小便如牛乳，牙齿青黑，耳脑干燥，肩竖骨枯，不可治也。"

(6) 骨蒸（卷97食治骨蒸劳诸方）："夫骨蒸之疾，而多异名，为疗皆同一体。丈夫以劳损为宗，妇人以血气为本，起于肾虚所致，故三阴气不足，阳必凑之，血气不容，骨髓枯竭。肾主于骨，以其先从骨热，故曰骨蒸。又大都此病起于无端，不问老少男女，皆染斯疾，婴孩之流，流注更甚。其状，心胸烦满，骨节酸痛，颊赤口干，或寒或热，四肢无力，毛发干焦，咳嗽头疼，精神昏闷，多卧少起，梦与鬼交，惊悸不安，时时盗汗，毒气传于五脏，日渐羸瘦，宜以食治之。"

(三) 与肾脏关系密切的证候证治

1. 肾虚

(1) 治肾虚补肾诸方（卷7，13方）

概述：夫肾脏者，足少阴之经也，左则为肾，右为命门。肾与命门者，神精之所舍，元气之所系也。若肾虚则腰背切痛，不能俯仰，足胫小弱，多恶风寒，手足厥冷，呼吸少气，骨节烦疼，脐腹结痛，面色黧黑。两耳虚鸣，肌骨干枯，小便滑数，诊其脉浮细而数者，是肾虚之候也。

病机：肾虚/肾气虚/肾虚劳损，或肾脏久虚，肾脏气虚。

证见：腰疼/腰背相引痛/腰背疼痛/腰脚疼痛，四肢酸疼/烦疼、骨疼/骨间多疼，或伴有腰胯脚膝无力缓弱，日渐无力，虚弱不足/虚乏；腹胁疼痛，小腹急痛；两胁下胀，腹胀；胸中短气，咳逆短气，嘘吸短气；手足逆冷，足冷；小便滑数，小便赤黄；体重，视听不利，耳目不聪、耳鸣；面色萎黑，或色黧黑；饮食减少,体瘦、四肢、肌肤赢瘦,心/志意不乐。

药用:五味子、磁石、茯苓、肉桂、石斛、附子、人参、熟地黄、当归、黄芪、牛膝、肉苁蓉、生姜、大枣;或用:羊肾、杜仲、沉香、白芍、覆盆子、炙甘草、泽泻、花椒、防风、石南、巴戟天、鹿茸、补骨脂、菟丝子、蜂蜜、温酒、荜澄茄、棘刺、萆薢、山茱萸、桑螵蛸、龙骨、川芎、山药、远志、天雄;偶用:陈皮、枳壳、厚朴、白术、续断、狗脊、五加皮、石菖蒲、干姜、丹参、茯神、膃肭脐、楮实、白石英、石韦、石长生、钟乳石、蛇床子、牡蛎、柏子仁。

(2)治肾气不足诸方(卷7,5方)

概述:夫肾脏者,元气之根,神精所舍。若其气虚弱,则阴气有余,阳气不足,故令心悬少气,小腹胀急,目视昏暗,耳无所闻,腰脚酸疼,心胸满闷,喜恐多唾,小便滑数,嗜卧无力,则是肾气不足之候也。

病机:肾气不足。

证见:腰背急痛,腰脚膝、骨节酸疼,背膂拘急、腰背强痛;胸胁时痛;小腹胀疼、满急;胸中少气、心悬少气;小便滑数、小便失精;目暗、目常茫茫;两耳虚鸣、耳不审听、耳鸣;视听不利、耳目不聪;心烦,忽忽喜忘,悲恐不乐、多恐;体重无力,嗜卧无力,肌体赢瘦;咽干;饮食无味;喜唾。

药用:五味子、熟地黄、黄芪、茯苓、附子、石斛、沉香、磁石、泽泻、肉桂、肉苁蓉、杜仲;或用:丹参、枳实、当归、川芎、山茱萸、牛膝、人参、石南、石龙芮、菟丝子、巴戟天、补骨脂、生姜、蜂蜜、温酒;偶用:羚羊角、玄参、麦冬、天冬、续断、鹿茸、防风、桑螵蛸、覆盆子、荜澄茄、蘹香子、天雄、远志、蛇床子、山药、萆薢、棘刺、龙骨。

(3)治肾脏风虚耳鸣诸方(卷7,8方)

概述:夫足少阴肾之经者,是宗脉之所聚也,其气上通于耳,耳者肾之窍。若经脉虚损,气血不足,为风邪所乘,入于耳脉,则正气痞塞,不能宣通,邪正相击,故令耳虚鸣也。

病机:肾脏风虚。

证见:腰脚疼痛,腰背痛强;两耳常鸣,或如风雨声;小便多利,或滑数;虚赢无力,四肢赢瘦;吃食减少;夜卧多寒。

药用:磁石、附子、熟地黄、五味子、人参、肉桂、黄芪、山茱萸、石斛、沉香、石菖蒲、肉苁蓉、生姜;或用:牛膝、防风、巴戟天、桑螵蛸、羊肾、蜂蜜、温酒、杜仲、龙骨、茯苓、泽泻、大枣;偶用:续断、当归、木香、远志、天麻、石南、菟丝子、鹿角胶、干姜、鹿茸、天雄、山药、萆薢、蘹香子、薤白。

(4)治肾脏虚损多唾诸方(卷7,6方)

概述:夫肾主于水,其液为唾,膀胱是肾之腑,主于津液,二经既象于水,故为表里也。若脏腑和平,则水液下流,入于小腹。若肾气劳损,膀胱虚弱,阴气不足,阳气有余,则上焦生热,心胸壅滞,水饮停积,故令多唾也。

病机:肾脏虚损。

证见:多唾稠黏,唾如筋胶,常唾不休;腹胁妨闷、胀满;四肢不利;食少、不欲饮食。

药用:半夏、前胡、生姜、茯苓、人参、白术、肉桂、炙甘草、附子、旋覆花、枳壳;或用:杏仁、陈皮、泽泻、桔梗、槟榔;偶用:五味子、细辛、黄芪、枳实、川乌、防风、大腹皮、麦冬、紫菀、诃子、草豆蔻、厚朴、甜瓜子、大枣。

(5)治肾脏虚损骨萎赢瘦诸方(卷7,5方)

概述:夫肾脏者,神精之所舍,元气之所系。若其气强实,则骨髓满溢,故令肌体充盛也;若气血不足,脏腑劳伤,真气不守,邪气所侵,则肾气虚弱,骨髓枯竭,不能荣华,故令骨痿赢瘦也。

病机:肾脏虚损、肾气虚损。

证见:骨萎,腰疼痛/腰膝疼痛/腰脚酸疼,肌体虚赢,短气不足,不能行立、无力,坐而难起;头昏;耳鸣,目暗茫茫;饮食无味,不欲饮食,食饮不为肌肤,时吐酸水;小腹里急,气引膀胱;面无光泽;小便混浊;

心中喜忘,心恒不乐,恍惚不定,多有恐思、心烦。

药用:肉苁蓉、熟地黄、蜂蜜、温酒、石斛、天冬、五味子、牛膝、菟丝子、茯苓、杜仲、鹿茸、覆盆子、补骨脂、人参、磁石、附子、黄芪、肉桂、柏子仁;或用:巴戟天、干漆、远志、山药、钟乳石、当归、续断、泽泻、白石英;偶用:白术、石龙芮、五加皮、萆薢、狗脊、石南、天雄、木香、阳起石、沉香、丹参、紫石英、蛇床子、鹿角胶、棘刺、腽肭脐、山茱萸、川芎、防风。

(6)治肾脏虚损阳气萎弱诸方(卷7,14方)

概述:夫肾者,元气之本,精志之藏,内主于骨,气通于阴。若人动作劳伤,情欲过度,气血衰损,阴阳不和,脏腑既虚,精气空竭,不能荣华,故令阳气萎弱也。

病机:肾脏虚损,或肾脏衰乏。

证见:阳道萎弱,精泄不禁,腰脚酸疼,小便滑数,手足多冷,志意昏沉,肌体羸瘦,腰脚膝无力,手足不和。

药用:温酒、菟丝子、天雄、蛇床子、肉苁蓉、远志、鹿茸、钟乳石、蚕蛾、硫黄、肉桂、硇砂、蜂蜜;或用:五味子、石龙芮、阳起石、附子、蓰蓉子、巴戟天、腽肭脐、杜仲、续断、麋茸、石斛、白马茎、石南、冰片、磁石、雄鸡;偶用:牛膝、白石英、女萎、桑螵蛸、牡蛎、鹿药、车前子、雄雀肝、白饭、木香、吴茱萸、韭子、龙骨、熟地黄、补骨脂、青盐、雄雀儿、白矾灰、伏火砒霜、蜀茶、黄雀粪、雄鸡肝、羊肾、盐、大枣、琅玕石。

2.肾实(卷7治肾实泻肾诸方,7方)

概述:夫肾主水,而藏于精。若实则阳气盛,若阳气盛则生热,热则舌燥咽肿,心烦嗌干,胸胁时痛,喘咳汗出,小腹胀满,腰背强急,体重身热,小便赤黄,好怒好忘,足下热疼,诊其脉浮紧者,是肾实之候也。

病机:肾脏实热,或肾脏气实。

证见:腰脊疼痛、强直急,腰背动转痛强,腰肩背拘急;胸胁时痛,腹胁/小腹胀满、不利,小腹壅滞;四肢满急、不利;心膈烦满,心胸烦闷;膀胱涩痛不通,小便赤黄;足下热疼;耳聋,耳听无声;好忘,烦热,腰脊离解,梦伏水中。

药用:茯苓、羚羊角、炙甘草、泽泻、黄芩、槟榔、生地黄、五加皮、玄参、赤芍、木通;或用:丹参、枳壳、牛膝、磁石、芒硝、淡竹叶、生姜;偶用:麦冬、前胡、大黄、石菖蒲、升麻、杏仁、牡丹皮、猪苓、黄芪、柴胡、桃仁、榆白皮、葵根、瞿麦、桑螵蛸、石韦。

3.肾冷

(1)治肾脏风冷气诸方(卷7,6方)

概述:夫人脏腑虚损,肾气不足,则内生于寒,风邪之气乘虚所侵,入于足少阴之经,风冷相搏,伏留在脏,久而不除,攻于脐腹,胀满疼痛,故谓之风冷气也。

病机:肾脏风冷气。

证见:腰脊相引痛,腰脚疼痛、无力;脚膝疼痹;腹胁疼痛,脐腹虚胀疼痛,腹胁胀满,心腹疼痛;或四肢无力、体虚无力、头目昏闷、耳鸣、少思饮食。

药用:附子、木香、桃仁、生姜、薇香子、青皮、磁石、硇砂、硫黄、全蝎;或用:沉香、槟榔、牛膝、石斛、肉桂、肉豆蔻、天麻、阿魏、自然铜、安息香、温酒;偶用:刺蒺藜、羌活、茯苓、诃子、白术、防风、石龙芮、细辛、天雄、萆薢、黄芪、当归、杜仲、五味子、人参、五加皮、丹参、麋角霜、蛇床子、巴戟天、海桐皮、石菖蒲、花椒、雄黄、莪术、白矾、大枣、蜂蜜、葱白。

(2)治肾脏积冷气攻心腹疼痛诸方(卷7,14方)

概述:夫表里俱虚,脏腑衰弱,阳气不足,阴气有余,则内生于寒也,若人肾脏气虚,下焦积冷,寒冷之气,伏留在脏,乘虚上攻于心腹,故令疼痛也。

病机:肾脏积冷。

证见:心腹疼痛,发歇不定,或痛不可忍,或状如锥刀所刺,或频发不止,两胁胀满,四肢逆冷、足冷,喘促闷乱欲绝,汗出、冷汗,不思饮食,声散,面色青黄,口干,阴缩,吐冷沫。

药用:热酒、木香、蘹香子、附子、桃仁、硫黄、硇砂、青皮、阿魏、全蝎、生姜、肉桂、槟榔、酒;或用:干姜、吴茱萸、朱砂、自然铜、水银、磁石、麝香;偶用:豆蔻、沉香、荜澄茄、丁香、乳香、当归、阳起石、胡芦巴、安息香、川乌、白矾、雄黄、黄丹、巴豆、青古钱、童子小便、生姜汁、软粟米、蜂蜜。

(3)治肾脏冷气卒攻脐腹疼痛诸方(卷7,13方)

概述:夫肾脏冷气卒攻脐腹疼痛者,由肾气虚弱,宿有冷疹,或久坐湿地,强力入水,或食生冷过度,触冒风寒,伤于肾经,阳气虚微,阴气独盛,邪正相击,故令卒攻脐腹,疼痛不可忍也。

病机:肾脏冷气、肾脏气虚。

证见:脐腹疼痛,痛不可忍,或日夜不止,两胁疼痛不可忍,胀满壅闷,手足逆冷,饮食不下。

药用:桃仁、热酒、木香、阿魏、槟榔、醋、全蝎、青皮、蘹香子、肉桂;或用:附子、肉豆蔻、硇砂、温酒、沉香、胡椒、荜澄茄、硫黄、生姜;偶用:莪术、莱菔子、干姜、鸡舌香、高良姜、自然铜、雄黄、朱砂、黄丹、麝香、巴豆、铜绿、棘针钩子、蜂蜜、清酒、童子小便。

(4)治肾脏虚冷气攻腹胁疼痛胀满诸方(卷7,8方)

概述:夫肾脏虚冷气者,由肾气不实,下焦久寒,阳气外虚,阴气内积,邪冷之气,在于脏腑,积蓄不散,上攻于脾,脾虚受之则胀,冷搏于阴经则痛也,而又足少阴支脉行于两胁,今肾与脾俱虚,为邪冷所攻,致正气与邪气相击,故令腹胁疼痛胀满也。

病机:肾脏虚冷,或肾脏气虚。

证见:腹胁、心腹、腹内、脐下疼痛,腹胁胀满、发歇疼痛,两胁胀满、或虚胀,骨节酸疼;四肢逆冷、足胫多冷,四肢不和、乏力、无力,四肢羸瘦,喘促,呕吐、时吐逆,不思饮食/食少,面色青黑,心神闷乱。

药用:木香、肉桂、槟榔、青皮、当归、蘹香子、沉香、附子、吴茱萸、丁香、桃仁、热酒;或用:豆蔻、白术、荜澄茄、肉豆蔻、莪术、硫黄、高良姜、三棱、厚朴、干姜、阿魏、温酒、蜂蜜;偶用:茯苓、川芎、人参、陈皮、诃子、砂仁、赤芍、炙甘草、苦楝子、全蝎、诃子、硇砂、补骨脂、石斛、何首乌、麝香、胡芦巴、莱菔子、大枣、生姜、醋。

4.治肾脏风毒流注腰脚疼痛诸方(卷7,8方)

概述:夫肾主于腰脚,荣于骨髓。若脏腑不足,阴阳虚微,风冷所侵,伤于足少阴之经,经络既虚,为邪所搏,久而不除,流注腰脚,故令疼痛也。

病机:肾脏风毒。

证见:腰脚疼痛,腰膝拘急疼痛;筋脉拘急;行立艰难、无力,四肢少力;腹胁滞闷;不能饮食。

药用:牛膝、附子、肉桂、当归、海桐皮、防风、萆薢、杜仲、酸枣仁、木香、川芎、蜂蜜、温酒;或用:五加皮、槟榔、羌活、虎胫骨、鹿茸、石斛、淫羊藿、全蝎、丹参、独活、薏苡仁、熟地黄、肉苁蓉、续断;偶用:羚羊角、枳壳、巴戟天、补骨脂、天麻、赤芍、天雄、沉香、山茱萸、五味子、漏芦、天麻、骨碎补、荆芥、花椒、乌蛇、生地黄、黑豆、生姜、清酒、无灰酒。

(四)与肾脏关系密切的症状证治

1.小便失常类

(1)治虚劳小便白浊诸方(卷29,1方)

病机:劳伤于肾,肾气虚冷。

证见:小便白浊,腿膝无力。

药用:山药、车前子、韭子、菟丝子、肉桂、附子、肉苁蓉、龙骨、山茱萸、五味子、牡丹皮、茯苓、石斛、牛膝、熟地黄、蜂蜜、暖酒。

(2)治虚劳小便余沥诸方(卷29,3方)

病机:肾气绝,或肾气不足、肾气衰冷。

证见：小便余沥、不能自禁，或阴痿、精自出、精气滑泄、腰脚无力。

药用：龙骨、桑螵蛸、车前子、鹿茸、补骨脂、泽泻、肉桂；或用：石斛、草薢、远志、覆盆子、杜仲、防风、牛膝、石龙芮、山药、磁石、五味子、炙甘草、黄芪、附子、人参、茯苓、熟地黄、山茱萸、钟乳石、肉苁蓉、巴戟天、菟丝子、蛇床子、花椒、白术、白矾灰、芡实、干姜、狗脊、猪肾、蜂蜜。

(3) 治小便数多诸方（卷58,2方）

病机：肾虚客热，或肾中虚热。

证见：小便数多，或伴有虽能食、渐加瘦弱。

药用：人参、黄芪、地骨皮；或用：菝葜、土瓜根、五味子、石膏、牡蛎、生地黄、麦冬、龙骨。

(4) 治小便色赤如血诸方（卷58,1方）

病机：肾热。

证见：脬囊涩，小便色赤如血。

药用：榆白皮、葵子、车前子、木通、滑石、蜂蜜。

2. 精泄类

(1) 治伤寒后虚损梦泄诸方（卷14,6方）

病机：邪热乘于肾，则阴气虚，阴气虚则梦交通，肾脏主于精，令肾虚不能制于精，故因梦而泄也。

证见：夜梦失精、小便余沥，或伴有口干心烦、两颊黑色、皮肤干燥、阴下湿痒、小便如泔。

药用：龙骨、菟丝子、温酒、熟地黄、鹿茸、韭子；或用：人参、肉桂、炙甘草、白芍、茯苓、巴戟天、麦冬、车前子、大枣；偶用：薰草、白术、茯神、磁石、石斛、桑螵蛸、杜仲、山药、川芎、泽泻、牛膝、石龙芮、蜂蜜。

(2) 治虚劳梦泄诸方（卷30,3方）

病机：肾脏气虚，为邪气之所乘也。

证见：梦泄不知。

药用：温酒、韭子、干姜、菟丝子；或用：鹿茸、杜仲、桑螵蛸、龙骨、天雄、五味子、山茱萸、棘刺、川乌、小草、防风、山药、石龙芮、枸杞子、巴戟天、草薢、细辛、玉竹、石斛、牛膝、厚朴、肉桂、天冬。

(3) 治虚劳失精诸方（卷30,1方）

病机：肾气乏弱。

证见：小腹痛，脉弦急，阴头冷，目眶疼，髭发落，心中虚烦。

药用：黄芪、茯苓、熟地黄、韭子、麦冬、车前子、鹿茸、菟丝子、龙骨、粥。

(4) 治虚劳少精诸方（卷30,1方）

病机：肾脏衰惫。

证见：精少，腰膝无力，面色萎黄，肌肤瘦乏。

药用：钟乳石、鹿茸、附子、石斛、菟丝子、蛇床子、肉桂、干漆、蜂蜜、温酒。

3. 眼部症状

(1) 治虚劳目暗诸方（卷30,2方）

病机：肝肾风虚。

证见：头昏目暗，四肢少力；或眼漠漠昏暗，不能久视。

药用：羚羊角、黄芪、柴胡、防风、人参、决明子、车前子；或用：附子、泽泻、山茱萸、覆盆子、青葙子、炙甘草、兔肝、玄参、茯苓、地骨皮、枳壳、熟地黄、野菊花、麦冬、蜂蜜、粥。

(2) 治风毒攻眼诸方（卷32,1方）

病机：肾脏风毒冲眼。

证见：眼赤痛及紫色。

药用：前胡、防风、决明子、木通、茯神、羚羊角、玄参、升麻、地骨皮、朴硝。

（3）治眼内障诸方（卷33,3方）

病机：肝肾风虚、上焦客热，或肝肾久虚。

证见：眼昏暗,瞳仁不分明；或成黑风内障。

药用：车前子、蜂蜜；或用：芜蔚子、细辛、覆盆子、空青、野菊花、羚羊角、决明子、人参、麦冬；偶用：磁石、菟丝子、五味子、熟地黄、泽泻、山药、肉苁蓉、茯苓、枸杞子、羌活、槐子、玄参、楮实、阳起石、犀角、防风、石决明、虎睛、珍珠、升麻、玉竹、蔓荆子、川芎、赤芍、青葙子、槐子、蕤仁、黄芩、前胡、防己、黄连、枳实、大黄、炙甘草、竹叶、盐。

（4）治眼见黑花诸方（卷33,3方）

病机：肾虚,或肝肾风虚。

证见：眼见黑花不散。

药用：蜂蜜、车前子、磁石、防风；或用：熟地黄、石斛、菟丝子、黄芪、芜蔚子、覆盆子、肉苁蓉、地肤子、兔肝、决明子、野菊花、生地黄、蔓荆子、川芎、栀子、细辛、茯苓、玄参、山药、神曲、朱砂、盐、温酒、桑枝。

（5）治眼昏暗诸方（卷33,3方）

病机：肝肾风虚。

证见：眼昏暗,伴有久视无力,或四肢无力。

药用：蜂蜜、菟丝子、车前子、熟地黄、温酒；或用：兔肝、防风、玄参、决明子、车前子、茯神、地骨皮、枳壳、龙齿、野菊花、苦参、大黄、麦冬、磁石、肉桂、黄芪、羚羊角、山药、细辛、温浆水。

4. 耳部症状

（1）治虚劳耳聋诸方（卷30,2方）

病机：肾脏乏损,或肾气不足。

证见：耳聋,或常闻钟磬风雨之声；伴有体瘦,脚膝少力,疼痛。

药用：牛膝、附子、黄芪、茯苓；或用：磁石、人参、白术、泽泻、肉苁蓉、五味子、巴戟天、熟地黄、蜂蜜、温酒、肉桂、独活、川芎、当归、白芍、刺蒺藜、花椒、鹿茸、远志、楮实子、防风、山药、石斛、枳壳、白蔹、牡蛎、干姜、菟丝子、羊肾。

（2）治耳风聋诸方（卷36,1方）

病机：肾脏不足,风邪入于经络。

证见：四肢羸瘦,腰背强直,耳无所闻。

药用：肉苁蓉、山茱萸、石斛、磁石、石龙芮、杜仲、附子、菟丝子、巴戟天、鹿茸、熟地黄、石菖蒲、天麻、全蝎、蜂蜜、酒。

（3）治劳聋诸方（卷36,6方）

病机：肾气不足,肾气虚损。

证见：耳无所闻,或耳中常闻钟磬风雨之声、塞耳,伴有肌体羸瘦、腰脚无力、面黑体瘦、小便滑数。

药用：附子、磁石、肉桂、菟丝子、肉苁蓉、石菖蒲、温酒；或用：熟地黄、鹿茸、蜂蜜、人参、牡丹皮、茯苓、山茱萸、山药、巴戟天、石斛、远志、牡蛎、牛膝、羊肾、生姜、羊肾；偶用：牡荆子、当归、川芎、车前子、天冬、钟乳石、杜仲、补骨脂、楮实子、五味子、土瓜根、蓖麻子、大枣。

（4）治耳久聋诸方（卷36,1方）

病机：肾虚,或风热毒气攻耳、肾气实热。

证见：耳久聋鸣、或有汁出,多年不瘥。

药用：故铁、石菖蒲、柘根、磁石,温酒。

（5）治暴热耳聋诸方（卷36,3方）

病机：肾气实,上焦风热；或肾气实热。

证见：耳暴聋；或伴有不闻言语、头重。

治法：利肾气，退热。

药用：羚羊角、防风、黄芪、玄参、泽泻、白术、磁石；或用：茯苓、赤芍、炙甘草、沙参、木通、旋覆花、前胡、牵牛子、大黄、石菖蒲、磁石、栀子、升麻、朴硝、黄连、生地黄、酒、蜂蜜。

（6）食治耳鸣耳聋诸方（卷97，3方）

病机：肾气损虚。

证见：久患耳聋。

药用：猪肾、粳米；或用：磁石、鹿肾、葱白、人参、防风、薤白、酒。

5. 腰痛

（1）治五种腰痛诸方（卷44，6方）

概述：一曰少阴，少阴肾也，十月万物阳气皆衰，是以腰痛；二曰风痹，风寒着腰，是以痛。三曰肾虚，役用伤肾，是以痛。四曰臀腰腰痛，或堕伤腰，是以痛。五曰寝卧湿地，是以痛也。故曰五种腰痛也。

证见：腰痛，行立艰难或无力。

病机：肾脏虚冷，或肾经虚损，致风冷乘之。

药用：肉桂、温酒、附子、杜仲、草薢、羌活、五味子、当归、石斛、防风、细辛、干姜、硫黄、麝香、续断、钟乳石、蜂蜜；或用：磁石、牡丹皮、牛膝、熟地黄、木香、枳壳、天雄、花椒、川芎、秦艽、川乌、五加皮、槟榔、吴茱萸、菟丝子、丹参、丁香、芸薹子、冰片、腽肭脐、野狐头及尾骨、硇砂、黄狗阴茎、针沙、莨菪子、羊肾、野驼脂、生姜、大枣。

（2）治风湿腰痛诸方（卷44，3方）

病机：由劳伤肾气，经络既虚，或因卧湿地当风，而湿气乘虚搏于肾经，与血气相击而为腰痛。

证见：腰痛，伴有连腿膝，顽痹不能运动，或行立不得、痛连胫中、骨髓疼痛。

药用：防风、川芎、肉桂、附子、五加皮、牛膝、独活；或用：黄芪、白鲜皮、茯神、羚羊角、酸枣仁、当归、巴戟天、草薢、石斛、茯苓、枳壳、乌喙、干姜、石南、丹参、白术、地骨皮、猪椒根、熟地黄、虎胫骨、枸杞子、秦艽、清酒。

（3）治久腰痛诸方（卷44，3方）

病机：肾脏风虚冷滞，或肾脏虚惫，风冷所侵、肾气衰虚、中风湿伤于肾经。

证见：腰间久痛，伴有连腿膝痹麻，或时疼痛、乏力羸瘦、行立不得、经久不瘥。

药用：附子、杜仲、温酒、石斛、肉桂、牛膝、草薢、槟榔、熟地黄、蜂蜜；或用：沉香、补骨脂、木香、羌活、川芎、白术、防风、漏芦、茯苓、当归、海桐皮、钟乳石、山药、续断、肉苁蓉、覆盆子、五味子、菟丝子、山茱萸、蛇床子、狗脊、巴戟天、鹿茸、天雄、安息香。

（4）治卒腰痛诸方（卷44，1方）

病机：卒腰痛者，为劳伤之人，肾气虚损故也。肾主腰脚，其经贯于肾，络于脊。若风邪乘虚卒入肾经，故卒然而腰痛也。

证见：卒腰痛。

药用：杜仲、羊肾、薤白。

（5）治腰痛强直不能俯仰诸方（卷44，3方）

病机：肾气虚弱，卧冷湿地，或当风所得、肾间冷气留滞、风湿腰痛。

证见：腰痛强直，伴有不能俯仰；或腰间攻刺疼痛、皮肤不仁、骨髓疼痛。

药用：肉桂、牛膝、生姜、附子；或用：独活、续断、杜仲、防风、川芎、细辛、秦艽、茯苓、海桐皮、当归、赤芍、熟地黄、木香、吴茱萸、干姜、牵牛子、茵芋、草薢、狗脊、石斛、花椒、陈皮、温酒、蜂蜜。

（6）治肾着腰痛诸方(卷44,5方)

病机：积滞冷气，或气壅不得宣通、风冷相攻。

证见：腰痛，伴有身体冷，从腰以下痛重；或连腿膝不利、痛及膀胱、伴有脓水不下、腰膝不利、腿膝沉重。

药用：炙甘草、干姜、白术、茯苓、杜仲、牡丹皮、木香、草薢、附子、温酒；或用：当归、槟榔、甘遂、青皮、磁石、沉香、山茱萸、黄芪、五味子、熟地黄、肉苁蓉、人参、猪肾、生姜、大枣。

（7）食治腰脚疼痛诸方(卷97,5方)

病机：肾脏风冷，或肾脏虚冷，或肾气虚损。

证见：腰脚疼痛，转动不得，或疼痛不可忍。

药用：羊脊骨、肉桂、葱白；或用：粳米、酒、牛膝、白面、五味子、山茱萸、干姜、花椒、羊肾、羊肉。

（五）一些其他章节提及与肾相关的证治

卷7治膀胱虚冷小便滑数白浊诸方提及：膀胱及肾脏虚冷惫伤，小便滑数，白浊不止；治膀胱及肾脏虚冷，小便色白稠浊，日夜数无常，腰胁疼痛；治膀胱虚冷，肾气衰微，小便滑数，白浊；治膀胱及肾脏久虚积冷，上焦烦热，小便滑数，如米泔方证。

卷14治伤寒后虚羸诸方提及：伤寒后，肾脏虚羸，耳无所闻，脚膝乏力方证；治伤寒后腰脚疼痛诸方提及：肝肾风虚，毒气壅滞，大小肠秘涩，气攻腰脚，疼痛妨闷方证及肾脏风虚，脚膝疼痛少力，不能步行方证。

卷21治风角弓反张诸方提及：肾脏风毒攻注，手足顽麻方证；治风腰脚疼痛冷痹诸方提及：肝肾藏风毒流注，腰脚疼痛冷痹，及筋骨拘急，行李不得方证；治风脚软诸方提及：风毒攻，肾脏流注，脚膝软弱无力，或时疼痛方证。

卷23治中风半身不遂诸方提及：肝肾久虚，外中风毒，半身不遂，肢节挛急，腰间酸疼，渐觉羸瘦方证；治风冷诸方提及：风冷气攻疰肾脾，致腹胁四肢疼痛，面色青黄，腰脚无力，肌体不仁方证。

卷26治虚损补益诸方提及：虚损羸弱及脾肾虚冷，心腹胀疼，骨节烦痛，食少无力方证。

卷30治虚劳梦与鬼交诸方提及：肾气久弱，阴下湿痒，小便遗失，因梦鬼交，精泄不禁方证；治虚劳阴痿诸方提及：治虚劳肾气衰弱，阴痿，失精，腰膝无力方证。

卷36治聤耳诸方提及：肾热，耳中脓血出溜，日夜不止方证。

卷44治腰脚冷痹诸方提及：肾气虚衰，腰脚冷痹，风麻不仁，独活散方。及治腰胯疼痛诸方提及：肾脏虚冷，气攻腰胯疼痛，羸弱无力方证；治阴癫诸方提及：治肾虚阴，腰膝冷疼，阴囊肿痒方证。

卷45治脚气春夏防发诸方提及：治脚气，春夏防发，或肝肾风虚，脾气乏弱，但觉昏闷，不欲饮食方证；治脚气，肝肾气虚，防春夏发动，心腹气胀，筋脉不利，腰脚无力，胸膈痰滞，不思饮食方证；治脚气，肝肾脏久积风虚，每遇春夏发动，脚膝烦疼，心胸满闷，膀胱气攻心腹虚胀，筋脉拘急，神思昏沉，大小肠秘涩方证。

卷50治膈气呕逆不下食诸方提及：肾虚呕逆，从朝至夜，不能饮食，胸中痛，气渐羸困方证。

卷52治五脏疟诸方提及：肾疟，腰背痛，手足寒，食少无力；及肾热为疟，令人凄凄，腰脊痛宛转，大便难，忽然手足寒方证。

卷56治卒魇诸方提及：心气虚悸，恍惚多忘，或梦寐惊魇，肾气不足方证。

卷89治小儿行迟诸方提及：治小儿五六岁不能行者，骨气虚，筋脉弱，宜服益肝肾二脏方证。

卷92治小儿偏癫诸方提及：治小儿骨疳攻注，连肾外囊肿胀，或疼或偏坠等方证。

此外，其他章节提及与肾相关的病证论述，如卷3治肝脏风毒流注脚膝筋脉疼痛诸方；卷30治虚劳腰脚疼痛诸方、治虚劳阴痿诸方；卷31治骨蒸劳诸方、治传尸羸瘦诸方；卷34治齿黄黑诸方、治牙齿脱落牢牙诸方；卷36治耳肿诸方、治卒耳聋诸方、治耳疼痛诸方；卷43治心背彻痛诸方；卷44治腰脚疼痛诸方、治肾着腰痛诸方、治阴肿诸方、治阴痛诸方、治阴下湿痒诸方、治阴疮诸方;卷45脚气补泻论、治脚气缓弱诸方、治干脚气诸方、治湿脚气诸方、治脚气上气诸方、治脚气肿满诸方、治脚气脚上生风毒疮诸方;卷47治霍乱心腹筑悸诸方;卷48治心积气诸方;卷53治消渴诸方、治消渴烦躁诸方、治消中诸方、治消渴饮水过度诸方、治暴渴诸方、治渴利成痈疽诸方、治渴利后发疮诸方;卷54治水气遍身浮肿诸方、治风水肿诸方、治石水肿诸方、治皮水肿诸方、治气水肿诸方、治大腹水肿诸方、治水气身面卒浮肿诸方、治水气心腹鼓胀诸方、治水肿咳逆上气诸方、治水气脚膝浮肿诸方、治水气小便涩诸方;卷58治气淋诸方、治石淋诸方、治膏淋诸方、治劳淋诸方、治热淋诸方、治冷淋诸方、治小便难诸方、治小便不通诸方、治小便不禁诸方;卷64治脚生疮诸方;卷66治瘰疬瘘诸方;卷69治妇人脚气诸方;卷72治妇人淋诸方、治妇人小便不通诸方、治妇人小便数诸方、治妊娠小便淋涩诸方;卷82治小儿囟不合诸方;卷88治小儿水气肿满诸方;卷89治小儿聤耳诸方、治小儿发不生诸方、治小儿脚拳不展诸方;卷92治小儿石淋诸方、治小儿石淋诸方、治小儿小便不通诸方;卷96食治五淋诸方、食治小便数多诸方;卷97食治虚损羸瘦诸方等。

（六）其他涉肾方药

1. 肾脏药用　肉苁蓉、巴戟天、山茱萸、牛膝、菟丝子、石斛、鹿茸、蛇床子、杜仲、磁石、萆薢、干漆、桑螵蛸、泽泻、补骨脂、钟乳石、黑石脂、石南、乌喙、天雄、石龙芮。

2. 药物治疗与肾相关者　硫黄动防风，又动细辛：其治主脾肾，通主腰脚。白石英动附子：其治主胃，通至脾肾。紫石动人参：其治主心肝，痛主于肾。

3. 方剂治疗与肾相关者

（1）四灵丹（硼砂、水银、朱砂、硫黄）：肾脏风。

（2）葡萄酒方（干葡萄末、细曲末、糯米）：驻颜，暖腰肾方。

（3）三石浸酒（磁石、白石英、阳起石）：下治肾气，补虚损方。

（4）磁石丸（磁石、雄黄、肉桂、菟丝子、雄雀粪、牛酥、鸡子壳、蜂蜜）：暖腰肾，壮筋骨，明耳目，利脚膝。

（5）硇砂丸。组成1：硇砂、青盐、生姜、附子、肉苁蓉、山茱萸、石斛、木香、巴戟天、山药。主治：肾脏虚惫，腰间疼痛，小便滑数。冷气攻筑，虚损不足。组成2：硇砂、干姜、槟榔、当归、肉桂、全蝎、苦楝子、乌蛇肉、蘹香子、附子、木香、沉香。主治：肾脏风冷气，脐腹疼痛。

（6）肉苁蓉丸（肉苁蓉、远志、巴戟天、菟丝子、五味子、肉桂、蛇床子、附子、牛膝、鹿角胶、山茱萸、熟地黄）：肾脏虚惫，膀胱久冷，腰膝疼重，筋力衰弱。

（7）石斛丸（石斛、牛膝、山茱萸、续断、肉苁蓉、沉香、钟乳石、肉桂、熟地黄、茯苓、泽泻、黄芪、菟丝子、蛇床子、山药、附子、鹿茸、巴戟天、杜仲、补骨脂）：脾肾久虚，腰体不利，肌肤羸弱。

（8）补骨脂丸。组成1：补骨脂、附子、巴戟天、肉桂、肉苁蓉、菟丝子、枳壳、石斛、荜澄茄、干姜、牛膝、木香、肉豆蔻、槟榔、蛇床子、蘹香子、荜茇。主治：脾肾虚冷。组成2：补骨脂、槟榔、硫黄、附子、肉豆蔻、陈皮、肉桂、厚朴。主治：脾肾冷气，温中思食。组成3：补骨脂、雄雀儿粪、熟地黄、木香、安息香、硫黄。主治：男子五劳七伤，久虚积冷，腰胯疼痛，行李无力，脾胃不调，或时自泻。肾气乏弱，梦泄盗汗，终日恍惚，情常不乐；风温外伤，阳道衰绝。

（9）腽肭脐丸（腽肭脐、鹿茸、肉苁蓉、菟丝子、阳起石、附子、蘹香子、肉桂、山茱萸、独活、天麻、全蝎、人参、石斛、川芎、木香、补骨脂、白术、荜茇、熟地黄、牛膝、远志、铁粉、槟榔、朱砂、麝香）：肾脏风虚冷气。

（10）荜茇丸。组成1：荜茇、胡桃仁、干姜、人参、茯苓、诃子、肉桂。主治：五劳七伤，肾虚脾弱，上焦热，下元虚冷，腹内雷鸣，胸膈气滞，羸瘦无力。组成2：荜茇、沉香、附子、肉豆蔻、蘹香子、木香、石斛、诃子、山茱萸、肉桂、干姜、补骨脂、巴戟天、荜澄茄、槟榔。主治：下元虚惫，遂积冷气。暖脾肾脏。

（11）巴戟丸（巴戟天、肉苁蓉、石斛、鹿茸、附子、山药、牛膝、肉桂、山茱萸、泽泻、远志、熟地黄、菟丝子、黄芪、人参、槟榔、木香、牡丹皮、淫羊藿、蛇床子、续断、枳壳、茯苓、覆盆子）：丈夫下焦久积风冷，肾脏虚乏,腰膝酸痛,小便数,阳道衰,不能饮食,面无颜色,筋骨萎弱,起坐无力,膀胱虚冷,脐腹胀急。

(12) 厚朴丸(厚朴、附子、花椒):脾肾虚冷,赢瘦无力,不思饮食。

(13) 沉香丸。组成1:沉香、木香、肉桂、白术、诃子、高良姜、附子、荜澄茄、厚朴、当归、肉豆蔻、槟榔、青皮。主治:久虚积冷,脾肾气上攻,心腹壅胀,不思饮食,四肢无力。组成2:沉香、补骨脂、附子、青皮、槟榔、黄芪、石斛、熟地黄、肉桂、茯苓、白术、川芎、人参、干姜、牛膝、五味子。主治:补虚惫,除冷,暖脾肾,益气力,思饮食。

(14) 荜澄茄丸(荜澄茄、豆蔻、附子、沉香、砂仁、当归、诃子、吴茱萸、青皮、白术、木香、厚朴、肉桂、槟榔、川芎、人参、枳实):脾肾脏久积虚冷,气攻心腹,宿食不消,四肢无力。

(15) 安息香丸(安息香、沉香、肉苁蓉、胡桃瓤、鹿茸、补骨脂、附子、巴戟天、丁香、肉桂、牛膝、鸡舌香):肾脏虚冷,脐腹多疼,腰脚沉重,肌体赢瘦,颜色萎黄,食少无力。

(16) 全蝎丸(全蝎、天麻、附子、补骨脂、胡芦巴、牛膝、石斛、槟榔、巴戟天、硫黄、硇砂、阿魏、桃仁):肾脏久积风冷,小腹气滞,腰膝酸疼,脐胁冷痛,饮食减少,四肢无力。

(17) 雀附丸(雀儿、附子、萆薢、胡椒、芜荑、干姜、蘹香子、青皮、艾叶、花椒):脾肾久积虚冷,心腹气痛,时自泄痢,水谷不消,少思饮食,颜色萎黄。

(18) 木瓜丸(木瓜、补骨脂、青皮、蘹香子、山药、肉桂、木香、槟榔、肉豆蔻、三棱):脾肾久冷积气。

(19) 青硫丸(木香、硫黄、青皮、肉豆蔻、槟榔):治一切气,脾肾久冷,心腹虚胀,脐腹多疼。

三、讨论

1.《太平圣惠方》关于肾生理的论述特点　该书卷1以论述与脉学相关的基本理论为主,卷2以与药物相关的基本理论及使用规范等为主。卷3～7以《千金要方》和《外台秘要》为蓝本,采用"按脏腑病证"的分类方法和"先论后方"的编写体例,理论概述采用《诸病源候论》的模式,集中论述与五脏相关的基础理论及辨证论治,其中肾脏的论述集中于卷7,其生理功能多引用《黄帝内经》,病因病机引《诸病源候论》。在基础理论阐释方面虽未见显著发展,不过其所载的理、法、方、药相互结合的阐述理念,使基础理论与临床实践衔接起来。

关于肾的五行归属理论仅简要概述,未在之后的方证运用展开。对于肾生理有关于藏精理论的运用多见于精泄等病证,虽未着诸多笔墨予以论说,但体现于肾生理及病理的方方面面、如参与生长发育、繁殖等,与组织官窍耳、骨等联系密切。"肾主唾液""肾恶燥""肾开窍于二阴"等理论的运用多与"肾主水"相联系,运用于津液、水液代谢失常等病证;此外,"肾开窍于二阴"亦见于二阴部位的异常变化。肾与组织官窍的联系以肾经循行路线贯穿,若"骨髓""耳""二阴""发"部位发生异常,多从肾论治。与其他脏腑的联系多以五行相生相克联系,以与心、脾、肺、肝为主:与心的病理表现方面,在继承前贤的基础上,发展了心肾不交的病理联系;脾、肺与肾的关系主要表现在水液代谢方面;与肝的联系,多与"风"证相关。肾的诊法基本继承《病源》,未有显著发展。

2.《太平圣惠方》突出了脏腑辨证论治的理论与方法　该书以五脏分卷论述,分类更清晰。在简要引用了《内经》肾的五行归类和特征及病脉后、《病源》肾的病机,其余内容以总论"治肾虚补肾""治肾实泻肾""治肾气不足"为纲,以症状为基础分证论述。主要涉及痛症类、痞满胀症类、瘛动症类、咳喘症类、冷症类、小便失常类、沉重症类、神志症类、视听情况、气力情况、面诊情况、饮食情况、形体情况等方面。从症状角度可知,"治肾虚补肾"篇证候兼有寒象(手足逆冷、足冷)及热象小便赤黄;"治肾实泻肾"篇证候兼有热象(小便赤黄、足下热疼、烦热);"治肾气不足"篇证候以气不足表现为主,无具体寒热兼象描述。肾虚证10篇中涉及寒象者包括治肾脏中风诸方篇、治肾脏风冷气诸方篇、治肾脏风虚耳鸣诸方篇、治肾脏积冷气攻心腹疼痛诸方篇、治肾脏冷气卒攻脐腹疼痛诸方篇、治肾脏虚冷气攻腹胁疼痛胀满诸方篇、治肾脏虚损阳气萎弱诸方篇。从中可知,"阳虚"为《圣惠方》中肾脏的主要证候特点。

3.《太平圣惠方》所关注肾脏常见证候及用药特点

（1）常见证候：《圣惠方》卷7集中记述了与肾脏相关的常见证候，以虚实分类。涉及实证的类方方证有治肾实泻肾诸方篇7个方证分析。涉及肾虚的类方方证包括治肾虚补肾诸方篇13个方证、治肾气不足诸方篇5个方证分析、治肾脏中风诸方篇6个方证分析、治肾脏风冷气诸方篇6个方证分析、治肾脏风虚耳鸣诸方篇8个方证分析、治肾脏积冷气攻心腹疼痛诸方篇14个方证分析、治肾脏风毒流注腰脚疼痛诸方篇8个方证分析、治肾脏冷气卒攻脐腹疼痛诸方篇13个方证分析、治肾脏虚冷气攻腹胁疼痛胀满诸方篇8个方证分析、治肾脏虚损多唾诸方篇6个方证分析、治肾脏虚损骨萎羸瘦诸方篇5个方证分析、治肾脏虚损阳气萎弱诸方篇14个方证分析，共106个方证。肾实证与肾虚证比例约为1：15，可见宋代时期肾脏证候以肾虚证为多，如肾气虚、风虚、虚寒等，未见充分细化，亦未见以气、血、阴、阳来分类，揭示了《圣惠方》对于肾脏病机转化演变认识尚未深入。然处方中不乏治疗阴虚者，如治肾气不足诸方篇运用石斛等，表明其正处于发展阶段。

（2）常用药物：《圣惠方》多用附子、肉桂、生姜、温酒、木香、牛膝、五味子、磁石。

以上13组类方常见用药统计结果如下（表6-5～表6-10）。

表6-5 《太平圣惠方》主要涉肾13组类方中药物累计出现频率（一）

药　名	附　子	肉　桂	生　姜	温　酒	木　香	牛　膝	五味子	磁　石
出现频率	64	58	40	40	38	37	35	35

表6-6 《太平圣惠方》主要涉肾13组类方中药物累计出现频率（二）

药　名	当　归	肉苁蓉	石　斛	熟地黄	蜂　蜜	人　参	槟　榔	黄　芪
出现频率	34	33	32	29	28	27	27	26

表6-7 《太平圣惠方》主要涉肾13组类方中药物累计出现频率（三）

药　名	桃　仁	杜　仲	沉　香	蘹香子	茯　苓	热　酒	防　风	鹿　茸	菟丝子	天　雄
出现频率	25	24	24	23	22	21	20	20	20	20

表6-8 《太平圣惠方》主要涉肾13组类方中药物累计出现频率（四）

药　名	泽　泻	青　皮	硇　砂	炙甘草	巴　戟	萆　薢	硫　黄	大　枣
出现频率	19	18	18	17	17	16	16	15

表6-9 《太平圣惠方》主要涉肾13组类方中药物累计出现频率（五）

药　名	丹　参	茯　苓	阿　魏	远　志	蛇床子	补骨脂	山茱萸	白　术	川　芎
出现频率	14	14	14	13	13	12	12	12	12

表6-10 《太平圣惠方》主要涉肾13组类方中药物累计出现频率（六）

药　名	羊　肾	石　南	五加皮	菖　蒲	钟乳石	石龙芮
出现频率	11	10	10	10	10	10

注：以上生姜、酒出现频率较高主要与采用生姜煎汤或酒送服药丸有关；而蜂蜜实用频率较高是采用蜂蜜丸剂型。

从附子、肉桂、生姜、肉苁蓉等高频率使用的情况来看，"阳虚"为《圣惠方》中肾脏的主要证候特点，与症状辨证相符。

4.《太平圣惠方》学术特色——症状辨证　该书之辨证方式以症状为核心,结合兼症,分型治之;且各篇目亦多以症状命名组成。《太平圣惠方》对于症状的描述较之前代著作更为细致,如卷 44 治五种腰痛诸方篇对于五种腰痛的病因病机、症状描绘等分论清晰,并为病机分类证候体系奠定了基础。

(杨雯,方肇勤,颜彦)

第六节　《和剂局方》肾的理论

摘要:《和剂局方》有关肾的辨证论治思想清晰可见,涉及中风、痹证、肾劳等疾病。本文对该书有关肾与其他脏腑兼证等分类,并就肾脏病证的主要症状、治则、异病同治、同病异治等予以梳理。最后,就该书所涉学术特点、与中医基础理论相关问题等予以探讨。

《和剂局方》以实用、便利病家为主旨,成书于北宋(公元 1110 年),宋代政府广为推行。其书共 10 卷,涉及伤寒、诸风、妇儿、五官科等病证;另附南宋太医助教许洪"指南总论"三卷。书中所载多系当时广为普及、流行之病证,因而对其所涉中医基础理论予以探究,以反映宋代时期的医学实践与基础理论结合的发展面貌。本文以肾为其切入点,作一归整,以探其理。

一、方法

参见第二章"第六节《和剂局方》心的理论"(详略),本文关注肾。

二、结果

(一)与肾脏关系密切的疾病证治

1. 肾风

(1)肾脏风毒,上攻下注

证见:头面虚肿、头皮肿痒、头目昏眩、太阳穴痛、脑闷,耳鸣重听、眼暗、鼻塞口干、牙齿摇动,浑身瘙痒、瘾疹生疮、皮肤麻痹、时生疥癞,瘙痒难忍、时出黄水。腰腿沉重疼痛、脚膝缓弱、脚下隐痛、不能踏地、步履艰难,项背拘急、筋脉拘挛、遍体疼酸,阴间湿痒、肿痛生疮。

治法:补虚损,除风冷,壮筋骨,明耳目。

药用:川乌、天麻、冰片、薄荷、防风、赤小豆、地龙、白芷、何首乌、荆芥、藿香、麝香、川芎、僵蚕、温酒、威灵仙、小茴香、肉桂、牛膝、当归、朱砂、五灵脂、盐;或用:陈皮、川楝子、萆薢、乌药、干姜、天竺黄、虎骨、砂仁、细辛、苦参、天南星、羌活、半夏、独活、白附子、牵牛子、甜瓜子、乌蛇、硫黄、白胶香、木鳖子、刺蒺藜、雄黄、玄参、地榆、浮萍草、牛黄、附子、木香、水银、羊踯躅、犀角、全蝎、蜂蜜、冷酒;偶用:花椒、白术、枳壳、厚朴、龟甲、桑螵蛸、蔓荆子、丁香、蚕蛾、藁本、槐胶、阿胶、黄芪、茯苓、人参、羚羊角、槟榔、沉香、麻黄、轻粉、白花蛇、石斛、蝉蜕、肉豆蔻、狐肝、乌鸦、柴胡、桔梗、寒水石、甘松、菊花、芒硝、龙骨、蜈蚣、糯米、乳香、没药、骨碎补、松脂、香墨、磁石、赤芍、炙甘草、胡麻、酥、雪水。

(2)肾风偏枯

证见:脚膝疼痛、步履艰辛、偏风流注一边、屈伸不得、无问久新,手足不随、腰痛难以俯仰、痹冷骨疼,或伴有面黑、心惊、志意不定、恍惚多忘。

治法:安心定志,聪耳明目,通脏腑。

药用:生姜;或用:附子、川乌、白附子、刺蒺藜、僵蚕、五灵脂、没药、白矾、麝香、香墨、朱砂、金箔、白鲜皮、当归、肉桂、白芍、杏仁、甘草、防风、川芎、白术、独活、麻黄、茯苓、无灰酒、温酒。

2. 肾劳

病机：男子元阳虚损，五脏气衰；妇人宫脏冷。

证见：男子夜梦遗泄、小便白浊、脐下冷疼、阳事不兴、久无子息，渐致瘦弱，眼昏耳鸣，腰膝酸疼，夜多盗汗；妇人月水不调、赤白带漏、久无子息，面生黔黑曾、容无光泽、发退不生、肌肉干黄。

治法：精元秘固，内施不泄，留浊去清，精神安健。

方药：张走马玉霜丸（川乌、川楝子、补骨脂、巴戟天、茴香、酒、盐）。

3. 肾疳

证见：肌肉消瘦，齿龈生疮，寒热时作，口鼻干燥，脑热如火，脚冷如冰，吐逆既增；或乳食减少，泻痢频并，下部开张，肛门不收，疳疮痒痛。

药用：五疳保童丸（黄连、白鳝头、草龙胆、雄黄、青皮、五倍子、夜明砂、蟾头、苦楝根、天浆子、胡黄连、麝香、青黛、熊胆、芦荟、虾蟆灰、蜗牛、糯米）。

4. 其他与肾脏相关的疾病

（1）小肠气疾（小肠气、膀胱奔豚、疝气）

病机：因肾气虚弱，膀胱久冷，风湿乘之，伤于肾经，气滞不散。

证见：小腹刺痛，肾经偏吊。

治法：疏导发散。

药用：甘草、肉桂、小茴香、干姜、热酒、丁香、青皮、苍术、生姜、陈皮、砂仁、槟榔、川楝子、乌药、茯苓、厚朴；或用：紫苏、半夏、当归、川乌、大枣、莪术、补骨脂、防风、延胡索、三棱、胡芦巴、附子、前胡、白芷、甘松、姜黄、檀香、豆蔻、沉香、香附、草果仁、肉豆蔻、羌活、荜澄茄、枳壳、麦芽、川芎、威灵仙、草薢、花椒、赤小豆、高良姜、化橘红、山药、地龙、葱白、蜂蜜、温酒、盐。

（2）干湿脚气，消中消渴，及诸风气等疾由肾气虚败者。方药：明睛地黄丸（生地黄、熟地黄、牛膝、石斛、枳壳、防风、杏仁、蜂蜜、温酒、盐）。

（3）肾痈：予以复元通气散（八角茴香、穿山甲、木香、延胡索、白牵牛、陈皮、甘草、热酒）治之。

（二）与肾脏关系密切的证候证治

1. 肾脏证候

（1）肾经不足（肾经虚弱）

证见：腿膝肿痒、疮破生疮、不能屈伸、脚弱沉重少力、不能踏地、脚心隐痛、行步喘乏、腰膝不利、缓弱，步履艰难，举动喘促，筋脉拘挛，面色黧黑，大小便秘涩，饮食减少，无问久新。

治法：补虚除湿，大壮筋骨。

药用：木瓜、牛膝、天麻、附子、肉苁蓉、温酒、肉桂、当归、防风、草薢、石斛、续断、盐；或用：虎骨、薏苡仁、石南叶、天南星、羌活、苍术、黄芪、槟榔、狗脊、大艾、菟丝子、泽泻、鹿茸、石龙芮、熟地黄、茯苓、山茱萸、杜仲、补骨脂、荜澄茄、沉香、巴戟天、小茴香、五味子、桑螵蛸、川芎、覆盆子、蜂蜜、无灰酒、盐。

（2）肾气虚惫

病机：男子五劳七伤，肾气虚惫，精神耗减；女子血海虚冷，脏寒。

证见：男子房室不举，行步艰辛，饮食无味，眼昏耳焦，面色黧黑，皮肤枯燥；女子月经不调，少子，下部秽恶；腰脚节骨疼痛、膝胫不能屈伸、脚膝痿缓、久病脚膝缓弱、四肢酸疼、举动乏力，少腹拘急，心腹胀满，心忡气短、夜梦惊恐，精神困倦，喜怒无常，悲忧不乐，小便滑数，股内湿痒，水道涩痛，小便出血，时有遗沥，面色黧黑，唇口干燥，目暗耳鸣。

治法：填骨髓，续绝伤，补五脏，去万病，明视听，益颜色，轻身延年，聪耳明目。

药用：附子、温酒、盐、花椒、茯苓、菟丝子；或用：人参、黄芪、白附子、川乌、肉苁蓉、苍术、巴戟天、全蝎、天麻、甘草、高良姜、紫金藤、青盐、肉桂、吴茱萸、石莲肉、山药、白术、覆盆子、天南星、防风、何首乌、牛膝、狗脊、赤小豆、骨碎补、乌药、羌活、萆薢、木鳖子、地龙、槟榔、陈皮、牵牛子、五味子、石菖蒲、干姜。

（3）肾气虚惫下元积冷/肾气虚乏下元冷惫

证见：腰背疼痛，肢体倦怠，面色无光，精神不爽，唇口干燥，眼暗耳鸣，小便滑数，夜多异梦，盗汗失精，不思饮食，日渐羸瘦；夜多旋溺，脚膝缓弱，肢体倦怠，面色黧黑，不思饮食；脚气上冲，少腹不仁，及虚劳不足，渴欲饮水，腰重疼痛，少腹拘急，小便不利，或男子消渴，小便反多，妇人转胞，小便不通，渐觉羸瘦，腰膝沉重，嗜卧少力，精神昏愦，耳作蝉鸣，面无颜色，泄泻肠鸣，眼目昏暗，牙齿蛀痛。

治法：壮元阳，益精髓，活血驻颜，强志轻身。

药用：温酒、肉桂、盐、茯苓、泽泻、熟地黄、山茱萸、山药、川乌、肉苁蓉、巴戟天、蜂蜜；或用：附子、菟丝子、石斛、牛膝、五味子、川楝子、萆薢、杜仲、小茴香、防风、补骨脂；偶用：牡丹皮、鹿茸、石龙芮、续断、川芎、赤石脂、炙甘草、刺蒺藜、荜澄茄、沉香、桑螵蛸、覆盆子、木瓜、桃仁、白术、茯神、黄芪、白芍、生姜、大枣、威灵仙、陈皮、乌药、花椒、赤小豆、地龙、香附。

（4）肾气不固

病机：劳伤虚损，下经衰竭，肾气不固；肾气伤败、血少气多。

证见：精溺遗失/梦寐遗精/时有白浊，四肢倦怠，足胫酸疼，睡卧不隐，渐至羸瘦，形肉消脱，手足厥冷；或脉理如丝，或恶闻食气，声嘶失音。

治法：壮元阳，补真气；益精髓，养气血，悦色驻颜。

药用：酸枣仁、车前子、茯苓、五味子、麦冬、朱砂、肉桂、天冬、茯神、龙齿、熟地黄、山药、人参、远志、炙甘草、阳起石、附子、钟乳石、糯米、蜂蜜、温酒。

（5）肾虚腰痛

病机：肾气虚弱，风冷乘之或血气相搏；因劳役过度，伤于肾经；或处卑湿；或坠堕伤损，或风寒客搏，或气滞不散；或因卧冷湿地当风所得；或肾经不足，风冷乘之；因役用过多，劳伤于肾。

证见：腰痛如折，起坐艰难，俯仰不利，转侧不能，引背脊俯仰不利，转侧亦难；或因劳役过度，伤于肾经，或处卑湿，地气伤腰，或坠堕伤损，或风寒客搏，或气滞不散，皆令腰痛，或腰间似有物重坠，起坐艰辛者。

治法：壮筋骨，活血脉，乌髭须，益颜色。

药用：温酒、当归、肉桂、杜仲；或用：小茴香、胡桃、蒜、补骨脂、威灵仙、独活、桑寄生、白芍、熟地黄、牛膝、细辛、茯苓、防风、秦艽、人参、川芎、炙甘草。

（6）肾虚牙痛

病机：肾经虚惫，虚热之气上攻。

证见：牙齿虚痛。

药用：温酒、肉桂、茯苓、补骨脂、盐；或用：蜂蜜、巴戟天、刺蒺藜、小茴香、川乌、防风、山药、肉苁蓉、石斛、泽泻、山茱萸、熟地黄、附子；偶用黄芪、川楝子、赤小豆、地龙、乌药、桃仁、萆薢、白术、牡丹皮、菟丝子、鹿茸、石龙芮、牛膝、续断、杜仲、荜澄茄、沉香、五味子、桑螵蛸、川芎、覆盆子、木瓜。

（7）肾虚囟门迟闭

病机：肾气不成，脑髓不足。

证见：小儿年大，骨应合而不合，头缝开者是也。

药用：白及散（白及、柏仁、防风、细辛，为末，以乳汁调涂在儿颅骨上）。

（8）肾气不和/肾气发动

证见：腹胁膨胀，痞闷噎塞，喘满不快，饮食难化，噫气吞酸；牵引疼痛，脐腹弦急，攻冲不定。

治法：破癥瘕结聚，大消宿冷沉积。

药用：益智仁、陈皮、盐；或用：石莲肉、莪术、三棱、甘草、青皮、厚朴、生姜、大枣、金铃子、胡芦巴、石菖蒲、补骨脂、小茴香、巴戟天、木香、茯苓、温酒。

（9）风湿客于肾经

证见：血脉凝滞，腰腿重疼，不能转侧，皮肤不仁，遍身麻木；上攻，头面虚肿，耳内常鸣；下注，脚膝重痛少力，行履艰难。

方药：活血应痛丸（狗脊、苍术、香附、陈皮、没药、威灵仙、川乌、温酒）。

2. 肝肾兼证

（1）肝肾不足

证见：眼常昏暗，多见黑花；或生障翳，视物不明，迎风有泪，瞻视不明，茫茫漠漠，常见黑花，多有冷泪。

治法：补肝肾，增目力。

药用：蜂蜜、温酒、车前子、熟地黄、菟丝子、枸杞子、巴戟天、菊花、肉苁蓉、盐。

（2）肝肾风虚

证见：四肢挛急，遍身攻注；或闪肭打扑，内伤筋骨；筋脉拘挛，骨节疼痛，头面浮肿，手臂少力，腰背强痛，脚膝缓弱，屈伸不利，行履艰难。

药用：川乌、威灵仙；或用：荆芥、白附子、牛膝、肉苁蓉、骨碎补、砂仁、地龙、没药、自然铜、半夏、川楝子、牵牛子、乌药、小茴香、陈皮、草薢、防风、乳香、五灵脂、温酒、盐。

（3）肝肾风毒

证见：眼赤痒痛，不时羞明多泪，脚膝生疮，及遍身风癣。

药用：四生散（黄柏、羌活、刺蒺藜、白附子、薄荷、腰子、酒、盐）。

（4）肝肾虚热

证见：筋骨痿弱，不自胜持，起居须人，足不任地，惊恐战掉，潮热时作，饮食无味，不生气力，诸虚不足。

治法：补肝益肾，驱风明目。

药用：熟地黄、牛膝、蜂蜜、温酒；或用：肉苁蓉、天麻、鹿茸、菟丝子、杜仲、木瓜、生地黄、石斛、枳壳、防风、杏仁、盐。

3. 心肾兼证

（1）心肾不足

病机：心气不足，思虑太过，肾经虚损，真阳不固。

证见：体热盗汗，健忘遗精；思虑太过，精神恍惚，健忘多惊，睡卧不宁，气血耗败，遗沥泄精，小便白浊，虚汗盗汗，耳或聋鸣；惊悸健忘，梦寐不安，面少色，足胫酸疼；精滑梦遗，膀胱疝坠，小肠淋沥，夜多盗汗，久泻久痢，呕吐不食，八风五痹，一切沉寒痼冷；旋有遗沥，小便白浊如膏，梦寐频泄，甚则身体拘倦，骨节酸疼，饮食不进，面色黧黑，容枯肌瘦，唇口干燥，虚烦盗汗，举动乏力；溺有余沥，小便白浊，梦寐频泄。

治法：镇益心神，补虚养血，益丹田，秘精气；补益心肾，聪明耳目，定志安神，滋养气血；补心肾虚。

药用：茯苓、远志、朱砂、蜂蜜、人参、熟地黄、山药、茯神、肉桂、温酒；或用：龙齿、天冬、麦冬、当归、紫石英、盐；偶用：牡蛎、干姜、肉苁蓉、车前子、地骨皮、五味子、酸枣仁、柏子仁、阿胶、黄芪、龙骨、五倍子、菟丝子、石莲子、禹余粮、赤石脂、代赭石、乳香、五灵脂、没药、灯心草、大枣、糯米。

（2）上盛下虚

病机：真元虚损，精髓耗伤，筋骨衰败，或兼血气久冷，膀胱邪热，五劳七伤。

证见：男子绝阳，庶事不兴；女子绝阴，不能妊娠；腰膝重痛，面色黧黑，心劳志昏，瘩寐恍惚，烦愤多倦,余沥梦遗,肌肉羸瘦,上热下冷;面黑耳焦,头目眩晕,心腹刺痛,翻胃吐逆,虚劳盗汗,水气喘满,全不入食;崩中漏下,癥瘕块癖。

治法:降心火,交肾水,益精气;济心火,强肾水;大补诸虚,济心肾交养;散腰肾阴湿。

药用:硫黄、黑锡、水银;或用:朱砂、五味子、蛇床子、百部根、菟丝子、茯苓、肉苁蓉、枸杞子、柏子仁、杜仲、防风、巴戟天、山药、远志、芒硝、玄精石、五灵脂、陈皮、青皮、丁香、干姜、生姜、醋、蜂蜜、温酒、盐。

4. 脾肾兼证

(1) 脾肾俱虚

病机:精血气少,遂成虚劳。

证见:百骸枯瘁,四肢倦怠,寒热往来,咳嗽咽干,行动喘乏,面色萎黄,略有所触,易成他疾。

治法:调中养气、益血育神、和胃进食、补虚损。

药用:双和汤(白芍、当归、黄芪、炙甘草、川芎、熟地黄、肉桂、生姜、大枣)。

(2) 脾肾虚寒

病机:肾经虚寒,元气损弱。

证见:神衰力怯,目暗耳聋。

治法:补实下经,温养脾胃,壮气搜风,驻颜活血,增筋力、乌髭须。

药用:三仙丹(川乌、小茴香、苍术、温酒、盐)。

(3) 脾肾气弱

证见:五心烦闷。

治法:养气育神,醒脾止渴,顺正辟邪,温暖脾肾。

药用:十全大补汤(人参、肉桂、川芎、生地黄、茯苓、白术、炙甘草、黄芪、当归、白芍、生姜、大枣)。

(4) 脾肾久虚目疾

证见:饮食失亏;见黑花,或有冷泪者。

药用:常用蜂蜜、炙甘草、熟地黄、菟丝子、白术、肉苁蓉、温酒;或用盐、生姜、大枣、青葙子、防风、羌活、刺蒺藜、密蒙花、木贼、车前子、枸杞子、巴戟天、甘菊花、当归、白芍、人参、麦冬、川芎、肉桂、附子、半夏、黄芪、茯苓。

(5) 脾肾风虚,毒气流注

证见:腿膝酸疼,艰于步履,小便遗沥,大便后重。

治法:调中益精凉血,坚强筋骨,益智轻身耐老。

药用:思仙续断丸(木瓜、续断、萆薢、牛膝、薏苡仁、川乌、防风、杜仲、盐、温酒、醋)。

5. 肾与膀胱兼证

(1) 肾虚五淋

病机:肾气不足,膀胱有热

证见:水道不通,淋沥不宣,出少起数,脐腹急痛,蓄作有时,劳倦即发,或尿如豆汁,或便出砂石,或冷淋如膏,或热淋便血。

药用:当归、炙甘草、木通、滑石;或用:白芍、白术、葵子、瞿麦、石韦、王不留行、小麦、栀子、赤芍、茯苓、淡竹叶、茵陈。

(2) 肾虚腹痛

病机:膀胱、肾间冷气攻冲。

证见:腰背拘急,背脊俯仰不利,脐腹绞痛,手足逆冷,小便滑数。

治法:调中补五脏,益精壮阳道,暖腰膝,去邪气。

药用：乌药、沉香、甘草、生姜；或用：人参、白芷、甘松、姜黄、檀香、干姜、肉桂、豆蔻、香附、小茴香、蜂蜜、热酒。

（3）肾虚疝气

病机：肾与膀胱经虚，为邪气所搏，结成寒疝，伏留不去。

证见：脐腹疗刺，小肠气痛，奔豚痃癖，疼不可忍，阴核偏大，肤囊痛肿，结硬牵急，重大滋长，瘙痒疼痛，时出黄水，疮疡腰腿沉重，足胫肿满，行步艰难。

治法：补虚消疝，温养肾经。

药用：茱萸内消丸（吴茱萸、陈皮、川楝子、肉桂、木香、马兰花、青皮、山药、小茴香、山茱萸、木香、温酒、盐）。

（4）肾与膀胱虚冷

病机：肾经久积阴寒，膀胱虚冷，下元衰惫。

证见：耳重唇焦，腰腿肿疼，脐腹撮痛，两胁刺胀，小腹坚疼，下部湿痒，夜梦遗精，恍惚多惊，皮肤干燥，面无光泽，口淡无味，不思饮食，大便溏泄，小便滑数，精神不爽，事多健忘。

治法：补元阳，益肾气。

药用：安肾丸（肉桂、川乌、桃仁、刺蒺藜、巴戟天、山药、茯苓、肉苁蓉、石斛、萆薢、白术、补骨脂、蜂蜜、温酒、盐）。

（5）肾虚膀胱风热

病机：心肾凝滞，膀胱有热，风热相搏，淋沥不宣。

证见：小便不通，水道蹇涩，出少起数，脐腹急痛，攻注阴间。

药用：导赤丸（赤芍、茯苓、滑石、生地黄、木通、大黄、栀子）。

（三）与肾脏关系密切的症状证治

（1）外肾：外肾肿痛，瘙痒；外肾肿硬，日渐滋长，阴间湿痒，抓成疮。常用：干姜；或用：延胡索、苍术、甘草、茯苓、莪术、三棱、青皮、砂仁、槟榔、肉桂、川楝子、补骨脂、小茴香、胡芦巴、附子、吴茱萸、泽泻、葱白、童子小便、醋、酒、盐、热酒。

（2）腰冷：男子腰肾久冷。治法：固真气，暖丹田，坚筋骨，壮阳道，除久寒痼冷，补劳伤虚损。方药：金液丹（硫黄）。

三、讨论

（1）作为便携的方书，该书鲜有涉及肾的基础理论阐述。

（2）该书"肾"的字频数为105处。有关肾的处方主要集中于卷5治诸虚（附骨蒸）、卷1治诸风（附脚气）；此外卷3治一切气（附脾胃、积聚）、卷6治积热，卷7治眼疾、治咽喉喵，卷8治杂病、治疮肿伤折，卷10治小儿诸疾（附诸汤、诸香）均有涉猎。病证涉及中风、肾劳、肾疳等，肾与其他脏腑的联系以心、肝、脾、膀胱为主。

（3）该书有关肾脏病证的记载，较之《太平圣惠方》大幅缩减，基本没有引用《诸病源候论》的内容，更加注重临床实践运用。其论述方式以列方名为先，后注明主治证与适应证，部分分析病因病机。所涉及中医基础理论主要体现于辨证论治的思想。

（4）该书存在方剂名相同，药物组成不同的现象。如卷五平补镇心丹："翰林刘活庵云：平补镇心丹方有二，此方有五味子、茯苓、车前子、肉桂、人参、酸枣仁，非惟可以治心气不足，而白浊消渴尤为切要之药。《局方》无此六味，却有生地黄、苦梗、柏子仁、石菖蒲、当归，只宜治心气不足，肾气伤败，血少气多耳。"

（5）该书卷5上丹篇中亦体现了因时制宜的药用思想，如"春煎干枣汤，夏加五味子四两，四季月加苁蓉六两,秋加枸杞子六两,冬加远志六两"。

（6）该书所论述的方式虽没有标明出处,但其中不乏引用其他著作的描述,具有一定的文献研究价值。如卷一经进地仙丹所引"此方陶隐居编入《道藏经》";卷5十四友丸所引"《经》曰:脏有所伤,情有所倚,不能知其病,则卧不安"。卷5独活寄生汤所引"桑寄生（《古今录验》用续断,即寄生亦名,非正续断）……《肘后方》有附子一枚,无寄生、人参、甘草、当归。近人将治历节风并脚气流注,甚有效"。

（杨雯,方肇勤,颜彦）

第七节 《圣济总录》肾的理论

摘要: 本研究完整摘录了《圣济总录》所有涉肾论述,予以逐一判读;对出现频率较高的类方,统计其药物出现频率。研究表明,《圣济总录》有关肾的论述集中在51~52卷的"肾脏门",学术内容较125年前的《太平圣惠方》有了大幅度增加。该书有关肾脏生理系摘要《内经》有关论述;但辨证论治理论却有了大幅增加。经整理统计,本文按肾脏的基础理论（肾的部位、肾脏生理）、与肾脏关系密切的疾病证治（肾劳、中风、肾痹与骨痹、消渴、脚气、肾胀、肾着、解㑊、瘖俳、精极、水肿、肾疟、肾心痛、肾咳、贲豚、寄生虫、下注疮、风）、与肾脏关系密切的证候证治（肾虚、肾实、肾寒与肾冷、肾脏虚损阳气痿弱、肾脏虚损骨痿羸瘦、下焦虚寒、骨虚实、髓虚实）、与肾脏关系密切的症状证治（腰脚不利、小便失常、失精、遗泄、厥逆头痛、肾虚多唾）、五官病证涉及肾的证治（目病、耳病、肾虚齿风痛）、治法、其他涉及肾脏证治的内容予以介绍;发现该书在病证定义、病机阐释、治法论述、处方用药等方面丰富了肾脏辨证论治的理论。

传统中医基础理论发展多奠基于辨证论治与临床经验总结,藏象学说是辨证论治的理论基础。研究中医基础理论应始于古典中医理论,《圣济总录》属其一。

本文拟从肾及其辨证论治论述入手,对该书进行整理研究,以期探索藏象理论的发展过程及中医理论体系的形成与演进。

一、方法

参见第二章"第七节《圣济总录》心的理论"（详略）,本文关注肾。

二、结果

（一）肾脏的基础理论

该书有关肾的基础理论,多引自《内经》等医籍。

1. 肾的部位 肾的位置:"今肾居下焦,膀胱为表。"沿袭《内经》王冰注。

2. 肾脏生理

（1）摘录《内经》者:集中在该书卷51肾藏门的"肾藏统论"中,特点是汇总摘要《内经》有关肾脏的理论:"论曰:肾足少阴经,膀胱足太阳经,相为表里。其王冬,其象水,其脉沉,其养骨髓,其神精与志,其候耳,其声呻,其臭腐,其味咸,其液唾,其色黑,其气闭藏;是故早卧晚起,必待日光。去寒就温,无扰乎阳,为养藏之道。逆冬气,则少阴不藏,肾气独沉。其证少腹胀满。小便黄赤,末有余沥,数而痛者,此肾实也。若关格塞,腰背强直,饮食减少,气力疲乏者,此肾虚也,虚则补之。实则泻之,以平为期,此治之大略也。"

其他篇章沿袭《内经》,涉及肾脏生理的内容包括"肾者,牝藏也""肾主骨""肾藏骨髓之气""肾主身之骨髓""腰者,肾之府也""肾恶燥""肾者水藏""肾主水,受五脏六腑之精而藏之""开窍于二阴"等。

(2) 摘录《难经》《诸病源候论》《太平圣惠方》者:"耳者,肾之候。"(引自《难经》)

"肾主腰脚""足少阴肾之经,宗脉所聚,其气通于耳。""肾开窍于耳,足少阴之经,宗脉所会也。""肾虚不能约制水液"(引自《诸病源候论》)。

此外,"瞳仁属肾"(引自《太平圣惠方》)。

(3) 该书基于以往著作而有所发挥者

1) 肾与骨相关论述:"夫骨者,肾之余;髓者,精之所充也。""肾生骨髓,骨髓者,肾气之余。""肾主骨髓,脑为髓海。发者,脑之华,髓之所养也。""肾生骨髓,齿者、骨之余,而髓之所养也。""肾主身之骨髓,脑为髓海,肾气和平,则骨髓充足,骨髓充足,则颅囟圆成。"可见肾与骨髓、齿、脑、发联系密切,并有助于小儿颅囟的生长发育。

2) 肾与精相关论述:"夫肾为作强之官,精为一身之本,所以运动形体者也。"其将"肾为作强之官,精为一身之本"与"运动形体"相联系,表明肾的功能与形体的运动具有一定的相关性。

"《内经》曰:肾者主蛰,封藏之本,精之处也。盖肾受五脏六腑之精而藏之,气盛则输泻有常。"表明肾具有输泻五脏六腑之精的功能。

"是人者素肾气胜,以水为事,太阳气衰,肾脂枯不长,一水不能胜两火……迨夫天癸亏而凝涩,则肾脂不长;肾脂不长,则髓涸而气不行,骨乃痹而其证内寒也。"从中可知,在沿袭《内经》的基础上进一步说明"肾脂"的生长依赖于天癸的充盈。

3) 肾与水相关论述:"肾者,胃之关也,关闭不利,是以水气流溢于皮肤为胕肿也。"从病理反映推断《内经》"肾者,胃之关"的功能应与水液代谢相关。

"《内经》言肾者,牝藏也。肾主水,故人勇而劳甚,则肾汗出。肾汗既出,复感于风,内不得入于脏腑,外不得越于皮肤,客于玄府,行于皮里,传为胕肿,本之于肾,名曰风水。"将"人勇劳甚而汗出"的观察现象,归属为肾汗,与"肾主水"紧密相连,然具体方证中未见直接论述与肾相关的病机描述。

4) 肾与其他组织官窍的相关论述:"肾气通于耳,心寄窍于耳,气窍相通,若窗牖然,音声之来,虽远必闻。"阐述了《内经》关于心"开窍于耳"与肾"开窍于耳"的区别。

"天一生水,在藏为肾。天三生木,在藏为肝。肾藏精,肝藏血。人之精血充和,则肾肝气实,上荣耳目,故耳目聪明,视听不衰。"说明了肝肾精血的作用调和则可维持耳目功能的正常。

5) 肾与呼吸相关论述:"呼出心与肺,吸入肾与肝,呼吸应息,则人气平调。"在沿袭《难经》的基础上,将"脾受谷气也,其脉在中"省略未摘入,可能提示了该著作者对原著的理解。

(二) 与肾脏关系密切的疾病证治

1. 肾劳

(1) 肾劳(卷 86 虚劳门,19 方)。

病机:肾劳,肾劳虚损、精气不足,肾劳气虚、虚寒,肾气不足,肾气虚乏、衰竭,肾劳阳气虚乏,或痰饮气攻。

证见:腰脊胯疼痛,脐腹冷痛,骨节烦疼,腰脚、肢节酸疼,少腹、腹中急痛,膝胫痛,心腹刺痛、胀满,耳聋、耳鸣,心忪乏力,脚膝无力、腰脚痿弱,嘘吸少气,好睡善欠,面黑、萎黄,小便频数、滑数,尿有余沥,色白浊,夜多梦泄、小便,四肢、筋骨羸弱,阴痿失精,或不起,阴囊肿痒,或冷湿,或湿生疮,饥不欲食,饮食减少,瘦弱不能食,悲恚,烦闷,梦寐惊悸,少见发热,盗汗,口内生疮,目黄睛痛,咳嗽唾涎。偶与消渴症并见。

治法:补益,补虚。

药用:温酒、蜂蜜、肉苁蓉、远志、菟丝子、黄芪、肉桂、茯苓、牛膝、附子、干姜、白术、熟地黄、五味子、巴戟天;或用:杜仲、枳壳、蛇床子、山芋、牡蛎、木香、柴胡、当归、磁石、石斛、萆薢、桃仁、川芎、秦艽、泽泻、槟榔、刺蒺藜、续断、赤石脂、蘹香子、沉香、獭肝、白芍、陈皮、花椒、山茱萸、人参、芫菁、鳖甲、厚朴、盐、生姜;偶用:羊肾、羌活、桔梗、独活、海桐皮、桑寄生、葳蕤子、白石英、荜澄茄、阳起石、车前子、龙骨、地骨皮、五加皮、卷柏、胡芦巴、麦冬、防风、乌喙、地骨皮、玉竹、棘刺、防葵、石龙芮、牡蒙、柏子仁、海藻、天雄、硫黄、丁香、郁李仁、甘草、牡丹皮、猪肝、胡黄连、黄连、补骨脂、酸枣仁、桑螵蛸、大枣、鹿茸、猪肾。

(2)肾劳(卷188食治门,2方)

病机:肾劳风虚,或肾劳虚损、精气竭绝。

证见:面气黄黑,鬓发干焦。

药用:羊肾;或用:肉苁蓉、羚羊角、磁石、薏苡仁、葱白、生姜。

2. 中风

(1)中风(卷5诸风门)。论曰:"风邪中人……以冬壬癸得之,为肾风。"

(2)肾中风(卷5诸风门,9方)

病机:肾脏中风。

证见:踞而腰痛、脚肿疼重,腰脚不遂、骨节酸疼、行履艰难、两胁牵痛、腰膝骨髓疼痛、转动不得,腰胯重疼、脚膝无力,腰脊疼强、不得俯仰,腰脊痛、不能正立,骨髓酸疼、不能久立、渐觉消瘦;筋脉拘急,两膝不得屈伸、手不为用、起居增剧,腰脚瘰痹不仁;志意不乐;面黑、枯黑、浮肿;耳鸣;言语謇涩。或见胸中气满,两胁膨胀;恶风寒,恶风多汗;通身流肿生疮。

治法:利关节,坚筋骨,补虚劳,益气力。

药用:防风、附子、牛膝、萆薢、肉桂、石斛、羌活、温酒、蜂蜜、赤芍、杜仲、酸枣仁、丹参、槟榔、茯苓、人参、山茱萸、干姜;或用:五加皮、薏苡仁、郁李仁、熟地黄、当归、肉苁蓉、五味子、麻黄、川芎、花椒、川乌、天雄、枸杞子、细辛、盐;偶用:海桐皮、虎骨、枳壳、恶食、续断、白花蛇、全蝎、防己、木通、牛黄、天麻、茵芋、羊踯躅、黄芪、山芋、天冬、生姜、吴茱萸、菟丝子、独活、木香、葱、热酒、大枣。

(3)中风半身不遂(卷9诸风门,1方)

病机:肾干(该属证候名:肾津液亏虚)。

证见:半身不遂,口不能言,冒昧如醉,不知人。

药用:川芎、石膏、肉桂、人参、麻黄、甘草、杏仁、干姜、当归。

3. 肾痹与骨痹

(1)肾痹(卷19诸痹门,7方)

病机:风寒湿三气杂至,合而为痹。以冬遇此者为骨痹。骨痹不已,复感于邪,内舍于肾,是为肾痹。

证见:肾痹(善胀,代踵代头:其下挛急,其上蜷屈)。或见腰痛,骨节酸疼、强痛,身体冷痹不仁、手足牵强、举动艰难,或肌肉瞤动、引腰脊及左右偏急,脚膝偏枯、皮肤瘰痹、举体乏力,脚膝麻痹、腰背强直、肌体羸瘦,脚膝缓弱、腰脊不可转侧、日加疼痹,腰脚缓弱、顽痹不仁、四肢拘急、体重无力,志气不乐,语声謇涩,言语不利,语音混浊,头目昏,耳鸣,面无颜色,或面色萎黑、苍黑,不能饮食。

治法:补损益气。

药用:牛膝、肉桂、附子、防风、独活、温酒、天雄、杜仲、当归、甘草、茯苓、黄芪、麻黄、萆薢、丹参、蜂蜜;或用:山芋、肉苁蓉、石斛、人参、山茱萸、泽泻、茯神、五味子、细辛、白术、茵芋、麝香、石龙芮、全蝎、野菊花、川芎、海桐皮、羌活、五加皮、生姜;偶用:远志、巴戟天、菟丝子、覆盆子、续断、生地黄、鹿茸、白附子、牡丹皮、蛇床子、楮实子、紫菀、白芍、天花粉、熟地黄、半夏、石南、羊踯躅、狗脊、桑螵蛸、石菖蒲、天麻、木香、天麻、白花蛇、安息香、雄黄、补骨脂、淫羊藿、枳壳、侧子、防己、羚羊角、秦艽、干姜、麦冬、地骨皮、薏苡仁、大麻子。

(2)骨痹(卷19诸痹门,5方)

病机:风寒湿三气杂至,合而为痹。以冬遇此者为骨痹。

证见：骨痹（挛节）；或见：腰脚脊酸痛，腰脊疼痛，不得俯仰，骨疼腰痛，两脚冷痹、缓弱不遂，四肢羸瘦、脚膝缓弱，四肢沉重，饮食无味，少食无力，面色萎黑，颜色不泽，小便滑数，耳鸣、耳聋，足冷，脐腹虚冷，头昏，语音混浊，志意昏愦。

治法：补肾。

药用：肉桂、附子、石斛、牛膝、肉苁蓉、鹿茸、杜仲、茯苓、熟地黄、巴戟天、川芎、山茱萸、覆盆子、五味子、磁石、黄芪、萆薢、石菖蒲、当归、温酒、蜂蜜；或用：菟丝子、防风、补骨脂、泽泻、独活、丹参、天麻；偶用：续断、石龙芮、桑螵蛸、荜澄茄、沉香、藒香子、薏苡仁、山芋、石南、远志、龙骨、细辛、白术、野菊花、枳壳、甘草、全蝎、天雄、人参、干姜、羊肾、生姜。

4. 消渴

（1）消渴口舌干燥（卷58消渴门，1方）

病机：肾藏虚损。

证见：腰脚无力，口舌干燥。

药用：磁石、黄芪、地骨皮、生地黄、五味子、肉桂、枳壳、槟榔。

（2）消渴小便白浊（卷58消渴门，1方）

病机：肾冷。

证见：小便浓浊如面汁。

药用：金牙石、厚朴、石菖蒲、贝母、乌梅、葶苈子、肉桂、高良姜、菟丝子、大枣。

（3）消肾（卷59消渴门，12方）

病机：石势孤立，肾水燥涸，渴引水浆，下输膀胱。

证见：渴，皮燥毛焦，口干眼涩，饮水无度；饮食虽多、肌肉消瘦；小便频数或不禁，其色或赤似血色，或白浊如凝脂；脚胫瘦细，羸瘦少力，自腰以下、瘦弱无力，阴萎；手足烦疼。

药用：人参、黄芪、杜仲、熟地黄、甘草、麦冬、蜂蜜、干姜、山茱萸、黄连、肉苁蓉、五味子、磁石；或用：肉桂、知母、附子、远志、天花粉、茯苓、菟丝子、桑螵蛸、鸡膍胵、泽泻、白羊肾、朱砂、大枣；偶用：刺蒺藜、续断、龙骨、阿胶、大麻仁、石膏、牛膝、韭子、鹿茸、金箔、银箔、生地黄、葛根、巴戟天、天冬、铁粉、瓜蒌、赤石脂、芦荟、龙齿、胡粉、铅丹、牡蛎、青黛、牛胆汁、粟米、楮叶、茅根、小麦。

（4）久渴（卷59消渴门，1方）

病机：肾虚燥。

证见：久消渴不止。

药用：泽泻、肉苁蓉、五味子、禹余粮、巴戟天、当归、地骨皮、磁石、人参、赤石脂、韭子、龙骨、甘草、牡丹皮、生地黄、蜂蜜、牛乳汁。

5. 脚气

（1）风毒脚气（卷81脚气门，1方）

病机：肾虚冷，肾风或头风。

证见：脚气。

药用：大黄、前胡、半夏、肉苁蓉、白芍、茯苓、细辛、葶苈子、当归、蜂蜜。

（2）脚气痹弱（卷81脚气门，1方）

病机：肾气不足。

证见：风痹脚弱，手足拘挛痹弱，小腹紧急，不能食。

药用：石斛、附子、独活、天冬、肉桂、秦艽、川乌、人参、天雄、干姜、防风、细辛、杜仲、莽草、当归、温酒。

（3）脚气肿满（卷82脚气门，2方）

病机：脾肾俱虚，或肾热。

证见：脚气，皮肤肿满，四肢肿满拘急。

药用：桑白皮、黑豆、大腹皮、木通、陈皮、紫苏、茱萸根、生姜、温酒。

（4）干湿脚气（卷 83 脚气门，1 方）

病机：肾脏风下注。

证见：满脚生疮痒痛，脓水出。

药用：海桐皮、草乌、地龙、刺蒺藜，冷酒。

（5）食治脚气（卷 188 食治门，1 方）

病机：肾虚。

证见：脚弱。

药用：猪肾、粟米、葱白、生姜、豉汁。

6. 肾胀（卷 51 肾脏门，5 方）

病机：肾虚胀、寒气不宣利，或肾胀虚寒，或肾虚冷气攻腰腹痛。

证见：背、腰、腹、脐、脊、髀痛。

治法：温肾经，消胀满。

药用：肉桂、温酒、熟地黄、蜂蜜、盐；或用：附子、杜仲、干姜、续断、补骨脂、泽泻；偶用：牛膝、草薢、天雄、花椒、细辛、蘹香子、桃仁、甘草、石斛、鹿茸、黄芪、白芍、桑寄生、山茱萸、山芋、茯苓、牡丹皮、生姜。

7. 肾着（卷 51 肾脏门，8 方）

病机：肾经虚弱，外受风冷，内有水湿，风水相搏，内着于肾。

证见：腹重痛、如物所堕，腰背疼重，腰中冷痛，身体重，腹急痛；腰冷痹、疼痹，腰冷如冰；少腹拘急；脚膝疼不可行/无力、脚气；小便不利；耳聋脚冷。

药用：肉桂、干姜、牛膝、茯苓、杜仲、续断、甘草、防风、温酒；或用：熟地黄、羌活、天雄、川芎、白术、当归、附子、天麻、人参；偶用：丹参、草薢、花椒、秦艽、川乌、细辛、五加皮、石斛、天花粉、地骨皮、桔梗、桑寄生、牡丹皮、鹿茸、泽泻、威灵仙、麻黄、木香、槟榔、羊肾、磁石、桑白皮、玄参、阿胶、肉苁蓉、干漆、龙骨、天冬、生姜、大枣、大麦、蜂蜜。

8. 解㑊（卷 51 肾脏门，3 方）

病机：肾气有余，足少阴脉太过。

证见：脊脉痛；气乏、少气不欲言；腰背强直，足下热疼；小便癃闭；心烦嗌干。

药用：泽泻、茯苓、槟榔、枳壳；或用：生地黄、麦冬、柴胡、黄芩、牛膝、牡丹皮、木通、槟榔、玄参、石菖蒲、羚羊角、赤芍、五加皮、甘草、猪苓。

9. 瘖俳（卷 51 肾脏门，5 方）

病机：肾气虚厥，或肾气内夺。

证见：语声不出、舌瘖，足废不用。

治法：益肾气。

药用：附子、肉桂、茯苓、远志、石菖蒲、蜂蜜、温酒、熟地黄、巴戟天、山茱萸、肉苁蓉、石斛、麦冬、盐；或用：五味子、山芋、泽泻、牡丹皮、补骨脂、钟乳石、菟丝子、赤小豆、蘹香子、羌活、川楝子、川乌、马蔺子、胡芦巴、花椒、地龙、乌药、苍术、青盐、木通、生姜、大枣。

10. 精极（卷 92 虚劳门，1 方）

病机：肾气内伤。

证见：少气吸吸，齿焦毛发落，悲伤喜忘，目视不明，耳聋行步不正，身体重；或见：梦泄盗汗，小便余沥，阴痿湿痒，少腹强急。

药用：黄芪、人参、赤芍、肉桂、地骨皮、五味子、茯苓、防风、陈皮、甘草、磁石、牡蛎、大枣、生姜。

11．水肿

（1）伤寒后身体虚肿（卷32伤寒门,2方）

病机：脾肾不足、水道不利，或脾肾气虚。

证见：腰脚、四肢面目浮肿，小便涩喘急。

药用：木通、桑白皮、防己；或用：泽泻、茯苓、石韦、大腹皮、槟榔、陈皮、吴茱萸、郁李仁。

（2）虚劳浮肿（卷91虚劳门,2方）

病机：脾肾不足，或脾肾气弱、水液妄行。

证见：身面、四肢浮肿，卧即胀满，喘急痰嗽，胸膈痞闷，二便不利。

药用：陈皮、茯苓、郁李仁；或用：防己、杏仁、葶苈子、紫苏、桑白皮、猪苓、滑石、木通、槟榔、泽泻、蜂蜜、温酒。

12．肾疟

（1）足太阴肾疟（卷36疟病门,6方）

病机：肾热疟疾。

证见：呕吐；多寒热，热多寒少；令人洒洒然，腰脊痛，大便难，目眴，手足寒。

药用：常山、蜂蜜、乌梅、豆豉、桃仁、肉苁蓉、肉桂、甘草、人参、半夏、温酒；或用：虎骨、附子、知母、麝香、升麻、天雄、铅丹、灯心草、陈皮、茶末、阿魏、干姜、绿矾、醋。

（2）伤寒后变成疟（卷33伤寒门,1方）

病机：伤寒后肾疟。

证见：令人凄凄，腰脊痛而宛转，大便难，手足寒。

药用：常山、柴胡、麦冬、乌梅、半夏、槟榔、枳壳、淡竹叶、豉、生姜、大枣。

13．肾心痛（卷55心痛门,7方）

病机：肾寒气逆，上乘心痛。

证见：心痛引脊背，如物从背触心，牵脊伛偻。

药用：肉桂、人参、附子、蜂蜜、温酒、干姜、花椒、桔梗、巴戟天、青皮、槟榔、硇砂；或用：川乌、赤石脂、桃花、苦参、白芍、细辛、蘹香子、肉苁蓉、高良姜、厚朴、当归、山茱萸、吴茱萸、荜澄茄、沉香、木香、肉豆蔻、丁香、羊肾、盐。

14．肾咳（卷65咳嗽门,1方）

证见：咳而腰背相引痛，甚则咳涎。

药用：补骨脂、牵牛子、杏仁、郁李仁、茶清。

15．贲豚（卷71积聚门,9方）

病机：肾脏久积，或肾虚积气，或肾积气，或肾脏积冷。

证见：积气发于少腹，上至心下，若豚状，或上或下无时者；小腹急痛、胀，少腹疼痛，发即不识人，上冲心胸闷乱，昏乱，筑人心腹，膨满疞痛，唇口青黑，面黑胸闷欲绝，呕吐。

药用：木香、肉桂、肉豆蔻、青皮、蘹香子、沉香、附子、槟榔、生姜；或用：吴茱萸、桃仁、干姜、人参、石斛、五味子、巴戟天、温酒；偶用：黑豆、硫黄、铜青、野狼毒、当归、阿魏、硇砂、自然铜、黄芪、甘草、乌药、牛膝、陈皮、高良姜、白芷、莪术、杉木节、枳壳、木瓜、安息香、陈曲、茯苓、白术、川芎、铅、石亭脂、丁香、麝香、童子小便、糯米、蘹香子、蜂蜜、盐、暖酒、大枣、猪胆。

16．寄生虫

（1）蛲虫（卷99九虫门,1方）

病机：肾热。

证见：四肢肿急，腹中有蛲虫。

药用：贯众、干漆、吴茱萸、芜荑、胡粉、槐白皮、杏仁。

（2）五脏虫（卷99九虫门，1方）

病机：肾劳热。

证见：四肢肿急，有蛲虫如菜中虫。

药用：贯众、干漆、吴茱萸、芜荑、槐白皮、杏仁、胡粉。

17. 下注疮

下注疮（卷133疮肿门，2方）

病机：肾脏风虚，风毒下注。

证见：腰脚生疮，行步艰难，筋脉拘挛，不得屈伸，腰腿冷痛。

药用：黄芪、茴香子、川乌、川楝子、防风、刺蒺藜、赤小豆、地龙、乌药、驴蹄、密陀僧、轻粉、麝香。

18. 风劳（卷87虚劳门，1方）

病机：肾虚。

证见：湿痹痿厥，筋脉拘挛，关节疼痛，难以屈伸，不能行履，精衰目暝，腹中不调，乍寒乍热，大小便或涩。

药用：菴䕡子、酸枣仁、薏苡仁、菊花、花椒、车前子、蔓荆子、薢䕡子、冬瓜子、阿胶、大豆。

（三）与肾肾脏关系密切的证候证治

1. 肾虚（卷51肾脏门，28方）

病机：肾经虚急，肾阳亏乏，肾虚寒/厥寒/虚冷，肾脏久虚，肾虚精乏。

证见：脐腹痛、冷痛，肢节痛，腰脊痛，腰背强直，小腹拘急，体重，耳鸣、耳聋、耳枯，目视眦眦，形瘦干枯，四肢无力嗜卧，面黑，烦热多汗，遗精，多唾，不思饮食，腰胯膀胱间、忽冷如人吹，手足膝盖冷如水，小便数、无度、黄赤，阴痿，阴囊痒湿，茎中痛，言语混浊，忪悸恍惚；偶见：胸胁时痛，恶风寒，关格塞，呕逆，皮肤瘙痒。

治法：补益元脏。

药用：肉桂、附子、肉苁蓉、黄芪、五味子、茯苓、生姜、蜂蜜、磁石、温酒、当归、甘草、牛膝、防风、续断、巴戟天、人参、干姜、木香、花椒、熟地黄、白术、山芋、天雄、菟丝子、桑螵蛸、沉香、石斛、羊肾、鹿茸、羌活、泽泻、川芎、刺蒺藜、盐、补骨脂、桃仁、远志、槟榔、蛇床子、龙骨、牡蛎、山茱萸、草薢、杜仲、白芍、麦冬、茴香子、细辛、胡芦巴；或用：楮实子、杏仁、黄芩、天冬、独活、紫石英、覆盆子、猪肾、赤石脂、大枣；偶用：柴胡、厚朴、枳壳、肉豆蔻、红豆、没药、漏芦、荜茇、全蝎、阿魏、硇砂、麻黄根、紫菀、阳起石、钟乳石、石龙芮、吴茱萸、硫黄、羊脊骨、玄参、羊胫骨、陈皮、枳实、青皮、腽肭脐、川乌、生地黄、车前子、秦艽、丹参、侧子、地骨皮、五加皮、薏苡仁、大麻仁、牡丹皮、石膏、白矾、白石英、狗脊、川楝子、莪术、大腹皮、韭子、石菖蒲、桑寄生、羊骨、薤白、荆芥、葱白。

2. 肾实（卷51肾脏门，10方）

病机：肾脏实热，或传入膀胱，肾气盛实。

证见：心胸烦满闷，腹胁胀急，四肢满急，腰背强直，腰脚不能屈伸，沉重不利，足下热痛，耳聋，面色焦黑，小便黄赤，结涩不通，多梦，多怒善忘，时见头目、胸膈、咽嗌痰实不利。

药用：茯苓、黄芩、甘草、生地黄、羚羊角、槟榔、泽泻；或用：大黄、磁石、木通、牛膝、枳壳、石菖蒲、玄参、升麻、杏仁、芒硝、细辛、茯神、淡竹叶、温酒；偶用：麦冬、丹参、五加皮、葵根、车前子、井泉石、白芍、柴胡、大青、榆白皮、滑石、瞿麦、石韦、冬葵子、车前草、当归、羌活、荆芥、木香、牵牛子、半夏、淫羊藿、威灵仙、天麻、蔓荆子、白芷、栀子、益智仁、川乌、麝香、生姜汁、蜂蜜。

3. 肾寒/肾冷（卷51肾脏门，43方） 包括卷51肾脏门，肾寒7个处方、肾藏风冷气方10个处方；卷52肾脏门，肾脏积冷气攻心腹疼痛12个处方、肾藏虚冷气攻腹胁疼痛胀满14个处方。

病机：肾虚中寒，肾虚生寒，肾藏虚积冷，肾藏风虚，脾肾虚冷。

证见：心腹疼痛，脐腹胁胀满疼痛、冷疼，腰脚膝酸痛、重痛，膀胱冷气痛，腰胁背筋脉拘急，腰膝冷痹，四肢逆冷，四肢沉、腰膝沉重，四肢少力，行步无力，手足冷，身热足冷，烦倦，腿细脚弱，渐渐羸瘦，面色黧黑，耳鸣、眼花、目暗，不思饮食，小便频数，夜梦泄精，大便时泄；少见：阴痿面色，冷汗出，心气喘闷，胸中短气，奔冲闷乱，胸中聚痰，或吐冷沫，呕逆。

治法：补下元。

药用：附子、肉桂、木香、蘹香子、牛膝、当归、槟榔、青皮、沉香、干姜、巴戟天、五味子、胡芦巴、桃仁、石斛、山芋、熟地黄、川芎、莪术、补骨脂、吴茱萸、川楝子、白术、肉苁蓉、黄芪、硇砂、厚朴、羌活、肉豆蔻、甘草、细辛、人参、茯苓、续断、花椒、菟丝子、龙骨、萆薢、山茱萸、川乌、枳壳、泽泻、荜澄茄、白芍、诃子、硫黄、羊肾；或用：五加皮、全蝎、覆盆子、牡丹皮、桔梗、磁石、阿魏、天雄、鹿茸、陈皮、牡蛎、丁香、莱菔子；偶用：石菖蒲、青木香、防风、安息香、天麻、楮实子、麦冬、桑螵蛸、狗脊、蛇床子、独活、赤石脂、三棱、菴蔺子、杜仲、木瓜、野菊花、青盐、朱砂、艾叶、猪肾。

4. **肾脏虚损阳气痿弱**（卷52肾脏门，8方）

病机：肾脏虚损，精气衰竭、骨髓枯竭。

证见：阳气痿弱，脐腹疼痛，胀满壅闷，四肢酸疼，少腹、腰背拘急，腰重不举，面色黧黑，或萎黄，或色黯，耳鸣，唇口干燥，目暗，腰膝、肢体无力，脚膝缓弱，气短力乏，精神倦怠，肢体瘦瘁，小便滑数，夜多便溺，不思饮食，志意不爽。

治法：补元脏，益阳气，轻身驻颜，壮气血。

药用：温酒、菟丝子、附子、泽泻、肉苁蓉、茯苓、熟地黄、蜂蜜、鹿茸、杜仲、五味子、肉桂、巴戟天；或用：牛膝、山茱萸、黄芪、人参、山芋、盐、荜澄茄、石斛、续断、覆盆子、白术、牡丹皮、石龙芮；偶用：沉香、蘹香子、桑螵蛸、川芎、木香、干姜、桃仁、槟榔、青皮、鸡舌香、远志、蛇床子、蚕蛾、钟乳石、磁石、地骨皮、牡蛎、赤石脂、羊肾、木瓜、生姜、大枣。

5. **肾脏虚损骨痿羸瘦**（卷52肾脏门，12方）

病机：肾气虚损、肾脏久虚、肾脏伤惫、肾脏积冷，精髓枯竭。

证见：骨痿，腰脚酸痛、腰重，气引膀胱连腰膝痛，腹痛腰疼，脐腹冷痛，腰背相引疼痛，昼夜掣痛，项背疼痛、不得俯仰，羸瘦，饮食不为肌肤，形体瘦瘁弱，饮食无味，耳鸣，甚即成聋，乏力，腰膝、腿胫无力，行坐无力，短气不足，小腹里急，腰膝冷痹，强直不任转侧，小腹里急，心烦，头目昏沉，时忽旋晕，夜多梦泄，小便浓浊。

药用：肉苁蓉、附子、石斛、五味子、黄芪、肉桂、茯苓、菟丝子、熟地黄、人参、巴戟天、鹿茸、牛膝、天雄、泽泻、天冬、白术、刺蒺藜；或用：萆薢、蛇床子、覆盆子、木香、山芋、补骨脂、杜仲、磁石、当归、川芎、桑螵蛸、羊肾、花椒、车前子；偶用：蘹香子、钟乳石、续断、乌蛇、骨碎补、薏苡仁、地龙、硫黄、山茱萸、柏子仁、鹿角胶、白附子、鹿髓、膃肭脐、枳壳、桃仁、牡蛎、干姜、槟榔、陈皮、独活、白芍、龙骨。

6. **下焦虚寒**（卷54三焦门，3方）

病机：下焦虚寒，脾肾不足，或伴有上膈烦热，下元虚冷。

证见：腹胁疼痛，腹内雷鸣，胸膈气滞，羸瘦无力。

治法：逐积冷，暖脾肾。

药用：干姜、蜂蜜、温酒；或用：荜茇、肉桂、木香、蘹香子、补骨脂、诃子、胡桃仁；偶用：人参、茯苓、沉香、附子、肉豆蔻、石斛、山茱萸、巴戟天、荜澄茄、槟榔、川楝子、草豆蔻、吴茱萸、胡芦巴、甘草、朱砂、盐。

7. **骨虚实**（卷53肾脏门，9方）

病机：骨虚，或骨髓虚冷，或骨实，或骨极虚寒。

证见：骨髓疼痛、酸痛、苦疼；腰脊痛，不能久立屈伸；腰背四肢常冷；烦热；上气小腹急痛；倦怠；面肿垢黑;梦寐惊悸;小便白浊。

药用:生地黄、人参、甘草、补骨脂、附子、肉苁蓉、五味子、麦冬、柴胡、温酒;或用:菟丝子、黄芪、木香、豆豉、白芍、赤芍、虎骨、葛根、蜂蜜、地骨皮、胡黄连、秦艽、前胡、熟地黄、干姜、川芎、黄芩、远志、茯苓、肉桂、当归、羊肾。

8. 髓虚实(卷 53 肾脏门,6 方)

病机:髓虚寒,或髓虚骨寒,或髓实,或髓热。

证见:脑痛不安、烦、惊热。

药用:当归、人参、柴胡、枳实、川芎、肉桂、羊髓、生地黄、细辛、黄芩、泽泻、甘草、温酒;或用:羌活、大枣、大麻仁、酥、牛髓、补骨脂、附子、黄芪、升麻、栀子、淡竹叶、地骨皮、胡黄连、芒硝。

(四) 与肾脏关系密切的症状证治

该书卷 44～46 肾脏门阐述了肾脏的常见证候,可以视为辨证肾脏病证的依据;大多虚实夹杂,虚以为主,邪以风、寒、湿、痰、热、食、虫等多见。

1. 腰脚不利

(1) 肾脏风毒流注腰脚(卷 52 肾脏门,32 方)

病机:肾脏风毒气流注腰脚、四肢头面,或肾脏风虚、藏气不足、元气衰惫,或肾经不足、风冷乘之、劳伤于肾,或肝肾气虚、风邪攻注,或肾气发动。

证见:腰脚虚肿疼痛,脚下隐痛、不能蹂地,腰痛如折,或引背膂,俯仰不利,转侧艰难,或背冷腰痛,腰脚热痛、重痛,腰膝疼痛,腰胯注痛,遍身疼痛,骨肉酸痛,四肢疼痛,脐腹冷痛,脚重疼痹,脚膝筋挛、不能屈伸,腰膝、筋脉拘急,行步、起动艰难,腰脊强直,膀胱冷痹,筋骨缓弱、机关不利,脚弱少力、脚膝无力,肢节怠惰,状如劳疾,行步艰难,肢体不遂,耳聋、耳鸣,四肢头面、耳内、腰脚膝、遍体生疮,疮肿烦热痛,头面、皮肤、遍身搔痒,疮生于脚则行步不得。不时心下满闷。少见脚气,头目昏眩,心头迷闷,言语混浊,烦倦,冷汗出,呼吸短气,口苦舌干,形容黑瘦,日渐瘦劣,小便滑数,阴痿缓弱,腹肚坚硬,痰涎涕唾。

药用:温酒、附子、牛膝、刺蒺藜、白附子、防风、地龙、巴戟天、蘹香子、羌活、天麻、盐、肉桂、威灵仙、黄芪、当归、草薢、肉苁蓉、川乌、全蝎、桃仁、槟榔、赤小豆、木瓜、独活、木香、猪肾、川芎、枳壳、磁石、乌药、花椒,或用:白花蛇、沉香、陈皮、五加皮、甘草、酸枣仁、海桐皮、鹿茸、蜂蜜、何首乌、川楝子、硇砂、杜仲、秦艽、熟地黄、五味子、山芋、干姜、木鳖子、狗脊、苦参、僵蚕、莳萝、补骨脂、石斛、羊肾、羚羊角、葱白、生姜;偶用:阿魏、石南叶、薏苡仁、杏仁、牵牛子、大腹皮、白芍、麻黄、人参、荆芥、半夏、鳖甲、茯苓、柴胡、肉豆蔻、桑螵蛸、石菖蒲、山茱萸、续断、甘遂、白牵牛、防己、五灵脂、晚蚕沙、旋覆花、枇杷叶、獖猪肚、硫黄、乳香、丹参、蔓荆子、玄参、菊花、白芷、茯神、枳实、黄连、密陀僧、野狼毒、天雄、藿香、干漆、没药、膃肭脐、安息香、青木香、自然铜、漏芦、骨碎补、荜澄茄、泽泻、丁香、豆淋酒、温浆水。

(2) 风腰脚不遂(卷 8 诸风门,3 方)

病机:肾脏风冷,或冷湿风虚,或肝肾久虚。

证见:腰脚不遂,脚膝浮肿。

治法:调理肾脏虚风,或温肾。

药用:酒、牛膝、生姜;或用:巴戟天、覆盆子、羚羊角、地骨皮、酸枣仁、五灵脂、天麻、川乌、草乌、枫香脂、地龙、乳香、没药、木鳖子、海桐皮、黑豆、全蝎、狼毒、朱砂、薄荷、附子、当归、自然铜、骨碎补、虎骨、冰片、麝香、茯苓、干姜、泽泻、肉桂、葱白汁、白芷、松明、薄荷、鸡冠血。

(3) 风腰脚疼痛(卷 10 诸风门,1 方)

病机:肾气虚弱,卧冷湿地,气邪乘之。

证见:腰脚冷痹疼痛。

药用：续断、杜仲、肉桂、防风、牛膝、细辛、茯苓、人参、当归、白芍、独活、川芎、秦艽、生地黄、甘草。

（4）伤寒后腰脚疼痛（卷33伤寒门，1方）

病机：伤寒后肾脏气虚。

证见：腰疼。

药用：乳香、地龙、当归、肉桂、川乌、全蝎、附子、安息香、蜂蜜、温酒。

（5）腰脚疼痛（卷85腰痛门，4方）

病机：肾气虚弱，或肾伤。

证见：腰脚疼痛，举动艰难。

药用：肉桂、牛膝、附子、温酒、当归、防风、巴戟天、羌活；或用：虎胫骨、羚羊角、松节、威灵仙、石斛、草薢、鹿角胶、干姜、杜仲、菟丝子、山茱萸、五味子、熟地黄、肉苁蓉、黑豆、蜂蜜。

（6）腰脚冷痹（卷85腰痛门，1方）

病机：肾虚冷，或感寒湿。

证见：腰脚冷痹，或为疼痛。

药用：杜仲、干姜、草薢、羌活、天雄、花椒、肉桂、川芎、防风、秦艽、甘草、细辛、五加皮、石斛、续断、地骨皮、桔梗。

（7）腰痛（卷85腰痛门，3方）

病机：肾脏虚冷，或肾虚，或肾冷。

证见：腰痛，脚弱不能行步。

治法：暖肾。

药用：肉桂、泽泻；或用：桑白皮、黄芪、五味子、肉苁蓉、防风、秦艽、巴戟天、山芋、丹参、茯神、牛膝、石斛、磁石、杜仲、人参、附子、花椒、杏仁、当归、牡丹皮、草薢、白术、羊肾、温酒、冷酒。

（8）卒腰痛（卷85腰痛门，2方）

病机：肾虚劳役，或肾虚寒冷、气血滞。

证见：腰卒痛。

治法：通行气脉，调顺经络，平补肾脏。

药用：大黄；或用：川芎、丹参、当归、细辛、肉桂、牡丹皮、桃仁、川乌、羌活、牛膝、槟榔、木香、芸薹子、温酒。

（9）虚劳腰痛（卷89虚劳门，4方）

病机：肾气不足，或肾气内伤，或肾风劳，或肾劳。

证见：腰痛无力，手脚酸疼，状似骨蒸；腰痛不能转侧；两腿冷疼，腰脊不可俯仰，行履不得；腰脚疼痛，脾胃极冷。

治法：壮筋骨，暖肾脏，养精神，润颜色。

药用：肉桂、牛膝、杜仲；或用：磁石、甘草、五味子、茯苓、鹿茸、石斛、山茱萸、远志、巴戟天、酸枣仁、羌活、五加皮、草薢、茯神、猪肚、附子、泽泻、肉苁蓉、干姜、青蒿、陈皮、桃仁、花椒、槟榔、黄连、柴胡、木香、羊肾、温酒。

（10）补虚理腰膝（卷186补益门，8方）

病机：肾肝虚损、肝肾久虚，骨极肾虚、脾肾虚冷。

证见：腰膝无力疼痛；腰膝不利，肌肤羸弱憔悴，渐成劳疾；腰膝无力，四肢倦闷，腹胁冷痛；腰膝风痹，皮肤不仁，或下注步履艰难；脚膝骨髓酸疼；不思饮食。

治法：强/壮筋骨，悦颜色，耐寒暑，倍力，补精益髓；壮筋力，和气血，补暖；温养肝肾，调顺气血，补虚排邪；补益；补脾肾，止心腹痛，进饮食。

药用：牛膝、温酒、肉桂、巴戟天、肉苁蓉、熟地黄、附子、补骨脂、石斛、沉香、鹿茸、杜仲、虎胫骨、酸枣仁、蜂蜜；或用：木瓜、硇砂、羌活、诃子、胡芦巴、人参、茯苓、黄芪、厚朴、川楝子、盐；偶用：菊花、吴茱萸、甘草、山茱萸、山芋、地骨皮、骨碎补、胡椒、荜澄茄、干姜、续断、钟乳石、泽泻、菟丝子、蛇床子、羊肾、雄雀、木香、蘹香子、椒红、青皮、槟榔、桔梗、茯神、石菖蒲、远志、川芎、萆薢、防风、羚羊角、芜荑、乌梅肉、黄连、陈皮、乌药、白术、核桃仁、粟米。

（11）食治腰痛（卷189,1方）

病机：肾虚劳损。

证见：腰膝疼，行动无力。

药用：猪肾、米、豉汁。

2. 小便失常

（1）小便白浊（卷92虚劳门,4方）

病机：大虚损、内伤肾气，或肾气不足，或肾气衰弱，或肾虚引饮。

证见：小便白浊。或见：阴囊湿痒，羸瘦多忘，面无颜色，腰疼。

治法：补下元，益精气。

药用：泽泻、远志、茯苓、五味子、温酒；或用：桑螵蛸、山芋、牛膝、熟地黄、肉桂、巴戟天、续断、肉苁蓉、人参、山茱萸、菟丝子、杜仲、龙骨、蜂蜜；偶用：车前子、狗脊、鹿茸、磁石、补骨脂、附子、蛇床子、当归、川芎、黄芩、白芍、鸡䏶胵、麦冬、羊肾、生姜、大枣。

（2）小便余沥（卷92虚劳门,5方）

病机：肾气内伤，或肾气冷弱、肾气衰弱，或肾气不足，下焦冷弱。

证见：小便余沥。或见阴痿失精，湿痒，梦泄盗汗，腰膝无力、疼重，四肢羸极；或成骨蒸。

药用：茯苓、肉桂、黄芪、蜂蜜、鹿茸；或用：磁石、五味子、人参、赤芍、防风、甘草、肉苁蓉、菟丝子、石斛、巴戟天、桑螵蛸、地骨皮、大枣、温酒；偶用：牡蛎、陈皮、山芋、远志、柏子仁、泽泻、山茱萸、熟地黄、续断、紫菀、阳起石、刺蒺藜、附子、蛇床子、杜仲、牛膝、补骨脂、龙骨、生姜。

（3）小便难（卷92虚劳门,4方）

病机：肾热，或肾经有热，或肾气不足，或肾阳不足。

证见：小便难、不利，色如栀子汁；腰痛；少腹拘急。

药用：茯苓、黄芩；或用：榆白皮、滑石、瞿麦、木通、石韦、冬葵子、车前草、大黄、栀子、甘草、芒硝、羚羊角、木通、桑白皮、生地黄、薏苡仁、熟地黄、山芋、山茱萸、泽泻、牡丹皮、肉桂、附子、蜂蜜。

（4）小便不禁（卷95大小便门,2方）

病机：肾脏虚冷，或肾脏虚。

证见：小便不禁，或溺白色，或夜遗小便；或见腰膝无力，腰脐冷疼。

药用：肉苁蓉、黄芪、肉桂、杜仲、牛膝、山茱萸、韭子、鹿茸、海螵蛸、当归、人参、白芍、龙骨、桑寄生、桑螵蛸、蜂蜜、温酒。

（5）小便利多（卷96大小便门,2方）

病机：肾脏虚惫。

证见：小便利多，腰膝无力。

药用：人参；或用：山茱萸、山芋、覆盆子、菟丝子、巴戟天、楮实子、五味子、萆薢、牛膝、肉桂、天雄、熟地黄、阿胶、干姜、远志、附子、甘草、大麻仁、蜂蜜、温酒。

（6）小便出血（卷96大小便门,1方）

病机：肾客热连心。

证见：小便出血疼痛。

药用：阿胶、黄芩、甘草、生地黄、车前叶、藕节。

（7）冷淋（卷98诸淋门，1方）

病机：肾虚膀胱冷。

证见：淋沥不利。

药用：黄芪、黄连、土瓜根、玄参、地骨皮、菝葜、鹿茸、牡蛎、人参、桑螵蛸、五味子。

（8）劳淋（卷98诸淋门，3方）

病机：肾虚，或肾虚劳，或肾劳虚损。

证见：溲便结涩、不利，淋沥不已。

药用：黄芪、人参、滑石、黄芩、车前子、蜂蜜、温酒、盐；或用：五味子、茯苓、磁石、墨旱莲、桑白皮、枳壳、生地黄、防风、远志、瓜蒌子、茯神、鹿茸、石韦、当归、赤芍、甘草、蒲黄、戎盐、菟丝子、白芍、木通、冬葵子。

3. 失精、遗泄

（1）虚劳失精（卷91虚劳门，4方）

病机：肾脏衰惫，或肾气乏弱。

证见：梦寐失精，小便数、遗精，阴痿湿痒，茎中痛，腰脚无力。

治法：补骨髓，去肾邪。

药用：温酒、蘹香子、补骨脂、附子、肉苁蓉、远志、鹿茸、山茱萸、巴戟天、龙骨、蜂蜜；或用：韭子、硇砂、生姜、沉香、石斛、石亭脂、牛膝、杜仲、菟丝子、山芋、肉桂、黄芪、桑螵蛸、熟地黄、牡蛎、泽泻、防风、干姜、盐。

（2）白淫（卷92虚劳门，2方）

病机：心肾气不足，或肾脏虚冷。

证见：思想无穷，小便白淫。

药用：黄连、茯苓、补骨脂、天雄、肉桂、白术、温酒。

4. 厥逆头痛（卷51肾脏门，8方）

病机：风寒内着骨髓，上连于脑。

证见：厥逆头痛，连齿疼痛，骨寒。

药用：温酒、附子、山芋、天雄、细辛、硫黄、茯苓、五味子、石膏、花椒、川乌、山茱萸、防风、清酒；或用：磁石、熟地黄、肉桂、人参、补骨脂、木香、伏龙肝、天南星、硝石、干姜、川芎、独活、莽草、白术、牛膝、石南、甘草、木通、石菖蒲、麻黄、桔梗。

5. 肾虚多唾（卷53肾脏门，7方）

病机：肾虚，或肾脏壅塞，或肾脏虚壅，或肾脏虚损、冷气所攻、下焦虚寒、上焦壅滞，或虚损短气。

证见：多唾，痰唾、唾液不休，唾液稠黏，咽喉凝唾不出、如胶塞喉；心胸痞闷；头目昏眩。

治法：顺三焦气，利胸膈，进饮食。

药用：五味子、前胡、半夏、生姜、茯苓、肉桂、人参、附子、桔梗、甘草、麦冬、槟榔、陈皮、枳壳、诃子；或用：山茱萸、贝母、熟地黄、麝茸、巴戟天、枸杞子、丹参、五加皮、车前子、防风、木香、大腹皮、白术、细辛、黄芪、枳实、杏仁、泽泻、生地黄、白芍、大枣、蜂蜜。

（五）五官病证涉及肾的证治

1. 目病

（1）肝虚眼（卷102眼目门，3方）

病机：肝肾久虚，或肾虚。

证见：眼目昏暗，两眼内恶翳遮睛，睑赤痒痛，风泪隐涩难开。或见脑脂流下，变为内障。

药用：莲子草汁；或用：川芎、香附、藁本茸、甘草、小椒、苍术、薄荷叶、蝉蜕、蛇蜕、巴戟天、枸杞子、菊花、旋覆花、薏仁、生麻油、酥、淡竹叶、长石、槐子、曾青、盐花、栀子叶、芒硝、玉竹、大青、吴蓝、蜂蜜、陈粟米。

(2) 肾肝虚眼黑暗(卷 102 眼目门,23 方)

病机:肝肾虚(久虚、气虚、风虚),肝肾不足;肾脏虚冷,肝膈浮热上冲。或伴风毒上攻。

证见:眼目、翳膜昏暗,或时见黑花,或似蝇翅(飞蝇),渐生翳障;或远视不明,视物不明,久不见物;或冷泪时出,迎风多泪;或两眼赤痒,目肿痛昏涩,痛不可忍;或有胬肉;或头风内外障,青盲攀睛。或伴有两胁满痛、筋脉拘急、不得喘息、面多青色,耳聋。

治法:补暖水脏,明目。

药用:蜂蜜、菟丝子、熟地黄、车前子、防风、茯苓、人参、山芋、温酒、山茱萸、肉苁蓉、青葙子;或用:麦冬、牛膝、巴戟天、细辛、枸杞子、决明子、五味子、黄芩、泽泻、磁石、盐汤、石决明、肉桂、升麻、茺蔚子、续断、附子、青盐、苍术、花椒、地肤子、黄连、槐子、杏仁、羚羊角、阳起石、杜仲、陈曲、桑寄生、石斛、野菊花、木贼草、兔肝、薏仁、川芎、羌活、甘草、黄芪、远志;偶用:白芷、空青、珍珠、犀角、防己、前胡、虎睛、生地黄、枳壳、川楝子、蘹香子、葶苈子、茯神、覆盆子、槟榔、秦艽、柴胡、玄参、地骨皮、沙参、苦参、独活、柏子仁、钟乳石、鹿茸、云母、恶实、蔓荆子、干姜、硫黄、猪肾、酸枣仁、玉竹、赤芍、木香、陈皮、栀子、生姜、厚朴、冰片、黄柏、乳香、海螵蛸、雄雀、羊胆汁、豆淋酒、温浆水。

(3) 目昏暗(卷 108 眼目门,4 方)

病机:肝肾气虚、久虚,或肝肾不足,或肝肾风毒气。

证见:目暗;肿痛昏暗;视物不明,变成内障。

药用:花椒、苍术;或用:羌活、青盐、恶实、荆实、木贼、菊花、防风、刺蒺藜、牛蒡子、甘草、茯苓、黑豆、牛胆、蜂蜜。

(4) 目热碜痛赤肿(卷 103 眼目门,2 方)

病机:肝肾虚热、风热。

证见:眼碜涩赤脉;目赤肿碜痛,生胬肉。

药用:羚羊角、木通、玄参、防风、栀子、枳壳、白芍、芒硝、甜竹叶、车前子、人参、决明子、黄连、黄芩、大黄、细辛、甘草、蜂蜜。

(5) 风毒冲目虚热赤痛(卷 104 眼目门,1 方)

病机:肾脏风毒。

证见:眼赤痛、紫色。

药用:前胡、防风、决明子、木通、茯神、羚羊角、玄参、升麻、地骨皮、芒硝。

(6) 五脏风热眼(卷 107 眼目门,2 方)

病机:肝肾风气久积,或肾脏风。

证见:目干涩痛。

药用:防风、白鲜皮、独活、陈皮、川芎、甘草、细辛、白附子、沙苑蒺藜、黄芪、羌活、猪肾、盐、酒。

(7) 目风泪出(卷 107 眼目门,3 方)

病机:肝肾风虚,或肾脏风毒冲眼。

证见:目昏,久视无力,涓涓泪下,兼头风目碜痛;多泪渐昏,及生翳膜;赤痛泪出。

药用:防风、枳壳、白芷、茯神、决明子、五味子、蜂蜜;或用:兔肝、黄连、地骨皮、麦冬、苦参、秦皮、大黄、野菊花、车前子、龙齿、细辛、石决明、茺蔚子、熟地黄、薏仁、前胡、木通、羚羊角、玄参、升麻、地骨皮、芒硝、温浆水。

(8) 目见黑花(卷 109 眼目门,10 方)

病机:肾脏风毒眼,或肾虚,或肾脏虚风,或肝肾气虚,或肝肾虚风、肝肾风气上攻。

证见：眼见黑花，或黄黑花，或如水浪，起如飞蝇；眼生翳晕，攀睛；瘀肉侵暗；睛疼隐涩；内外障翳；头旋脑痛；头目不利；腰胯酸疼，脚膝冷痹。

药用：蜂蜜、盐、蝉蜕、苍术、磁石、温酒；或用：羌活、刺蒺藜、防风、野菊花、旋覆花、木贼、细辛、花椒、荆芥、菟丝子、芜蔚子、肉苁蓉、槐子、木香、朱砂、犀角、羚羊角、巴戟天、枸杞子、蔓荆子；偶用：茼实、青葙子、恶实、菊花、甘草、谷精草、石决明、地骨皮、木通、牡蛎、淡竹叶、海螵蛸、白花蛇、龙胆、密蒙花、胡桃仁、宿鸠、羊肝、楮实子、淫羊藿、熟地黄、石斛、黄芪、车前子、覆盆子、地肤子、兔肝、空青、青盐、附子、牛酥、鹅脂、冰片、墨旱莲、神曲、朱砂、川芎、蕤仁、槟榔、萆薢、麦冬、陟厘、黄芩、人参、玄参、决明子、丹参、陈曲、莲草汁、栀子、腊茶。

(9) 目青盲(卷109眼目门,2方)

病机：肝肾虚，或肾阳虚。

证见：眼青盲，并无赤痛，但不见物；或风冲目赤，视物昏暗，渐成青盲。

治法：补肾。

药用：山芋、巴戟天、菟丝子、人参、陈面、杜仲、熟地黄、桑寄生、续断、牛膝、山茱萸、独活、肉苁蓉、升麻、麦冬、玄参、白杨树皮、柴胡、栀子、黄连、犀角、决明子、甘草、黄芩、地骨皮、蜂蜜。

(10) 内障眼(卷112眼目门,1方)

病机：肾虚。

证见：目暗浮花，恐变成黑风内障。

治法：补肾。

药用：泽泻、菟丝子、五味子、熟地黄、芜蔚子、山芋、细辛、蜂蜜、盐。

(11) 目肿暗(卷190食治门食治目病,1方)

病机：肝肾气虚，风热上攻。

证见：目肿暗。

药用：兔肝、米、豉汁。

2. 耳病

(1) 耳聋

1) 耳统论(卷114耳病门,2方)

病机：肾虚，或肾气不足。

证见：耳聋耳鸣。

药用：人参、肉桂、防风、白芍、黄芪、羌活、羊肾；或用：肉苁蓉、菟丝子、茯苓、山芋、熟地黄、附子、泽泻、木通、磁石、蜂蜜、温酒。

2) 风聋(卷114耳病门,1方)

病机：肾间风热，及肾中实邪。

证见：骨疼耳聋。

药用：苍耳、防风、恶实、独活、木通、生地黄、人参、薏苡仁、黄芪、肉桂、茯苓。

3) 耳聋有脓(卷114耳病门,1方)

病机：肾热。

证见：耳聋，有脓血溜，日夜不止。

药用：鲤鱼脑、鲤鱼肠、乌麻子。

4) 劳聋(卷114耳病门,3方)

病机：肾虚。

证见：耳中溃溃然。

药用：肉桂、茯苓、熟地黄、附子、肉苁蓉、远志、细辛、山茱萸、石菖蒲、鹿茸；或用：山芋、柴胡、胡黄连、钟乳石、磁石、川芎、牡荆子、茯神、白芷、枳壳、甘草、陈皮、地骨皮、天冬、石斛、菟丝子、泽泻、巴豆、当归、蛇床子、干姜、白芍、防风、人参、黄芪。

5）耳诸疾（卷115耳病门，2方）

病机：肾间有水。

证见：耳聋，经年不瘥。

药用：防风、肉桂、人参、茯苓、磁石、甘草、黄芪、羊肾、生姜、大枣；或用：泽泻、熟地黄、五味子、丹参、玄参、当归、石斛、地骨皮、牛膝、石菖蒲、柏子仁、白术、干姜、川乌、陈皮、山芋、川芎、白芍。

6）食治耳病（卷190食治门，2方）

证见：耳聋。

治法：养肾脏，强骨气，益精髓，除烦热；补肾气。

药用：磁石、羊肾、米、鹿肾。

（2）耳虚鸣（卷114耳病门，9方）

病机：肾气虚弱，或肾劳虚，或肾虚热毒。

证见：气奔两耳作声，甚则成聋；耳鸣，常闻钟磬风雨之声，或常鸣如蝉声，或如风水声，以至重听；腰肾疼痛，髀膝风冷，食饮无味。

治法：补肾。

药用：肉桂、温酒、熟地黄、附子、人参、当归、茯苓、川芎、防风、蜂蜜、磁石、白术、羊肾、五味子、山茱萸、黄芪；或用：石菖蒲、牡丹皮、桑螵蛸、肉苁蓉、石斛、巴戟天、鹿茸、远志、麦冬、牛膝、麝香；偶用：大黄、牡荆子、泽泻、地骨皮、菟丝子、玄参、紫菀、甘草、干姜、枳实、山芋、牡蛎、楮实子、龙齿、朱砂、铁粉、冰片、牛黄、海桐皮、薰香子、天麻、五加皮、赤芍、麻黄、地龙、木香、独活、没药、乳香、骨碎补、麒麟竭、沉香、全蝎、天南星、川乌、川楝子、虎脑骨、桑白皮、黄连、羚羊角、代赭石、天雄、花椒、丹参、葱白、大枣、盐。

3. 肾虚齿风痛（卷120口齿门，11方）

病机：肾虚。

证见：齿痛；食冷热物，齿皆痛；牙齿血出，齿龈肿，牙龈痒痛。

治法：揩齿、牙，乌髭鬓，驻颜。

药用：生地黄、青盐、诃子；或用：细辛、皂荚、晚蚕沙、柳枝、生姜；偶用：天雄、当归、附子、甘草、干姜、苦参、藜芦、茯苓、防风、独活、枸杞子、山芋、柴胡、枳壳、厚朴、黄连、戎盐、地骨皮、骨碎补、无食子、马齿苋、莲子草、石榴皮、巨胜子、柳皮、羌活、牛膝、生姜皮、胡桃皮、白芷、鸡肠草、白矾、薰香子、墨旱莲、茜根、粗麻、升麻、白盐花、粟䉽饭、朱砂、莽草、干漆、猪牙皂荚、胡麻子、菟丝子、槐枝、桑枝、麝香、小豆面、花椒、蜂蜜、大枣。

（六）治法

1. 平补（卷185补益门，1方）

治法：平补心肾，延年驻颜。

药用：枸杞子、菊花、肉苁蓉、肉桂、黄芪、牛膝、生地黄、远志、山芋、柏子仁、人参、茯苓、温酒、盐。

2. 峻补（卷185补益门，1方）

病机：肾虚，脏气寒。

药用：硫黄、附子、肉桂、干姜、朱砂、艾。

3. 补虚益气（卷185补益门，1方）

病机：脾肾风劳。

治法：补益元脏。

药用：硇砂、附子、天雄、沉香、木香、巴戟天、肉苁蓉、牛膝、蘹香子、肉桂、槟榔、当归、补骨脂、干姜、阿魏、川楝子、盐、温酒。

4. 补虚益精髓（卷185 补虚益精髓，3方）

病机：精少，欲事过度。肾久虚，精气耗惫；肾寒羸瘦；脾肾气虚。

证见：腰脚酸重，神色昏黯，耳鸣焦枯，阳道萎弱。

治法：生阳气，补精髓；益精；补骨髓，通利耳目。

药用：肉苁蓉、温酒；或用：鹿茸、鹿角霜、附子、巴戟天、蛇床子、花椒、苍术、大枣、蜂蜜。

5. 补虚固精（卷185 补虚固精，3方）

病机：肾脏虚惫、肾脏虚冷。

证见：遗精盗汗梦交；腰胯酸疼，膝冷痹，夜多小便，梦寐遗泄。日渐羸瘦，面无颜色，兼治女人恶露，赤白带下。

治法：秘精，补肾元，强志，解虚烦。

药用：韭子、巴戟天、桑螵蛸、菟丝子、牛膝、猪肾、附子、干姜、牡蛎、熟地黄、醋、蜂蜜、温酒、盐。

6. 补虚强力益志（卷186 补益门，1方）

病机：肾脏风冷。

药用：麦冬、天冬、茯神、杜仲、柏子仁、石菖蒲、枸杞子、生地黄、百部根、茯苓、山芋、人参、肉苁蓉、贝母、防风、五味子、丹参、远志、蜂蜜。

7. 补虚治风（卷186 补益门，7方）

病机：肾虚（肾脏久虚、肾脏虚损、肾脏虚风、肾脏虚冷）；或脾肾风劳。

证见：肾脏久虚/虚损，男子脾肾风劳，肾脏虚冷。

治法：大补益元脏；补真脏气，去丹田风冷，调顺阴阳，和胃气，进饮食，却老；补益元气，还元保命，壮气除风；补元脏，除诸风，益脾实肾。

药用：牛膝、附子、盐、巴戟天、温酒；或用：木香、蘹香子、补骨脂、肉桂、槟榔、萆薢、沉香、五味子、肉苁蓉、茯苓、防风、蜂蜜、川乌；偶用：硫黄、胡芦巴、青皮、硇砂、天雄、当归、山芋、沙苑蒺藜、刺蒺藜、干姜、阿魏、川楝子、菟丝子、赤石脂、泽泻、熟地黄、山茱萸、覆盆子、石斛、黄芪、羌活、木鳖子、狗脊、赤小豆、人参、地龙、檀香、乳香、巨胜子、生地黄、麦冬、青盐、粟米。

8. 补虚治癖冷（卷186 补益门，2方）

病机：肾脏虚冷。

证见：不思饮食，倦怠；脐腹癖冷，目暗耳焦，身重足痛，行步艰难，腿膝无力。

治法：补丹田，壮筋骨，治脾肾久虚。

药用：盐、羊脊骨、附子、肉桂、肉苁蓉、牛膝、人参、白术、山芋、茯苓、沉香、木香、槟榔、郁李仁、丁香、阿魏、磁石、硇砂、石斛。

9. 补虚治小肠（卷186 补益门，2方）

病机：肾脏虚惫，肾脏风毒。

证见：腰膝疼，小肠膀胱等气攻冲，腰膝乏力沉重。

药用：附子、肉桂、胡芦巴、补骨脂、巴戟天、青盐、牡蛎、荜茇、荜澄茄、蘹香子、木香、丁香、川楝子、槟榔、三棱、青皮、枳壳、盐。

10. 补益诸疾（卷187 补益门，2方）

病机：肾脏/肾气虚损。

证见：脚膝无力，腰背拘急，口干舌涩；腰脚帮痹，肢节酸痛，目暗，恍惚善忘，夜卧多梦，觉则口干，饮食无味，心多恚怒，房室不举，心腹胀满，尿有余沥，大便不利。

药用：鹿茸、山芋、肉苁蓉、熟地黄、茯苓、五味子、萆薢、石斛、远志、防风、杜仲、蜂蜜、温酒；或用：附子、天雄、肉桂、补骨脂、菟丝子、巴戟天、狗脊、牛膝、五加皮、蛇床子、覆盆子、人参、黄芪、白术、山茱萸、石龙芮、石南、牡丹皮、泽泻、天冬。

（七）其他涉及肾脏证治的内容

卷 20 中的周痹：涉及病机肾脏虚损。治法：益精髓、补肾脏。药用：白石英、磁石、酒、大豆。

卷 38 中的霍乱心腹筑悸，涉及病机肾气动，药用：茯苓、人参、甘草、白术、干姜；肝虚，涉及病机肾气亏损、不能生肝，药用：熟地黄、山茱萸、萆薢、当归、续断、川芎、黄芪、五味子、狗脊、细辛、牛膝、木瓜。

卷 54 中的三焦俱虚：涉及病机脾肾二藏冷气，药用：附子、砂仁、肉豆蔻、花椒、蘹香子。

卷 91 中的虚劳积聚，涉及病机脾肾虚劳，药用：青皮、木香、肉桂、人参、诃子、三棱、藿香、厚朴、当归、萆薢、干姜、半夏；虚劳兼痢，涉及病机脾肾虚劳，药用：附子、砂仁、肉豆蔻、花椒、蘹香子；虚劳里急，涉及病机虚劳肾气不足，药用：肉苁蓉、磁石、鹿茸、肉桂、熟地黄、巴戟天、附子、远志、地骨皮、黄芪、牛膝、五味子、茯苓、晚蚕蛾。

卷 127 中的诸瘘（蚍蜉瘘），涉及病机其根在肾，药用：白矾、李白皮、桃白皮、独活、知母、生地黄、雌黄、猬皮、白术、花椒、青黛、斑蝥、白芷、柏枝、白芍、海苔、当归。

卷 182 中的小儿癞疝，涉及病机攻注连肾，药用：昆布、蘹香子、木香、甘草、黄柏、丁香、牡蛎、铜青。

此外，与肾相关的内容还包括：卷 7 瘫痪（肝肾经虚）；卷 8 风脚软（肾气不足）；卷 15 风厥（肾气上逆）；卷 21 伤寒、卷 23 伤寒烦渴、卷 25 伤寒心悸；卷 31 伤寒后骨节烦疼（伤寒热毒气攻肾）；卷 33 伤寒后脚气（肾经虚）；卷 34 温疟（寒气藏于肾）；卷 37 瘴气（肾脏风毒）；卷 39 霍乱昏塞下利（脾肾久虚）；卷 43 瘿病（风客于肾）；卷 44 宿食不消（饮伤肝肾）；卷 48 肺气喘急（肺肾气虚）；卷 58 消渴烦躁（心肾气衰）；卷 59 渴利（肾虚）、消渴后成水（肾消）、消中（肾实）；卷 60 黑疸；卷 61 女劳疸（引热归肾）、三十六黄（肾黄）；卷 79 水肿、十水（黑水）、涌水（肾受寒邪）、风水与肾相关、石水（肾虚）；卷 80 水肿咳逆上气（肾虚）、水气遍身肿满（肾虚）、水肿胸满气急（肾虚）、水蛊（脾肾气虚）；卷 81 脚气缓弱（肾脏虚）；卷 82 脚气冲心（肾水克心火）；卷 83 脚气语言謇涩（脾肾气虚）、脚气变成水肿（脾肾虚）；卷 84 脚气大小便不通（肾气不化）；卷 85 风湿腰痛（肾气虚弱）、腰痛强直不得俯仰（肾气既衰）；卷 92 骨极（肾受邪气）；卷 93 虚劳五蒸（骨蒸）、传尸骨蒸与肾相关；卷 94 蛊疝（脾风传之肾）、阴疝卒肿痛（肾气虚弱）、阴疝（肾水涸竭）、卒疝（肾脏虚弱）；卷 95 小便不通（肾脏不足，气不传化）；卷 97 大便秘涩（肾虚）；卷 98 中的气淋（肾虚）、膏淋（肾虚）、石淋（肾气虚损）；卷 106 目睛疼痛（肝肾热实）；卷 107 目偏视风牵（肾脏风毒）；卷 111 目生花翳（肾虚）；卷 114 久聋（肾虚、肾脏劳伤）；卷 115 耳内生疮、耳聤耵、聤耳与肾相关、耳疼痛（风毒乘肾经）；卷 119 牙齿历蠹（肾气虚弱）；卷 121 牙齿黄黑（肾气虚弱）、牙齿不生与肾相关，治法宜填骨髓，养肾气；卷 124 咽干（肾气不足）；卷 128 痈疽统论（肾痈）、卷 130 一切痈疽诸疮膏药（肾痈）；卷 136 风肿（肾脏风）；卷 153 妇人无子（肾气虚寒）、妇人水分与肾相关；卷 156 妊娠子淋（肾虚膀胱经客邪热）；卷 157 妊娠小便利（妊娠肾虚胞冷）；卷 163 产后腰痛（产后肾气不足）；卷 167 小儿解颅（肾气不足）；卷 173 小儿诸疳（肾疳）；卷 174 小儿中风与肾相关、小儿水气肿满（脾肾禀受不足）；卷 179 小儿诸淋（肾虚）、小儿小便不通与肾相关；卷 181 小儿聤耳、乳石发渴与肾相关；卷 184 浮石发淋沥（肾气宿虚）；卷 186 中的补虚壮筋骨（肝肾虚弱、精气不足），治法补肝养肾。

三、讨论

1. 《圣济总录》丰富了肾脏的辨证论治 该书收载了大量古今涉肾病证，并对这些病证予以了较为完整的定义、界定以及治法，例如：

（1）肾胀："肾胀"一词首见于《灵枢·胀论》，"胀者，皆在于藏府之外，排藏府而郭胸胁，胀皮肤，故命曰胀……肾胀者，腹满引背央央然、腰髀痛"，其属于胀病的一种，其他还有如心胀、脾胀、肝胀等。"肾胀"的主要症状为"腹满引背央央然、腰髀痛",兼有胀病的表现"郭胸胁、胀皮肤"等。《难经》《诸病源候论》《外台秘要》《太平圣惠方》均未找到相关记载,唐孙思邈《千金方》仅提及肾胀的症状,"肾胀者,腹满引背央央然、腰髀(痹)并痛"未论及治法方药等。

《圣济总录》在此基础上丰富了肾胀的病机治则:"肾胀之病,腹满引背央央然、腰髀痛者是也。盖肾主腰脚,其经属足少阴,与足太阳为表里,肾经所过,抵少腹,通膀胱经支内,过髀枢,循髀外,是动则病,髀不可以曲。今寒气积于肾经,不得宣通,故气留滞而为胀。"治疗用肉桂、熟地黄、附子、杜仲、干姜、续断、补骨脂、泽泻,温补肾。

(2)肾着:《诸病源候论》虽未有其病名然有其证:"肾主腰脚,肾经虚则受风冷,内有积水,风水相搏,浸积于肾,肾气内着,不能宣通,故令腰痛。其病状,身重腰冷,腹重如带五千钱,如坐于水,形状如水,不渴,小便自利,饮食如故。久久变为水病,肾湿故也。"(腰背病)《金匮要略·五藏风寒积聚病脉证并治》首见"肾着"一词:"肾着之病,其人身体重,腰中冷,如坐水中,形如水状,反不渴,小便自利,饮食如故,病属下焦,身劳汗出,衣里湿冷,久而得之,腰以下冷痛,腹重如带五千钱,甘姜苓术汤主之。"(甘草、白术、干姜、茯苓)《外台秘要》关于肾着的论述辑录了《病源》《古今录验》《经心录》中关于肾着的论述。其中,《古今录验》:肾着之为病,其人身体重,从腰以下冷,如坐水中,形状如水,不渴,小便自利,食饮如故,是其证也。从作劳汗出,衣里冷湿,久之故得也。腰以下冷痛,腹重如带五千钱,甘草汤方(甘草、干姜、白术、茯苓)。《经心录》:肾着散方(桂心、白术、茯苓、甘草、泽泻、牛膝、干姜、杜仲)。

《圣济总录》统论中的肾着为"肾着之病,形如水状,其人不渴,小便自利,饮食如故,惟身体及腹重如带数千钱,腰以下冷,如坐水中。盖肾经虚弱,外受风冷,内有水湿,风水相搏,内着于肾,故成此病。或有作劳汗出,衣里冷湿,久久得之者。以时气着而不去,故名肾着也"。其所属8个方证的症状为腹痛、腰背疼重、腰中冷痛、身体重、腹急痛;腰冷疼痹、少腹拘急;脚膝疼不可行、无力、脚气;小便不利;耳聋脚冷。使用药物多达45味:肉桂、干姜、牛膝、茯苓、杜仲、续断、甘草、防风、熟地黄、羌活、天雄、川芎、白术、当归、附子、天麻、人参、丹参、草薢、花椒、秦艽、川乌、细辛、五加皮、石斛、天花粉、地骨皮、桔梗、桑寄生、牡丹皮、鹿茸、泽泻、威灵仙、麻黄、木香、槟榔、羊肾、磁石、桑白皮、玄参、阿胶、肉苁蓉、干漆、龙骨、天冬,以满足同病异证的需要。

(3)解㑊:"解㑊"之名在《内经》中多次出现。如《素问·玉机真藏论》:"冬脉太过,令人身体解㑊,脊脉痛而少气不欲言。"《素问·刺要论》:"髓伤则销铄胻酸,体解㑊然不去矣。"《诸病源候论》虽无"解㑊"一词,然其卷11疟病诸候篇中载有"解倦"一词:"足少阳疟,令人身体解倦,寒不甚,热不甚,恶见人,见人心惕惕然,热多汗出甚,刺足少阳。"若除去版本流传而导致"㑊"演变为"倦"的因素,则可推测"解㑊"与"倦"的症状亦相关。《外台秘要》辑录《病源》所论,然未载有相应治疗方药:"足少阳之疟,令人身体解㑊,寒不甚,热不甚,恶见人,见人心惕惕然,热多汗出甚,刺足少阳。"可知《外台秘要》对于"解㑊"作症状解。

《圣济总录》对于"解㑊"的论述,在沿袭《内经》的基础上,加以阐释:"《内经》谓冬脉太过,则令人解㑊,脊脉痛而少气不欲言。夫肾为作强之官,精为一身之本,所以运动形体者也。一或受邪,则肾实而精不运,故有脊脉痛,少气不欲言之证。名曰解㑊者,解有解缓之义,㑊则疑于寒,亦疑于热,疑于壮,亦疑于弱,不可必之辞。诊其尺脉,缓而涩者,解㑊也。"从其统论中可知该书定义"解㑊"是一种病,与"运动形体",及症状之"脊脉痛""少气不欲言"有关。其所属3个方证的症状描述均有"脊脉痛""少气不欲言",偶见"腰背强直,足下热疼;小便癃闭;心烦嗌干"。由此可见,"解㑊"病以脊脉痛、少气不欲言为其主症。从其治疗常用:泽泻、茯苓、槟榔、枳壳,可知其功效以利水为主;较少用药有:生地黄、麦冬、柴胡、黄芩、牛膝、牡丹皮、木通、槟榔、玄参、石菖蒲、羚羊角、赤芍、五加皮、甘草、猪苓等。该书于足少阳胆疟统论中亦提及"解㑊",其论述援引《内经》:"足少阳之疟,令人身体解㑊,寒不甚,热不甚,恶见人,见人心惕惕然,热多汗出甚,刺足少阳。"于所属5个方证中"解㑊"出现3次,可见足少阳之疟与"解㑊"的关系密切。而早于该书的《太平圣惠方》,未见"解㑊"的记载。

(4)瘖俳:"瘖俳"一词首见于《素问·脉解》:"所谓入中为瘖者,阳盛已衰,故为瘖也。内夺而厥,则为瘖俳,此肾虚也,少阴不至者,厥也。"论及其病机与肾虚相关,就其症状、治法未言明。《难经》《诸病源候论》《外台秘要》《太平圣惠方》均未找到相关记载。

《圣济总录》中将"瘖俳"列为一种疾病论述,其统论在《内经》的基础上,加以阐释:"《内经》谓内夺而厥,则为瘖俳,此肾虚也。瘖俳之状,舌瘖不能语,足废不为用。盖肾脉侠舌本,肾气内夺,气厥不至舌本,故不能语而为瘖。肾脉循阴股,循衔骨内踝,入足下,肾气不顺,故足废而为俳。"补充了"瘖俳"的症状:不能语、足废;且丰富了其病机论述。其所属 5 个方证补充了治法"益肾气"及方药,常用药物为附子、肉桂、茯苓、远志、石菖蒲,主要功效为温补、利水;少用熟地黄、巴戟天、山茱萸、肉苁蓉、石斛、麦冬,偶用五味子、山芋、泽泻、牡丹皮、补骨脂、钟乳粉、菟丝子、赤小豆、蘹香子、羌活、川楝子、川乌、马蔺子、胡芦巴、花椒、地龙、乌药、苍术、青盐。

2.《圣济总录》与《太平圣惠方》部分方药对比

(1)肾虚:兹将《圣济总录》中的卷 51 肾脏门、肾虚共 28 个方证,与《太平圣惠方》中卷 7 治肾虚补肾诸方 13 个方证及卷 7 治肾气不足诸方篇 5 个方证共 18 个方证,进行比较。

两书相似症状如:胸胁、腹、腰、背、脚、膝、肢节疼痛,小腹满急,体重,手足冷,气不足,腰膝无力,羸瘦,耳鸣,目视晾晾,心烦,面黑,阳气萎弱,失精,小便滑数、色赤黄,饮食减少。

两书于补肾治疗中,药物相同有 48 味药:附子、黄芪、肉苁蓉、五味子、茯苓、磁石、当归、甘草、防风、牛膝、干姜、人参、续断、白术、熟地黄、沉香、桑螵蛸、石斛、天雄、菟丝子、羊肾、鹿茸、泽泻、草薢、补骨脂、杜仲、牡蛎、山茱萸、蛇床子、远志、楮实子、覆盆子、天冬、巴戟、白石英、石菖蒲、陈皮、丹参、狗脊、蘹香子、腽肭脐、五加皮、枳壳、枳实、石龙芮、玄参、钟乳粉。其功效以温补为主。

(2)肾实:《圣济总录》中的卷 51 肾脏门、肾实共 10 个方证,与《太平圣惠方》中卷 7 治肾实泻肾诸方 7 个方证,进行比较。

两书相似症状如:足下热痛,心胸烦满,腹胁、小腹胀满,四肢满急,腰背强直,腰胯强急,腰脚不能屈伸、动转,好忘,腰脊离解,梦伏水中,小便黄赤、结涩不通,烦。

两书于泻肾治疗中,药物相同有 22 味药:茯苓、黄芩、甘草、槟榔、羚羊角、生地黄、泽泻、磁石、木通、石菖蒲、牛膝、杏仁、玄参、枳壳、柴胡、丹参、葵根、麦冬、瞿麦、石韦、五加皮、榆白皮。其功效以利水为主。

以上对比表明,《圣济总录》虽然收载方证多于《太平圣惠方》,但在肾虚、肾实的证候表现、治疗用药上总体是相似的。

(杨雯,方肇勤,颜彦)

第八节 《普济方》肾的理论

摘要:本研究完整摘录了《普济方》所有涉肾论述,予以逐一判读;对出现频率较高的类方,统计其药物出现频率。研究表明,《普济方》收载了 2 000 余张治肾相关病症方剂,且积累了丰富的治疗经验;但也因其处方来源广,不同程度存在良莠不齐、烦冗重复等现象。本文对其中 1 394 张类方按肾脏疾病、证候、症状、治法予以分类;对某一类方,统计其处方数量、证候/病机、症状/体征、治则治法、所有处方的药物出现频率。研究发现,该书较为完整地记录了明以前有关临床理论与治验,内容丰富。

本文拟从肾及其辨证论治论述入手,对《普济方》进行整理研究,以期探索明初以前的医学发展面貌。

一、方法

参见第二章"第八节《普济方》心的理论"(详略),本文关注肾。

二、结果

《普济方》卷1~12依次为方脉总论(含五脏像位、血荣气卫论、诊脉要法、五脏所属、辨七表八里脉法、病机论、三因论、内外伤论等基础理论内容)、方脉药性总论、五运六气图、运气图,具有把这些内容归类为基础理论的意味。卷13~43为藏象及脏腑辨证论治类,内容十分丰富。卷44~426依次为头面五官科、六淫疾病、外感热病、内伤杂病、杂类、外科、妇产科、儿科、针灸、本草等。

该书有关肾的论述集中在卷29~33的肾脏门。在卷71~86眼目门,卷91诸风门,卷171积聚门,卷178消渴门,卷217~226诸虚门等章节中内容亦较丰富。此外还分散在身体门、寒暑湿门、积热痼冷门、伤寒门、时气门、喘门、痰饮门、诸痹门、水病门、黄疸门、咳嗽门、食治门、婴孩门、婴孩头眼耳鼻门、乳石门、妇人诸疾门、针灸门等。

(一)肾脏的基础理论

该书记载肾重一斤一两:"肾两枚,形如豆,相并而曲,附于脊膂,外有脂裹,内白外黑,以应北方壬癸之水。"

关于肾的病机、生理、脉诊、方药等论述多承袭《内经》《难经》《诸病源候论》《素问病机气宜保命集》《仁斋直指方论》《内经知要》《备急千金要方》《本草纲目》《蜀本草》《李东垣医学全书》等,其理论部分涉及五行学说、道学、易学、天文等。

(二)与肾脏关系密切的疾病证治

该类疾病提及肾脏证治者共计312张方证,内容丰富,涉及肾劳、肾胀、肾着、瘄俳、解㑊、骨极、精极、白淫、肾中风、肾疟、肾积、肾痹、骨痹、骨痿、肾痈、肾疳、肾黄、消肾、泄泻、咳嗽、脚气等疾病。

1. 肾劳(卷30肾脏门,37方)

病机:肾脏劳损(肾劳虚损、肾劳气虚、肾劳损,肾气虚、肾气衰竭)、肾劳虚寒、肾劳热、肾劳实热、肾劳阳气虚乏、肾受劳气上焦壅热、肾受邪气。

证见:腰脚酸疼/疼痛/痿弱;或足膝腰痛、腰胯疼痛、腰背疼痛无力;或腰脊痛、不能久立、屈伸不利;或腰背转动强难、腰脊不可俯仰屈伸;或腰疼少力、脚膝无力、筋骨羸弱、下部无力;四肢羸弱,或满急,或肿满,或肿急,或黑色,或痹疼,或烦疼,或苦寒;肢节酸痛,或苦痛,或骨节烦疼,或骨间热。心腹胀满,或刺痛;或腹中急痛;或脐腹冷痛,小腹冷痛,或时痛,或里急,或满痛,或拘急。耳聋,或耳中虚鸣/耳鸣/耳听无声。目黄睛痛,或目视晌晌。面色黧黑/萎黄/青黑/黑/黑黄,或面肿垢黑。小便滑数/频数,或夜多小便,或小便余沥,或小便赤色/白浊。阴痿不起、精自出,或阴湿萎弱,或阴下生疮湿痒,或阴囊肿痒/囊湿生疮/囊冷湿。食不得味,或饮食减少,或饥不欲食,或瘦弱不能食。夜卧多梦,或夜多梦泄,或梦寐惊悸,或多梦见大水、腰脊离解,或卧多盗汗。心中恍惚,或心松乏力,或妄怒。烦闷,或恒多不乐/恚怒/悲患。偶见消渴,或肌瘦发热,或口内生疮,或多吐酸水,或大便不利,或羸乏,或咳逆短气,或觉则口干,或好唾善欠,或嘘吸少气,或咳嗽唾涎,或关格不通。

治法:补肾;添精补髓,益气养神,驻颜调血脉,令人轻健。

药用:茯苓、肉桂、蜂蜜、牛膝、肉苁蓉、黄芪、远志、五味子、温酒、菟丝子、杜仲、附子、熟地黄、川芎、当归、石斛、人参、磁石、生姜、柴胡、木香、甘草、续断、蛇床子、沉香、枳壳、鳖甲、泽泻、白术、干姜、羚羊角、巴戟天、山茱萸、萆薢、盐、山芋、牡丹皮、牡蛎、鹿茸、防风、五加皮、麦冬、羊肾、山药、生地黄、秦艽、桃仁、槟榔、车前子、刺蒺藜、大枣;或用:獭肝、厚朴、白芍、陈皮、赤石脂、花椒、补骨脂、覆盆子、桑螵蛸、天雄、柏子仁、石龙芮、阳起石、地骨皮、羌活、桔梗、丹参、石菖蒲、桑白皮、桑寄生、蘹香子、麻黄、淡竹茹、黄芩;偶用:丁香、赤芍、郁李仁、枸杞子、无灰酒、茯神、酸枣仁、天冬、石南、龙骨、卷柏、乌喙、玉竹、防葵、棘刺、芜荑、黄连、胡黄连、猪肝、独活、海桐皮、防己、木通、大麻仁、茛菪子、海藻、硫黄、升麻、薤白、香豉、玄参、羊胫骨、羊脊骨、白石英、胡芦巴、荜澄茄、牡蒙、葛根、猪苓、石膏、豆豉、贝母、杏仁、紫苏、紫菀、苍术、天灵盖、麝香、甘松、鹿角、童子小便、猪肾、醋。

2. 肾胀(卷 30 肾脏门,5 方)

病机:肾虚冷气,或肾虚胀,或肾胀虚寒。

证见:腰腹痛,或腹内及背腰脊髀痛。

治法:温肾经、消胀满。

药用:肉桂、温酒、蜂蜜、盐、干姜、泽泻、附子、熟地黄、杜仲、续断、补骨脂;或用:蘹香子、桃仁、甘草、山药、山茱萸、牡丹皮、茯苓、石斛、牛膝、萆薢、天雄、花椒、细辛、鹿茸、黄芪、白芍、桑寄生、醋、生姜。

3. 肾着(卷 30 肾脏门,9 方)

证见:腰冷腹重痛,或腰冷痹,或腹急痛/重痛,或腰中疼痹沉重,或腰背疼重,或身体重、腰冷如水洗状;脚膝无力/疼不可行,或脚冷;或不渴,内外肾钓痛;偶见小腹拘急,或脚气,或耳聋。

药用:干姜、牛膝、茯苓、杜仲、续断、甘草、防风、肉桂、温酒、羌活、天雄、川芎、人参、附子、当归、天麻、白术、大枣;或用:熟地黄、萆薢、花椒、秦艽、川乌、细辛、五加皮、石斛、瓜蒌根、地骨皮、桔梗、羊肾、磁石、桑白皮、玄参、阿胶、肉苁蓉、干漆、龙骨、天冬、麻黄、木香、槟榔、泽泻、威灵仙、丹参、桑寄生、牡丹皮、鹿茸、吴茱萸、生姜、蜂蜜。

4. 痦俳(卷 33 肾脏门,5 方)

病机:肾气内夺,或肾气厥。

证见:语声不出,足废不用。

治法:益肾气,或补肾。

药用:远志、石菖蒲、温酒、蜂蜜、附子、石斛、五味子、肉桂、茯苓、麦冬、肉苁蓉、熟地黄、巴戟天、盐;或用:吴茱萸、山茱萸、山药、牡丹皮、泽泻、菟丝子、补骨脂、钟乳石、花椒、胡芦巴、地龙、苍术、乌药、川乌、羌活、茴香、赤小豆、马蔺子、青盐、蘹香子、川楝子、木通、生姜、大枣。

5. 解㑊(卷 33 肾脏门,3 方)

病机:肾气有余。

证见:脊脉急痛,腰脊强直,足下热痛,少气不能言;或癃闭,心烦噫气。

药用:泽泻、茯苓、枳壳、槟榔、生地黄;或用:牛膝、麦冬、柴胡、石菖蒲、羚羊角、赤芍、五味子、甘草、猪苓、牡丹皮、木通、玄参。

6. 骨极(卷 33 肾脏门,19 方)

病机:肾虚弱,或肾脏劳伤;或肾实热,或肾热,或骨极实热。

证见:腰膝无力;或腰脊痛,或伴有不能久立,或屈伸不利;或小腹里急、痛引腰脊,或脚膝骨髓酸疼、脊痛不能久立,或齿槁腰脊痛,或膝胫酸疼,或脚胫无力;或肢节酸疼/疼痛、不得睡卧;四肢急疼/拘急/常苦寒冷;羸瘦无力,面肿垢黑/面色焦枯/色炲隐/黑/枯黑;时见脑髓疼痛,或牙齿脑髓苦痛,小便或白/壅塞,或隐曲膀胱不通;大小便闭/壅塞;或耳鸣/两耳虚鸣;偶见手足疼甚/酸疼;梦寐惊悸、发堕齿槁、头热、不思饮食。

治法:补虚壮元;强骨髓、令人健。

药用:牛膝、温酒、生地黄、酸枣仁、黄芪、甘草、蜂蜜、人参、附子、五味子、杜仲、黄芩、肉苁蓉、肉桂、茯苓、熟地黄、当归、大黄、补骨脂、鹿角胶、石斛、菟丝子、山药、山茱萸、川芎、麦冬、大枣、天冬、柏子仁、虎胫骨、虎骨、干姜、白芍、车前子、大戟、芫花、芒硝、刺蒺藜、盐、生姜、雀;或用:麻子仁、牛髓、无灰酒、覆盆子、干漆、白术、巴戟天、鹿茸、木瓜、硇砂、沉香、木香、天雄、天麻、羌活、蘹香子、远志、羊肾、羚羊角、萆薢、骨碎补、肉豆蔻、山芋、独活、枳壳、防风、丹参、桑寄生、狗脊、羊髓、甘遂、玄参、枳实、荛花、栀子、黄连、鹿角、米、曲、清酒、竹叶。

7. 精极(卷33肾脏门,17方)

病机:肾气内伤;或精极实热/虚损/髓虚空/骨髓虚竭,或虚寒,或脏腑虚,或虚热,或上焦热下焦冷。

证见:骨节烦疼不止,或骨中酸痛,或偏身烦疼,或行步不正;精常漏泄,或夜梦泄精/梦泄盗汗;或小腹拘急/里急/强急;小便白浊/尿后便遗白浊、甚则阴痿/湿痒,或小便余沥;或眼视不明,齿焦发落;或通身虚热,或胸中烦闷,或惊悸/多惊;耳聋/耳鸣;或发落。偶见咳嗽、体重、壮热。

治法:补骨髓;或益气养神,驻颜调血脉;补十二经脉、添髓养血。

药用:生地黄、温酒、鹿茸、黄芪、人参、甘草、茯苓、肉苁蓉、菟丝子、麦冬、肉桂、蜂蜜、巴戟天、五味子、牛膝、川芎、天冬、当归、泽泻、生姜、桑螵蛸、石斛、陈皮、韭子、磁石;或用:无灰酒、附子、沉香、蛇床子、补骨脂、枳壳、牛髓、羊髓、大枣、防风、熟地黄、赤石脂、远志、续断、柏子仁、竹沥、黄芩、赤芍、车前子、淡竹叶、白芍、牛酥、大枣;偶用:肉豆蔻、青木香、荜澄茄、鹿角胶、龙齿、丹参、杜仲、山茱萸、石膏、麻黄、地骨皮、牡蛎、龙骨、露蜂房、石龙芮、羚羊角、枸杞子、酸枣仁、朱砂、野鸡胫骨、雀脑、羊胫髓、羌活、大麻仁、茯神、柴胡、竹叶、大黄、小草、玄参、盐、清酒。

8. 白淫(卷33肾脏门,14方)

病机:肾脏虚冷;或心肾气不足,下元虚冷。

证见:小便白淫/不止/有余沥、遗泄无故自出;或精脱、思想无穷;偶见:耳鸣、面黑、腰背疼痛、手足冷、肌瘦、胫酸。

治法:补真益气,壮腰膝,进饮食;益精止白淫。

药用:肉苁蓉、龙骨、茯苓、菟丝子、盐、补骨脂、巴戟天、附子、蜂蜜、山茱萸、桑螵蛸、韭子、温酒、人参、牡蛎、肉桂、牛膝、天雄、五味子、木香、沉香、石斛、杜仲、泽泻、热酒;或用:杏仁、桃仁、胡桃仁、莲实、覆盆子、甘草、熟地黄、鹿茸、胡芦巴、山药、楮实、肉豆蔻、红豆、花椒、没药、羌活、刺蒺藜、茯神、远志、白石英、粳米、诃子、砂仁、朱砂、阳起石、白芷、黄蜡、砒霜、天麻、麋角、续断、矾石、蚕蛾、防风、膃肭脐、糯米、冷酒、醋。

9. 肾中风(卷91诸风门,22方)

病机:肾中风;肾虚中风/厉风;肾脏风毒/风毒气/风/风邪;肾脏气虚,风邪所中。

证见:踞而腰痛,腰背强直疼痛;腰脊疼痛/酸痛、不得俯仰;腰脚缓弱无力/痹弱/缓弱/顽痹不仁/痿痹不仁/不遂;腰背强痛/相引,筋脉拘急/行履艰难;两胁牵痛;骨髓酸疼,不能久立,渐觉消瘦;腰膝骨髓疼痛,转动不得;腰胯重疼,脚膝无力;腰脊疼强,不得俯仰;腰脊痛,不能正立;筋急,两膝不得屈伸,手不为用,起居增剧;两脚冷痹,缓弱不遂;或语声謇涩/语音謇急/浑浊;或偏枯、口㖞。或两耳虚鸣、头昏耳聋/头旋耳鸣/头目昏疼;便利耳聋塞、耳鸣面黑;面无颜色/萎黑/苍黑/枯黑;志意不乐/昏沉/不定;四肢沉重/拘急/急胀,项筋疼痛。偶见肌体羸瘦;视听不聪;脐腹虚冷,身体沉重无力,脚肿疼重,足肿、面肿/浮肿;恶风寒,通身流肿生疮;胸中气满,两胁膨胀;有时寒热,或手足虚肿,及生疮,来去气不定;皮肤顽痹,举体乏力,恶风多汗、遍身虚肿。

治法:利关节,坚筋骨,补虚劳,益气力,益精气。

药用:牛膝、防风、萆薢、当归、附子、肉桂、温酒、天雄、独活、丹参、羌活、杜仲、黄芪、蜂蜜、麻黄、川芎、石斛、人参、天麻、生姜、肉苁蓉、细辛、山茱萸、枳壳、五味子、干姜、茯苓、全蝎、茵芋、白附子、野菊花、石菖蒲、海桐皮、甘草、五加皮、赤芍、酸枣仁、槟榔、吴茱萸;或用:石龙芮、麝香、木香、白花蛇、白术、磁石、枸杞子、薏苡仁、郁李仁、熟地黄、木通、花椒、川乌、枳实、羊踯躅、防己、刺蒺藜;偶用:石南、狗脊、桑螵蛸、安息香、补骨脂、淫羊藿、雄黄、巴戟天、鹿茸、茯神、山芋、天冬、侧子、羚羊角、羊肾、玄参、白芍、地骨皮、虎骨、恶实、续断、菟丝子、紫苏、茴香、木瓜、荆芥、青皮、大腹子、桑白皮、牛黄、蛇床子、牡蛎、泽泻、赤小豆、牵牛、地骨皮、大枣、盐、热酒、葱白。

10. 肾疟(卷 198 诸疟门,8 方)

病机:肾疟/足少阴疟,或肾热发为疟。

证见:寒热,发作无时,腰髀痛,手足寒,食少无力;或令人洒然腰脊痛,大便难,目眴,手足寒,身掉不定;或呕吐。

药用:常山、桃仁、蜂蜜、乌梅肉、甘草、人参、肉苁蓉、肉桂、虎头骨、香豉、附子、麝香、豆豉、半夏、升麻、温酒;或用:鳖甲、知母、灯心草、茶末、陈皮、乌梅、竹叶、葱白、天雄、铅丹、干姜、绿矾、阿魏、醋。

此外还有:伤寒后发疟、产后疟疾。

11. 肾积(卷 171 积聚门·贲豚,58 方)

病机:肾脏积冷;或肾积频发;或邪风在肾经;或肾脏久积气,膀胱虚胀上攻;或肾虚积气/积气;或肾脏气发。

证见:贲豚气;或伴有小腹疼痛,上冲心胸,心胸闷乱;或奔气不能还下,心中悸动不安;或小腹急胀/疼痛,唇口青黑;或积病不散,结伏奔豚,令人喘逆,骨痿少气;或腹胀满,奔气走冲心膈,发作气欲绝,不识人,无力羸瘦,小腹鼓起腾踊,如豚子走上走下,驰往驰来,寒热拘引,手足逆冷或烦热;奔气上冲胸,腹痛,往来寒热;或积气不散,久胀于脐腹间,发似豚状,奔上冲心;或气冲心,吸吸短少气,发作有时;或小腹积聚疼痛/膨满疼痛;或心气腹满,两胁刺痛,牵引腰背,屈伸不利;或游气归上,阴痿上引小腹急痛,面乍热赤色,喜怒无常,耳聋目视无精,光竭不泽;脐腹胀痛,翕翕短气,发作有时,四肢疼闷;久不治,病喘逆,发则欲死;或手足逆冷,胸满气促,从脐左右起,郁冒;或气在小腹,积聚成块,发时疼痛;或食下则觉胸膈中痛,慄然如水浆灌下;冷气上冲昏乱,四肢软弱不收;或气从小腹起撞胸,手足逆冷;或小腹急疼,发即不识人;或脐下悸动,咳;或气上下冲走;闷乱面青;或疼痛,手足蜷缩,不可忍;或气奔急欲绝;或气上冲,心胸闷乱,脐腹胀痛,饮食转呕。

药用:肉桂、木香、槟榔、生姜、吴茱萸、甘草、人参、蘹香子、青皮、李根皮、温酒、半夏、附子、沉香、茯苓、当归、盐、桃仁、茴香、川芎、白芍、干姜、硇砂、黄芩、丁香、牵牛子、全蝎、大枣、醋、肉豆蔻、诃子、高良姜、童子小便、陈皮、花椒、牡蛎、葛根、莪术、麝香、蜂蜜;或用:石斛、陈曲、五味子、巴戟天、白术、磁石、白芷、芫花、三棱、阿魏、郁李仁、鳖甲、黑豆、豆蔻、延胡索、紫苏、热酒;偶用:木馒头、桔梗、山茱萸、枳实、生地黄、厚朴、瓜蒌、硫黄、香附、铜青、杉木节、枳壳、木瓜、狼毒、自然铜、荜澄茄、桑白皮、猪胆、金铃子、马蔺花、大腹皮、刺蒺藜、防葵、安息香、天雄、狗裹外肾并胆、苦楝、铅、赤石脂、麦冬、肉苁蓉、伏出鸡头卵壳中白皮、梨木灰、麻黄、紫菀、黄芪、乌药、牛膝、斑蝥、黄连、川乌、泽泻、苦练、巴豆霜、石菖蒲、独活、石膏、艾、葱、薄荷、无灰酒、糯米、甘泉水、生葱、粟米、清酒、暖酒。

12. 肾痹(卷 186 诸痹门,7 方)

病机:肾脏虚乏,或肾脏气虚/中风/虚冷/中风湿。

证见:腰痛两脚膝偏枯,皮肤痹,骨节酸疼,肌体羸瘦,举体乏力;或膝脚麻痹,腰背强直疼痛;或身体冷痹不仁,手足牵强,举动艰难,或肌骨瞤动,脚膝缓弱,腰脊不可转侧,身体疼痛,行步艰难;或腰脚缓弱,顽痹不仁,腰背强痛,四肢拘急,体重无力。时见志意不乐、不定;面无颜色,或面色萎黑、苍黑;语声謇涩,或言语不利,或语音浑浊;两耳虚鸣,或目眩耳鸣,或头目昏;偶见:不能饮食。

治法:补损益气。

药用:牛膝、肉桂、附子、独活、当归、温酒、天雄、甘草、黄芪、杜仲、麻黄、草薢、丹参;或用:山芋、肉苁蓉、石斛、人参、山茱萸、泽泻、茯神、茵芋、石龙芮、麝香、全蝎、野菊花、川芎、海桐皮、茯苓、细辛、白术、羌活、侧子、五加皮、天麻、蜂蜜、生姜;偶用:远志、巴戟天、菟丝子、覆盆子、续断、生地黄、鹿茸、白附子、蛇床子、楮实子、石南、羊踯躅、狗脊、桑螵蛸、石菖蒲、木香、淫羊藿、补骨脂、白花蛇、安息香、雄黄、紫菀、白芍、天花粉、熟地黄、半夏、五味子、枳壳、秦艽、麦冬、地骨皮、干姜、薏苡仁、大麻仁、羚羊角。

13. 骨痹(卷186诸痹门,6方)

病机:肾虚,或肾藏中风/气虚。

证见:脚酸痛,脚膝缓弱;或腰脊疼痛,不得俯仰,两脚冷痹,缓弱不遂;或骨痹缓弱,腰脊酸疼,脐腹虚冷;或骨痹皮肉寒;四肢、肌体羸瘦,或四肢沉重;小便数滑,偶见饮食无味;面色萎黑,色不泽,足冷耳鸣,头昏耳聋,志意昏愦,语音浑浊。

治法:补肾;或补骨髓,治寒湿。

药用:附子、肉桂、蜂蜜、肉苁蓉、巴戟天、石斛、山茱萸、牛膝、鹿茸、温酒、黄芪、茯苓、熟地黄、泽泻、五味子、当归、川芎、杜仲、萆薢;或用:远志、山芋、白术、甘草、菟丝子、防风、覆盆子、补骨脂、磁石、独活、丹参、石菖蒲、天麻;偶用:獭肝、柴胡、秦艽、人参、刺蒺藜、厚朴、丁香、桃仁、木香、白芍、陈皮、赤石脂、槟榔、干姜、郁李仁、牡丹皮、花椒、牡蛎、续断、石龙芮、桑螵蛸、荜澄茄、沉香、藿香子、薏苡仁、石南、龙骨、细辛、野菊花、枳壳、全蝎、天雄、生地黄、干漆、生姜。

14. 骨痿(卷226诸虚门,4方)

病机:肾损。或膀胱肾冷,肾肝损。

证见:骨痿,不能起于床,或筋缓不能收持,或坐起欲倒;偶见:目眩眩。

治法:益精缓中消谷。

药用:杜仲、防风、菟丝子、肉苁蓉、萆薢、肉桂、酒、牛膝、刺蒺藜、猪腰子;或用:龙骨、柏子仁、生地黄、甘草、禹余粮、白石英、黄芪、茯苓、胡芦巴、补骨脂、五味子、羌活、人参、山茱萸、附子、玄参、川芎、磁石、干姜、蜂蜜。

15. 肾痈(卷286痈疽门,4方)

病机:肾痈。

证见:外肾痈疮;或悬痈(水谷道前后生痈);或伴有咽中妨闷。

药用:赤土、木鳖子、抱鸡卵壳、鹰爪、黄连、轻粉、鳖甲、鸡子白、海螵蛸、甘草、硼砂、大黄、贝母、白芷、当归、白矾、盐、热酒。

16. 肾疳(卷379、380婴孩诸疳门・治小儿一切疳、急疳,12方)

证见:肌肉消瘦,齿断生疮,寒热作时,口鼻干燥,脑热如火,脚冷如冰,吐逆既增,乳食减少,泻痢频并,下部开张,肛门不收,疳疮痒痛;或极瘦,身有疮疥,寒热时作,头热脚冷如冰;或腹胀,头面手足乳肿;或龈腭牙齿肉烂腐臭,鲜血常出;或牙龈生疮,牙齿脱落。或伴有脑热脱削,手足如冰,寒热时作,滑泄肚痛,口臭干渴,爪黑面黧,身疼疮疥。

药用:茯苓、人参、牛黄、木香、青黛、甘草、胡黄连、黄连、蜂蜜、生地黄、杏仁、当归、大黄、五倍子、山茱萸、牡丹皮、山药、川芎、使君子、苦楝根、芜荑、陈皮、熊胆;或用:三棱、莪术、青皮、半夏曲、藿香、益智仁、枳壳、香附、砂仁、丁香、五灵脂、麝香、白鳝头、龙胆草、雄黄、青皮、夜明砂、蟾头、天浆子、芦荟、蟾酥、朱砂、虎睛、荆芥、泽泻、麦糵、神曲、薄荷、楝子、陈仓米、猪胆、鳖甲、萆薢、天灵盖、乌药、狗脊、花椒、肉豆蔻、槟榔、地骨皮、细辛、黄芪、天麻、全蝎、熟地黄、天冬、麦冬、川楝子、糯米、蝎虫、生姜、大枣、粟米、葱、盐。

17. 肾黄(卷196黄疸门,3方)

证见:面色青黄、腰背疼痛、耳中飕飕、百般声响、脚膝无力、多吐呕逆、不能下食、悲而不乐。

药用:附子、干姜、生地黄、莴苣子、蔓青子。

18. 消肾(卷178消渴门,35方)

病机:肾气虚损/不足;肾虚;胃热入肾,消烁肾脂,令肾枯燥;虚热;山瘴风热毒气入肾中;肾水不足。

证见：小便数多；或味如饴糖；或小便色白，滑数不禁；或小便频数；或小便涩数而沥，如欲渗之状；或小便赤/赤黄；或小便不禁；或小便利而多；或小便白浊/如膏油之状；或小便无度。多渴，或久渴/消渴/干渴/大渴/烦渴，或饮水无度，或不渴。身体乏力；四肢赢瘦，脚膝乏力；四肢无力/少力；腿膝消细，渐至无力；两脚渐细，腰脚无力；自腰以下，瘦弱无力；脚弱/困乏/肌肉瘦削。唇干眼涩，或唇口干燥/口干眼涩；或口舌焦干，不思饮食，心神虚烦/心烦。偶见大便燥实；或阴萎、腰膝痛、腰痛、手足烦疼、皮肤干燥、面赤。

药用：蜂蜜、茯苓、人参、黄芪、麦冬、熟地黄、泽泻、甘草、山茱萸、肉桂、瓜蒌、五味子、桑螵蛸、肉苁蓉、鸡䏶胵、龙骨、菟丝子、牛膝、牡丹皮、大枣、远志、玄参、附子、磁石、鹿茸、牡蛎、干姜、杜仲、枸杞子、当归、黄连、地骨皮、赤石脂、生地黄、生姜、葛根、天花粉、巴戟天、黄芩、温酒；或用：山药、车前子、韭子、川芎、羊肾、石斛、萆薢、石膏、补骨脂、阿胶、知母、麻子、盐；偶用：白石英、禹余粮、白芍、白术、桔梗、栀子、连翘、大黄、薄荷、滑石、寒水石、砂仁、金箔、银箔、朱砂、鸡内金、茯神、益智仁、川楝子、胡芦巴、乳香、覆盆子、蛇床子、枳壳、土瓜根、刺蒺藜、续断、羊乳汁、胡桃肉、蛤粉、青黛、楮叶、罂粟子、小茴香、苦楝、大黑豆、桑白皮、沉香、薤白、糯禾根、雌黄。

19. 泄泻

（1）诸泻（卷208泄痢门，6方）

病机：肾虚，或脾肾风虚，脾肾虚冷。

证见：泄泻；时见小便频数/小便多，盗汗遗精，偶见饮食不进。

治法：补脾肾虚冷，止大肠滑泄；或温肾。

药用：干姜、青皮、补骨脂、生姜、盐、大枣、肉豆蔻、木香、陈皮；或用：小茴香、八角茴香、吴茱萸、青木香、五倍子、茯苓、龙骨、朱砂、巴戟天、肉苁蓉、胡芦巴、川乌、肉桂、三棱、硫黄、乌梅、益智仁、生地黄、山茱萸、萆薢、石榴皮、厚朴、温酒、醋。

（2）濡泻（卷209泄痢门，2方）

病机：脾肾气弱；或上实下虚。

证见：濡泻；或兼有手足浮肿。

治法：养心肾；或厚肠胃，止寒泄，助元气，进饮食。

药用：硫黄、芒硝、花椒、小茴香、青盐、附子、厚朴、生姜、糯米。

此外还有冷热痢。

20. 咳嗽（卷160咳嗽门，5方）

证见：肾咳之状，咳则腰背相引痛，恶风脉浮；或恶寒脉紧，唾冷沫，小便数；或恶热脉数，骨间烦疼。

药用：细辛、白芍、蜂蜜；或用：白前、川芎、五味子、麻黄、肉桂、地骨皮、百部、茯苓、竹叶、补骨脂、牵牛子、杏仁、郁李仁、花椒、干姜、款冬花、紫菀、矾石、附子、皂角、大黄、黄芩、黄连。

21. 脚气

脚气多因感受风毒之气而发，"肝肾与脾三脏，经络所起，在足十指"。该书中脚气症状提及肾脏证治者共计31张方证。

（1）一切脚气（卷240脚气门，3方）

病机：肾脏风，或风湿客于肾经。

证见：脚气疼重，不能远行久立；或腰腿重疼，不能转侧，皮肤不仁，遍身麻木；上攻头目虚浮，耳内常鸣。

治法：补肾气，调血脉。

药用：独活、温酒；或用：苍术、香附、威灵仙、陈皮、没药、草乌、狗脊、川芎、甘遂、獖猪腰、茴香、木瓜、羌活、附子、盐。

（2）一切风寒暑湿脚气（卷241脚气门，5方）

病机：肾经虚弱；或肝肾脾三经气虚，为风寒暑湿搏着；或肝肾虚。

证见：脚弱无力，腿脚踹急，筋脉拘挛，或时疼痛，步履艰难，腰膝沉重；或上气喘急，必至发动，或肿满，或顽痹，或憎寒壮热；或历节疼痛如锥刀锻刺；或日间倦困，心热烦闷，七情不宁，呕吐自汗，小腹不仁，遍身浮肿。

治法：祛湿痛，养肾水，顺气疏风。

药用：熟地黄、温酒、盐、肉桂、黄芪、苍术、乌药、木瓜、牛膝、续断、陈皮、当归、黑牵牛；或用：牡丹皮、泽泻、茯苓、附子、山茱萸、山药、威灵仙、葶苈子、黄松节、川乌、肉苁蓉、石楠藤、杏仁、赤芍、羌活、半夏、甘草、人参、厚朴、独活、白芍、枳壳、麻黄、贝母、青盐、小茴香、补骨脂、花椒、沉香、木香、巴戟天、无灰酒、蜂蜜、生姜、大枣、醋。

（3）风脚气（卷241脚气门，2方）

病机：肾脏风毒，或肾虚冷受风。

证见：脚气。

治法：轻脚壮筋。

药用：当归；或用：肉苁蓉、虎骨、牛膝、赤小豆、刺蒺藜、花椒、川芎、血竭、草薢、白南星、白附子、何首乌、黄芪、防风、杜仲、羌活、没药、地龙、木鳖子、独活、小茴香、乳香、木瓜、陈皮、大黄、前胡、半夏、白芍、茯苓、细辛、葶苈子、酒、蜂蜜。

（4）风湿脚气（卷242脚气门，3方）

病机：肾经虚弱，或肝肾脏虚。

证见：行步艰难，上气喘急，言语艰难，精神昏愦，或瘦而一肢偏枯，或肥而半身不遂；或腰痛/挛痛；或小腹不仁，全不进饮食。

药用：独活、杜仲、细辛、秦艽、防风、甘草、人参、熟地黄、当归、茯苓；或用：桑寄生、牛膝、白芍、肉桂、川芎、赤小豆、五灵脂、白胶香、补骨脂、地龙、狗脊、木鳖子、海桐皮、威灵仙、草乌、羌活、黄芪、蔓荆子、枳壳、地骨皮、麻黄、知母、野菊花、薄荷、枸杞子、白芷、柴胡、半夏、厚朴、防己、黄芩、石膏、生地黄、苍术、桂枝、前胡、朱砂、生姜、盐、酒。

（5）干湿脚气（卷242脚气门，4方）

病机：肾经虚弱，或肾风下注，或肾劳，或腰肾膀胱宿水。

证见：干湿脚气，沉重少力，移步迟缓，筋脉挛急，不能屈伸，脚心隐痛，有妨履地，赤肿痛楚，发作无时，呻吟难忍，气满喘促，面色黧黑，传送秘涩；或满脚生疮，痒痛脓水出；或癞疝气。

药用：薏苡仁、石南叶、木瓜、肉桂、天麻、当归、附子、羌活、槟榔、防风、天南星、石斛、草薢、川牛膝、黄芪、续断、苍术、藿香子、桃花、海桐皮、草乌、地龙、刺蒺藜、温酒、冷酒、清酒。

（6）脚气缓弱（卷243脚气门，5方）

病机：肾虚；或肝肾/不足，或肝脾肾三经为风湿寒热毒气上攻。

证见：脚气痹弱，或脚痛脚弱，或面青黑土色，不见日月光明；或四肢拘挛，上气喘满，小便秘涩，心热烦闷，遍身浮肿。

治法：补肾调治肝。

药用：牛膝、木瓜、肉苁蓉、黄芪、甘草、人参、生地黄、虎胫骨、附子；或用：半夏、生姜、川乌、钟乳石、山药、续断、麦冬、当归、厚朴、独活、陈皮、枳实、麻黄、白芍、肉桂、贝子、大枣、天麻、没药、乳香、鹿茸、麒麟竭、狗脊、朱砂、生栗子、猪肾、粥、五味子、泽泻、远志、细辛、菟丝子、龙胆草、秦艽、石韦、柏子仁、杜仲、石菖蒲、蛇床子、山茱萸、防风、白术、干姜、石斛、天雄、茯苓、草薢、菊花、温酒、盐。

（7）脚气疼痛皮肤不仁（卷243脚气门，2方）

病机：肾气虚损，或肝肾风虚气弱。

证见：脚不可践地，腰脊疼痛，行止艰难，小便余沥；或腰腿疼痛，曲折不能，麻痹软弱。

治法：养肾。

药用：酒、思仙木、五加皮、防风、薏苡仁、羌活、续断、牛膝、萆薢、生地黄、全蝎、天麻、苍术、草乌、附子、青盐、木瓜、黑豆、盐。

（8）脚气冲心（卷244脚气门，4方）

病机：肾虚风，或心肾相击。

证见：脚气冲心，上气喘满，闷绝欲死；或足心隐痛，或身体遍肿，脚胫痛痹，小腹顽麻，通身红肿；或小腹不仁，烦渴，关节挛痹痛疼；或膝冷腰疼，四肢无力；或心松惊悸。

药用：茯苓、犀角、陈皮、独活、旋覆花、桑白皮、生姜、大枣、蜂蜜；或用：射干、昆布、通草、杏仁、防己、葶苈子、青木香、槟榔、木香、半夏、吴茱萸、人参、龙齿、贝母、肉苁蓉、石斛、狗脊、萆薢、牛膝、地仙子、远志、熟地黄、杜仲、白术、肉桂、防己、黄芩、香豉、前胡、紫苏、白头翁、温酒、盐。

（9）脚气春夏防发（卷246脚气门，3方）

病机：肝肾风虚。

证见：脚气，每遇春夏动发；或伴有脚膝烦疼，心胸满闷，筋脉拘急，神思昏沉，大小肠秘涩；或觉昏闷不欲饮食。

药用：羚羊角、沉香、木瓜、防风、肉桂、牛膝、酸枣仁、石斛、附子、槟榔、枳壳、生姜；或用：熟地黄、诃子、人参、茯苓、黄芪、白术、羌活、甘草、紫苏、木香、半夏、川芎、萆薢、天麻、海桐皮、全蝎、山茱萸、刺蒺藜、补骨脂、五加皮、当归、大黄、生地黄、鹿茸、独活、郁李仁、桑白皮、蜂蜜、温酒、大枣。

此外还有：伤寒后脚气、脚气肿满、食治脚气等。

（三）与肾脏关系密切的证候证治

该类证候提及肾脏证治者共计526张方证，涉及肾实、肾虚、肾寒肾冷、肾风、骨髓虚、骨髓实、小儿肾虚等证治。

1. 肾实（卷29肾脏门，24方）

病机：肾热（实热、劳实热），肾气盛实（气实、壅盛）。

证见：腰背拘急/强直痛、腰重不利、腰腹急重、腰胯强急、腰脚不能屈伸；梦腰脊离解；小腹胀满/膜胀、腹胁不利/胀满/胀急；心胸/膈烦满闷；胸胁时痛、两胁胀满、脊胁相引痛、肩背拘急；四肢满急/不利/肿满拘急，肢体烦满、骨热、足冷、足下热痛；小便黄赤/涩痛不通/余沥、尿数而少/结涩不利/痛楚，小便即茎头痛；耳聋/不聪。或见四肢黑、面色焦黑、善忘、多怒、胸膈咽嗌、阴囊生疮、烦热、身热、脉洪紧。

治法：泻肾。

药用：茯苓、黄芩、甘草、泽泻、槟榔、木通、玄参、生地黄、羚羊角、磁石、淡竹叶、榆白皮、五加皮、牛膝、枳壳、杏仁、大黄、石韦、丹参、麦冬、瞿麦、石菖蒲、赤芍、通草、滑石、车前子、升麻、生姜；或用：柴胡、茯神、芒硝、葵根、当归、细辛、白芍、黄芪、冬葵子、蜂蜜、温酒；偶用：牡丹皮、猪苓、大青、淫羊藿、威灵仙、天麻、蔓荆子、白芷、栀子、益智仁、麝香、川乌、前胡、桑螵蛸、石膏、熟地黄、萆薢、桃仁、荆芥、羌活、木香、人参、远志、桑白皮、茱萸根、吴茱萸、车前叶、井泉石、贯众、干漆、芫荑、胡粉、槐皮、葵子、牵牛子、半夏。

2. 肾虚

（1）肾虚（卷29肾脏门，118方）

病机：肾虚（气虚/不足/虚弱/虚乏/虚损，少气，肾不足，肾虚泄）；肾脏虚损（肾脏久虚/虚弱/衰弱/虚惫/虚劳损/劳伤）；肾经虚惫（虚弱/不足）；肾虚冷（右肾虚冷，冷气入肾，肾虚寒/虚厥寒/气虚寒，内肾寒虚）；肾脏虚损阳气困乏；肾劳虚冷（虚寒）；肾水燥火，肾水阴虚。或见：肝肾不足、肝肾风虚、肝肾俱虚、肾肝脏虚热淫于内、心肾俱虚（心气不足肾经虚损）、脾肾久虚、肾与膀胱虚冷。

证见：腰痛（如折/引背痛/俯仰不利/转侧亦难）；腰背相引痛（疼痛/急痛/强直）；腰脊疼痛（强直/腰脊如折/痛不能久立/屈伸不利）；腰膝酸痛（沉重/缓弱/不利/无力/步履艰难）；腰重痛脚弱（疼痛沉重无

力/酸疼弱/节节疼痛);腰胯脚膝无力/沉重;膝胫不能屈伸/酸疼/缓弱无力/不能踏地;腿脚肿痒、痊破生疮;脚心隐痛(有妨履地/行步喘乏);四肢酸疼(烦疼/肢节疼痛/痿弱/百节酸疼痛/日渐无力);骨节酸痛(骨疼/骨肉干枯/骨间多痛);筋脉拘挛痛(拘急/不能屈伸/背脊拘急/身体拘倦/筋骨痿弱少力);项筋紧急;腹胀腰痛/腹胁腰脚疼痛/腰胁引痛,足腰不可以按;足胻寒而逆/时脚肿/脚气缓弱/足膝无力/软弱,足热不能履地;膝骨痛。小腹急痛(满急/拘急/脐腹冷痛/疼痛/强急/急痛)。耳目不聪/不便/不利/视听不明;耳鸣(蝉鸣/虚鸣/常闻钟磬风雨声);耳聋(无所闻/不审听/聋胀满);耳痒;耳轮焦枯。眼中冷泪;眼目昏暗(目视䀮䀮/目暗/目眩/茫茫/眼花)。房室虚损(过度/关键不牢/精自流出)、阴痿/阳事不举/阳道痿弱、遗泄白浊/梦遗/遗精;茎中痛,囊冷湿,阴囊/阴下湿痒/阴汗,妇人子宫久冷/月脉不调/赤白带下,梦鬼交。小便数(滑数/频数/赤黄/赤涩/淋闭/无度/无节/不利/闭/淋沥不禁/余沥/遗沥),小便白浊如膏(失精/泔色),夜多溲溺,小便过多。面色黑(少色/青黄而无常色/萎黑/黧黑/颜色枯悴/枯槁/面肿垢黑/无颜色)。肢体羸瘦(消瘦/形瘦无力/劳瘦/体瘦/黑瘦/容枯/肢体倦怠/渐觉羸瘦);体重无力(沉重少力/四肢无力/乏力/少力,身重缓弱/困乏/疲倦/嗜卧少力/乏气);体烦倦;移步迟缓;嗜卧。手足冷/逆冷/手足膝盖冷如水/足冷;足肿;腰胯膀胱间忽冷如人吹。胸中短气(少气/气不足/嘘吸短气/心悬少气/吸吸少气)。饮食无味(减少/倍常/食少/不思饮食/饮食不进)。口干多渴(舌涩/唇口干燥/咽干如胶/咽干/咽嗌不利)。志意不乐/忽忽善忘/悲恐不乐/忽悲喜/忧患内伤/多恐/思虑太过/精神恍惚/昏愦/恐虑失志/言语混浊,梦寐惊悸/时发惊悸/筋惕搐搦/神志不宁/语音混浊/精神不爽/忪悸恍惚/思虑太过/神志不守/心中悒悒而乱。偶见:盗汗、五心烦热、消渴、发热、潮热、多汗,声哑,牙齿蛀痛,喜唾。

药用:肉桂、附子、茯苓、五味子、牛膝、盐、蜂蜜、温酒、肉苁蓉、当归、石斛、黄芪、磁石、人参、杜仲、菟丝子、泽泻、生姜、沉香、甘草、熟地黄、小茴香、防风、大枣、羊肾、鹿茸、山药、巴戟天、萆薢、续断、干姜、山茱萸、远志、木香、麦冬、补骨脂、桑螵蛸、川芎、生地黄、天雄、覆盆子、桃仁、龙骨、白术、花椒、牡丹皮、天麻、木瓜、细辛、白芍、青盐、钟乳石、蛇床子、牡蛎、胡芦巴、羌活、苍术、赤石脂、地骨皮、狗脊、天冬、丹参、薏苡仁、刺蒺藜、藿香子、棘刺、山芋、槟榔、石南、杏仁、黄芩、五加皮、韭子、阳起石、猪肾、吴茱萸、玄参、麝香、枸杞子、益智仁、荜澄茄、楮实子、肉豆蔻、没药、石龙芮、厚朴、枳壳、独活、紫石英、石菖蒲、枳实、川乌、黄柏、朱砂;或用:白石英、柏子仁、山药、白石脂、矾石、茯神、膃肭脐、秦艽、川楝子、黄连、黑牵牛、砂仁、大豆、鹿角胶、硫黄、全蝎、无灰酒;偶用:石韦、石长生、香附、桂枝、红豆、石楠、柴胡、羖羊肾、石南藤、石南叶、草乌、赤芍、玉竹、狗脊、松脂、青皮、白芷、侧子、大麻仁、天南星、螵蛸、鸡内金、穿山甲、莲肉、红花、母丁香、莲蕊、京墨、麋茸、大腹皮、石亭脂、蚕蛾、虎胫骨、乳香、车前子、蔓荆子、羚羊角、陈皮、乌药、莪术、龙胆草、栀子、芦荟、青黛、大黄、琥珀、牵牛、白矾、诃子、胡桃、胡桃肉、桑寄生、大艾、羊胫骨、羊脊骨、半夏、漏芦、荜茇、硇砂、阿魏、麻黄根、八角茴香、紫金藤、高良姜、何首乌、威灵仙、地肤子、知母、五倍子、石莲子、生栗、右羊腰子、芒硝、羊肉、鹿角霜、北庭、禹余粮、王瓜根、骨碎补、川楝子、锡硫砂子、荆芥、薤白、嘉鱼、猪腰、鸡头肉、大麻子、醋、葱、粥、热酒。

(2)肾虚漏浊遗精(卷33肾脏门,129方)

病机:肾虚(肾经虚损、肾气虚损/不足),肾气虚冷,肾气闭;心虚肾冷,心肾不交/心肾水火不济,心肾俱虚(虚损/气虚)。

证见:小便白浊(赤浊/肥脂如膏/米泔/凝脂/如精/出髓条/油浊/稠米泔色/便浊/溺白);精泄不禁、旋有遗泄、梦泄失精/漏精/精遗/梦遗、阳事不举;失精暂睡即泄;劳梦泄精;玉茎硬不痿/阳事不举、时有遗泄。股内湿痹。小便赤(淡赤/赤涩);小便有沙粒、水道涩痛;小便淋沥/赤白淋沥不止/渐成淋沥;小便滑数/频数/多溺;小便不禁;便赤如血;小便出血;小便日数十次。腰背不得屈伸/疼痛;腰腿疼痛/无力,腰膝少力。腰脊穿痛,腰痛无力/力少,腰膝时冷;两脚苦弱。骨节、足胫酸疼。脐腹冷痛、强急。睡卧不宁/不安,梦寐不安,夜梦惊恐,梦陟危险;心内惊惕,心神恍惚/恐怖,怔忡不宁,神志不宁;精神昏倦不安,精神恍惚/困倦/耗散;惊悸健忘,多惊;喜怒无常、情思不乐、悲忧不乐;思想所顾不得;烦闷;烦躁。饮食不进/无味/减少/化迟/不思饮食;食不生肌。四体无力/乏力/倦怠/疼痛。容枯肌瘦/形瘦/瘠瘦。口舌干燥,渐成消渴,多渴;耳鸣/耳聋;眼昏/目昏;夜多盗汗;面少颜色/枯槁/黧黑/黄;虚烦盗汗,潮热,虚汗。

治法:暖肾;或补肾秘精;益心血、活肾水;补诸虚不足;补五脏、行荣卫、益精髓、进饮食;滋补心肾;益骨髓、续绝伤、补五脏、去万病、明视听、益颜色、轻身延年、聪耳明目;补心肾。

药用:茯苓、盐、龙骨、人参、远志、蜂蜜、温酒、当归、菟丝子、甘草、韭子、山药、麦冬、补骨脂、肉苁蓉、牡蛎、附子、大枣、朱砂、鹿茸、肉桂、黄芪、桑螵蛸、巴戟天、五味子、小茴香、石菖蒲、熟地黄、酸枣仁、柏子仁、青盐、茯神、川楝子、杜仲、白术、猪苓、牛膝、石莲肉、莲肉、厚朴、草薢、半夏、石斛、乳香、粳米、山茱萸、干姜、木香、沉香、生姜、紫石英、天冬、生地黄、赤石脂、花椒、灯心草、禹余粮、川芎、苍术、龙齿、枸杞子、泽泻、莲花、莲蕊、丁香、吴茱萸、胡芦巴、芡实、车前子、白石脂、川乌、续断、乌药、金樱子、桑白皮、益智仁、砂仁、羊骨、粟米、醋;或用:紫菀、川牛膝、干漆、蛇床子、枳壳、榧子、阿胶、鹿角霜、鹿角胶、藕节、白矾、知母、黄柏、白芍、木通、薄荷、细辛、没药、黄蜡、木馒头、赭石、葱白、糯米;偶用:母丁香、天雄、僵蚕、磁石、小草、紫稍花、桑寄生、棘刺、石龙芮、玉竹、防葵、虞砂、桔梗、半夏曲、金铃子、海螵蛸、艾叶、琥珀、文蛤、茯神、鹿角、地骨皮、覆盆子、狗脊、桑螵硝、阳起石、薰草、钟乳石、黄芩、胡芦巴、香薷、猪苓、鳖甲、韭白、白米、莲子、猪肚、独活、谷精草、鸡子白、冬瓜仁、鸡头粉、谷树皮叶、薏苡仁、木瓜、秋石、水鸡、黄柏、滑石、瓜蒌根、土瓜根、麻黄根、五倍子、芒硝、石膏、砒霜、石中黄、石燕子、菱角肉、络石、榆白皮、黑豆、白盐、穿山甲、红花、京墨、枸杞、鸡头肉、蛤粉、冰片、羊脬、石榴皮、枯白皮、干胶、上丹、饴糖、诃子、胡桃、石亭脂、鲫鱼、青皮、陈皮、白及、皂角、莲心、石莲、荜澄茄、罗参、牛髓、棘心、乌梅、无灰酒、黄酒、荆芥、蒜膏、新汲水、精羊、猪腰、小麦。

(3)肾脏虚损阳气痿弱(卷32肾脏门,28方)

病机:肾脏虚损;或肾脏衰弱乏/虚寒气/受邪。

证见:阳道痿弱/不举,精泄不禁/失精;囊下湿痒,小便滑数/夜多便溺;尿有余瀝,卵偏大引疼,精神倦怠/志意昏沉/不爽/不快多倦,四肢酸痛/缓弱/无力;肢体瘦痒;脐腹疼痛;腰脊强痛,腰重不举,腰背拘急,腰脚痛/无力,脚膝无力,膝冷胫酸;小腹拘急;气短力少,面色黧黑、萎黄,色黯;目暗,目中流泪;耳鸣,唇干舌燥,肌体羸瘦。

治法:补脏元,益阳气;壮气血,轻身驻颜。

药用:温酒、菟丝子、肉苁蓉、鹿茸、蛇床子、远志、天雄、附子、五味子、肉桂、钟乳石、茯苓、蜂蜜、巴戟天、杜仲、牛膝、雄蚕、泽泻、石龙芮、熟地黄、石斛、续断、硇砂、阳起石、硫黄、白马茎、盐、山茱萸、人参、磁石、小茴香、覆盆子、黄芪、车前子、雄鸡肝、膃肭脐、木香、葍苴子、生地黄、大枣、山药;或用:荜澄茄、桑螵蛸、牡丹皮、牡蛎、补骨脂、青盐、石膏、石南、白术、羊肾、赤石脂、冰片、白矾、生姜;偶用:沉香、八角茴香、川芎、雄雀儿、黄犬茎并肾、雄蚕蛾、丁香、黄精、蛤蚧、川楝子、地骨皮、白石英、女葳、茯神、韭子、龙骨、雄雀肝、吴茱萸、干姜、蘹香子、桃仁、槟榔、鸡舌香、青皮、雄雀粪、蜀茶、伏火砒霜、朱砂、琅玕石、秋石、鹿角霜、龙齿、麝香、川乌、石韦、石菖蒲、瓜蒌根、柏子仁、细辛、防风、雀肉膏。

(4)肾脏虚损骨痿羸瘦(卷32肾脏门,17方)

病机:肾脏虚损,或肾气虚损,肾脏伤惫/虚冷。

证见:骨痿/无力,羸瘦/体瘦/形瘦/肉瘦,不能行立/不能起/筋缓不能自收/坐而难起;腰脚膝疼痛,冷痹,腰重,腰背相引疼痛,项背疼痛、不得俯仰;筋骨痿软、昼夜疼痛,胫无力,或小腹里急,腹疼痛,脐腹冷痛;心烦,心中喜忘,恍惚不定、心恒不乐,多有恐思;耳鸣/蝉鸣/虚鸣/聋;目暗茫茫;头目昏沉、时忽发晕;饮食不进/不欲饮食/饮食无味;偶见时吐酸水,面无悦泽,短气,小便滑数,夜多梦泄。

治法:补肾;补益气力、令人健。

药用：肉苁蓉、温酒、蜂蜜、菟丝子、附子、五味子、石斛、黄芪、茯苓、牛膝、肉桂、鹿茸、人参、熟地黄、杜仲、覆盆子、磁石、补骨脂、天冬、盐、巴戟天、当归、泽泻、白术、萆薢、天雄、刺蒺藜、柏子仁、蛇床子、续断、木香、川芎、钟乳石；或用：白石英、腽肭脐、远志、干漆、山茱萸、防风、山芋、花椒、桑螵蛸、羊肾；偶用：紫石英、白附子、阳起石、沉香、丹参、五加皮、石龙芮、山药、狗脊、石南、车前子、枳壳、桃仁、牡蛎、干姜、槟榔、陈皮、独活、白芍、鹿角胶、胡芦巴、沙苑蒺藜、猪腰、龙骨、川乌、骨碎补、薏苡仁、地龙、硫黄、鹿髓、蘹香子。

（5）肾虚多唾（卷32肾脏门，12方）

病机：肾脏虚损，肾虚。

证见：常唾稠黏，或唾如筋胶/多唾/咽喉凝唾、不出如胶/痰唾不休。吃食无味，不欲饮食，少食。偶见腹肋胀满，胸胁闷，心胸痞闷，头目昏眩，短气。

治法：顺三焦气；利胸膈，进饮食。

药用：半夏、前胡、茯苓、生姜、人参、甘草、附子、桔梗、五味子、肉桂、槟榔、枳壳、陈皮、旋覆花、白术、泽泻、麦冬、杏仁；或用：枳实、诃子、大腹皮、防风、大枣；偶用：甜瓜子、草豆蔻、厚朴、紫菀、细辛、黄芪、木香、川乌、熟地黄、鹿茸、巴戟天、枸杞子、丹参、五加皮、车前子、白芍、山茱萸、贝母、温酒、蜂蜜。

3. 肾寒肾冷

（1）肾寒（卷30肾脏门，9方）

病机：肾脏虚冷中寒，或肾中寒气/虚中寒气/虚弱中寒/虚惫为寒邪所中/肾虚脏气寒。

证见：脐腹急痛/冷疼/酸痛，腰腹满痛，腰脚重痛/酸痛，腰胁拘急，腰背拘急，筋脉拘急；偶见小便频数，面色昏浊，手足微冷。

药用：肉桂、干姜、附子、木香、温酒、巴戟天、蘹香子、青皮、艾叶、牛膝、肉苁蓉、白术、羊肾、蜂蜜、盐；或用：菟丝子、熟地黄、五味子、黄芪、牡蛎、沉香、硇砂、胡芦巴、补骨脂、莪术、桃仁、莱菔子、厚朴、当归、楮实、荜澄茄、花椒、硫黄、朱砂、吴茱萸、蟾蜍、猪肾、无灰酒、醋、葱、椒。

（2）肾脏虚冷气攻腹胁疼痛胀满（卷31肾脏门，31方）

病机：肾脏虚冷气/气冷/气虚下焦积冷气；或肾气虚，肾气不和。

证见：小腹急痛/脐下疼痛/脐腹撮痛/腹中刺痛/疼痛，心腹疼痛/腹内疼痛。腹胁胀满/疼痛/膨胀/胀满非时，两肋下胀/胀满/虚胀，或心胸痞胀。腰脊转动不得，或腰脊痛如锥刺、不能动摇，腰膝无力、自觉浑身沉重、懒行步、无精神；四肢逆冷/厥冷，羸瘦，少力/乏力；喘促呕吐，喘满不快，时吐逆；足冷阴痿，足胫逆冷/多冷；食少/饮食不化/不思饮食；偶见：骨节酸疼，发渴疼痛，胸中短气，面色青黑，心气喘闷，烦倦，痞闷噎塞、噫气吞酸，小便余沥，心神闷乱。

治法：补肾。

药用：肉桂、木香、槟榔、蘹香子、附子、当归、盐、青皮、沉香、茯苓、丁香、莪术、吴茱萸、肉豆蔻、三棱、甘草、桃仁、硫黄、川芎、石斛、厚朴、胡芦巴、热酒、温酒、蜂蜜、荜澄茄、干姜、白术、续断、陈皮、生姜、人参、诃子、阿魏、五味子、牛膝、杜仲、细辛、豆蔻、大枣；或用：全蝎、硇砂、白芍、枳壳、高良姜、川楝子、萆薢、狗脊、独活、益智仁、醋；偶用：南木香、砂仁、赤芍、苦楝子、山芋、补骨脂、何首乌、麝香、磁石、黄芪、花椒、莱菔子、石莲肉、川乌、朱砂、菴䕡子、桔梗、木瓜、野菊花、青盐、艾茸、小茴香、胡椒、巴戟天、獖猪肾、羊脊骨、鹿角、肉苁蓉、菟丝子、龙骨、天灵盖、蒜、薤、粥、暖酒。

（3）肾脏积冷气攻心腹疼痛（卷30肾脏门，29方）

病机：肾脏积冷气，肾脏虚积冷气/风虚劳气/久虚/肾经停冷；或脾肾虚冷/久冷。

证见：心腹疼痛，不可忍，发歇不定，状如锥刀所刺，频发不止；或心腹冷痛；腹痛虚泻/大便时泄；积气成块，发疼痛；脐腹冷痛；腹胀羸瘦；少力，行步无力/艰难；腰膝冷痹/沉重/酸疼，腰背急强；四肢逆冷/沉重，身热足冷；不思饮食/食减/饮食无味；面色青黄/黧黑。眼花/目暗；耳鸣/虚鸣；偶见膀胱气痛，时呕吐/吐冷沫;汗出口干、冷汗出;阴缩,声散,奔冲闷乱,喘促闷乱欲绝,两胁胀满,小便滑数,脐下疞刺,烦急少力,时多梦泄。

治法:补暖。

药用:蘹香子、木香、附子、热酒、盐、槟榔、桃仁、硇砂、青皮、生姜、肉桂、硫黄、阿魏、干姜、吴茱萸、温酒、蜂蜜、补骨脂、沉香、全蝎、醋、当归、胡芦巴、牛膝、巴戟天、朱砂、自然铜;或用:石斛、续断、川芎、荜澄茄、泽泻、龙骨、花椒、磁石、肉豆蔻、莪术、山芋、川楝子、麝香;偶用:鹿茸、肉苁蓉、人参、青木香、白术、厚朴、白附子、熟地黄、陈皮、五味子、水银、赤石脂、阳起石、安息香、川乌、萆薢、山茱萸、细辛、豆蔻、白芍、牡蛎、诃子、甘草、白矾、丁香、乳香、雄黄、黄丹、巴豆、天雄、羊肾、青盐、青古钱、木瓜、山药、三棱、小茴香、童子小便。

(4)肾脏冷气卒攻脐腹疼痛(卷31肾脏门,14方)

病机:肾脏冷气/虚冷/冷气,肾脏气虚。

证见:脐腹疼痛/撮痛/痛不可忍/日夜不止,胀满壅闷;两胁疼痛、胀闷;手足逆冷,饮食不下。

药用:木香、桃仁、热酒、醋、槟榔、蘹香子、青皮、阿魏、硇砂、肉桂、附子、全蝎、温酒、肉豆蔻、荜澄茄、沉香、胡椒、硫黄、生姜、童子小便;或用:干姜、鸡舌香、自然铜、莪术、莱菔子、高良姜、雄黄、朱砂、黄丹、麝香、巴豆、铜绿、川乌、纤霞草、蜂蜜、清酒。

4.肾风

(1)肾脏风冷气(卷31肾脏门,22方)

病机:肾脏风冷气/风虚冷气/风虚冷,肾脏虚损、久积风冷、肾脏风虚。

证见:腰脊相引痛,脚膝疼痹/无力/疼痛/冷痹,腿脚细弱,羸瘦,腰背相引拘急/疼痛。脐腹虚胀不消、疼痛,胀满疼痛不已,腹胁疼痛/胀满,腹胀痛,腰胁拘急;心腹胀满疼痛,心胸壅滞;小便频数/数利/多;四肢无力/不举,体虚无力;耳鸣/耳内虚鸣;少思饮食/饮食减少;偶见:面色青黑,眼生黑花,头目昏闷,夜梦泄精。

治法:除风下气,强腰脚,明耳目,除痰饮,理荣卫;或温脾胃,思饮食,安心志,强气力,补虚损,益精气。

药用:附子、木香、肉桂、牛膝、茯苓、生姜、五味子、桃仁、石斛、蜂蜜、温酒、青皮、人参、黄芪、萆薢、蘹香子、羌活、大枣、防风、肉豆蔻、槟榔、天麻、阿魏、菟丝子、山茱萸、熟地黄、独活、全蝎、川芎、沉香、白术、细辛、当归、硇砂、山芋、肉苁蓉、巴戟天、五加皮、磁石;或用:天雄、硫黄、白附子、莪术、牡丹皮、覆盆子、蛇床子、丹参、枳壳、泽泻、鹿茸、麦冬、自然铜、安息香、甘草、补骨脂、暖酒、盐、葱白;偶用:石龙芮、杜仲、槟榔、丁香、车前子、韭子、龙骨、狗脊、麋角霜、海桐皮、花椒、楮实子、桑螵蛸、刺蒺藜、诃子、白矾、桔梗、干姜、吴茱萸、川乌、硇砂、陈皮、白芷、牵牛、枸杞叶上虫窠子、生地黄、玄参、地骨皮、杏仁、腽肭脐、阳起石、铁粉、远志、朱砂、续断、麝香、无灰酒、热酒、醋。

(2)肾脏风虚耳鸣(卷31肾脏门,14方)

病机:肾脏风虚,或肾气虚。

证见:两耳常鸣/如风雨声/如风水鸣/打钟磬之声,耳内恒鸣/蝉鸣;重听/卒暴聋/耳聋。腰痛,腰脊强直,腰背痛强,腰疼筋骨痛,腰脚疼痛,腰下消瘦,手臂腰脚筋络顽麻疼痛;四肢羸瘦,肢体不随,烦倦无力,困倦乏力、虚羸无力、行步不正;小便滑数/多利;寝汗恶风,卧而多惊,夜卧多寒;目中流火,视物昏花;吃食减少。

治法:补益肾肝;大壮筋骨,补元气。

药用:附子、肉桂、磁石、熟地黄、黄芪、五味子、防风、沉香、人参、牛膝、山茱萸、石菖蒲、肉苁蓉、温酒、石斛、羊肾、生姜、巴戟天、当归、蜂蜜;或用:茯苓、泽泻、续断、龙骨、杜仲、木香、桑螵蛸、鹿茸、五加皮、赤芍、海桐皮、骨碎补、地龙、川乌、羌活、天麻、大枣;偶用:白附子、远志、鹿角胶、菟丝子、干姜、石南、山药、萆薢、懷香子、天雄、羚羊角、茯神、酸枣仁、枳实、草乌、黑狗脊、仙木、五灵脂、细辛、茵陈、何首乌、蔓荆子、巨胜子、黑牵牛、芫花、青皮、御米子、柴胡、生地黄、苦参、防己、红豆、川楝子、虎头骨、大黄、乳香、麒麟竭、茴香、天南星、全蝎、硇砂、麝香、花椒、巴豆、松脂、薤白、盐。

（3）肾脏风毒流注腰脚（卷32肾脏门，54方）

病机：肾脏风毒，或肾经不足，风冷乘之，肾经积水，肾脏风壅积，肾脏虚惫；肝肾气虚。

证见：腰膝脚疼痛/虚痛/肿痛/沉重/热痛/酸疼，或伴有行立无力/艰难，脚膝无力/少力；脚膝疼痛/拘急/挛急/不能屈伸/行步艰难；脚气冲心，头目昏眩/迷闷，心下满闷；筋骨疼痛拘急/起动艰难/机关不利/热疼；腰膝拘急疼痛/腰胯注痛/腰髓四肢疼痛/腰痛如折引背膂肉，腰痛俯仰不利/转侧艰难；背冷腰痛；百节/遍身疼痛；项背拘急；四肢疼/少力/肿痛/烦倦/怠惰；腰脚膝生疮/伴有肿痒/虚肿热疼痛/疮肿烦热；脚下瘾疹/步履艰难；遍体生疮，皮肤/遍身瘙痒；四肢、头面、口齿、咽喉臭烂生疮；头皮肿痒；热疮，日渐瘦黄；浑身肿痒，瘾疹生疮，皮肤麻痹；或见头面目虚肿/浮肿，耳鸣，耳聋/耳内生疮；偶见口苦舌干；发热；形容羸瘦；涎涕唾不时；腹肚坚硬；冷汗出；阴痿缓弱；牙齿动摇；不能饮食；眼暗。

治法：暖肾，补肾；补益去风明目、活血驻颜，补暖丹田，大进饮食。

药用：温酒、附子、牛膝、防风、盐、肉桂、羌活、当归、木香、刺蒺藜、萆薢、地龙、巴戟天、海桐皮、黄芪、白附子、天麻、槟榔、全蝎、威灵仙、肉苁蓉、蜂蜜、懷香子、赤小豆、木瓜、杜仲、独活、川乌、乌药、石斛、川芎、酸枣仁、甘草、丹参、骨碎补、枳壳、鹿茸、硇砂、桃仁、磁石、白花蛇、木鳖子、花椒、黑豆、肉豆蔻、醋、续断、五加皮、淫羊藿、薏苡仁、补骨脂、天雄、沉香、甘遂、干姜、自然铜、狗脊、何首乌、五灵脂、硫黄、小茴香、猪腰、猪肾、五味子、生姜、葱白；或用：虎胫骨、漏芦、荆芥、熟地黄、人参、秦艽、狼毒、没药、干漆、陈皮、苦参、赤芍、僵蚕、丁香、草乌、川楝子、莳萝、乳香、薄荷、天南星、羊肾、薤白、半夏、茯苓；偶用：山茱萸、青木香、乌蛇、鳖甲、柴胡、膃肭脐、阿魏、白牵牛、防己、羚羊角、蔓荆子、玄参、山芋、安息香、藿香、虎骨、荜澄茄、泽泻、生地黄、黄柏、晚蚕沙、白芷、旋覆花、枇杷叶、黄踯躅、黑牵牛、艾叶、獖猪肚、黄连、密陀僧、鳗鲡鱼、枸杞子、菊花、大皂角、石菖蒲、樟柳根、菟丝子、覆盆子、白术、麻黄、木通、黍黏子、甜瓜子、砂仁、防葵、青葙子、朱砂、水银、獖猪肾、温浆水、豆淋酒、无灰酒、童子小便。

5．骨髓虚（卷33肾脏门，10方）

病机：髓虚寒/虚冷，骨极虚寒，骨寒，骨虚，骨髓虚。

证见：骨髓酸疼/冷痛无力，倦怠；腰膝疼不能久立屈伸，腰背四肢常冷，脑痛不安，梦寐惊悸，小腹急痛，小便白浊，面肿垢黑。

治法：补髓。

药用：人参、生地黄、温酒、肉桂、附子、补骨脂、五味子、肉苁蓉、黄芪、虎骨；或用：熟地黄、赤芍、甘草、麦冬、茯苓、羊肾、羌活、川芎、当归、大枣、大麻仁、羊髓、酥、牛髓、菟丝子、木香、细辛、猪髓、豆豉、白芍、米、曲。

6．骨髓实（卷33肾脏门，7方）

病机：髓实/骨实，骨实热、骨热。

证见：骨烦热痛，或强悍惊热。

药用：柴胡、甘草、枳实、黄芩、泽泻、生地黄、地骨皮、胡黄连、当归；或用：升麻、栀子、细辛、淡竹叶、芒硝、秦艽、前胡、川芎、葛根、蜂蜜、天冬、麦冬、酒。

7．小儿肾虚（卷362婴孩五脏门·肾脏，8方）

病机：小儿肾虚；或肾虚有热；或肾受寒；或脾肾虚。

证见：小儿两胁拘胀，多恐悲哭；或小儿年大骨应合而头缝开者；或小儿初生，两肾缩；或外肾肿硬，成疝肿硬；或病后筋骨弱，五六岁不能行；或大小便不通。

治法：补益脾肾，或泻肾。

药用：防风、山茱萸、生地黄、熟地黄、茯苓、蜂蜜；或用：虎胫骨、酸枣仁、羚羊角、肉桂、当归、黄芪、泽泻、牡丹皮、山药、牛膝、白及、柏子仁、细辛、黑豆、甘草、生姜、硫黄、大蒜、蛇床子、干蚯蚓、乳汁、地龙粪、薄荷。

（四）与肾脏关系密切的症状证治

共计 377 方证，涉及耳部症状、齿部症状、眼部症状、腰脚痛、小便失常、阴部症状、疝、小儿解颅等。

1. 耳部症状　肾开窍于耳，因此耳部疾患病机多与肾相关，从肾论治。该书中耳部疾患提及肾脏证治者共计 28 张方证，涉及耳聋、耳鸣，还有聤耳。

（1）耳聋（卷 53，19 方）

病机：肾虚（肾气虚弱/虚损）；肾劳虚，肾间有水，肾寒。

证见：耳聋，或伴有耳中如风水声/钟鼓声/作声/蝉噪/虚鸣；气奔两耳作声，甚则成聋，耳数鸣而聋。

治法：益肾、补肾。

药用：石菖蒲、磁石、羊肾、肉桂、附子、温酒、人参、茯苓、蜂蜜、盐、防风、黄芪、菟丝子、熟地黄、葱白、当归、白术、干姜、甘草、山芋、川芎、白芍、肉苁蓉、石斛、牡丹皮、鹿茸、羌活、生姜；或用：泽泻、巴戟天、麝香、全蝎、山茱萸、远志、桑螵蛸、五味子、大枣、花椒；偶用：柏子仁、川乌、陈皮、皂荚、沉香、巴豆、松脂、羊石子、黄蜡、山药、杏仁、黑豆、韭菜、橘叶、鹿肾、粳米、驴生脂、猪肾、生地黄、细辛、蛇床子、大黄、蔓荆子、地骨皮、玄参、吴茱萸、石龙肉、紫菀、麦冬、枳实、楮实、牡蛎、天冬、牛膝、韭、豉、糯米。

（2）虚劳耳聋（卷 234 耳门，3 方）

病机：肾脏乏损，或肾气不足。

证见：耳聋，或常闻钟磬风雨之声；或伴有体瘦，脚膝少力，疼痛。

治法：补肾虚。

药用：附子、牛膝、黄芪、磁石、人参、茯苓、远志、牡蛎、五味子、肉苁蓉、肉桂、白术、泽泻、巴戟天、山药、石斛、独活、川芎、当归、白芍、刺蒺藜、花椒、枳壳、白蔹、干姜、菟丝子、熟地黄、蜂蜜、温酒；或用：鹿茸、防风、楮实子、羊肾。

（3）食治耳鸣聋（卷 258 食治门，4 方）

病机：肾脏气惫。

证见：耳聋。

治法：养肾脏，强骨气，益精髓，除烦热；补肾气。

药用：磁石、猪肾、粳米、豆豉、酒、羊肾、鹿肾、生姜、花椒、葱白、人参、防风、薤白。

（4）耳聋有脓（卷 55 耳门，2 方）

病机：肾热。

证见：耳脓血出；或伴有生肉塞之，不闻人声，日夜不止；偶见背急挛痛。

药用：磁石、白术、牡蛎、甘草、葱白、生地黄、白芍、大枣、麦冬、鲤鱼脑、鲤鱼肠、鲤鱼、乌麻子。

2. 齿部症状　"齿者骨之精华，骨乃肾之所主"，因此齿部疾患病机多与肾相关，从肾论治。该书齿部疾患提及肾脏证治者共计 20 张方证，涉及齿痛、牙齿脱落等。

（1）肾虚齿痛（卷 69 牙齿门，16 方）

病机：肾虚（肾气虚弱、肾脏虚、肾虚髓少），肾原虚冷；或肾热。

证见：齿痛；时见牙龈浮肿/痒痛；偶见食冷热物、齿揩痛，牙齿摇动，或赤肿痛；牙齿血出。

治法：牢牙，补肾，生津液。

药用：生地黄、青盐、细辛、盐、甘松、柳枝、麝香、干姜、生姜、诃子、川芎、零陵香、防风、白芷、当归、何首乌、枸杞子、龙骨、荜茇、皂角、茯苓、砂仁、藿香、麻惨、刺蒺藜；或用：沉香、藁本、人参、熟地黄、没石子、荆芥、冰片、木香、石膏、地骨皮、肉桂、母丁香、檀香、石菖蒲、天麻、乳香、槐角子、香附、露蜂房、胆矾、石燕子、海浮石、无食子、马齿苋、莲子草、石榴皮、巨胜子、柳皮、羌活、牛膝、生姜皮、生胡桃皮、鸡肠草、白矾、藿香子、墨旱莲、晚蚕沙、茜根、麻粉、天雄、附子、甘草、苦参、藜芦、升麻、白盐花、朱砂、粟馈、莽草、猪牙、菟丝子、胡麻子、独活、山芋、槐枝、桑枝、砒霜、全蝎、胡椒、柴胡、枳壳、黄连、厚朴、小豆面、花椒、硫黄、骨碎补、肥皂、绿矾、石胆、五倍子、百药煎、青黛、大枣、蜂蜜。

（2）牙齿脱落（卷 70 牙齿门，4 方）

病机：肾经不足，或肾弱，或肾气不足。

证见：牙齿龈肉不固；时见牙齿浮肿疼痛，或动摇不牢，或齿疏，或血出侵蚀，或黑牙缝，髭鬓斑白。

治法：安肾、牢牙。

药用：青盐、麝香、温酒、肉苁蓉、桃仁、补骨脂、白术、石斛、山药、刺蒺藜、川乌、巴戟天、草薢、丁香、石燕、海马、白矾、小茴香、龙骨、青盐、石燕子、诃子、五倍子、没药、细辛、甘松、零陵香、绿矾、茯苓、百药煎、橡斗儿、金丝矾、蜂蜜、醋、盐。

3. 眼部症状　《秘转眼科龙木论》云："眼虽属五脏，而五脏之中肾最为贵，肾为目之主。"因此眼部疾患病机与肾相关，可从肾论治。该书眼部疾患提及肾脏证治者共计 98 张方证，涉及目暗、风眼、目赤、内外障眼、蟹目、目青盲、倒睫拳挛等。

（1）目暗

1）肾肝虚眼黑暗（卷 72 眼目门，48 方）

病机：肾虚血弱，肝经不足，风毒上攻，或肾水枯乏，肝气不足、上攻眼目。或肾肝风虚，肝肾虚（肝肾气虚/久虚/不足/俱虚/两经俱虚），肝脏气虚、风毒上攻，或肝虚膈热/积热、上攻眼目，或肝肾虚气上攻，或肾脏空冷，肝膈浮热，或元脏虚冷/久虚。

证见：目昏暗/黑暗；或见黑花飞蝇、不能远视，瞻视漠漠，视物不明，渐成障蔽；或迎风有泪，目赤肿痛；昏涩眵泪羞明，风毒眼睑赤生粟、隐涩疼痛；妇人血风注眼、久患烂沿、翳膜遮睛、拳毛倒睫；或瞳仁带青，或暴赤眼，或有胬肉，或伴有耳聋，兼有体弱。

治法：补肝肾、增目力；补暖水脏明目；明目、调气、进食。

药用：蜂蜜、菟丝子、枸杞子、盐、车前子、肉苁蓉、茯苓、温酒、巴戟天、防风、五味子、青葙子、青盐、磁石、人参、熟地黄、麦冬、细辛、决明子、附子、当归、地肤子、黄芪、野菊花、苍术、黄连、泽泻、羌活、杏仁、肉桂、石决明、兔肝、柏子仁、远志、鹿茸、沉香、覆盆子、黄芩、甘草、茺蔚子、牛膝；或用：蕤仁、乳香、地骨皮、生地黄、玄参、川芎、山芋、菊花、楮实、花椒、酸枣仁、木香、羚羊角、槐子、山茱萸、大枣、川乌、枳壳、刺蒺藜、苦参、沙苑蒺藜、葶苈子、续断、藿香子、藁本、木贼草、干姜、白术、升麻、莲子、玉竹、黑牵牛、石斛；偶用：白芷、陈皮、栀子、生姜、厚朴、冰片、黄柏、海螵蛸、天冬、罗参、犀角、香附、秦艽、沙参、陈面、独活、杜仲、桑寄生、黄菊花、山鸡子、家鸡子、补骨脂、羊腰子、钟乳石、云母、水银、炉甘石、童便、雄黄、丁香、麝香、轻粉、黄丹、芒硝、铜绿、土粉、枯白矾、硼砂、小椒、蝉蜕、蛇蜕、薄荷叶、恶实、蔓荆子、川楝子、雄雀、猪肾、羊肝、旋覆花、无灰酒、朱砂、神曲、赤芍、石菖蒲、米、豆豉、草乌、小乌豆、薏苡仁、青木香、大黄、青皮、白芍、阳起石、山药、柴胡、荆芥、天麻、苦竹叶、陈粟米、无灰酒。

2）目昏暗（卷 81 眼目门·目昏暗，15 方）

病机：肾脏虚弱；或肾劳，肾脏虚耗，肾气不足，肾经虚冷/虚；或肝肾不足/气虚/久虚/风虚/风毒；或心肾不足。

证见：眼目昏暗，或见黑花，或瞳仁不分明，远视不明，渐成内障；或赤涩痛痒无时；或肿痛昏暗；或久视无力；或生翳膜；四肢无力，夜尿频。

药用：蜂蜜、车前子、防风、菟丝子、枸杞子、茯苓、野菊花、熟地黄、磁石、茯神、覆盆子、青盐、当归、羌活、苍术、山药、盐、川芎、麦冬、五味子、人参、决明子、木贼、甘草、花椒、黄芪、荆芥、羚羊角、石斛；或用：山芋、山茱萸、阿胶、贝母、柏子仁、百部、远志、杜仲、兔肝、大黄、玄参、龙齿、地骨皮、枳壳、苦参、楮实子、沉香、白芍、地肤子、天麻、川乌、乌药、牵牛、肉桂、细辛、恶实、荆实、柴胡、生地黄、猪肾、旋覆花、密蒙花、青葙子、石决明、蝉蜕、黄芩、黑豆、牛胆、肉苁蓉、牛膝、生姜、温浆水、温酒、朱砂、薄荷、葱白。

3）目见黑花飞蝇（卷81眼目门，15方）

病机：肾虚风；或肾虚/毒风；或肝肾气虚/毒风/虚风/风；或肾水衰虚、肝经邪热。

证见：眼见黑花飞蝇，或如油星，或如水浪；眼目昏暗，视物不见；或眼生翳晕，久不已，将变内障；或生翳障，努肉攀睛；或迎风泪出，睛涩肿痛，痒不可忍，疼痛隐涩。或腰胯酸疼，脚膝冷痹；头目不利、头眩脑痛。

药用：蜂蜜、肉苁蓉、盐、羌活、茺蔚子、枸杞子、蝉蜕、防风、野菊花、黄芪、熟地黄、附子、磁石、车前子、兔肝、温酒、巴戟天、萆薢、犀角、羚羊角、人参、木香、槐子、菟丝子、青葙子、旋覆花、地骨皮、沉香、川芎、覆盆子、花椒、荆芥、苍术、刺蒺藜、冰片、细辛；或用：槟榔、麦冬、陟厘、黄芩、玄参、决明子、丹参、威灵仙、密蒙花、天麻、白芷、蛇蜕、桑花、营实、麻子、肉桂、石菖蒲、当归、补骨脂、白附子、五味子、干姜、宿鸠、羊肝、蔓荆子、楮实子、淫羊藿、木贼、石斛、地肤子、黄连、菊花、柴胡、玉竹、茯苓、枳壳、空青、朱砂、墨旱莲、蕤仁、石决明、白芍、桔梗、神曲、大羊肾、栀子、竹叶、薄荷、芒硝、水萝卜、新汲水、粥。

4）虚劳目暗（卷234虚劳门·虚劳目暗，2方）

病机：肝肾风虚。

证见：眼膜昏暗，不能久视；或头昏目暗，四肢少力。

药用：羚羊角、人参、黄芪、车前子、防风、决明子；或用：兔肝、玄参、茯苓、地骨皮、枳壳、熟地黄、野菊花、麦冬、柴胡、附子、泽泻、山茱萸、覆盆子、青葙子、甘草、蜂蜜、粥。

（2）内外障眼

1）内障眼（卷79眼目门，4方）

病机：肝肾久虚，或肝肾风虚。

证见：眼昏暗，瞳仁不明，黑风内障。

治法：补肾。

药用：蜂蜜、细辛、车前子、茺蔚子、羚羊角、野菊花、空青、人参、槐子、决明子、熟地黄、五味子、泽泻、覆盆子、菟丝子；或用：阳起石、犀角、防风、石决明、麦冬、珍珠、虎睛、升麻、玉竹、蔓荆子、川芎、赤芍、青葙子、黄芩、蕤仁、前胡、防己、黄连、枳实、大黄、甘草、磁石、山药、肉苁蓉、茯苓、枸杞子、楮实子、羌活、玄参、山芋、竹叶、盐。

2）外障眼（卷79眼目门，2方）

证见：黑翳如珠外障、瞳仁干缺外障。

治法：补肾。

药用：人参、茯苓、生地黄、山药、泽泻；或用：石菖蒲、五味子、细辛、肉桂、桔梗、柏子仁、蜂蜜。

3）将变内障眼（卷79眼目门，2方）

证见：五风变内障；目暗浮花，变成黑风内障。

治法：补肾。

药用：茺蔚子、细辛；或用：车前子、石决明、桔梗、白芍、大黄、生地黄、泽泻、五味子、熟地黄、山芋、菟丝子。

（3）目赤

1）目赤磣痛赤肿（卷74眼目门，2方）

病机：肝肾虚热/风热。

证见：眼磣涩赤脉；目赤痛肿，磣出努肉。

药用：羚羊角、木通、玄参、防风、白芍、栀子、枳壳、芒硝、甜竹叶、车前子、人参、决明子、黄连、黄芩、大黄、细辛、甘草、蜂蜜、温浆水。

2）风毒冲目虚热赤痛（卷75眼目门，3方）

病机：肝肾风毒，或肾脏风毒

证见：眼赤痛、紫色；眼痛不可忍。

药用：防风、决明子、野菊花；或用：前胡、羚羊角、茯神、木通、芒硝、玄参、地骨皮、升麻、黄连、没药、羌活、肉桂、朱砂、熟地黄、牛蒡子、刺蒺藜、甘草、蜂蜜。

还有：目赤痛、风目赤、乳石发目昏赤痛等。

（4）目干涩痛（卷72眼目门·五脏风热眼，2方）

病机：肝肾风气，久积客于目；肾脏风，上攻眼目。

证见：目干涩痛。

药用：防风、白鲜皮、独活、陈皮、川芎、甘草、细辛、沙苑蒺藜、黄芪、羌活、白附子。

（5）目风泪出（卷76眼目门，3方）

病机：肝肾风虚，或肾脏风毒。

证见：目昏、久视无力、涓涓泪下；或赤痛泪出，多泪渐昏，生翳膜；头风痛。

药用：枳壳、防风、地骨皮、决明子、茯神、白芷、五味子、前胡、羚羊角、芒硝、木通、玄参、升麻、细辛、石决明、茺蔚子、熟地黄、蕤仁、蜂蜜；或用：兔肝、黄连、麦冬、苦参、秦皮、大黄、野菊花、车前子、龙齿、温浆水。

此外还有：蟹目、目青盲、倒睫拳挛等。

4. 腰脚痛　肾主于腰脚，因此腰痛疾患病机多与肾相关，从肾论治。该书中腰痛疾患提及肾脏证治者共计91张方证。

（1）腰痛（卷154身体门，25方）

病机：肾虚（肾气虚弱、肾虚气衰、肾气虚损、肾脏久虚）；或肾虚冷；或肾冷；或寒湿伤肾；或肾脏风毒。

证见：腰痛；或伴有不可屈伸，或不可忍，或不可俯仰，或俯仰惙惙短气；时见偏枯冷痹缓弱；或腰脊痛疼；或脚挛重痹弱；或脚膝冷痹疼弱，重滞或偏枯，腰脚痉挛，脚重急痛；或膝痛不可忍；偶见：皮肉紫破有疮者，阴痿，腰肾病脓水，髀膝有风冷，耳鸣，饮食无味。

治法：补肾；调中，补筋脉不足，益精助阳，乌须发，去风湿脚气。

药用：杜仲、肉桂、盐、防风、甘草、牛膝、人参、生地黄、续断、茯苓、附子、补骨脂、萆薢、秦艽、细辛、当归、独活、蜂蜜、川芎、五加皮、白芍、白术、鹿茸、牡丹皮、胡桃肉、桃仁、五味子、温酒；或用：干姜、羌活、石斛、地骨皮、桔梗、桑寄生、巴戟天、山茱萸、威灵仙、黑牵牛、陈皮、半夏、苍术、山药、生姜；偶用：天雄、花椒、川乌、天花粉、熟地黄、干漆、狗脊、薏苡仁、海桐皮、槟榔、防己、牵牛子、菟丝子、泽泻、肉苁蓉、磁石、鹿角、麋角、阿胶、延胡索、黄芪、茯神、乌药、麦冬、酸枣仁、木香、沉香、青皮、麻黄、枳壳、白芷、厚朴、茴香、川楝子、羊肾、芥子、蒴藋叶、热酒、醋、大蒜、葱。

（2）五种腰痛（卷155身体门，11方）

病机：肾经虚损，肾脏虚冷/衰冷/久冷，肾气衰冷；风冷气攻肾脏；肾脏不足，风冷乘之。

证见：腰痛；或伴有转动不得，或不可忍，或痛如折，引背膂俯仰不利，转侧亦难；时见行立艰难，行立无力，脚弱不能行步；偶见容颜萎黄，形体消瘦，虚惫无力。

治法：益肾气；补肾，强腰脊。

药用：杜仲、肉桂、五味子、牛膝、温酒、干姜、萆薢、防风、石斛、续断、当归、蜂蜜；或用：羌活、天雄、秦艽、细辛、附子、磁石、羊肾、菟丝子、肉苁蓉、补骨脂、钟乳石、丹参、麝香、硫黄、泽泻、生姜；偶用：花椒、川芎、川乌、五加皮、槟榔、熟地黄、木香、枳壳、牡丹皮、鹿角、远志、木瓜、吴茱萸、丁香、芸薹子、冰片、膃肭脐、野驼脂、白术、茯苓、甘草、野狐头及尾骨、硇砂、黄狗阴茎、针砂、莨菪子、威灵仙、茴香、桃仁、地肤子、桑白皮、黄芪、巴戟天、山芋、茯神、人参、大枣、椒、盐、葱。

（3）肾着腰痛（卷155身体门，8方）

病机：肾着腰痛。

证见：腰痛膝不利；或腿膝沉重、不利；或其人身坠重，从腰以下冷，如水中行，状如水不渴，小便自利，饮食如故；或腰以下冷痛腹重，如带五千钱者。

药用：肉桂、泽泻、牛膝、茯苓、白术、甘草、干姜、杜仲、萆薢、牡丹皮、附子、木香、温酒；或用：槟榔、甘遂、青皮、獖猪肾、磁石、沉香、山茱萸、黄芪、五味子、肉苁蓉、人参、当归、橘核、暖酒、粥、生姜、大枣。

（4）风湿腰痛（卷155身体门，7方）

病机：肾气衰虚；或肾脏风湿气，肾脏风湿，风湿乘虚于肾；或湿伤肾经，湿入肾经；或劳伤肾气。

证见：腰痛；或痛连胻中，或痛连腿膝，顽痹不能运动；或腰脚痹痛，行步艰难；或腰重冷痛，腰如带五千钱，不能俯仰；偶见腿膝冷痹缓弱；骨髓疼痛，外肾肿，腰背曲，痛楚甚，小便自利。

药用：独活、附子、防风、牛膝、肉桂、当归、川芎、生姜、杜仲、虎胫骨、白术；或用：天雄、干漆、没药、巴戟天、鹿茸、蝉蜕、萆薢、乳香、全蝎、天麻、白花蛇、狗脊、川乌、地龙、朱砂、龟甲、麝香、五加皮、枳壳、乌喙、干姜、石南、丹参、地骨皮、熟地黄、生地黄、花椒根、枸杞子、秦艽、黄芪、白鲜皮、茯神、羚羊角、酸枣仁、白芍、瓜蒌、甘草、麻黄、羌活、柏子仁、青木香、蜂蜜、温酒、清酒。

（5）腰痛强直不得俯仰（卷155身体门，4方）

病机：肾气虚弱；或肾脏风湿，或风冷伤肾，或寒伤肾经痛。

证见：腰痛强直不得俯仰，或不能屈伸；偶见皮肤不仁，骨髓疼痛。

治法：补肾虚，治背痛。

药用：肉桂、生姜、杜仲、牛膝、茯苓、枳壳；或用：独活、续断、防风、川芎、细辛、秦艽、海桐皮、当归、赤芍、熟地黄、茵芋、萆薢、狗脊、附子、石斛、花椒、陈皮、甘草、半夏、麻黄、白芍、白芷、厚朴、干姜、桔梗、苍术、姜葱、桃仁、黑牵牛、无灰酒。

（6）卒腰痛（卷155身体门，3方）

病机：肾气虚损；肾虚；肾虚寒冷。

证见：腰卒痛。

药用：川芎、丹参、细辛、大黄、肉桂、当归、牡丹皮、桃仁、川乌、羌活、牛膝、槟榔、木香、芸薹子、杜仲、温酒。

（7）久腰痛（卷156身体门，5方）

病机：肾脏风虚，冷滞腰间；肾脏虚惫，风冷所侵；肾气衰虚，或中风湿，而伤于肾经；肾冷；肾虚而受于风邪，停滞于肾经。

证见：久腰痛；或痛连腿膝，痹或时疼痛；或伴有行立不得，乏力羸瘦。

治法：暖肾。

药用：附子、肉桂、杜仲、石斛、牛膝、萆薢、熟地黄、槟榔、当归、白术、蜂蜜、温酒；或用：沉香、补骨脂、木香、羌活、茯苓、海桐皮、川芎、防风、漏芦、钟乳石、山药、续断、肉苁蓉、覆盆子、五味子、菟丝子、山茱萸、蛇床子、狗脊、巴戟天、鹿茸、天雄、安息香、泽泻、花椒、杏仁、生地黄、干漆、甘草、冷酒。

（8）腰脚疼痛（卷156身体门，11方）

病机：肾气虚弱；或肾气不足，或腰肾虚冷，或肾虚。

证见：脚腰膝疼痛；或伴有行立不得，或举动艰难，或不能步履；或筋骨、四肢疼痛；偶见夜多小便；或眼见黑花。

治法：补肾。

药用：温酒、肉桂、附子、牛膝、巴戟天、杜仲、五味子、石斛、茯苓、威灵仙、苍术、蜂蜜、盐、醋、黑豆；或用：鹿角胶、干姜、菟丝子、山茱萸、熟地黄、肉苁蓉、牡丹皮、白术、丹参、磁石、白芍、槟榔、枳实、通草、细辛、萆薢、防风、五加皮、虎胫骨、羚羊角、松节、当归、川楝子、小茴香、补骨脂、胡芦巴、马蔺花、全蝎、天麻、草乌、枛木香、羊肾、牙皂茎、益智仁、甘草、生栗子、生姜。

（9）腰脚冷痹（卷187诸痹门，4方）

病机：肾虚冷，或风伤肾经，或肾虚衰，或肾气衰少。

证见：腰脚冷痹，或为疼痛，或腰痛如掣，或腰脚疼痹，或麻不仁，或腿膝疼痛。

药用：防风、肉桂、杜仲、川芎、甘草、细辛、当归、续断、独活、白芍、熟地黄、酒；或用：干姜、萆薢、羌活、天雄、花椒、秦艽、石斛、五加皮、地骨皮、桔梗、桑寄生、人参、桃仁、附子、茯苓、牛膝、侧子、小麦麸、小椒、盐、葱白、醋、生姜。

（10）食治腰脚疼痛（卷258食治门，6方）

病机：肾脏风冷，或肾脏虚冷，或肾气虚冷，或肾气虚损，或肾气虚劳损。

证见：腰脚膝疼痛；或伴有转动不得，或行动无力，或痛不可忍。

药用：葱白、肉桂、羊脊骨、羊肾、生姜、酒、五味子、山茱萸、干姜、花椒、羊肉、粟米、猪肾、粳米、牛膝、白面。

（11）伤寒后腰脚疼痛（卷144伤寒门，4方）

病机：肝肾风虚，或肾脏风虚，或肾脏气虚，或伤寒热毒攻肾。

证见：腰背疼痛；脊背强急、头不痛，脚膝疼痛、少力不能步、大小肠闭涩、疼痛妨闷。

药用：肉桂、赤芍、附子、杜仲、生姜；或用：大腹皮、泽泻、槟榔、木香、木通、芒硝、独活、防风、五加皮、干姜、牛膝、五味子、石斛、沉香、乳香、地龙、当归、川乌、全蝎、续断、麻黄、羌活、川芎、牵牛、安息香、蜂蜜、温酒。

（12）风腰脚不遂（卷94诸风门，3方）

病机：肝肾久虚。

证见：腰脚重不遂，或见脚膝浮肿。

治法：补理肾脏虚风；温肾。

药用：牛膝；或用：五灵脂、天麻、川乌、枫香脂、乳香、地龙、没药、木鳖子、海桐皮、黑豆、草乌、薄荷叶、全蝎、狼毒、朱砂、附子、当归、自然铜、骨碎补、虎骨、冰片、麝香、巴戟天、覆盆子、羚羊角、地骨皮、酸枣仁、茯苓、干姜、泽泻、肉桂、生姜、葱白。

此外还有：腰脚疼痛挛急不得屈伸、臀腰痛、腰胯疼痛、妇人腰痛、产后身体腰脚疼痛、风腰脚疼痛等。

5. **小便失常**　肾开窍于二阴，因此小便失常病机多与肾相关，从肾论治。该书中小便失常提及肾脏证治者共计76张方证，涉及小便白浊、小便淋、小便不通、小便利多、小便数、小便遗失；此外还有：小便赤涩、小便出血、小便难等。

（1）小便白浊（卷180消渴门·消肾，47方）

病机：肾虚，或肾气虚，或肾冷，或心肾虚。

证见：小便白浊；或尿脂如泔/凝脂/浓浊如面汁/如油/杏色/赤白浊；小便滑频数/不禁/自利，或涩数而沥，遗沥涩痛；梦遗不禁/遗精/夜梦走泄。四肢羸瘦、渐至困乏，或肢体瘦弱；或呕逆不下食，饮食不多，肌肤渐渐如削，或腿肿脚先瘦小；或心神烦闷燥，或燥渴，饮水百杯，尚犹未足，口干引饮，舌干燥口渴；偶见：胸间短气、腰膝冷痛/酸疼，将欲沉困，睡卧不安、阴痿弱。

治法：利白浊泄遗；或补虚治浊，止渴润肠。

药用：茯苓、人参、五味子、盐、牡蛎、黄芪、龙骨、蜂蜜、黄连、菟丝子、甘草、麦冬、瓜蒌、山药、桑螵蛸、生姜、肉苁蓉、羊肾、莲肉、熟地黄、远志、大枣、鸡胜胵、粥、泽泻、当归、磁石、鹿茸、木香、麝香、山茱萸、鸡头子、朱砂、韭子、肉桂、生地黄、猪苓、牡丹皮、土瓜根、茯神、桔梗、白石脂、沉香、葛根、半夏、苦参、巴戟天、白矾、补骨脂；或用：地骨皮、赤石脂、牛乳、葶苈子、杜仲、石菖蒲、贝母、乌梅、黄芩、铁粉、天花粉、龙齿、薏苡仁、白术、白扁豆、金樱子、秋石、川楝子、小茴香、莲子、大麦、温酒、糯米；偶用：禹余粮、玄参、菝葜、茵陈、灯心草、枳壳、羚羊角、柴胡、鳖甲、防风、牛膝、安息香、陈皮、金牙石、厚朴、高良姜、水银、锡、密陀僧、知母、黄丹、猪肚、玉竹、蒲黄、赤瓜根、白茅根、露蜂窠、天雄、黄蜡、木瓜、紫苏、白芍、车前子、老松糖、老松皮、桑白皮、半夏曲、百合、干姜、杏仁、丁香、白芷、神曲、胡桃肉、琥珀、犀角、大鸡头、苍术、川乌、花椒、紫菀、柏子、酸枣仁、化橘红、川芎、细辛、五倍子、罂粟壳、木鳖子、益智仁、砂仁、珍珠、冰片、紫草、粟米。

（2）小便淋

1）总论（卷214 小便淋秘门，7方）

病机：肾气不足，膀胱有热；或心肾气郁，膀胱有热。

证见：淋沥不宣，出少，起数，脐腹急痛，蓄作有时，劳倦即发，或尿如豆汁，或便出沙石，或淋如膏，或热淋便血；或小便淋痛；或淋沥砂石，痛不可忍，或出鲜血；或小便淋沥，茎中痛不可忍，相引胁下痛。

药用：甘草、滑石、茯苓、葵子、石韦、王不留行、赤芍、木通、琥珀、泽泻、白芍；或用：当归、瞿麦、白术、生地黄、栀子、大黄、黄芩、葱头、灯心草、石燕子、海金沙、葵菜子、桑白皮、车前子、通草、甘遂、蒲黄、肉桂、川楝子、人参、延胡索、柴胡、桂枝、小麦、蜂蜜。

2）劳淋（卷215 小便淋秘门，2方）

病机：肾虚劳，或肾气伤惫。

证见：膀胱结淋涩；或溲便不利，淋沥不已；或无时遗沥，或热淋妨闷。

药用：黄芩、黄芪、人参、滑石、车前子、茯苓、蜂蜜、温酒、盐；或用：生地黄、防风、远志、瓜蒌子、木通、五味子、磁石、墨旱莲、桑白皮、枳壳、茯神、鹿茸、石韦、当归、赤芍、甘草、蒲黄、戎盐、菟丝子、白芍、冬葵子、榆皮、瞿麦、通草、鸡苏、郁李仁、栀子。

3）子淋（卷338 妊娠诸疾门，2方）

病机：肾虚膀胱热。

证见：小便行涩而数不宣，心中烦，脐腹闷；或溲少而数，水道涩痛，痛引于脐下者。

药用：地肤子、大黄、知母、黄芩、猪苓、赤芍、通草、升麻、枳实、甘草、石蟹、乳香、滑石、葵根、灯心草。

4）石淋（卷388 婴孩大小便淋秘门，2方）

病机：肾热。

证见：涩痛不可忍。

药用：石韦、滑石、冬葵子、石南、榆白皮、木通、天花粉、葱白、大麦。

此外还有：冷淋、膏淋等。

（3）小便不通（卷216 小便淋秘门，3方）

病机：心肾有热，或肾虚。

证见：小便秘涩不通。

药用：蜂蜜、茯苓、木通、车前子、桑白皮、荆芥、灯心草、赤芍、甘草、生蒲黄、滑石、葱头、紫苏、牡丹皮、泽泻、山茱萸、山药、附子、肉桂、熟地黄、车前草、温酒。

（4）小便利多（卷216 小便淋秘门，9方）

病机：肾虚；或肾脏虚竭，肾气虚寒、肾中虚热；或肾气膀胱虚寒，或劳心肾，或心肾不足。

证见：小便利多/滑数/频数，或夜多小便/夜尿七八升，或伴有稠米泔色；或时见虽能食，渐加瘦弱；或虚损食少，身体羸瘦；偶见腰膝无力，眼见黑花。

药用：人参、蜂蜜、龙骨、五味子、萆薢、肉桂、附子、干姜、赤石脂、远志、甘草、黄芪、地骨皮、鹿茸、桑螵蛸、茯苓、当归、酒、生姜；或用：山茱萸、山芋、覆盆子、菟丝子、巴戟天、楮实子、牛膝、天雄、熟地黄、生地黄、白术、阿胶、大麻仁、黄连、土瓜根、玄参、瓜蒌、菝葜、牡蛎、竹根、石菖蒲、茯神、鳖甲、麦冬、益智仁、柏子仁、续断、酸枣仁、代赭石、莲肉、山药、桑寄生、鹿角、朱砂、小麦、盐。

（5）小便数（卷321妇人诸疾门，2方）

病机：肾与膀胱二经俱虚。

证见：小便日夜三五十行。

药用：鹿茸、海螵蛸、桑寄生、龙骨、白芍、当归、附子、桑螵蛸、温酒。

（6）小便遗失（卷216小便淋秘门，2方）

病机：肾脏虚，或肾脏虚冷。

证见：腰脐冷痛，夜遗小便；或腰膝无力，小便不禁，或溺白色。

药用：肉苁蓉、杜仲、黄芪、肉桂、山茱萸、牛膝、韭子、鹿茸、海螵蛸、当归、人参、白芍、龙骨、桑寄生、桑螵蛸、温酒、蜂蜜。

6. 阴部症状　肾开窍于二阴，因此阴部疾患病机多与肾相关，从肾论治。该书中阴部疾患提及肾脏证治者共计24张方证，涉及阴癞、下部疮、湿阴疮、阴汗；此外还有肾漏疾。

（1）阴癞（卷250疝门·诸癞，4方）

病机：肾虚，或肾气膀胱经虚。

证见：阴癞偏大，脐腹疼痛，囊肤肿胀；或阴囊肿痒、阴癞、生疮出黄水；或伴有腰膝冷疼。

药用：温酒、木香、海藻、刺蒺藜、桃仁、肉桂、狐阴、川楝子、五味子、吴茱萸、山茱萸、马蔺花、蜂蜜；或用：小茴香、八角茴香、昆布、腽肭脐、槟榔、石斛、牛膝、菟丝子、牡丹皮、延胡索、陈皮、青皮、枳实、川乌、桔梗、化橘红、山药、盐。

（2）下部疮（卷301下部疮门·总论，12方）

病机：肾脏风/肾风，或肾劳热。

证见：疮疥；或生疮并癣、阴囊生疮；或肾漏，阴囊先肿，后穿破，出黄水；或伴有腰痛。

治法：疏肝肾风。

药用：槟榔、硫黄、全蝎、麻油、五倍子、盐；或用：苦参、荆芥、当归、川芎、玄参、白芷、黑牵牛、牵牛子、乌蛇、青黛、巴豆、桑白皮、甘草、生虢丹、轻粉、麝香、花椒、杏仁、川乌、草乌、天麻、地龙、白附子、黑豆、麻黄根、米粉、豆豉、香油、松节、羊尿、白矾、剪草、黄连、黄柏、蛇床子、芫荑、蜂蜜。

（3）湿阴疮（卷301下部疮门，5方）

病机：风寒之气，乘虚而客于肾经；或肾脏风、肾风。

证见：囊湿痒，脚下疮癣；或下部湿；或阴囊湿痒而微热；阴湿生疮，出汗痒甚。

药用：卷柏、白芷、生姜；或用：香油、全蝎、僵蚕、蝉蜕、石燕、猪腰子、荆芥、黑豆、乳香、川乌、艾叶、升麻、露蜂房、晚蚕沙、藁本、当归、川芎、细辛、刺蒺藜、桃仁、白芍、半夏、五灵脂、甘草、苍术、杜仲、肉桂、天麻、薏苡仁、化橘红、槟榔、厚朴、枳壳、抱鸡卵壳、黄连、轻粉、清油、香附、五倍子、大枣、盐、酒。

（4）阴汗（卷301下部疮门，3方）

病机：肾气虚弱。

证见：阴囊多汗，或冷肿痛不消，牵引少腹，时发疼痛；或面色萎黄，身黄，脚痿弱无力。

治法：温肾。

药用：山茱萸、吴茱萸、紫霄花、藿香、丁香、细辛、木鳖子、天仙子、蛇床子、硇砂、零陵香、木通、续断、远志、肉桂、红豆、川芎、莨菪子、狗脊、甘松、花椒、香附、芫花、巴戟天、木香、甜葶苈、白芷、槐子、芸薹子、天雄、麻黄、防风、白术、泽泻、猪苓、茯苓、升麻、柴胡、黄柏、苍术、酸浆水、盐。

7. 疝（卷 250 疝门·肾气，35 方）

病机：肾气虚中有热；或肾气微少；或肾气奔迫，内动三焦；或肾气虚弱，风冷乘之；或肾气虚中有热；或肾气热。或肾气受邪，相刑于心，或肾气充心；或肾邪干心；或肝肾气虚。

证见：肾气囊肿；或肾气偏坠，疝气肿痛，水流不止；或肾气刺痛；或肾气发动，牵引疼痛，脐腹弦急；或脚气酸痛；或项背不能转移；或胁如刀刺痛，喘息不得，或右胁牵痛；或腰痛如折，起坐艰难，俯仰不利，转侧不能；或腰背不能禁，肿痒疼痛，小腹外肾肛门俱热，大小便不通；或外肾肿胀；或偏坠痛不可忍；或时见发热头疼；或咳嗽痰促；或传为疹子；或小便秘涩黄赤，或不通；心腹绞痛；或心痛霍乱；或不可忍，面青唇黑，腰背拳曲，或妇人则腹中成块，结为癥瘕，忽骤然疼痛，便至危困，忽经年累月，痛无暂停。

治法：益肾气，强阳道；或养肾活血，驻颜轻身，耐老，进美饮食；或安和肾气，进美饮食，壮阳事。

药用：小茴香、木香、补骨脂、茯苓、温酒、盐、牵牛子、生姜、当归、川楝子、三棱、吴茱萸、胡芦巴、花椒、肉桂、川芎、甘草、海藻、没药、羌活、枳壳、莪术、萝卜、八角茴香、半夏、牛膝、杜仲、附子、延胡索、葱白；或用：陈皮、白芍、人参、沉香、川楝子、糯米、斑猫、马蔺花、车前子、蒜、乳香、阿魏、麦冬、泽泻、狼毒、芫花、萆薢、续断、麝香、川乌、山药、全蝎、蜂蜜；偶用：青皮、紫苏、穿山甲、土狗子、香附、益智仁、石菖蒲、巴戟天、猪苓、木通、薜荔、硇砂、肉苁蓉、天麻、玄参、桔梗、木瓜、麻黄、蛇床子、栀子、北梗、前胡、柴胡、桂枝、黄芩、胡桃、地胆、芜菁、黑豆、海浮石、竹园荽、灯心草、乌梅、乌药、斑蝥、楝子、艾叶、防风、骆驼粪、葱子、韭子、猪腰、檀香、海带、海螵蛸、白羊肉、蘹香子、韭叶、大桃仁、童子小便、生地黄、牡丹皮、山茱萸、鳖甲、槟榔、大黄、僵蚕、连翘、桑寄生、麒麟竭、石斛、天灵盖、独活、苍术、青盐、高良姜、白芷、甘松、干姜、热酒、大枣、醋、艾。

8. 解颅（卷 363 婴孩头眼耳目门，5 方）

病机：肾经虚热；或肾气不足，肾气虚。

证见：婴儿解颅，囟不合，囟填囟陷不平；或小儿年大，骨应合不合，头缝开；或伴有面色㿠白，眼目窜视，白日好眠，肌体羸瘦。

药用：防风、熟地黄、小茴香、白及、茯苓、柏子仁；或用：山茱萸、山药、泽泻、牡丹皮、天南星、钟乳石、当归、补骨脂、黄芪、蛇蜕、大黄、细辛、乳汁、人参、白术、全蝎、羌活、天麻、僵蚕、丁香、木香、茯神、青黛、獖猪胆、生姜、蜂蜜、糯米。

（五）涉及肾的治法

该类治法涉及肾病机者主要集中于卷 217 诸虚门中，共计 179 张方证，内容涉及补虚固精、补虚益气、补虚益血、补壮元阳、补虚治风、补虚消痰、补虚调脏腑、补虚治癖冷、补虚治小肠、补虚益髭发、补虚明耳目、补虚理腰膝、四季补益、补虚进饮食、补虚益精髓、补虚驻颜色、平补、补益诸虚等治法。

1. 补虚固精（卷 217 诸虚门，29 方）

病机：肾虚（肾气虚损／乏少／不足，或肾脏虚惫）；或肾脏虚冷；或肾水真阴本虚。或膀胱肾经痼败，阴阳不交；或肝肾俱虚；或心肾不交；或肾气虚乏，下元冷惫，心火上炎，水火不济；或心肾气惫；或心肾不足；或肾气不能摄精，心不能摄念；或心肾脾俱虚。

证见：壮气养精，调和心肾；或固精气，补肾水；或安肾、补虚、益肾气、明目、温肾、闭精补益；或收敛精气，补真阳，平虚汗；或益精髓，养血气，明视听，悦色驻其颜色；或降心火，益肾水。

药用：盐、茯苓、温酒、龙骨、菟丝子、五味子、蜂蜜、肉苁蓉、熟地黄、山药、巴戟天、附子、青盐、补骨脂、小茴香、远志、白术、牡蛎、茯神、鹿茸、柏子仁、黄芪、杜仲、人参、苍术、麦冬、山茱萸、韭子、泽泻、朱砂、益智仁、石菖蒲、肉桂；或用：当归、川牛膝、石斛、骨碎补、覆盆子、川乌、川楝子、陈皮、天冬、牡丹皮、胡芦巴、甘草、半夏、桑螵蛸；偶用：木瓜、沉香、黑牵牛、龙齿、车前子、地骨皮、芡实、莲花须、枸杞子、紫石英、生地黄、石莲肉、鹿角霜、薏苡仁、络石、莲花蕊、黄柏、砂仁、猪苓、獖猪肾、鸡子青、鹿角、厚朴、羊胫、海螵蛸、黄连、八角茴香、鸡胵胵、桃仁、胡芦巴、石枣、花椒、灯心草、陈粟米、粳米。

2. 补虚益气（卷218诸虚门,11方）

病机：肾气内夺；或肾气虚弱/惫，或脾肾气虚/风劳/虚寒，或肾肝俱冷虚/俱冷。

证见：妇人血海虚冷，脐腹疼痛，月候不匀，赤白崩漏；或眼目昏花；或饮食少进；或唇口干焦，精液自泄；心腹疼痛，或厥逆暗痱；或肠痛泄泻，胃口停寒。

治法：补益元脏；或收敛精气，补真助阳，温中和胃，充悦肌肤，进美饮食；或养心肾，滋益气血；或补心肾，益气血，暖元脏，缩小便，壮力。

药用：肉桂、小茴香、茯苓、熟地黄、蜂蜜、盐、干姜、甘草、当归、人参、苍术、大枣、山药、附子、巴戟天、肉苁蓉、牛膝、藿香子、菟丝子、白术、益智仁、补骨脂、枸杞子、龙骨；或用：硇砂、白附子、沉香、天雄、木香、槟榔、阿魏、花椒、胡芦巴、地龙、乌药、川乌、羌活、赤小豆、马蔺子、川楝子、石斛、青盐、川芎、白芍、桔梗、五灵脂、高良姜、厚朴、黄芪、陈皮、五味子、覆盆子、牡蛎、骨碎补、琥珀、乳香、远志、麦冬、朱砂、麝香、酸枣仁、石菖蒲、莲肉、杜仲、桃仁、天花粉、宣莲、白扁豆、石膏、寒水石、猪苓、鹿茸、丹参、五加皮、车前子、防风、茯神、温酒、生姜、葱白、米泔水。

3. 补虚益血（卷219诸虚门,2方）

证见：精血虚惫。

治法：补益肾水；或益精生血，补养心肾。

药用：沉香、盐、鹿茸、菟丝子、当归、小茴香、胡芦巴、补骨脂、秋石、茯苓、南参、山药、血茸、龙骨、朱砂、附子、鹿角胶、温酒。

4. 补壮元阳（卷219诸虚门,10方）

病机：肾虚；或肾气不固/羸弱；肾经久积阴冷；膀胱虚寒；心肾亏虚。

证见：耳重唇焦，腰重痛，脐腹撮痛，两胁刺痛，小腹坚痛，下部湿痒，夜梦遗精，小便滑数，恍惚多惊，皮肤干燥，面无光泽，口淡无味，不思饮食，大便涩泄，精神不爽，事多健忘；或咳嗽痰喘，咯血气急，寒热往来，形容瘦弱，风痰潮厥，肠滑泄利；手足厥冷，或恶闻食气，声嘶失音。

治法：益心志，壮心肾；或降心火，益肾水，兴阳道；或补元阳，益肾气；或补益肾气，明目；或起阳补肾。

药用：茯苓、蜂蜜、小茴香、木香、人参、温酒、盐、甘草、枳壳、桃仁、山药、附子、阳起石、糯米、巴戟天、肉苁蓉、朱砂；或用：琥珀、沉香、丁香、陈皮、熟地黄、木通、没药、当归、肉桂、川乌、刺蒺藜、石斛、草薢、白术、补骨脂、川楝子、知母、地龙、鹿茸、穿山甲、狗茎、杏仁、秋石、鹿角霜、虾米、蛤蚧、花椒、灵砂、八角茴香、代赭石、金樱子、芡实、乳汁、钟乳石、乳香、猪羊心血、酸枣仁、热酒、大枣。

5. 补虚治风（卷220诸虚门,10方）

病机：肾虚（肾脏久虚/虚损）；肾脏久积风冷/风冷气/虚风；或脾肾风劳。

证见：小腹气滞，腰膝酸痛，脐胁冷痛，饮食减少，四肢无力。

治法：暖腰肾，壮筋骨，明耳目，利脚膝；或补元脏，除诸风，益脾实肾；或补暖逐风；或补真脏气，去丹田风冷，调顺阴阳，和胃进食。

药用：附子、牛膝、木香、巴戟天、槟榔、盐、硇砂、沉香、藿香子、补骨脂、肉桂、蜂蜜、菟丝子、肉苁蓉、当归、干姜、阿魏、硫黄、胡芦巴、草薢、石斛、五味子、茯苓、川乌、防风、全蝎、温酒；或用：磁石、雄黄、牛酥、雄雀粪、天雄、川楝子、青皮、天麻、桃仁、山芋、泽泻、赤石脂、山茱萸、熟地黄、覆盆子、乌蛇肉、黄芪、羌活、沙苑蒺藜、木鳖子、狗脊、人参、赤小豆、地龙、檀香、乳香、苣蕂子、生地黄、麦冬、生姜、大枣、醋、热酒。

6. 补虚消痰（卷220诸虚门,3方）

病机：肝肾久积风冷，或肾脏伤惫。

证见：眼目肿涩疼，肌肉瞤动，心神倦，痰去涎少；或体劳倦，四肢拘急，腹内刺痛，胸臆噎塞。

治法：消痰暖肾水。

药用：天麻、牛膝、杏仁、生地黄、熟地黄、附子、川乌、柴胡、前胡、黄芪、川芎、白术、人参、木香、当归、羌活、甘草、桔梗、白芷、地榆、肉桂、苍术、莲肉、五味子、补骨脂、安息香、猪肚、温酒、盐、生姜、大枣、葱白、无灰酒。

7. 补虚调腑脏（卷220诸虚门，4方）

病机：脾胃弱，肾气虚；脾肾真元虚损；或肺肾虚。

证见：胸膈痞满，心腹闷痛，筋脉拘急，肢体困倦；或饮食不美，噫醋吞酸，脐腹筑痛，小肠气痛，中酒恶心；泄利，痰嗽，哕痞，水谷酸臭，饮食无味，脐腹冷疼，肢体麻痹，耳鸣；或全不思食，泄泻，米谷完出。

治法：和脾气，益肾水。

药用：生姜、补骨脂、陈皮、小茴香、川乌、肉桂、牵牛子、盐；或用：肉豆蔻、半夏、附子、白附子、香附、木香、沉香、豆蔻、枳实、槟榔、蓬术、青皮、当归、黄芩、木通、黄连、砂仁、三棱、黄柏、大黄、猪牙皂角、花椒、厚朴、青盐、川楝子、益智仁、苍术、天南星、神曲、麦芽、三棱、干姜、巴豆、代赭石、大枣、温酒、醋。

8. 补虚治癧冷（卷220诸虚门，9方）

病机：肾脏虚冷；或脾肾虚冷气；或久虚积冷，脾肾气上攻。

证见：腹疼，时自泄痢，水谷不化，少思饮食，颜色萎黄；或脐腹癧冷，目暗耳焦，身重足痛，行步艰难，腿膝无力；或心腹壅胀，不思饮食，四肢无力，或倦怠。

治法：暖脾肾脏，壮腰脚，益颜色，益气力。

药用：附子、盐、木香、槟榔、肉桂、温酒、肉豆蔻、蘹香子、硇砂、沉香、补骨脂、巴戟天、石斛、荜澄茄、干姜、青皮、蜂蜜、肉苁蓉、牛膝、荜茇、白术、阿魏、诃子、麝香、乳香、木瓜；或用：菟丝子、枳壳、蛇床子、羊脊骨、人参、茯苓、山芋、郁李仁、丁香、山茱萸、高良姜、厚朴、当归、雀儿、草薢、胡椒、白芜荑、艾叶、花椒、山药、三棱、朱砂、大萝卜、大麦、磁石、羊肾、阳起石、海马、雌黄、血竭、石莲子、黑锡、石燕子、笺香、檀香、生姜。

9. 补虚治小肠（卷221诸虚门，2方）

病机：肾脏虚惫，或肾脏风毒。

证见：腰膝痛，或伤惫筋骨无力，小肠气痛，腰膝乏力沉重。

药用：附子、青皮；或用：补骨脂、胡芦巴、蘹香子、槟榔、川楝子、巴戟天、三棱、枳壳、荜茇、荜澄茄、木香、丁香、肉桂、青盐、天雄、小茴香、牡蛎、蜂蜜、温酒。

10. 补虚益髭发（卷221诸虚门，2方）

病机：肝肾虚。

证见：腰脚腿重痛，脚气，髭发白。

治法：滋阴养正，补肾秘真，坚固骨髓，调荣卫，悦颜色，黑髭发。

药用：补骨脂、胡桃肉；或用：山茱萸、莲花蕊、茯苓、木香、菟丝子、猪羊腰子、杜仲、生姜、蜂蜜、温酒。

11. 补虚明耳目（卷221诸虚门，4方）

病机：肾虚弱；或肾经虚损、肝肾虚气。

证见：眼目视物，昏花不明，久而渐变内障；或耳目不聪明，腹胁疼痛；或眼目昏花，两眼云膜遮睛。

治法：降心火，益肾水，明目除昏，夜可读细字；或补肝益肾，平养心气，聪明耳目。

药用：温酒、牛膝、肉苁蓉、蜂蜜、茯苓、枸杞子、野菊花、菟丝子、五味子、巴戟天、盐；或用：天冬、麦冬、生地黄、熟地黄、人参、山药、杏仁、石斛、草决明、羚羊角、防风、甘草、沙苑蒺藜、黄连、枳壳、川芎、犀角、青葙子、续断、山茱萸、远志、覆盆子、花椒、青盐、小茴香、芝麻、白术、枸杞子、木瓜、附子、鹿茸、麋角、肉豆蔻、补骨脂、木香、楮实子、肉桂、槟榔、干姜、蛇床子、酥。

12. 补虚理腰膝（卷221诸虚门，7方）

病机：肾虚；或肾脏虚损；或肝肾久虚/虚损。

证见：腰膝不利，肌肤羸弱憔悴，渐成劳疾；或腰膝无力疼痛；或脚膝骨髓疼痛；或脚腰无力，腰背拘急，口苦舌干；或腰膝风痹，皮肤不仁，步履艰难。

治法：壮筋骨；或强筋骨，悦颜色，补精益髓；或补虚强脚益肾；或养肝肾；或壮腰膝，暖脏腑，利血气，补脾肾，益气力。

药用：牛膝、蜂蜜；石斛、熟地黄、附子、杜仲、肉苁蓉、肉桂、温酒、黄芪、鹿茸、补骨脂、酸枣仁、草薢、防风；或用：山茱萸、泽泻、山芋、巴戟天、虎胫骨、五味子、远志、茯苓；偶用：续断、沉香、钟乳石、菟丝子、蛇床子、木瓜、菊花、地骨皮、骨碎补、吴茱萸、胡椒、荜澄茄、生地黄、胡桃、牡丹皮、桔梗、茯神、羌活、石菖蒲、川芎、羚羊角、柏子仁、天麻、磁石、盐、葱。

13. 四季补益（卷222诸虚门，3方）

病机：肾虚冷，或肝肾不足。

证见：不能食饮，忽忽喜忘，悲忧不乐，恚怒无常，或身体浮肿，小便赤黄，精泄淋沥，痛绞膀胱，胫疼冷痹，伸不得行，渴欲饮水，心腹胀满；身体湿痒，足行失顾，不自觉省，或食饮失味，目视眈眈，身偏拘急，腰脊痛强，日渐羸瘦，胸心懊闷，咳逆上气，转侧须人，起则扶曳，或口干舌燥，或流涎出口，或梦寐精便自出，或尿血尿有淋沥，阴下湿痒，心惊动悸，少腹偏急，四肢酸疼，身体浮肿；或形瘦，无力而多青黄，面无常色。

治法：补肾。

药用：干姜、泽泻、山药、附子、肉桂、黄芪、细辛、山茱萸、肉苁蓉、蜂蜜、苍术、熟地黄、茯苓、杜仲、牡丹皮、石斛、防风、白术、生地黄、紫菀、牛膝、白芍、丹参、沙参、玄参、人参、苦参、独活、五味子、大枣。

14. 补虚进饮食（卷222诸虚门，4方）

病机：脾肾虚冷，或脾肾冷气。

证见：不思饮食。

治法：补脾肾，止心腹痛，进饮食；或壮脾肾，进饮食。

药用：厚朴、附子、鹿茸、盐、补骨脂、陈皮、温酒、鹿角、菟丝子、黄芪、小茴香、芜荑、乌梅肉、黄连、肉苁蓉、巴戟天、沉香、乌药、川楝子、茯苓、石斛、白术、诃子、人参、槟榔、硫黄、肉豆蔻、肉桂、天雄、粟米、无灰酒。

15. 补虚益精髓（卷222诸虚门，9方）

病机：肾气不足；或肾寒、肾脏冷极、肾经不足、肾久虚；或肝肾虚、脾肾气虚、脾肾虚冷。

证见：面黑耳焦，头目昏眩，心腹疼痛，翻胃吐逆，盗汗，喘满，全不思饮食；或肾囊阴湿，行步艰辛，羸瘦；腰脚重酸重，神色昏黯，耳鸣，阳道萎弱。

治法：补精髓，益气，壮元阳；或温中下气，安五脏，利腰脚；除膀胱癞疝；或通利耳目。

药用：温酒、盐、蜂蜜、补骨脂、鹿茸、巴戟天、肉苁蓉、木香、胡芦巴、小茴香、菟丝子、杜仲、胡桃仁、茯苓；或用：沉香、青木香、川楝子、八角茴香、牛膝、钟乳石、续断、肉桂、山药、肉豆蔻、阳起石、灵砂、黑锡、人参、蘹香子、槟榔、三棱、青皮、枳壳、荜茇、附子、荜澄茄、丁香、蛇床子、全蝎、狐肾、犬肾、山茱萸、穿山甲、云母、白矾、松脂、野菊花、柏子仁、鹿角霜、花椒、苍术、大枣、生姜、醋、粳米。

16. 补虚驻颜色（卷223诸虚门，2方）

病机：肾脏风冷。

治法：暖脾肾；或滋养肝肾。

药用：鹿茸、附子、牛膝、蜂蜜、温酒、楮实子、巴戟天、石斛、干姜、肉桂、熟地黄、五味子、山药、山茱萸、茯苓、牡丹皮、泽泻、麋角、大枣、盐。

17. 平补（卷 224 诸虚门，23 方）

病机：肾虚，或肾经虚损、肾水冷/枯竭；或肝肾虚、心脾肾三经不足、心肾不交、心肾不足、肾脾气虚。

证见：眼昏黑花，迎风有泪，头晕耳鸣，腰脚沉重，筋骨酸疼，步履无力，阴汗盗汗，湿痒生疮；或恍惚多忘，心松盗汗，夜梦惊恐，小便白浊，精滑梦泄，腰膝缓弱，四肢酸痛；或时脚肿；或腰不能反，用心过度，惊悸多忘。

治法：滋养肝肾，益心血，利足膝，实肌肤，悦颜色；或平补心肾、平补肾气、坚固牙齿，活血驻颜色、益寿；或专补脾肾、养肾；生气血，补心肾；或镇心肾，养肝益五脏，调顺三焦；或调和心肾，补养精神；或降心火，益肾水；或补阴血，补阳气，壮精神，倍气力；强阳补肾，益精气，壮筋骨。

药用：盐、茯苓、附子、温酒、菟丝子、熟地黄、鹿茸、当归、五味子、人参、蜂蜜、远志、补骨脂、小茴香、肉苁蓉、沉香、山药、山茱萸、巴戟天、牛膝、续断、枸杞子、苍术、胡芦巴、泽泻、肉桂、大枣；或用：川芎、覆盆子、陈皮、花椒、黄芪、白术、益智仁、木香、肉豆蔻、牡丹皮、朱砂、龙骨、川楝子、石菖蒲、鹿角、醋；偶用：川牛膝、石斛、防风、杜仲、川乌、半夏、麦冬、天冬、雀脑、白附子、骨碎补、牡蛎、钟乳石、厚朴、灵砂、鹿角胶、青盐、獖猪腰子、羊腰子、石枣、八角茴香、生地黄、仙茅、蛇床子、蘹香子、车前子、乌药、麝香、黄连、莲肉、黄柏、砂仁、甘草、丁香、神曲、胡桃、麋茸、羊肾、糯米、生姜。

18. 补益诸虚（卷 225、226 诸虚门，45 方）

病机：肾气衰惫；或肾气上攻、肾脏虚惫、肾脏虚冷、肾气内夺；或肾亏，虚风上攻，肾气不足；或脾肾不足、脾肾久虚积冷、脾肾风虚、毒气流注，或脾肾真阴损伤；心肾不安，心肾不足，心肾不交，心气不足，肾经虚损；肝肾风虚，或肝肾虚，热淫于内，或肝肾不足，膀胱久冷。

证见：腰膝脚冷痛/沉重/酸疼/疼重；腰脊疼痛/缓弱，百节酸疼，腿膝酸疼艰于步履，足膝软乏/痿弱/不自胜持/起居须人/足不任地，脚膝生疮，腰背痛苦寒，腰间疼痛；项背拘急、不能转侧，筋脉拘挛/不得屈伸，肢体酸痛/沉重/少力；肢节困倦，举动乏力，怠惰嗜卧，肌肤瘦瘁，面无润泽，无颜色；面色黧黑/萎黄/萎黄/枯槁；不思/不能饮食，饮食无味，全不入食；脐腹胀急/疼痛/冷疼/强急，心腹疼痛，绕脐弦急，胁肋胀满；目暗/昏，两目肿烂，视物昏花，头目昏眩；耳聋鸣，耳内蝉声；小便频数/滑数/涩痛/虚滑/赤涩/遗沥/余沥/白浊，小便赤白，稠浊不清，出血遗沥；发热怔忡，卧则多惊，心神恍惚，思虑太过，健忘多惊，睡卧不宁，情思少乐，惊恐战掉，精神困乏，忧思过度，神志不宁；房室不举，阳道衰，股内/外肾/囊下湿痒；遗精，精滑梦遗；时见呕吐痰水/不食/翻胃吐逆；大肠虚滑，大便后重，久泻久痢；形体消瘦，肌体羸瘦；盗汗，虚汗，自汗力倦，寝汗憎风；偶见厥逆喑痱、头面虚浮、潮热时作、体热。

治法：壮元阳，益肾气，健筋骨，生血驻颜，扶老益寿；或暖肾祛邪，益精髓，调脾胃，进饮食，悦颜色；或益肾气，强骨髓；或安益心肾；或补虚惫，除冷气，暖脾肾，益气力，思饮食；或补虚劳，生精血；或大补心肾脾胃；或补益脾肾，强壮筋骨；或补五脏内伤，调中益精，凉血补肾，强筋健骨，益智轻身耐老；或降心火，益肾水，秘真气，健阳事；或补肾经不足，利膀胱小肠，秘精固气；或益肾水，滋真阴；或使心肾交泰，热无妄动；或补养肾气，调和脾脏；或补益肝肾；或镇心驻颜，温脾肾；或滋肾水，益元气；或补养心肾，滋养血气；或壮阳补肾，益精髓；或升降心肾。

药用：温酒、盐、巴戟天、肉桂、蜂蜜、茯苓、牛膝、附子、肉苁蓉、鹿茸、菟丝子、远志、石斛、五味子、沉香、山药、人参、山茱萸、当归、杜仲、防风、黄芪、木香、熟地黄、小茴香、补骨脂、白术、川乌、青盐、乳香、胡芦巴、续断、干姜、花椒、木瓜、丁香、阳起石、川牛膝、甘草、川楝子、枸杞子、朱砂、八角茴香、磁石、生姜、槟榔、肉豆蔻、川芎、枳壳、苍术、陈皮、泽泻、覆盆子、草薢、茯神、酸枣仁、乌药、羌活、麝香、黄连、赤石脂、石菖蒲、刺蒺藜、钟乳石、青皮；或用：硇砂、荜澄茄、蘹香子、天麻、山芋、晚蚕蛾、没药、姜黄、桑螵蛸、牡丹皮、蛇床子、天冬、生地黄、麦冬、灵砂、地龙、赤小豆、楮实、薏苡仁、黄芩、柴胡、苦参、胡桃、牡蛎、知母、黄柏、地骨皮、野菊花、柏子仁、灯心草、穿山甲、糯米、生姜；偶用：腽肭脐、精羊肉、羊髓、面曲、香附、豆蔻、南木香、大腹皮、苏子、胡芦巴、益智仁、檀香、吴茱萸、猪苓、黑牵牛、石龙芮、淫羊藿、厚朴、三棱、白芍、半夏、马蔺子、练实、石莲肉、白矾、瓜瓣、白石英、石决明、胡椒、荜茇、五加皮、思仙木、大黄、滑石、防己、安息香、鸡舌香、禹余粮、五灵脂、鹿角胶、陈萝卜、陈韭子、薏仁、葶苈子、石膏、紫稍花、神曲、法酒、狼毒、海桐皮、威灵仙、紫芝、雄黄、雌黄、代赭石、紫石英、巨胜子、荷叶、暖酒。

（六）其他涉及治肾的食药

卷5方脉药性总论，磁石法水，色黑而主肾（药性总论）。甘草：去肾经之痛；知母：凉肾经本药；黄柏：治肾水膀胱不足；茯苓：渗泄止渴，伐肾邪，小便多则能止之，涩则能利之，补肾内用肉桂；丁香：治肾气奔豚痛；胡芦巴：肾虚冷；沉香：补肾；独活、肉桂：足少阴肾经；黄柏、知母：先有燥热而病疮者，盖肾水受邪，当补肾水之不足；生甘草梢：泻肾火补下焦元气；地骨皮、知母：泻肾火（六经药性）。山药：合肾气（论合和）。

卷33肾脏门·肾虚漏浊遗精，蛤粉咸而补肾阴。

卷88诸风门·中风，冰片入肾治骨。

卷93诸风门·风瘫痪，川乌补肾经；黑牵牛除肾腧气；肉苁蓉补肾经。

卷117、118寒暑湿门（中暑、中湿），赤茯苓能泻肾经。

卷127伤寒门·辨太阳脉证并治法下第七，文蛤：咸走肾，则可以胜水气。

卷147伤寒门·伤寒杂治，黄柏之苦寒滑，以泻实而润燥，急救肾水；细辛：治足少阴肾苦头痛。

卷151时气门·时气疫疠，芍药味苦最平……补肾气。

卷192水病门·诸肿，黑牵牛：半生半熟主肾。

卷224诸虚门·平补，泽泻：引诸药入肾。

卷235劳瘵门·治诸疾药性，肾（两耳焦）：生地黄、寒水石、石膏、知母。

卷257食治门·总论，栗子：补肾气，甚治腰脚不遂；芥菜：除肾邪；藿：宜肾，主大小便数，去烦热；小蒜：主归脾肾，主霍乱，腹中不安；蕃荷菜：可久食，却肾气；蓝菜：久食大益肾，填髓脑；粟米：养肾气，去骨痹，热中益气；豹肉：宜肾，安五脏，补绝伤，轻身益气，冬食利人。禁忌——蓼实：二月勿食蓼，伤人肾。

卷260乳石门·乳石发动，白石英对附子：其治主胃，通主脾肾；紫石英对人参：其治主心肝，通主于肾治腰脚。

卷272诸疮肿门·诸疮，生甘草梢：泻肾间火，补下焦元气，补胃膀胱留热。

卷328妇人诸疾门·杂病，生甘草梢：去肾热。

卷425针灸门·肾脏用药，肉苁蓉（微温）、巴戟天（微温）、山茱萸（平/微温）、牛膝（平）、菟丝子（平）、石斛（平）、鹿茸（温/微温）、蛇床子（平）、杜仲（平/温）、磁石（寒）、萆薢（平）、干漆（温）、桑螵蛸（平）泽泻（寒）、补骨脂（大寒）、钟乳石（温）、黑石脂（平）、石楠（平）、乌喙（微温）、天雄（温/大温）、石龙芮（平）。

（七）其他涉及肾脏的方论

该书有关肾脏的生理、病理、疾病、证候、诊断、治疗等亦散见于其他卷册，诸如：

卷1～4方脉总论，论述包括经脉、生理、病理、诊法、疾病传变，以及与其他脏腑的关系，主要引《内经》论述。

卷6～12五运六气图，主要汇总《内经》的论述。而比较具有特色是，该书在运气学说中附录了相应的理法方药。例如在卷6五运六气图·五运时行民病证治中，在记述"凡六甲年敦阜之纪，岁土太过，雨湿流行，肾水受邪，民病腹痛，清厥意不乐，体重烦冤，甚则肌肉痿，足不收，行善瘛，脚下痛，饮发中满食减，四肢不举……"后摘录了附子山茱萸汤（治肾经受湿，腹痛寒厥、足痿不收、腰脽痛、行步艰难、甚则中满、食不下、或肠鸣溏泄，用附子、山茱萸、木瓜干、乌梅、半夏、肉豆蔻、丁香、藿香等），使得持五运六气学说者，可以择方施治。

卷14～28肝脏门、心脏门、脾脏门、肺脏门等间或涉及肾脏兼证的病机、治法、方药。

卷44～85 头门、耳门、鼻门、舌门、咽喉门、牙齿门、眼目门等间或涉及肾脏兼证的病机、生理、治法、方药。

卷87～152 诸风门、寒暑湿门、积热痼冷门、伤寒门、时气门、热病门等间或涉及肾脏兼证生理、病机、治法、方药。

卷154～256 身体门、咳嗽门、消渴门、诸气门、诸痹门、水病门、黄疸门、诸疟门、霍乱门、泄痢门、小便淋秘门、诸虚门、虚劳门、劳瘵门、尸疰门、脚气门、疝门、杂治门等还间或涉及肾脏兼证生理、病机、治法、方药。

卷258～314 食治门、乳石门、神仙服饵、诸疮肿门、痈疽门、瘰疬门、痔漏门、上部疮门、膏药门等也还间或涉及肾脏兼证生理、病机、治法、方药。

卷317～402 妇人诸疾门、妊娠诸疾门、产后诸疾门、产难门、婴孩门、婴儿初生门、婴孩五脏门、婴孩头眼耳鼻门、婴孩唇舌口齿咽喉门、婴孩诸风门、婴孩伤寒门、婴孩惊风门、婴孩诸疳门、婴孩诸热疳肿门、婴孩咳嗽喘门、婴孩大小便淋秘门、婴孩癖积胀满门、婴孩癖积胀满门、婴孩吐泻门、婴孩诸疝诸虫、婴孩杂病门、婴孩痘疹门等也间或涉及肾脏兼证生理、病机、治法、方药。

卷409～423 针灸门亦间或涉及肾脏兼证病机、生理、穴位、治法。

三、讨论

1. 《普济方》所涉肾脏基础理论未见进展 该书有关肾脏的生理、病理、病机、证候、治法等集中在卷1～4方脉总论，但主要引自《内经》相关论述。在此后的各个卷册中，凡论述某一病证论治，开篇往往有定义、发病、病机、诊法等概述，但仍主要引自《内经》《难经》《诸病源候论》等相关论述，未有相关新的阐释与发展。

2. 肾脏病变的代表性证候及方证

(1) 肾脏常见疾病证治。方证比较集中的依次为：肾积（贲豚）、肾劳、肾中风、骨极、精极、白淫等（表6-11），提示这几个疾病发病率高，且积累了较为丰富的治疗方法。

表6-11 《普济方》肾脏疾病有关方证数的比较

疾 病 类	方 证 数	疾 病 类	方 证 数
肾积（贲豚）	58	肾 疟	8
肾 劳	37	肾 痹	7
消 肾	35	骨 痹	6
脚 气	31	痿 俳	5
肾中风	22	肾 胀	5
骨 极	19	咳 嗽	5
精 极	17	肾 痈	4
白 淫	14	骨 痿	4
肾 疳	12	肾 黄	3
肾 着	9	解 㑊	3
泄 泻	8	总 计	312

(2) 肾脏常见证候证治。方证比较集中的依次为：肾虚类、肾风类、肾寒/冷类（表6-12），提示这几个证候的发病率高，且积累了较为丰富的治疗方法。

表 6 - 12　《普济方》肾脏常见证候方证数的比较

证　候　类	方　证　数	证　候　类	方　证　数
肾　虚	304	骨髓虚	10
肾　风	90	小儿肾虚	8
肾寒肾冷	83	骨髓实	7
肾　实	24	总　计	526

（3）肾脏常见症状证治。方证比较集中的依次为：眼部症状,腰脚痛、小便失常类等（表 6 - 13）,提示这几个症状的发病率高,且积累了较为丰富的治疗方法。

表 6 - 13　《普济方》肾脏有关症状方证数的比较

症　状　类	方　证　数	症　状　类	方　证　数
眼部症状	98	阴部症状	24
腰脚痛	91	齿部症状	20
小便失常	76	小儿解颅	5
疝	35	总　计	377
耳部症状	28		

3. 关于肾脏病证的承袭与发展

（1）修正了肾脏病证的范围：《普济方》较之《太平圣惠方》《圣济总录》于肾脏门一章中,在"肾脏总论"方面,《普济方》论述字数约为 3 600 余字,大大超过了《太平圣惠方》400 余字与《圣济总录》近 200 字数,可见《普济方》收载内容之详具,涉及肾脏生理（如肾主精、五行相应五脏等）、病理、诊法、证候、针灸,亦涉及道学、玄学、社会心理因素等方面。在肾脏病机方面沿袭《圣济总录》,仍以"肾实""肾虚""肾寒"分类。在证候方面（表 6 - 14）,增加了肾虚漏浊遗精,且将《圣济总录》虚劳门中的精极、骨极、白淫、肾劳归类入肾脏门,扩展了肾脏的病证范围；其对于肾脏病证的分类,并没有照《圣济总录》化简的趋势,而更趋于细化分类条目；不过其亦有简化分类的情况,如将《圣济总录》中的"骨虚实""髓虚实"归为"骨髓虚实",将《太平圣惠方》中的"治肾气不足诸方""治肾虚补肾诸方"归进"肾虚",均不再单独分类讨论；《太平圣惠方》肾中风归为肾脏门,《普济方》《圣济总录》皆归为诸风门。《圣济总录》中的厥逆头痛方证未在《普济方》中单列一节来论述,多从症状角度描述,散见于各章中,于膈痰风厥头痛方证中可见。

表 6 - 14　《普济方》《圣济总录》《太平圣惠方》肾脏门病证归类情况

肾脏门中的病证	《普济方》	《圣济总录》	《太平圣惠方》
肾　实	（＋）	（＋）	（＋）
肾　虚	（＋）	（＋）	（＋）
肾　寒	（＋）	（＋）	（－）
肾　胀	（＋）	（＋）	（－）
治肾气不足诸方	（－）	（－）	（＋）
肾　中　风	在诸风门中	在诸风门中	（＋）
肾　着	（＋）	（＋）	（－）

肾脏门中的病证	《普济方》	《圣济总录》	《太平圣惠方》
肾脏风冷气	（＋）	（＋）	（＋）
肾脏风虚耳鸣	（＋）	（－）	（＋）
肾脏虚冷气攻腹胁疼痛胀满	（＋）	（＋）	（＋）
肾脏风毒流注腰脚	（＋）	（＋）	（＋）
肾虚多唾	（＋）	（＋）	（＋）
肾脏积冷气攻心腹疼痛	（＋）	（＋）	（＋）
肾脏冷气卒攻脐腹疼痛	（＋）	（－）	（＋）
肾脏虚损阳气痿弱	（＋）	（＋）	（＋）
肾脏虚损骨痿羸瘦	（＋）	（＋）	（＋）
解㑊	（＋）	（＋）	（－）
痟俳	（＋）	（＋）	（－）
骨髓虚实	（＋）	髓虚实/骨虚实	（－）
肾虚漏浊遗精	（＋）	（－）	（＋）
厥逆头痛	（－）	（＋）	（－）
肾　劳	（＋）	在虚劳门中	在虚劳门中
骨　极	（＋）	在虚劳门中	在虚劳门中
精　极	（＋）	在虚劳门中	在虚劳门中
白　淫	（＋）	在虚劳门中	（－）
	22	17	13

（2）丰富了肾脏门病证的方证内容：《普济方》肾脏门中的 22 个病证多沿袭《太平圣惠方》《圣济总录》：肾劳论述沿用《太平圣惠方》，方证沿用《圣济总录》中的 19 首，沿用《太平圣惠方》16 首；肾胀、解㑊、痟俳、白淫的论述及方证基本沿用《圣济总录》；肾着的论述沿用《圣济总录》，两者中的 5 个方证相同；骨极论述沿袭《圣济总录》，方证沿用《圣济总录》4 首，《太平圣惠方》9 首；精极论述沿袭《圣济总录》，方证沿用《圣济总录》4 首，《太平圣惠方》8 首；肾虚多唾论述及方证基本沿用《太平圣惠方》《圣济总录》；肾脏风冷气论述沿用《太平圣惠方》，方证沿用《圣济总录》10 首，《太平圣惠方》6 首；肾脏风毒流注腰脚论述沿用《圣济总录》，方证沿用《圣济总录》29 首，《太平圣惠方》8 首；肾脏积冷气攻心腹疼痛论述沿用《圣济总录》，方证沿用《圣济总录》12 首，《太平圣惠方》14 首；肾脏虚冷气攻腹胁疼痛胀满论述沿用《太平圣惠方》，方证沿用《圣济总录》14 首，《太平圣惠方》8 首；肾脏冷气卒攻脐腹疼痛、肾脏风虚耳鸣论述及方证沿用《太平圣惠方》；肾寒论述及方证沿用《圣济总录》；肾脏虚损骨痿羸瘦论述沿用《圣济总录》，方证沿用《圣济总录》12 首，《太平圣惠方》5 首；肾脏虚损阳气痿弱论述沿用《太平圣惠方》，方证沿用《圣济总录》8 首，《太平圣惠方》14 首；骨髓虚实的论述部分沿用《圣济总录》，但方证沿用《圣济总录》15 首；肾实的论述部分沿用《太平圣惠方》，方证沿用《圣济总录》9 首，《太平圣惠方》7 首；肾虚的论述未沿用《圣济总录》《太平圣惠方》，但方证沿用《圣济总录》26 首，《太平圣惠方》18 首（表 6 - 15）。

从上可知，《普济方》中肾脏门病证的论述及方证多承袭《太平圣惠方》《圣济总录》，其中肾虚类证候的内容最为丰富;且在沿袭《太平圣惠方》《圣济总录》诸多的方证中,"肾虚"证候是篇幅增加最多的,较之《太平圣惠方》《圣济总录》中"肾虚"证候的内容扩展了约2.5倍,可见至明代时期,对肾虚类证候的认识日趋详备。而关于肾脏疾病的发展,从方证数来看,较之《太平圣惠方》《圣济总录》未有显著进展。从中可知,明代时期关于肾脏方证的发展更为注重证候方面,而忽略了疾病方面的发展,体现了明代时期以"证候"论治的思想核心。

表6-15 《普济方》《圣济总录》《太平圣惠方》中肾脏门病证数比较

肾脏门中的病证	《普济方》	《圣济总录》	《太平圣惠方》
肾虚漏浊遗精	129	/	/
肾 虚	118	28	18
肾脏风毒流注腰脚	54	32	8
肾 劳	37	19	11
肾脏虚冷气攻腹胁疼痛胀满	31	14	8
肾脏积冷气攻心腹疼痛	29	12	14
肾脏虚损阳气痿弱	28	8	14
肾 实	24	10	7
肾脏风冷气	22	10	6
骨 极	19	6	9
肾脏虚损骨痿羸瘦	17	12	5
骨髓虚实	17	15	/
精 极	17	6	8
肾脏风虚耳鸣	14	/	8
肾脏冷气卒攻脐腹疼痛	14	/	13
白 淫	14	14	/
肾虚多唾	12	7	6
肾 寒	9	7	/
肾 着	9	9	/
肾 胀	5	5	/
瘖 俳	5	5	/
解 㑊	3	3	/
22	627	221	135

4. 《普济方》的社会医学价值

(1) 结合多种学说以论述用药机制。热者寒之、以辛润燥、寒因热用:"《内经》云:'热者寒之。'又云:'肾恶燥,急食辛以润之。'以黄柏之苦寒,泻热补水润燥,故以为君。以知母苦寒泻肾火,故以为佐。肉桂辛热,乃寒因热用也。"

以《本草》为依据论述用药理念有分歧之处:"升麻葛根汤(出经验良方)治大人小儿,时气瘟疫,头痛发热,肢体烦疼,及疮疹已发,疑贰之间,并宜服。今人妄议升麻干葛根,有寒凉之性,不宜服饵。谨按本草,升麻上品上,药味甘平,解百毒,辟瘟疫瘴疠邪气,治小儿风声,时气热疾风壅,痈肿豆疮,鬼附啼泣；葛根中品之上药也，味甘平，主消渴，身热呕吐，疗伤寒中风头痛，解肌发表出汗，解酒毒；芍药味苦最平，益气，通顺血脉，强五脏，补肾气，又能治风补劳；甘草上品之药也。四者合和，何寒之有，故并述之。"

论述药物的异名情况："青蛾丸（出风科集验方）魏将使方序云：舶上补骨脂人呼为补骨脂，亦名婆固脂也。"

（2）对于收入方药有与之前的方药组成有所对比，体现了其文献价值。如："鹿茸四神丸（出和剂方）治肝肾虚，热淫于内，致筋骨痿弱，不自胜持，起居须人，足不任地，惊恐战掉，潮热时作，饮食无味，诸虚不足，及肌体瘦悴，血气不生。肉苁蓉、鹿茸、菟丝子、熟地黄、牛膝、杜仲、木瓜干、天麻，右为末，蜜丸如梧桐子大，每服五十丸，温酒米汤食前下，一方有五味子，无杜仲。"

（3）一些医事记载。医学理论探讨："孟子曰：人非水火不生活。南斗经曰：水火者人之生命也，在人身之中。故心肾二脏取象于水火焉。"

心理、政治因素对疾患的影响："青蛾丸（出风科集验方）魏将使方序云……予年过八十出宦南海，忽忽不乐。况粤俗卑湿，寒燥不常，痛伤内外，阳道痿绝，钟乳、硫黄一二十方皆不效。有舟人李摩诃来，授予此方服之。七日强气壮，阳道微动，半月以来意志力足，目明心悦，神效不可具述，故录以传。"

（杨雯，方肇勤，颜彦）

第九节　《医宗金鉴》肾的理论

摘要：《医宗金鉴》所收载《删补名医方论》等15本医籍中均不同程度涉及肾的理论、证治，其中《删补名医方论》有关肾的方剂大致可以分为肾虚、肾阴虚、肾阳虚及其兼证等。《医宗金鉴》有关肾脏的基础理论见于各个专著之中，普遍采用脏腑辨证论治痹痹、遗精、腰痛、水肿等。本文对该书对历代纷繁的涉肾理法方药予以整理和精选，该书在肾基础理论方面有所承袭与发展、分类体系特点、肾脏解剖的发展等方面予以了探讨。

《医宗金鉴》成书于1742年，共90卷，由太医院右院判吴谦、刘裕铎等编撰。全书论述了医经、伤寒、四诊、运气、方论、杂病、妇科、幼科、外科、眼科、痘疹与种痘、正骨、刺灸等，富含中医基础理论、诊法、方药、临证各科施治等诸多内容，全面而系统；且其文献收载广博，遍及古今；这些均为研究古典中医理论与中医基础理论演变和发展提供了可靠且丰富的素材。

本文拟从肾及其辨证论治论述入手，对该书进行整理研究，以期探索清代医学发展面貌。

一、方法

参见第二章"第九节《医宗金鉴》心的理论"（详略），本文关注肾。

二、结果

《医宗金鉴》是一部大型丛书，共90卷，收录并依次编排了《订正仲景全书伤寒论注》《订正仲景全书金匮要略注》《删补名医方论》《四诊心法要诀》《运气要诀》《伤寒心法要诀》《杂病心法要诀》《妇科心法要诀》《幼科杂病心法要诀》《痘疹心要诀》《幼科种痘心法要旨》《外科心法要诀》《眼科心法要诀》《刺灸心法要诀》《正骨心法要诀》等15本医籍。

（一）《订正仲景全书伤寒论注》《订正仲景全书金匮要略注》（卷1～25）

1.《订正仲景全书伤寒论注》　该篇普遍采用脏腑辨证论治注释伤寒六经辨证论治，与肾有关的如下。

(1) 辨太阳病脉证并治上篇：太阳之为病，脉浮，头项强痛而恶寒。按：然营卫之所以流行者，皆本乎肾中先天之一气，故又皆以气言，曰营气也、卫气也。

病胁下素有痞，连在脐旁，痛引少腹，入阴筋者，此名藏结，死。程知：痛引少腹，肾藏结也。

(2) 辨太阳病脉证并治中篇：麻黄汤(麻黄、桂枝、炙甘草、杏仁)方解：若阴盛于内而无汗者，又有麻黄附子细辛甘草汤，以温散少阴肾家之寒。

发汗后，其人脐下悸者，欲作奔豚，茯苓桂枝甘草大枣汤主之。注：今发汗后，脐下悸，欲作奔豚者，乃心阳虚，而肾水之阴邪，乘虚欲上干于心也。程知曰：发汗后心下悸者，心液虚而肾气将动也，肾气欲上奔，故脐下先悸也。谓之豚者，指肾气也。喻昌曰：汗本心之液，发汗后脐下悸者，心气虚而肾气发动也。故取茯苓桂枝直趋肾界，预伐其邪，所谓上兵伐谋也。汪琥曰：奔豚者，肾之积名也。发于少腹，上至心下，若豚状，乃肾气发动，有似乎奔豚之状，非真脐下有积如豚也。

茯苓桂枝甘草大枣汤(茯苓、桂枝、炙甘草、大枣)方解：以桂枝、甘草补阳气、生心液，倍加茯苓以君之，专伐肾邪……若已作奔豚，肾阴邪盛，又非此药所能治，则当从事乎桂枝加桂汤法矣。

伤寒汗出，解之后，胃中不和，心下痞硬，干噫食臭，胁下有水气，腹中雷鸣下利者，生姜泻心汤主之。程应旄：有肾中之阳，为下焦真元之主，此阳虚，遂有发热眩悸，身瞤动，欲擗地之证。

伤寒服汤药，下利不止，心下痞硬，服泻心汤已，复以他药下之，利不止，医以理中与之，利益甚。理中者，理中焦。此利在下焦，赤石脂禹余粮汤主之；复利不止者，当利其小便。郑重光：汤者，荡也，即下药也。误下利不止，心下痞硬，服泻心汤为合法矣。乃复以他药下之，误而又误，用理中开痞止利，原不为过，而利益甚者，以屡下伤肾，下焦失守也。故用石脂、禹粮固肠虚而收滑脱，利仍不止，当利其小便。盖膀胱者，肾之府也。肾主二便，开窍于二阴，利小便者，令藏府各司其事，庶水谷分而下利自止也。

(3) 辨阳明病脉证并治全篇：伤寒若吐、若下后不解……微喘直视……程知：直视，肾欲绝也。

伤寒六、七日，目中不了了，睛不和，无表里证，大便难，身微热者，此为实也。急下之，宜大承气汤。注：少阴病，得之二三日，口燥咽干，急下之，宜大承气汤者，乃因热势甚速，消灼肾水，津液不能到咽，故不必待其有可下之证而急下之，是下其热，以救将绝之水，缓则肾水干竭，阳必无依，躁冒自焚而死也……睛不和者，是肾水为胃阳所竭，水既不能制火，则火上熏于目。喻昌：少阴有急下三法以救肾水：一本经水竭，一木邪涌水，一土邪凌水。

猪苓汤(猪苓、茯苓、阿胶、泽泻、滑石)，赵羽皇：利水之法，于太阳用五苓者，以太阳职司寒水，故加桂以温之，是暖肾以行水也。

理中丸(人参、白术、炙甘草、干姜)加减法：若脐上筑者，肾气动也，去术加桂四两。程应旄：若水寒互胜，即当脾肾双温，加之以附子，则命门益而土母温矣；白术补脾，得人参则壅气，故脐下动气，吐多腹满，皆去术也；加桂以伐肾邪，加生姜以止呕也，加附子以消阴也。

(4) 辨少阴病脉证并治全篇：少阴病，始得之，反发热，脉沉者，麻黄附子细辛汤主之。程应旄：一起病便发热，兼以阴经无汗，世有计日按证者，类能用麻黄而忌在附子。不知脉沉者，由其人肾经素寒，里阳不能协应，故沉而不能浮也。

少阴病，身体痛，手足寒，骨节痛，脉沉者，附子汤主之。方有执曰：少阴肾也，肾主骨，寒淫则痛。

四逆汤(炙甘草、干姜、附子)方解：甘草得姜附，鼓肾阳温中寒，有水中暖土之功；姜、附得甘草，通关节走四肢，有逐阴回阳之力；肾阳鼓，寒阴消，则阳气外达而脉自升，手足自温矣。

少阴病，下利，白通汤主之。汪琥曰：肾虚无火不能主水，故下利用白通汤者，温里以散寒也。成无己：肾虚水燥，故渴欲引水自救。

少阴病，饮食入口则吐，心中温温欲吐，复不能吐……宜四逆汤。程知：此言少阴饮吐，为肾邪上逆，当温不当吐也。

少阴病，脉微细沉，但欲卧，汗出不烦，自欲吐，至五、六日，自利，复烦躁不得卧寐者，死。注：复烦躁不得卧寐者，此少阴肾中真阳扰乱，外越欲绝之死证。此时即温之，亦无及矣。

真武汤（茯苓、芍药、生姜、白术、附子）方解：真武汤，治表已解，有水气，中外皆寒虚之病也。真武者，北方司水之神也，以之名汤者，赖以镇水之义也。夫人一身制水者，脾也；主水者，肾也；肾为胃关，聚水而从其类者。倘肾中无阳，则脾之枢机虽运，而肾之关门不开，水虽欲行，孰为之主，故水无主制，泛溢妄行而有是证也。用附子之辛热，壮肾之元阳，而水有所主矣……所以不须温肾以行水，只当温胃以散水。佐生姜者，功能止呕也。

通脉四逆汤（炙甘草、干姜、附子）方解：今脉微欲绝；里寒外热，是肾中阴盛，格阳于外。

少阴病，吐利，手足逆冷，烦躁欲死者，吴茱萸汤主之。程知：非人参、姜、枣之甘温，无以培中土而制肾邪也。程应旄：吐利而见厥冷，是胃阳衰而肾阴并入也。

少阴病，六七日，息高者，死。程知曰：肾为生气之源，息高则气散走于胸中，不能复归于气海，故主死也。程应旄：夫肺主气，而肾为生气之源，盖呼吸之门也，关系人之死生者最巨。

少阴病，但厥无汗，而强发之，必动其血，未知从何道出，或从口鼻，或从目出者，是名下厥上竭，为难治。程应旄：五液皆主于肾，强发少阴之汗，周身之气皆逆，血随奔气之促逼而见，故不知从何道而出也。

少阴病，下利六七日，咳而呕渴，心烦不得眠者，猪苓汤主之。沈明宗：黄连阿胶汤之心烦不得眠，较此条颇同而治异，何也？盖此条乃少阴风热，转入阳明而致下利，故以猪苓汤驱导水邪，还从膀胱而去，急救胃中津液为主；彼条之心烦不得眠而无下利，乃肾水枯少，故用黄连阿胶汤滋阴清火，急救肾阴为主也。

黄连阿胶汤（黄连、黄芩、芍药、鸡子黄、阿胶），柯琴：用芩、连以直折心火，阿胶以补肾阴……斯则心肾交合，水升火降，是以扶阴泻阳之方，而变为滋阴和阳之剂也。

猪肤汤（猪肤、白蜜、白粉）方解：猪肤者，乃革外之肤皮也。其体轻，其味咸，轻则能散，咸则入肾，故治少阴咽痛，是于解热中寓散之意也。成无己：猪，水畜也。其气先入肾，解少阴之客热。加蜜以润燥除烦，白粉以益气断利也。

少阴病八九日，一身手足尽热者，以热在膀胱，必便血也。注：邪传少阴，不从阴化而见寒证，亦不从阳化而见热证，是其人肾气素充，所以藏虽受邪，留连八、九日，仍复传府外散也。张璐曰：然病至八九日，阴邪内解之时，反一身手足尽热，少阴必无此证，当是藏邪转府，肾移热于膀胱，以膀胱主表，故一身及手足尽热也。

少阴病，下利便脓血，桃花汤主之。注：少阴病，诸下利用温者，以其证属虚寒也。此少阴下利便脓血者，是热伤营也，而不径用苦寒者，盖以日久热随血去，肾受其邪，关门不固也，故以桃花汤主之。

少阴病，得之二三日，口燥咽干者，急下之，宜大承气汤。注：邪至少阴二三日，即口燥咽干者，必其人胃火素盛，肾水素亏，当以大承气汤，急泻胃火以救肾水。若复迁延时日，肾水告竭，其阴必亡，虽下无及矣。成无己：与大承气汤急下之以全肾，何也？《经》云：三阴经受病已入于府者，可下而已，则是上条少阴病，乃入府证也，少阴邪热已转属府，胃府实热消灼肾水，故口燥咽干，用大承气以泻府，而实热自除。且少阴之藏本肾属水，胃府属土，泻土所以救水也。方有执：口燥咽干者，少阴之脉，循喉咙挟舌本，邪热客于其经，而肾水为之枯竭也。然水干则土燥，土燥则水愈干，所以急于下也。张璐曰：按少阴急下三证，一属传经热邪亢极，一属热邪转入胃府，一属温热发自少阴，皆刻不容缓之证。故当急救欲绝之肾水，与阳明急下三法，同源异派。

（5）辨厥阴病脉证并治全篇：伤寒脉微而厥，至七八日肤冷，其人躁无暂安时者，此为藏厥，非蛔厥也。程知曰：言厥，有藏与蛔之别也。藏厥者，肾藏之阳不行也。

乌梅丸（乌梅、细辛、干姜、黄连、当归、附子、花椒、桂枝、人参、黄柏），柯琴：君乌梅之大酸，是伏其所主也。配黄连泻心而除疼，佐黄柏滋肾以除渴，先其所因也。

伤寒发热,下利厥逆,躁不得卧者,死。伤寒发热,下利至甚,厥不止者,死。张璐曰:躁不得卧,肾中阳气越绝之象也。

(6) 辨差后劳复食复阴阳易病脉证并治篇:大病差后,从腰以下有水气者,牡蛎泽泻散主之。成无己:大病差后,脾胃气虚,不能制约肾水,水溢下焦,故腰以下为肿也。

牡蛎泽泻散(牡蛎、泽泻、天花粉、蜀漆、商陆根、海藻、葶苈子)方解:此方施之于形气实者,其肿可随愈也,若病后土虚,不能制水,肾虚不能行水,则又当别论,慎不可服也。

(7) 辨坏病脉证并治篇:太阳病中风,以火劫发汗,邪风被火热,血捻衣摸床,小便利者,其人可治。喻昌曰:肾以膀胱为府,小便利则膀胱之气化行,肾水未绝可知也。

咽喉干燥者,不可发汗。方有执:咽喉干燥,津液素亏,本于肾水不足,盖少阴之脉循喉咙也,发汗则津液愈亡。

太阳伤寒者,加温针必惊也。烧针令其汗,针处被寒,核起而赤者,必发奔豚,气从少腹上冲心者,先灸核上各一壮,与桂枝加桂汤,更加桂。注:盖加针之时,心既被惊,所以肾阴乘心之虚,上凌心阳而发奔豚也。奔豚者,肾阴邪也,其状气从少腹上冲于心也。先灸核上各一壮者,外去寒邪,继与桂枝加桂汤。更加桂者,内伐肾邪也。

(8) 辨温病脉证并治篇:太阳病,发热而渴,不恶寒者,为温病……程应旄:太阳初得之一日,即发热而渴不恶寒者,因邪气早已内蓄,其外感于太阳,特其发端耳。其内蓄之热,固非一朝一夕矣。盖自冬不藏精而伤于寒时,肾阴已亏,一交春阳发热,即病未发,而周身经络已莫非阳盛阴虚之气所布浚。所云至春发为温病者,盖自其胚胎受之也。

(9) 辨不可汗病脉证篇:厥,脉紧,不可发汗;发汗则声乱咽嘶,舌萎声不得前。魏荔彤:若发汗反攻其阳,则气散血竭,夫舌根于肾,声出于肺,声乱咽嘶,肺气欲绝也。舌萎,即萎不为用也。声不得前,本气不振也。皆由于发汗,散亡其肾、肺二脏真气也。

动气在右,不可发汗;发汗则衄而渴,心苦烦,饮即吐水……动气在上,不可发汗;发汗则气上冲,正在心端。动气在下,不可发汗;发汗则无汗,心中大烦,骨节苦痛,目晕恶寒,食则反吐,谷不得前。注:动气在上,心气不治,肾不恒德。若误汗之,则心气虚,故肾气上冲,正在心端也。动气在下,肾气不治,脾不恒德。若误汗之,肾水虚竭,故骨痛、恶寒无汗、心烦目晕也;脾土过燥,不守常化,故食则反吐,谷不得近也。

咽中闭寒,不可发汗,发汗则吐血,气微绝,手足厥冷,欲得蜷卧,不能自温。程知:至于吐血、气欲绝,则并肾中之微阳不能自存,故遂手足厥冷,欲得蜷卧,不能自温,夫下厥上竭,蜷卧厥冷,在少阴皆危证也。程应旄:咽中闭塞,由少阴液少,肾气不能上通也。发少阴汗,则下厥上竭,故见证如此。

咳而小便利,若失小便者,不可发汗;汗出则四肢厥而逆。程知:《内经》谓肾咳不已,膀胱受之,膀胱咳状,咳而遗尿。故咳而小便利,若失小便者,是肾中阳虚也,发汗则阳气益亡,故厥冷。

(10) 辨不可下病脉证篇:动气在下,不可下。注:动气在下,肾失治矣。

咽中闭塞,不可下。下之则上轻下重,水浆不下,卧则欲蜷,身急痛,下利日数十行。程应旄:肾邪上逆,故有咽中闭塞之证,下之阳气益虚,阴气益甚,故有上轻下重等证。

(11) 平脉法篇:北方肾脉,其形何似? 师曰:肾者水也,名曰少阴,其脉沉滑,是肾脉也。肾病自得沉滑而濡者,愈也。注:北方属水,主冬令寒,在天为寒,在地为水,在人为肾,故曰肾者水也,名足少阴经,其脉当沉。若得沉滑而濡,此沉而有胃,是肾平脉也,虽有肾病,自易愈也。若得沉滑而少濡和,此为沉多胃少,是肾病脉也。若得沉而无滑濡,此但沉无胃,是肾死脉也。

少阴脉微滑,滑者,紧之浮名也,此为阴实,其人必股内汗出,阴下湿也。注:此冬月之平脉也。若阳明关脉微沉而不滑,是失正阳,为胃不和,故其人食饮仅自可也。若少阴尺脉微滑而不濡,是失纯阴,为肾不和,故其人汗出,阴下湿也。

溲便遗失,狂言,目反直视者,此为肾绝也。注:肾司二便,溲便遗失,肾绝也,肾藏精与志,狂言直视,精志俱败也。方有执:溲便,遗溺也。肾司阖辟,阖辟废,故二便皆无禁约也。《经》曰:肾藏志,狂言者,是失志矣,失志者死。肾主骨,骨之精为瞳子,目反直视者,骨之精不上荣于瞳子,而不能转也。

(12)辨脉法篇:少阴脉弱而涩,弱者微烦,涩者厥逆。注:少阴脉弱而涩,弱者肾阴虚,故微烦也;涩者脉道滞,故肢冷也。程知:言肾脉微涩之病也。少阴肾动脉也,在足内踝后跟骨上陷中也。

少阴脉不至,肾气微,少精血,奔气促迫,上入胸膈,宗气反聚,血结心下,阳气退下,热归阴股,与阴相动,令身不仁,此为尸厥,当刺期门、巨阙。注:少阴脉不至,是肾气衰微,精血少也。肾者,阴中藏阳者也。肾阴虚竭,不能藏阳,阳气上奔,迫促胸膈,宗气反为所阻,聚而不行,血结心下。

2.《订正仲景全书金匮要略注》

(1)藏府经络先后病脉证第一。问曰:《经》云,厥阳独行,何谓也?师曰:此为有阳无阴,故称厥阳。高世栻:按此为有阳无阴,是为厥阳也……乃肾气日衰,阳气独胜,此所以为有阳无阴,而为厥阳独行也。

(2)百合狐惑阴阳毒病脉证并治第三:百合病者,百脉一宗,悉致其病也。意欲食复不能食,常默默然,欲卧……沈明宗:若邪淫于胸中连及上脘,则意欲食,复不能食,走于肝肾,故常默默。

(3)中风历节病脉证并治第五:寸口脉沉而弱,沉即主骨,弱即主筋,沉即为肾,弱即为肝,汗出入水中,如水伤心,历节黄汗出,故曰历节。注:寸口脉沉而弱,肝肾之气不足也。盖肝主筋,肾主骨,肝肾不足,筋骨痿缓,一为风寒湿邪所乘,即病筋骨关节交会之处。赵良:肾主水,骨与之合,故脉沉者,病在骨也。

味酸则伤筋,筋伤则缓,名曰泄;咸则伤骨,骨伤则痿,名曰枯。枯泄相搏,名曰断泄。荣气不通,卫不独行,荣卫俱微,三焦无所御,四属断绝,身体羸瘦。独足肿大,黄汗出,胫冷。假令发热,便为历节也。病历节,不可屈伸,疼痛,乌头汤主之。注:历节之病,属肝、肾虚。肝、肾不足于内,筋骨不荣于外,客邪始得乘之而为是病也……味过于咸则伤肾,伤肾则骨伤,骨伤则枯不能立,名曰枯也。枯泄相搏,名曰断绝。断绝者,即荣气不通,卫不独行,荣卫俱虚,三焦失所,四维断绝,身体羸瘦也。沈明宗:《金匮》补示饮食内伤脾、胃、心、肺、肝、肾致病,名曰历节。

(4)血痹虚劳病脉并治第六:夫男子平人,脉大为劳,极虚亦为劳。注:极虚者,内损肾阴精也。

脉得诸芤动微紧,男子失精,女子梦交,桂枝龙骨牡蛎汤主之。徐彬:主以桂枝龙骨牡蛎汤者,盖阴虚之人,大概当助肾,故以桂枝芍药通阳固阴,甘草姜枣和中,龙骨牡蛎固精也。

虚劳腰痛,少腹拘急,小便不利者,八味肾气丸主之。注:虚劳之人腰痛,肾气虚而不行也,少腹拘急,小便不利,膀胱气虚不化也。主以八味肾气丸温补下焦。肾与膀胱表里之气足,而腰痛,少腹拘急,小便不利,未有不愈者也。程林:腰者肾之外候,肾虚则腰痛;肾与膀胱为表里,不得三焦之阳气以决渎,则小便不利而少腹拘急矣。与是方以益肾间之气,气强则便溺行,而少腹拘急亦愈矣。尤怡:虚劳之人,损伤少阴肾气,是以腰痛,少腹拘急,小便不利。以八味肾气丸补阴之虚,可以生气,助阳之弱,可以化水,乃补下治下之良剂也。

五劳极虚,羸瘦腹满,不能饮食。食伤、忧伤、饮伤、房室伤、饥伤、劳伤、经络营卫气伤,内有干血,肌肤甲错,两目黯黑,大黄䗪虫丸主之。注:原其所伤之道,不止过劳伤气,房室伤精也,即饮食伤胃,饥过伤脾,渴过伤肾。

虚劳诸不足,风气百疾,薯蓣圆方主之。徐彬:以薯蓣名丸者,取其不寒不热,不燥不滑,脾肾兼宜,故多用以为君,则诸药相助以为理耳。

(5)奔豚气病脉证并治第八。师曰:奔豚病从少腹起,上冲咽喉,发作欲死,复还止,皆从惊恐得之。注:奔豚者,肾病也,以其病从少腹上冲咽喉,有如豚窜奔突之状,故名之也。发作则肾气上乘于心而欲死,作已则气衰复还于肾而止,故其病虽有微甚不同,然必皆从惊恐得之。盖惊伤心,恐伤肾,两藏交病也,水能胜火,肾上凌心,故治法宜泻肾而补心也。

奔豚,气上冲胸,腹痛,往来寒热,奔豚汤主之。注:奔豚气上冲咽喉,发作欲死,是奔豚之甚者也。气上冲胸,腹痛,往来寒热,是奔豚之微者也。甚者以桂枝加桂汤,从肾逐阴降逆也;微者以奔豚汤,从心调血散逆也。

茯苓桂枝甘草大枣汤(茯苓、桂枝、炙甘草、大枣),程林:汗后脐下悸者,阳气虚而肾邪上逆也。脐下为肾气发源之地,茯苓泄水以伐肾邪,桂枝行阳以散逆气,甘草、大枣甘温助脾土以制肾水。

(6)五藏风寒积聚病脉证并治第十一:心伤者,其人劳倦,即头面赤而下重,心中痛而自烦,发热,当脐跳,其脉弦,此为心藏伤所致也。注:其脉沉,肾乘心伤之所致也。尤怡:当脐跳者,心虚于上,而肾动于下也。

肾着之病,其人身体重,腰中冷,如坐水中,形如水状,反不渴,小便自利,饮食如故,病属下焦。身劳汗出,衣里冷湿,久久得之,腰以下冷痛,腹重如带五千钱,干姜苓术汤主之。注:肾着者,谓肾为寒湿所伤,着而不行之为病也。肾受寒湿,故体重腰冷,如坐水中。虽形如水肿之状。反不渴而小便自利,非水也,乃湿也。饮食如故,以病属下焦肾,而不属中焦脾故也。询其所以得之之由,身劳汗出,衣里冷湿,久久伤之也,是以腰下冷痛寒胜也。腹重,湿胜也。如带五千钱,形容重着之甚也。以甘姜苓术汤补土以制水,散寒以渗湿也。尤怡:其病不在肾之中藏,而在肾之外府,故其治不在温肾以散寒,而在煖土以胜水也。

肾死藏,浮之坚,按之乱如转丸,益下入尺中者,死。注:肾中风寒之邪,若见浮之极坚,按之乱动有如转丸,及下入尺中,通然乱动,皆肾死真藏之脉也。程林:肾藏死,浮之坚,与《内经》辟辟如弹石曰肾死同,意皆坚之象也。按之则乱如转丸,下入尺中者,此阴阳离决之状也,故死。以上真藏与《内经》互有异同。总之脉无胃气,现于三部中,脉象形容不一也。

夫短气有微饮,当从小便去之,苓桂术甘汤主之。肾气丸亦主之。注:吸之气短,是肝肾之阴有碍也,用肾气丸以通其阴,阴气通,则小便之关开矣。

夫心下有留饮……留饮者,胁下痛引缺盆,咳嗽则转甚。胸中有留饮,其人短气而渴,四肢历节痛。脉沉者有留饮。注:留于身体则塞经络,必四肢历节痛也。由此推之,留于脾则腹肿身重,留于肾则囊足胫肿,理必然也。

(7)消渴小便利淋病脉证并治第十四:男子消渴,小便反多,以饮一斗,小便一斗,肾气丸主之。注:故与肾气丸从阴中温养其阳,使肾阴摄水则不直趋下源,肾气上蒸则能化生津液,何消渴之有耶!程林:小便多则消渴,《经》曰:饮一溲二者不治。今饮一溲一,故与肾气丸治之。肾中之动气,即水中之命火,下焦肾中之火,蒸其水之精气,达于上焦,若肺金清肃,如云升而雨降,则水精四布,五经并行,自无消渴之患。今其人必摄养失宜,肾水衰竭,龙雷之火不安于下,但炎于上而刑肺金,肺热叶焦,则消渴引饮,其饮入于胃,游溢渗出,下无火化,直入膀胱,则饮一斗,溺亦一斗也。故用桂附肾气丸,助真火蒸化,上升津液,何消渴之有哉!沈明宗:"男子"二字,是指房劳伤肾,火旺水亏而成消渴者。

问曰:病下利后,渴饮水,小便不利,腹满阴肿者,何也?答曰:此法当病水,若小便自利及汗出者,自当愈。注:肾必虚,不能主水,故阴肿也。程林:肾主水,故阴肿,此为病水无疑。

肾水者,其腹大脐肿,腰痛不得溺,阴下湿,如牛鼻上汗,其足逆冷,面反瘦,其人阴肿。注:肾主腰、足、阴是其部也。水邪干之,外则阴肿,阴下湿,足冷面瘦;内则腹大脐肿,腰痛不得溺也。此五者,指水气等胀为言,故俱不喘咳也。程林:肾者,胃之关也,关门不利,故令聚水而生病,是以有腹大脐肿之证也。腰者肾之外候,故令腰痛。膀胱者,肾之府,故令不得溺也。以其不得溺,则水气不得泄,浸渍于睾囊而阴汗,流注于下焦而为足冷。夫肾为水藏,又被水邪,则上焦之气血随水性而下趋,故其人面反瘦,非若风水里水之面目浮肿也。魏荔彤:肾水者,水附于肾,则肾水也。肾主少腹,少腹水湿固沍,故腹大脐肿腰痛。腰以下俱肾主之也,水湿在下焦,膀胱之气反塞,故不惟小便难,而且竟不得溺。阴寒下盛,故阴下湿如牛鼻上汗,冷而且黏,其足皆逆冷也。面乃阳之部位,下阴盛,上阳衰,故面必瘦,见此知水在肾,当于肾藏治水也。尤怡:身半以下,肾气主之,水在肾,则腰痛脐肿腹大也。不得溺,阴下湿如牛鼻上汗,其足逆冷者,肾为阴,水亦为阴,两阴相得,阳气不行,而湿寒独胜也。面反瘦者,面为阳,阴盛于下,则阳衰于上也。

病有风水,有皮水,有正水。尤怡:正水,肾藏之水自盛也。

寸口脉沉滑者,中有水气,面目肿大有热,名曰风水;视人之目裹上微拥,如蚕新卧起状,其颈脉动,时时欬,按其手足上,陷而不起者,风水。赵良:又肾风者,面胕庞然,少气时热,其有胕肿者,亦曰本于肾,名风水。皆出《内经》也。

(8)黄疸病脉证并治第十六:尺脉浮为伤肾,趺阳脉紧为伤脾。注:若尺脉不沉而浮,则为伤肾,肾伤病疸,亦为女劳疸也……女劳疸则额上黑,肾病色也;微汗出,湿不瘥也;五心热,薄暮发,肾阴热也;膀胱急,小便利,下焦虚也。腹满如水状,脾肾两败,故谓不治也。

黄家,日晡所发热,而反恶寒,此为女劳。得之,膀胱急,少腹满,身尽黄,额上黑,足下热,因作黑疸,其腹胀如水状,大便必黑,时溏,此女劳之病,非水也,腹满者难治,硝石矾石散主之。注:女劳疸腹满者为难治,以其脾肾两败也。尤怡:黄家,日晡所本当发热,今发热而反恶寒者,此为女劳得之疸也。热在胃浅而肾深,故热深则先反恶寒也。膀胱急,额上黑,足下热,大便黑,皆肾热之征,虽少腹满胀有如水状,而实为肾气不行,非脾湿而水不行也。惟是证兼腹满,则脾肾并伤,而其治为难耳!硝石咸寒除热,矾石除痼热在骨髓,骨与肾合,用以清肾热也。大麦粥和服,恐伤胃也。

酒疸下之,久久为黑疸,目青面黑,心中如啖蒜齑状,大便正黑,皮肤爪之不仁,其脉浮弱,虽黑微黄,故知之。注:若其人素有女劳,下之则热入于肾,虽黄微黑,久久必变为黑疸也。目青者精伤也,面黑者肾伤也。赵良:盖女劳之黑,肾气所发也。

胃气下泄,阴吹而正喧,此谷气之实也,膏发煎导之。注:肾虚不固,则气下泄,阴吹而正喧,谓前阴出气有声也,此谷气之实,谓胃气实而肾气虚也。以诃黎勒丸,固下气而泻谷气也。

(9)禽兽鱼虫禁忌并治第二十四:肾病禁甘。注:肾水病若与之以甘,甘能补脾,脾主克水,故肾病则禁甘。

脯藏米瓮中有毒,及经夏食之,发肾病。注:脯肉藏米瓮中,受湿热郁蒸之气,及经夏已腐者,食之腐气入肾,故发肾疾。

(10)果实菜谷禁忌并治第二十五:梅多食,坏人齿。注:梅味苦酸,若多食者,令人齿损。齿者骨之余也,因肾主液而合骨,故伤齿。

樱桃、杏,多食伤筋骨。注:樱桃、杏味酸性寒,若过食则伤筋骨。《内经》云:酸则伤筋。寒主伤肾,故伤筋骨。

二月勿食蓼,伤人肾。注:蓼味辛散,辛能走肾,二月卯木主令,肾主闭藏,若食之则伤肾,故曰:勿食。

(二)《删补名医方论》(卷26~33)

1. 肾虚及其兼证

(1)参附汤(人参、附子)治阴阳气血暴脱等证。注:先身而生,谓之先天;后身而生,谓之后天。先天之气在肾,是父母之所赋;后天之气在脾,是水谷之所化。先天之气为气之体,体主静,故子在胞中,赖母息以养生气,则神藏而机静;起居不慎则伤肾,肾伤则先天气虚;人参补后天之气,附子补先天之气;二藏虚之微甚,参附量为君主。二药相须能瞬息化气于乌有之乡,顷刻生阳于命门之内。

(2)资生肾气丸(熟地黄、茯苓、牡丹皮、泽泻、山药、车前子、山茱萸、牛膝、肉桂、附子)治肾虚脾弱,腰重脚肿,小便不利,腹胀喘急,痰盛,已成鼓证;且治中年之后脾肾虚寒。张介宾:壮水利窍以治肾。

(3)四神丸(肉豆蔻、补骨脂、五味子、吴茱萸、红枣、生姜)治脾肾双虚,子后作泻,不思食,不化食。

(4)二神丸(肉豆蔻、补骨脂)、五味子散(吴茱萸、五味子)治黎明泻。按:命门无火,不能为中宫腐熟水谷之用;肾气不固,谁复司其闭藏之职。故木气才萌,不疏泄而亦疏泄矣。虽是木邪干土,亦实肾之侮脾也。此际当脾肾双补,固涩平肝。故以补骨脂温肾,肉豆蔻补脾,五味子收涩,吴茱萸泻肝。肾暖而气蒸,肝平而脾旺,关门闭而水谷腐矣。柯琴:作泻于黎明,一为肾虚不能行水,故二神丸君补骨脂之辛燥,补肾以行水。

(5)羌活愈风汤(羌活、炙甘草、防风、黄芪、蔓荆子、地骨皮、川芎、细辛、枳壳、人参、麻黄、知母、野菊花、薄荷、枸杞子、当归、独活、白芷、杜仲、秦艽、柴胡、半夏、厚朴、熟地黄、防己、芍药、黄芩、茯苓、石膏、生地黄、苍术、肉桂、前胡,生姜)治年近四旬,营卫不足,肝肾虚弱,风中经络;精神恍惚,语言不清,半身不遂,手足麻木,筋骨无力;或手足枯瘦浮肿,或手足筋挛不收。

(6)石斛夜光丸(天冬、菟丝子、人参、茯苓、野菊花、山药、麦冬、熟地黄、肉苁蓉、青葙子、生地黄、枸杞、羚羊角、草决明、石斛、杏仁、刺蒺藜、川芎、炙甘草、黄连、防风、枳壳、犀角、牛膝)罗谦甫:肾肝虚,则阴弱不能敛精以升养神水于内……此其治法,其营在肝,其主在肾,其合在脾,能合肾脾之阴而使肝达之,则必能归精于两眸,继明如昼夜。是方先补肾肝,以二冬、二地、菟丝、枸杞、五味、牛膝、肉苁蓉群队滋阴之品,以之强阴填精,敛气安神养血,此壮水之主,亦所以生水也;石斛合脾肾,清而行之,升精归明,藏府合德专精致一。

2. 肾阴虚及其兼证

(1)妙香散(山药、人参、黄芪、远志、茯苓、茯神、桔梗、甘草、朱砂、麝香、木香)治梦遗失精,惊悸郁结。汪昂:相火寄于肝胆,肾之阴虚则精不藏,肝之阳强则气不固,故精脱而成梦矣。

(2)六味地黄丸(熟地黄、山茱萸、茯苓、山药、牡丹皮、泽泻)治肾精不足,虚火炎上,腰膝痿软,骨热酸痛,足跟痛,小便淋秘或不禁,遗精梦泄,水泛为痰,自汗、盗汗、亡血消渴,头目眩晕,耳聋齿摇,尺脉虚大。柯琴:肾虚不能藏精,坎宫之火无所附而妄行,下无以奉肝木升生之令,上绝其肺金生化之源。地黄禀甘寒之性,制熟则味厚,是精不足者补之以味也,用以大滋肾阴,填精补髓,壮水之主。以泽泻为使,世或恶其泻肾而去之,不知一阴一阳者,天地之道;一开一阖者,动静之机。精者属癸,阴水也,静而不走,为肾之体;溺者属壬,阳水也,动而不居,为肾之用。是以肾主五液,若阴水不守,则真水不足,阳水不流,则邪水泛行。故君地黄以密封蛰之本,即佐泽泻以疏水道之滞也。然肾虚不补其母,不导其上源,亦无以固封蛰之用。

(3)八味地黄丸(熟地黄、山药、山茱萸、茯苓、牡丹皮、泽泻、肉桂、附子)治命门火衰,不能生土,以致脾胃虚寒,饮食少思,大便不实,或下元衰惫,脐腹疼痛,夜多漩溺等证。赵献可:君子观象于坎,而知肾中具水火之用;肉桂、附子辛润之物,能于水中补火,益火之原;水火得其养,则肾气复。喻昌:其虚劳腰痛,少腹拘急,小便不利,则因过劳其肾,阴气逆于少腹,阻遏膀胱之气化,小便不通利,故用之温养下焦,以收肾气也;消渴病,饮水一斗,小便亦一斗,此肾气不能摄水,小便恣出,源泉有立竭之势,急用以逆折其水;肾水下趋之消证,肾气不上升之渴证,皆可治;八味丸为治消渴之圣药。柯琴:命门之火,乃水中之阳;水体本静,而川流不息者,气之动、火之用也,非指有形者言也。然火少则生气,火壮则食气,故火不可亢,亦不可衰。所云火生土者,即肾家之少火游行其间,以息相吹耳。若命门火衰,少火几于熄矣。欲暖脾胃之阳,必先温命门之火,此肾气丸纳桂、附于滋阴剂中十倍之一,意不在补火,而在微微生火,即生肾气也。故不曰温肾,而名肾气,斯知肾以气为主,肾得气而土自生也。《千金方》于八味外,更加玄参之咸寒,以助熟地而滋肾。

(4)虎潜丸(龟甲、黄柏、知母、熟地黄、牛膝、芍药、锁阳、虎骨、当归、陈皮、羯羊肉)治肾阴不足,筋骨痿软,不能步履。王又原:不能步履,腰酸筋缩,多由于肾虚精枯,血必随之,精血交败,湿热风毒乘袭;且肾兼水火,火胜烁阴,湿热相搏,则筋骨不用。黄柏清阴中之火,燥骨间之湿,且苦能坚肾,为治痿要药,故以为君;归芍养肝血,使归于肾。叶仲坚曰:痿原虽分五藏,然其本在肾,其标在肺;黄柏味厚,为阴中之阴,专补肾膀之阴不足,能使足膝中气力涌出;淡盐汤下,急于入肾。

（5）滋肾丸（又名通关丸：黄柏、知母、肉桂）治热在下焦，小便癃闭，而口不渴者。柯琴：水为肾之体，火为肾之用。人知肾中有水，始能制火，不知肾中有火，始能致水耳。盖天一生水，一者，阳气也，即火也，气为水母，阳为阴根，必火有所归，斯水有所主。故反佐以桂之甘温，引知、柏入肾而奏其效。此相须之殷，亦相制之理也。

（6）磁朱丸（磁石、朱砂、神曲）治神水宽大渐散，昏如雾露中行，渐睹空中有黑花，睹物成二体。及内障，神水淡绿色、淡白色；又治耳鸣及聋。王又原：肾为藏精，故神水发于肾；心肾有亏，致神水干涸，神光短少，导致昏眊内障诸证；磁石直入肾经，收散失之神，性能引铁，吸肺金之气归藏肾水。柯琴：此丸治癫之圣剂；狂痴是心、肾、脾三藏之病，心藏神，脾藏意与智，肾藏精与志；磁石禀北方之黑色，入通于肾，吸肺金之气以生精，坠炎上之火以定志；神曲推陈致新，上交心神，下达肾志，以生意智。

3. **肾阳虚及其兼证**　真武汤（白术、茯苓、白芍、大附子、生姜）治少阴水气为患，腹痛下痢，四肢沉重疼痛，小便不利。注：人一身制水者脾也，主水者肾也，肾为胃关，聚水而从其类，倘肾中无阳，则脾之枢机虽运，而肾之关门不开，水即欲行，以无主制，故泛溢妄行。

4. **其他涉肾论述的方剂**

（1）保元汤（黄芪保在外一切之气，甘草保在中一切之气，人参保上、中、下、内、外一切之气，诸气治而元气足矣。然此汤补后天水谷之气则有余，生先天命门之气则不足，加肉桂以鼓肾间动气）。

（2）香砂六君子汤（砂仁通脾肾之元气，开膹郁）。

（3）地骨皮饮（地骨皮清志中之火以安肾，补其母）。

（4）四生丸（生地多膏，清心肾而通血脉之源）。

（5）大补阴丸（急以黄柏之苦以坚肾，则能制龙家之火）。

（6）封髓丹（砂仁，以其味辛性温，善能入肾，肾之所恶在燥，而润之者惟辛，通三焦达津液，能内五藏六府之精而归于肾，肾家之气内，肾中之髓自藏矣；黄柏，以其味性苦寒，又能坚肾，肾职得坚，则阴水不虞其泛溢；入肾滋阴）。

（7）三才封髓丹（地黄补肾以益精）。

（8）黄连解毒汤（黄柏泻肾经火毒）。

（9）竹叶黄芪汤（地黄之甘寒，泻心肾之火）。

（10）导赤散（生地滋肾凉心）。

（11）当归龙荟丸（黄柏泻肾火）。

（12）二陈汤（半夏行水气而润肾燥）。

（13）外台茯苓饮（加茯苓以去水，伐肾邪安心神）。

（14）肾气丸（重降以通其阴，肾气通则关门自利）。

（15）四磨饮（沉香纳之于肾）。

（16）洗刀散（玄参下安肾火）。

（17）麻黄附子细辛甘草汤，温散少阴肾家之寒。

（18）芍药甘草附子汤（附子补坎宫之少火，使肾中元阳得位，在表之虚阳恶寒自解）。

（19）猪苓汤（另加桂以温之，是暖肾以行水）。

（20）黄连阿胶汤（阿胶以补肾阴）。

（21）四逆汤（甘草得姜、附，鼓肾阳温中寒，有水中暖土之功）。

（22）乌梅丸（黄柏滋肾以除渴）。

（23）用药禁忌：圣愈汤（白术之燥，不利肾阴）；补中益气汤（惟不宜于肾，阴虚于下者不宜升，阳虚于下者更不宜升也；陆丽京："肾中水竭，或是命门火衰，若再一升提，则如大木将摇而拨其本也。"）。

（24）其他还有如补脾胃泻阴火升阳汤、清暑益气汤、清燥汤、加减八味丸涉及肾的病机。

（三）《四诊心法要诀》（卷34）

该篇主要引用与综述崔紫虚《四言脉诀》、李时珍《濒湖脉诀》，以及《内经》中的望闻问切等内容。

（四）《运气要诀》（卷35）

该篇"阐《素问》五运六气之理，盖运气虽不可拘泥，亦不可竟废，故次于诊法。"对于《内经》五运六气的内容有所分类、简化。

（五）《伤寒心法要诀》（卷36～38）

该篇将《伤寒论》部分内容改编成口诀，并展开注释。

（六）《杂病心法要诀》（卷39～43）

该书将常见内伤杂病改编成口诀，并注释。其中涉肾方证主要包括虚劳等病证中提及涉肾病机。

（1）瘖痱。病机：肾虚内夺，少阴不至而厥，其邪已入于脏，病多凶。常见：不能言，志乱神昏。方药：地黄饮子（熟地黄、肉桂、附子、肉苁蓉、巴戟天、远志、山茱萸、石斛、麦冬、五味子、薄荷、石菖蒲、茯苓）。

（2）虚劳。定义：虚者，阴阳、气血、荣卫、精神、骨髓、津液不足；损者，外而皮、脉、肉、筋、骨，内而肺、心、脾、肝、肾消损；劳者，谓虚损日久，留连不愈。处方如：

1）六味地黄汤。治肾虚不能摄水，泛上为痰。常见：盗汗、失精、消渴、尿淋浊、口咽生疮。

2）人参固本汤/丸（人参、天冬、麦冬、生地黄、熟地黄）及保元生脉固本汤（人参固本汤加黄芪、炙甘草，生脉），治肺肾两虚病。常见：肺痿咳血，久成劳。两方共调脾、肺、肾三经虚。

（3）遗精。病机：心肾虚弱。常见：不梦而遗。方药：龙骨远志丸（龙骨、朱砂、远志、茯神、茯苓、石菖蒲、人参）。

（4）水肿。病机：肾虚；常见：胫足冷硬；方药：肾气丸。

（5）腰痛。病机：肾虚。常见：腰痛悠悠虚不举。方药：安肾丸（胡芦巴、补骨脂、川楝子、续断、桃仁、杏仁、小茴香、茯苓、山药）。

（6）小便不通。病机：劳肾阳虚。方药：金匮肾气汤。

（7）肾泻。方药：二神丸（补骨脂、肉豆蔻）、四神丸（二神丸加吴茱萸、五味子）。

（8）其他：该篇在痹病、痹入藏府证、痿病、内伤外感辨似、自汗盗汗、失血、消渴、痰饮、内障、牙齿、口舌、心腹诸痛等病证中提及涉肾病机，但多未出方。

（七）《妇科心法要诀》（卷44～49）

该篇涉肾的妇产科常见病证不多，主要有：

（1）胎不安小产堕胎。暴怒、房劳伤肝肾，以致胎动不安者，治以逍遥散、地黄汤治之。

（2）小便自遗。肾虚不固；治以六味地黄汤加肉桂、附子（名桂附地黄汤），更加益智仁、桑螵蛸、补骨脂。

其他，该书在带下、积聚、足跟痛等病证中提及涉肾病机，但多未出方。此外，天癸月经之原、胎孕之原、脉见有子、子瘖等篇章中涉及肾的生理功能。

（八）《幼科杂病心法要诀》（卷50～55）

该篇儿科诊法有关察色、听声多引《内经》论述。涉肾较多的疾病方证有：

1. 肾疳

证见：面色黧黑，齿龈出血，口中气臭，足冷如冰，腹痛泄泻，啼哭不已。

病机：肾气不足。

方用：金蟾丸（干虾蟆、胡黄连、黄连、鹤虱、肉豆蔻、苦楝根白皮、雷丸、芦荟、芜荑、雄黄）治其疳；九味地黄丸（熟地黄、山茱萸、茯苓、泽泻、牡丹皮、山药、当归、川楝子、使君子）调补；调元散（人参、茯苓、白术、山药、川芎、当归、熟地黄、茯神、黄芪、炙甘草、白芍）治禀赋不足者。

2.火热喘急

病机：肾虚火来烁金。

方用：知柏地黄汤（生地黄、山茱萸、山药、知母、黄柏、牡丹皮、泽泻、茯苓）。

3.阴黄

病机：脾湿肾寒两虚。

方用：温脾去黄，治以理中汤加茵陈；温肾去黄，治以茵陈四逆汤（制附子、干姜、茵陈、炙甘草）。

4.阴水

病机：脾肾虚弱（脾虚不能制水，肾虚不能主水）。

证见：肿胀，二便不实，身不热心不烦。

方用：实脾散（草果仁、大腹皮、木瓜、木香、厚朴、干姜、附子、白术、茯苓、炙甘草）、金匮肾气丸（熟地黄、山药、山茱萸、牡丹皮、茯苓、泽泻、肉桂、附子、车前子、牛膝）。

5.小儿五迟

病机：肾气不足；少阴之血气不足。

证见：儿生下筋骨软弱，行步艰难，齿不速长，坐不能稳。

方用：加味地黄丸（熟地黄、山茱萸、怀山药、茯苓、泽泻、牡丹皮、鹿茸、五加皮、麝香）滋养其血；补中益气汤调养其气；苣胜丹（当归、生地黄、白芍、苣胜子、胡粉）荣发。

6.鹤膝风

病机：肾虚不能生精髓。

方用：大防风汤（人参、白术、茯苓、炙甘草、熟地黄、当归、白芍、川芎、黄芪、羌活、防风、附子、杜仲、牛膝），继治以补肾地黄丸（熟地黄、山茱萸、山药、茯苓、牡丹皮、泽泻、牛膝、鹿茸）。

7.解颅

病机：肾气有亏，脑髓不足。

证见：面色㿠白，形体瘦弱，目多白睛，悲愁少笑。

方用：补肾地黄丸滋补其阴，再以扶元散（人参、白术、茯苓、熟地黄、茯神、黄芪、山药、炙甘草、当归、白芍、川芎、石菖蒲）补养其气；外用封囟散（柏子仁、防风、天南星、猪胆汁）摊贴之。

其他，该篇在盘肠气痛、黄疸等病证中亦提及涉肾病机。

（九）《痘疹心法要诀》（卷56～59）

涉肾方证主要集中在蒙饤（痘攒聚于耳后高骨）：毒火发自肾经，内服松肌通圣散，外用燕脂膏贴之；若更稠密炮热者，治以归宗汤（大黄、生地黄、赤芍、山楂、青皮、木通、荆芥、牛蒡子）；松肌通圣散（荆芥、羌活、牛蒡子、防风、紫草、红花、青皮、当归、赤芍、紫花地丁、蜂房、山楂、木通）；外用燕脂膏（升麻、雄黄）。缠腰（痘稀疏，连珠环绕）：毒伏于肾，治以归宗汤攻毒。囊毵（痘密在肾囊）：治以散结汤（荆芥、羌活、牛蒡子、升麻、川芎、牡丹皮、紫花地丁、赤芍、木通、紫草、青皮、山楂）疏解通畅。

该篇关于天花病证的脏腑辨证论治涉及痘出五藏形证、痘主部位、面部吉凶等；另，该篇在发热证治、腰痛、痘疔等病证中亦涉及肾的病机。

（十）《幼科种痘心法要旨》（卷60）

该篇在五藏传送之理中介绍了水苗种法及其涉肾传变机制。

（十一）《外科心法要诀》（卷61～76）

该篇在十二经循行部位歌（胸腹脊背歌、肾经歌）、脉诀（脉分主歌、浮沉脉歌）、痈疽总论歌、痈疽五善歌、痈疽七恶歌、痈疽灸法歌。

十二经气血多少歌等中，以歌诀方式概要介绍了涉肾的经络、脉诊等《内经》理论，该书在等病症中涉肾方证较为集中。

1. 头部疾患　虎髭毒(一名咳痈：肿痛焮赤,速溃易治；一名承浆疽：坚硬痛肿,迟溃难治；一属疔：根深,形小似豆,麻痒痛甚,恶寒发热,心烦作呕)：胃肾积热入任经,生于颏下,治以仙方活命饮(穿山甲、皂角刺、归尾、甘草、金银花、赤芍、乳香、没药、天花粉、防风、贝母、白芷、陈皮),加升麻、桔梗消之。

2. 耳部疾患

(1)黑疔

病机：肾经火毒。

证见：色黑根深,形如椒目,疼如锥刺,痛引腮脑,破流血水。

方用：治以蟾酥丸(蟾酥、轻粉、铜绿、枯矾、寒水石、胆矾、乳香、没药、麝香、朱砂、雄黄、蜗牛、葱白)汗之；黄连消毒饮(苏木、甘草、陈皮、桔梗、黄芩、黄柏、人参、藁本、防己、防风、知母、羌活、独活、连翘、黄连、生地黄、黄芪、泽泻、当归)疏解之；黄连解毒汤(黄连、黄芩、黄柏、栀子)清之即瘥。

(2)耳衄

病机：上焦血热。

证见：耳窍中时流鲜血。

方用：肾脉虚数,治以生地麦冬饮(生地黄、麦冬)。

(3)耳痔、耳蕈、耳挺

病机：肝经怒火、肾经相火、胃经积火凝结。

证见：此三证皆生耳内,微肿闷疼,色红皮破,不当触犯偶犯之,痛引脑巅。耳痔形如樱桃,亦有形如羊奶者；耳蕈形类初生麻菇,头大蒂小；耳挺形若枣核,细条而长,努出耳外。

方用：内服栀子清肝汤(栀子、川芎、当归、柴胡、白芍、牡丹皮、甘草、石膏、牛蒡子、黄芩、黄连)；外点硇砂散(硇砂、轻粉、雄黄、冰片),渐渐消化。

3. 口部疾患

症状：大人口破。

病机：心肾不交,虚火上炎。

证见：色淡红,满口白斑微点,甚者陷露龟纹,脉虚不渴。

方用：四物汤(当归、川芎、白芍、熟地黄)加黄柏、知母、牡丹皮；少佐肉桂以为引导；外以柳花散(黄柏、青黛、肉桂、冰片)搽之。

4. 齿部疾患

(1)牙衄

病机：肾经虚。

证见：血点滴而出,牙亦微痛,口不臭而牙动,或落。

治法：治以滋肾,有火者六味地黄丸；无火者七味地黄丸(六味地黄丸加肉桂)；俱加猴姜。

(2)牙宣

病机：胃中虚火,而兼肾虚。

证见：龈牙腐臭,齿根动摇。

方用：三因安肾丸(补骨脂、胡芦巴、茴香、川楝子、续断、山药、杏仁、茯苓、桃仁)。

(3)牙疔

病机：肾火毒。

证见：生于两旁牙缝,肿起一粒,形如粟米,痛连腮项；兼麻痒,破流血水,疼痛异常(黑疔)。

治法：用银簪尖挑破,以见血为度,搽拔疔散(硇砂、白矾、朱砂、食盐),再以蟾酥丸噙化。

5. 喉部疾患

病证：上腭痈。

病机：心、肾经与三焦经积热。

证见：形若紫葡萄，舌难伸缩，口难开合，鼻中时出红涕，令人寒热大作。

治法：治以黄连消毒饮加桔梗、玄参服之，兼吹冰硼散（冰片、硼砂、芒硝、朱砂）。

6. 腹部疾患

病证：冲疽。

病机：心火炽盛，流入肾经。

证见：色赤高肿，应在二十一日溃破。

方用：初宜疮科流气饮（人参、厚朴、桔梗、防风、紫苏、黄芪、枳壳、当归、白芍、肉桂、乌药、甘草、川芎、木香、白芷、槟榔）或仙方活命饮消之。

7. 内痈部

病证：肾痈。

病机：肾虚不足之人，房劳太过，身形受寒，邪气自外乘之。

证见：此证始发京门穴，必隐痛微肿，令人寒热往来，面白不渴，少腹及肋下䐜胀塞满。

方用：初服五积散（苍术、陈皮、桔梗、川芎、当归、白芍、麻黄、枳壳、肉桂、干姜、厚朴、白芷、半夏、甘草、茯苓）加细辛；寒尽痛止，宜用桂附地黄丸调理。

8. 下部疾患

（1）跨马痈

病机：肝、肾湿火结滞。

证见：初如豆粒，渐渐肿如鹅卵，阴坠壅重，色红焮痛，暴起高肿，速溃稠脓者顺；若漫肿平塌，微热微红，溃出稀脓者险，多成串皮漏证。

方用：治以仙方活命饮；托里透脓汤（人参、白术、穿山甲、白芷、升麻、甘草、当归、黄芪、皂角刺、青皮）。

（2）阴虱疮

病机：肝、肾气浊生热，兼淫欲失洗不洁搏滞。

证见：瘙痒难忍，抓破色红，中含紫点。

治法：内服芦柏地黄丸（六味地黄丸加芦荟、黄柏），外用针挑破去虱，随擦银杏无忧散（水银、轻粉、杏仁、芦荟、雄黄、狼毒、麝香、石菖蒲）易愈。

（3）肾囊痈

病机：肝、肾湿热下注肾囊。

证见：生于肾囊，红肿、焮热疼痛，身发寒热，口干饮冷。

治法：治以荆防败毒散（荆芥、防风、羌活、独活、柴胡、前胡、甘草、川芎、枳壳、桔梗、茯苓）汗之，外用葱、盐熬汤烫之。

9. 胫部疾患

（1）腓腨发

病机：肾水不足，膀胱积热，凝结而成。

顺证：焮赤高肿疼痛，溃出正脓而兼血者吉，为顺；逆证：漫肿平塌，紫暗兴痛，溃出清水者凶。

治法：初服仙方活命饮，溃服八珍汤（人参、茯苓、白术、甘草、川芎、当归、白芍、生地黄）；气血虚，治以十全大补汤（八珍汤加黄芪、肉桂）；下虚，治以桂附地黄丸。

（2）青蛇毒

病机：肾经素虚，膀胱湿热下注。

证见：生于小腿肚之下，形长二三寸，结肿、紫块、僵硬，憎寒壮热，大痛不食。

治法：蛇头向下，毒轻而浅：急刺蛇头一半寸，出紫黑血，随针孔搽拔疔散；外敷离宫锭（血竭、朱砂、胆矾、京墨、蟾酥、麝香），内服仙方活命饮，加黄柏、牛膝、木瓜；蛇头向上，毒深而恶：急刺蛇头一二寸，出紫黑血，针孔用白降丹（白降丹、银黝、寒水石、人中白）细条插入五六分，外贴巴膏象皮，穿山甲、栀子、人头发、血竭、儿茶、硇砂、黄丹、香油、桑（槐、桃、柳、杏）枝；余肿敷太乙紫金锭（雄黄、朱砂、麝香、五倍子、大戟、山慈菇、千金子），内服麦灵丹（鲜蟾蜍、活蜘蛛、定心草、飞罗面、菊花）；俟毒减退，次服仙方活命饮调和之。

（3）肾气游风

病机：肾火内蕴，外受风邪，膀胱气滞。

证见：腿肚红肿，形如云片，游走不定，痛如火烘。

治法：初服紫苏流气饮（紫苏、黄柏、木瓜、槟榔、香附、陈皮、川芎、厚朴、白芷、苍术、乌药、荆芥、防风、甘草、独活、枳壳、生姜、大枣），次服槟榔丸（槟榔、枳壳、木瓜、木香、大黄）；外用豆腐研调黄柏末，贴敷之甚效。

10. 足部疾患

病机：（涌泉疽）肾经虚损，兼湿热下注。

证见：生在足心涌泉穴，一名足心发，又名穿窟天蛇，俗名病穿板。

方用：若十四日内即溃，脓浅为痈，犹可调治，初服仙方活命饮，外用神灯照法（朱砂、雄黄、血竭、没药、麝香）。虚甚脓生迟者，十全大补汤；溃后兼用桂附地黄丸服之。

11. 疾患发无定处

（1）石瘿、骨瘿

病机：恣欲伤肾，肾火郁遏，骨无荣养。

证见：发于皮肤血肉筋骨之处，如缨络之状。

方用：石瘤治以海藻玉壶汤（海藻、陈皮、贝母、连翘、昆布、半夏、青皮、独活、川芎、当归、甘草、海带）；骨瘤治以调元肾气丸（生地黄、山茱萸、山药、牡丹皮、茯苓、泽泻、麦冬、人参、当归、龙骨、地骨皮、知母、黄柏、砂仁、木香、鹿角胶、蜂蜜），补肾散坚、行瘀利窍。

（2）多骨疽

病机：肾虚微寒。

证见：一名剩骨，一名朽骨；无论老少，皆有生者，多在腮腭、牙床、眼胞、颏下、手足、腿膊等处；生疮久溃，肿硬不退，口不收敛。

方用：六味地黄丸。

（3）阴肿

病机：肝肾气虚。

证见：有阴茎全缩不见，或不缩而阴囊肿大光亮，不燥不疼。

方用：橘核煎汤，调匀气散（桔梗、陈皮、茴香、砂仁、甘草、姜炭）。

12. 溃疡、痈疽

（1）溃疡：脾肾虚弱，致寒邪乘入中脘，乃生呃逆，治以清震汤（人参、益智仁、半夏、泽泻、香附、陈皮、茯苓、附子、甘草、柿蒂）。

（2）痈疽：脾肾虚弱，饮食不消，黎明溏泻，治以二神丸（肉豆蔻、补骨脂、大枣、生姜）。

（3）痈疽已溃：劳伤肾，虚火上炎，口干作渴，治以加味地黄丸（熟地黄、山药、山茱萸、茯苓、牡丹皮、泽泻、肉桂、五味子）。

13. 其他　此外，该书在雀斑、上中下发背、下搭手、喉疳、肝痈、便毒、痔疮、鹳口疽、臀痈、膝痈、疣疽、膝眼风、脱疽、敦疽、足跟疽、疗疮、大麻风、杨梅疮、疥疮、红丝瘤等病证中涉及肾的病机、治法。

（十二）《眼科心法要诀》（卷76～78）

1. 瞳仁疾患

（1）瞳仁外观异常

1）偃月翳

病机：肝肾俱劳。

证见：瞳神内上半边有白气一湾，隐隐似新月之状，复垂向下。

方用：偃月通明散（防风、黄芩、人参、茯苓、细辛、茺蔚子）。

2）瞳神缩小

证见：瞳神渐渐缩小如簪脚，其则如针。其证视物不甚昏，惟觉羞明隐涩。

病机：淫欲劳伤精血，亏损肾、肝二经。

治法：壮水以制阳。

方用：清肾抑阳丸（黄柏、黄连、决明子、茯苓、当归、生地黄、白芍、独活、知母、枸杞子、寒水石）。

（2）视物异常疾患：高风内障

证见：两眼至天晚不明，天晓复明。

病机：肝有积热，肾经虚损。

方用：高风补肝散（羚羊角、细辛、羌活、茯苓、楮实子、人参、玄参、车前子、石斛、夏枯草、防风）、高风还睛丸（石决明、人参、细辛、茺蔚子、知母、茯苓、川芎、木香）。

2. 目睛疾患

（1）蟹睛

证见：乌睛努出如豆如珠，形似蟹睛，疼痛极甚，涩泪羞明。初起为实，硬而极痛；久则为虚，软而不疼。

病因病机：肝、胆积热冲睛，肾中虚热注目。

方用：实者治以泻肝汤（车前子、地骨皮、芒硝、大黄、知母、玄参、柴胡、茺蔚子）；虚者以镇肾决明丸（五味子、知母、生地黄、山药、菟丝子、细辛、石决明）。

（2）黑翳如珠

证见：黑睛上有黑翳，圆如珠子之形，泪出羞涩难开，疼痛极甚。

病机：肝、肾虚热风邪。

方用：通明补肾丸（石决明、人参、生地黄、桔梗、车前子、茺蔚子、白芍、细辛、大黄）。

3. 干涩昏花

证见：目觉干涩不爽，视物昏花。

病机：肝、肾俱伤。

方用：四物五子丸方（车前子、覆盆子、枸杞子、菟丝子、当归、熟地黄、川芎、白芍、地肤子）。

另，该书在五轮主五藏歌、八廓所属歌、八廓主六腑命门包络病歌、内因为病歌、内障初患久变五风歌、五风初患不足歌、黑风不足等，介绍了眼部五轮、八廓及常见眼病证治，多有涉及肾脏者。

（十三）《刺灸心法要诀》（卷79～86）

该篇综述《内经》《难经》为主的经络理论及常用穴主治，并改编成口诀，诸如：十二经表里原络总歌、肾经表里原络穴主治歌、膀胱经表里原络穴主治歌等，涉及肾经脉、解剖等。

（十四）《正骨心法要旨》（卷87～90）

该书涉及肾的内外伤的有：

（1）筋骨间作痛：肝肾之气伤也，治以六味地黄丸（熟地黄、山茱萸、山药、牡丹皮、泽泻、茯苓）。

（2）伤损腹痛之证：下而泄泻者，脾肾伤也，用六君子汤（四君子汤加陈皮、半夏）加肉豆蔻、补骨脂补之;若吐泻而手足俱冷,指甲青者,脾肾虚寒之甚也,急用大剂参附汤(人参、附子)。

(3)伤损之证,大便秘结,若肾虚火燥者,治以六味地黄丸。

(4)伤损作渴,若烦热作渴、小便淋涩,乃肾经虚热,治以六味地黄丸。

另,击扑损伤应刺诸穴、胸腹痛闷涉及肾的病机、生理、肝脉等,多引自《内经》。

三、讨论

1.《医宗金鉴》的成书背景 《医宗金鉴》所编撰的年代(公元1739—1742年)处于乾隆时期,当时文字狱盛行,故而考证古典之学成为当时的学术主流,乾嘉学派应运而生。乾嘉学派"求是""求通"的学术风格对当时医学的发展亦产生了一定的影响:"求是"体现在《医宗金鉴》旁征博引,重视证据的罗列,而在理论发挥上则较少;"求通"体现在《医宗金鉴》结合《孙子兵法》《易》等其他领域学科贯通医理,如喻昌:"汗本心之液,发汗后脐下悸者,心气虚而肾气发动也。故取茯苓桂枝直趋肾界,预伐其邪;所谓上兵伐谋也。""动气在上,心气不治,肾不恒德"等。

2. 该书在肾基础理论方面的承袭与发展

(1)有关肾基础理论的新解

1)提出须属肾的理论,虽运用较少:"须属肾而下长,故属水也。"

2)提出肾兼具水火之性。"柯琴:水为肾之体,火为肾之用。人知肾中有水,始能制火;不知肾中有火,始能致水耳。"

3)肝肾之间功能协调异常:"肾主闭藏,肝主疏泄,失精则过于疏泄。"

4)对于"肾为胃关,聚水而从其类者"的解释:倘肾中无阳,则脾之枢机虽运,而肾之关门不开,水虽欲行,孰为之主,故水无主制,泛溢妄行而有是证也。用附子之辛热,壮肾之元阳,而水有所主矣。

(2)有关肾基础理论的保留与扬弃的特点

1)该书有关肾基础理论的论述未单列章节讨论,主要见于各篇章的注解论述中,运用《内经》中有关肾的生理、病机、脉诊等予以阐发,如五行生克乘侮等理论,而有关于音律、道家等方面的理论删减颇多。可见当时编撰者较为注重临床实践。

2)肾的病机论述以肾虚、肾阴虚、肾阳虚等为主。

3)注重肾主骨、肾主闭藏、肾主水等理论与临床实践的联系。

3.《医宗金鉴》中肾脏解剖的发展 该书记载:"肾有两枚,在腰后,附脊骨之第十四椎之两旁,相去各一寸五分。豆形,相并而曲,外有黄脂包裹;各有带二条,上条系于心,下条趋脊下大骨,在脊骨之端,如半手许,中有两穴,是肾带经过处,上行脊髓至脑中,连于髓海。"较之历代论述要详细了许多。

(杨雯,方肇勤,颜彦)

第十节　肾脏理论的摘要与汇总

本节将前文对《内经》(含《黄帝内经素问》《灵枢经》)《难经》《诸病源候论》《外台秘要》《太平圣惠方》《太平惠民和剂局方》《圣济总录》《普济方》《医宗金鉴》等有关肾脏的理论摘要与汇总如下。

一、肾脏解剖与生理

(一)肾脏形态结构和解剖位置

1. 肾脏解剖形态与位置 《内经》:腰者,肾之府。《难经》:肾2个,一斤一两(约265.625 g:据东汉衡器换算)。《诸病源候论》:肾居下焦。《普济方》:肾在膈下,形如豆,相并而曲,附于脊膂,外有脂裹,内白外黑。《医宗金鉴》：附于脊之两旁，十四椎下，相去各一寸五分，外有黄脂包裹，各有带二条，上条系于心，下条趋脊下大骨，在脊骨之端，如半手许，中有两穴，是肾带经过处，上行脊髓至脑中，连于髓海。

2. **左肾右命门的提法** 《难经》：左肾命名为"肾"，右肾命名为"命门"。后世医著在此基础上有所发展，择要摘述（表6-16）。《普济方》时期对于"命门"的诠释最为丰富，汇总了那个年代的不同观点，显得驳杂。至《医宗金鉴》时期对于"命门"的诠释逐渐简化，且与前贤医著所认为的概念不同。未能达成共识。

表6-16 "命门"的概念及其概念范畴

书　名	概　念	位　置	概念范畴及功能
《难经》	右肾	右肾为命门	命门是精神、原气的聚集之处，并参与人体的生殖活动
《太平圣惠方》	同上	同上	但指出，肾与命门皆是精神、元（原）气的所在之处
《圣济总录》	穴位，即丹田穴	/	/
《普济方》	肾脏	同上。但又称，男子右肾为命门，女子左肾为命门	① "命门"属水，是精的所在之处、三焦之源，主司呼吸元气、运行百脉，可令元神安静；又有真阳之气，疾病的发生多为阴中养阳之候。 ② "命门……应五脏六腑之根源"，与其他脏腑经络的联系主要体现在"命名"是肾之余气，通过肺引导气血、相生长养，通过气（元阳正气）上通三焦、与心（君火）交泰、与心包络交通阴阳之道。 ③ 男子"命门"以藏精为主，并主三魂、应于卫，是命气为根、传丹田；女子"命门"是以藏月水、系胞胎为主，并主七魄，应于荣，是命气为根、传血海、通三焦
《医宗金鉴》	/	位于两肾之中	肾间动气是"命门之少火"。 命门之火，为中宫腐熟水谷之用

（二）肾脏属性阐述的分歧

1. **肾脏阴阳属性**

（1）肾属阴。《内经》：肾为阴，属少阴，经脉称足少阴。《普济方》释少阴即至阴，且多将阴的属性与病理之水、生理之水等相联系，主要体现在与肾相关的病理变化上。

（2）肾含阴阳。《医宗金鉴》提及肾的阴中有阳的阴阳属性"肾者，阴中藏阳者也"，主要表现在生理活动的"体用"上："精者属癸，阴水也，静而不走，为肾之体；溺者属壬，阳水也，动而不居，为肾之用。"以上阴与水相连、阴中有阳的概念范畴的出现，主要体现在肾生理活动及病理变化的机制阐述上；在历史进程中，其出现的时间较为后期，即明清时期，拓展了《内经》的理论，可能反映了明清时期的医学探索理念，是以其他学科的理论来探索肾生理活动及病理变化的研究尝试。

2. **肾脏五行相对归属**

（1）肾为水。《内经》：肾为水，如生理功能之水，病理产物之水等。

（2）肾分水火。《普济方》左右两肾的水火属性不同："（男子）左肾属水""（女子）右肾属火"。《医宗金鉴》把肾之属性兼具水火之性，以此用以说明肾在生理活动及病理变化上所起到的作用。

在《内经》肾的五行比类中，以与临床相关度较高的论述一直沿袭至清代，如声、色、臭、味、液等，与术数相关的五行类比至清代已不再出现；而以五行生克乘侮来阐释疾病传变规律的方式，一直沿袭至清代，将肾与其他脏腑组织相互关联，用以阐释与肾相关疾病的病机，为疾病论治的方式提供了一条思路。

（三）肾脏生理特性

1. 肾恶燥 《内经》：肾恶燥；《诸病源候论》将其与津液联系起来，体现在病理变化上，与症状表现"渴"的关系密切。

2. 肾为"作强之官，伎巧出焉" 《内经》："肾者，作强之官，伎巧出焉。"《圣济总录》将作强之官与"运动形体"相联系；《普济方》将作强之官定立为男子，将"作强"与"技巧"相互关联，用以阐释男女的区别："启玄子曰：男曰作强，女曰技巧，造化形容，生化则异，受病则同。"另将"后宫内官"配属女子。《医宗金鉴》将其与"精血以为之强"相联系。这些阐述，丰富了"作强之官，伎巧出焉"的内涵，利于理解与运用。

3. 肾主蛰 《内经》"肾主蛰"理论以动物之蛰的习性来比喻肾主藏的生理功能，历代皆有沿袭。

4. 肾为之主外 《内经》"肾为之主外"，此后历代未见引述。

（四）肾脏生理功能

1. 肾藏精 肾所藏之"精"包涵五脏六腑之精、生殖之精（男子之精、女子月经等）、骨髓之气、志（五神之一）、骨髓之液（该称法出自《太平圣惠方》）；肾"藏精"指储藏和制约精的作用，主要体现在以下几个方面：

（1）输泻五脏六腑之精。《普济方》："五脏六腑皆有精，脏腑调和则精常输泻。""肾实而精不运。"丰富了《内经》"肾藏精"的内涵；《医宗金鉴》沿袭之。

（2）参与精气的生成、运送"精"至全身、使精充盛，从而可以滋育诸筋、荣灌诸脉、使筋脉和柔，长养百骸，荣润骨髓，溉灌腑脏；还有参与元气、血气等的生成。这些论述出自《太平圣惠方》："夫肾脏者，元气之根，神精所舍。"《圣济总录》："血气者人之神，所以荣养于一身，而肾为之本。"《普济方》"心主血，血为荣，血潮肝，流入肾，肺主气，亦潮肾。顺则收血化为精，运入命门，养于骨髓，运真阳之气，上潮脑户。""（肾）变化精气，长养百骸，溉灌腑脏，无所不至"等。

（3）维系人体生长发育，体现在骨骼的生长衰老，主要表现肌体充盛、运动与生殖功能正常；出自《内经》，历代皆有沿袭。

（4）在组织官窍方面，肾主要参与二阴、耳、小肠等的功能活动；出自《内经》，历代皆有沿袭。

（5）维持精神状态正常，主要体现在记忆力方面；出自《内经》，历代皆有沿袭。

（6）肾阳固精，出自《医宗金鉴》："失精家，谓肾阳不固精者也。"

2. 肾主水 "肾主水"主要体现在以下几个方面。

（1）肾参与水液、津液的生成，出自《内经》："肾者牝藏也，地气上者属于肾，而生水液也，故曰至阴。"《诸病源候论》从病理角度反映此功能："虚劳则津液减少，肾气不足故也。""脚破者，脚心坼开也，世谓之脚破。脚心肾脉所出，由肾气虚，风邪客于腠理，致使津液不荣，故坼破也。"

（2）肾参与对体液的调控，主要体现在宣通水气/水液、传其水液，制约水液、津液、肥液等，防止其浸淫过胜。出自《内经》和《诸病源候论》，历代皆有沿袭。

（3）调控肾之关门的开合，参与尿液、粪便的生成与排泄，出自《内经》《诸病源候论》，历代皆有沿袭。

（4）肾阳可以促使促进水液的运行，出自《医宗金鉴》："肾虚无火不能主水""肾为胃关，聚水而从其类者。倘肾中无阳，则脾之枢机虽运，而肾之关门不开，水虽欲行，孰为之主，故水无主制，泛溢妄行而有是证也。"亦可温制水液，出自《诸病源候论》"肾虚胞冷，不能温制于小便""肾主水，其气下通于阴。肾虚下焦冷，不能温制其水液，故小便不禁也"。

（5）肾的气化作用促进水液的运行，二阴的通畅，出自《普济方》"肾气不化，则二阴不通""肾气不化，小便不利"及《医宗金鉴》"补肾则气化，气化则水行而愈"。

（6）防止水浆的过度消耗（水浆应是一种具有润养五脏作用的物质，即津液）："所以服石之人，小便利者，石性归肾，肾得石则实，实则消水浆，故利。利多不得润养五脏，脏衰则生诸病。"出自《诸病源候论》《外台秘要》《圣济总录》《普济方》沿袭之。

（7）防止病理产物痰的生成，出自《普济方》："肾虚不能自养，邪水溢上，吐多痰"；《医宗金鉴》中亦有相关记载："肾虚不能摄水，泛上为痰也。"

此外，还有关于"肾主五液。凡五气所化之液，悉属于肾""肾主五液，凡病者多液、少液，皆主于肾"。在五脏与五液、雨露的相对划分方面，肾与唾、泪，及自然界的雨关系密切："五脏化液……肾为唾"；"夫人涕泣俱出而相从者，所属之类也。"还有，肾主唾的功能与凝唾等病证相关，亦运用于导引疗法中，出自《诸病源候论》；以及"引肾水发醴泉，来至咽喉。醴泉甘美，能除口苦，恒香洁，食甘味和正。久行不已，味如甘露，无有饥渴"。《外台秘要》沿袭之。此后相关记载较少。

3. 肾主纳气　这一观点流行得较晚。《普济方》："肾纳气也。肺为气之主，而肾为气之藏。""肾主纳气，人之气海系焉。"《医宗金鉴》沿袭之："肾主纳气，为生气之原，呼吸之门。"

4. 肾间动气　"肾间动气"是《难经》提出的概念，之后6部医著未予采纳或发挥，至《医宗金鉴》再次提及（表6-17）。

《难经》"肾间动气"，此新概念的提出，反映了古代不同的学术观点，从另一视角丰富了脏腑理论，并为后世"命门""肾阳"等理论的开创奠定了基础。

表6-17　"肾间动气"的概念及其概念范畴

书　名	概　　念	位　置	概念范畴及功能
《难经》	原（气）； 守邪之神； 呼吸之门	脐下	人之生命、十二经之根本； 原："三焦之尊号，故所止辄为原"； 三焦："原气之别使，主通行三气，经历于五脏六腑"； "五脏六腑之有病者，皆取其原也"
《医宗金鉴》	命门之少火； 先天天癸； 生气之原 先天真气（积于胸中的大气） 之原	两肾之中	禀自父母，资其始； 肾气盛（女子一七），即肾间动气盛； 生气之原：先天之气（元气、太虚之气）藏于肾

此外，还有关于肾与睡眠关系的相关论述，主要见于《内经》《诸病源候论》之中；《内经》中关于"肾治于里"的相关论述在余下8部医著中未见有沿袭。

（五）肾脏与其他脏腑组织器官的关系

1. 肾与膀胱的关系　《内经》：肾与膀胱相表里。历代皆有沿袭。

2. 肾与三焦的关系　《内经》：肾合三焦。《诸病源候论》将肾的位置与下焦相互联系："肾居下焦"，至明代的《普济方》才发挥："（肾）命门……三焦之原""右肾属火，游行三焦，兴衰之道""左肾合膀胱，右肾合三焦"。《医宗金鉴》记载肾与下焦的联系有："肾中之阳，为下焦真元之主""下焦，肝肾主之""病属下焦肾""肾中之动气，即水中之命火，下焦肾中之火"。总之，肾与三焦的联系主要体现在两者在位置上的联系，以及肾阳、肾间动气、下焦等联系。

3. 肾与孔窍组织的关系

（1）肾与二阴。《内经》：肾开窍于二阴。《诸病源候论》拓展为阴器/宗脉之所聚、溲便之道、生子之道，而肾具有调节其开闭的功能，涉及月水、子精、二便、津液、水液、肥液等。此后历代多沿袭。

（2）肾与耳。《内经》：肾主耳、在窍为耳。

（3）肾与骨、髓、齿。《内经》：肾主骨、肾生骨髓、齿者骨之所终。

（4）肾与腰脚、脊。《诸病源候论》：肾主腰脚、主腰脊，其经贯肾络脊。

（5）肾与发。《内经》：（肾）其荣发也。

以上理论成为历代医家的共识。

（六）肾脏与经脉

《内经》对肾经的循行、络属、与其他经脉的关系，以及发病、病机、治法等有详细的描述，而后世引用较多的是肾经的循行、络属、与其他经脉的关系，而发病、病机、治法等则重在脏腑。此外，《诸病源候论》《外台秘要》摘录了妊娠 9 月与肾经的生理功能相互联系的论述。

（七）肾脏与自然界的联系

《内经》：肾主冬。

《内经》还将自然界运气与临床病证发病与诊治相结合。《圣济总录》《普济方》《医宗金鉴》多有引用，并加以系统化、配图，使《内经》运气理论更便于理解和运用。但《难经》《诸病源候论》《外台秘要》《太平圣惠方》《局方》等却未引用《内经》的运气理论，提示历代对此存在分歧。

二、肾脏病因理论

（一）外因

1. 外感病邪　《内经》中外感病邪对肾有病理影响的，以寒、风、湿为主。寒邪多与肾咳等的发生有关，风邪多与肾风（水肿病）等的发生有关；湿邪多与肾痹等的发生有关。历代皆有沿袭。

《难经》为五邪（中风、伤暑、饮食劳倦、伤寒、中湿）伤肾时在色、臭、味、声、液方面的变化提供了一类辨识依据，其中有关饮食劳倦与肾之咸味相关的论述，历代皆有沿袭。其他四种后世不再沿用。

2. 气候异常　《内经》影响肾病变的气候因素，主要反映在逆四时（以冬为主）、十月份阳气不足等，易患腰痛、肾劳、肾风等病证。历代皆有沿袭。

此外，还有与五运六气相关的气候致病因素，其与肾关系的内容来看，其中与肾有关的五运六气均与水、湿的自然现象相关，可见，自然现象的"水""湿"发生异常时，会对肾病证的发生产生一定的影响。《圣济总录》《普济方》《医宗金鉴》多有引用，并加以系统化、配图，使《内经》运气理论更便于理解和运用。但《难经》《诸病源候论》《外台秘要》《太平圣惠方》《局方》等却未引用。

（二）内因

《内经》中情致异常对肾有病理影响的，以恐、喜为主，主要体现在两个方面：

（1）在五行生克乘侮的病机方面，如"恐则脾气乘"。

（2）直接影响肾脏或肾气，如"恐伤肾""恐则气下""忧思则伤志，肾藏志也。神志伤动，气积于肾"。历代皆有沿袭。《医宗金鉴》还有"恐消肾液"的提法。

此外，《内经》还有关于精神因素对肾所产生病变影响的相关记载，主要反映在"怯"而发病上，如"度水跌仆，喘出于肾与骨。当是之时，勇者气行则已，怯者则着而为病也"。历代关于此类精神诱因皆有沿袭。

（三）不内外因

1. 医过

（1）针刺误伤肾脏："凡刺胸腹者，必避五藏……中肾者七日死。"（《内经》）

（2）病位辨识不清："五脏脉已绝于内者，肾肝气已绝于内也，而医反补其心肺；五脏脉已绝于外者，心肺气已绝于外也，而医反补其肾肝。阳绝补阴，阴绝补阳，是谓实实虚虚，损不足而益有余。如此死者，医杀之耳。"（《难经》）

（3）处方草率："消渴者，宜疾也……庸医或令吃瓜蒌粉，往往经服之都无一效。"（《外台秘要》）

（4）诊治失误："（脚气）京国室女妇人，或少年学士，得此病者，皆以不在江岭，庸医不识，诊为他疾，皆错疗之。而有死者，则风毒行天下，非独江岭间也。妇人之病，又非肾虚，而得自卑湿之地。斯病由众不为此疗，枉死甚多，深可哀悼也。"（《太平圣惠方》）

（5）治法不当："（交感丹）肾气惫而水不能上升……愚医徒知峻补下田，非惟不能生水滋心，而健伪失真，立见衰悴，夭折之由。"（《普济方》）

（6）医理认知偏颇："（相火）近世医者惟知阳生，不知阴亦能生；惟知阴杀，不知阳亦能杀。经虽每每指出阳脱、阴脱、阳绝、阴绝皆令人死，奈志迷偏见者不回也。"（《医宗金鉴》）

历代从疾病的诊断、治疗等各个方面论述了关于失治误治的危害性。

2. 饮食失宜 《内经》中饮食失宜对肾有病理影响的，以五味偏嗜（味过于咸/甘、多食甘）、过度饮酒为主，历代皆有沿袭。《太平圣惠方》《圣济总录》《普济方》还记载有过食肥美的病因因素："三消者，本起肾虚，或食肥美之所发也。"

此外，还有关于饮食中毒的相关记载，如"饮食中有蚘蜉毒不去，其根在肾。礜石主之，防风为佐"；"脯藏米瓮中有毒，及经夏食之，发肾病"。从《外台秘要》始，后世皆有沿袭。

3. 寄生虫 《外台秘要》记载了蛲虫伤肾的相关病因论述，《太平圣惠方》《圣济总录》《普济方》沿袭之。

《医宗金鉴》"（大麻风）风毒入里，化生为虫，虫蚀五脏，则形有五损……肾受病，脚底先穿"等记载，视麻风患者一些体表溃烂与"虫噬"有关。

4. 外伤 有关外伤对肾有病理影响的记载主要见于《圣济总录》及《医宗金鉴》之中，如"肾痈，马坠伤筋骨""伤损之证，大便秘结，若肾虚火燥者……"

5. 胎传 有关胎传对肾有病理影响的记载见于《普济方》，如"体虚肾气不足，子必解颅脑破不合"；《医宗金鉴》亦有相关记载，如"（红丝瘤）此患由先天肾中伏火，精有血丝，以气相传，生子故有此疾，终变火证，溃处亦难收敛"。

6. 药邪 有关药邪对肾的病理影响的记载可见于《医宗金鉴》中，是为药不对证，如"（伤损胸腹痛闷）饮糖酒则肾水益虚，脾火益炽"。

7. 服石

（1）房劳诱发："由少时服乳石，石热盛时，房室过度，致令肾气虚耗，下焦生热。"

（2）过劳诱发："服石，热归于肾，若将适失度，发动石热，气乘腰脚，石与血气相击，故脚热腰痛也。"

（3）年衰诱发："由少服五石，五石热住于肾中，下焦虚热，少壮之时，血气尚丰，能制于五石，及至年衰，血气减少，肾虚不复能制精液。若精液竭，则诸病生矣。"

以上出自《诸病源候论》，历代皆有沿袭。此外，还有综合因素诱发的情况，如"少年服乳石热药，耽嗜酒肉荤辛，热面炙煿，荒淫色欲"。（《太平圣惠方》），《普济方》中亦有相关记载。

（四）其他

1. 地域因素 《内经》影响肾病变的地域因素，主要反映在方位上，如"北方黑色，入通于肾，开窍于二阴，藏精于肾，故病在溪"。《诸病源候论》主要反映在不同地域的水土性质上，以瘿病的发病特点最为典型。历代皆有沿袭。

2. 居处环境

（1）过劳。《内经》中所涉及的过劳以劳力、房劳为主，两者有时常相兼为病，主要涉及虚劳、水肿病、筋骨伤、腰痛等病证。历代皆有沿袭。

（2）生活环境。《难经》中常见"久坐湿地"的病因描述，且常与过劳的病因相见，如"强力举重，久坐湿地伤肾，肾伤，少精，腰背痛，厥逆下冷"。历代皆有沿袭。

（3）生活习惯。《诸病源候论》主要反映在沐浴水入耳内、卧湿当风等上，易患聤耳、瘰疬瘘等病证。历代皆有沿袭，如《医宗金鉴》"起居不慎则伤肾，肾伤则先天气虚矣"。

3. 体质因素

（1）后天体质：《内经》影响肾病变的体质因素，主要反映在生长壮老已之"老"的阶段，涉及年龄段为男子(90岁、64岁、56岁、40岁以上)、女子(49岁以上)。历代皆有沿袭。

(2) 先天体质：《诸病源候论》中相关的体质因素,主要反映在先天禀赋虚,禀质阴气偏盛、阳气偏虚,小儿禀赋盛、禀赋不足,涉及偏枯、聤耳、发疏薄不生、遗尿等病证。历代皆有沿袭。

此外,《圣济总录》还记载有关于膜外气的病发情况,膜外气在其他疾病(肾脏中风)的基础上而引发:"膜外气者,或谓之水病起于他疾,不可常定,或因患疟,或因积劳,或因肾脏中风,或因肺腑伤冷,或因膈上气,或因冲热远行,或因酒肉中所得。始于肺,终于肾。"

综上,以《内经》为纲有关肾脏病因理论,历代以沿袭为主,未见显著发展。

三、肾脏病机理论

(一)肾脏生理功能失调

有关肾脏生理功能失调的病机演变情况,主要有以下3个方面。

1. 肾藏精的功能失调　《内经》关于肾藏精功能失调的病机阐释,主要反映在骨病变的论述上,涉及骨痹、骨痿等病证。《诸病源候论》在此基础上有所发展,主要反映在小儿的生长发育,涉及病证解颅等,以及膝冷、耳聋、阴萎弱、精泄等病证,还有对头发的数量及色泽上的影响,以肾虚表现为主。后世皆有沿袭并有所发展,主要体现在所涉病证的范围拓展上,如五迟、解㑊、齿黄黑、牙齿脱落等病证。

2. 肾主水的功能失调　《内经》关于肾主水功能失调的病机阐释,主要反映在水液代谢失常的病证上,如胕肿等病证。《诸病源候论》在此基础上有所发现,涉及水肿病、消渴病、淋病及其同病异证,以及小便失常、唾液异常等病证,以肾虚表现为主。后世皆有沿袭。

3. 肾主纳气的功能失调　《普济方》:"肾虚不能纳气归元,气逆而上奔,则胸膈满痛。""凡咳嗽喘壅之症,自觉气从脐下,逆奔而上者。此肾虚不能收气归元也。"《医宗金鉴》:"肾无所纳,故喘喝。"

(二)肾脏气血阴阳失调

《内经》中肾脏自身气血阴阳失调主要体现在肾气盛、肾气虚、肾气热上,多反映在精神情志异常、骨病变、腰部病变等方面。历代多在此基础上有所发挥,如下所述。

(1) 从历代对于病证表现方面观察描述方式来看,自《诸病源候论》始,其刻画逐渐细致、内容日趋丰富,主要体现在肾病证的证候描述中,涉及肾虚、肾实、肾寒、肾风等证候。

(2)《内经》论述肾脏疾病主要从症状角度着手。自《诸病源候论》始,病机理论逐渐融入肾脏疾病的论述中,指导着临床用药,丰富了肾脏疾病的临床理论。后世皆有沿袭,如《外台秘要》肾劳病机即有肾劳实热、肾劳热、肾热、肾劳虚寒等。

(3)《普济方》提出了"肾阴虚""肾火"等的病机理念,《医宗金鉴》在此基础上提出了"肾中无阳"等病机理念,丰富了肾脏病机理论。

(4) 从肾脏疾病所使用的药物频率来看,以药推知。从肾证候角度而言,肾虚证候多使用肉桂、附子,从中可推知,宋、明、清时期肾虚证候以肾阳虚多见;对于肾实证候多使用茯苓、黄芩、甘草,从中可知,宋明时期关于肾实证候的证候特点以热、湿为主。从肾脏疾病的角度而言(表6-18),以此推知,肾脏病机的特点以虚、冷/寒为主。

表6-18　肾病证病机特点举要

病证名	方证数目及出处	常用药物使用频率及治法	病机特点
肾痹	《圣济总录》7方 《普济方》7方	牛膝(100%) 肉桂、附子(79%) 独活(71%); 治法:以填精、温补为主	肾脏虚冷

病证名	方证数目及出处	常用药物使用频率及治法	病 机 特 点
肾 胀	《圣济总录》5 方 《普济方》5 方	肉桂(90%) 熟地黄(50%) 治法:以温补为主	肾胀虚寒
肾 劳	《太平圣惠方》11 方 《圣济总录》19 方 《普济方》37 方	肉苁蓉:(43%) 治法:填精、补肾	肾劳虚损
足厥阴肾疟	《太平圣惠方》2 方 《圣济总录》6 方 《普济方》8 方	常山(63%) 桃仁(50%) 治法:清热祛瘀	肾热
肾积(贲豚)	《太平圣惠方》11 方 《圣济总录》9 方 《普济方》58 方 《医宗金鉴》2 方	肉桂(50%) 木香(49%) 治法:以温通为主 芍药、甘草、生姜(100%) 治法:泻肾补心	肾虚积冷 肾上凌心
解 㑊	《圣济总录》3 方 《普济方》3 方	泽泻、茯苓(100%) 枳壳、槟榔、生地黄(67%) 治法:以祛湿、理气为主	肾气有余
瘖 俳	《圣济总录》5 方 《普济方》5 方	远志、菖蒲(60%) 茯苓、肉桂、附子(50%) 治法:以安神理气、祛湿温补为主	肾气内夺
肾 着	《圣济总录》8 方 《普济方》9 方	干姜(59%) 牛膝、茯苓(47%) 治法:以温补、填精、祛湿为主	肾经虚弱,外受风冷,内有水湿
肾中风	《太平圣惠方》6 方 《和剂局方》2 方 《圣济总录》9 方 《普济方》22 方	防风(56%) 附子(49%) 肉桂(46%) 治法:以祛风、温补为主	肾虚中风
消 肾	《太平圣惠方》13 方 《圣济总录》12 方 《普济方》35 方	黄芪(55%) 人参(53%) 治法:益气	肾气虚损
肾 疳	《普济方》12 方 《医宗金鉴》3 方	茯苓(40%) 治法:以祛湿为主	肾气不足

就生理理论在病机方面的指导情况来看,以生理功能涉猎为多。在唐宋明时期官修著作的肾脏病证方证使用上,肾脏生理功能失调的病机理论,以"肾主水""肾藏精"失调为主;肾脏自身气血阴阳失调的病机理论,以"肾虚"为主。

(三)肾脏经络气血阴阳失调

《内经》有关肾经络气血阴阳失调的病机,主要体现在以下 3 个方面,择要摘述。

(1)气机逆乱,如"厥逆走上,脉气辈至也。少阴气至则啮舌。""少阴之厥,则口干溺赤,腹满心痛。"

(2)气血盛衰及对肾的影响:"肾足少阴之脉……是动则病饥不欲食……气不足则善恐,心惕惕如人将捕之,是为骨厥。是主肾所生病者,口热舌干……"

(3)气机逆乱影响及肾。如:"一阳独啸,少阳厥也,阳并于上,四脉争张,气归于肾,宜治其经络,泻阳补阴。""二阴二阳皆交至,病在肾,骂詈妄行,巅疾为狂。"("所谓二阳者,阳明也",二阴为少阴。)

从以上可推知,《内经》时期肾经络的病机内容丰富,指导着针灸疗法的临床运,是当时肾病证的主流治疗方式;自《诸病源候论》后,如《外台秘要》《太平圣惠方》等此类官修医著,有关肾经络病机的内容逐渐减少,提示了肾病证所采取的针灸治疗方式在唐以后逐渐淡出了主流舞台。

（四）肾脏病机与其他病机关系

《内经》中其他病变机理与肾相关的病机阐述,主要体现在以下5个方面:

1. 体内邪气与正气相争影响及肾而产生的病理表现

（1）邪盛在肾脏及肾经络,如"邪在肾,则病骨痛阴痹。""厥气（邪气）……客于肾,则梦临渊,没居水中。""邪客于足少阴之络,令人嗌痛不可内食,无故善怒,气上走贲上……嗌中肿,不能内唾,时不能出唾者。"《诸病源候论》在此基础上亦有所发展,如"邪在肾,亦令大便难"。历代皆有沿袭。

（2）邪正相搏而致肾经气滞,如《诸病源候论》中所载"劳伤肾气,风冷客之,邪与正气相搏,使经气不通。"历代皆有沿袭。

2. 体内阴阳消长失衡影响及肾而产生的病理表现 如"阴气积于下,阳气未尽,阳引而上,阴引而下,阴阳相引,故数欠""肾主欠"。《诸病源候论》进一步说明了"肾主欠"与阴阳的关系,如"肾主欠,阴阳之气丁引则欠"。《太平圣惠方》中亦有相关类别记载,如"人阴阳不调,脏腑衰损,将摄乖失,肾气虚微,为邪冷之气所侵,传注于小肠,则令小肠连阴疼痛。故号盲肠气也"。后世皆有沿袭。

3. 体内气血失调影响及肾而产生的病理表现

（1）五藏精气并于肾导致情志变化,如"（精气）并肾则恐……是谓五精之气,并于藏也"。后世鲜有沿袭。

（2）气血衰损而致肾虚,如《太平圣惠方》中所载"肾者,元气之本,精志之藏,内主于骨,气通于阴。若人动作劳伤,情欲过度,气血衰损,阴阳不和,脏腑既虚,精气空竭,不能荣华,故令阳气萎弱也"。后世皆有沿袭。

4. 体内津液、水液代谢失常影响及肾而产生的病理表现 "夫水者循津液而流也,肾者水藏,主津液,主卧与喘也。"《诸病源候论》进一步说明了卧喘的病机是"水气之客":"不得卧,卧而喘者,是水气之客。"后世皆有沿袭。

5. 外感病影响及肾而产生的病理表现

（1）伤寒病影响肾脏及肾经:"（伤寒）五日少阴受之,少阴脉贯肾络于肺,系舌本,故口燥舌干而渴。"历代皆有沿袭。

（2）热病/时气/温病影响肾脏及肾经:"肾热病者,先腰痛胻酸,苦渴数饮,身热,热争则项痛而强……"《诸病源候论》在此基础上,补充了热病/时气/温病等的相关论述,如"时气病五日,少阴受病。少阴脉贯肾络肺系于舌,故得病五日,口热舌干而引饮。其病在腹,故可下而愈""热气入于肾脏,肾恶燥,热气盛,则肾燥,肾燥故渴而引饮也"。后世皆有沿袭。

（3）三焦病影响及肾,如《诸病源候论》所载"热淋者,三焦有热气,传于肾与膀胱,而热气流入于胞,而成淋也"。后世皆有沿袭。

（4）六气伤及肾,如"风从北方来,名曰大刚风,其伤人也,内舍于肾,外在于骨与肩背之膂筋,其气主为寒也"。后世皆有沿袭。

（5）内寒、外寒影响及肾:"诸寒收引,皆属于肾。"后世皆有沿袭。

6. 五行生克乘侮运转失衡影响及肾

（1）相侮:"所以不能冻栗者,肝一阳也,心二阳也,肾孤藏也,一水不能胜二火,故不能冻栗,病名曰骨痹,是人当挛节也。"（《内经》）"肾水为胃阳所竭,水既不能制火。"（《医宗金鉴》）

（2）母病及子:"六、七月之间,湿令大行,子能令母实,湿助热旺而刑燥金,绝其寒水生化之源,源绝则肾亏,痿厥之病作。"（《医宗金鉴》）

（3）子病及母："肾虚火来烁金。"（《医宗金鉴》）

此外，《普济方》提出了"心肾不交"病机理念，《医宗金鉴》在此基础上提出了"肾上凌心"等病机理念。

（五）肾脏疾病的传变及转归

1. 肾脏疾病的传变 《内经》中关于病位的传变与肾相关者，主要有以下 4 种形式，历代皆有沿袭。

（1）依五行生克乘侮次序传变。① 相胜传：如"肾传之心，病筋脉相引而急，病名曰瘛。""脾传之肾，病名曰疝瘕。"② 相侮传：如"肾之脾谓之辟阴。""肾移热于脾，传为虚，肠澼，死，不可治。"③ 相生传：如"肺之肾谓之重阴。""肺移寒于肾，为涌水。""肺移热于肾，传为柔痓。""肾移寒于肝，痈肿少气。"④ 生克乘侮传：如"五藏受气于其所生，传之于其所胜，气舍于其所生，死于其所不胜……肝受气于心，传之于脾，气舍于肾，至肺而死。心受气于脾，传之于肺，气舍于肝，至肾而死。脾受气于肺，传之于肾，气舍于心，至肝而死。肺受气于肾，传之于肝，气舍于脾，至心而死。肾受气于肝，传之于心，气舍于肺，至脾而死。"

（2）脏腑受邪传变："大气入藏……病先发于肝……三日而之肾……病先发于膀胱，五日而之肾……病先发于肾，三日而之膂膀胱。""肾病少腹腰脊痛胻酸，三日背膂筋痛小便闭，三日腹胀，三日两胁支痛，三日不已死。"

（3）经络受邪传变："是以头痛巅疾，下虚上实，过在足少阴、巨阳，甚则入肾。""太阳之脉……与厥阴脉争见者，死期不过三日，其热病内连肾。"

（4）表里传变："肾咳不已，则膀胱受之，膀胱咳状，咳而遗溺。"

2. 肾脏疾病的转归

（1）邪正盛衰对于疾病转归的影响，《诸病源候论》中有相关记载，如："寒淋者，其病状，先寒战，然后尿是也。由肾气虚弱，下焦受于冷气，入胞与正气交争，寒气胜则战寒而成淋，正气胜则战寒解，故得小便也。"历代皆有沿袭。

（2）根据症状表现反映疾病的转归情况，《诸病源候论》中有相关记载，如："肾中风，踞而腰痛，视胁左右，未有黄色如饼粢大者可治，急灸肾俞百壮；若齿黄赤，鬓发直，面土色者，不可复治。"历代皆有沿袭。

（3）根据疾病传变的路径，会产生相应的转归情况：七传者死（病传所胜）："七传者，传其所胜也……心病传肺，肺传肝，肝传脾，脾传肾，肾传心，一脏不再伤，故言七传者死也。"间脏者生（母子相传）："间脏者，传其所生也。假令心病传脾，脾传肺，肺传肾，肾传肝，肝传心，是母子相传，竟而复始，如环无端，故曰生也。"以上，历代皆有沿袭。

（4）根据节律（年、日）的变化，疾病会产生相应的转归情况：年节律（四时、天干）："病在肾，愈在春，春不愈，甚于长夏，长夏不死，持于秋，起于冬""肾病者，愈在甲乙，甲乙不愈，甚于戊己，戊己不死，持于庚辛，起于壬癸。"历代皆有沿袭。日节律："肾病者，夜半慧，四季甚，下晡静。"关于肾病的日节律，历代鲜有沿袭。

（5）后遗症：由于正虚邪恋导致病变，如《诸病源候论》中所论消渴及其同病异证之渴利若病变会导致痈疽的发生、聤耳会致聋。由于针刺误治导致病变，如《内经》所论："有病肾风者，面胕痝然壅，害于言……虚不当刺，不当刺而刺，后五日其气必至。至必少气时热……病名曰风水。"

以上关于后遗症的论述，历代皆有沿袭。

此外，还有关于情志以及体质因素对于疾病转归影响的论述，如《内经》所言："病生在肾，名为肾风。肾风而不能食，善惊，惊已，心气痿者死。"

综上，有关肾的病机理论历代多以《内经》《诸病源候论》为基础来沿袭及发展，其中以明清时期的发展最为显著，提出了许多新的见解。

四、肾脏防治原则理论

（一）肾脏病证的预防原则

1. 未病先防

（1）扶助正气

1）顺应自然：《内经》根据自然节气的规律，提出了养护肾脏的方式，如："冬三月，此谓闭藏。水冰地坼，无扰乎阳，早卧晚起，必待日光，使志若伏若匿，若有私意，若已有得，去寒就温，无泄皮肤，使气亟夺，此冬气之应，养藏之道也。"历代皆有沿袭。

2）养性全神：《内经》试图通过建设心理防线以阻止疫病的传染："五疫之至，皆相染易……不相染者，正气存内，邪不可干，避其毒气，天牝从来，复得其往，气出于脑，即不邪干。气出于脑，即室先想心如日。欲将入于疫室，先想青气自肝而出……次想白气自肺而出……次想赤气自心而出……次想黑气自肾而出，北行于下，化作水……次想黄气自脾而出……五气护身之毕，以想头上如北斗之煌煌，然后可入于疫室。"其所述的五脏冥想顺序依次是"肝-肺-心-肾-脾"，与五行相克的关系相反，展现了另一种五行规律运用于防治理念的思维方式。《诸病源候论》中有相关记载，但对五脏的冥想顺序未作具体说明："（《养生方·导引法》）延年之道，存念心气赤，肝气青，肺气白，脾气黄，肾气黑，出周其身，又兼辟邪鬼。欲辟却众邪百鬼，常存心为炎火如斗，煌煌光明，则百邪不敢干之。可以入温疫之中。"后世鲜少沿袭。

（2）防止病邪侵害。

1）注意睡姿：《诸病源候论》中有相关记载，如"（《养生方》）人卧，勿以脚悬踏高处，不久遂致成肾水也"。

2）注意饮食：《诸病源候论》中有相关记载，如"（《养生方》）十一月，勿食经夏自死肉脯，内动于肾，喜成水病"。

3）注意个人卫生：《普济方》中有相关记载，如"（齿）古人每旦以盐汤漱涤，而扣啄则弥坚，亦卫生之道也"。

以上，有关防止病邪侵害的预防理念，历代皆有所沿袭。

2. 既病防变

（1）早期诊治：《诸病源候论》中有相关记载，如"肾热病者，颐先赤。凡病虽未发，见其赤色者刺之，名曰治未病"。此处"治未病"的概念应指既病防变，而非未病先防。关于早期诊治的理念，历代皆有沿袭，如《外台秘要》所载："（骨极）善疗病者，病始于皮毛肌肤筋脉，即须疗之。若入六腑五脏，则半生半死矣。"

（2）起居调护

1）劳逸适度：《诸病源候论》中有相关记载，如"劳聋为病，因劳则甚。有时将适得所，血气平和，其聋则轻"。《外台秘要》亦有相关记载："肾消病也，特忌房劳。"关于注意日常起居规律对疾病养护的观念，历代皆有沿袭。

2）注意着衣整洁、恰当：《内经》中有相关记载，如"（病在肾）禁犯……温炙衣"；《诸病源候论》在此基础上有所增补："（肾病）无犯尘垢，无衣炙衣。"此类观念，历代皆有沿袭，体现在妊娠九月的养护论述中。

3）注意饮食：《内经》中有相关记载，如"（病在肾）禁犯焠烺热食""肾病禁甘"。此类观念，历代皆有沿袭。

（二）肾脏病证的治则

1. 治病求本　关于治病求本的治疗理念，历代皆秉持并贯彻之。现对有关肾病证的内容择要摘述，以此反映历代对于治病求本思想的重视，如下所述：

（1）正治。

1）虚实补泻："肾气盛……则宜泻之；肾气不足……则宜补之。"（《诸病源候论》）"（肾病）虚则补之，实则泻之此治之大略也。"（《圣济总录》）

2）寒者热之："甘草得姜附，鼓肾阳温中寒，有水中暖土之功。"（《医宗金鉴》）

（2）反治。塞因塞用："肾虚者，不可专利水。温补即所以化气，塞因塞用之妙。"（《医宗金鉴》）

2. 调整阴阳　《难经》提出肾病证的治疗法则："损其肾者，益其精，此治损之法也。"后世皆有所沿袭，如《圣济总录》提出了"（肾病）以平为期"的治疗观念，《医宗金鉴》更是强调了阴阳调整的重要性，如"先天肾藏精气生化之原，故治法本乎阴阳"。并有针对具体治法的相关记载，如"用阿胶以补肾阴"。

3. 因时制宜

（1）参考年节律：《内经》提出了肾顺应四时的相关年节律，如"十一月十二月，冰复，地气合，人气在肾"；《难经》在此基础上发展了针对肾病证的针刺疗法，如"冬刺合者，邪在肾"。后世皆有沿袭。

（2）参考日节律：《内经》提出了寅时导引调护肾病的理念，如"所有自来肾有久病者，可以寅时面向南，净神不乱，思闭气不息七遍，以引颈咽气顺之，如咽甚硬物，如此七遍后，饵舌下津令无数"。后世鲜有沿袭。

此外，《太平圣惠方》中有关于"因人制宜"治疗理念的记载，主要反映在性别与身份上，如① 性别："妇人脚气，疗之不与丈夫同者，以其气血不调，胎妊产生崩伤之异。"② 身份："褚澄疗寡妇及尼与妻妾殊别。"

4. 五行推演　根据五行运转规律的特点，以指导疾病的治疗，如下所述。

（1）肾脏与五味：《内经》中有相关记载，如"肾苦燥，急食辛以润之""肾欲坚，急食苦以坚之，咸以泻之，苦以补之""（肾）宜食辛"，历代皆有沿袭。

（2）肾脏与五行属象：《内经》中有相关记载，如"（肾宜食）黄黍、鸡肉、桃、葱皆辛……五谷为养，五果为助，五畜为益，五菜为充，气味合而服之，以补精益气"。亦记载有另一种五行属象规律，如"肾病者，宜食大豆、黄卷、猪肉、栗、藿"；历代皆有所沿袭，如《医宗金鉴》有关于"黄卷宣肾"的记载。

（3）肾脏与五行的生克规律：关于五行"母子相生"规律运用于治疗的理念，主要体现在肾劳病上，如《外台秘要》所载："（肾劳病）补肝气以益之，肝王则感于肾。"后世皆有沿袭。

关于五行"水土相克"规律运用于治疗的理念，可见于《医宗金鉴》的相关记载中，如"水干则土燥，土燥则水愈干""邪至少阴二三日，即口燥咽干者，必其人胃火素盛，肾水素亏，当以大承气汤，急泻胃火以救肾水""肾水病若与之以甘，甘能补脾，脾主克水，故肾病则禁甘"。

此外，《医宗金鉴》亦记载有关于肾的功能与节气、味辛之间的关系，体现在饮食禁忌中："蓼味辛散，辛能走肾，二月卯木主令，肾主闭藏，若食之则伤肾，故曰勿食。"

（杨雯，方肇勤，颜彦）

第七章
其　他

---✦✧✦---

第一节　一篇反映清代临床试验的文献

摘要：本文摘要介绍了《医宗金鉴》中"幼科种痘心法要旨"篇所涉较为规范的人痘接种临床试验，分别就该书有关医疗背景与需求、探索和制定标准化水苗种法、不同种痘法人工免疫作用临床评价等维度予以归纳，对该书临床前研发、临床回顾性研究和临床前瞻性试验予以分析，并由此对当代中医理论、中医基础理论继承与发展进行了反思。

古代中医临床实践主要以方书和脉案的方式流传下来。有没有开展过具有一定规模且规范的临床实验，及其相关文献记载呢？我们在对《医宗金鉴》[1]（成书于公元 1742 年）有关中医基础理论整理研究时发现，该书中"幼科种痘心法要旨"竟是一篇十分精彩的临床试验文献！整理于后，以飨读者。

一、医疗背景与需求

清代天花流行，发病率高，"生人所不能免"[1]；一旦感染，"顺吉者少，险逆者多"，给清政府疾病防治带来了严峻的挑战！

相传宋真宗时（998—1002 年），有来自峨眉山的道士，发明了人痘接种术，接种后使人体对天花产生免疫作用，他"为丞相王旦之子种痘而愈，遂传于世"[1]。到了清代，人痘接种法（种痘），多口传心授，有一些不同的方法流传，如取痘疱浆接种的（痘浆）、贴身穿戴患者衣服接种的（痘衣）、把患者痘痂屑干末吹入鼻中接种的（旱苗）、把患者痘痂屑湿拌后纳入鼻孔接种的（水苗），等等。莫衷一是。

鉴此，以吴谦领衔的团队，制定出人痘接种的标准操作方法，并对这些方法进行了临床试验，比较研究。

二、探索和制定标准化水苗种法

吴谦团队"将种痘一法，细加研究，审度精详"，通过大量的临床前研究及临床试验，完善了水苗种法的标准操作方法：

1. 选苗　"苗"即痘痂。取出痘顺的患儿痘痂：患儿出痘期间无"夹杂之证"，痘出"尖圆，色则红润，浆则充满，所落之痂，苍蜡光泽，肥大厚实"。但这样的供体较少，因此务必考察确切，告知患儿及家属，征得同意，方可取之。

2. 蓄苗　取以上好苗，贮新瓷瓶内，密封，置于洁净、清凉处。保存期：春季为 30 日，冬季为

40～50 日。

3. 水苗种法

(1) 适应证:1～4 岁儿童,被接种者应健康,即"气血冲和,脏腑均平,内无痰热食积所伤,外无六淫之气相侵"。

(2) 剂量:1 岁者用 20 余粒痘痂,三四岁者用 30 余粒痘痂。

(3) 痘痂处理:取痘痂碾为细末,净水三五滴拌匀,取一点新棉摊极薄片,裹住痘屑,捏成枣核样(水苗),以红线拴定,留寸许。

(4) 接种方法:将苗纳入一侧鼻孔,勿令小儿拈弄;若被嚏出,应立即塞回鼻内。接种 12 小时后取出。

(5) 出苗:接种后 7 日患儿会发热,发热 3 日后苗见,苗见 3 日出齐,出齐 3 日灌浆,灌足 3 日会回水结痂。

4. 接种的最佳季节　春季是最佳接种季节,其次是冬季,而夏、秋不宜。

5. 注意事项

(1) 信苗。指种痘后发热前,小儿面部出现颗粒似痘。无须处理;严重者,可以挑破敷以外治中药。

(2) 自出。指接种后提前出痘。系恰好感染天花,与接种无关。为此,在接种前应告知家属。

(3) 补苗。指接种失败、无效,可以待日后补种。

(4) 治疗。接种后若证情严重者,可以按天花常规治疗方案治疗。

三、不同种痘法的临床评价

他们的对照研究发现,在 4 种方法中,水苗最好、旱苗次之、痘衣多无效,而窃取痘浆有违伦理。具体为:

(1) 水苗接种后,患儿未受伤害,反应平稳,"胎毒有渐发之机",人工免疫成功率高,"百发百中"[1]。

(2) 旱苗种法(吹花)接种后反应"迅烈",对那些体质偏弱的儿童不宜。且该法还存在接种量难以控制的缺点,成功率低:或未能准确吹入鼻孔;或吹入鼻孔的痘痂屑随鼻涕排出,导致接种失败。

(3) 痘衣种法(衣传)取出痘患儿贴身衣,给未出痘儿童贴身穿戴 2～3 日。但多有接种失败的。

(4) 痘浆种法是捏破患儿疱疹,以棉拭患儿痘浆,塞入被接种儿童鼻中。这样对患儿而言,有悖伦理,不宜推荐。

四、讨论

天花是由天花病毒感染人类引起的一种烈性传染病,患者被感染后,主要表现为严重的病毒血症,死亡率高。人痘接种令儿童患上一次较轻的天花,以获得终生免疫。

(1) 从"幼科种痘心法要旨"所载内容看,该文是对大量临床前研发、临床回顾性研究和临床前瞻性试验的综合总结。

1) 在临床前研发方面,该团队曾"细加研究,审度精详",例如,文中详细描述的"选苗""蓄苗""水苗种法"中有关苗的制备探索及所制定的操作标准,这些显然是经历了前期不同的探索与比较。

2) 在临床回顾性研究方面,例如对"旱苗植法""痘衣种法""痘浆种法"等方法的详细描绘;在"种痘要旨"中对水苗、旱苗、痘衣、痘浆等 4 种接种方法的比较与评价。

3) 在前瞻性临床试验方面,详细描述了"水苗种法"的具体接种步骤;详细记录了"信苗""补苗""自出"等对接种后各类反应,表明这些是在临床试验之际一再观察到的结果并完善后的诊疗方案;对接种结果"百发百中"的描述,提示曾开展大量的临床前瞻性试验,且获得阳性结果;而对"旱苗植法""痘衣种法"等评价,也可能部分出自同期临床对照性试验观察的结果。

4) 结合回顾性和前瞻性的,如种痘最佳季节的"天时",受接种人群的入选标准"可种",以及种痘后的"调摄"等。

5) 鉴于该书编写团队阵容强大,有大量来自皇宫内外名医,医疗经验丰富;而京城皇宫内外八旗子弟、皇亲国戚、杂役工匠等子女,提供了丰富的自愿受试者。

上述记载表明,当时的学者针对预防医学需求,开展相应的基础实验探索与发展,这在历代中医药文献中十分罕见,且对当代中医基础理论学科选题具有启示意义;而大样本的临床对照试验在历代中医药文献中是罕见的,因此该文献代还表了中医药临床试验的方向,具有十分重要的学术价值。

(2) 当然,从该文献看,其时的水苗法接种的成功率仍尚难精准控制:过与不及。所以才会有一些禁忌、"不可种""补苗""择吉"、将苗纳入鼻孔分男左女右等迷信,也表明在该文献发表之际,这样的探索仍在进行之中。

(3) 值得注意的是,该文未见一再引经据典,也未见这样的做法遭后世非议。追溯上去,我国历代有着许多在当时属国际领先的内外妇儿骨伤等科治疗方法、假说,是《内经》《伤寒》等经典典籍学术体系之外的探索和发展,一些记载与后世西医学的认识非常接近。这些代表着中医理论、中医基础理论发展方向、异彩纷呈的学术内容,是中医学术发展史的真实写照,值得重视。在当今中医药探索和研发中,如何处理好与传统经典理论的关系,开拓进取,也是中医基础理论学科值得深思和探索的问题。

(4) 西学东渐后,一些学者把中西医差异简单归结为"格物与穷理",漠视了先辈和同时代中医药学者艰辛的探索与发展,是轻浮和不可取的。而"幼科种痘心法要旨"编写团队这样的探索和人工免疫方法学优化,开展较为严格和大样本的临床对照试验,其创新务实精神,是具有示范作用的,也是当代中医学者应予继承和发扬光大的。

参考文献

[1] 医宗金鉴[M].第2版.北京:人民卫生出版社,2005.

(方肇勤,杨雯,颜彦)

第二节　本草与汤液本草功效异同的演变及意义

摘要: 本文针对历代一些代表性本草专著与方书存在中药功效主治描述繁简不一的现象,对《神农本草经》《新修本草》《脏腑标本寒热虚实用药式》《汤液本草》《本草纲目》《医宗金鉴·删补名医方论》等本草与方书中人参、黄芪、当归、生地黄、熟地黄、附子等常用中药进行比较研究,刻画出其具体异同、分类特征,以及张元素、李杲、王好古等人在本草的汤液本草化过程中的作用;并就《伤寒论》本草配伍使用的特点和影响、中药复方盛行及本草的汤液本草化对中药和中医基础理论学科的影响、本草功效主治繁简的缘由及意义、本草与方中本草功效异同比较的一些启示等方面开展了讨论。

比较历代一些代表性本草专著与方书,可以看到以下两个现象:

(1) 自明代李时珍《本草纲目》后,清代未见有更为系统全面的本草巨著,甚至在清代官修的综合性医学巨著《医宗金鉴》中,仅见方书《名医方论》,未见本草。追溯上去,明代早期,朱橚主编了巨著《普济方》,载方61 739首,而在本草方面仅编撰了《救荒本草》,载药仅414种。而相比之下,唐宋均有官修本草、方书,如唐代的《新修本草》和《外台秘要》,宋代的《经史证类备急本草》和《太平圣惠方》《圣济总录》。

给人的感觉是与方剂学科相比,截至清代,本草发展势头大大减弱了。

(2)同样一味中药的功效主治,在本草专著中的记载十分丰富,而在方书中的用途显得相对单一,这又是为什么?

为此,我们开展了初步的探索,方法与结果如下:

一、方法

自网上(网址:http://www.taozhy.com/)下载《神农本草经》《新修本草》《脏腑标本寒热虚实用药式》《汤液本草》《本草纲目》《医宗金鉴·删补名医方论》等电子版,电子版本缺失和错误部分查阅原著[1-6]补充与修订;对6部方药书籍若干常用中药比对分析。

摘取《本草纲目》(该书引《神农本草经》《名医别录》《日华子本草》以及甄权、李珣、张元素、李杲、王好古等著作有关内容,十分详实)对一些常用中药如人参、黄芪、当归、生地黄、熟地黄、附子等功效主治的描述,部分补自《脏腑标本寒热虚实用药式》《汤液本草》,将所描述中药功效主治予以重新分类编排,以便阅读。

检索《医宗金鉴·删补名医方论》中所有含人参、黄芪、当归、生地黄、熟地黄、附子等中药的方剂,综述方解中对这些中药功效主治的刻画,与以上本草描述对比。

比较《神农本草经》《新修本草》《脏腑标本寒热虚实用药式》《汤液本草》《本草纲目》等本草专著中有关中药的分类,探索其发展演变的轨迹。

在此基础上,进一步揭示张元素、李杲、王好古等人在本草的汤液本草化中的作用。

二、结果

(一)一些常用中药功效主治的对比

在历代本草专著中,一些常用中药(本草)的功效主治内容十分丰富,而在《医宗金鉴·删补名医方论》复方中药(汤液本草)的方解中则将其大为简化。例如:

1. 人参

(1)历代本草的描述

1)补五脏六腑,补中、保中、调中、缓中,安精神、定魂魄、止惊悸、开心益智,明目;主虚损痰弱、男妇一切虚证、劳倦内伤、虚而多梦纷纭,肺胃阳气不足、肺气虚促、短气少气,久服轻身延年,令人不忘。

2)止渴生津液,止消渴、消食开胃。

3)除邪气、通血脉、破坚积,排脓、消肿毒;主吐血、嗽血、下血、血淋、血崩,瘰痹,胎前产后诸病,治恶疮疥癣及身痒。

4)疗肠胃中冷、消胸中痰、止烦躁;主心腹鼓痛、胸胁逆满、霍乱吐逆、五劳七伤、呕哕、冷气逆上、伤寒不下食、眩晕头痛、反胃吐食、痎疟、滑泻久痢、小便频数淋沥、肺痿及痈疾。

5)泻心、肺、脾、胃中火邪,治气、杀金石药毒;主发热、自汗、中风、中暑。

(2)《删补名医方论》的描述:补气、益气、补后天之气,补脾;治元气大虚,昏厥、脉微欲绝,及妇人崩产、脱血、血晕①-⑤。

2. 黄芪

(1)历代本草的描述

1)补虚、益气,主虚喘、补肺气、实皮毛、益胃气,助气壮筋骨、长肉补血、补丈夫虚损,利阴气、止渴;

---

① 注释:上标①—⑨系方解出处。① 独参汤;② 参附汤;③ 归脾汤;④ 龟鹿二仙胶;⑤ 清燥救肺汤;⑥ 当归补血汤;⑦ 六味地黄丸;⑧ 大补阴丸;⑨ 通脉四逆汤。下同。

主五劳羸瘦、肾衰耳聋、虚劳自汗。

2）逐五脏间恶血、排脓止痛，治发背、破癥癖；主痈疽久败疮、大风癫疾、五痔鼠瘘、瘰疬瘿赘，诸经之痛，腹痛泄痢，肠风血崩。

3）泻肺火、心火，去肌热、疗寒热；主太阴疟疾、阳维为病苦寒热、督脉为病逆气里急，主小儿百病，妇人子脏风邪气、带下赤白痢、产前后一切病、月候不匀，痰嗽、头风热毒赤目。

（2）《删补名医方论》的描述：补气，补脾，固表之汗[1,3,6]。

3. 当归

（1）历代本草的描述

1）补五脏、补一切劳、生肌肉、补诸不足、润肠胃筋骨皮肤；主虚劳寒热。

2）治一切血、和血补血、破恶血、养新血，治痈疽、排脓止痛；主癥癖、诸恶疮疡金疮，妇人漏下绝子、女人沥血腰痛、崩中。

3）温中止痛、止呕逆、除客血内塞；主湿痹中恶、客气虚冷、肠胃冷、心腹诸痛、下痢腹痛、齿痛。

4）治一切风，治头痛，中风痉汗不出、咳逆上气，温疟寒热洗洗在皮肤中。

（2）《删补名医方论》的描述：补血，补心，救血之脱[1,3,6]。

4. 生地黄

（1）历代本草的描述

1）补五脏内伤不足、益气力、填骨髓、长肌肉、强筋骨、利耳目；主男子五劳七伤、心肺损、劳劣、脾气痿蹶、饱力断绝，久服延年轻身不老。

2）补肾水真阴、生血、除皮肤燥。

3）助心胆气、安魂定魄，长志；主惊悸、嗜卧。

4）通血脉、破恶血、逐血痹、除痹；主折跌、绝筋，主积聚，溺血、吐血、鼻衄，女子伤中、胞漏下血、妇人崩中血运、产后腹痛。

5）除寒热、凉血、去诸湿热；主心病掌中热痛、足下热而痛。

6）利大小肠，去胃中宿食。

（2）《删补名医方论》的描述：凉阴、救阴，止吐衄[1,2]。

5. 熟地黄

（1）历代本草的描述：大补。补血气、填骨髓、长肌肉、生精血、益滋肾水、真阴、补肾中元气、补五脏内伤不足，通血脉、利耳目，黑须发；主男子五劳七伤、女子伤中胞漏、经候不调、胎产百病，去脐腹急痛，病后胫股酸痛；血衰者须用之。

（2）《删补名医方论》的描述：滋肾补阴、大滋肾阴、大补其阴、填精补髓[7,8]。

6. 附子

（1）历代本草的描述

1）温中、温暖脾胃、除脾寒湿；主心腹冷痛、霍乱转筋、下痢赤白、三阳厥逆、湿淫腹痛、暴泻脱阳、久痢脾泄、胃寒蛔动、中寒中风、痰厥气厥、柔痓癫痫、小儿慢惊、风湿麻痹、肿满脚气、头风、肾厥头痛、寒疟瘴气、久病呕哕、反胃噎膈、风寒咳逆邪气。

2）坚肌骨、除寒湿、除肾湿寒、除脏腑沉寒、补下焦之阳虚、强阴；主踒躄、拘挛膝痛、不能行步、腰脊风寒、脚气冷弱、督脉为病、脊强而厥。

3）补虚散壅、破癥坚积聚血瘕；主金疮，治经闭、三阴伤寒、阴毒寒疝、痈疽不敛、久漏冷疮；治聋，堕胎。

4）为百药长。

（2）《删补名医方论》的描述：温补阳气、补阳而回厥逆、补先天之气[1,2,9]。

（二）本草专著中有关中药的分类

1. **按药物种属分类** 《神农本草经》在上中下三品之下，分别按玉石、草、木、人、兽、禽、虫、鱼、果、米谷、菜等分类。历代本草均沿用类似分类方法，如《本草纲目》按：水、火、土、金石、草、谷、菜、果、木、服器、虫、鳞、介、禽、兽、人等分类。

2. **按药物功能** 为了方便择药，历代方书还结合一些其他的分类方法和索引，例如：

（1）按上中下三品分类。如《神农本草经》："欲轻身益气，不老延年者，本上经。"

（2）设病症择药分类及索引。如《新修本草》有"诸病通用药"；《本草纲目》的"百病主治药"，方便据证择药。同一证下各中药，分别标注其寒热温凉药性，便于择用。

（3）按脏腑辨证论治分类及索引。如《汤液本草》，该书荟萃了张元素、李杲及作者王好古本人有关脏腑引经报使、辨证论治内容，诸如：五脏苦欲补泻药味、脏腑泻火药、东垣先生的《药类法象》《用药心法》等。这样的分类，对后世产生了重要的影响，例如《本草纲目》就全盘接受；而且直接促进的本草繁复的功效主治向着汤液本草精简功效的过渡。

（三）张元素、李杲、王好古等人将本草汤液本草化的作用

1. **张元素《脏腑标本寒热虚实用药式》的作用**

（1）该书开宗明义，把常用中药与"脏腑标本寒热虚实"联系起来，既对繁复主治中药的功能简化和条理化，又细化了中药归经及其相应的脏腑辨证论治。

（2）补脾气用人参、黄芪，润肺燥用阿胶、麦冬，治法用药更为细腻。

（3）在肺的辨证用药中提及"润燥"治法，用蛤蚧、阿胶、麦冬、贝母、百合、天花粉、天冬，推动了后世养阴、滋阴、生津、润燥等治法方药的发展。

2. **王好古《汤液本草》的作用** 该书在卷首的一些章节中，一再阐释了本草在辨证论治复方中所扮演的角色及功效主治，亦即本草的汤液本草化。例如：

（1）中药的脏腑归经、五味择药、虚实辨证。例如在"五脏苦欲补泻药味"中阐述到："脾苦湿，急食苦以燥之，白术；欲缓，急食甘以缓之，甘草。以甘补之，人参；以苦泻之，黄连。虚，则以甘草、大枣之类补之。"

（2）引经药在辨证论治中的具体运用，如在"随证治病药品"介绍道："如头痛，须用川芎。如不愈，各加引经药：太阳，川芎；阳明，白芷；少阳，柴胡；太阴，苍术；少阴，细辛；厥阴，吴茱萸"；又如"如脾胃受湿，沉困无力，怠惰好卧，去痰，用白术。"

（3）引用"东垣报使"，如经络报使"太阴，白芍药"；脏腑报使"脾经少与肺经异，升麻芍药白者详"等。

（4）汤液中本草的君臣佐使配伍。例如在"用药凡例"中指出："凡解利伤风，以防风为君；甘草、白术为佐。""凡下焦有湿，草龙胆、防己为君；甘草、黄柏为佐。"

（5）阐释了本草的汤液本草化中简化其主治功效的依据。该书在"论药所主"中指出："海藏云：汤液要药，最为的当，其余方论所着杂例，比之汤液稍异，何哉？盖尹、仲景取其治之长也。其所长者，神农之所注也。何以知之？《本草》云：一物主十病，取其偏长为本。又当取洁古《珍珠囊》断例为准则，其中，药之所主，不必多言，只一两句，多则不过三四句。非务简也，亦取其所主之偏长，故不为多也。"十分贴切。

三、讨论

1. **《伤寒论》本草配伍使用的特点和影响** 汉末张仲景《伤寒论》被后世奉为众方之祖，影响深远。

值得注意的是，该书把功效涉及内外妇儿、外感内伤众多的本草，纳入外感热病的专病复方中，娴熟配伍运用。以人参为例，该书中有许多配伍人参的方剂，如桂枝人参汤、白虎加人参汤、竹叶石膏汤、小柴胡汤、黄连汤、半夏泻心汤、生姜泻心汤、理中丸、附子汤、四逆加人参汤、茯苓四逆汤、旋覆代赭汤、炙甘草汤、吴茱萸汤、乌梅丸等等，人参在这些复方中扮演着君臣佐使的某一角色，取其"所主之偏长"，而非援用本草所载众多的功效主治。

2. 中药复方盛行及本草汤液本草化对中药和中医基础理论学科的影响   仲景以降,临床治病多以中药复方(汤液),而非单味中药。这直接促进了方剂学科的蓬勃发展,而本草学科发展则相对减缓,这直接导致了本文之初提及的现象。

在复方处方中,多味中药配伍,需讲究君臣佐使,从而既对本草功效主治在复方中运用积累了大量的经验,同时又提出了理论阐释的要求。如前所述,发展至金元时期,张元素、李杲、王好古师徒等人在本草的汤液本草化进程中所发挥的作用,正是顺应和满足了这样的需求。

张元素等的重要贡献在于总结和发展了本草的脏腑归经理论,结合本草的四气五味药性,纲举目张,既便于临证本草的择用,又发展了基于本草的脏腑辨证论治。受此影响,明清以降,方解盛行,往往从处方配伍角度诠释中药作用,专一了各自的功效,前文所引《删补名医方论》方解即是受此影响的例证。这可能是导致同样一味中药,其功效主治在本草中的记载十分丰富,而在方剂中的用途显得相对专一现象的主要原因。

值得注意的是,张元素等有关脏腑辨证论治的理论还直接孕育了相应的中医基础理论,提纲挈领了针对纷繁临床病症的复杂遣方用药。这些理论涉及藏象及其所联系的经络及其病症、标本虚实、本草的四气五味,及其把这些知识串联起来的脏腑辨证论治,治则治法、遣方用药。

3. 本草功效主治繁简的部分缘由及意义   造成本草功效主治繁复可能还与以下因素有关:在欠发达地区,受到地域、季节限制,本草只能就近采摘、品种有限,于是经年累月探索积累起大量的功效主治。这便引发出以下一些问题。

(1)在欠发达、中药饮片不普及的地区,这样的功效主治仍能发挥其防病治病的作用。一些地方本草对此多有记载。

(2)从新药开发的意义上讲,这些本草中可能蕴含着确有针对某种病证的有效成分,具有开发前景,是古代多民族留给我们的丰富宝藏,值得探索和挖掘。

(3)许多本草的大多功效,在后世或异域的临床平行疗效比较、评价中,证明其作用可能并不大,不如其他本草;在中药饮片普及的地区,这些功效逐渐被弃用,取而代之的是疗效更为显著、副作用小的其他本草。本草的汤液本草化在某种意义上部分反映了这样的历程。

(4)历代本草学发展,还存在这样的现象,即对前代所述功效主治一概继承,漠视了可能存在的错误信息、药用资源的改变、疾病谱的改变等等。从这个意义上说,常用本草功效主治是需要开展进一步严格的对照实验予以再评价的。一个显而易见的现象是同样一味中药,历代对其四气五味的描述出入很大,这很容易令人联想到这些中药的主治功效也会存在这样的差异。

4. 本草与汤液本草功效异同比较的一些启示   基于中药复方的辨证论治,客观上提高了难治病、不治病的疗效,这对中药复方的今后研发与应用也是有积极意义的。这还会引申出以下问题:

(1)中药复方配伍的普及不应掩盖或忽略对单味中药功效的深入探索与开发。

(2)中药复方配伍的积极意义有待针对具体病证开展深入探索与发展,包括业已尝试探索的中药有效组分配伍。

(3)随着疾病谱的改变,对当代和今后中药及其中药复方配伍的探索和研发提出了新的要求。

(4)在以上的临床前实验探索中,会涉及大量的基础理论问题,会给中医基础理论学科带来新的挑战和发展机遇。

参考文献

[1] 马继兴.神农本草经辑注[M].第1版.北京:人民卫生出版社,1995.

[2] 新修本草[M].第1版.太原:山西科学技术出版社,2013.

[3] 脏腑标本虚实寒热用药式校释[M].第1版.北京:中医古籍出版社,2013.

［4］汤液本草［M］.第 1 版.北京：中国中医药出版社,2013.
［5］本草纲目［M］.第 1 版.北京：人民卫生出版社,1982.
［6］医宗金鉴［M］.第 2 版.北京：人民卫生出版社,2005.

（方肇勤,杨雯,颜彦）

第三节 《中医基础理论》教材的演变与比较

摘要： 为探索《中医基础理论》的教学目标和教学内容,本文梳理自近代以来相关教材的版次与学术内容、观点的演变,发现中医基础理论教材在民国时期形成雏形;中华人民共和国成立以来,先后出版了 9 版全国统编教材,以及不同部委、行业全国统编和自编的多种《中医基础理论》教材;本文以 1 至 9 版全国统编教材为切入点,分析包括绪论有关中医基础理论定义、整体观念与辨证论治定义,以及教材基本内容异同;并对民国时期中医基础理论教材的特点、当代中医基础理论教材内容的发展演变、中医基础理论教材修订建议等内容进行了探讨。

西学东渐以来,民办中医教育学校兴起,伴随的是中医基础理论教材形成雏形。新中国建立以来,四所中医学院的成立和各省中医学院先后建立,传统的中医基础理论及其入门知识研究成果以《中医基础理论》教材为其代表。目前,已出版了 9 版全国统编教材及适用于各类学生的教材若干。本文梳理中医基础理论教材近现代以来的演变,并将统编教材各版本的内容予以比较分析,尝试探讨《中医基础理论》教材的教学目标和教学内容的演变。

一、民国时期中医学基础教材编写

民国时期,随着各地民间中医学术团体、医药行业或名医等民办中医教育学校陆续开办,有关中医药类教材的编写被提上日程。例如,上海的中国医学院曾两次发起组织编写全国教材会议;1928 年海内 11 所医校教育家云集上海,讨论教材编写方针,指出："整理固有医学之精华,列为明显之系统,运用合乎现代之论,制为完善之学说。"这四句话的方针可以说代表了近代中医教育的主流方针。中医教材不断改进,力求与近代中医教育宗旨一致,沟通中西。

（一）民国时期中医基础理论教材

据 1961 年中医研究院、北京图书馆编写的《中医图书联合目录》记载,民国时期中医基础理论相关教材有：1927 卢朋年著的《医学通论讲义》,应用于广东中医药专门学校;1928 年恽铁樵所著的《铁樵函授医学讲义 20 种》中的中医基础理论部分;1930 年秦伯未编的《实用中医学》;1933 年叶劲秋编写的《中医基础学》(少年中医社铅印本);1940 年赵树屏编写的《中医系统学概要》(北京医学会传习所);1946 年姜春华编写的《中医基础学》;1948 年董德懋编写的《中医基础学》等。

（二）上海中医药大学图书馆现藏中医基础理论教材

上海中医药大学古籍库现存中医基础理论教材主要有三：

（1）新中国医学院编的《新中国医学院讲义：二十六种》,其中《新中国医学院讲义之中医基础理论》为姜春华著,内容主要包括了阴阳（阴阳之种类,时日之阴阳,人体之阴阳,疾病之阴阳,气味之阴阳）、五行、六气、经脉、六经、表里、男女、老幼,以及五行对于生理病理治法之新释。

（2）新中国中医专科学校编印的《新中国中医专科学校讲义：十三种》,其中《新中国中医专科学校讲义之中医基础理论》为金少陵著,内容主要包括了阴阳今译、五行今译、六气指迷、气化辩讹、七情探

563

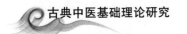

讨、脏腑述要、气血概述、先天后天钩图、君火相火提要、六经述意、奇经新释、脉学大义、治疗述略。

（3）姜春华所著《中医基础学》，于1936年由北平国医砥柱总社出版。

这些教材内容包括了《内经》及以后历代一些涉中医基础理论学术内容，而"中医基础理论"业已作为教材的命名。

二、中华人民共和国成立后中医基础理论教材编写

（一）全国统编中医基础理论教材

1956年，中医类高等院校中的"老四校"（即北京、上海、成都、广州中医学院）及各省市中医院校先后建立之后，着力于教材的编写，自编、自印了一些教材，如上海中医学院于1958年自印《中医学概要》，福建中医学院出版了《中医学基础》，江苏省中医学院自编的《中医学概论》（人民出版社出版），等等。定位为中医学入门教材，这样的构想一直延续至今。

在中医高等院校国家统编一版、二版系列教材中，中医基础理论的教材最早命名为《内经讲义》[1,2]，表明当时学术界对中医基础理论肇始之著《内经》的重视，正本清源。

1973年6月由北京、上海、成都、广东、湖北、辽宁、江西各中医学院和江苏新医学院等22所院校分工合作，集体编写了《中医学基础》等18种中医学院试用教材。第三版"中医学院试用教材"，增加由《内经讲义》分化出的《中医学基础》[3]。

1978年出版的全国高等医药院校试用教材《中医学基础》[4]（上海科学技术出版社出版，第四版），以1974年上海人民出版社出版，由北京中医学院等12所中医院校编写的供中医专业使用的《中医学基础》教材为蓝本，参考1977年由北京中医学院等7所中医院校编写、供西医学习中医使用的《中医学基础》教材进行修订。教材在内容上增加了部分古代医著原文、充实了病机分析，为了便于教学，删除了"常见症状鉴别诊断"一节，将其中切合临床实际的内容充实于"诊断"及有关章节。

1982年10月，全国高等中医药教材编审委员会成立，组成了32门学科教材编审小组，编写第五版统编教材[5]。当时，中医诊断学已经独立为一门学科。因此，此版教材在四版教材的基础上，删除与诊断学重复的内容，对基础理论部分进行充实、修订，更名为《中医基础理论》教材，主编印会河、副主编张伯讷，分为8部分：① 绪论；② 阴阳五行（李德新、孟宪民）；③ 藏象（张玉珍、刘承才）；④ 气血津液（张伯讷）；⑤ 经络（钱承辉、张伯讷）；⑥ 病因与发病（张新春）；⑦ 病机（刘燕池、印会河）；⑧ 防治原则（张新春）。此版教材俗称五版教材，在教学领域备受推崇。

1994年10月，吴敦序主编的六版《中医基础理论》教材[6]，在五版教材的基础上进行调整，做了如下改动：在第一章内增加了"中医学的主要思维方法"一节，以帮助初学者尽快熟悉中医思维方法；还增加"精气学说"一节。考虑到中医各科的需要，增设"形体与官窍"一章。同时，为了避免和《中医诊断学》的不必要重复，删去了全部病机各论，包括经络病机和脏腑病机等，以适应中医教材体系的需要。

2002年，普通高等教育"十五"国家级规划教材/新世纪全国高等中医药院校规划教材《中医基础理论》[7]（第七版）。此版教材在结构上删除了"形体与官窍"，增加了"体质"。此版教材还在内容上进行了扩充，较多引用了古籍和现代文献研究成果，尝试比较现代科学与中医基础理论。2007年，普通高等教育"十一五"国家级规划教材/新世纪全国高等中医药院校规划教材《中医基础理论》[8]出版（第八版）。2012年，全国中医药行业高等教育"十二五"规划教材·全国高等中医药院校规划教材《中医基础理论》[9]出版（第九版），这两版教材编写内容在2002年七版的基础上作了适度调整，变化不大。第七至九版均为孙广仁主编，中国中医药出版社出版。

以上九版教材为中医高等院校广泛采用。

（二）其他全国统编和自编的《中医基础理论》教材

其间，教育部、卫生部、全国中医高等教育委员会也有全国统编教材，如《中医基础理论》的编写与出

版。如李德新主编面向 21 世纪课程教材《中医基础理论》(人民卫生出版社出版);郭霞珍主编普通高等教育"十一五"国家级规划教材,全国普通高等教育中医药类精编教材《中医基础理论》(上海科学技术出版社出版);高思华、王键主编卫生部"十二五"规划教材·全国高等中医药院校教材·全国高等医药教材建设研究会规划教材《中医基础理论》(人民卫生出版社出版,第 2 版,供中医学,针灸推拿学,中西医临床医学等专业用);马淑然、刘兴仁主编新世纪全国高等中医药院校创新教材《中医基础理论》(中华中医药出版社出版,汉英对照)等,还有适用于七年制、研究生、高职高专等不同类型学生的相关教材。

(三)中医基础理论教材的分化尝试

1987 年,上海中医药大学曾尝试将《中医基础理论》分化为《中医学导论》《中医藏象学》和《中医病因病机学》和《中医防治学总论》,在使用了十多年后,于 2014 年再版。该系列教材编写的基本宗旨是,尽可能按学科本身性质,适作分化与重新整合,尽可能地汲取历史中医学术之精华,努力介绍当代中医大学生所必须掌握的基本知识,并力求避免在这一过程中的表达含混不清和不必要的重叠,以期反映学科特点,时代特征。

三、绪论所反映的统编教材内容比较研究

《中医基础理论》教材的"绪论",提纲挈领地反映了教材的基本观点、基本结构和主要内容,以下依据绪论内容,对统编教材介绍的几个基本概念和主要内容进行比较。

(一)中医基础理论的定义

中医学理论体系的定义在三版教材定义基础上不断扩展,五版教材将古代的唯物论和辩证法思想明确为阴阳五行,脏腑经络学说进一步演变为脏腑经络的生理病理;七版教材将哲学基础进一步增加了精气,生理病理学基础增加了精气血津液。保持不变的是整体观念和辨证论治的诊治特点(表 7-1)。

表 7-1 各版教材中医基础理论的定义

版次	中医基础理论的定义
一版	无
二版	无
三版	中国医药学,是我国劳动人民创造的优秀的民族文化的一部分。它在古代朴素的唯物主义和辩证法思想指导下,通过长期的医疗实践,逐步生成了以整体观念为指导,以脏腑经络学说为理论核心,以辨证论治为诊疗特点的学术理论体系
四版	淡化了关于学术理论体系的描述
五版	中医学是研究人体生理、病理,以及疾病的诊断和防治等的一门学科,它有独特的理论体系和丰富的临床经验。中医学的理论体系受到古代的唯物论和辩证法思想——阴阳五行学说的深刻影响,以整体观为主导思想,以脏腑经络的生理和病理为基础,以辨证论治为诊疗特点的医学理论体系
六版	中医学是在中国产生,经过数千年发展而形成的一门具有独特理论体系,并有丰富的养生和诊疗手段的传统医学。它包括中医基础理论、中医预防医学和中医临床医学三部分。中医基础理论是指导中医预防医学和临床医学的理论基础。包括中医学的哲学基础、中医对正常人体的认识、中医对疾病的认识,以及中医养生和诊疗疾病的原则
七版	关于中医学的概念通过 800 余字进行具体阐述。中医学的学科属性包括自然科学范畴、具有社会科学特性、受到古代哲学很深的影响、是多学科交叉渗透的产物。中医学理论体系,是包括理、法、方、药在内的整体,是关于中医学的基本概念、基本原理和基本方法的科学知识体系。它是以整体观念为主导思想,以精气、阴阳、五行学说为哲学基础和思维方法,以脏腑经络及精气血津液为生理病理学基础,以辨证论治为诊治特点的独特医学理论体系
八版	同第七版
九版	同第七版

（二）整体观念的定义

整体观念的内容包括了人与自然环境，自六版教材以来，基本维持了 3 个部分的内容：人体、人与自然界、人与社会环境，较五版教材以前多了人与社会环境的关系（表 7-2）。

表 7-2　各版教材整体观念的定义对照

版次	整体观念的定义
一版	人与自然一章，包括自然变化对人的生理的影响、自然变化与疾病的关系、自然环境与治疗、摄生
二版	人与自然一章，包括自然变化对人体生理的影响、自然变化与疾病的关系、自然环境与治疗的关系
三版	整体观念的主要内容有二：一是人体是有机的整体，二是人与自然界的关系
四版	同三版
五版	一是人体是一个有机整体，二是人与自然界的统一性
六版	一是人体是一个有机整体；二是人与环境有密切的联系，包括人与自然界的统一性，人与社会关系密切
七版	一是人是一个有机整体（形神一体观，五脏一体观），二是人与自然环境的统一性，三是人与社会环境的统一性，四是整体观与现代医学模式
八版	与七版近似。将"四是整体观与现代医学模式"改为阅读材料
九版	与八版同。将"四是整体观与现代医学模式"内容删去

（三）辨证论治与证的定义

"辨证"概念在统编教材中不断完善，从三版教材的定义逐渐发展，四版教材增加了辨证依据，五版教材增加了辨证内容，至七版教材对概念通过总述再具体阐述的方式进行了扩充，九版教材又化繁为简，但基本内容保持不变。

"证"是中医基础理论特有的概念。在教材介绍中可以看到：证的概念在三版教材中开始提出，至六版教材丰富完善，定义为：指在疾病发展过程中，某一阶段的病理概括。值得注意的是，四版、七版、八版、九版教材均有证即证候的表述。而在七版教材中，证由某一阶段或某一种类的症状和体征构成，与之前 6 版有了变化（表 7-3）。

表 7-3　各版教材辨证论治与证的定义对照

	辨　证	证/证候
一版	无	无
二版	无	无
三版	辨证论治，所谓"辨证"，就是分析、辨别、认识疾病的证候。"论治"就是根据辨证的结果确立相应的治疗法则。辨证是决定治疗的前提和依据；论治是治疗疾病的手段和方法，也是对辨证是否正确的检验	证是疾病的原因、部位、性质，以及治病因素和抗病能力相互斗争情况的概括
四版	所谓"辨证"，就将四诊（望、闻、问、切）所收集的有关疾病的各种现象和体征，加以分析、辨别、认识疾病的证候。"论治"又叫"施治"就是根据辨证的结果确立相应的治疗法则	证是证候，它是机体在疾病发展过程的某一阶段的各种症状的病理概括。由于它辨证地分析了病变的部位、原因和性质，因而它比症状更全面、更深刻、更正确的反映着疾病的本质
五版	所谓"辨证"，就是将四诊（望、闻、问、切）所收集的资料、症状和体征，通过分析、综合、辨清疾病的原因、性质以及正邪关系，概括、判断为某种性质的证。"论治"又叫"施治"就是根据辨证的结果，确立相应的治疗法则	证是机体在疾病发展过程中的某一阶段的病理概括。由于它包括了病变的部位、原因、性质以及正邪关系，反映出疾病发展过程中某一阶段的病理变化本质，因而它比症状更全面、更深刻、更正确的揭示了疾病的本质

续表

	辨 证	证/ 证 候
六版	同五版教材	证：指在疾病发展过程中，某一阶段的病理概括。它包括了病的原因(风寒、风热、淤血、痰饮等)、病的部位(如表、里、某脏、某腑、某条经络等)、病的性质(如寒、热等)和正邪关系(如虚、实等)，反映了疾病发展过程中，该阶段病理变化的全面情况
七版	辨证是在认识疾病的过程中确立证候的思维与实践过程，即将四诊(望、闻、问、切)所收集的有关疾病的所有资料，包括症状和体征，通过中医学理论进行分析、综合、辨清疾病的原因、性质、部位及发展趋势，然后概括、判断为某种性质的证候的过程。具体包括辨病因、辨病位、辨病性、辨病势等	证：即证候。是疾病过程中某一阶段或某一类型的病理概括，一般由一组相对固定的、有内在联系的、能解释疾病某一阶段或某一类型病变本质的症状和体征构成
八版	同七版教材	同七版教材
九版	辨证是以中医学理论对四诊(望、闻、问、切)所得的资料进行综合分析，明确病变本质并确立为何种证的思维和实践过程	同七版教材

四、教材内容比较

（一）绪论部分结构

一版、二版教材绪论较为简单，仅介绍《内经》和讲义的基本内容；随后于导学课中介绍了人与自然、阴阳五行。自三版教材开始，绪论部分都包括了理论体系中的唯物论与辩证思想、中医学的基本特点、中医基础理论的基本内容3个部分。此外，这三版教材均有"为创立我国统一的新医学新药学而奋斗"表述。六版教材出现"中医学和中医基础理论的基本概念"一节，而七版、八版、九版教材增加了"中医学的学科属性"一节(表7-4)。

表7-4 各版绪论中的主要内容模块

内 容 模 块	一版	二版	三版	四版	五版	六版	七版	八版	九版
理论体系形成于发展			√	√	√	√	√	√	√
理论体系中的唯物论与辩证思想			√		√				
祖国医学的基本特点			√	√	√	√	√	√	√
中医基础理论的基本内容	√	√	√	√	√	√	√	√	√
其 他				√		√	√	√	√

（二）中医基础理论教材的基本内容

一版和二版教材均包括了：序言、导论、经络、脏象、病机、诊法、治则七篇，一版教材还有病证一篇。三版教材起内容包括了阴阳五行、脏腑、经络、病因、治则；四版教材将病机作为单独篇章首次出现；五版教材删减了诊法与辨证章节，脏腑更名为藏象，增加气血津液独立一章，病因与病机各自独立为一章；六版教材增加了思维方法，将精气学说作为哲学思想写入教材，增加形体与官窍章节，将病因与发病分列2章；七版教材删除六版形体与官窍章节，增加体质章节，同时将气血津液拓展为精气血精液神。八版、九版教材内容与七版相同。具体内容顺序在顺序上将"精气血津液神"调至"藏象"前(表7-5)。

表 7-5　各版中医基础理论教材内容变化一览

内容模块	一版	二版	三版	四版	五版	六版	七版	八版	九版
序　言	√	√	√	√	√	√	√	√	√
阴阳五行	√	√	√	√	√	√	√	√	√
气血津液				√	√	√	√	√	√
脏　象	√	√	√	√	√	√	√	√	√
经　络	√	√	√	√	√	√	√	√	√
病　因			√	√	√	√	√	√	√
发　病							√	√	√
病　机	√			√	√	√	√	√	√
诊　法	√		√	√					
预　防			√	√	√		√	√	√
治　则	√	√	√	√	√		√	√	√
其　他	病证		辨证 病理	辨证		养生 形体与官窍	体质	体质	体质

注：阴阳五行模块六版教材起改为"中医学的哲学基础"；气血津液模块七版教材起改为"精气血津液神"；脏象模块一、二版教材章节名为"脏象"，三版、四版、六版章节名为"脏腑"，五版、七版、八版、九版章节名为"藏象"；病因模块三版教材章节名为"病因与病理"。

（三）关于中医学的哲学基础

一版、二版教材绪论中并没有中医学哲学基础的内容，而阴阳五行作为单独章节。三版教材绪论中指出中医哲学的基础是唯物论和辩证法。四版、五版教材对此进行了进一步阐发。六版教材提出了中医哲学基础包含了对世界本原认识的一元论、二元论和多元论，并将精气学说作为独立的一章；同时，阴阳学说中也增加了阴阳交感。七版、八版、九版教材均将哲学基础部分作为单独一章来介绍；在阴阳五行两节中进一步拓展了阴阳五行的教学内容（表 7-6）。

表 7-6　各版中医学的哲学基础内容比较

	绪　论	阴阳学说	五行学说	精气学说
三版	阴阳五行学说，是我国古代的朴素的唯物主义和辩证法思想。中医学运用它来研究人体结构和生理现象、病理变化的相互对立统一的关系	阴阳学说，包括阴阳对立、依存、消长、转化	五行学说，包括五行的分类、生克乘侮	未及
四版	朴素的唯物论和辩证法思想。中医认为世界是物质的，人也是物质的。一切事物都有共同的物质根源，一切事物都不是一成不变的，各个事物不是鼓励存在的，它们之间是相互联系、互相制约的	阴阳学说，包括阴阳对立斗争、依存互根、消长转化	同上	未及
五版	唯物辩证观：唯物观指中医认为世界是物质的，人也是物质的，形与神具，不可分离疾病可知又可防治。辩证观指中医认为一切事物都有共同的物质根源，一切事物都不是一成不变的，各个事物不是孤立存在的，它们之间是相互联系、互相制约的	阴阳学说包括阴阳的对立制约，互根互用，消长平衡，相互转化	五行学说包括五行的特性，五行推演与归类；五行的生克乘侮	未及

	绪　论	阴阳学说	五行学说	精气学说
六版	精气学说是世界本原的一元论,阴阳学说是世界本原持二元论的学说,五行学说是认识世界本原的一种多元论,对中医影响极大	阴阳学说包括了阴阳交感,对立制约,互根互用,消长平衡,相互转化	五行学说包括了五行特性,属性归类,相生相克制化,相克相侮和母子相及	精气学说包括气是构成世界的本原,气运动不息,变化不止,气是天地万物的中介,天地之精气化生为人
七版	中医学的学科属性包括了自然学科和社会学科属性,受到古代哲学的深刻影响,是多学科交互渗透的知识体系	阴阳学说包括了阴阳对立制约,互根互用,交感与互藏,消长,转化,自和和平衡	五行学说包括了五行特性,属性归类,相生相克,制化和胜复,相克相侮和母子相及	精气学说包括精气是构成宇宙的本原,精气的运动与变化,精气是天地万物互相联系的中介,天地之精气化生为人
八版	同第七版	同第七版	同第七版	同第七版
九版	古代哲学思想中精气学说的万物本原论思想,为中医学整体观的建立奠定了思想基础,阴阳学说和五行学说的辩证法思想,对中医学方法学体系的建立产生了促进作用	同第七版	同第七版	同第七版

五、讨论

1. 民国时期中医基础理论教材的特点　民国时期的教材篇幅较短,教材内容以《内经》为主,并尝试对西医生理与中医理论联系的探索。其特点是在论述脏腑内容时引入了大量西医观点,并对一些理论提出了不同的见解,尤其是认识到古代脏腑概念与西医脏腑并不一致,功能亦不相同。此阶段的教材内容的选择与阐述差别较大,学术争鸣,反映了西医对中医基础理论的冲击。

2. 现代中医基础理论教材的内容的发展演变　现代中医基础理论教材早期脱胎于《黄帝内经》,此后形成了以《内经》为基础,融合历代各家医论而成的脏腑理论等体系。在不同版本的统编教材中,比较一致的模块有序言、阴阳五行、气血津液、脏象、经络、病因、发病、病机、治则、预防(七版教材以后增加了体质),教材知识框架没有大的变动。这体现出统编教材的主要教学目标是,让中医入门者,比如大学新生,可以迅速掌握古典中医基础理论概要。但在不同版本教材的论述中,随着教材内容不断丰富,也出现了概念的模糊和知识点的迁移,增加内容的取舍也需要进一步考量。在最近几版中医基础理论教材的内容中,似有这样的趋势:增加了古典哲学内容,如精气学说、五行学说的制化和胜复;增加一些行业新近关注的领域知识,如体质学说、中医学的思维方法;以及尝试教材的分化,如将中医诊断学分化出去、现有教材的再分化等。

3. 对中医基础理论教材修订的建议　中医基础理论教材的主要内容之一是概念的定义,教材所涉及的中医基础理论中的基本概念,经过近50年的研究大致已比较清晰明了,也出版了相应的国标,但在不同版本中仍表现出一定的差异,这部分与编者所持有的学术观点有关。但一些差别引起了学术界的重视,例如梁茂新[10]曾指出,证与证候的关系在教材定义中存在着两种截然不同的认识,这两种认识并存,看起来没有关联,其实会引起在众多出版物和学术交流过程中,概念的含糊不清和混淆。因此,对古典理论的准确刻画是当前中医基础理论发展亟需完成的首要任务,对古典中医概念和理论的清晰准确描述是进行中医现代化和中医创新的基础。

(颜彦,方肇勤)

参考文献

[1] 北京中医学院.内经讲义[M].北京：人民卫生出版社,1960.

[2] 北京中医学院.内经讲义[M].上海：上海科学技术出版社,1964.

[3] 北京中医学院.中医学基础[M].上海：上海人民出版社,1974.

[4] 北京中医学院.中医学基础[M].上海：上海科学技术出版社,1978.

[5] 印会河.中医基础理论[M].上海：上海科学技术出版社,1984.

[6] 吴敦序.中医基础理论[M].上海：上海科学技术出版社,1995.

[7] 孙广仁.中医基础理论[M].北京：中国中医药出版社,2002.

[8] 孙广仁.中医基础理论[M].北京：中国中医药出版社,2007.

[9] 孙广仁.中医基础理论[M].北京：中国中医药出版社,2012.

[10] 梁茂新.《中医基础理论》基本概念内涵的嬗变[J].中华中医药杂志,2010,(2)；170—173.

第四节　诸版《中医基础理论》教材的比较与思考

摘要： 本文梳理了多年来一些不同版本《中医基础理论》教材内容存在的异同,在研读《内经》及历代一些代表性医著,并比对其他中医药相关学科专著和教材的基础上,提出《中医基础理论》教材编写原则和思路。例如,在研究中发现,在气血阴阳理论层面,两千多年来有两条主线交错与延伸：一是基于经脉气血及其病证诊治开展的,且与古典自然哲学理论水乳交融的《内经》理论；另一是基于中药复方辨证论治,对气血阴阳津液概念限定后的主流学术。一些教材或取自《内经》理论,或取自清末主流学术观点,是造成分歧的主要原因。建议《中医基础理论》教材应准确介绍历代主流古典中医基础理论的来龙去脉、差异与演变,以满足学生学术上能读懂历代古籍、掌握其基础理论精髓的基本目的。

20 世纪 60 年代,卫生部审定了中医各科共 17 门教材并出版,作为当时全国中医学院和西医学习中医班的试用教材,统称为第一版教材；1973 年由 22 所院校合作编写了三版教材,《中医学基础》始从《内经讲义》中分化独立出来；1982 年出版《中医基础理论》(五版教材)。屈指算来,目前为止仅全国统编教材已有 9 个版次,如计算不同出版社,则数量更多。

《中医基础理论》类教材的编写,对传承和发扬中医、培养中医药人才,发挥了十分重要的作用。既凝练了古典中医基础理论,又作为中医学的入门知识。其突出贡献主要表现在三个方面：一是集全国优秀编者为中医高等院校教育培养高水平的中医药人才提供了学习中医理论的入门教程；二是通过教材的编写,逐步发展为对中医基础理论体系的研究,以及中医基础理论学科的创建；三是凝练和展现了明清以来围绕复方辨证论治为代表的主流中医理论的成果,填补了理论与教学的空白。

然而,长期以来,在一些《中医基础理论》教材中,还不同程度地存在未能完整、准确地阐述古典中医基础理论的基本概念和理论及其发展和演变等现象,知识点构成和描述存在差异,给初学者带来了困惑。

为此,笔者选择 9 部代表性的《中医基础理论》教材,出版时间跨度自 1995 年至 2011 年,编号为 A～I,对存在问题和异同予以对比、梳理、归纳；同时,研读《黄帝内经》(以下简称《内经》)[1,2],重点关注气、阴阳、五行、血、津液、脏腑等基本概念及理论,及历代一些代表性医著；并对比《中医学》《中医诊断学》《中医内科学》《中药学》《方剂学》等专著和教材[3-10]的相关论述,分析原因,并就教材编写提出思考与建议。

一、关于教材的目标定位

（一）目标定位存在分歧

教材编写的目标定位，决定了教材结构和内容的选择。部分教材的目标定位不一致，表现为两个方面。

一是试图在教材中反映"中医基础理论体系"。例如教材 B 在导论中介绍了中医学理论体系的概念、中国传统文化与中医学、中医学理论体系的形成、中医学理论体系的发展、中医学现代化、中医基础理论体系的基本内容、中医学的医学模式、中医学理论体系的基本特点等。反映了作者尝试构建中医基础理论体系和学术内容框架，与大多教材介绍中医学入门基础知识不同。

二是知识收集截止时间点不一致：大多教材知识点收集截至清末，是清末主流或流行的中医基础理论；而教材 B、G 把学术进展介绍至当代。由此带来教学目标与内容的分歧。

（二）建议

1. 反映古典主流中医基础理论　总的原则，应反映古典主流中医基础理论，即历代引用率高、出现频率高者，而非囊括完整的中医基础理论体系。如在气、阴阳、五行等层面，古典中医基础理论贯穿着两条主线：①《内经》富含古典自然哲学和基于经脉诊治的气血、阴阳等理论；② 历代逐渐发展并占据主流的基于中药复方辨证论治的气血、阴阳等理论，存在对《内经》基本概念和理论的修饰、演变和发展。这些学术内容，至今仍为中医各个学科所采纳。因此，应分别扼要介绍这两条主线的学术内容，令学生和读者得以比较准确地掌握主流古典中医基础理论体系。除了这两条主线外，历代还有大量重要的医学发现，如疠气、人痘接种等，但未被主流学术所接纳、融入，未能产生广泛的学术影响，因此不必详备介绍。

2. 知识收集截至清末　这是因为，近代以来，尤其是近几十年，西医学基础知识迅速增长，占据了中医学现代化的自然发展空间，使传统中医学理论的惯性发展受到阻碍；这也使得当代中医基础理论如何发展、定位、体系构建等发生困难，学术界至今仍无定论和共识。既然如此，教材的知识点收集的截止时间定在清末比较好，反映原汁原味的古典中医基础理论。

3. 教学目标　应明确课程作为中医学入门知识教学的主要作用。这也符合所有中医药院校将中医基础理论课程安排在大学入学之初开设的历史和现状。

二、关于教材的知识框架与章节设置

（一）知识框架与章节设置存在分歧

比较诸版教材的框架结构，不尽相同。主要表现为五种情况：① 专门设立中医古典哲学，或类似内容章节，具体内容有所出入（教材 A～I）；② 或专辟"体质"学说章节（教材 B、C、E～I）；③ 或在"防治原则"中加入"养生、康复"（教材 A～C、G）；④ 或专辟"生命"章节（教材 C）。⑤ 有些在气血津液中把"精"或"神"单列出来（教材 C、E、F、G、H、I，表 7 - 7）。

表 7 - 7　不同教材章节安排的异同

教材 A	教材 B	教材 C	教材 D	教材 E	教材 F	教材 G	教材 H	教材 I
绪论	导论	绪论	绪论	绪论	绪论	绪论	绪论	绪论
中医学哲学基础和思维方法	中医学与中国古代哲学	阴阳五行学说	阴阳五行	中医学的哲学基础	阴阳五行	阴阳五行	中医学的哲学基础	中医学的哲学基础

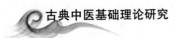
教材 A	教材 B	教材 C	教材 D	教材 E	教材 F	教材 G	教材 H	教材 I
—	—	精气神与生命	—	—	—	—	—	—
气血津液	气血精津液	精气血津液	气血津液	精气血津液神	精气血津液	精气血津液	精气血津液神	精气血津液
脏腑	脏象	藏象学说	藏象	藏象	藏象	藏象	藏象	藏象学说
经络	经络	经络	经络	经络	经络	经络	经络	经络学说
形体/官窍	体质	禀赋/体质	—	体质	体质	体质	体质	体质学说
病因	病因	病因/发病	病因/发病	病因;	病因	病因;	病因;	病因学说;
发病	—	—	—	发病	—	发病原理	发病	发病
病机	病机	病机	病机	病机	病机	病机	病机	病机
—	—	—	—	—	五运六气	—	—	—
养生与治则	养生与防治	养生/预防/治则/治法	防治原则	防治原则	防治原则	养生/防治/康复原则	防治原则	防治原则

注：教材 A：吴敦序.中医基础理论[M].上海：上海科学技术出版社,1995.教材 B：李德新.中医基础理论[M].北京：人民卫生出版社,2001.教材 C：高思华,王键.中医基础理论[M].北京：人民卫生出版社,2001.教材 D：刘燕池,郭霞珍.中医基础理论[M].北京：科学出版社,2002.教材 E：孙广仁.中医基础理论[M].北京：中国中医药出版社,2002.教材 F：曹洪欣.中医基础理论[M].北京：中国中医药出版社,2004.教材 G：王农银.中医基础理论[M].北京：中国中医药出版社,2006.教材 H：孙广仁.中医基础理论[M].第 2 版.北京：中国中医药出版社,2007.教材 I：邢玉瑞,王平.中医基础理论[M].北京：人民卫生出版社,2011.下同。

造成以上现象的原因,可能是一些学者尝试参照西医的学科分类,或希望中医基础理论的知识体系趋向丰满。

（二）建议

（1）鉴于气、阴阳、五行、血、津液、经络、脏腑、病因、发病、病机及防治原则等作为主干的中医基础理论,也是历代类中医基础理论教材如《难经》《中藏经》《医学启源》《类经》《内经知要》等主要介绍的内容,应纳入《中医基础理论》教材。

（2）不宜专辟"中医学的哲学基础"或"思维方式"等类似内容的章节,在气、阴阳、五行等相关章节中介绍即可。

理由有四：① 中医所涉的古典自然哲学与古代同时期的西医学近似,并不具学科的特殊性;而且中医学理论的形成主要来自临床实践与观察,并非哲学,因而专辟"中医学的哲学基础"不妥;②《中医学基础》讲哲学,部分是受到 20 世纪 70 年代学术环境的影响：其时全国各行各业兴起学哲学、讲哲学、用哲学的风气;推测作者借此机会,引入和介绍阴阳五行这些十分重要的中医理论(而当时,阴阳五行是被视为封建迷信的)。时过境迁,且中医学采用的阴阳五行理论与迷信无关,是古典医学理论,因此,再专辟"中医学的哲学基础"就显得没有必要了。③ 医学毕竟不是哲学,中医学所含古典自然哲学,主要与《内经》有关;而历代医药著作中这一内容大多阙如,或仅保留少量的《内经》摘要。因此列入绪论中医学的特点中简要介绍即可。④《内经》气、阴阳、五行等理论,本身就包含了大量的中医思维方法;而整体观、辨证论治,也富含中医思维方法,因此不必单列"中医的思维方法",避免重复。

（3）体质、养生、康复、生命等是否收入,有待商榷。理由是,"体质"在历代医著中出现频率低,学术内容并不多;且有限的内容还与辨证分型及辨证论治重叠;"养生、康复"在历代医著中出现频率也低,历代学术内容不多；一些古典的养生理论与方法，后世已罕见引用，亦非主流；而康复业已发展成为独立的专业。"生命"的文献内容已散在气、阴阳、脏腑等理论中，且古典学术内容并不多，也无对应的理法方药。

（4）"精""神"不应单列。因为在《内经》年代，"精"主要指精气，是气的一个亚类；而后世逐渐集中应用在泌尿生殖方面，如乳糜尿、遗精、早泄、白带异常、生殖能力减退、发育迟缓等，把这些病证归属精的病变，或固摄乏力，或肾精不足，从精论治。同样，"神"主要指神气，也是气的一个亚类。因此把"精""神"独立出来与气血津液并列，亦缺乏理论依据。鉴于"精"和"神"确是《内经》的重要基础理论概念，亦均为气层面的概念，即精气、神气。因此，建议安排在气的范围内介绍。如此，在《内经》气的理论中，分别介绍气、神/神气、精/精气，以及营卫之气、宗气、胃气、真气、正气、经络之气、脏腑之气等。鉴于这些概念后世多有引用或借用，予以介绍是有益的。

（5）将阴阳、五行安排在气之后介绍。次序为气、阴阳、五行。其依据是：如前所述，《内经》中所采用的阴阳、五行概念，主要是对气的一分为二和一分为五，亦即阴阳之气和五行之气，出现频率高。因此，在气介绍后，依次介绍阴阳、五行，比较符合《内经》的理论。也便于学生相互比对、融会贯通。

三、关于教材的自然哲学和思维方法

（一）自然哲学和思维方法介绍详略不一

自然哲学和思维方式涉及气、阴阳五行、思维方法等三方面内容，不同教材取舍不一。

（1）有作"气一元论"（教材B），或作"精气"（教材A、E、H、I），或不予介绍（教材C、D、F、G）。分歧比较大。

（2）关于阴阳五行的内容，教材大多内容来自《内经》，所有教材均将阴阳学说与五行学说相提并论。但事实上《内经》对阴阳的论述多，对五行的论述少，信息量差距巨大，并不对等；而且五行中含有的推演部分，相对阴阳学说，历代运用少。因此，不恰当地把五行与阴阳并列，强调其"哲学指导意义"，不符合史实。

（3）一些教材单列"中医的思维方法"一节（教材A～C、E、H），以示其重要性（表7-8）。

表7-8 不同教材中医学哲学基础和中医思维方法介绍的异同

教材A	教材B	教材C	教材D	教材E	教材F	教材G	教材H	教材I
精气学说	气一元论	—	—	精气学说	—	—	精气学说	精气学说
阴阳学说	阴阳学说	阴阳学说	阴阳学说	阴阳学说	阴阳学说	阴阳学说	阴阳学说	阴阳学说
五行学说	五行学说	五行学说	五行学说	五行学说	五行学说	五行学说	五行学说	五行学说
中医学思维方法	中医学的科学思维	中医学的思维方法	—	中医思维方法特点	—	—	中医思维方法特点	—

（二）建议

1. 关于哲学层面气的表述 相对而言，"气一元论"，概括得较好。"气"确为古典自然哲学的最基本、最核心的概念，对中医理论建立产生了影响。但在历代医药学著作中气的具体运用，主要用作医学、药学概念，而非哲学概念。而"精气学说"作为哲学概念，并不是《内经》及历代医著的主流。

然而，单列"气一元论""精气学说"，却容易与后面"气血津液"章节概念重复，造成学生和读者理解和掌握的困难。这也许是教材C、D、E、G不单列的考虑。

2. 关于阴阳学说和五行学说 中医药学在具体运用阴阳、五行时，把这些概念医学化了，阴阳与气血津液都成了具体医学概念，所以，过多地强调阴阳、五行的哲学含义，而在"气血津液"章节中反而不再

介绍阴阳五行,这是不符合客观实际的,会给学生和读者造成误导。

3. 关于中医的思维方法 查阅古代医著,单独把思维拿出来讨论的几乎没有,但并没有影响古代名医、名著及其理论、学说的产生和发展。事实上,中医思维的内容融汇在几乎所有的理法方药中,而真要剥离出来,学术内容却并不十分丰富,观点也见仁见智。

因此,建议这一章节不再单列,而是安排在气、阴阳、五行等章节中介绍。

四、关于教材阴阳、五行的安排

(一)将阴阳五行与气血津液分开介绍

如前所述,诸版《中医基础理论》教材把阴阳五行安排在"中医学的哲学基础"中介绍;而在"气血津液"章节中则不再介绍阴阳五行。这与古典中医基础理论主流用法不一致。

(二)建议

1. 将气、阴阳、五行并列介绍 次序为气、阴阳、五行。如前所述,《内经》中所采用的阴阳、五行概念,主要是对气的一分为二和一分为五,亦即阴阳之气和五行之气,出现频率高。因此,在气介绍后,依次介绍阴阳、五行,比较符合《内经》的理论。也便于学生相互比对、融会贯通。

2. 阴阳、五行按三个层次介绍 第一层,《内经》阴阳、五行理论,按自然、自然哲学、医学等3个不同层次予以介绍,阐释清楚其间的关系。鉴于中医学历代阴阳、五行的演绎与发挥多肇始于此,应交代清楚。

第二层,历代人体阴阳的理论及演变。

第三层,清末流行的阴阳理论。保留《中医基础理论》教材有关阴阳学说及其基本内容、阴阳及阴阳学说在中医学中的应用,以及介绍阴阳的特殊含义与用法。几十年来,这些理论业已产生了广泛的学术影响。但须注意的是,以往教材,在这些理论介绍中,不同程度地存在概念定义的游移、变动,应逐步完善。

五、关于教材"气"功能的阐述

(一)"气"功能的阐述存在分歧

诸版教材均采纳了气的推动、防御、固摄、气化、温煦等5个作用。部分教材增加了"营养"作用(教材C、D、F、G、I);或增加了"凉润"作用(教材E、H);或增加了"中介"(教材E、F、H、I)、"调控"(教材E、H)等作用(表7-9)。

表7-9 不同教材有关气功能介绍的异同

气 的 功 能				出 处
推动、防御、固摄、气化	温煦	/	等5个作用	(教材A、B)
推动、防御、固摄、气化	温煦	营养	等6个作用	(教材C、D、G)
推动、防御、固摄、/	温煦	/	调控、凉润、中介等7个作用	(教材E、H)
推动、防御、固摄、气化	温煦	营养	中介等7个作用	(教材F、I)

造成以上分歧的原因,在于一些教材混淆了《内经》气的理论与明清以降用以指导复方辨证论治的气血阴阳理论。

笔者近期的研究发现,在气血阴阳理论层面,历代主要有两条主线交错、延伸着。

其一是两千年前中医基础理论奠基之作《内经》及其历代的注释版、摘要版,以及一些概念和理论被各类中医药书籍的广泛引用,一直延续至清末;《内经》气的理论与自然哲学"气一元论"密切相关,在实践中围绕经脉气血病证诊治展开。《灵枢·决气》所说"精、气、津、液、血、脉"为"一气"尔,道出了《内经》气之本质的认识。《内经》所论述的气既包括具有推动、防御、固摄、气化、温煦5个作用的气,又包括具滋润、濡养作用的阴气与血气。这样气的论述对于指导以针灸、放血治法没有问题,但若用来指导复方的遣方用药就会发生困难。

其二,是基于复方辨证论治展开的历代临床学科的广泛探索和发展,注重实用,有法有方,积累起大量的具有重要里程碑价值的医药学文献,汗牛充栋,影响广泛而深远,并逐渐演变为清末的学术主流。代表性的著作有《神农本草经》《伤寒杂病论》,以及历代占有当时及前代大量医学文献、代表着那些年代医学水准的《外台秘要》《太平圣惠方》《圣济总录》《普济方》《医宗金鉴》等。其间,《内经》的许多理论、概念的内涵和外延被取舍、修正、演绎,发生了变化。因此,学术界在长期的以复方为主要治疗手段辨证论治探索中,逐渐形成了气、血、阴、阳对应的理法方药,例如补气用人参、党参、黄芪等,及四君子汤、参苓白术散、补中益气汤等;补阳用鹿茸、冬虫夏草、肉苁蓉等,及肾气丸、右归丸等;补血用当归、熟地黄、阿胶等,及四物汤、当归补血汤、归脾汤等;补阴用沙参、麦冬、石斛等,及六味地黄丸、左归丸、大补阴丸等[3-6]。客观上对《内经》气等基础理论概念予以限定、缩窄,且形成了清末气、血、阴、阳等概念相对独立、区分的主流学术观点。

两千多年来,中医药学积累起了丰富多彩的新、旧古典中医基础理论,但同时也给后学者带来古典文献的判读困难、取舍维艰。这也是造成不同版本《中医基础理论》教材对气功能介绍产生分歧的主要原因:或取自《内经》,或取自清末主流学术观点,或汇总。

(二)建议

(1)在指导原则上,要强调《中医基础理论》教材应准确介绍古典医学理论与知识的来龙去脉、差异与演变,以满足学生学术上能读懂历代古籍、掌握其理论精髓等基本需求。因此在教材中应分别介绍《内经》有关气的理论,以及明清以降的气血阴阳并列的气的理论。

(2)在具体方法上,可以采用分层介绍。分三个层次:

首先,准确、扼要地介绍《内经》气相关的学术内容。这是因为即便到了清末,仍有学者原汁原味地引用《内经》理论。不予介绍,后学则难以理解和准确把握。

其次,根据需要,简要介绍这些概念的历代演变,或详或略,依据学术特点和需要。

再次,介绍清末以来的主流学术观点和理论,即适应复方理法方药的,实用化、简化的《内经》相关学术内容,也就是历版《中医基础理论》教材的主要学术内容;即推动、防御、固摄、气化、温煦等5个功能,且以便与其他中医学科专著和教材衔接,以指导以复方为主要治疗手段的辨证论治。

(3)须注意的是,在气的5个功能中,"温煦"属阳气,简称为阳,应准确论述。一旦推动、防御、固摄、气化等功能减退,采用补气/益气如人参、黄芪等治疗;而温煦作用减退,则采用补阳如鹿茸、淫羊藿等治疗[3-10],是有区别的。

(4)对于气"营养"和"凉润"的功能,建议不再纳入。"营养"和"凉润"等,属《内经》气的宽泛概念,清末主流已不再这样用,而是归属于津液、阴的功能;不足则采用补阴、滋阴、生津,如沙参、麦冬、石斛等治疗[3-10]。再简单纳入"气"的功能显得不合理。

六、关于教材"气血津液"与"气血阴阳"的分类

(一)"气血津液"分类与大多中医药教材"气血阴阳"分类存在差异

在现行主流的中医学、中医诊断学、中医内科学、中药学、方剂学等专著和教材中,普遍采用"气血阴阳"分类,而非"气血津液"。例如,在虚实/虚损辨证中介绍气虚、血虚、阴虚、阳虚等证[7-9];在治法中介绍补气、补血、补阴、补阳等法[8,9];在中药中介绍补气、补血、补阴、补阳等中药[3,4];在方剂中介绍补气/益气、补血、补阴/滋阴、补阳等方剂[5,6,8]。

虽然一些教材尝试分开阴虚证(定义为:体内阴液亏少而无以制阳,滋润、濡养等作用减退,以咽干、五心烦热、脉细数等为主要表现的虚热证候)与津液亏虚证(定义为:体内津液亏少,脏腑、组织、官窍失却滋润、濡养、充盈,以口渴尿少、口鼻唇舌皮肤大便干燥等为主要表现的证候)[10];或滋阴剂(介绍六味地黄丸、左归丸、大补阴丸、一贯煎等)、滋阴润燥剂(介绍增液汤、麦冬汤、养阴清肺汤等)[6]等,但辨证与用药的概念仍相互覆盖、交错、融合。

分析这种差异的原因,一是在抗生素、常见病原人工免疫发现和普及之前,因寄生虫、细菌、病毒等引起的传染性热病、感染是临证最常见疾病,高热、呕吐、腹泻导致体液大量流失的脱水现象十分普遍,古时的热病忌口习俗更加重了这类病症的脱水和营养不良。因此,在外感热病中,"伤津脱液"的现象十分普遍,倍受重视。这也是明清以来医家十分重视津液的原因。而在内伤杂病中,往往慢性营养不良所致的阴液、阴精虚损居多,阴虚的用法就比较普遍。二是在早先《中医基础理论》教材中,已把阴阳作为古典哲学概念介绍,这可能导致当时的作者在气血津液论述中刻意回避"阴阳",择用"津液",以免造成重复、混乱。

(二)建议

原则上,《中医基础理论》教材的内容及概念应尽可能与相关中医学科如诊断、中药、方剂、临床各学科教材对应、衔接。

(1)在气的功能中,注明"温煦"的功能属阳气,简称为阳;并借此阐明气与阳的异同。

(2)在津液的功能中,补充介绍阴、精、津液的习惯用法和对应的理法方药;并借此阐明阴、精、津液的异同。

七、小结

综上所述,《中医基础理论》类教材的出版,适应了清末以来以复方辨证论治为代表的主流中医理论,成为与之配套的中医基础理论教材,填补了理论与教学方面的空白,在中医学继承和人才培养,乃至中医理论体系构建方面取得了十分重要的学术成就。

然而,长期以来,《内经》恢宏且富含自然哲学的中医基础理论,与后世流行的基于复方辨证论治的实用基础理论,在一些常用概念的具体内涵与外延上形成了差异;历代已可见不少学者误读、误用《内经》理论的事例;而另一方面,后世一些学者在著书立说中仍不断引用《内经》理论,用以诠释和融合其所处时代流行的学术,《成方切用》的作者吴仪洛便是这样的尝试者之一。他甚至感叹道:"《内经》,医之奥旨也;诸方,医之粗迹也。近代时医,相率以方授受,而求经论者无之。"[11]侧面反映了清代乾隆时期医学界实用主义的风气,及一些学者引经据典的文风。

几十年来不同版本的《中医基础理论》有关理论阐释的分歧,出现一些理论与概念定义的游移、出入等现象,也与此有关。基于上述存在的问题,本文结合笔者多年的研究和教学实践,对教材的定位以及框架结构或内容取舍,以及对所存在的若干学术分歧提出了一些建议,希望有益于今后教材的编写。

(方肇勤,陈晓,颜彦,杨雯)

参考文献

[1]灵枢经[M].第1版.北京:人民卫生出版社,1963.

[2]黄帝内经素问[M].第1版.北京:人民卫生出版社,1963.

[3]陶忠增.中药学[M].北京:中国中医药出版社,2006.

[4]岳桂华,张艳菊,杨高华.袖珍中草药彩色图谱[M].北京:化学工业出版社,2014.

[5]谢鸣.方剂学[M].北京:中国中医药出版社,2009.

［6］王付,许二平,张大伟.方剂学［M］.北京：中国中医药出版社,2010.

［7］陆付耳,刘沛霖.基础中医学［M］.北京：科学出版社,2003.

［8］王桂敏.中医学［M］.北京：科学出版社,2007.

［9］周仲瑛.中医内科学［M］.第2版.北京：中国中医药出版社,2007.

［10］朱文锋.中医诊断学［M］.北京：中国中医药出版社,2002.

［11］清·吴仪洛.成方切用［M］.北京：人民卫生出版社,2007.